全国高级卫生专业技术资格考试指导

内 分 泌 学

主　审　宁　光

主　编　童南伟　　洪天配　　赵家军

副主编　单忠艳　　李小英　　任　艳

人民卫生出版社
·北京·

图书在版编目（CIP）数据

内分泌学/童南伟，洪天配，赵家军主编. —北京：
人民卫生出版社，2022.6
全国高级卫生专业技术资格考试指导
ISBN 978-7-117-29766-0

Ⅰ.①内… Ⅱ.①童…②洪…③赵… Ⅲ.①内分泌
学-资格考试-自学参考资料 Ⅳ.①R58

中国版本图书馆 CIP 数据核字（2021）第 272434 号

人卫智网	www. ipmph. com	医学教育、学术、考试、健康，购书智慧智能综合服务平台
人卫官网	www. pmph. com	人卫官方资讯发布平台

全国高级卫生专业技术资格考试指导 内分泌学

Quanguo Gaoji Weisheng Zhuanye Jishu Zige Kaoshi Zhidao
Neifenmixue

主　　编：童南伟　洪天配　赵家军
出版发行：人民卫生出版社（中继线 010-59780011）
地　　址：北京市朝阳区潘家园南里 19 号
邮　　编：100021
E - mail：pmph @ pmph. com
购书热线：010-59787592　010-59787584　010-65264830
印　　刷：人卫印务（北京）有限公司
经　　销：新华书店
开　　本：889×1194　1/16　印张：34　插页：4
字　　数：1029 千字
版　　次：2022 年 6 月第 1 版
印　　次：2022 年 8 月第 1 次印刷
标准书号：ISBN 978-7-117-29766-0
定　　价：229.00 元

打击盗版举报电话：010-59787491　E-mail：WQ @ pmph. com
质量问题联系电话：010-59787234　E-mail：zhiliang @ pmph. com

编 者

(以姓氏笔画为序)

万　沁　西南医科大学附属医院
王　曙　上海交通大学医学院附属瑞金医院
王卫庆　上海交通大学医学院附属瑞金医院
王佑民　安徽医科大学第一附属医院
王桂侠　吉林大学白求恩第一医院
邓武权　重庆大学附属中心医院
冉兴无　四川大学华西医院
毕宇芳　上海交通大学医学院附属瑞金医院
吕朝晖　解放军总医院第一医学中心
任　艳　四川大学华西医院
刘　伟　上海交通大学医学院附属仁济医院
刘　芳　四川大学华西医院
刘　铭　天津医科大学总医院
刘　超　南京中医药大学附属中西医结合医院
刘礼斌　福建医科大学附属协和医院
安振梅　四川大学华西医院
严　励　中山大学孙逸仙纪念医院
李　强　深圳大学总医院
李　静　中国医科大学附属第一医院
李小英　复旦大学附属中山医院
李延兵　中山大学附属第一医院
李贵星　四川大学华西医院
李艳波　深圳大学附属华南医院
杨　涛　南京医科大学第一附属医院
杨刚毅　重庆医科大学附属第二医院
杨金奎　首都医科大学附属北京同仁医院
吴　瑾　四川大学华西第二医院
余希杰　四川大学华西医院

谷　卫　浙江大学医学院附属第二医院
沈　洁　南方医科大学顺德医院
张　庆　四川大学华西医院
张　波　中日友好医院
张　瑞　陆军军医大学重庆新桥医院
张俊清　北京大学第一医院
陈　兵　陆军军医大学重庆西南医院
罗湘杭　中南大学湘雅医院
周智广　中南大学湘雅二医院
郑宏庭　陆军军医大学重庆新桥医院
单忠艳　中国医科大学附属第一医院
赵志钢　陆军军医大学重庆大坪医院
赵家军　山东第一医科大学附属省立医院
钟历勇　首都医科大学附属北京天坛医院
洪天配　北京大学第三医院
祝之明　陆军军医大学重庆大坪医院
秦贵军　郑州大学第一附属医院
夏维波　中国医学科学院北京协和医院
徐　勇　西南医科大学附属医院
徐　潮　山东第一医科大学附属省立医院
翁建平　中国科学技术大学附属第一医院
高　莹　北京大学第一医院
郭立新　北京医院·国家老年医学中心
盛志峰　中南大学湘雅二医院
焦　凯　空军军医大学唐都医院
童南伟　四川大学华西医院
曾天舒　华中科技大学同济医学院附属协和医院
窦京涛　解放军总医院第一医学中心

序 一

"国以才立,政以才治,业以才兴。"人才是最活跃的先进生产力,是支撑发展的第一资源和核心要素。党的十九大报告把人才工作作为保证党和国家事业发展的重要举措,强调"人才是实现民族振兴、赢得国际竞争主动的战略资源"。卫生健康人才是国家人才队伍的重要组成部分,是推进健康中国建设的重要保障。

我国每年有数十万卫生专业技术人员需要晋升副高级和正高级职称,这部分专业技术人员是我国卫生健康事业发展的中坚力量,肩负承上启下的重任。为进一步深化卫生专业技术职称改革工作,不断完善职称聘任制,根据国家有关文件规定,我国卫生行业工作人员的高级专业技术资格采取考试和评审结合的办法取得。高级卫生专业技术资格考试有助于促进不同地区的同专业、同职称的医务人员职称与实践能力的同质化和均衡化,有助于推动提高专业技术人员的能力和水平。

为满足卫生行业专业技术人员应试需要,同时也为加强科学、客观、公正的社会化卫生人才评价体系建设,国家卫生健康委人才交流服务中心《中国卫生人才》杂志社与人民卫生出版社共同组织国内权威专家,编写了"全国高级卫生专业技术资格考试指导用书"。本套书的内容包括了卫生行业高年资专业技术人员应掌握的知识,反映了各学科国内外现状及发展趋势,不仅能帮助巩固和提高主治医师及以上职称专业技术人员综合分析疑难案例、开展先进技术应用与临床实践的能力,还可作为职称考试的参考依据之一。

相信本套书的出版不仅能帮助广大考生做好考前复习工作,还将凭借其不断更新的权威知识成为高年资专业技术人员的案头工具书,指导并提高其临床综合服务能力,推进我国卫生健康事业蓬勃发展。

国家卫生健康委人才交流服务中心

序 二

健康是每个国民的立身之本,也是一个国家的立国之基。人民健康是民族昌盛和国家富强的重要标志。习近平总书记在2016年全国卫生与健康大会上指出,健康是促进人的全面发展的必然要求,要把人民健康放在优先发展的战略地位,努力全方位全周期保障人民健康。健康中国建设离不开一支高素质、专业化的医药卫生人才队伍。2016年10月中共中央、国务院印发《"健康中国2030"规划纲要》,要求加强健康人力资源建设,推进健康中国建设,提高人民健康水平。

高层次卫生专业技术人才专业理论基础扎实、临床经验丰富,对医学发展和人类健康发挥了重要作用。根据《关于深化卫生事业单位人事制度改革的实施意见》《关于加强卫生专业技术职务评聘工作的通知》要求,高级专业技术资格采取考试与评审相结合的办法取得。国家卫生健康委人才交流服务中心组织开展高级卫生专业技术资格考试,全国每年考生有25万~30万人。《医药卫生中长期人才发展规划(2011—2020年)》中明确提出要改进卫生人才评价方式,对专业技术人员进行科学合理评价,使其更加符合高级卫生专业技术人才的工作特性和能力要求。

为探索建立适应行业特点的高级卫生人才评价模式,进一步推动高级卫生专业技术资格考试工作,帮助广大考生做好考前复习,国家卫生健康委人才交流服务中心《中国卫生人才》杂志社与人民卫生出版社共同组织行业权威专家编写出版了全国高级卫生专业技术资格考试指导及习题集丛书。丛书编委均为国内各学科的学术带头人、知名专家,以保证内容的权威性。考试指导的编写基于教材而又高于教材,保证本专业教材体系的连贯性、统一性和发展性;基于考试大纲而又高于考试大纲,内容既紧密结合临床工作实际,又体现专业的最新进展,保证内容的科学性和实用性;基于临床而又高于临床,凝聚了专家的临床思维和临床经验,有利于提升高级专业技术资格医师的临床诊疗水平和技能。

衷心希望本套丛书能够帮助我国广大医务工作者不断提升诊疗服务水平,增强人文素养,修炼过硬本领,进而推动我国高层次医学人才队伍建设,满足新时代、新形势下我国人民群众日益增长的健康服务需求,保障人民群众生命安全和健康权益,推进我国医药卫生事业改革与发展,为健康中国建设发挥更积极、更深远的作用。

中国工程院副院长

中国医学科学院北京协和医学院院校长

国家呼吸临床研究中心主任

人民卫生出版社有限公司

董事长、党委书记

出 版 说 明

根据《关于深化卫生事业单位人事制度改革的实施意见》(人发〔2000〕31号)、《关于加强卫生专业技术职务评聘工作的通知》(人发〔2000〕114号),高级卫生专业技术资格采取考试和评审结合的办法取得,国家卫生健康委人才交流服务中心组织开展高级卫生专业技术资格考试。目前高级卫生专业技术资格考试开考专业共计114个,全国每年参加考试人数近30万,并有逐年增长的趋势。

为进一步指导高级卫生人才评价工作,满足对医学创新理念、高精技术总结的需求,国家卫生健康委人才交流服务中心《中国卫生人才》杂志社与人民卫生出版社共同组织全国的权威专家,编写出版了本套"全国高级卫生专业技术资格考试指导用书"。本套指导用书在介绍基本理论知识和常用诊疗技术的基础上更注重常见病防治新方法、疑难病例综合分析、国内外学科前沿进展,不仅能指导拟晋升高级职称的应试者进行考前复习,还可以帮助医务工作者提高临床综合服务能力。

全国高级卫生专业技术资格考试指导用书由各专业知名专家编写,确保了内容的权威性、先进性、实用性和系统性。内容密切结合临床,既满足考生备考的需求,又能指导广大医务工作者提高临床思维能力和处理疑难病症的能力,以高质量的医疗服务助力健康中国建设。

考生在使用本套指导用书时如有任何问题和建议,欢迎将反馈意见发送至邮箱 zcks@pmph.com。

主审简介

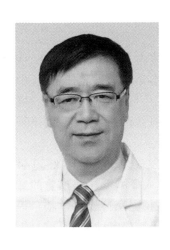

宁　光

主任医师、教授、博士生导师、中国工程院院士。现任上海交通大学医学院附属瑞金医院院长、国家代谢性疾病临床医学研究中心主任。兼任《中华内分泌代谢杂志》总编辑、*Journal of Diabetes* 共同主编、*Journal of Endocrinology* 与 *Journal of Molecular Endocrinology* 副主编、*Nature Review Endocrinology* 顾问委员会委员。

长期致力于内分泌代谢疾病的临床治疗与科研工作。荣获中国医师奖、吴阶平医药创新奖、美国内分泌医师学会国际内分泌学奖、亚洲糖尿病研究学会 Yutaka Seino 杰出领导奖、以色列卫生部和以色列糖尿病学会共同颁布的终审成就奖等多种奖项。

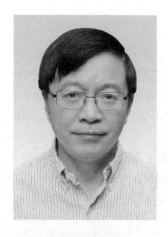

童南伟

主任医师、博士生导师。现任四川大学华西医院内分泌代谢科主任、代谢研究中心共同主任。兼任中华医学会内分泌学分会第九届副主任委员、中国医师协会内分泌代谢科医师分会常务委员、国家卫生健康委合理用药专家委员会专家、《中华内分泌代谢杂志》副总编辑、《中国临床医生杂志》编辑委员会副主任委员。

近5年主编或副主编规划教材、医学专著多部，发表SCI收录论文50余篇，代表中华医学会内分泌学分会执笔制定《中国成人2型糖尿病预防的专家共识》等6个指南或共识。承担国家科技支撑计划、国家自然科学基金等多种项目。取得国家专利1项。获得四川省科技成果奖等多种奖项。

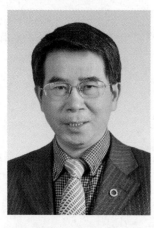

洪天配

主任医师、博士生导师。现任北京大学第三医院内分泌科主任。兼任中华医学会内分泌学分会副主任委员、中国医师协会内分泌代谢科医师分会副会长、《中华内分泌代谢杂志》《中华糖尿病杂志》副总编辑，《国际内分泌代谢杂志》副主编，以及 *BMJ*、*Diabetes Care*、*Diabetologia*、*JCEM* 等多个SCI收录期刊的审稿专家。

从事临床、科研、教学工作30余年，主编专著3部，发表SCI收录论文80余篇，牵头制定国家卫生行业标准《糖尿病筛查和诊断》及专家共识6部。承担国家级、省部级科研课题20余项。获省部级科学技术奖3项。荣获"国之名医·卓越建树"称号及中华医学会内分泌学分会杰出贡献奖等。

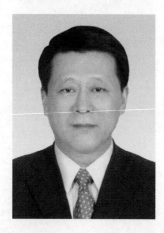

赵家军

主任医师、博士生导师。现任山东第一医科大学副校长、附属省立医院院长。兼任中华医学会内分泌学分会主任委员、中国医师协会内分泌代谢科医师分会副会长、国家科学技术奖评审专家、《中华内分泌代谢杂志》副总编辑，以及 *Lancet*（中文版）、*Nat Rev Endocrinol*（中文版）、*JCEM*（中文版）副主编。

从事临床诊治和基础研究工作30余年，发表SCI收录论文230余篇。承担国家重点研发计划项目、国家自然科学基金项目等20余项。获国家科学技术进步奖、山东省科学技术最高奖等奖项。荣获第十八届吴阶平-保罗·杨森医学药学奖，以及"国之名医·卓越建树""全国卫生系统先进工作者"等称号。

副主编简介

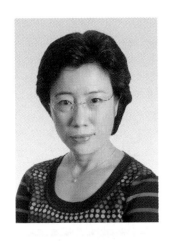

单忠艳

主任医师、二级教授、博士生导师。现任中国医科大学附属第一医院内分泌科主任。兼任中华医学会内分泌学分会副主任委员、中国医师协会内分泌代谢科医师分会副会长、辽宁省医学会内分泌学分会主任委员。

从事临床、教学、科研工作30余年，在国内外核心杂志发表学术论文200余篇。主持国家科技支撑计划等国家和省部级科研项目20项。获国家科学技术进步奖二等奖2项。入选"新世纪百千万人才工程"国家级人选，荣获"国家卫生健康突出贡献中青年专家"称号。

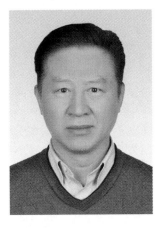

李小英

主任医师、博士生导师。现任复旦大学附属中山医院内分泌科主任。兼任中华医学会糖尿病学分会副主任委员、上海市医学会糖尿病专科分会主任委员、Endocrine Reviews 杂志副主编、Diabetes、《中华糖尿病杂志》《中华内分泌代谢杂志》编委。

从事内分泌学临床、教学、科研工作30余年，在 *Cell Metabolism*、*PNAS*、*JCI*、*Diabetes*、*Diabetes Care*、*Nature Communications* 等杂志发表论文36篇。承担科技部"十三五"国家重点研发计划慢病防控项目、国家自然科学基金重点项目、国际合作重点项目等10余项。

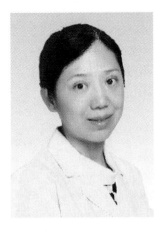

任　艳

主任医师、硕士生导师。现任四川大学华西医院内分泌代谢科副主任、四川大学华西医院肾上腺疾病诊治中心主任。兼任中华医学会内分泌学分会肾上腺学组组员、四川省医学会内分泌暨糖尿病专业委员会常务委员、四川省医师协会内分泌代谢科医师分会常务委员、四川省糖尿病防治协会副秘书长兼常务理事。

从事内分泌学教学、临床和科研工作10余年，参编医学教材与专著5部，参译医学专著1部。先后参与完成多项国家自然科学基金及省科技厅基金项目。

前　言

　　《全国高级卫生专业技术资格考试指导　内分泌学》和《全国高级卫生专业技术资格考试习题集丛书内分泌学习题集》系国家卫生健康委人才交流服务中心《中国卫生人才》杂志社与人民卫生出版社共同组织全国的权威专家编写出版，编者均从事临床医疗、教学、科研工作多年，具有丰富的临床经验，保证了本套书的编写质量。

　　近年来，分子生物学、分析遗传学、分子诊断学、分子影像学、表观遗传学等不断引入临床，对疾病的发病机制认识、临床诊断起到了极大的推动作用，也为治疗也带来了很多变化，新型药物不断推出。基于此，《全国高级卫生专业技术资格考试指导　内分泌学》不仅覆盖了考试大纲要求的病种，而且还依据学科发展增加了一些病种，如多囊卵巢综合征等；同时也对一些过去认识有误的疾病进行了调整，如目前认为 Gitelman 综合征是成人不伴高血压的单基因致病性低钾血症最常见的病因，而 Bartter 综合征在成人反而少见，因此将 Gitelman 综合征作为单独疾病来写。每种疾病从解剖、病理、生理到临床表现、诊断、治疗，系统地阐述，同时引用最新的、公认度高的临床指南，能够对规范临床诊疗行为、促进医疗水平同质化、提高临床服务质量起到积极的作用。本书也融入了专家的临床实践经验、研究成果以及对该疾病的未来展望，以便开阔读者思维。总之，我们期望《全国高级卫生专业技术资格考试指导　内分泌学》既能满足参加高级职称晋升考试医师的备考需求，也能成为内分泌科医师的案头必备参考书。

　　《全国高级卫生专业技术资格考试习题集丛书　内分泌学习题集》紧扣考试大纲，并按照实际考试题型进行编写，针对性强，有助于进一步巩固理论知识。书后附副高级及正高级职称考试模拟试卷各一套，以便进行考前模拟训练。

　　全体编者为完成编写任务付出了巨大的努力，在此对他们表示衷心的感谢。由于编写内容较多，编者水平有限，难免存有不足之处，敬请读者提出宝贵建议，以便不断完善。欢迎将意见或建议发送至邮箱：tongnanwei@ aliyun. com。

2022 年 5 月

目　录

第一章　下丘脑综合征

下丘脑综合征系多种致病因素导致下丘脑结构破坏和功能损伤引发的相关病症。由于下丘脑结构复杂,功能多样,因此下丘脑综合征呈现明显的异质化。

【解剖基础】

1. **下丘脑区域范围**　上界为下丘脑沟;下界为灰结节、漏斗、乳头体;前界为终板、视交叉;下界连续中脑被盖。

2. **下丘脑的主要核团和功能区**　下丘脑自前向后可分三部分,即前部(又名视前区和视上区)、中部(结节区)和后部(乳头体区)。主要核团为:

(1) 促垂体区核团:位于下丘脑的内侧基底部,主要包括正中隆起、弓状核、腹内侧核、视交叉上核以及室周核等,多属于小细胞肽能神经元,其轴突投射到正中隆起,轴突末梢与垂体门脉系统的第一级毛细血管网接触,可将下丘脑调节肽释放进入门脉系统,从而调节垂体的分泌活动。

(2) 正中视前核区:位于第三脑室前沿,是下丘脑渗透压敏感区之一。

在人的下丘脑,促性腺激素释放激素(GnRH)神经元主要集中在弓状核、内侧视前区与室旁核。既往认为弓状核内 kisspeptin 神经元是 GnRH 脉冲分泌的发生器,在青春期发育的启动与下丘脑垂体性腺轴的功能调节中起重要作用。控制促肾上腺皮质激素(ACTH)分泌的促肾上腺皮质激素释放激素(CRH)的分泌细胞分布区域较为广泛,损伤致 CRH 缺乏的机会较少,故不易发生 ACTH 缺乏。

3. **纤维联系**　下丘脑主要通过下述 3 种途径对机体进行调节。

(1) 由下丘脑核发出的下行传导束到脑干和脊髓的自主神经中枢调节内脏活动。

(2) 下丘脑的视上核和室旁核发出纤维,分别组成视上-垂体束和室旁垂体束,但功能有别。视上核主要分泌升压素(抗利尿激素),室旁核主要分泌催产素,两者均经轴突运输到神经垂体内贮存,在神经体液调节下释放入血液循环,发挥其功能。

(3) 下丘脑分泌多种多肽类神经激素终止于正中隆起,对腺垂体的分泌起刺激或抑制作用,称为释放激素或抑制释放激素。

此外,下丘脑与边缘系统、脑干有纤维联系,而且下丘脑内部各结构之间也有纤维联系。

4. **下丘脑肽能神经元**　下丘脑肽能神经元与来自其他部位的神经纤维存在广泛突触联系,接受的神经递质主要有两大类:一类递质是肽类物质,如脑啡肽、β-内啡肽、血管活性肠肽等。注射脑啡肽或 β-内啡肽可刺激下丘脑释放 TRH 和 GHRH,使腺垂体 TSH 与 GH 分泌增加,但对下丘脑的 GnRH 释放有明显的抑制作用。另一类递质是单胺类物质,主要有多巴胺(DA)、去甲肾上腺素(NE)与 5-羟色胺(5-HT)。单胺能神经元通过与释放下丘脑调节肽的肽能神经元发生突触联系,调节肽能神经元的活动。

5. **下丘脑的生理功能**

(1) 体温调节:体温调节中枢位于下丘脑。下丘脑前部是温度敏感神经元的所在部位,它们感受着体内温度的变化。下丘脑后部是体温调节的整合部位,能调整机体的产热和散热过程,以保持体温稳定于一定水平。

(2) 摄食行为调节:下丘脑外侧区存在摄食中枢。饥饿情况下,该区域神经元放电频率较高,静脉注入葡萄糖后,放电频率减少。电极刺激清醒动物下丘脑外侧区,引致动物多食,而破坏此区,动物拒食。腹内侧核存在所谓饱中枢,静脉注入葡萄糖后该区域放电频率增多,饥饿情况下放电频率降低。摄食中枢与饱中枢的神经元活动具有相互制约的关系,饱中枢可以抑制摄食中枢的电活动,而且这些神经元对血糖敏感,血糖水平的高低可能调节着摄食中枢和饱中枢的活动。

(3) 水平衡调节:下丘脑内控制摄水的区域与摄食中枢极为靠近。破坏下丘脑外侧区后,动物除拒食外,饮水也明显减少;刺激下丘脑外侧区某些部位,则可引致动物饮水增多。下丘脑渗透压感受器和抗利尿激素合成的神经元均在视上核和室旁核内,晶体渗透压升高刺激饮水中枢,引起摄水并调节抗利尿激素的分泌完成排水功能;下丘脑损坏可致渴感丧失,导致严重脱水而死亡。

(4) 调节腺垂体激素分泌:下丘脑的神经分泌小细胞能合成调节腺垂体激素分泌的肽类化学物质,称为下丘脑调节肽。这些调节肽在合成后即经轴突运输到正中隆起,由此经垂体门脉系统到达腺垂体,促进或抑制某种腺垂体激素的分泌。

(5) 对情绪反应的影响:下丘脑近中线两旁的腹内侧区存在所谓防御反应区,在动物麻醉条件下,电刺激该区可获得骨骼肌的舒血管效应(通过交感胆碱能舒血管纤维),同时伴有血压上升、心率加快和其他交感神经反应。在动物清醒条件下,电刺激该区可出现防御性行为。在人类,下丘脑的疾病也往往伴随着不正常的情绪反应。

(6) 对生物节律的控制:下丘脑视交叉上核的神经元具有日周期节律活动,是体内日周期节律活动的控制中心。破坏动物的视交叉上核,原有的一些日周期节律活动消失。视交叉上核可能通过视网膜-视交叉上核束,来感受外界环境光信号的变化,使机体的生物节律与环境的光明暗变化同步。

6. 下丘脑主要调节肽

(1) 促甲状腺激素释放激素(thyrotropin-releasing hormone,TRH):下丘脑 TRH 神经元主要分布于下丘脑中间基底部,TRH 经轴浆运输到正中隆起,也可能是由脑室膜细胞从第三脑室摄取,释放入初级毛细血管网,通过 IP_3-DG-Ca_2 介导促进促甲状腺激素(TSH)释放,T_4、T_3、TSH 对 TRH 具有负反馈抑制作用。过高的 TRH 除了刺激腺垂体释放 TSH 外,也促进催乳素的释放。

(2) 促性腺激素释放激素(gonadotropin-releasing hormone,GnRH):下丘脑弓状核产生并脉冲式释放 GnRH,以频率和振幅依赖的方式参与生殖调控,促进腺垂体合成并脉冲释放 LH 与 FSH。但 GnRH 对性腺的直接作用是抑制性的,特别是药理剂量的 GnRH,明显抑制雌激素与孕激素生成,抑制卵泡发育和排卵;对睾丸则抑制睾酮产生和精子生成。

(3) 生长抑素与生长激素释放激素

1) 生长抑素(somatostatin):生长抑素作用广泛,它的主要作用是抑制垂体生长激素(GH)的基础分泌,也抑制腺垂体对多种刺激所引起的 GH 分泌反应,例如应激、低血糖等。另外,生长抑素还可抑制 LH、FSH、TSH、PRL 及 ACTH 的分泌。生长抑素与腺垂体生长激素细胞的膜受体结合后,通过减少细胞内 cAMP 和 Ca_2 而发挥作用。

2) 生长激素释放激素(growth hormone releasing hormone,GHRH):产生 GHRH 的神经元主要分布在下丘脑弓状核及腹内侧核,轴突投射到正中隆起。GHRH 呈脉冲式释放,从而导致腺垂体的 GH 分泌也呈现脉冲式。一般认为,GHRH 是 GH 分泌的经常性调节者,而生长抑素则是在应激刺激 GH 分泌过多时,才显著地发挥对 GH 分泌的抑制作用。

(4) 促肾上腺皮质激素释放激素(corticotropin releasing hormone,CRH):其主要作用是促进腺垂体合成与释放促肾上腺皮质激素(ACTH)。分泌 CRH 的神经元在下丘脑分布广泛,主要在室旁核,其轴突多投射到正中隆起。下丘脑 CRH 以脉冲式释放,并呈现昼夜周期节律,其释放量在 6~8 点钟达高峰,在 0 点最低。

(5) 催乳素释放抑制因子与催乳素释放因子:下丘脑对腺垂体催乳素(PRL)的分泌以抑制作用为

主。多巴胺可直接抑制腺垂体 PRL 分泌,TRH 能促进腺垂体释放 PRL。

7. 下丘脑激素的反馈调节

(1) 除生长抑素和多巴胺外,下丘脑激素多促进腺垂体激素分泌;而下丘脑激素合成与分泌又受到内分泌腺所分泌的靶腺激素的负反馈调节作用(长负反馈调节)。但作用的部位有所区别,例如,肾上腺皮质激素和性激素的作用部位以下丘脑为主,而甲状腺激素的反馈作用部位主要在垂体。

(2) 此外还有某些特殊性:①TRH 具有双重作用,可促进 TSH 和 PRL 的分泌;②GnRH 兴奋 LH 和 FSH 的分泌;③生长抑素抑制 GH 和其他激素释放;④下丘脑激素调节腺垂体激素的分泌,其本身又受神经和体液因素的调控。

【病因】

下丘脑结构/功能的损害会导致下丘脑-垂体相关疾病。

1. 感染性疾病　如淋巴细胞性垂体炎、IgG4 相关性垂体炎、病毒性脑炎、结核性脑炎、脑脊髓膜炎等。

2. 肿瘤及肉芽肿　如颅咽管瘤、生殖细胞瘤、松果体瘤、星形细胞瘤、脑膜瘤、结核瘤、朗格汉斯细胞组织细胞增生症、网状细胞增多症等。

3. 遗传性或先天性发育不全　如性幼稚-色素性网膜炎-多指畸形综合征、嗅觉丧失伴性发育不全(Kallmann 综合征)、下丘脑激素缺乏等。

4. 功能性障碍　因精神创伤、环境因素等影响,可发生闭经、厌食、生长发育延迟等。

5. 其他　如颅脑外伤、血管损害、物理化学因素(如放疗)、药物影响等。

【临床表现】

1. 下丘脑调节肽合成/分泌运输障碍导致垂体激素异常

(1) 垂体激素分泌不足:如生长激素(GH)分泌减少、甲状腺功能减退、肾上腺皮质功能减退伴高催乳素血症。青春期前的促性腺激素不足导致性幼稚,青春期后的促性腺激素不足则造成性征的退化。特点是对释放激素刺激反应良好。下丘脑或垂体柄损伤常导致尿崩症或分泌过多引起抗利尿激素分泌不当综合征,引起高钠或低钠血症。

(2) 垂体激素分泌过多:CRH 分泌过量是库欣综合征(Cushing syndrome)的病因。GHRH 分泌过多,导致肢端肥大症。较早地分泌过多的 GnRH 引起垂体促性腺激素的过早释放,导致真性性早熟。

(3) 激素分泌节律失常:ACTH 分泌的日节律可因某些下丘脑疾病的影响而消失,有日节律分泌的激素(GH 和 PRL)和按日或月节律分泌的激素(LH 与 FSH)均可因下丘脑疾病失去分泌的固有节律。

2. 神经系统表现　凡具有内分泌功能异常合并下列症状时提示病变来自下丘脑。

(1) 睡眠异常:嗜睡多见,病变位于下丘脑大脑脚处,可呈发作性睡眠。一般持续数分钟至数小时,甚至数天。嗜睡的类型有:①发作性睡眠(narcolepsy),患者可随时睡眠发作,持续数分钟至数小时,多由于脑外伤、脑炎等引起。②深睡眠症(parasomnia),发作时可持续性睡眠数天至数周,睡眠发作期间常可喊醒吃饭、排便等然后再度入睡,多见于下丘脑后部、脑干上端的疾病。③发作性嗜睡贪食征,患者于深睡眠醒后暴饮暴食,多肥胖。④夜间顽固性失眠。

(2) 食欲异常:表现为多食肥胖或厌食消瘦,肥胖者多。病变累及腹内侧核或结节部附近,呈现向心性肥胖,常伴生殖器发育不良(肥胖生殖无能症)。病变累及下丘脑外侧、腹外侧核时有厌食、消瘦。严重者呈恶病质、肌肉无力、毛发脱落,还可伴发垂体前叶功能减退。

(3) 体温异常:高热、低体温或体温颠倒(上午高,下午低)。下丘脑前部视前区急性损伤,常呈高热、嗜睡;而视前区的慢性、损伤性的病损可导致低体温和失眠症。

(4) 自主神经症状:①多汗或少汗、手足发绀、瞳孔散大或缩小,或两侧大小不等,血压不稳。②呈下丘脑性癫痫样发作,包括自主神经性癫痫,可呈交感神经性发作,主要表现为剧烈头痛、心悸、颤抖等症状。③副交感神经性发作,突发眩晕、脉缓、恶心、呕吐等症状。

(5) 其他神经、精神异常:腹外核及视前区病变常表现为精神失常,定向障碍、幻觉等。乳头体、第三脑室壁受损,可出现精神错乱,严重记忆障碍。下丘脑前方及下行至延髓中的自主神经纤维受损,可引起胃及十二指肠消化性溃疡等表现。下丘脑病变亦可出现顽固性呃逆和打呵欠症状。

【诊断】

1. 临床表现   当临床有下列情况时需考虑下丘脑疾病的可能:①已排除单一靶器官或垂体自身的病变以及全身性疾病后;②内分泌功能紊乱症状同时伴性功能紊乱、尿崩症、多食肥胖、精神失常;③伴有生长发育不良、嗅觉障碍等。

2. 实验室检查

(1) 垂体激素测定:血中 GH、PRL、TSH、LH、FSH、ACTH 及 ADH 测定。

(2) 靶腺激素及代谢产物测定:如血 FT_3、FT_4、皮质醇、性激素测定及尿游离皮质醇和尿 17-羟、17-酮类固醇测定等。

(3) 下丘脑激素兴奋试验:根据垂体激素的反应来判定病变的部位在垂体还是在下丘脑。①TRH 兴奋试验,静脉注射 TRH 200μg,于 0、30、60、90 分钟取血测 TSH,正常人 TSH 升高,高峰在 30 分钟内出现。病变部位在垂体者无反应。病变部位在下丘脑时,TSH 升高的高峰多出现在 60~90 分钟。②LHRH 兴奋试验,同样可根据 FSH、LH 的反应判断病变的部位。方法:早 8 时静脉注射 LHRH 100μg,于 0、15、30、60、90 分钟取血测 FSH、LH。正常成人注射 LHRH 后高峰在 15 分钟出现。正常儿童注射后,LH 比基础值增加 3 倍以上,FSH 也明显升高。若反应差,可每天静脉注射 LHRH 50~100μg,连用 3 次,再测 LH、FSH。病变在下丘脑者反应延迟或正常,病变在垂体者则无反应或反应低下。

3. 影像学检查   头颅 MRI 或 CT 观察下丘脑有无占位性病变。CT 需要水平位、冠状位、矢状位扫描或重建。

【鉴别诊断】

要注意与原发性甲状腺功能减退、性腺功能减退、肾上腺功能减退、垂体后叶受损、垂体前叶功能减退、神经衰弱、精神分裂症等相鉴别。

【治疗】

下丘脑疾病的治疗应尽量去除病因。例如:感染者应抗感染治疗;肿瘤引起的下丘脑疾病可采取手术切除或放射治疗;药物引起者则立即停用有关药物;精神因素引起者需进行精神治疗。不能根治者应采用对症治疗。

1. 功能亢进的治疗   ①溢乳:溴隐亭 1.25~15mg/d,时长可达 5 年左右,90%以上患者获得明显缓解或治愈。②性早熟:GnRH-a 治疗,部分矮小儿童需加用生长激素。③库欣综合征:帕瑞肽治疗有效。④肢端肥大症:长效生长抑素治疗,效果显著,但费用较高。

2. 功能减退的治疗   药物的替代治疗,尽可能维持正常生理功能。①皮质醇减少症:氢化可的松 20~40mg/d。②甲状腺功能减退:左甲状腺素钠 50~100μg/d。③性功能减退:成年女性用人工周期(炔雌醇 35μg,第 10~14 天加微粒化黄体酮 200mg);成年男性用十一酸睾酮替代,200mg 每月肌内注射 1 次。④垂体性矮小:生长激素 0.07~0.1U/(kg·d),每晚皮下注射。⑤尿崩症:醋酸去氨升压素,0.1~1.2mg/d。

3. 对症治疗   发热者用物理降温、氯丙嗪、甚至人工冬眠;肥胖者应节食、运动和适量服用芬氟拉明。

【常见疾病】

1. 颅咽管瘤(craniopharyngeal duct tumor/craniopharyngioma)

(1) 分类:颅咽管瘤按部位可分为鞍内型、鞍上型和混合型。鞍内型者起源于鞍膈下的上皮细胞巢,可压迫垂体,或向鞍后生长侵入第三脑室,或向鞍上生长压迫视交叉,少数向鞍旁生长突入脑实质。鞍上型者起源于鞍膈上的上皮细胞巢,很少向下生长影响垂体,亦很少影响视力,多见于肿瘤突入额叶及颞叶其次向后生长影响下丘脑。鞍内型者可向上发展至鞍上,形成混合型。

颅咽管瘤大小差别很大,一般直径在 4cm 左右,常有囊腔形成,内有胆固醇结晶,囊壁厚薄不一,并有多处散在钙化斑点,为颅咽管瘤重要特征之一。

(2) 临床表现:多见于男性,15 岁以前多见。主要表现:①垂体功能减退的症状,一般首先影响生长激素,表现为矮小症,或影响性腺,表现为性腺功能不全,也可表现为甲状腺及肾上腺皮质激素或 ADH 缺乏;②下丘脑综合征的表现如尿崩症、溢乳、多食肥胖或厌食消瘦、嗜睡等;③肿瘤压迫症状,颅内压增高,表现为头痛、恶心、呕吐、意识障碍、嗜睡等；④视神经压迫症状，出现视力障碍；⑤部分患者可有精神症状。

（3）诊断要点：①有头痛、呕吐、视力障碍，生长发育迟缓伴有性不发育，尿崩症，内分泌功能紊乱。②CT 及磁共振检查如具有钙化、囊腔、强化后影像增强时多可确诊。

（4）治疗：①手术治疗，目前为治疗颅咽管瘤的主要方法，但因颅咽管瘤多位于脑底深部，与周围结构紧密相连，绝大部分患者不能彻底切除，故复发率较高。②放射治疗，由于颅咽管瘤大部分为囊性，故体外照射的疗效有限。

2. Laurence-Moon-Biedl 综合征和 Bardet-Biedl 综合征

（1）病因：Laurence-Moon-Biedl 综合征属于罕见遗传疾病，与 *ePNPLA6* 基因遗传缺陷有关。Bardet-Biedl 综合征（BBS）最新报道认为与编码 BSS 蛋白的基因突变有关。Laurence-Moon-Biedl 综合征主要表现为智力迟钝、视力下降、视网膜色素变性，视网膜萎缩，肥胖、性腺功能减退、多指趾畸形等。欧洲报道发病率大约是十五万分之一。长期延误诊断治疗会导致心脏和肾功能损害。

（2）临床表现：除智力迟钝、多指趾畸形和性腺功能不全之外，可有其他表现，如出生 2~3 年后出现肥胖，8 年左右出现视杆和视锥细胞营养不良、肾功能不全、肾畸形、肾癌等。由于基因表型的不同临床表现亦有差异。

（3）治疗：无特殊疗法，对症处理。

3. 下丘脑性垂体功能减退综合征（hypothalamic hypopituitarism syndrome）

（1）病因：下丘脑病变或下丘脑与垂体间联络发生障碍，导致下丘脑促垂体激素减少，垂体功能减退。但催乳素（PRL）常增多。最常见病因为肿瘤，其他病因有肉芽肿性病变、炎症、外伤、放疗或先天性病变等。肿瘤中又以颅咽管瘤、鞍区松果体生殖细胞瘤多见。

（2）临床表现：①有垂体功能不全的表现，如表情淡漠、食欲减退、疲劳、抵抗力差、性欲减退或消失，阴毛、腋毛脱落，女性可有闭经、生育能力丧失，男性可有勃起功能障碍；②可出现烦渴、多尿、溢乳症状；③可有肥胖或消瘦、低体温等症状。

（3）诊断要点：①有垂体功能不全的表现；②可有烦渴、多尿、溢乳等；③激素检测发现垂体前叶单一或多种激素水平低下，PRL 可正常或增高；④部分患者行头颅 CT、磁共振等影像学检查可显示原发病灶。

（4）治疗：①治疗原发病，如切除肿瘤。②使用相应激素替代治疗。一般采用靶腺激素替代，也可使用垂体激素治疗如 GH、绒毛膜促性腺激素等。

4. 单纯性促性腺激素释放激素缺乏综合征（isolated GnRH deficiency syndrome）

（1）病因：主要障碍在下丘脑缺乏促性腺激素释放激素（GnRH），因而卵泡刺激素（FSH）及黄体生成素（LH）分泌减少，性类固醇激素水平低下。大约 50% 的患者存在致病基因突变，另 50% 原因不明。

（2）临床表现：①男性性发育不全，睾丸小于 4ml；②约 60% 的患者失嗅，即 kallmann 综合征；③女性乳房发育差，原发闭经。

（3）实验室检查：血睾酮浓度或雌二醇浓度降低，LH、FSH 减少。其他垂体前叶激素水平正常。LHRH 激发后 LH/FSH 反应正常或延迟。

（4）治疗：女性最迟在 12 岁时开始雌激素治疗。每天 5ng 炔雌醇，1 年后逐渐加量；成年病例用雌激素替代疗法。男性 12 岁后可用 hCG 或小剂量雄激素替代疗法，如庚酸睾酮或环丙戊酸睾酮（50mg/次，每周 1 次），以后每隔 3~6 个月增加 50mg，至性成熟。成年病例为维持性功能、保持肌肉力量及骨密度需用长效睾酮脂类，每 2~3 周用 100~200mg。

5. 尿崩症（diabetes insipidus syndrome）　见第二章相关内容。

6. 生殖细胞瘤　生殖细胞瘤由原始的生殖细胞衍生而来，好发于松果体区，其次为鞍上池。肿瘤多发生于男性青少年，位于鞍上的生殖细胞瘤则以女性多见。

（1）临床表现：尿崩症、视力视野障碍及视丘下部-垂体功能紊乱。尿崩症几乎发生于所有儿童，并多以此为首发症状。肿瘤直接压迫视神经或松果体区，也可阻塞中脑导水管造成颅内压增高进而导致视神经原发或继发萎缩，视力下降，以及视野缺损。头痛、呕吐，生长发育迟缓，垂体功能减退。部分表现为性早熟,男性多见。

(2) 局部定位征:松果体区肿瘤可出现上视不能、瞳孔光反应和调节反应障碍等,即 Parinaud 综合征。其中部分患者同时合并下视不能、瞳孔光反应迟钝或丧失、调节反应减弱及阿罗瞳孔,是生殖细胞瘤的重要体征。约半数以上的患者可出现小脑症状,表现为持物不稳、走路摇晃、眼球震颤等,少数侵犯基底节时可出现偏瘫等。肿瘤压迫下丘脑及内侧膝状体可出现双侧耳鸣及听力下降。其他可有脑神经(Ⅲ、Ⅳ)不全麻痹等。

(3) 辅助检查

1) 实验室检查:由于此类肿瘤易发生蛛网膜下腔播散转移,脑脊液脱落细胞学检查有重要诊断价值。由于肿瘤的原始胚胎特性,故血清中 AFP、hCG 及 CEA 的动态测量对疾病的诊断、疗效的评价和复发的监测均有一定的意义。

2) CT:肿瘤多位于鞍上池内,呈稍高密度肿物,边界清楚,质地均一,增强扫描可见均一明显强化。与垂体瘤的区别是蝶鞍多无扩大;与颅咽管瘤的区别在于囊变钙化少见。

3) MRI:肿瘤多表现为鞍上等 T1 长 T2 异常信号,部分患儿可仅有垂体柄的增粗,增强扫描见强化明显均一。MRI 能更好地显示垂体柄和正常垂体后叶高信号,有助于鉴别诊断。

(4) 诊断:有长期尿崩症病史的学龄期儿童,尤其是女孩,当合并有视力视野损害或出现生长发育迟缓、颅内压增高时,应想到此病的可能,可进一步行神经放射检查或脑脊液和血液的实验室检查。但此病需与儿童颅咽管瘤、垂体瘤和视神经胶质瘤相鉴别。

(5) 治疗:生殖细胞瘤对放射线非常敏感。高度怀疑的肿瘤也可行试验性放疗,肿瘤多在放疗后明显缩小。此类肿瘤对化学治疗也很敏感,目前多与放疗的联合应用来减少放疗的剂量和照射范围,以防止放疗造成儿童发育停滞等副作用,常用的化疗药物有长春新碱、卡铂、氨甲蝶呤等。鞍上生殖细胞瘤手术切除难度大,而且术后并发症也较多。手术的主要目的是肯定肿瘤性质明确诊断、行视神经和视交叉的减压以改善或保存视力、解除脑脊液循环的梗阻。

(6) 预后:既往认为生殖细胞瘤预后差,但随着放疗、化疗等综合治疗的进展,生殖细胞瘤的 10 年生存率可达 100%。

(焦　凯)

参 考 文 献

[1] 葛均波,徐永健,王晨. 内科学. 9 版. 人民卫生出版社,2018.

[2] BHATIA M S,GOYAL A,SAHA R,et al. Psychogenic Polydipsia Management Challenges. Shanghai Arch Psychiatry,2017,29(3):180-183.

[3] LIYANARACHCHI K,ROSS R,DEBONO M. Human studies on hypothalamopituitaryadrenal (HPA) axis. Best Pract Res Clin Endocrinol Metab,2017,31(5):459-473.

[4] TERASAWA E. Mechanism of pulsatile GnRH release in primates:Unresolved questions. Mol Cell Endocrinol, 2019, 498:110578.

[5] GORDON C M,ACKERMAN K E,BERGA S L,et al. Functional Hypothalamic Amenorrhea:An Endocrine Society Clinical Practice Guideline. Clin Endocrinol Metab,2017,102(5):1413-1439.

第二章 尿 崩 症

尿崩症(diabetes insipidus,DI)是由于下丘脑-神经垂体病变引起精氨酸升压素(arginine vasopressin,AVP;又称抗利尿激素,antidiuretic hormone,ADH)分泌不足,或肾脏病变引起肾远曲小管、集合管上皮细胞 AVP 受体和/或水孔蛋白(aquaporin,AQP)及受体后信息传递系统缺陷,对 AVP 不敏感所致的一组临床综合征。前者称为中枢性尿崩症(central diabetes insipidus,CDI),后者称肾性尿崩症(nephrogenic diabetes insipidus,NDI)。其临床特点是多尿、烦渴、低比重尿和低渗尿。尿崩症属于罕见疾病,患病率约1/25 000。尿崩症可发生于任何年龄,发病年龄与病因密切相关,男女发病率相当。

【生理基础】

在叙述本病时,首先对 AVP 的调节、生理作用进行扼要介绍。AVP 基因在下丘脑的视上核和室旁核的神经元表达。AVP 基因编码 3 个肽类,包括精氨酸升压素、后叶激素运载蛋白(neurophysin-2)及和肽素(copeptin)。AVP 由下丘脑视上核及室旁核分泌后,通过垂体柄下达并储存于神经垂体。在垂体后叶,AVP 与运载蛋白相结合,释放入血循环。AVP 对水的调节主要作用于远曲肾小管和集合管使之对水的渗透性增强,导致水回吸收增多,从而出现尿浓缩。目前已确定 AVP 可激活远曲小管细胞膜腺苷酸环化酶,通过 cAMP 诱导磷酸化和水通道蛋白 2(AQP2)插入膜而增强肾小管对水的通透性。

AVP 的释放主要受 3 种因素的影响。

1. **血浆渗透压** 临床常用血浆渗透浓度来反映血浆渗透压。在正常情况下,血浆渗透浓度稳定在285~295mmol/L。当渗透浓度出现 1%~2% 的波动时,就能作用于视丘下部的渗透压感受器,对 AVP 的分泌进行调节。健康成年人中,血浆渗透压的逐渐增加会导致血浆 AVP 浓度线性增加,反之,AVP 分泌减少,导致利尿。

2. **血容量** 血浆渗透压恒定的条件下血容量改变也能影响 AVP 的释放,其调节位于左心房、主动脉弓及颈动脉窦的容量及压力感受器。当容量减少时,AVP 分泌增多;而容量增多时,AVP 分泌减少,但当血容量改变达 80% 时,方能活跃容量调节系统。

3. **精神刺激** 如疼痛可促使 AVP 释放而引起抗利尿作用,但当去除神经垂体后即不发生此反应。

AVP 进入血液循环后消除较快,大多数经肝脏及肾脏灭活,半衰期仅 4 分钟。在正常饮水情况下,血浆 AVP 基础浓度为 1~5ng/ml,而在水负荷时降低,禁饮时上升。很多药物亦可影响垂体后叶功能,增加AVP 释放的药物有乙酰胆碱、烟碱、吗啡、缓激肽、长春新碱和氯贝丁酯等,而乙醇、阿托品、苯妥英钠等起抑制作用。氯磺丙脲、卡马西平可以增强 AVP 的周围作用,而锂、去甲金霉素可以抑制其周围作用。

【病因与发病机制】

1. **中枢性尿崩症(CDI)** 任何导致 AVP 合成、分泌与释放受损的情况均可引起本症,CDI 根据病因可分为原发性、继发性与遗传性 3 种。

(1)原发性尿崩症:又称特发性尿崩症,病因不明,占尿崩症的 50%~60%。部分患者在尸检时可发现下丘脑视上核及室旁核细胞明显减少或消失,胞内尼氏颗粒耗尽,AVP 合酶缺陷。特发性 CDI 没有相关的损伤或疾病的证据。MRI 检查除了垂体后叶高信号缺失和垂体柄增粗外,基本正常。通常须在排除了继发性尿崩症才能诊断。

（2）继发性尿崩症:常见于以下原因。①头颅外伤及垂体下丘脑手术是常见原因。以术后一过性尿崩症最常见。如手术造成正中隆突以上的垂体柄受损,则可导致永久性 CDI。②肿瘤,尿崩症可能是蝶鞍上肿瘤所致的最早临床症状。常见肿瘤包括垂体瘤、颅咽管瘤、胚胎瘤、松果体瘤、胶质瘤、脑膜瘤、转移癌(肺癌、乳腺癌、直肠癌、白血病)等。③肉芽肿,如结节病、组织细胞增多症、类肉瘤、黄色瘤等。④感染性疾病,如脑炎、脑膜炎、结核、梅毒等。⑤血管病变,如动脉瘤、主动脉冠状动脉搭桥。⑥其他自身免疫病,如淋巴细胞性漏斗神经垂体炎、IgG4 相关神经垂体炎。此外,希恩综合征在可的松治疗后也可出现尿崩症症状。在妊娠期有时会发生尿崩症,称为妊娠期短暂性尿崩症(transient gestational diabetes insipidus, TGDI),但较罕见。主要因妊娠中晚期胎盘分泌 AVP 降解酶活性升高所致。在子痫前期、HELLP(溶血、转氨酶升高和血小板计数低)综合征和急性脂肪肝(肝脏降解 AVP 酶的作用受损)患者中也有 TGDI 的报道。

（3）遗传性尿崩症:可为 X 连锁隐性遗传、常染色体显性遗传或常染色体隐性遗传。X 连锁隐性遗传方式者由女性遗传,男性发病,杂合子女孩可有尿浓缩力差,一般症状轻,可无明显多饮多尿。家族性常染色体显性遗传尿崩症可由 AVP 神经垂体运载蛋白(AVP-NP Ⅱ)基因突变引起,该基因突变可引起 AVP 前体折叠、加工、降解等方面的障碍,异常 AVP 前体的集聚对神经元具有细胞毒性作用,从而引起下丘脑合成 AVP 神经细胞的减少。本病可以是 Wolfram 综合征(diabetes insipidus-diabetes mellitus-opticatrophy-deafness,DIDMOAD)的一部分,临床症状包括尿崩症、糖尿病、视神经萎缩和耳聋,为一种常染色体隐性遗传疾病,由 *WFS1* 基因突变所致,极为罕见。

2. 肾性尿崩症（NDI） 是由于肾脏对 AVP 不反应或反应减弱所致,NDI 病因有遗传性和继发性两种。

（1）遗传性:约 90% 的患者与 V2 受体基因突变有关,系 X 性连锁隐性遗传性疾病;约 10% 的患者是由于编码水孔蛋白(AQP2,参与 AVP 受体后信号传递)的基因突变所致,系常染色体隐性遗传性疾病。

（2）继发性:药物暴露是最常见的继发性 NDI 原因,如锂剂、地美环素和顺铂等。锂剂是引起继发性 NDI 的首要原因,即使在治疗剂量锂剂也会干扰 cAMP 系统,导致 AQP2 受体表达下降,产生多尿和肾小管酸中毒。NDI 可继发于多种疾病导致的肾小管损害,如慢性肾盂肾炎、阻塞性尿路疾病、肾小管性酸中毒、骨髓瘤、肾移植等。代谢紊乱如低钾血症、高钙血症也可致 NDI。

3. 原发性多饮（primary polydipsia） 原发性多饮与尿崩症的病因不同,无 AVP 分泌减少或作用缺陷,是由长期过量饮水所致。过多的液体摄入导致体液增加,血浆渗透压降低,而致 AVP 释放减少,出现代偿性的排尿增多。原发性多饮包括精神性烦渴症和烦渴性尿崩症,前者常有精神疾患,后者可由下丘脑的损伤引起。

【临床表现】

1. 多饮、烦渴与低渗性多尿 尿崩症的主要临床表现为多饮、烦渴与多尿,起病较急,一般起病日期明确,常突发多尿(>2.0L/d)、烦渴与多饮。夜尿明显增多,尿量一般在 4L/d 以上,极少超过 18L/d,但也有多达 40L/d 者。尿比重 1.001~1.005,尿渗透浓度 50~200mmol/L,明显低于血浆渗透浓度(300±10) mmol/L。长期多尿可导致膀胱容量增大,排尿次数有所减少。部分患者症状较轻,每天尿量在 2.5~5L,如限制水分致严重脱水时,尿比重可增高达 1.010~1.016,尿渗透浓度可超过血浆渗透浓度,达 290~600mmol/L,称为部分性尿崩症。

2. 其他表现

（1）由于低渗性利尿,血浆渗透压常轻度升高,兴奋口渴中枢,导致患者口渴严重,喜冷饮。如饮水不受限制,仅影响睡眠,使其体力受损,但智力、体格发育接近正常。多尿、烦渴在劳累、感染、月经期和妊娠时可加重。当肿瘤及颅脑外伤手术累及饮水中枢时,除定位症状外,患者口渴感减退或消失,如未及时补充大量水分,可出现严重失水、血浆渗透压与血钠明显升高,出现极度虚弱、发热、精神症状,甚至死亡。

一旦尿崩症合并腺垂体功能减退时尿崩症可减轻,糖皮质激素替代治疗后症状再现或加重。

(2) 垂体柄断裂可引起三相性尿崩症:第一阶段(数小时至数天),外伤致垂体后叶轴索"震荡",不能有效释放 AVP,尿量明显增加、渗透压下降,同时外伤后意识丧失或饮水中枢受损,不能及时补水,表现为高钠血症;第二阶段(2~14 天)垂体后叶轴索溶解释放过多 AVP,尿量迅速减少,尿渗透压上升,血钠降低,甚至出现低钠血症;第三阶段为垂体后叶 AVP 耗竭,可发生永久性尿崩症。这类尿崩症的第二阶段也可单独出现。

(3) 遗传性尿崩症较罕见,大多数有家族史,出生后即有多尿、多饮,如未及时发现,多因严重失水、高钠血症和高渗性昏迷而死亡。如能幸存,可有生长缓慢,成年后症状减轻或消失。因患者在婴儿期反复出现失水和高渗,可致智力迟钝和血管内皮受损,颅内和血管可有弥漫性钙化。继发性尿崩症尚有原发疾病的临床表现,多见于成年人,主要表现为多饮、多尿,特别是夜尿增多,较少因失水引起严重后果。

【辅助检查】

1. **尿量** 尿量超过 2.5L/d 即为多尿,尿崩症患者尿量常在 4~20L/d,比重常低于 1.005,部分性尿崩症患者尿比重可达 1.010,尿量在 2.5~5L。

2. **血、尿渗透浓度** 患者血浆渗透浓度正常或稍高(参考值为 290~310mmol/L),尿渗透浓度多低于 300mmol/L(参考值为 600~800mmol/L),严重者低于 50~70mmol/L。

3. **血浆 AVP 测定** 正常人血浆 AVP 为 2.3~7.4pmol/L(放免法),禁水后可明显升高。中枢性尿崩症患者血浆 AVP 不能达到正常水平,禁水后也不增加或增加不多。肾性尿崩症患者基础和禁水后血浆 AVP 均升高。但其诊断准确率较低,约 40%。

4. **AVP 抗体和抗 AVP 细胞抗体测定** 有助于特发性尿崩症的诊断。

5. **禁水-升压素试验** 正常人禁水后血浆渗透压升高,循环血量减少,刺激 AVP 释放,使尿量减少,尿比重及尿渗透压升高,而血浆渗透压变化不大。

(1) 方法:禁水 8 小时,试验前测体重、血压、血浆渗透浓度和尿比重。禁水后每小时留取尿液测尿量、尿比重和尿渗透浓度,至渗透压不再增加,此时尿渗透浓度值称为平顶值,测定血浆渗透浓度,然后立即皮下注射升压素水剂 5U,再留取 1~2 次尿液测定尿量和尿渗透浓度。

(2) 正常人禁水后体重、血压、血浆渗透浓度变化不大(<295mmol/L),尿渗透浓度可>800mmol/L,注射升压素后,尿渗透浓度升高不超过 9%,精神性烦渴者接近或与正常人相似。CDI 患者在禁水后体重下降>3%。严重者可有血压下降、烦躁等症状,根据病情轻重可分为部分性尿崩症和完全性尿崩症。部分性尿崩症血浆渗透浓度平顶值不高于 300mmol/L,尿渗透浓度可稍超过血浆渗透浓度,注射升压素后尿渗透浓度可继续上升,常在 9%~50% 之间。完全性尿崩症血浆渗透浓度平顶值>300mmol/L,尿渗透浓度低于血浆渗透浓度,注射升压素后尿渗透浓度常在 1~2 小时内升高 50% 以上。NDI 患者在禁水后尿液不能浓缩,注射升压素后仍无反应。本方法简单、可靠,但需在严密观察下进行,警惕高渗综合征。

6. **高渗盐水试验** 正常人静脉滴注高渗盐水后,血浆渗透压升高,AVP 大量释放,尿量明显减少,尿比重增加。DI 滴注高渗盐水后尿量不减少,尿比重不增加,但注射升压素后,尿量明显减少,尿比重明显升高。本试验对高血压和心脏病患者有一定危险,现已少用。

7. **病因诊断** 诊断明确后,须尽可能明确病因。应进行视野检查,必要时行头颅 CT 或 MRT 检查明确有无鞍区病变。可行 *AQP2* 基因分析明确遗传性病因。

【诊断】

典型的尿崩症诊断不难,凡有烦渴、多饮、多尿及低比重尿者应考虑本病,必要时可进行禁水-升压素试验及血尿渗透浓度测定,多可明确诊断。尿崩症诊断成立后,则应进一步鉴别其性质为 CDI 或 NDI,并根据临床表现和实验室检查结果鉴别部分性尿崩症与完全性尿崩症(图 2-1),以指导治疗。

1. **CDI 的诊断**

(1) 其诊断要点为:①尿量多,可达 8~10L/d 或更多;②低渗尿,尿渗透浓度低于血浆渗透浓度,一般低于 200mmol/L;尿比重低,多在 1.003~1.005;③饮水不足时,常有高钠血症,伴高尿酸血症,提示 AVP 缺乏,尿酸清除减少致血尿酸升高;④应用兴奋 AVP 释放的刺激(如禁水、高渗盐水试验等)不能使尿量

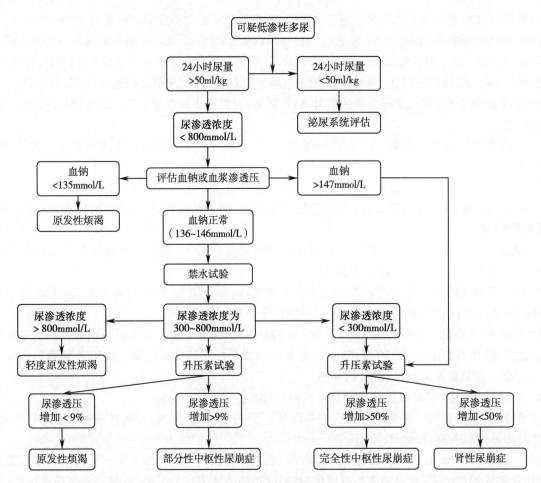

图 2-1 尿崩症的诊断流程

若患者失水严重,如尿量>4.5L/24h、高钠血症或伴有意识障碍,不进行禁水试验,应直接进行升压素试验。原发性烦渴患者可能不能执行严格禁水,若未注意到患者已私自饮水情况下再行升压素试验,可能导致水中毒风险。

减少,不能使尿比重和尿渗透浓度显著增高;⑤应用 AVP 治疗有明显效果,尿量减少,尿比重及尿渗透浓度升高。

（2）部分性 CDI 临床诊断条件包括:①经至少 2 次禁饮后尿比重达 1.012～1.016;②尿比重峰值的尿渗透浓度/血浆渗透浓度比值>1,但<1.5;③对升压素试验敏感。

2. **NDI 诊断** 其诊断要点为:①有家族史,或者患者母亲怀孕时有羊水过多史,或有可引起继发性 NDI 的原发性疾病病史;②多于出生后即有症状,婴儿患者有尿布更换频繁、多饮、发育缓慢或不明原因发热,儿童及成年患者有多尿、口渴、多饮症状;③尿浓缩功能减低,每天尿量明显增加,比重<1.010,尿渗透浓度低于 300mmol/L;④禁水-升压素试验常无尿量减少,也无尿比重和尿渗透浓度升高反应,尿渗透浓度/血浆渗透浓度比值<1。继发性 NDI 除了尿浓缩功能减退外,其他肾功能指标亦有损害。

【鉴别诊断】

尿崩症应与下列以多尿为主要表现的疾病相鉴别。

1. **糖尿病** 有多尿、烦渴症状,但血糖升高,尿糖阳性,容易鉴别。

2. **慢性肾脏疾病** 慢性肾脏疾病,尤其是肾小管疾病、低钾血症、高钙血症等均可影响肾脏浓缩功能而引起多尿、口渴等症状,但有相应原发疾病的临床表现,且多尿的程度也较轻。

3. **头颅手术时液体潴留引起多尿** 头颅手术期间发生多尿有两种可能,即损伤性尿崩症与液体潴留性多尿,有时两者的鉴别相当困难。如果下丘脑-垂体手术时,或头颅创伤后立即发生多尿,则提示为手术损伤性尿崩症。头颅手术后出现多尿也可能是手术期间液体潴留的后果。手术时,患者因应激而分泌大量 AVP,应激解除后,AVP 分泌减少,潴留于体内的液体自肾排出,如此时为平衡尿量而输注大量液体,即可导致持续性多尿而误认为是尿崩症。暂时限制液体入量,如尿量减少而血钠仍正常,提示为液体潴留性多尿;相反,如果血钠升高,而且在给予 AVP 后尿渗透压增高,尿量减少,血钠转为正常,则符合损伤性尿崩症的诊断。

【治疗】

1. **治疗目标**　减少尿量,缓解症状;维持血电解质平衡,防止严重脱水、水中毒、高渗性脑病,恢复正常血浆渗透压。

2. **一般治疗**　尿崩症患者无需限制饮水量,宜摄入低钠、低渗饮食,忌饮大量咖啡、浓茶等,每天测量体重,将其作为体液平衡的指标。

3. **药物治疗**

(1) 替代疗法:AVP 替代疗法用于完全性 CDI,部分性 CDI 在使用其他口服药疗效不佳者,也宜用 AVP 替代治疗,但对 NDI 疗效不佳。由于需要的剂量个体差异大,用药必须个体化,严防水中毒的发生。

1) 去氨升压素:为人工合成的升压素类似物。其抗利尿作用强而缩血管作用只有 AVP 的 1/400,抗利尿与升压作用之比为 4 000:1,作用时间 12~24 小时,是目前最理想的抗利尿药,皮下注射 1~4μg 或鼻内给药 10~20μg,每天 1~2 次。口服制剂每次 0.1~0.4mg,每天 2~3 次,部分患者可睡前服药 1 次,以控制夜间排尿和饮水次数,有利于睡眠和休息。妊娠伴尿崩症时仅能应用 DDAVP,禁用任何其他药物。因 DDAVP 具有一定的缩宫素活性,故需注意观察其不良反应。因妊娠时 DDAVP 不被血浆中的氨肽酶降解,故其用量应较非妊娠时低,防止出现高钠血症。分娩时,不宜给水太多,以防发生水中毒。分娩后,血浆中的氨肽酶活性迅速下降,患者的尿崩症症状可减轻或消失。

2) 升压素水剂:作用仅维持 3~6 小时,皮下注射,每次 5~10U,每天需多次注射,长期使用不便,主要用于脑损伤或神经外科手术后急性尿崩症的治疗。

3) 尿崩停喷剂:赖氨酸升压素是一种鼻腔喷雾剂,每次鼻吸入 22~50mg,4~6 小时 1 次,长期应用可引起慢性鼻炎而影响吸收。

4) 长效尿崩停:是一种鞣酸升压素制剂(5U/ml)。深部肌内注射,从 0.1ml 开始,可根据每天尿量情况逐步增加到 0.5~0.7ml/次,注射 1 次可维持 3~5 天,注射前充分混匀,过量可引起水中毒。

(2) 其他口服药物:此类口服药物适用于部分性 CDI。不宜用于孕妇及儿童。

1) 利尿剂:①氢氯噻嗪,每次 25mg,每天 2~3 次,可使尿量减少约 50%。其作用机制可能是由于尿中排钠增加,体内缺钠,肾近曲小管水重吸收增加,到达远曲小管的原尿减少,因而尿量减少,对肾性尿崩症也有效。长期服用可引起缺钾、高尿酸血症等,应适当补充钾盐。②保钾利尿剂,常用药物有螺内酯、阿米洛利,作用于远端肾小管,具有排钠保钾的作用,可与氢氯噻嗪联合用于 NDI,尤其对锂盐诱导的 NDI 疗效明显。

2) 卡马西平:能刺激 AVP 分泌,使尿量减少。每次 0.2g,每天 2~3 次。副作用有血粒细胞减少、肝损害、疲乏、眩晕等。

3) 氯磺丙脲:该药可刺激微垂体释放 AVP,并加强 AVP 的水重吸收作用,可增加肾小管 cAMP 的生成,但对 NDI 无效。每天剂量不超过 0.2g,早晨 1 次口服。本药可引起严重低血糖,也可引起水中毒,应加以注意。

4) 氯贝丁酯:可使神经垂体 AVP 释放增加,用于病情较轻的部分性 CDI,对完全性 CDI 及 NDI 患者无效,每次 0.75~1g,每天 2 次,可与小剂量氯磺丙脲联用增加抗利尿作用,但注意可能出现胃肠道功能紊乱。

5) 非甾体抗炎药:通过抑制前列腺素的合成,发挥减少尿量的作用,可用于 NDI,仅当其他药物都无效时使用。

(3) 病因治疗:继发性尿崩症应尽量治疗其原发病,如对颅内肿瘤实施放疗、化疗或手术;酌情停用引发烦渴、多尿药物;对精神障碍者进行精神治疗等。如不能根治者也可按上述药物治疗。

【预后】

预后取决于病因和病情的严重程度。轻度脑损伤或感染引起的尿崩症可完全恢复。特发性尿崩症常属永久性,但在足够水分供应及抗利尿治疗下,通常可以基本维持正常生活。颅脑肿瘤或全身疾病所致的继发性尿崩症则预后不良。

【展望】

尿崩症的准确诊断对于个体化治疗至关重要,过去的诊断方法烦琐且无统一标准。和肽素为 AVP 前体的羧基肽部分,在血浆中的变化趋势和 AVP 一致,且结构稳定,可替代 AVP 测定作为诊断尿崩症的生物标志物。高渗盐水联合和肽素测定对于诊断尿崩症具有较高的准确性,被作为金标准。但由于高钠血症,需监测血钠。最近,提出了精氨酸试验联合和肽素测定的新方法,当和肽素切点值为 3.8pmol/L 时,诊断 DI 的准确性为 93%,特异性为 92%。该方法有望成为临床上诊断尿崩症的一种简便、快速、精准、安全的方法。目前国内和肽素测定只用于实验室研究,尚未广泛运用于临床。

中枢性尿崩症的治疗主要为 AVP 替代疗法,而肾性尿崩症的治疗,尤其是遗传性肾性尿崩症,目前尚无有效治疗手段。针对 AVPR2 基因突变导致的肾性尿崩症,最新的治疗方法包括 AVPR2 激动剂和拮抗剂,其作为药物分子伴侣纠正 AVPR2 的错误折叠使其正确表达。还有绕过 AVPR2 直接作用于其下游信号通路的药物,如前列腺素受体拮抗剂、β_3 肾上腺素受体激动剂、cGMP 磷酸二酯酶抑制剂等,但临床疗效和安全性仍待进一步评估。近年也有学者提出基因治疗,对体细胞或胚胎进行基因编辑以纠正突变基因,但医学伦理上仍有争议。总之,随着分子生物学技术的不断进步和对病因学认识的提高,期望 AVPR2 激动剂和拮抗剂等药物能给遗传性尿崩症带来新的治疗希望。

(杨刚毅)

参 考 文 献

[1] 陈灏珠,林果为,王吉耀. 实用内科学. 15 版. 北京:人民卫生出版社,2017.

[2] 陈新谦,金有豫,汤光. 新编药物学. 18 版. 北京:人民卫生出版社,2019.

[3] CHRIST-CRAIN M,BICHET D G,FENSKE W K,et al. Diabetes insipidus. Nat Rev Dis Primers,2019,5(1):54.

[4] AUGUSTINE V,GOKCE S K,LEE S,et al. Hierarchical neural architecture underlying thirst regulation. Nature,2018,555(7695):204-209.

[5] MUHSIN S A,MOUNT D B. Diagnosis and treatment of hypernatremia. Best Pract Res Clin Endocrinol Metab,2016,30(2):189-203.

[6] GARRAHY A,MORAN C,THOMPSON C J. Diagnosis and management of central diabetes insipidus in adults. Clin Endocrinol(Oxf),2019,90(1):23-30.

[7] ANDO F,UCHIDA S. Activation of AQP2 water channels without vasopressin:therapeutic strategies for congenital nephrogenic diabetes insipidus. Clin Exp Nephrol,2018,22(3):501-507.

[8] WINZELER B,CESANA-NIGRO N,REFARDT J,et al. Arginine-stimulated copeptin measurements in the differential diagnosis of diabetes insipidus:a prospective diagnostic study. The Lancet,2019,394(10198):587-595.

[9] ROSEN C J,INGELFINGER J R. A Reliable Diagnostic Test for Hypotonic Polyuria. N Engl J Med,2018,379(5):483-484.

[10] FENSKE W,REFARDT J,CHIFU I,et al. A Copeptin-Based Approach in the Diagnosis of Diabetes Insipidus. N Engl J Med,2018,379(5):428-439.

第三章 抗利尿激素分泌失调综合征

抗利尿激素分泌失调综合征(syndrome of in-appropriate antidiuretic hormone secretion,SIADH)是指在没有肾脏或者内分泌功能障碍的情况下,由于内源性抗利尿激素(ADH)分泌异常增多或其活性作用超常所导致的以水潴留、尿钠不适当增多和体液低渗为主要异常的一组临床综合征。SIADH病因繁杂,起病和发展常隐匿,缺乏特征性临床表现,误诊和漏诊率高,处理棘手,常因恶性原发病和诊疗上的延误而预后不良。

【生理基础】

1. 水的来源和分布 机体的水有以下几个来源:①摄入液体;②摄入食物含的水;③机体组织和食物氧化产生的水。100g棕榈酸氧化可以产生12ml水,氧化产生的水通常是少量的,但当处于水失衡状态时,这一路径是重要的。一个成年男性约60%的体重是水,即一个60kg的男性体内含36L水,女性因疏水的脂肪占体重的比例高,水的比例比男性低(约55%)。体内的水通常分为3部分,2/3是细胞内液,1/3为细胞外液,后者中3/4为组织间液中的水,另1/4为血管内液体。根据弥散法则,细胞外液中的水可自由通过毛细血管壁。因此,水在血管内液和组织间液之间的分布潜能是相同的,取决于溶质的量和静水压。血浆中溶质减少会增加水的化学势能,促使水通过毛细血管壁向组织间隙弥散,相类似的是,毛细血管静水压的增加也增强血浆中水的化学势能,造成水从血管内的移出。在血管内液中水和组织间隙中水之间的化学势能差别仅为2~5mmHg,但它足以驱动水通过淋巴管。水从毛细血管的流出和水从组织间隙进入毛细血管和淋巴管之间具有动态平衡。通常水从低浓度向高浓度中弥散,由于组织间液中蛋白质浓度较血浆低,血浆溶质的浓度大于组织间液,组织间液中水的化学势能大于血浆,决定水从毛细血管到组织间隙的力量是毛细血管静水压和负性组织压,决定水从组织间隙向毛细血管移动的是组织间隙中水的化学势能。

水在细胞内和组织间隙中的分布完全取决于溶质的分布。当人接受一个水负荷后,水被吸收入血并稀释血浆,然后水通过毛细血管壁进入组织间隙,直到一个新的稳态形成。同时,组织间液的渗透压降低,水弥散到细胞内,直至在细胞内和组织间隙之间渗透压一致。因此,水负荷被分布到全身细胞内和组织间隙。相反,当水从机体丢失时,血浆渗透压升高,水从组织间液进入血浆,并从细胞内液进入组织间液,直至形成新的渗透压平衡。

2. 水的丢失 正常情况下,较大比例的水是通过皮肤和呼吸道以蒸发的形式丢失。这种形式丢失的是无溶质水,也是机体散热的重要方式。这种散失不能归为汗腺的活动,汗液是一种含电解质和类晶体(如葡萄糖和尿素)的液体,它的渗透压仅占血浆渗透压的1/4~1/2。

正常情况下,约100ml水从粪便丢失,约1 500ml水从尿中丢失,表3-1和表3-2分别列出成人每天平均水的丢失量和不同体液的渗透压。在正常成年人,尿渗透浓度为50~1 200mmol/L;尿中主要的溶质是尿素和钠,通常每天约600mmol/L的产生量,它们的排出每天至少需要尿中有500ml的水。

表 3-1　成年人每天水的丢失量

单位:ml

失水途径	失水量	失水途径	失水量
皮肤	300~600	尿	1 500
肺	200~400	粪便	100

表 3-2　体液的渗透浓度

单位:mmol/L

体液	渗透浓度	体液	渗透浓度
血浆	280	汗液	50~150
肠液	280	尿液	50~1 200

3. 水在肾脏的运动　肾脏具有精细浓缩和稀释尿液的能力,肾脏存在着从皮质髓质交界区到乳头区之间渐进性浓缩的间质。到达髓袢降支的液体与血浆是等张的,之前已有高达70%的肾小球滤过液(原尿)在到达近曲小管的末端之前被重吸收。当液体通过髓袢降支时,尿液主要因水的吸收而浓缩,在接近髓袢末端处,尿液中钠的浓度明显升高。肾间质具有较高的尿素含量,在髓袢升支细段,细胞膜对钠高度通透,但对水不通透,尿液因钠的被动性重吸收而稀释,但在髓袢升支粗段则因溶质(NaCl)的主动性重吸收而被稀释,由于髓袢升支细胞膜对水不通透,在由髓袢升支细段到粗段的过程中,小管液变得更加稀释。值得注意的是,在髓袢这个区域 NaCl 的重吸收和在集合管区域尿素的浸出产生了髓袢间质高张。小管液到达远曲小管后的去向主要取决于循环血中 ADH 的水平(在人类为 AVP)。当 ADH 缺乏时,远曲小管和集合管对水不通透,终尿与周围高张性间质之间的平衡并不出现,进而产生更加稀释的尿液,其渗透浓度可低于 50mmol/L,当液体的供给量减少时,非 ADH 依赖性水的重吸收变得有意义,并产生适度的高张性尿。然而,远曲小管和集合管对水的不通透是固有性的。远曲小管对水的通透性与 ADH 的浓度相关,并在血中 ADH 的浓度约为 5pg/ml 时达到最大。在此情形下,管腔液在远曲小管变得等张,在髓质和乳头,水的大量浸出导致最大程度尿浓缩,在青壮年尿渗透浓度常达到 1 200mmol/L 左右。因此,在 ADH 作用最大的情况下,终尿可能与周围间质之间达到完全渗透平衡。综上所述,尿的稀释主要与肾小管髓袢升支粗段对 NaCl 的重吸收有关,而尿的浓缩主要受集合管对水的通透性即 ADH 的影响。

4. 肾小管泌尿功能的指标　终尿中钠的浓度受肾小球滤过的钠负荷和肾小管重吸收功能的影响,而排钠率又与尿量有关,通常它们的变化较大。钠的排泄分数(FE-Na)和氯的排泄分数(FE-Cl)可代表单位肌酐清除率的情况下肾脏对钠(氯)的清除率。FE-Na 优于尿钠浓度和排钠率,可以区别肾前性因素(如血容量和血压)变化和肾小管因素对钠排量的影响。

$$\text{FE-Na}(\%) = \frac{\text{CNa(钠清除率)}}{\text{CCr(肌酐清除率)}} \times 100\%$$

渗透清除率(ctearnce of osmolality, Cosm)表示在单位时间内肾脏排出的渗透性溶质相当于多少毫升血浆所含的量。游离水清除率(clearance of free water, CH_2O)表示在单位时间内肾脏排出的无溶质水的毫升数。当一个具有低钠血症伴血浆低渗的个体出现 CH_2O 降低,特别是在接受水负荷后 CH_2O 仍低时,强烈提示具有与 ADH 分泌不适当增高或其活性超常密切相关的尿液稀释障碍。

5. ADH 的生化作用

(1) ADH 是下丘脑视上核和室旁核神经元胞体合成的激素,经下丘脑-垂体束神经纤维运输到神经垂体,储存在轴突末梢的囊泡内。当视上核神经元兴奋时,神经冲动经下丘脑-垂体束传至末梢,使 ADH 释放。

（2）ADH的主要生理作用是通过与远曲小管和集合管上皮细胞基底细胞膜上的受体结合,启动腺苷酸环化酶,使环磷酸腺苷(cAMP)生成增多,并经cAMP途径介导蛋白激酶的激活和管腔面细胞膜磷酸化等后续反应来发挥作用。目前认为AVP的关键作用在于使激活的水孔蛋白-2(aquaporin-2)插入集合管的主要细胞中,水孔蛋白对水具有专一通透性,激活的水孔蛋白使水被重吸收,继而出现尿液浓缩。

6. ADH的分泌调节

（1）血清钠和血浆渗透压:生理情况下,血浆渗透压是ADH分泌最重要的调节因素,有效的血浆渗透压取决于不易进入细胞内的电解质,如Na^+和相伴的阴离子(如Cl^-)。它们与在总体水中自由分布的某些物质(如尿素、乙醇等)有明显的不同,是决定血浆渗透压的有效溶质,因此,低钠血症和低渗透压血症在临床上常被视为同义词。血浆渗透压(常用渗透浓度反映,参考值为280~295mmol/L)可以通过冰点抑制法或蒸气压力法直接测定,也可以利用血浆3个主要溶质的浓度经计算间接得出。

正常人禁水24小时后,血浆有效渗透浓度上升约2%,这一变化可激活在颈内动脉周围的渗透压感受器,渗透压感受器中的细胞可感知血钠浓度的微小变化,并将信息传入到下丘脑的视上核和室旁核,进而启动ADH的释放。当血浆渗透浓度<280mmol/L时,血浆ADH水平受抑制以允许最大的水利尿效应;当血浆渗透浓度>280mmol/L这一渗透阈或调定点时,血浆ADH水平的稳步升高与血浆渗透浓度相关;当血浆渗透浓度达到约295mmol/L时,血浆AVP浓度达到5pg/ml或以上,这一水平足以产生最大抗利尿效应。当血浆渗透浓度处在大致相同水平时(295mmol/L),口渴感产生或增强,通常来自口渴感产生的水的摄入增加,足以防止进一步脱水和/或血浆渗透浓度的升高,因此,产生口渴和ADH释放的渗透阈值可以产生高效刺激以稳定体液的张力。在280~295mmol/L的范围内,水的平衡受到由渗透压介导的ADH分泌改变的精准调节。Robertson等指出,血浆渗透压1%的变化足以改变血浆ADH浓度达1pg/ml左右,并产生尿浓度和尿量2倍的变化。这一渗透压依赖性的控制能力较ADH对容量的反应性变化要精准得多。正是这种提升的敏感度彰显出渗透压感受器在水平衡的动态控制中发挥的重要作用。

需要再次强调的是,渗透压感受器超常的敏感性并非见于所有的体液溶质,Na^+和它相伴的阴离子(通常构成血浆渗透压的90%以上)是刺激ADH分泌的最常见溶质,甘露醇几乎与之等效,而尿素仅产生弱刺激,葡萄糖实际上可抵制ADH的释放。因此,在有条件的临床单位,联合应用血钠浓度和血浆渗透压进行分析和判定是明智的。

（2）血压和血容量:血流动力学的变化在ADH分泌的调节中也发挥了作用,这些效应是由位于左心房、主动脉弓和颈动脉窦的压力感受器所介导的。但在正常人,血容量减少达到7%~15%之前,并无可测的ADH分泌变化,当低血容量进展更为严重并使平均动脉压下降时,血浆ADH的升高常达到产生最大抗利尿效应浓度的10~25倍,此状态下ADH主要作为压力性物质来维持血管张力。急性低血压,也以类似的方式启动ADH的分泌。压力感受器系统在刺激ADH分泌上似乎是非特异性的,血流动力学控制系统在介导ADH对日常水平衡反应性分泌方面太不敏感,水平衡的变化极少超过2%,而这种变化不足以刺激容量和压力依赖性途径的ADH分泌。血压和血容量生理波动所产生的ADH分泌波动并不能干扰渗透压调节系统的作用,但它们偶尔可移动这个系统的调定点,进而增多或减少一个特定的血浆渗透压所产生的刺激效应。在低血容量和低血压的情况下,血流动力学在ADH释放量的影响方面更重要,而此时渗透压感受器对ADH分泌的影响或者缺失或处在一个非常低的水平,记住这一点是重要的。最大游离水的排出量常常被其他变量(如GFR减少)所限制。

（3）其他影响因素:下丘脑许多神经递质和多肽具有调节ADH释放的作用,如乙酰胆碱、组胺、缓激肽等。剧烈的恶心、呕吐可刺激ADH的释放。酮症酸中毒、缺氧、疼痛、情绪激动、兴奋、焦虑也可促使ADH释放。此外,一些药物如长春新碱、环磷酰胺、苯妥英钠等可影响ADH释放。

1）呕吐:由催吐药(apomorphine)所导致的短暂的恶心可使血浆ADH明显升高,这一反应并不比其他任何可确认刺激造成的ADH升高及其关联的改变更有意义,并且可被抗呕吐药的预先处理所阻断。

某些药物(如尼古丁)和某些疼痛效应以及其他有害刺激也可以导致 ADH 升高。

2) 低血糖:静脉注射胰岛素使血糖急性下降至 2.2mmol/L 以下时,可短暂升高血浆 ADH 水平 2~10 倍,同样注射 2-脱氧-D-葡萄糖(抑制细胞内葡萄糖代谢)也产生类似的反应并引发口渴。这类低糖刺激的作用机制和部位与由渗透压、血流动力学和呕吐刺激所介导的 ADH 增多似乎有所不同,但具体机制尚不清楚。

3) 肾素-血管紧张素-醛固酮系统(RAAS):导致升压剂量的血管紧张素Ⅱ(angiotensin Ⅱ,AⅡ)仅可以升高血浆 ADH 水平 2~3 倍,这一效应可能取决于伴发的渗透性刺激,因为水负荷可以封闭这一效应。AⅡ可能有中枢作用,因为将其直接注入脑室的刺激作用更强。内源性 RAAS 在正常和疾病状态下对水平衡的作用机制仍不清楚。在健康成年人中,盐酸普萘洛尔有致肾素分泌的效应但并不改变基础状态和脱水、立位、低血压或低血糖反应状态下血浆 ADH 的水平。在高肾素血症和不适当渗透性口渴和/或 ADH 分泌有关的疾病状态下,通过加入 AⅡ拮抗剂以试图纠正上述异常的努力并未取得恒定的效果。

4) 心房利尿钠肽(ANP):是由心房内分泌细胞分泌的一种具有强烈利钠、利尿效应的循环激素。临床体液和电解质异常常伴有血浆 ANP 的改变,SIADH 患者和黏液性水肿(部分学者认为甲状腺功能减退可导致 SIADH)患者血浆 ANP 升高自 20 世纪 80 年代中期即有报道。作为 ADH 的拮抗激素,在上述疾病状态下血浆 ANP 的升高可能是对血容量和血浆 ADH 改变的反应,以防止血容量进一步扩张和水肿的发生。

【流行病学】

SIADH 是正常容量性低渗透压血症最常见的原因,其发生率在所有低渗透压患者中占 20%~40%。有研究表明轻度的低钠血症(血浆钠 130~132mmol/L)并非是以往所认为的一种良性病变,其跌倒的发生率(19%)与严重低钠血症组(血浆钠 115~117mmol/L)的发生率(22%)是相似的,其他研究也显示,在老年轻度低钠血症(血浆钠 128~134mmol/L)人群骨折的发生率增加。在患有严重低钠血症(血浆钠<120mmol/L)的患者中病死率呈现爆发性增长,血浆钠浓度低于 115mmol/L 者的病死率可达 50%,虽然死亡率常与共患疾病的状况(而不是低钠血症)有关,高病死率的预判因素包括住院和严重急性低钠血症等。

对 SIADH 的研究未发现有种族倾向的证据。对低钠血症与性别的观察显示,在女性超重或肥胖者,低钠血症的风险增加,而在男性,更容易发生轻、中度低钠血症。年龄是发生低钠血症强烈的危险因素。此外,在青少年和老年人群,血钠浓度的轻度变化即可以产生症状。

【病因与发病机制】

1. 病因与分类　目前已知多种 SIADH 的致病因素,主要包括恶性肿瘤、神经系统疾病、肺部疾病、药物及其他原因等五大类,部分原因不明者称为特发性 SIADH(表 3-3)。一项来自意大利的临床研究发现,中枢神经系统疾病可能是引发 SIADH 的最常见原因,尤其是蛛网膜下腔出血者其患病率可超过 50%,而由欧洲多国与美国共同参与的多中心临床研究显示,引发低钠血症的各类临床病因中恶性肿瘤占 24%,药物占 18%,肺部疾病占 11%,中枢神经系统疾病占 9%。

2. 要点描述

(1) 中枢神经系统疾病:如卒中、感染、创伤及精神性疾病等。

(2) 恶性肿瘤:如肺癌、胰腺癌、血液系统肿瘤、膀胱癌、头或颈部的癌症等均可分泌 ADH 或类 ADH 物质。最多见者为小细胞未分化肺癌,约 50% 以上小细胞未分化肺癌患者血浆 AVP 升高,约 2/3 患者可表现水负荷排出受损,常伴其他激素分泌增多及症状。SIADH 可作为寻找隐匿性恶性肿瘤的起点,也可作为初步判断肿瘤是否复发的参考指标。不少患者切除肿瘤后,SIADH 可减轻或消失,对于大部分无法手术的Ⅳ期肺癌患者,尽早化疗也是控制 SIADH 的有效方法。

(3) 肺部疾病:肺炎(如病毒性肺炎、细菌性肺炎等)、哮喘、肺不张、急性呼吸衰竭、气胸、囊性纤维化和使用正压机械通气的患者均可能并发 SIADH。重症肺炎合并 SIADH 的患病率可达 30%~45%。

表 3-3　SIADH 的病因分类

分类	机制	举例
恶性肿瘤	异位 AVP 或 AVP 样肽生成增多	支气管肺癌 十二指肠癌 间皮瘤 胸腺瘤 胰腺癌 膀胱癌 淋巴肉瘤 前列腺癌 网状细胞肉瘤 霍奇金淋巴瘤
肺部感染	异位 AVP 或 AVP 样肽生成增多	肺结核 肺炎 阻塞性肺部疾病
中枢神经系统疾病	刺激下丘脑 AVP 的生成增多	多发性神经根炎 垂体手术后炎症 蛛网膜下腔出血 G-B 综合征出血 狼疮性脑病 多发性硬化症 癫痫 脑外伤
药物	AVP 的增效剂	尼古丁 前列腺素合成抑制剂 吩噻嗪 缩宫素 三环化合物
	刺激 AVP 的释放，或机制不清	垂体后叶素 卡马西平 环磷酰胺 dDAVP 氯磺丙脲 长春新碱 ACEI
基因突变	激活突变致 AVP 活性超常	NSIAD
特发性	机制不明	

（4）药物：抗癌类药物如长春碱类、铂类、烷基类抗抑郁药（三环类）；抗癫痫药物如卡马咪嗪、奥卡西平；抗高血压药物如氨氯地平；抗精神药物如丁酰苯；利尿药如噻嗪类利尿剂、袢利尿剂；质子泵抑制剂如奥美拉唑、非甾体类药物等。

（5）其他原因：疼痛、压力、恶心、呕吐、手术后、获得性免疫缺陷综合征等。

（6）抗利尿不适当肾病综合征（nephrogenic synclrome of inappropriate antidiuresis，NSIAD）：是位于 X 染色体的血管升压素 2 型受体（V2R）基因点突变，造成在缺乏 ADH 刺激情况下出现受体激活所导致的低钠血症，伴水负荷排出受损和反常性口渴的临床综合征。自 2005 年首次报道以来，已有 20 多例报道。这种点突变为杂合子状态，可呈家族性聚集，临床表型具有较大的异质性，多数突变者的血浆 ADH 不可测得。

【发病机制】

SIADH 中的 ADH 可能来自下丘脑/神经垂体或恶性异位产生。迄今为止,在 SIADH 中有 5 种 ADH 分泌模式影响血浆渗透浓度的变化(图 3-1)。

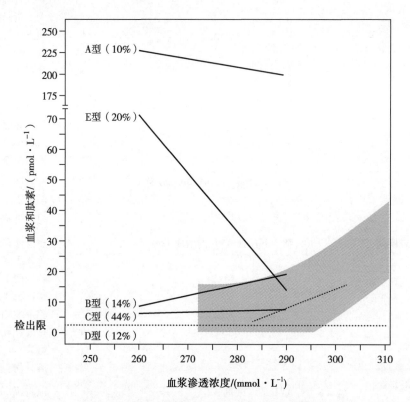

图 3-1　50 例 SIADH 患者的 5 种 SIADH 亚型
阴影区和虚线表示血浆渗透浓度与血浆和肽素水平之间的正常生理关系。

A 型主要表现为 ADH 分泌过多,与血浆渗透浓度无线性关系,在肿瘤患者可发生,但并非只见于肿瘤异位分泌 ADH。在 B 和 E 型,ADH 的分泌受血流动力学的影响。B 型和 E 型可能代表原发性肾脏耗盐(RSW)疾病,例如脑性耗盐综合征(CSWS)或压力感受器反应异常。C 型患者 ADH 响应曲线正常,但出现在较低的渗透浓度设定点。D 型患者无法测量血清 ADH 浓度。血浆渗透浓度调节 ADH 分泌正常,但当水负荷使血浆渗透浓度低于 ADH 分泌阈值时,患者不能有效稀释尿液。可能的原因是肾脏对 ADH 的敏感性增高,或内源性抑制物质缺乏,或有另一种抗利尿物质存在。

SIADH 患者由于 ADH 释放过多,且不受正常调节机制所控制,肾远曲小管与集合管对水的重吸收增加,尿液不能稀释,游离水清除率下降,使水分在体内潴留,细胞外液容量扩张,血液稀释,血清钠浓度与渗透浓度下降。同时,细胞内液也处于低渗状态,细胞肿胀。当影响脑细胞时,可出现神经系统症状。SIADH 通常为等容量性低钠血症,一般不出现水肿。因为当细胞外液容量扩张到一定程度,可抑制肾近曲小管对钠的重吸收,使尿钠排除增加,水分不会在体内潴留过多。加之容量扩张导致心脏利钠多肽释放增加,使尿钠排出进一步增加。因此,钠代谢处于负平衡状态,加重低钠血症与低渗血症。同时,容量扩张,肾小球滤过增加,以及醛固酮分泌受到抑制,也增加尿钠的排出。由于 ADH 的持续分泌,虽然细胞外液已处于低渗状态,但尿渗透浓度仍不适当升高,甚至大于血浆渗透浓度。

【临床表现】

低钠血症是常见的临床生化异常,但其临床经过常常是隐匿的。临床症状的出现及其轻重与水潴留和低钠血症的程度和发生的速度有关,低钠血症的临床症状与体征主要与脑细胞水肿和中枢神经系统功能紊乱有关。当血清钠浓度轻度下降(<130mmol/L)时,除青少年和老龄患者外,患者常无明显症状;当血清钠浓度<120mmol/L 时,可出现食欲减退、恶心、呕吐、软弱无力、嗜睡,甚至神经错乱;当血清钠低于 110mmol/L 时,出现延髓麻痹、肌力减退、腱反射减弱或消失、惊厥、昏迷,如不及时处理,可导致死亡。临

床发现,慢性低钠血症很少出现脑水肿症状,快速纠正低钠血症更易导致细胞内水分大量排出,造成神经细胞皱缩而引起渗透性脱髓鞘综合征(osmotic demyelination syndrome,ODS)。

【实验室检查】

1. 血、尿钠浓度 正常人血钠浓度为135~150mmol/L,而尿钠的排量取决于尿量和尿钠浓度,常为130~260mmol/24h(指24小时尿液中钠离子浓度)。当血清钠浓度低于130mmol/L,而尿钠浓度>30mmol/L,需高度怀疑SIADH。由于终尿中钠的浓度受肾小球滤过的钠量和肾小管功能的影响,而排钠率又与尿量多少有关,通常两者变异较大,计算单位肌酐清除率时钠的清除率(即FE-Na,钠排泄分数=[(尿钠×血肌酐)/(血钠×尿肌酐)]×100%)可以进一步区别肾前性和肾小管因素对钠重吸收的影响。

2. 血、尿渗透浓度 正常成年人血浆渗透浓度为280~295mmol/L,而尿渗透浓度波动较大,为50~1 200mmol/L。当血浆渗透浓度明显下降,低于275mmol/L时,尿渗透浓度仍>100mmol/L,甚至高于血浆渗透浓度,伴游离水清除率低,则强烈提示尿的稀释障碍——ADH不适当分泌增多。

3. 水负荷试验 受试者在15分钟内按20ml/kg体重饮水,在随后4小时内观察尿量及其在饮入量的占比,同时测定尿渗透浓度。正常成年人水负荷4小时排尿量应至少>90%饮入量,尿渗透浓度明显降低(<100mmol/L)。SIADH患者的排水负荷能力和尿稀释能力明显降低。在临床上,应注意水负荷试验可能会给严重低钠血症和/或低渗血症患者带来的风险,应慎用。

4. 血浆ADH 血浆ADH的测定在国内外尚未得到广泛的应用,尚未列入诊断SIADH的必备条件。SIADH患者血浆ADH常不适当升高。基础状态下,血浆ADH测定值变异较大,一次测定常常不能反映ADH的分泌状态。若在水负荷状态下,血浆ADH水平仍不被抑制,则更具有意义。对具有SIADH生化特点但血浆AVP水平不高或不能测出的患者,应警惕ADH作用超常,并进行进一步的检查。

【诊断】

1. SIADH的诊断依据 ①血清钠浓度降低(常低于130mmol/L);②尿钠浓度升高(常超过30mmol/L);③血浆渗透浓度低(常低于270mmol/L);④尿渗透浓度大于100mmol/L(水负荷时),甚至大于血浆渗透浓度;⑤无临床可测的低血压或低血容量表现,不包括甲状腺功能减退、肾上腺皮质功能减退、使用利尿剂等原因。

2. SIADH的病因诊断 恶性肿瘤是常见病因,特别是小细胞型肺癌。有时SIADH的症状可先于肺癌的影像学表现。其次应除外中枢神经系统疾病、肺部感染、药物等因素。特发性SIADH患者,如血浆ADH水平低或不能测得,应进行基因突变的筛查。

【鉴别诊断】

SIADH需与其他各种导致低钠血症的疾病相鉴别。低钠血症分为低渗性、等渗性和高渗性低钠血症。其中低渗性低钠血症分为低容量性、等容量性和高容量性低钠血症,而SIADH属于低渗性等容量性低钠血症。

1. 等渗性低钠血症与高渗性低钠血症 因这两者均不属于真正的血钠降低,应与SIADH相鉴别。等渗性低钠血症多见于假性低钠血症,如高脂血症、高蛋白血症。由于钠离子只溶于血浆水溶相,当血浆非水溶相(脂类和蛋白质)比例升高时,单位容积的血浆中水溶相下降,造成血钠假性降低,采用离子特异性电极测定血钠可以排除这些干扰。高渗性低钠血症常见于高血糖合并脱水,或使用甘露醇、甘油等脱水剂,由于高渗透性溶质将细胞内液转移至细胞外,血液稀释,血钠检测值降低。

2. 低容量性低钠血症、等容量性低钠血症与高容量性低钠血症

(1) 低容量性低钠血症可见于以下疾病。

1) 肾失钠所致低钠血症:特别是肾上腺皮质功能减退、失盐性肾病、醛固酮减少症、范科尼综合征、利尿药治疗等,均可导致肾小管重吸收钠减少,尿钠排泄增多而致低钠血症,常有原发疾病、失盐失水、低血容量和/或低血压表现,血尿素氮常升高。

2) 胃肠消化液丧失:如腹泻、呕吐及胃肠、胆道、胰腺造口或胃肠减压等都可失去大量消化液而导致低容量性低钠血症,常有原发疾病史,且尿钠常低于30mmol/L。

3) 脑性耗盐综合征(cerebral salt wasting syndrome,CSWS):本病是在颅内疾病的过程中肾不能保存钠而导致进行性尿钠自尿中大量流失,并带走过多的水分,从而导致低钠血症和细胞外液容量的下降。CSWS 的主要临床表现为低钠血症、尿钠增高和低血容量,而 SIADH 是正常血容量或血容量轻度增加,这是与 CSWS 的主要区别。此外 CSWS 对钠和血容量的补充有效,而限水治疗无效,反而使病情恶化。

(2) 等容量性低钠血症,最常见于 SIADH,但应与以下疾病相鉴别。

1) 甲状腺功能减退症:有时也可出现低钠血症,可能由于肾脏灌注减少,肾小球滤过率下降,AVP 释放过多。但甲状腺功能减退严重者伴有黏液性水肿等表现,结合甲状腺功能检查不难诊断。

2) 精神性烦渴:由于缺乏正常的口渴机制而饮水过多,可引起低钠血症与血浆渗透浓度降低,但尿渗透浓度明显降低。也可见于精神分裂症患者服用导致 SIADH 的药物所致低钠血症。

(3) 高容量性低钠血症:常见于顽固性心力衰竭、晚期肝硬化伴腹水或肾病综合征等:可出现稀释性低钠血症,但这些患者各有相应原发病的特征,且常伴明显水肿、腹水,尿钠常降低。

【治疗】

1. 病因治疗 治疗造成 SIADH 的原发疾病。

(1) 恶性肿瘤所致者应及早手术、放疗或化疗。肿瘤切除后,SIADH 可消失或减轻,但肿瘤复发时可再出现,因此 SIADH 是否消失可作为判断肿瘤是否根治的佐证之一。

(2) 药物引起者应立即停药。

(3) 中枢神经系统疾病所致者常为一过性,随着原发疾病的好转而消失。

(4) 肺炎及肺结核经治疗好转,SIADH 常随之消失。

2. 对症治疗

(1) 限水:限制水的摄入对控制症状非常重要,除严重症状性低钠血症者外,限水治疗为首选,对非低容量性低钠血症患者常安全有效。根据低钠血症的程度,患者每天水的摄入量限制在 0.8~1.2L/d(或小于不显性失水和尿液排出水的总和),症状即可改善,体重下降,血清钠和血浆渗透浓度随之增加,尿钠排出减少。由于 SIADH 患者的渗透性口渴阈下调,患者倾向于口渴和饮水,对限水的依从性较差。限水治疗常不足以逆转低钠血症或迅速有效管理症状性低钠血症。

(2) 盐水输注:严重低钠血症患者常伴有神智错乱、惊厥或昏迷,需立即抢救。可静脉输注 3% 的氯化钠溶液,滴速为每小时 1~2ml/kg,使血钠浓度上升,症状改善。监测血钠(每 2 小时 1 次),当血钠恢复至 120mmol/L 左右,患者病情改善,即停止高渗盐水滴注,继续采用其他治疗。若血钠升高过速则有导致渗透性脱髓鞘综合征的风险。在静脉补充盐水,特别是在合用利尿药时,关注钾的丢失情况,并适时补充。

(3) 呋塞米:可以迅速纠正 SIADH 的低钠血症,对严重水中毒的患者,给予 20~40mg 呋塞米注射,可提高尿中无溶质水的清除。同时,呋塞米的钠利尿效应,既可避免血清钠过快升高,又可以避免心脏负担过重。但其长期治疗效果受限,尿钾排出增多,偶尔可能加重低钠血症。

(4) 尿素:尿素为溶质性利尿剂,急慢性低钠血症均可选择尿素治疗,其可增加净水的排泄,使血钠水平有效上升,剂量为 0.5g/kg,饭后口服或静脉滴注。临床研究表明,尿素治疗的疗效及耐受性均较好,但其口感差,一定程度限制应用,且对老年人,肝、肾功能欠佳的患者,易导致肾功能恶化,应慎用。

(5) 地美环素:地美环素(demeclocycline,DMC)是四环素的衍生物,约 60% 的应用者产生可逆性肾性尿崩症,使肾小管对水的重吸收减少,作用机制仍不清楚,仍有相当比例的 SIADH 患者对该药无明显的反应。在有效的个体,其疗效常出现在用药开始后 3~5 天,因此适用于慢性 SIADH 患者,特别是限水后难以控制者。DMC 的初始应用剂量为 900~1 200mg/d,分 3 次口服,以后视血清钠的上升情况逐步减至 300~600mg/d。DMC 的副作用包括肾损害、高钠血症、光过敏性皮炎,肾损害多为可逆性的,但持续肾衰竭的个例也有报道。

(6) 锂剂:通过调节 ADH 介导的水孔素-2 表达,碳酸锂治疗可使约 30% 的患者出现肾性尿崩症,多数患者出现尿浓缩功能的下降。它的副作用如甲状腺功能减退、间质性肾炎、不可逆性肾性尿崩症或终末期肾衰竭等,限制了它的临床应用。

（7）体外治疗：由于在血液透析中低钠血症的快速纠正在某些患者会导致脑桥神经脱髓鞘病变，建议采用更为缓慢的透析治疗。静脉-静脉血液滤过和缓慢低效的每天透析（SLEDD）可以缓慢地纠正低钠血症。

（8）血管升压素-2受体（AVP-V2R）拮抗药：作用机制为通过与肾脏集合管上 AVP-V2 受体竞争性结合，抑制肾小管对水的重吸收，达到排水利尿作用（表 3-4）。包括选择性 V2 受体拮抗剂（托伐普坦、莫扎伐普坦、利希普坦）和双重 V1/V2 受体拮抗剂（考尼伐坦）。

表 3-4 常见 AVP-V2 受体拮抗剂的药理学特征

药物	药理学特征					临床使用		
	受体特异性（V2R∶V1R）	蛋白结合率/%	清除半衰期/h	代谢途径	清除途径	方法	剂量/（mg·d⁻¹）	副反应
考尼伐坦（conivaptan）	1∶10~1∶6	98.5	3.1~7.8	肝脏	粪便	静脉推注	20（最大40）	烦渴、口干、多尿、头痛、脱水、低血压
托伐普坦（tovaptan）	29∶1	99	6~8			口服	15（最大60）	
利希普坦（lixivaptan）	100∶1	99	7~10				100~400	
沙他伐坦（satavaptan）	112∶1	88~90	14~17				5~50	

我国目前用于临床的是托伐普坦：一种非肽类选择性血管升压素 V2R 拮抗剂，通过抑制血管升压素与肾脏集合管 V2 受体结合，从而抑制集合管对水的重吸收，发挥利尿保钠作用，不引起明显的电解质丢失，且增强盐皮质激素的保钠作用。临床用于不同原因引起的正常或高容量性低钠血症的治疗。使用方法：口服，1 次/d，15mg/d 起始剂量，老年患者可以从 7.5mg/d 为起始剂量，48 小时后血钠浓度仍低于 135mmol/L 可加量至 15mg，维持 1mg/d，大多数情况下第 4 天左右血钠恢复正常，可减半至 7.5mg 维持应用，用药期间不需要限制水的摄入，避免引起高钠血症。最新研究表明血钠、血尿素氮较低的 SIADH 患者（血钠<121mmol/L，血尿素氮<10mg/dl）对托伐普坦极度敏感（24 小时内血钠平均可升高 15.4mmol/L），应严防脑水肿的发生。使用的禁忌证：①需要紧急升高血清钠浓度的患者；②口渴感缺失的患者；③伴低血容量性低钠血症患者；④服用强效 P450 同工酶 3A 抑制剂且不能停药者；⑤无尿液生成或不能排尿者。常见不良反应包括口渴、多尿、头晕、恶心、直立性低血压、高钠血症。低钾血症、肝损伤、肝硬化患者胃肠道出血偶有发生。

【预后】
SIADH 的预后主要取决于基础疾病。由药物、肺部感染、中枢神经系统等疾病所致者，常为一过性，预后良好。由恶性肿瘤如肺癌、胰腺癌等所致者，预后较差。此外，及时正确的诊断和专业化的施治对改善患者近期和远期疗效也十分重要。

【展望】
SIADH 是获得性低钠的常见原因之一，其病因复杂多样，SIADH 属于排除性诊断，准确识别等容量性低钠血症是诊断的重点，原发病的鉴别是诊断的难点。国内尚需进一步确立统一、规范的 SIADH 诊疗流程。ADH 受体拮抗剂的出现为根治 SIADH 带来了新的曙光，但其长期安全性以及有效性需要进一步的大量前瞻性临床研究来提供依据。

（杨刚毅）

参 考 文 献

［1］JACOB P，DOW C，LASKER SS，et al. Hyponatraemia in primary care. BMJ，2019，365：1774.
［2］MORITZ M L. Syndrome of Inappropriate Antidiuresis. PEDIATR CLIN NORTH AM，2019，66（1）：209-226.

［3］ CUESTA M, GARRAHY A, THOMPSON C J. SIAD: Practical recommendations for diagnosis and management. J ENDOCRI-NOL INVEST, 2016, 39(9): 991-1001.

［4］ MORRIS J H, BOHM N M, NEMECEK B D, et al. Rapidity of correction of hyponatremia due to syndrome of inappropriate se-cretion of antidiuretic hormone following tolvaptan. AM J KIDNEY DIS, 2018, 71(6): 772-782.

［5］ VERBALIS JG, GREENBERG A, BURST V, et al. Diagnosing and treating the syndrome of inappropriate antidiuretic hormone secretion. AM J MED, 2016, 129(5): 537.

［6］ SBARDELLA E, ISIDORI A M, ARNALDI G, et al. Approach to hyponatremia according to the clinical setting: consensus state-ment from the italian society of endocrinology (SIE), italian society of nephrology (SIN), and italian association of medical on-cology (AIOM). J ENDOCRINOL INVEST, 2018, 41(1): 3-19.

［7］ MORRIS J H, BOHM N M, NEMECEK B D, et al. Rapidity of correction of hyponatremia due to syndrome of inappropriate se-cretion of antidiuretic hormone following tolvaptan. AM J KIDNEY DIS, 2018, 71(6): 772-782.

第四章 成人腺垂体功能减退症

　　腺垂体功能减退症是指各种病因损伤下丘脑、下丘脑-垂体通路、垂体而导致一种或多种腺垂体激素分泌不足所致的临床综合征,1914年由Simmonds首先报道,故成人腺垂体功能减退症又称为西蒙病(Simmonds disease)。生育期妇女因围生期腺垂体缺血坏死所致的腺垂体功能减退症称为希恩综合征(Sheehan syndrome)。腺垂体功能减退症的流行病学研究甚少,西方国家患病率大约为29～45.5/100 000,无性别差异,其中约50%的患者有3种或以上腺垂体激素缺乏。我国的患病率不详。

　　腺垂体功能减退症可以原发于垂体疾病,亦可继发于下丘脑垂体柄病变。由垂体本身病变引起的腺垂体功能减退症称为原发性,由下丘脑或其他中枢神经系统病变或垂体门脉系统障碍引起者称继发性腺垂体功能减退症。腺垂体功能减退症依据其腺垂体激素分泌缺陷的种类可分为全腺垂体功能减退症(全部腺垂体激素缺乏)、部分腺垂体功能减退症(多种腺垂体激素缺乏)和单一(孤立)腺垂体激素缺乏症(指单一腺垂体激素缺乏)。腺垂体功能减退症的临床表现复杂多变,容易误诊,但补充所缺乏的激素后症状可迅速缓解。本章主要论述成人腺垂体功能减退症。

【解剖基础】

　　成人垂体重0.5～0.6g,直径1.2～1.5cm,高约0.5cm,约占蝶鞍80%。垂体位于颅底,坐在蝶鞍内,两侧被蝶骨包绕,通过漏斗(垂体柄)与下丘脑相连(图4-1,见文末彩图)。垂体由前叶和后叶组成,它们之间由无血管组织的中间部(又称为垂体中叶)连接,最初认为垂体中叶无功能,然而有证据表明中间部可产生激素前体和少量促黑激素。垂体前叶又称为腺垂体,体积占垂体的80%,合成和分泌人体代谢机能必需的6种激素:促肾上腺皮质激素(ACTH)、促甲状腺激素(TSH)、黄体生成素(LH)、促卵泡生成素(FSH)、生长激素(GH)、催乳素(PRL)。垂体后叶又称为神经垂体,储存和释放下丘脑2种激素:抗利尿激素(ADH)和催产素(OCT)。腺垂体和神经垂体激素的分泌都受到下丘脑及靶腺激素的负反馈调节。垂体前叶的血液供应主要来自垂体门静脉系统,即由门静脉系统的微血管丛供应腺垂体细胞并运送下丘脑产生的多

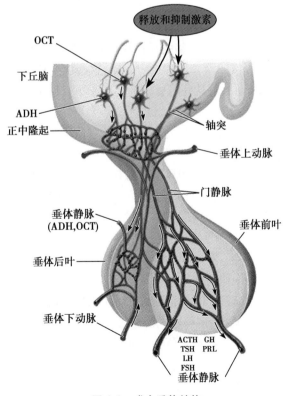

图4-1 成人垂体结构

种促/抑制激素至腺垂体,而不由动脉系统血管供氧,因此易受血压下降的影响。一旦脑循环血灌注量不足,缺血、缺氧首先从垂体柄水平向垂体前叶延伸,缺血时间越长,垂体坏死和功能损害越严重。孕妇腺垂体呈生理性增生肥大,血运极丰富,对缺血、缺氧敏感,至分娩期更为明显。产后大出血时可引起垂体动脉反射性痉挛,垂体缺血性坏死而显著萎缩,功能减退,垂体的 3 个靶腺亦发生不同程度的萎缩、功能减退。

【病因与发病机制】

腺垂体功能减退症的病因有先天性垂体结构和功能异常及获得性垂体或下丘脑病变,包括垂体瘤和鞍旁肿瘤、垂体缺血坏死、浸润性病变、感染、颅脑损伤、鞍区手术和放射治疗、垂体卒中、垂体自身免疫性损害及各种原因引起的下丘脑病变等(表 4-1)。

表 4-1　腺垂体功能减退症的病因

疾病	病因
下丘脑疾病	肿块性病变-良性(颅咽管瘤)和恶性肿瘤(肺、乳腺转移等)
	放射治疗-中枢神经系统和鼻咽损伤
	浸润性病变-结节病、朗格汉斯细胞组织细胞增生症
	感染-结核性脑膜炎
	其他-创伤性脑损伤、卒中
垂体疾病	肿块-垂体腺瘤、其他良性肿瘤、囊肿
	垂体手术
	垂体放射
	浸润性病变-垂体炎、血红蛋白沉着
	感染/脓肿
	脑梗死-希恩综合征
	卒中
	基因突变
	空泡蝶鞍

1. 下丘脑疾病

(1) 累及下丘脑的任何疾病均可影响一种或多种下丘脑激素的分泌,继而影响相应垂体激素的分泌。与直接累及垂体的疾病不同,这些病变还可能减少血管升压素的分泌,导致尿崩症。

(2) 肿瘤:这些病变包括起源于下丘脑的良性肿瘤(如颅咽管瘤)和转移到此处的恶性肿瘤(如肺癌和乳腺癌)。

(3) 放疗:儿童或成人采用放疗治疗脑肿瘤或鼻咽癌时,常会发生下丘脑激素缺乏,造成垂体前叶激素继发性缺乏或失调。下丘脑-垂体轴照射剂量≥18Gy 的儿童有 GH 缺乏的风险,也有 LH 和 FSH 紊乱导致中枢性性早熟的风险。照射剂量>30～40Gy 的患者有 LH、FSH、TSH 和 ACTH 缺乏的风险。颅脑照射后的垂体功能障碍风险具有剂量依赖性和时间依赖性,可能在治疗后多年才显现,曾在儿童期发生癌症的有风险成人中,基于风险的系统性筛查可能会发现大量既往未诊断的激素缺乏症。

(4) 浸润性病变:浸润性疾病,例如结节病和朗格汉斯细胞组织细胞增生症,可引起垂体前叶激素缺乏和尿崩症。在一项纳入 12 例朗格汉斯细胞组织细胞增生症患者的病例系列研究中,在患者初次诊断尿崩症后中位时间 4.5 年时,8 例患者出现一种或多种垂体前叶激素缺乏,因这些浸润性疾病出现垂体功能减退时,鞍区 MRI 常可发现漏斗部显著增厚。

(5) 感染:多种不同的感染因子能引起脑膜炎,包括结核、假丝酵母菌和汉坦病毒,继而导致垂体功能减退。这更常见于免疫功能受损的患者和使用大剂量糖皮质激素的患者。

(6) 创伤性脑损伤:造成颅底骨折的严重头部创伤可能引起下丘脑激素缺乏,导致垂体前叶激素和血管升压素的分泌缺乏。创伤性脑损伤后激素异常的一般特征:垂体前叶激素缺乏在急性期常见,但在 3 个月和 12 个月时则少见得多。激素缺乏的可能性与损伤严重程度直接相关。

（7）脑卒中：尽管不常见，但缺血性脑卒中和蛛网膜下腔出血都可能与垂体功能障碍有关。

2. 垂体疾病

（1）占位性病变：可引起垂体功能减退的占位性病变包括垂体腺瘤、囊肿、转移癌和其他病变。垂体腺瘤是最常导致垂体功能减退的垂体占位性病变，尤其是临床非功能性垂体腺瘤。垂体瘤引起腺垂体功能减退有几种方式：垂体肿瘤直接破坏正常垂体组织或压迫垂体组织；肿瘤压迫垂体柄导致垂体血供障碍或影响下丘脑释放激素传输至腺垂体；垂体瘤出血导致垂体卒中等。大部分垂体大腺瘤的患者都有一种或多种垂体激素缺乏，其中最常见的是 GH、FSH 和 LH 缺乏。一些鞍区附近的肿瘤如颅咽管瘤、脑膜瘤、胶质瘤、错构瘤等也可压迫垂体，导致腺垂体功能减退。垂体也可成为其他恶性肿瘤的转移部位。

（2）垂体手术：外科医生在为患者切除垂体腺瘤时会尝试保留相邻的非腺瘤性垂体组织，但如果两者无法通过肉眼区分，此目标可能难以实现。如果无意切除了大量正常组织，就会出现垂体功能减退。因此，手术之后的垂体功能可能变好也可能变差。

（3）垂体放疗：为预防手术后残留组织再生长通常会进行垂体腺瘤放疗，这会使得非腺瘤垂体组织暴露于同样的照射中，可能在随后数年中逐渐出现新的垂体前叶激素缺乏。立体定向放射较传统放疗预计发生垂体功能减退的风险更低，但是仍有可能在放疗之后的十年内引起垂体前叶功能减退。

（4）遗传性血色病：垂体发生的血色病特征是铁在垂体细胞中沉积。促性腺激素缺乏是最常见的内分泌异常，其他垂体激素缺乏也可发生，但非常少见。

（5）垂体炎：组织学上可识别出几种不常见的垂体炎，包括淋巴细胞性垂体炎、肉芽肿性垂体炎、浆细胞性垂体炎和黄瘤样垂体炎。这些类型垂体炎的临床和激素表现都类似。

1）淋巴细胞性垂体炎：这是最常见的垂体炎，病因通常不明。最初，其特征为垂体的淋巴细胞性浸润和增大，随后垂体细胞被破坏。常见于妊娠晚期或产褥期。患者通常表现出强度与病变大小不成比例的头痛以及垂体功能减退。许多文献报道，患者更常出现 ACTH 和 TSH 分泌细胞功能减退，导致肾上腺功能减退和甲状腺功能减退，但一项更近期的研究显示，性腺功能减退最常见。患者也可出现尿崩症、高催乳素血症、GH 过多和相关自身免疫性甲状腺炎。MRI 通常可显示垂体肿块的特点，与腺瘤类似。MRI 下可见垂体前叶的弥漫性和均一性对比增强，但在垂体后叶区域，增强可能延迟甚至不发生缺失。自然病程通常包括进行性垂体萎缩，伴垂体组织被纤维化组织所取代。但是，垂体前叶和垂体后叶的功能均可至少部分性自发恢复。据报道，在少数患者中，大剂量的糖皮质激素冲击治疗可减轻占位效应。

2）免疫治疗导致的垂体炎：抗细胞毒性 T 淋巴细胞相关抗原 4（cytotoxic T-lymphocyte-associated antigen 4, CTLA-4）免疫治疗也可能并发垂体炎。大多数患者的垂体增大最终会消退，但垂体功能减退通常永久存在。

3）肉芽肿性垂体炎：这种疾病的组织学特征是组织细胞和巨细胞的浸润，有时会伴随已知的全身性肉芽肿性疾病，如 Wegener 肉芽肿和结核病；在采用干扰素 α 和利巴韦林治疗丙型肝炎的患者中也有该病的报道，但原因常常不明。其临床和激素表现类似于淋巴细胞性垂体炎，但一篇报道显示，肉芽肿性垂体炎常累及视交叉。

4）浆细胞性（IgG4 相关性）垂体炎：该病的组织学特征为产生 IgG4 的浆细胞浸润。垂体的浸润常常伴有其他器官（如胰腺）的浸润。该病的发生率可能比以往认为的还要高。一项报道纳入 170 例垂体功能减退患者，其中 23 例存在垂体炎，结果有 7 例患者诊断为 IgG4 相关垂体炎，分别占垂体炎和垂体功能减退病例的 30% 和 4%。

5）黄瘤样垂体炎：这是垂体炎最罕见的形式，组织学特征为泡沫样组织细胞浸润。

（6）垂体梗死（希恩综合征）：产后出血后垂体梗死是垂体功能减退的一种病因，称为希恩综合征。在欠发达国家和发展中国家，产后垂体梗死仍是垂体功能减退的常见病因。如果出血严重，特别是伴发低血压时，患者应立即接受肾上腺功能减退的评估和治疗。其他激素缺乏可在 4~6 周后评估。垂体梗死的罕见原因包括年龄较大的患者在冠状动脉旁路术中发生供血不足及蝰蛇咬伤等。

（7）垂体卒中：垂体卒中是指垂体突然出血。出血常发生于垂体腺瘤。卒中最突出的表现是突发剧烈头痛，动眼神经受压引起复视，以及垂体功能减退。急性症状和影像学检查发现垂体肿块可确诊。

（8）垂体感染/脓肿：垂体感染罕见，它与下丘脑感染一样可由多种微生物引起。某些感染会导致垂体脓肿，MRI 显示有直径大于 1cm 的肿块。患者表现为头痛，大多数患者有全垂体功能减退，一些患者有尿崩症。

（9）遗传性疾病：即先天性腺垂体发育不全，垂体的胚胎发育受多种转录因子的调控，这些因子的突变可导致垂体发育不全而引起腺垂体功能减退，并可伴有垂体形态异常和特殊临床表现。如 *HESX1* 基因突变除了有多种垂体激素分泌缺陷外，尚有鞍膈和视神经束发育不全，*Pit-1* 和 *Prop-1* 基因突变可使 GH、PRL 和 TSH 分泌细胞发育障碍导致相应激素分泌障碍。国外报道多种腺垂体激素缺乏的发生率在出生婴儿中为 1/8 000，其中 50% 以上是由于 *Pit-1* 或 *Prop-1* 基因突变。到目前为止，已检测到编码许多转录因子的基因的突变（表 4-2），其表型结果多变，即使在具有相同突变的患者中也如此。各种垂体激素缺乏的发生顺序及其严重程度都各不相同。然而，GH 缺乏几乎总是在婴儿期或儿童期出现，并且引起身材矮小。

表 4-2　人类下丘脑-垂体发育的遗传性疾病

疾病类型	基因	表型	遗传方式
孤立性激素异常	*GH1*	单独性 GH 缺乏	AR, AD
	GHRHR	单独性 GH 缺乏	AR
	TSHB	单独性 TSH 缺乏	AR
	TSHR	单独性 TSH 缺乏	AR
	TPIT	单独性 ACTH 缺乏	AR
	GnRHR	HH	AR
	PC1	ACTH 缺乏、低血糖、HH、肥胖	AR
	POMC	ACTH 缺乏、肥胖、红发	AR
	DAX1	先天性肾上腺发育不全与 HH	XL
	CRH	CRH 缺乏	AR
	KAL1	卡尔曼综合征、肾发育不全、联动症	XL
	FGFR1	卡尔曼综合征、唇腭裂、面部畸形	AD, AR
	Leptin	HH、肥胖	AR
	Leptin-R	HH、肥胖	AR
	GPR54	HH	AR
	Kisspeptin	HH	AR
	FSHB	原发性闭经、精子产生缺陷	AR
	LHB	青春期延迟	AR
	PROK	卡尔曼综合征、严重睡眠障碍、肥胖	AD
	PROKR2	卡尔曼综合征	AD, AR
	AVP-NP Ⅱ	尿崩症	AR, AD
联合垂体激素缺乏	*POU1F1*	GH、TSH 和催乳素缺乏	AR, AD
	PROR1	GH、TSH、LH、FSH、催乳素和促肾上腺皮质激素缺乏症	AR
特异性综合征	*HESX1*	视隔发育不良	AR, AD
	LHX3	GH、TSH、LH、FSH、催乳素缺乏，颈部旋转受限	AR
	LHX4	GH、TSH、ACTH 缺乏伴小脑异常	AD
	SOX3	垂体功能减退与智力低下	XL
	GLI2	全前脑畸形与多发性中线畸形	AD
	SOX2	无眼、垂体功能减退、食管闭锁	AD
	GLI3	Pallister-Hall 综合征	AD
	PITX2	Rieger 综合征	AD

注：GH，生长激素；AR，常染色体隐性遗传；AD，常染色体显性遗传；TSH，促甲状腺激素；ACTH，促肾上腺皮质激素；HH，促性腺激素缺乏；XL，X-连锁；CRH，促肾上腺皮质激素释放激素；R，受体；LH，黄体生成激素；FSH，促卵泡激素。

（10）垂体柄阻断综合征：先天性垂体功能减退常有一些影像学异常，包括垂体较小、垂体柄较细或中断以及异位神经垂体，合称为垂体柄阻断综合征（pituitary stalk interruption syndrome，PSIS），但这是一组影像学表现，并不是临床综合征。上述突变也可能导致这些表现，一些证据还表明 PSIS 有多基因病因。

（11）空泡蝶鞍：空泡蝶鞍是指蝶鞍增大，没有被垂体组织完全填充。它是一种影像学描述，不是一种临床疾病。空泡蝶鞍有 2 种类型。

1）继发性空泡蝶鞍：特征是空泡蝶鞍与可识别的垂体疾病相关，其中一种是肿块，如垂体腺瘤，会扩大蝶鞍，但随后因手术、放疗或梗死而消失。在这种类型的空泡蝶鞍中，垂体功能减退可由腺瘤本身、其治疗或梗死引起。垂体腺瘤部分切除后的残余组织可能具有残存功能。另一个例子是垂体分化所需的转录因子出现先天性异常，此时蝶鞍正常但垂体缩小。

2）原发性空泡蝶鞍：特征是蝶鞍膈有缺损，因此脑脊液（cerebrospinal fluid，CSF）压力使蝶鞍增大。虽有论文声称患者存在一种或多种垂体激素缺乏但目前缺乏表明存在空泡蝶鞍综合征的一致证据。因此，对于 MRI 发现空泡蝶鞍或部分空泡蝶鞍的患者，评估取决于蝶鞍中观察到的其他表现和临床情况。如果存在蝶鞍肿块（尤其是尺寸大于 1cm 时），则要评估激素分泌情况。

【病理生理】

因病因而异。产后大出血、休克等引起者，腺垂体呈大片缺血性坏死，有时几乎可累及全垂体，垂体动脉有血栓形成，久病者垂体明显缩小，大部分为纤维组织，仅剩少许较大嗜酸性细胞和少量嗜碱性细胞。

淋巴细胞性垂体炎的病理学特征是大量炎症细胞弥漫性浸润腺垂体组织，主要是淋巴细胞（以 CD4[+] T 细胞为主，B 细胞少见）和浆细胞以及散在的嗜酸性粒细胞等，有时可见淋巴滤泡形成，无肉芽肿、巨细胞或血管炎性改变。腺垂体细胞变性、局灶性坏死、不同程度纤维组织增生。晚期改变为间质纤维化、垂体萎缩以及残留的淋巴细胞聚集。肿瘤压迫、感染和其他浸润性病变有其相应的病理改变。

腺垂体功能减退症患者的外周内分泌腺（性腺、甲状腺和肾上腺）呈不同程度萎缩，生殖器官显著萎缩，其他内脏器官亦小于正常。

【临床表现】

腺垂体功能减退症起病可急可缓，症状可轻可重，呈多变现象。腺垂体功能减退症的临床表现取决于垂体激素缺乏的程度、种类和速度及相应靶腺的萎缩程度。一般 GH 和 FSH、LH 受累最早出现且较严重，其次为 TSH，ACTH 分泌细胞对下丘脑和垂体损伤的抵抗能力最强，通常是最后丧失功能的细胞。单纯 PRL 缺乏极其罕见，提示垂体完全破坏或为遗传综合征。据估计，约 50% 以上腺垂体组织破坏后开始出现临床症状，75% 破坏时才有明显临床症状，破坏达 95% 左右时，可有严重腺垂体功能减退的症状。

1. 性腺功能减退症 促性腺激素分泌缺乏导致低促性腺激素型性腺功能减退症。女性卵巢功能减退，雌二醇分泌减少。临床表现为闭经、乳房萎缩、性欲减退或消失、不孕、子宫和阴道萎缩。另外，垂体功能减退的女性（特别是促性腺激素和 ACTH 均缺乏的女性），血清雄激素水平降低。男性睾丸功能减退，从而导致不育和睾酮分泌减少，引起睾丸萎缩、阳痿、精力不足、性欲减退、潮热。男女均易发生骨质疏松。

2. 甲状腺功能减退症 临床表现取决于甲状腺功能减退的程度和病程，一般较原发性甲状腺功能减退症轻。主要有疲劳、怕冷、食欲缺乏、便秘、毛发脱落、皮肤苍白、皮肤干燥而粗糙、表情淡漠、懒言少语、记忆力减退、体重增加、心动过缓和反应迟缓，严重者可有黏液性水肿等表现。心电图示心动过缓、低电压、心肌损害、T 波低平、倒置等表现。由于 T_4 的半衰期是 6.8 天，因此在急性起病几周内的腺垂体功能减退症患者，其甲状腺功能减退症状不明显。与 ACTH 缺乏症患者一样，一些 TSH 严重缺乏的患者症状很少或没有症状。

3. 肾上腺皮质功能减退症 即继发性肾上腺皮质功能减退症。临床表现几乎就是 ACTH 减少所导致的皮质醇缺乏症的临床表现。由于皮质醇是维持外周血管张力所必需的，最严重的皮质醇缺乏症可引起循环衰竭导致死亡。严重程度相对较轻的表现可为直立性低血压和心动过速。轻度慢性皮质醇缺乏症可表现为倦怠、疲劳、厌食、体重减轻、性欲减退、低血糖和嗜酸性粒细胞增多。ACTH 缺乏症与原发性肾上腺皮质功能减退症伴 ACTH 释放继发性增加,在临床上有 2 个重要的区别:ACTH 缺乏症在临床上不会导致明显醛固酮缺乏,因此不引起耗盐、体液丢失(volume contraction)和高钾血症。ACTH 缺乏症不引起色素沉着过度。中等严重程度的 ACTH 和皮质醇缺乏症可能症状很少或没有症状,也无体格检查发现,认识到这一点很重要。因此,对于所有垂体或下丘脑病变患者,应在生化方面评估其 ACTH 分泌的充足性。

4. 生长激素不足症　GH 分泌减少在腺垂体功能减退症中最易出现,儿童期表现为生长停滞,成人期表现为肌肉质量减少和力量减弱、耐力下降、中心性肥胖、注意力和记忆力受损、血脂异常、早发动脉粥样硬化和骨质疏松。因症状无特异性,常常被忽视。

5. 催乳激素缺乏　催乳激素缺乏唯一清楚的临床表现是分娩后不能分泌乳汁。单纯催乳激素缺乏罕见,大多数获得性催乳激素缺乏患者存在其他垂体激素缺乏的证据。

6. 垂体瘤或邻近肿瘤的压迫症　常有头痛、视力减退、视野缺损(颞侧偏盲),但视野缺损往往不被患者察觉,直到就诊时医生检查发现。

【实验室检查】

疑有腺垂体功能减退症的患者需要进行垂体-靶腺激素的测定和下丘脑-垂体-靶腺轴功能的评估,部分垂体功能减退患者没有症状,因此存在引起垂体功能减退的病变时(例如蝶鞍肿块),其本身就是检测垂体功能减退的充分理由。

腺垂体功能可通过其调控的靶腺功能来反映。靶腺激素水平降低伴有垂体促激素不适当的降低(低于参考值或在参考值下限)可以确诊为腺垂体功能减退。基础激素水平测定可以明确鉴别出因垂体功能减退而导致的继发性甲状腺功能减退、性腺功能减退和严重的肾上腺皮质功能减退症。但仅测定基础激素水平有时难以排除轻度 ACTH 缺乏而导致的轻度肾上腺皮质功能减退症,因为 ACTH 的分泌呈脉冲性、昼夜节律性和应激性分泌,因而需要通过某些功能试验来明确诊断。临床常用的腺垂体功能的评估方法见表 4-3。

表 4-3　腺垂体功能的评估

分类	评估方式	评估结果
生长激素(GH)	胰岛素耐受性试验:普通胰岛素(0.05~0.15U/kg),i.v.,−30、0、30、45、60、90 分钟采血测定血糖和 GH; 精氨酸-GHRH 试验:GHRH(1μg/kg)i.v.,随后 30g L-精氨酸 30 分钟内静脉输注 胰高血糖素试验:1mg i.m.,0、60、90、120、150、180 分钟采血测定 GH	正常:低血糖时(血糖<40mg/dl),GH>5μg/L 正常:GH>4.1μg/L 正常:GH>3μg/L
促肾上腺皮质激素(ACTH)	胰岛素耐受性试验:普通胰岛素(0.05~0.15U/kg),i.v.,−30、0、30、45、60、90 分钟采血测定血糖和皮质醇	正常:低血糖时(血糖<40mg/dl),皮质醇升高>7μg/dl,或皮质醇水平>20μg/dl
	CRH 试验:8AM 时 CRH(1μg/kg)i.v.,在 0、15、30、60、90、120 分钟采血测定 ACTH 和皮质醇	大多数正常人中,ACTH 水平较基线升高 2~4 倍,达到高峰(20~100pg/ml)下丘脑功能障碍者 ACTH 反应可能会延迟。皮质醇水平常常达到 20~25μg/dl
	ACTH 兴奋试验:ACTH₁₋₂₄(cosyntropin),0.25mg i.m. or i.v.;0、30、60 分钟采血测定皮质醇	正常:皮质醇>18μg/dl 疑有下丘脑-垂体性肾上腺皮质功能减退时,小剂量(1μg)试验可能更敏感
促甲状腺激素(TSH)	基础甲状腺功能试验:游离 T₄、游离 T₃、TSH	下丘脑-垂体功能减退:游离 T₄ 水平降低,而 TSH 水平不升高(降低或参考范围)
黄体生成素(LH),卵泡刺激素(FSH)	基础 LH、FSH、睾酮、雌二醇	正常:绝经期女性雌二醇降低,LH 和 FSH 升高;下丘脑-垂体性性腺功能减退:睾酮/雌二醇水平降低而 LH、FSH 水平亦降低或正常低限;绝经期女性雌二醇降低而 FSH、LH 无明显升高

1. 促肾上腺皮质激素　一般状况下,基础的 ACTH 分泌就足以将血清皮质醇浓度维持在参考范围内。应激的情况下,ACTH 分泌增加,以提高血清皮质醇的浓度。继发性肾上腺皮质功能减退诊断相关的实验室检查分析如下。

(1) 清晨血清皮质醇浓度测定:至少测定 2 次 8:00~9:00 的血清皮质醇浓度,检测值小于 3μg/dl,说明存在皮质醇缺乏;检测值大于 18μg/dl(严重疾病状态下血清皮质醇≥33μg/dl)说明皮质醇充足。若检测结果总是处于两者之间,则应检测 ACTH 储备功能。午后血清皮质醇测定及夜间血清皮质醇浓度对确诊肾上腺皮质功能减退症没有价值。清晨皮质醇水平下降的同时伴有不高于参考范围的血清 ACTH 值即属于不适当降低,可诊断继发性肾上腺皮质功能减退的诊断。另外,对于皮质醇结合球蛋白(cortisol binding globulin,CBG)或白蛋白异常的患者,例如肝硬化或肾病综合征患者,或者使用口服雌激素的患者,应谨慎解读血清皮质醇测定结果。在上述情况下,皮质醇水平可能出现降低或升高而导致误诊。有人建议将唾液或血清游离皮质醇水平作为替代检测指标,但并未得到广泛使用,也没有制定检测结果的判定标准。

(2) 清晨唾液皮质醇浓度:同样地,8:00 的唾液皮质醇浓度高于 5.8ng/ml(16nmol/L),可排除肾上腺皮质功能减退症;反之,浓度低于 1.8ng/ml(5nmol/L)左右,该病的可能性大。该检测已用于筛查肾上腺皮质功能减退症,但因为缺乏充分证据,目前尚不建议单凭清晨唾液皮质醇浓度诊断肾上腺皮质功能减退。

(3) 尿皮质醇测定:与清晨血清皮质醇浓度一样,在重度肾上腺皮质功能减退症患者中,基础尿皮质醇排泄量较低,但在部分性肾上腺皮质功能减退症的患者中则可能为正常低值。因此,不能将其用作肾上腺皮质功能减退症的筛查试验。

(4) 诊断继发性肾上腺皮质机能减退的相关试验:对于清晨血清皮质醇检测结果不明确者,不同专家对 ACTH 储备功能的最佳评估方法意见不一,分别介绍如下。

1) 快速 ACTH 兴奋试验:几乎所有考虑诊断为肾上腺皮质功能减退症的患者都应行快速 ACTH 兴奋试验。使用的药物为人工合成 ACTH(1-24)(替可克肽),该药物有天然 ACTH(1-39)的所有生物学效能。健康人皮质醇的反应在清晨最高,但是对于肾上腺皮质功能减退症患者,皮质醇对替可克肽的反应在清晨和午后是相同的。因此,该试验最好在清晨进行,以避免健康人出现假性异常结果。已有标准大剂量和小剂量试验。对于两个试验而言,根据反应低于正常都能确诊肾上腺皮质功能减退症,但要明确疾病类型和病因就必须进行进一步检查。

2) 标准大剂量试验:需要在 ACTH 缺乏至少 4 周以上进行。对大剂量(250μg 快速静脉推注)ACTH 兴奋试验的正常反应为 30 或 60 分钟后血清皮质醇浓度升高至峰值,即超过 18~20μg/dl(500~550nmol/L)。对大剂量(250μg)ACTH 兴奋试验的反应正常,可以排除原发性肾上腺皮质功能减退症和大多数继发性肾上腺皮质功能减退症患者。

3) 小剂量试验:在小剂量(1μg 快速静脉推注)ACTH 兴奋试验中,20 分钟或 30 分钟后正常皮质醇反应的标准更为多变:17~22.5μg/dl(400~620nmol/L)。在诊断近期发生的 ACTH 缺乏(继发性肾上腺皮质功能减退症)和慢性部分性垂体 ACTH 缺乏时,小剂量试验可能优于标准大剂量试验。在近期发生 ACTH 缺乏的患者中(如垂体手术后 1~2 周内),肾上腺还未完全萎缩,对 ACTH 兴奋试验仍有反应。对于这些患者而言,只有胰岛素低血糖试验或美替拉酮试验完全可靠。而手术后至少 4 个月或放疗后至少 9 个月行大剂量 ACTH 兴奋试验可达到很好的效果。

4) 持续性 ACTH 兴奋试验:外源性 ACTH 的持续兴奋同样可以鉴别原发性与继发性或三发性肾上腺皮质功能减退症。若继发性或三发性病例患者长期暴露于 ACTH,其萎缩的肾上腺可恢复皮质醇分泌功能;而原发性患者的肾上腺已部分或完全破坏,且患者已接受最大兴奋浓度的内源性 ACTH,因此对额外的 ACTH 无反应。

5) 美替拉酮试验:怀疑患者存在部分性 ACTH 缺乏时,进行美替拉酮试验偶尔可能会有帮助,尤其是对于垂体手术后和其他部分性继发性肾上腺皮质功能减退症患者。美替拉酮能够阻断皮质醇生物合成的最后一步,导致皮质醇分泌减少和血清皮质醇浓度降低,此时皮质醇负反馈抑制减少,这会刺激

ACTH 分泌。单剂量美替拉酮过夜试验与标准的三日试验同样可靠且更为快捷,并且具有能够安全应用于门诊的额外优势。

在北美,美替拉酮目前可从法国 HRA 制药公司获得。低皮质醇血症对 ACTH 分泌的刺激不如其他应激反应(如低血糖)强烈。因此,美替拉酮试验可检测出标准 ACTH 兴奋试验或胰岛素低血糖试验可能漏检的部分性 ACTH 缺乏,后两种试验对肾上腺的刺激更强。但美国内分泌学会临床实践指南和许多专家都建议采用替可克肽刺激试验。相比美替拉酮试验,替可克肽试验的主要优势是药物较为普及且给药方便。

6)胰岛素低血糖试验:该试验的原理是,使用胰岛素后引起的低血糖足以刺激 ACTH 释放,进而引起皮质醇分泌。试验方法为给予 0.1U/kg 体重的胰岛素,在注射前及注射后 15、30、60、90 和 120 分钟时测定血清葡萄糖和皮质醇。正常人中,若血糖降至 50mg/dl(2.8mmol/L)以下,则血清皮质醇会增至 ≥ $18\mu g/dl$(498nmol/L)。在有医生在场的情况下,对无癫痫或者心血管或脑血管疾病史的患者进行该试验是安全的,在其他情况下则不应进行该试验。

7)促肾上腺皮质激素释放激素试验:可以通过给予促肾上腺皮质激素释放激素(corticotropin-releasing hormone,CRH)来鉴别继发性和三发性肾上腺皮质功能减退症,但从治疗的角度来看鉴别这两种疾病通常并不重要。另外,CRH 试验费用较高且需要多次采血。因此,还需要进一步的研究以确定这种情况下的最佳试验方案和解读标准。

在这些检测方法中,没有一种检测对确诊或排除继发性或三发性肾上腺皮质功能减退症是完全可靠的,且同一名患者应用不同检测方法得到的结果可能不一致。例如,急性 ACTH 缺乏患者可能对快速 ACTH 兴奋试验反应正常,但对胰岛素低血糖试验或美替拉酮试验反应低于正常;而部分性 ACTH 缺乏患者可能对胰岛素低血糖试验的反应正常,但对美替拉酮试验的反应低于正常。胰岛素低血糖试验可能最为接近应激状态下的下丘脑-垂体-肾上腺轴激活,但诱导低血糖具有潜在危害。尽管存在局限性,但快速大剂量 ACTH 兴奋试验很可能是确诊慢性继发性肾上腺皮质功能减退症的最佳且最简单的试验。若怀疑有新发或近期发生的 ACTH 缺乏,可用快速小剂量 ACTH 兴奋试验或美替拉酮试验代替快速大剂量 ACTH 兴奋试验。

2. 促甲状腺激素 评估促甲状腺素(TSH)分泌情况时,我们检测总甲状腺素(T₄)和三碘甲腺原氨酸(T₃)摄取情况或游离 T₄。不应采用血清 TSH 浓度进行诊断,因为 TSH 通常处于参考范围内(但有时较低,甚至会轻度升高),对诊断没有帮助。

3. 促性腺激素

(1)男性的促性腺激素分泌情况检测方法为:至少测定 2 次早上 8:00～10:00 的血清总睾酮浓度。若睾酮水平较低(假设男性患者不肥胖,或肥胖患者的游离睾酮较低)且黄体生成素(LH)未升高,则表明患者存在继发性性腺功能减退,此时血清 LH 浓度通常处于参考范围,但低于原发性性腺功能减退症中升高的 LH。

(2)对于闭经的绝经前女性,应通过检测雌二醇来反映促性腺激素的分泌情况。雌二醇水平较低且卵泡刺激素(FSH)未升高表明有继发性性腺功能减退。也可以给予 10mg/d 甲羟孕酮 10 日,以测定 10 日后有无阴道出血。无阴道出血表明促性腺激素缺乏导致雌二醇缺乏,此时需要考虑予以雌激素治疗。若月经稀发或闭经患者得到正常结果,那么原因可能是促性腺激素的分泌足以维持正常的基础雌二醇释放,但不足以刺激排卵和正常的黄体酮分泌。这种情况提示应考虑间断性黄体酮治疗。

(3)仅凭血清 LH 对单次快速给予促性腺激素释放激素(gonadotropin-releasing hormone,GnRH)的反应,无法区分继发性性腺功能减退的原因是垂体疾病还是下丘脑疾病,因为这两类患者血清 LH 对 GnRH 刺激的反应都可能正常或低于正常。此时,延长的 GnRH 兴奋试验有助于鉴别。

4. 生长激素

(1)生长激素缺乏:GH 的分泌有明显的日节律性,而且 GH 缺乏者和正常人之间 GH 水平有重叠,故随机测定 GH 水平对于确诊生长激素缺乏意义不大,需要行激发试验来明确诊断。胰岛素样生长因子-1(IGF-1)水平可以反映生长激素分泌的状态,对于有垂体病变的生长激素缺乏者,IGF-1 基础水平测定是敏感的特异性指标。IGF-1 水平降低提示有生长激素缺乏,但 IGF-1 水平正常不能完全排除 GH 缺乏的诊断。在器质性垂体疾病(例如大腺瘤)且缺乏 ACTH、TSH 和促性腺激素的患者中,生长激素缺乏的可能性约为95%。

(2)生长激素激发试验:胰岛素低血糖试验或精氨酸联合生长激素释放激素(GHRH)试验都能有效刺激生长激素释放。如果确实需要做激发试验,我们优选精氨酸-GHRH 联合试验,因为其风险最低,而胰岛素低血糖试验有癫痫发作和心绞痛风险(尤其是老年患者),并且在各年龄段患者中都有神经低血糖症状风险。不过美国已不再使用 GHRH。其他刺激物质的作用软 GHRH 要弱得多,因此更可能得出假阳性结果,例如精氨酸单用、可乐定、左旋多巴以及精氨酸联合左旋多巴。所有生长激素分泌试验都更可能在肥胖患者中得出假阳性结果。

5. **催乳素**　目前不常规检测催乳素缺乏,因为处于和低于正常水平的血清催乳素浓度难以区分,而且没有检测催乳素储备功能的标准试验。

【影像学检查】

已确诊腺垂体功能减退症的患者均需要进行高分辨率的影像学检查以协助明确病因。

1. **磁共振成像(MRI)薄层增强扫描**　确诊腺垂体功能减退症的患者都需要进行鞍区 MRI 增强扫描以排除鞍区或鞍旁肿瘤及其他鞍区结构异常,垂体 MRI 还可以观察肿瘤与邻近血管和视交叉的关系。垂体 MRI 薄层增强扫描对鞍区结构异常的阳性检出率较高,根据病因不同,可以表现为下丘脑及垂体的占位病变、弥漫性病变、囊性变或空泡蝶鞍等。

2. **CT 增强扫描**　无条件或不能够行 MRI 检查(如动脉支架或安装起搏器的患者)可以选择鞍区 CT 增强扫描。与 MRI 相比,其阳性检出率较低,但是对于有鞍底骨质破坏的患者及垂体卒中急性期的患者,CT 比 MRI 有更大的价值。

【诊断与鉴别诊断】

1. 腺垂体功能减退起病缓慢,亚临床状态常常被患者和医生所忽视,因此凡有引起腺垂体功能减退症原发疾病者,如下丘脑/垂体肿瘤、颅面部发育异常、颅脑炎症性病变、脑部肉芽肿病、颅脑创伤和手术、空泡蝶鞍综合征和既往有妊娠相关的出血或血压改变等患者都应进行腺垂体功能减退症的筛查。

2. 腺垂体功能减退症的诊断主要依据临床表现、血中激素水平测定和腺垂体功能试验。如靶腺激素水平降低而垂体促激素水平正常或降低可以确诊为腺垂体功能减退症,对轻症患者可行腺垂体功能试验协助诊断。由下丘脑、垂体柄病变引起的垂体功能减退症常有血清 PRL 水平轻、中度升高,常伴有尿崩症。

3. 腺垂体功能减退症需要与原发性性腺功能减退症、原发性甲状腺功能减退症等鉴别。原发性的靶腺功能减退常表现为靶腺激素降低而垂体促激素显著升高。此外,尚需与多发性内分泌腺功能减退症(如 Schimidt syndrome)鉴别。与垂体性肾上腺皮质功能不全皮肤黏膜色素减退不同,原发性肾上腺皮质功能减退症患者由于 ACTH 升高,患者有明显皮肤、黏膜色素沉着。

【治疗】

腺垂体功能减退症患者可由多种原因引起,处理应包括原发病治疗和激素替代治疗。

1. **原发病治疗**　由垂体或邻近部位肿瘤所致者,经成功的手术、放疗等方式使垂体压迫解除,激素分泌功能可能部分或全部恢复。

2. **激素替代治疗**　根据患者腺垂体/靶腺激素缺乏的种类和程度予以替代治疗,一般给予靶腺激素替代治疗,以生理性分泌量为度,并尽量模拟生理节律给药。

腺垂体功能减退症激素替代治疗患者需要定期随访监测以了解替代剂量是否合适。在最初逐渐调整剂量至合适剂量后,应每6~12个月复诊。肿瘤所致的腺垂体功能减退症患者,应定期眼科检查和 MRI 随访。创伤引起的垂体功能减退症患者应在创伤后3~6个月复查。此外由于创伤所致的垂体功能减退在3~6个月可能恢复,或可以出现新的腺垂体激素的缺乏,因此应在创伤1年后重新评估腺垂体功能。

(1) 肾上腺皮质激素

1) ACTH 缺乏的主要后果是皮质醇缺乏。因此,患者确诊存在继发性肾上腺皮质功能减退症后,必须尽快补充糖皮质激素,在给药剂量和时机上模拟正常模式的皮质醇分泌。一般推荐氢化可的松替代治疗,因其为肾上腺正常合成的激素,也有人倾向于泼尼松或地塞米松,因其作用时间更长。一般推荐氢化可的松剂量为 15~25mg/d,因为该剂量与每天生成速率相近。激素缺乏更严重或体重更重的患者,往往所需剂量在该范围的较大那一端,反之亦然,最大剂量不超过氢化可的松 30mg/d,根据激素的昼夜节律宜在早上 8 时给需要量的 2/3,午后 2~4 时给需要量的 1/3。剂量充分性的评估方面,与其他垂体依赖性激素的替代治疗不同,尚无试验客观评估皮质醇替代治疗的充分性,血浆 ACTH 测量值不能作为指标,因为该值在治疗前偏低或正常。血清皮质醇浓度同样不适合作为评估标准,因为皮质醇检测水平同给予氢化可的松的时间相关且临床上认为"替代良好"的患者之间,相同时间点测得皮质醇水平相差较大。唾液皮质醇浓度波动范围也较大,且与口服药物后的血浆浓度无关。尿液皮质醇浓度也不能可靠地评估氢化可的松剂量的充足性。盐皮质激素覆盖的需求与原发性肾上腺功能不全的情况不同,垂体功能减退时极少需要盐皮质激素替代治疗。血管紧张素 Ⅱ 和钾(而非 ACTH)是醛固酮分泌的主要调节因子。垂体瘤手术后垂体压迫解除,激素分泌功能可能部分或全部恢复,因此需要在术后随访评估激素分泌功能,决定是否需要继续激素替代及选择合适的替代剂量。

2) 当临床怀疑有急性肾上腺皮质功能不全时,可以不等检查结果而立即使用肾上腺皮质激素治疗,但用药前需要留取血标本查 ACTH 和皮质醇。当有大的应激时(如垂体手术及其他较大手术等),可的松的最大需要量为 200~300mg/d。由于腺垂体功能减退患者 ACTH 缺乏,肾上腺皮质不能相应地增加应激时皮质醇的分泌量,因此在急性肾上腺皮质功能不全时可以首剂静脉注射 100mg 氢化可的松,或在垂体手术时静脉滴注 100mg 氢化可的松,以后每 6 小时静脉注射 50mg(第 1 天)。需要依据患者的临床情况来决定患者应用超生理剂量的肾上腺皮质激素的时间。当临床情况许可时,应尽快将肾上腺皮质激素的剂量降至维持量。

(2) 甲状腺激素:如甲状腺功能测定提示甲状腺功能减退,即使没有临床症状,也需要甲状腺素替代治疗。由于甲状腺素可以加快肾上腺皮质激素的代谢,甲状腺功能减退(甲减)患者补充甲状腺素后肾上腺皮质激素的需要量增加,在肾上腺皮质功能不全的患者可能引发肾上腺危象,因此需要先补充肾上腺皮质激素后再补充甲状腺素。甲状腺激素的替代应从小剂量开始(如左甲状腺素 25~50μg/d 或 1.6μg/kg)开始,有心血管疾病者需要从更小的剂量开始。应根据血清 T_4 或游离 T_4 水平调整剂量,使其维持在参考范围的中间水平。垂体性甲状腺功能减退的患者 TSH 水平不高,因此 TSH 不能作为甲状腺激素替代是否合适的指标。

(3) LH 和 FSH 缺乏的治疗根据性别和有无生育要求而不同

1) 男性:①对于无生育需求的继发性性腺功能减退男性,适宜行睾酮替代治疗。睾酮的替代治疗对新近发生的男性性功能障碍疗效较好,但对性功能丧失时间较长、性欲消失的患者疗效欠佳。补充睾酮可以减少男性腹部和内脏脂肪,增加肌肉重量和力量,改善骨质疏松和生活质量。因此即便是替代后不能恢复正常性功能,仍建议继续性激素替代治疗。不能用血清 LH 测定来监测治疗的,可通过测定血清睾酮浓度来反映。②对于希望生育的继发性性腺功能减退男性,若为垂体疾病可用促性腺激素治疗,若为下丘脑疾病可用促性腺激素或促性腺激素释放激素(gonadotropin-releasing hormone,GnRH)治疗。但 2014 年发表的一项 Meta 分析并未证实这种说法。③对于有低促性腺激素型性腺功能减退症的男性,既往给予睾酮治疗将会损害患者对随后给予的促性腺激素治疗的精子生成反应。

2) 女性:①对于因垂体疾病导致性腺功能减退的女性,若无生育需求,应行雌激素-孕激素替代治疗。其治疗目的不同于绝经后女性,后者的目的是只在缓解潮热时才给予雌激素和孕激素。而绝经前女性的治疗目标与甲状腺素和皮质醇替代治疗的目标相似,即尽可能按正常生理状态替代缺失的激素。有些临床医师建议采用传统方案,即每月第 1~25 日使用雌二醇,第 16~25 日联合黄体酮。另一种方案是持续整月经皮给予雌二醇,同时每个自然月第 1~10 日加用孕激素。该方案类似于卵巢功能早衰的治疗方案。使用以上任一方案出现周期性心境改变(经前期综合征)的女性通常对持续每天给予雌激素和较小剂量孕激素的方案耐受更佳。②对于希望生育的继发性性腺功能减退女性应给予排卵诱导处理。GnRH缺乏女性适合接受促性腺激素治疗或GnRH脉冲治疗,而因垂体疾病导致促性腺激素缺乏者只适合促性腺激素治疗。③对于继发性肾上腺功能不全女性,国外文献认为,外源性脱氢表雄酮(DHEA)替代治疗似乎对心理健康略有益处,但相关数据来自全垂体功能减退女性,而非孤立性ACTH缺乏症。外源性睾酮治疗对这些女性的作用尚不清楚,不予推荐。

(4) 生长激素:有大量证据表明,生长激素治疗可提高成年生长激素缺乏患者的肌肉质量并减少体脂。支持生长激素可改善男性骨密度的证据较可信,但对于女性证据较弱。关于健康感、肌肉力量和血脂改善的证据存在冲突。且生长激素长期替代治疗可能增加肿瘤发生和肿瘤复发的疑虑尚未完全消除,加之价格昂贵,因此,目前不推荐对所有成年发病的生长激素缺乏患者采用重组人生长激素进行常规治疗。

(5) 催乳素缺乏:唯一已知表现是产后无法泌乳,有研究证实重组人催乳素(recombinant human prolactin,rhPRL)可以有效提高日平均泌乳量,但目前尚未正式临床应用。

【展望】

适宜的激素替代治疗可以提高腺垂体功能减退症患者的生活质量,减少相关的并发症和死亡率。对于疑似有腺垂体功能减退症者,应进行腺垂体功能减退症的筛查,以便及时诊断和治疗。除IGF-1可有效用于监测GH替代治疗疗效外,大多数激素缺乏可靠的生物学指标来监测、指导替代治疗,而主要依据临床症状、相关生化检查来评估替代治疗是否恰当。在替代治疗中,既要避免激素剂量不足,又要考虑到激素过度替代会给骨骼、心血管系统带来的不良影响。另外,在多种激素替代治疗的过程中,还需注意各种激素之间的相互作用以适当调整用量。再有,亦需了解特殊人群比如妊娠、服用抗癫痫药物者、垂体卒中患者各自垂体功能减退的特点。因此对于单个个体而言,激素替代治疗是否适宜的判断并不容易。

近年来的研究表明,下丘脑-垂体可能是非常重要的免疫调节器官,蛋白类激素可以调节免疫。已发现淋巴细胞有GH、IGF-1和PRL受体表达,T细胞可以分泌PRL,而糖皮质激素有复杂的免疫调节功能。用肺炎球菌疫苗接种方法发现即给予激素替代治疗(包括生长激素替代治疗),仍有相当部分的严重腺垂体功能减退症(3种或以上腺垂体激素缺乏)患者体液免疫功能缺陷。患者免疫功能降低是否是长期死亡率增加的原因以及对严重腺垂体功能减退症患者进行免疫功能的筛查是否助于降低患者的长期死亡率仍有待进一步研究。2016年的荟萃分析同样提示全垂体功能减退患者死亡率增加。与死亡率增加相关的因素是女性,诊断时的年龄偏低,颅咽管瘤或恶性肿瘤的潜在诊断,尿崩症的存在以及手术或放疗史。最常见的死亡原因是恶性肿瘤,心血管疾病和脑血管疾病。另一项荟萃分析未显示GH替代增加垂体瘤复发或继发性恶性肿瘤的风险。

附:腺垂体功能减退症危象

腺垂体功能减退症患者未经系统、正规激素补充治疗或中断治疗,或遇到感染、外伤、手术、麻醉和镇静药应用、精神刺激、寒冷、饥饿、急性胃肠功能紊乱等诱因或垂体卒中,垂体促肾上腺皮质激素细胞和促甲状腺激素细胞功能进一步丧失,而诱发多种代谢紊乱和器官机能失调,发生意识模糊、昏迷休克的危重表现,称为腺垂体功能减退危象(或称垂体危象)。临床表现多样,消化系统症状有肾上腺皮质激素缺乏导致的胃酸分泌减少、吸收不良、电解质失衡、恶心,甚至不能进食;循环系统症状有水钠大量丢失,出现严重低钠血症、血容量降低;合并甲状腺激素缺乏的患者可因黏液性水肿出现阻塞性呼吸困难,严重时可出现限制性通气障碍,导致呼吸衰竭。精神神经系统症状包括精神萎靡、烦躁不安、嗜睡、神志不清或谵妄,有些患者可因表现为精神错乱而被误诊为精神疾病。单纯肾上腺皮质激素缺乏的患者因感染可表现为高热,而合并甲状腺激素缺乏的患者表现为低体温。

临床分型如下:①以低血糖型昏迷,最为多见;②高热型,感染诱发昏迷,表现高热、昏迷和低血压,常可找到感染病灶;③低体温型,多于冬季寒冷诱发;④失钠型,主要表现脱水、外周循环衰竭,多于手术或胃肠功能紊乱引起失钠脱水所致;⑤水中毒型,主要表现为水潴留、低血钠和血细胞比容降低,是不适当进水过多所致;⑥中枢神经抑制药诱发昏迷,本病对镇静剂和麻醉药甚为敏感,一般剂量即可使患者陷入长期昏睡乃至昏迷实验室检查方面除了垂体及靶腺激素的缺乏,以严重的低钠血症最为常见,血钠通常低于 120mmol/L,并可出现高钾血症。

急性事件时优先选择 CT 扫描,判断是否有急性垂体出血,除外颅内出血可能。MRI 通常作为首选的影像学检查。对于鞍区结构异常的阳性检出率最高,急性期多为 T1、T2 混杂信号。根据病因不同,可以表现为下丘脑及垂体的占位病变、弥漫性病变、囊性变或空泡蝶鞍。对于既往病史不清的患者,如临床表现不重,而出现淡漠、昏迷、严重的循环衰竭、低血糖、难以纠正的低钠血症、高热以及呼吸衰竭,应当考虑垂体危象。另外,诊断过程中需要注意与内科急症如感染性休克及一些神经内外科疾病(动脉瘤破裂、颅内肿瘤、海绵窦血栓形成、脑脓肿、脑炎及球后视神经炎)进行鉴别。

一旦怀疑有垂体危象,需要立即进行治疗,垂体危象急救流程如下:

1. 一般治疗　一般先静脉注射 50% 葡萄糖 40~60ml,继以 10% 葡萄糖 500~1 000ml,内加氢化可的松 100~300mg 滴注,但低温性昏迷者氢化可的松用量不宜过大。

2. 低钠血症严重者需静脉补含钠液体,但是最关键的措施是补充肾上腺皮质激素。

3. 循环衰竭患者按休克原则治疗,有感染败血症者应积极抗感染治疗。

4. 低温型患者治疗与黏液性水肿昏迷者相似,但必须注意用甲状腺激素之前(至少同时)加用适量氢化可的松。保温毯逐渐加温至 35℃ 以上时开始用小剂量甲状腺激素替代治疗。

5. 合并尿崩症者胃管内给予醋酸去氨加压素 100μg,q.8h.,服药同时应根据患者尿量情况给予补液。

6. 水中毒性昏迷者应立即给予小至中量的糖皮质激素,并限水、利尿。(口服泼尼松 10~20mg 或氢化可的松 50~100mg,每过 6 小时予泼尼松 5~10mg,或氢化可的松 25~50mg,琥珀酸氢考 100~150mg,加入糖盐中静脉滴注,6 小时后半量。

7. 垂体卒中者应给予经验性激素替代疗法、止血剂等;病情进行性恶化者应手术减压。

8. 严禁使用吗啡、氯丙嗪、巴比妥、苯二氮草等中枢抑制剂及降血糖药。

垂体危象急救注意事项:

1. 对水中毒、失钠、低体温型患者糖皮质激素剂量不可过大,因为刚使用肾上腺皮质激素使肾小球滤过率增加,排钠增加,不补充钠可引起钠昏迷和加重水中毒。

2. 补液量应根据病情调整,一般不低于体重的 6%,由于低血糖较多见,故第 1 个 1 000ml 液体应含葡萄糖 50g 以上,水中毒型患者应尽量控制补液量。

3. 垂体危象补钠时应缓慢,该病低钠多为慢性,低血钠的纠正应在 3 天以上,每天血钠提高<10mmol/L,血钠达 125mmol/L 可不予治疗,预防脑桥中央髓鞘溶解症。

4. 补充甲状腺激素应在糖皮质激素之后,否则加重肾上腺皮质功能衰竭。低温型患者在使用糖皮质激素的同时补充甲状腺激素。

5. 加强诱因控制及对症支持治疗,提高对本病的认识,掌握本病的发病原因、典型症状和体征,综合分析,减少误诊率和病死率。

垂体危象是并不罕见可能危及生命的急重症,诊断此病最关键是考虑到可能出现本病,迅速鉴别诊断和治疗,有较高的存活率。

(张　波)

参 考 文 献

[1] CHEMAITILLY W,LI Z,HUANG S,et al. Anterior hypopituitarism in adult survivors of childhood cancers treated with cranial radiotherapy:a report from the St Jude Lifetime Cohort study. Clin Oncol,2015,33:492.

[2] CUESTA M,HANNON MJ,CROWLEY RK,et al. Symptoms of gonadal dysfunction are more predictive of hypopituitarism than nonspecific symptoms in screening for pituitary dysfunction following moderate or severe traumatic brain injury. Clin Endocrinol (Oxf),2016,84:92.

[3] HANNON MJ,BEHAN LA,O'BRIEN MM,et al. Chronic hypopituitarism is uncommon in survivors of aneurysmal subarachnoid haemorrhage. Clin Endocrinol (Oxf),2015,82:115.

[4] JAHANGIRI A,WAGNER JR,HAN SW,et al. Improved versus worsened endocrine function after transsphenoidal surgery for

nonfunctional pituitary adenomas：rate，time course，and radiological analysis. J Neurosurg，2016，124：589.

［5］ FLESERIU M，HASHIM IA，KARAVITAKI N，et al. Hormonal Replacement in Hypopituitarism in Adults：An Endocrine Society Clinical Practice Guideline. J Clin Endocrinol Metab，2016，101：3888.

［6］ BORNSTEIN SR，ALLOLIO B，ARLT W，et al. Diagnosis and Treatment of Primary Adrenal Insufficiency：An Endocrine Society Clinical Practice Guideline. J Clin Endocrinol Metab，2016，101：364.

［7］ OSPINA NS，AL NOFAL A，BANCOS I，et al. ACTH Stimulation Tests for the Diagnosis of Adrenal Insufficiency：Systematic Review and Meta-Analysis. J Clin Endocrinol Metab，2016，101：427.

［8］ FLESERIU M，HASHIM IA，KARAVITAKI N，et al. Hormonal Replacement in Hypopituitarism in Adults：An Endocrine Society Clinical Practice Guideline. J Clin Endocrinol Metab，2016，101：3888-3921.

第五章 空泡蝶鞍综合征

空泡蝶鞍综合征(empty sella syndrome,ESS)是指因鞍膈缺损或垂体萎缩,蛛网膜下腔在脑脊液压力冲击下突入鞍内,致蝶鞍扩大,垂体受压而产生的一系列临床表现。ESS 一直被认为是一种罕见的疾病,但据报告,在尸检病例中其发病率在 5.5%~12%,在接受神经影像学检查的患者中约存在 12% 的空泡蝶鞍综合征。ESS 的发病率在 40~60 岁达到高峰。国外报道女性与男性的比率为(4~5)∶1,在肥胖患者中更为常见。国内报告的原发性空泡蝶鞍综合征中男性略多于女性,年龄在 15~63 岁之间,以 35 岁以上者居多,常见有头痛、肥胖、视力减退和视野缺损,伴颅内压增高,少数患者有内分泌失调,以性功能减退为主。也有出现下丘脑综合征者。在空泡蝶鞍的男性中,垂体激素功能障碍的发生率较女性高。

【病因与发病机制】

空泡蝶鞍综合征在病理、生理和病因学上可分为原发性空泡蝶鞍综合征(primary empty sella syndrome,PES)和继发性空泡蝶鞍综合征(secondary empty sella syndrome,SES)两大类。但值得注意的是,PES 和 SES 在治疗上无明显差异。PES 目前病因不明确,可能与先天性鞍膈缺损、垂体腺的退化变性、鞍内肿瘤囊性变、脑膜动-静脉畸形等有关。SES 一般因鞍部手术、放射治疗、垂体肿瘤梗死、卒中或退变引起,可能发生于人一生中的任何时候。

【临床表现】

多数患者无临床症状,只有部分患者病变呈进行性发展时才有临床表现。

1. **典型表现** 包括顽固性头痛、垂体功能减退、高催乳素血症、视力下降、视野缺损、脑脊液鼻漏。

(1) 头痛:头痛约占 80%,20% 的患者可能伴有视觉障碍,甚至颅内高压伴有乳头状水肿。一般认为头痛是由于鞍内脑脊液随着颅腔内脑脊液的搏动而产生的对鞍内硬脑膜及其周围结构的压迫及由此而使硬脑膜扩张所致,但缺乏证据支持。

(2) 神经紊乱:大约 40% 的 PES 患者出现头晕、晕厥、脑神经紊乱、抽搐等。

(3) 垂体内分泌功能障碍:约 20% 的患者会出现垂体内分泌功能障碍,表现为部分或全部垂体激素异常。高催乳素血症和生长激素缺乏是空泡蝶鞍综合征最常见的两种症状。在 10%~17% 的病例中存在高催乳素血症。4%~60% 的病例存在生长激素缺乏,但其在成人中的临床意义尚不明确。2%~32% 的患者存在促性腺激素缺乏,而促肾上腺皮质激素、促甲状腺激素和抗利尿激素缺乏的发生率较低,各约为 1%。

(4) 视力障碍和/或视野缺损:较少见,可由于视神经、视交叉或视束经过扩大的鞍膈孔处部分或完全陷入鞍内(也称脱垂)造成视路结构的压迫损害而引起。

2. **不典型表现** 包括心理障碍、焦虑、精神压抑伴随行为改变,且常有肥胖和高血压,可能与下丘脑的改变有关。

【辅助检查】

1. **影像学检查**　头颅 CT 或 MRI 具有确诊价值,主要表现为鞍内脑脊液信号,并可与蛛网膜下腔相通,垂体变扁,位于蝶鞍后下部。重症患者垂体严重受压,被推移至后下方呈薄片状,垂体柄可深达鞍底,形成特征性的"漏斗征"。头颅 X 线可见蝶鞍球形扩大,鞍底骨质吸收破坏,但对诊断价值有限。

2. **实验室检查**　内分泌功能检查可发现腺垂体激素的储备降低,严重者靶腺激素水平亦可降低。对于发现空泡蝶鞍的患者需进行下列检查评估垂体功能。

(1) 肾上腺轴:清晨 8:00 皮质醇水平和促肾上腺皮质激素(ACTH)水平。早晨的皮质醇水平高于 11.0mg/dl(304nmol/L)(一些作者认为是 14.0mg/dl),肾上腺功能不全的可能性小;而 8:00 皮质醇水平在 3.1 到 11.0mg/dl 之间存在不确定性,可进行 ACTH 刺激试验。

(2) 甲状腺轴:同时测定血清 TSH 和 FT_4 水平来评估甲状腺轴功能。

(3) 生殖轴:对于月经正常的绝经前妇女,不需要检查性激素。如月经不规律或无月经,应检查卵泡刺激素(FSH)、黄体生成素(LH)与雌二醇水平。绝经后的妇女则不需要检查性激素水平。男性应检查睾酮水平与 LH 和 FSH 水平。

(4) 催乳素(PRL):高催乳素血症比 PRL 缺乏更为常见。PRL 升高在许多与 ESS 无关的情况下都可以看到(如药物、妊娠等),因此 PRL 异常必须与临床表现相联系。

(5) 生长激素(GH):GH 的半衰期短,存在生理波动,所以测量其血清水平并不是常规的做法。胰岛素样生长因子 1(IGF-1)可作为筛选指标。然而,正常水平的 IGF-1 并不排除 GH 缺乏。可进行刺激试验以排除 GH 缺乏的可能性。生长激素缺乏的金标准试验是胰岛素刺激试验,其他方法有 GHRH+精氨酸试验、胰高血糖素刺激试验等。

(6) 抗利尿激素(ADH):一般不测量 ADH 水平,但临床医生应询问排尿频率,包括夜尿,以排除尿崩症的可能性。如怀疑有尿崩症,应测定血钠、血浆渗透浓度、尿渗透浓度。

【诊断】

本病的临床表现缺乏特异性,主要根据影像学检查综合患者病史及头痛、肥胖、视力障碍、高血压、脑脊液鼻漏等有限的临床症状进行诊断,因此对疑似病例应做头颅 X 线、CT 或 MRI 检查来明确诊断(图 5-1)。

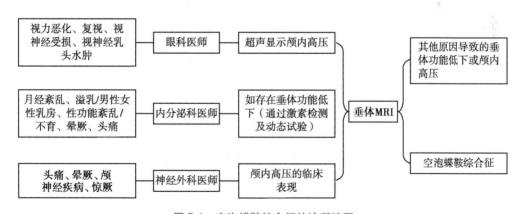

图 5-1　空泡蝶鞍综合征的诊断流程

【鉴别诊断】

分泌性垂体腺瘤多有相应垂体激素过多的表现,与本病鉴别不难,易与本病混淆的是无功能垂体腺瘤。无功能垂体腺瘤的表现与本病相似,可通过影像学检查加以鉴别。垂体腺瘤和空泡蝶鞍综合征虽皆有蝶鞍扩大但形态不同:前者蝶鞍多呈杯形或扁平形,鞍结节前移,鞍底下陷,鞍背向后倾斜,鞍口开大;后者蝶鞍呈球形或卵圆形,鞍口仍呈闭合状态。CT 和 MRI 可提供决定性的鉴别诊断依据:垂体腺瘤患者的垂体增大,鞍内无水样物质;但空泡蝶鞍综合征者垂体萎缩,鞍内充有水样物质。空泡蝶鞍须与其他垂体异常或囊性病变区别开来,如蛛网膜囊肿、表皮样囊肿和先天性垂体异常。事实上,鞍上蛛网膜囊肿可疝入骨鞍,使其增大或侵蚀。第三脑室或视交叉可能被含有脑脊液的肿块移位,肿块壁可在薄层成像中容易识别。相反,鞍内表皮样囊肿非常少见,通常局限于中线外,从桥小脑角向外延伸。此外,一些先天性垂体异常可以类似部分空泡蝶鞍,如第三脑室胚胎漏斗状隐窝的持续存在、垂体柄复制的存在或异位垂体后叶"亮点"的存在,也以小垂体、短漏斗状柄、常为小骨蝶鞍为特征。因此,空泡蝶鞍综合征需要内分泌、神经、眼科等多学科专家的综合诊断和治疗。

【临床处理】

PES 综合征的替代激素治疗必须对每一种激素进行评估,并根据适当的时间顺序给予治疗。当存在多种垂体激素缺乏时,建议激素替代治疗从氢化可的松开始,然后是左甲状腺素。当患者病情稳定后,应采用性激素替代治疗。高催乳素血症应使用多巴胺激动剂治疗,达到生化和临床改善。

颅内高压的治疗:对于超重或肥胖患者,首先建议的治疗方法是减肥,通过个性化的低热量饮食或减肥手术来改善神经症状。事实上,乳头水肿的程度与体重减轻的百分比呈正相关。然而,对于受垂体功能减退影响的患者,必须准确评估吸收不良综合征的风险,以确保患者获得最佳的激素替代治疗。另外,对于有颅内压增高体征或症状的 PES 综合征患者,最好的治疗方法是按渗透浓度给予渗透利尿剂,如乙唑胺,来改善神经症状。根据最近的证据,在患有颅内高压的肥胖患者中,如果没有禁忌证,并且在个性化低热量饮食治疗失败或耐药的情况下,减肥手术应该是第一个手术步骤。神经外科技术可用于治疗鼻漏和伴有颅内压升高和急性视觉障碍的空泡蝶鞍综合征的一些并发症。

空泡蝶鞍综合征的存在不会改变预期寿命,通常是一种良性的情况。在激素缺乏或过多的情况下,激素替代治疗的效果决定预后。对于诊断时无临床表现或异常的空泡蝶鞍患者,由于理论上有发生空泡蝶鞍综合征的风险,如无临床指征,应在 24~36 个月后进行随访,以早期发现内分泌或眼科改变的发生(图 5-2)。

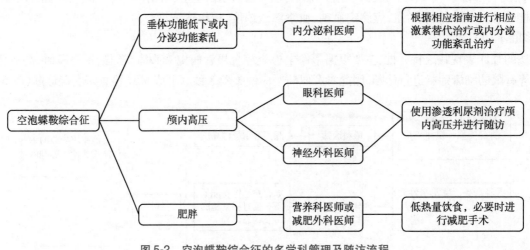

图 5-2　空泡蝶鞍综合征的多学科管理及随访流程

（安振梅）

参 考 文 献

[1] CHILOIRO S,GIAMPIETRO A,BIANCHI A,et al. Primary empty sella:a comprehensive review Eur J Endocrinol,2017,177(6):R275-R285.

[2] UCCIFERRO P,ANASTASOPOULOU C. Empty Sella. Treasure Island (FL):StatPearls Publishing,2019.

第六章 垂体性矮小症

垂体性矮小症(pituitary dwarfism)又称生长激素缺乏性矮小症(growth hormone deficiency dwarfism, GHD),患者在出生后或儿童期起病,因下丘脑-垂体-胰岛素样生长因子(IGF-1)生长轴功能障碍而导致生长速度缓慢,身材矮小,骨龄落后,但身材比例匀称,智力正常。本病多见于男性,男女比例为(3~4):1。

【病因与发病机制】

生长激素缺乏性矮小症的病因可分为特发性生长激素缺乏症(IGHD)与器质性生长激素缺乏症。其中器质性 GHD 又分为先天性与获得性。

1. 特发性 GHD 前叶细胞受影响较后叶严重,往往有围生期病史,包括早产、难产、新生儿严重窒息、发绀等。先天性 GHD 也经常有臀位、围生期窒息、新生儿低血糖、新生儿持续黄疸等。当 GHD 合并有促肾上腺皮质激素缺乏时低血糖就会异常严重,当合并有促性腺激素缺乏时可能会同时患隐睾症和阴囊发育不全。

2. 先天性 GHD 中部分遗传性 GHD 与以下几种基因突变有关。

(1) *POU1F1* 突变:*POU1F1* 基因(也是啮齿动物的 *pit-1* 基因),是垂体特异性转录生长激素、催乳素、促甲状腺素、生长激素释放激素受体的基因。*Pit-1* 基因突变以常染色体隐性或显性为特征,并导致不同的肽类激素缺乏症,伴或不伴垂体前叶发育不全和垂体功能减退(hypopituitarism),也称复合垂体激素缺乏(multiple pituitary hormone deficiency,MPHD)1 型。

(2) *PROP1* 基因突变:*PROP1* 基因突变会导致 *POU1F1/pit-1* 基因表达失活,结果会引起垂体发育不全或家族性多内分泌激素缺乏。

(3) GHRH 受体基因缺陷:即常染色体隐性遗传的 GHRH 受体失活性突变,该基因突变会使生长激素兴奋试验时检测不到 GH 释放。但是对 GH 治疗是有反应的。

(4) *GH1* 基因突变与缺失:编码 *GH1* 基因是第 17 号染色体。该基因的缺失、移码及乱码突变与家族性 GHD 有关。

(5) *LHX3* 基因突变:与垂体性矮小症有关。

3. 获得性病因包括下丘脑垂体区肿瘤、颅内肿瘤、颅内肿瘤接受放射治疗或手术后创伤等(表 6-1)。

【临床表现】

1. **身材矮小** GHD 患儿身材矮小为相对的,而非绝对的情况,其身高比同地区、同性别及同年龄儿童的平均身高值低 2 个标准差(SD)以上。若身高尚在参考范围内,但因生长缓慢终致 4 岁以上儿童的生长速度<4cm/年应怀疑 GHD 的诊断(图 6-1)。

2. **营养良好** GH 是强脂溶性激素。GHD 患儿的体重等于或大于同身高儿童的体重,呈轻度向心性肥胖,皮褶厚度在参考范围内,脂肪分布通常呈"婴儿""娃娃状"或"天使状"的形式。但营养良好并非 GHD 患儿专有的临床表现,体重低也不足以排除 GHD 诊断,如宫内营养不良患儿可以相当消瘦。

表6-1　矮小症的主要病因

类型	疾病	临床表现	标准评估	治疗	骨龄	生长速度
正常生长变异	家族性矮小症	其父母身高在正常人第十个百分位以下,而矮小症者成年身高在其父母身高的预测值范围内	病史、体格检查、骨龄	无需治疗,监测生长	正常	偏低或正常,女孩为4~5cm/年,男孩为3.5~4.5cm/年
	体质性生长与青春期延迟	骨龄延迟,父母中有青春期延迟家族史,成年身高正常	病史、体格检查、骨龄;警惕潜在的全身性疾病如有生长速度减慢要进行实验室筛查	无需治疗;或可在青春期用性激素治疗	延迟	3~5岁生长缓慢;儿童期正常;青春期快速生长延迟;成年身高正常
	小于胎龄儿,追赶生长	多数小于胎龄儿在2岁时有追赶生长;少部分生长缓慢或缺乏追赶生长的患病理状态	病史、体格检查	监控生长	正常	正常
病理原因	营养不良	正常身高低体重	病史(诱导饮食与社会学病史)、体格检查、骨龄	恢复营养补充	延迟或正常	缓慢(<4cm/年)
	糖皮质激素治疗	对生长的影响与药物剂量相关,全身用药影响最大,长期吸入影响轻微	病史、体格检查、评估原发病对生长的影响	用最小的糖皮质激素剂量或改用替代药	延迟	缓慢
	胃肠疾病(特别是克罗恩病和腹腔疾病)	胃肠道症状(腹泻、腹痛)克罗恩病会有口腔溃疡与肛裂或皮疹	病史、体格检查、骨龄;实验室筛查包括CBC、ESR和CRP	治疗原发病,改善营养,避免糖皮质激素治疗	延迟	缓慢
	肾病(CKD、肾小管性酸中毒)	随着CKD的诊断会影响生长。CKD症状包括多尿、水肿、紫色尿、肌酐升高与高血压	病史、体格检查、骨龄;实验室筛查包括尿素氮、肌酐、尿成分分析	积极治疗原发病,增加营养,必要时使用生长激素	延迟	缓慢
	风湿病(特别是系统性青少年特发性关节炎)	发热、关节痛、皮疹、淋巴结肿大	病史、体格检查、骨龄;实验室筛查包括CBC、ESR、CRP、ANA和RF	诊断治疗原发病,改善营养,避免糖皮质激素使用	延迟	缓慢

续表

类型	疾病	临床表现	标准评估	治疗	骨龄	生长速度
	癌症	任何癌症可通过多种机制影响生长，包括营养摄入减少、能量需求增加，脑部肿瘤直接影响下丘脑垂体功能，肿瘤治疗、中枢神经系统放疗、化疗直接影响GH产生	病史、体格检查、骨龄。有肿瘤病史，有CNS症状或下丘脑垂体疾病，实验室筛查垂体功能，FT4、IGF-1、IGFBP-3，颅脑MRI等	充足营养，治疗所有继发性垂体功能缺乏	延迟	缓慢
	肺部疾病（囊性纤维化、反复肺部感染性免疫缺陷、严重哮喘）	呼吸道症状与反复感染。如囊性纤维化患者有脂肪泻和胃肠道症状	病史、体格检查和骨龄，针对囊性纤维化和免疫缺陷的试验	诊断治疗原发病，保证营养，避免使用糖皮质激素	延迟	缓慢
	免疫性疾病	反复感染（其表现依赖于多种不同的免疫缺陷）	病史、体格检查、骨龄，检测免疫缺陷指标	治疗原发病	延迟	缓慢
内分泌病因	甲状腺功能减退	嗜睡、怕冷、便秘、反应差	病史、体格检查、骨龄、TSH和游离T4，如果是中枢性甲状腺功能减退 TSH与总T4低，还要评估其他垂体激素	甲状腺激素替代	延迟	缓慢
	库欣综合征	向心性肥胖、满月脸、紫纹	病史、体检、骨龄、24小时尿游离皮质醇	治疗原发病	延迟	缓慢
	生长激素缺乏	进行性生长缓慢，也可能有其他垂体功能减退表现	病史、体格检查、骨龄、GH、IGF-1、IGFBP-3	重组生长激素治疗	延迟	缓慢
	性早熟	男性化	病史、体格检查、骨龄、LH、FSH	根据性早熟的类型进行治疗	加速	早期生长加速，后期停止生长
遗传性疾病	Tuner综合征	盾状胸、蹼状颈、肘外翻、马德隆畸形，50%有矮小、缺乏青春期发育	核型分析（45X, X结构异常或嵌合）	雌激素、生长激素治疗	正常	缓慢
	SHOX突变	孤立性矮小（通常有敦实表现）或有前臂或下肢矮小、肘外翻、马德隆畸形、拱形颚	分子基因测定有SHOX变异	可考虑GH治疗	正常	缓慢

续表

类型	疾病	临床表现	标准评估	治疗	骨龄	生长速度
	Noonan 综合征	轻微面部畸形、心脏病、智力障碍、颈蹼、隐睾症、眼距宽	分子基因测定 *PTPN11*、*SOS1* 和其他基因异常	考虑用 GH 治疗	正常	缓慢或正常
	Silver-Russell 综合征	严重的宫内生长障碍和产后生长迟缓、前额突出、三角形面容、躯体不对称、口角下斜	临床诊断,支持分子基因测定	可考虑 GH 治疗	正常	缓慢
骨骼发育不良	软骨发育不全	肢短、面部发育不全、三叉较大手,多数病例在产前或婴儿早期被发现	临床诊断和基因检测,*FGFR3* 基因突变是有价值的	处理并发症,可能会发生颅颈交界压迫性睡眠呼吸暂停和脊柱狭窄	轻微延迟	缓慢
	软骨发育不良	肢短但较软骨发育不全要轻,腰椎前凸可能会引起大头状瘤病	骨骼检查,基因检测 *FGFR3* 基因突变(70%阳性)	观察椎管狭窄的发生,必要时外科介入	正常	缓慢
	脊柱发育不良	异质性表现,躯干相对于肢体不成比例缩短,可能发生脊柱后凸侧弯和骨关节炎	人体测量及骨骼检查	观察脊柱病变与骨关节炎,必要时外科介入	正常	缓慢
	成骨不全	中度或严重患儿会有反复骨折,身材矮小、蓝色巩膜,脊柱侧弯及听力丧失	骨骼检查	使用双膦酸盐制剂,处理骨折	正常	正常或者缓慢

注:IGF-1,胰岛素样生长因子1;IGFBP-3,胰岛素样生长因子结合蛋白-3;ESR,红细胞沉降率;CRP,C反应蛋白;ANA,抗核抗体;RF,类风湿因子。

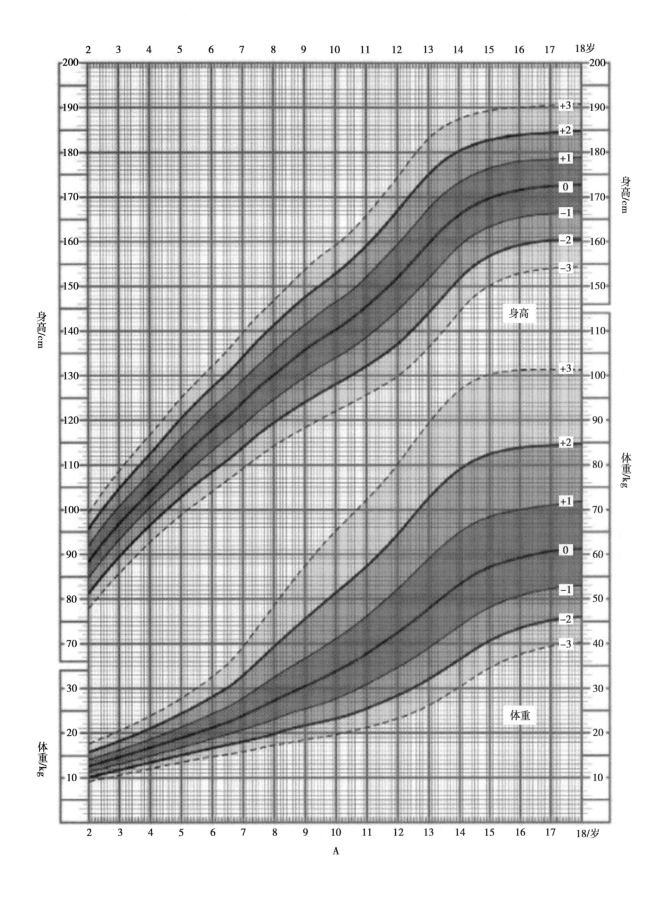

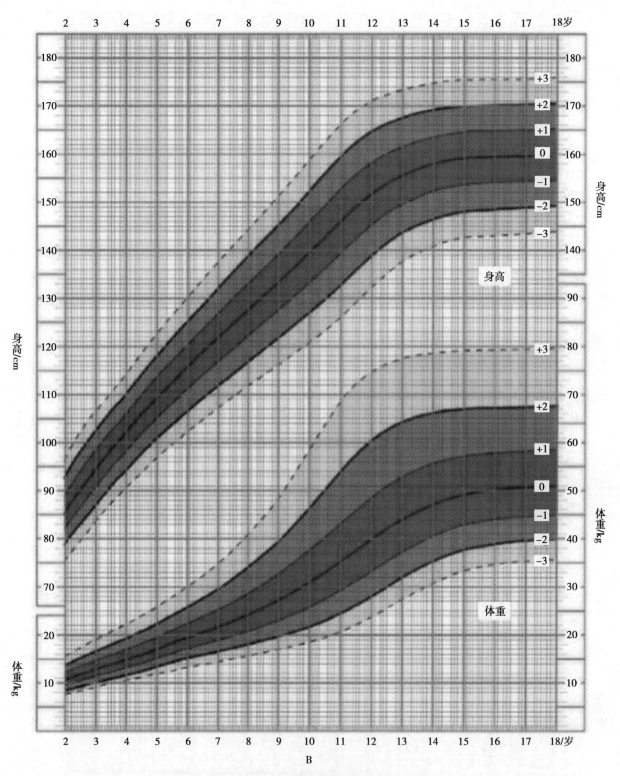

图 6-1　中国 2~18 岁儿童身高、体重正常曲线图
A. 男童；B. 女童。

3. 生长速度缓慢　是 GHD 的重要临床特征。可能在出生后的头几个月发生生长速度下降，但直到 6 至 12 个月大时才可能明显，此时生长速度偏离了正常生长曲线。一般认为年龄<2 岁生长速度小于 7cm/年；2~4 岁：生长速度小于 5.5cm/年；4~6 岁：生长速度小于 5cm/年；6 岁~青春期：男生生长速度小于 4cm/年、女生生长速度小于 4.5cm/年，应做进一步筛查。同时注意季节变化对生长速度的影响。

4. 骨骼发育不全　X 线可见长骨均短小，骨龄幼稚，骨化中心发育迟缓，骨骺久不融合。

5. 颅内占位效应　获得性生长激素缺乏性矮小症由鞍区肿瘤所致者可有局部受压及颅内压增高的表现，如头痛、视力减退与视野缺损等。

【辅助检查】

除常规生化、血、尿常规外，建议排除儿童肠道疾病所致生长缓慢，如总 IgA 的检测，以排除儿童乳糜泻。垂体内分泌功能评估针对多个内分泌功能缺乏者是必须的，如促甲状腺激素（TSH）、游离甲状腺素（FT_4）、皮质功能、垂体后叶功能等。在所有女孩中和有相关生殖器异常的男孩中要做染色体核型筛查，排除 Turner 综合征。有性早熟迹象的儿童的清晨黄体生成素（LH）和卵泡刺激激素（FSH）（儿科患者应使用"超敏"测定法，并应在清晨抽取样品以达到最佳敏感性）。

1. 生长激素测定　生长激素是垂体前叶细胞产生。生长激素的产生从胎儿生命的早期开始，并贯穿整个儿童和成年期，随年龄增加而逐渐减少。GH 分泌是脉冲式的。每天大约有 10 个 GH 分泌脉冲，持续约 90 分钟，相隔约 128 分钟。因此，白天在正常受试者中收集的样本中约有 50% 无法检测到血清 GH 浓度。此外，在肥胖或老年受试者中超过 95% 的样本中无法检测到 GH。

2. 胰岛素样生长因子 1（IGF-1）和胰岛素样生长因子结合蛋白-3（IGFBP-3）测定　IGF-1 和 IGFBP-3 水平已成为诊断生长异常的一种广泛使用的指标。IGF-1 是 GH 作用于促进生长的介质。检测血清 IGF-1 和 IGFBP-3 有两个好处是：它们的浓度通常反映分泌 GH 的综合浓度。与 GH 的脉冲式分泌不同，IGF 水平在白天是稳定的（血清半衰期为 12 至 16 小时）。尽管稳定性好，但针对个体的检测一定要强调同性别同年龄的评估。还要注意 IGF-1 值在生命早期就非常低，参考范围与 GHD 的范围重叠。尽管生长激素水平正常甚至升高，但营养不足仍会降低 IGF-1。除 GHD 以外，其他血清 IGF-1 水平可能较低的疾病如生长激素不敏感性综合征（GHI）、甲状腺功能减退、糖尿病、肾衰竭和癌症等。

IGFBP-3 是 IGF-1 的主要血清载体蛋白，也是与 GH 密切相关的。在参考范围的下限，IGFBP-3 与营养的关系不大，比 IGF-1 特异性更好。如果生长速度严重下降，骨龄明显延迟，并且 IGF-1 和 IGFBP-3 绝对较低（如<-2SD），则不进行 GH 兴奋试验就可以诊断为 GHD。如果 IGF-1 和 IGFBP-3 几乎正常（SD≥0），即处于参考范围的上半部分则 GHD 极不可能，因此无需进一步做兴奋试验。IGF-1 和 IGFBP-3 偏低是否进行 GH 兴奋试验则决定于综合患者的特征，包括生长速度下降的严重程度，骨龄延迟程度和低水平是否可以由其他因素（例如营养不良）解释等。

3. 大脑的增强磁共振成像（MRI）　适用于已建立生长激素缺乏症诊断的儿童，有临床症状提示下丘脑-垂体功能障碍的儿童，或有头颅照射史的儿童。

4. GH 兴奋试验

（1）GH 兴奋试验结果：GH 峰值<5μg/L 即为生长激素完全性缺乏（GHD）；介于 5~10μg/L 之间为部分缺乏（pGHD）；>10μg/L 则属正常。多年来，两个标准兴奋试验一直是胰岛素引起的低血糖试验或精氨酸和 GH 释放激素（GHRH）的组合。最近，已经开发了 Macimorelin，是一种具有口服活性的 ghrelin 受体的合成激动剂，已获得监管部门的批准。

（2）GH 兴奋试验选择：在可以使用 GHRH 的国家/地区，建议使用精氨酸-GHRH 兴奋试验。在无法使用 GHRH 的国家/地区，建议使用 Macimorelin 兴奋试验。这是新的兴奋剂，其出色的敏感性和特异性、口服给药的便利性及副作用的低发生率使其成为有吸引力的选择。如果 GHRH 和 Macimorelin 都不可用，建议将两种不同机制的兴奋剂联合使用，例如精氨酸-L-DOPA 兴奋试验。与单个兴奋试验相比，兴奋试验的组合通常更有效。

1）精氨酸-GHRH 兴奋试验：在 0 时静脉内给予 GHRH 推注剂量 1mg/kg 体重，然后在 30 分钟内立即静脉内输注 0.5g/kg 的精氨酸盐酸盐（最多 30g）。在 -30、0、30、60、90 和 120 分钟时测量血清 GH。在一项研究中,切点<4.1ng/ml(<4.1mg/L),在另一项研究中,切点<3.7ng/ml(<3.7mg/L)。研究表明,切点随腰围、体重指数(BMI)和年龄而变化。使用 GHRH 后,经常会出现短暂的面部潮红。

2) Macimorelin 兴奋试验:Macimorelin 是生长素释放肽受体的合成激动剂,口服给予时,以剂量依赖性方式刺激 GH。在一项针对 166 名生长激素缺乏患者的研究中,将 Macimorelin 与胰岛素耐受性试验(ITT)进行了比较。GH 切点为 5.1ng/ml 时,Macimorelin 测试的灵敏度为 92%,特异性为 96%,可重复性为 97%。对于两个测试,使用相同的 5.1ng/ml 切点,阴性一致性为 94%,阳性一致性为 82%。某些患者摄入 Macimorelin 后出现短暂性消化不良。在较早的研究中,发生了 Q-T 延长,因此建议在进行此试验前停用其他引起 Q-T 延长的药物。

3) 精氨酸-L-DOPA 刺激试验:精氨酸-L-DOPA 刺激试验推荐的 L-DOPA 剂量为 500mg 口服,在精氨酸注入开始时给予。在 10%的溶液中,精氨酸盐酸盐的剂量为 30g,以 30 分钟的时间注入。在 0、30、60、90 和 120 分钟的时间(在开始输注并给予 L-DOPA 之前)采样血液。血清 GH 的切点为 1.5ng/ml(1.5mg/L),对 GH 缺乏症的诊断提供 95%的敏感性和 79%的特异性。0.25ng/ml(0.25mg/L)的更低的切点可将特异性提高至 95%,但将灵敏度降低至 75%。

(3) 胰岛素低血糖试验(ITT):静脉注射胰岛素(剂量为 0.1IU/kg),在注射前以及注射后 0、15、30、60、90 和 120 分钟时测量血清(或血液)葡萄糖和 GH。血清 GH 切点为<5.1ng/ml 确诊 GH 缺乏。该试验有一定风险。临床医生要密切监视低血糖发生的情况,如果发生严重低血糖要及时处理。

(4) 胰高血糖素刺激试验:该试验已经使用了很多年,最近有建议将其用于没有 GHRH 的国家。它是通过肌内注射 1mg 胰高血糖素(体重>90kg 的患者为 1.5mg)并每 30 分钟测量 GH,直至用药后 4 小时。对于正常体重者,该试验切点为是<3ng/ml,但是在肥胖患者中,临界值 1ng/ml 可以提供最佳的敏感性和特异性。副作用包括恶心、呕吐、发汗和头痛,占 10%~30%。

(5) 可乐定试验:可乐定通过多种机制刺激 GH,包括通过 α-肾上腺素途径刺激 GHRH。剂量为 5mg/kg(最大 250mg),并在 0、30、60 和 90 分钟时测量血清 GH;生长激素分泌高峰通常发生在给予刺激后约一小时。可乐定可能会引起适度的低血压和低血糖症,因此在试验过程中应监测患者的这些问题。该试验的敏感性和特异性的估计差异很大。

【诊断】

儿童生长激素缺乏症诊断需要全面的临床表现和人体测量联合评价。身材矮小为同年龄同性别正常人均值-2SD(标准差)以下应首先排除如甲状腺功能减退症、慢性全身性代谢性疾病、Turner 综合征和骨骼发育障碍性疾病等才能作出诊断。如果在排除其他的生长激素偏低的原因后,IGF-1 和/或 IGFBP-3 值低于同性别、同年龄正常人-2SD 以下强烈提示有 GH 轴的功能低下,尤其是在已知的下丘脑-垂体疾病和/或其治疗(例如脑外科手术和/或放射)的情况下不需要 GH 兴奋试验就可以诊断为 GHD。IGF-1 和 IGFBP-3 偏低是否进行 GH 兴奋试验取决于各个患者的特征,包括生长滞缓的严重程度,骨龄延迟程度和低水平是否可以由其他因素(例如营养不良)解释。儿童在生长激素激发试验中生长激素水平峰值在 10μg/L 以下支持生长激素缺乏症的诊断。

新生儿有低血糖者必须筛查生长激素水平,随机生长激素低于 20μg/L 可怀疑新生儿 GHD。IGFBP-3 的测定值对诊断婴幼儿生长激素缺乏症是有价值的。

【鉴别诊断】

1. 特发性矮小身材(ISS) 　在没有任何内分泌、代谢或其他疾病的情况下,身高矮于同性别、同年龄的 2 个标准差(SD)。这些儿童的身高速度正常(通常在下限),并且没有生化或其他证据表明特定的发育迟缓状况。全基因组研究表明,成年身高的大部分变异是由数百种遗传变异所解释的,每种变异的影响很小。但是,一小部分人中,身材矮小是由特定的遗传变异引起的,如 SHOX 基因的突变可导致 1%~4%发生矮小。另外,表观遗传的改变也可能在 ISS 的某些情况下起作用。在一项研究中表明 ISS 与胰岛素样生长因子 1(IGF-1)基因的两个启动子区域的甲基化增加有关。这些表观遗传的变化会降低个体对生长激素的敏感性。

2. 生长激素受体不敏感综合征(growth hormone insensitivity syndrome,GDI) 　其中比较典型的

是 Laron 矮小症。患者有严重 GH 缺乏的临床表现,外生殖器和睾丸细小,性发育延迟。但血浆 GH 水平正常或升高,IGF-1、IGFBP-3 和生长激素结合蛋白(GHPB)降低。本病患者对外源性 GH 治疗无反应,目前唯一有效的治疗措施是使用重组人 IGF-1 替代治疗。

3. 所有严重的全身性疾病导致的生长障碍 包括营养不良、糖皮质激素治疗、胃肠道疾病(尤其是克罗恩病和乳糜泻)及慢性肾脏病等。

4. 多种遗传综合征和先天性畸形导致的身材矮小 如 Turner 综合征,身材矮小,无青春期发育是其主要特征。其他如 Noonan 综合征、Silver-Russell 综合征和唐氏综合征等分别可通过特异性临床特征进行识别。

【治疗】

儿童 GHD 一旦诊断成立后应尽快进行重组人生长激素治疗。治疗的主要目标是使 GHD 儿童的身高正常,并最终实现正常成人的身高。

1. 适应证 生长激素缺乏但骨骺端尚未闭合的儿童应在确诊后立即开始治疗,并持续治疗至线性增长停止。

2. 初始剂量 重组人生长激素的常规剂量在每周 0.16~0.24mg/kg 之间,分为每天 1 次注射,最高剂量为每周 0.3mg/kg。对于严重的 GH 缺乏症的患者,应使用较低的起始剂量[约 20μg/(kg·d)],因为这些个体在较低剂量就有出色的生长反应。在相同的总剂量下,每天注射比隔天注射更有效。推荐在晚上注射。

3. 剂量调整 原则是基于 IGF-1 反应。在开始 GH 治疗或调整剂量后约 4 周,应测量胰岛素样生长因子 1(IGF-1)的血清水平。将 IGF-1 的水平定位在参考范围的上半部分。如果 IGF-1 水平低于该目标范围,我们将增加 GH 的剂量 10%~20%,如果 IGF-1 水平高于该目标范围(即>+2SD),需要降低 GH 剂量 10%~20%。因为考虑到 IGF-1 高水平的安全性存在一些担忧。

4. 生长激素治疗的不良反应 用重组人 GH 治疗一般是安全的。

(1)急性反应:接受 GH 治疗的儿童中,最常见的与治疗相关的主诉是头痛,通常是良性的。此外,发生特发性颅内高压、眼压升高、股骨骺端滑脱和脊柱侧弯加重。

(2)其他罕见的不良反应是胰腺炎,女性乳房发育症以及痣的生长和色素沉着增加。腕管综合征、水肿和关节痛在接受 GH 治疗的成年人中更为常见,但在儿童中却很少见。

(3)长期风险:癌症和死亡率。有人担心 GH 或其介导的胰岛素样生长因子 1(IGF-1)在癌症风险中的可能作用,这些担忧主要基于正常人中较高的 IGF-1 水平与乳腺癌或前列腺癌有关。

5. 治疗持续时间 通常需要持续进行 GH 治疗,直到线性增长降低至小于(2.0~2.5)cm/年为止。然后应使用 GH 兴奋试验对患者进行 GH 缺乏症的重新评估,以确定是否应继续治疗直至成年期以维持代谢指标,即维持健康的身体成分、脂质状况和骨量。

(谷 卫)

参 考 文 献

[1] GRIMBERG A,DIVALL SA,POLYCHRONAKOS C,et al. Guidelines for Growth Hormone and Insulin-Like Growth Factor-I Treatment in Children and Adolescents:Growth Hormone Deficiency,Idiopathic Short Stature,and Primary Insulin-Like Growth Factor-I Deficiency. Horm Res Paediatr,2016,86:361.

[2] SWERDLOW AJ,COOKE R,BECKERS D,et al. Cancer Risks in Patients Treated With Growth Hormone in Childhood:The SAGhE European Cohort Study. J Clin Endocrinol Metab,2017,102:1661.

[3] TAMHANE S,SFEIR JG,KITTAH NEN,et al. GH Therapy in Childhood Cancer Survivors:A Systematic Review and Meta-Analysis. J Clin Endocrinol Metab,2018,103:2794.

第七章　巨人症与肢端肥大症

巨人症和肢端肥大症是一类起病隐匿的慢性进展性内分泌疾病,主要是由于生长激素(growth hormone,GH)和胰岛素样生长因子-1(insulin-like growth factor 1,IGF-1)分泌过多引起。发生在骨骺闭合前导致巨人症,而出现在骨骺闭合后导致肢端肥大症。同一患者可兼有巨人-肢端肥大症。

【病因与发病机制】

巨人症和肢端肥大症的病因是 GH 和/或 IGF-1 分泌过多。在大多数患者中是由分泌 GH 的垂体腺瘤造成,少见的是由于垂体增生或异位 GH 或生长激素释放激素(growth hormone releasing hormone,GH-RH)所引起 GH 的分泌过量释放。肢端肥大症很少与遗传综合征相关,遗传综合征包括多发性内分泌肿瘤 1 型(MEN1)、McCune-Albright 综合征、家族性肢端肥大症和 Carney 综合征。因此,其发病机制亦可从两方面进行阐述。

1. **散发性肢端肥大症**　95%以上的肢端肥大症患者有散发性的分泌 GH 腺瘤,该病源于生长激素细胞(垂体中分泌 GH 的细胞)或垂体前叶混合分泌 GH 和催乳素(PRL)的细胞。分泌 GH 腺瘤的发生是由于表达生长激素高分化的生长激素细胞的增殖失调以及由生长激素细胞合成和分泌增加导致的 GH 过度产生所引起的。这些腺瘤通常是良性的,即使是局部侵袭性的,也不发生转移。然而,随着局部浸润的发展,它们可能会侵袭性地生长。根据细胞形态、基因产物表达、细胞内 GH 颗粒化程度和侵袭性可分为 3型:1 型腺瘤是较小的致密颗粒状肿瘤,主要发生在老年患者中,并且病情相对较轻,因此在腺瘤中预后最好;2 型腺瘤处于中间表型;3 型腺瘤的颗粒稀疏,并且较大,更具有侵袭性,主要发生在年轻患者中,通常比 1 型和 2 型腺瘤更难治疗,且具有合并症。

目前,散发性分泌 GH 的腺瘤发病机制仍不明确,可能是由于生长因子或生长因子受体表达异常、细胞周期和信号转导失调、细胞周期基因表达改变及肿瘤抑制基因表达缺失造成。

(1) 信号转导失调:肿瘤细胞信号转导失调包括激活 GNAS1 中的生长激素细胞突变,GNAS1 是编码鸟嘌呤核苷酸结合蛋白 G 亚基 α 的基因,在多达 40%的生长激素分泌腺瘤中有表达。这些突变也存在于 McCune-Albright 综合征患者中,这些患者也可能发展为肢端肥大症并诱导 cAMP 生成,从而刺激 GH1 的转录,GH1 是编码 GH 的基因。下丘脑 GHRH 是一种促有丝分裂因子,可诱导 cAMP 的产生,进而导致 GH 分泌增加,促使生长激素细胞增殖,而下丘脑生长抑素通过特定的生长激素细胞表面受体发出信号,以抑制 GH 的过度分泌,而癌基因 GNAS1 突变也导致生长抑素受体配体(somatostatin receptor ligands,SRL)优先应答,后者是 GH 的药理学抑制因子。

信号转导及转录活化因子 3(signal transducer and activator of transcription 3,STAT3)是另一种信号分子,已被推测与生长激素分泌过多有关,因此可能成为生长激素肿瘤的治疗靶点。STAT3 在分泌 GH 的肿瘤中过度表达,导致 GH 合成增加。此外,STAT3 浓度与 GH 过度分泌的程度有关,抑制 STAT3 的活性会阻止生长激素肿瘤异种移植物的生长,并抑制人体生长激素肿瘤培养细胞的 GH 分泌。由于在 GH 细胞中,GH 还诱导生长激素细胞中 STAT3 磷酸化和核位,因此 STAT3 诱导的正反馈自分泌或旁分泌可能是生长激素腺瘤中 GH 过度分泌的机制。

此外,最近的研究表明,生长激素细胞对葡萄糖依赖性促胰岛素多肽(glucose-dependent insulinotropic polypeptide,GIP)的异常反应,或生长激素细胞中 GIP 受体的过度表达,可以解释在口服葡萄糖耐量试验(oral glucose tolerance test,OGTT)后,通过抵消葡萄糖诱导的下丘脑抑制活性,导致部分肢端肥大症患者中 GH 的反常增加。

(2)细胞周期紊乱:除信号转导失调外,分泌 GH 的垂体瘤细胞通常还具有染色体非整倍性、DNA 损伤和细胞周期紊乱,包括细胞周期过早停止等特征。例如,在分泌 GH 的肿瘤中,垂体肿瘤转化基因 1(pituitary tumour-transforming gene 1,PTTG1)(抑制姐妹染色单体分离)的过度表达会导致细胞周期破坏。腺瘤中 PTTG1 的过量水平是由于蛋白质的类泛素化缺陷所致,且 *PTTG1* 的水平与肿瘤的侵袭性相关。

总的来说,细胞周期的紊乱和对细胞增殖的限制,包括细胞周期依赖性激酶(cyclin-dependent kinases,CDK)抑制因子的过度表达,导致细胞衰老,对生长激素细胞恶性变起缓冲作用。因此,促进和抑制细胞增殖之间的平衡,决定了分泌 GH 的肿瘤是否具有侵袭性。

(3)基因组的稳定性:一项源自对 128 个分泌 GH 的腺瘤进行的全基因组关联研究确认了 3 个易感性基因位点(2 个位于 10 号染色体上,1 个位于 13 号染色体上)与散发性 GH 腺瘤相关,且拷贝数变异也有报道。与细胞周期紊乱或信号转导失调一致,全基因组测序和体细胞拷贝数分析中未检测到经典的癌基因突变。此外,39 个 GH 分泌肿瘤的基因组图谱显示拷贝数变化具有异质性,这与基因组不稳定性状态一致。对 16 例分泌 GH 的腺瘤的二代高通量测序结果表明,在分泌 GH 的腺瘤中,分泌生长激素的生长激素肿瘤拷贝数变异比未分泌激素的生长激素肿瘤更为常见。

(4)GHRH 或 GH 表达的改变:异位分泌的 GHRH 主要源于胰腺或肺的肿瘤以及下丘脑的神经节细胞瘤。GHRH 过度分泌可导致腺垂体的增生或增大,若伴有体内循环 GHRH 水平升高,腹部或胸部也会有相应的影像学表现。虽然非常罕见,异位生长激素的产生可以发生在咽喉部腺瘤或垂体外肿瘤(如胰腺肿瘤和淋巴瘤)。

2. 肢端肥大症的遗传因素 全基因组分析已经发现了与家族性肢端肥大症群体和某些形式的巨人症中相关的新的种系突变以及干扰细胞内通路的体细胞突变。例如,X 连锁肢端肥大性巨人症(X-linked acrogigantism,XLAG)是一种极早期起病的巨人症,其特征是从平均年龄 1 岁开始快速生长,伴明显垂体腺瘤或伴有垂体增生相关的 GH 分泌增多。此外,Xq26.3 染色体微复制是 XLAG 的一个特征,导致肿瘤中 G 蛋白偶联受体 *GPR101* 突变形式的过度表达。遗传性肢端肥大症很罕见,可能与 MEN1 和 Carney 综合征相关,或仅为孤立性的家族性垂体腺瘤。家族性肢端肥大症发病年龄较早,伴有生长激素的过度分泌,主要由大腺瘤引起,与芳烃受体相互作用蛋白(AIP)的种系突变有关。高达 30% 的家族性肢端肥大症患者存在 AIP 突变,而这些突变很少与催乳素细胞腺瘤相关。在常染色体显性遗传中 AIP 突变的外显率低,散发性肢端肥大症患者被报道存在 AIP 突变的连 5% 都不到。AIP 多态性具有异质性,在散发性肢端肥大患者中,AIP 的突变并不能带来独一无二的临床特征,因此,在成人散发性肢端肥大症患者中需要进一步研究明确 AIP 突变的重要性。

【临床表现】

1. 巨人症 该病常始于幼年,病儿较同龄儿生长明显迅速,持续长高直到性腺发育,骨骺闭合,最终身高可达 2m 或以上。若促性腺激素缺乏,性腺不发育,骨骺不闭合,GH 可持续加速身高增长,软组织可表现为面部粗糙、手脚增厚增大,心、肺等内脏增大。若垂体腺瘤发展,压迫垂体正常组织,迫使其他垂体激素分泌减少,可导致腺垂体功能减退,导致精神不振、乏力、毛发脱落、性欲减退、生殖器萎缩等。多数患者最终可因心血管疾病而死亡。同时,过多 GH 可拮抗胰岛素作用,导致糖耐量减低或糖尿病。

2. 肢端肥大症 肢端肥大症是一种慢性进展性疾病,诊断容易延误,患者常有特征性外貌,如面容丑陋、鼻大唇厚、手足增大、皮肤增厚、多汗和皮脂腺分泌过多,随着病程延长更有头形变长、眉弓突出、前额斜长、下颌前突、有齿疏和反咬合、枕骨粗隆增大后突、前额和头皮多皱褶、桶状胸和驼背等。其他临床表现如下。

(1) 垂体腺瘤压迫、侵犯周围组织引起的头痛、视觉功能障碍、颅内压增高、垂体功能减低和垂体卒中。

(2) 胰岛素抵抗、糖耐量减低、糖尿病及其急性或慢性并发症。

(3) 心脑血管系统受累：高血压、心肌肥厚、心脏扩大、心律不齐、心功能减退、动脉粥样硬化、冠心病、脑梗死和脑出血等。

(4) 呼吸系统受累：舌肥大、语音低沉、通气障碍、喘鸣、打鼾和睡眠呼吸暂停、呼吸道感染。

(5) 骨关节受累：滑膜组织和关节软骨增生、肥大性骨关节病、髋和膝关节功能受损。

(6) 皮肤及软组织变化：皮肤及皮下组织有明显的肥厚增生，特别是足底皮肤层增厚，足跟部皮垫厚实，皮肤附属器的功能增强。患者汗多，味臭；皮脂分泌增多，皮肤油腻。

(7) 甲状腺肿大：GH 瘤有 80%～90% 合并甲状腺肥大或功能异常。甲状腺功能的变化相对少见。一组 258 例的 GH 瘤患者临床研究报告提示，有 202 例（78%）患者出现甲状腺病变，而 150 例非功能性垂体瘤或 PRL 瘤的对照组中，仅有 27% 有甲状腺病变，患者甲状腺的大小主要与 GH 瘤病程有关，而与年龄、GH、IGF-1、促甲状腺激素水平无关。

(8) 女性闭经、泌乳、不孕，男性性功能障碍。

(9) 结肠息肉、结肠癌、甲状腺癌、肾癌等发生率可能增加。

【辅助检查】

1. 实验室检查

(1) 血清 GH 水平的测定：活动期肢端肥大症患者血清 GH 水平持续升高且不被高血糖所抑制。因此肢端肥大症的诊断，不仅要看空腹或随机 GH 水平，主要是通过用葡萄糖负荷后看血清 GH 水平是否被抑制到正常来判断。空腹或随机血清 GH 水平<2.5μg/L 时可判断为 GH 正常；若≥2.5μg/L 时需要进行口服葡萄糖耐量试验（OGTT）确定诊断。通常使用口服 75g 葡萄糖进行 OGTT。分别在 0、30、60、90 及 120 分钟取血测定血糖及 GH 水平，如果 OGTT 中 GH 谷值水平<1μg/L，判断为被正常抑制。已确诊糖尿病的患者可用 75g 馒头餐替代 OGTT。建议选用灵敏度≤0.05μg/L 的 GH 检测方法。

(2) 血清 IGF-1 水平测定：GH 作用主要经 IGF-1 介导来完成，血清 IGF-1 水平与肢端肥大症患者病情活动的相关性较血清 GH 更密切。活动期肢端肥大症患者血清 IGF-1 水平升高。由于 IGF-1 水平的参考范围与年龄和性别显著相关，因此测定结果应与年龄和性别相匹配的参考值范围（参考均值±2 个标准差）对照。当患者血清 IGF-1 水平高于与性别和年龄相匹配的参考值范围时，判断为血清 IGF-1 水平升高。

(3) TRH 兴奋试验：正常 GH 细胞的功能不属于 TRH 调控，但有 50%～60% 的 GH 瘤患者对 TRH 有反应。静脉注射 TRH 500μg 后，GH 增加 50% 为阳性。应注意在大腺瘤特别是巨腺瘤患者中，TRH 兴奋试验可诱发垂体卒中。

(4) 多巴胺类抑制试验：左旋多巴 500mg 或溴隐亭 2.5～5mg 口服后有一半左右的患者 GH 浓度大约下降 50%。多巴胺激动剂试验有反应者可确立该类药物作为辅助治疗的地位。

(5) IGFBP-3 和 ALP 测定：IGFBP-3 和酸性不稳定蛋白（ALP）与 IGF-1 在血浆中形成三联体。且 IGF-1 和 ALP 的水平亦受到 GH 的刺激。IGFBP-3 和 ALP 的诊断价值目前还有争议。有研究发现二者的测定对 GH 瘤诊断的敏感性和特异性并不优于 IGF-1。

2. 影像学检查　垂体 MRI 和 CT 扫描可了解垂体 GH 腺瘤大小和腺瘤与邻近组织关系，MRI 优于 CT。高分辨薄分层、增强扫描及动态增强 MRI 扫描等技术可提高垂体微腺瘤的检出率。对大腺瘤采用这些技术可了解腺瘤有无侵袭性生长，是否压迫和累及视交叉（鞍旁或鞍下等）。

3. 其他垂体功能的评估　应进行血催乳素（PRL）、卵泡刺激素（FSH）、黄体生成素（LH）、促甲状腺激素（TSH）、促肾上腺皮质激素（ACTH）水平及其相应靶腺功能测定。如患者有显著的多尿、烦渴、多饮等，要评估垂体后叶功能。

4. 视力、视野检查　观察治疗前视力、视野改变，同时作为治疗效果的评估指标之一。

5. 肢端肥大症并发症检查　肢端肥大症患者定性诊断后应该进行血压、血脂、心电图、心脏彩超、呼吸睡眠功能的检测,根据临床表现可以选择甲状腺超声、肠镜等检查。

【诊断】

肢端肥大症一般为缓慢进展的疾病,可累及心血管、代谢和骨骼关节肌肉的疾病,早期诊断有一定困难,诊断主要根据身高、典型面貌、肢端肥大、内脏增大、内分泌代谢紊乱证据和影像学检查异常。有些没有明显的肢端肥大症特征性表现,而出现 2 个或以上的下述症状时,需考虑肢端肥大症的可能并进行筛查,包括新发糖尿病、多发关节疼痛、新发或难以控制的高血压、心室肥大或收缩、舒张功能障碍等心脏疾病、乏力、头疼、腕管综合征、睡眠呼吸暂停综合征、多汗、视力下降、结肠息肉和进展性下颌突出。实验室检查中,空腹或随机血清 GH 水平≥2.5μg/L 可作为筛选和疾病活动性指标,也可作为本症治疗是否有效的指标,若≥2.5μg/L 时,需要口服 75g 葡萄糖进行 OGTT,如果 OGTT 中 GH 谷值水平未能被抑制到 1μg/L 则可明确诊断。下丘脑垂体区 CT、MRI 对诊断有较大帮助,CT、MRI 不仅适用于颅脑病变而且亦可探查胸腔、腹腔等部位的病变。为确定本症患者是否还有腺垂体其他功能改变,需要评估垂体其他功能检测,如 PRL、FSH/LH、TSH、ACTH 及其相应靶腺功能测定。极少数肢端肥大症患者是由于单基因缺陷等导致,如多发性内分泌腺瘤 1 型(multiple endocrine neoplasia,MEN1)、McCune-Albright 综合征和 Carney 综合征等,需进一步对相关并发疾病进行筛查和诊断。

【病情评估】

GH 瘤一经诊断,即需要进一步判断病情的活动情况。临床提示病情活动的指标包括:①肢端呈进展性肥大;②体重持续增加;③头痛持续或进行性加重;④多汗、溢乳;⑤短期视野缩小明显;⑥糖代谢异常;⑦出现血压升高和动脉硬化表现;⑧高血磷、高血钙;⑨IGF-1 明显增高;⑩GH 高于正常且不被葡萄糖抑制;⑪靶腺功能异常进行性加重。具备以上 3 项者,高度提示病情活动。

【治疗】

1. **治疗目标**　根据 2013 年中华医学会内分泌学分会,中华医学会神经外科学分会以及中国垂体腺瘤协作组联合颁布的中国肢端肥大症诊治指南(2013 版)及 2018 年国际肢端肥大共识小组发布的肢端肥大症诊治指南,肢端肥大症的治疗目标有以下 5 个:①将血清 GH 水平控制到随机 GH<2.5μg/L,OGTT 中 GH 谷值<1μg/L(如超敏感 GH 检测则应<0.4μg/L);②使血清 IGF-1 水平下降至与年龄和性别相匹配的参考范围内;③消除或者缩小垂体肿瘤并防止其复发;④消除或减轻临床症状及合并症,特别是心脑血管、呼吸系统和代谢方面,并对合并症进行有效的监控;⑤尽可能地保留垂体内分泌功能,已有腺垂体功能减退的患者应做相应靶腺激素的替代治疗。肢端肥大症治疗后随机 GH 值<2.5μg/L,OGTT 中 GH 谷值<1μg/L 时,患者生存率与正常人群无显著差异。手术、放射治疗和药物治疗都是达到上述治疗目标可以选择的方法。但是,要同时兼顾疗效的最大化及垂体功能的保护,上述 3 种治疗方法均各有利弊,因此,应根据每例患者的具体情况设计个体化治疗方案。

2. **治疗方法**　近年来,有关肢端肥大症的诊断和病理生理学有了新的见解。对检测技术上的问题和结果不一致影响该病的生化评估提高认识将确保及时诊断和开始治疗。在组织学和分子水平方面扩展知识,以及对生长抑素受体配体(SRL)的有效性和耐药性的新标记物的开发强调了个性化治疗方法的重要性,而不是遵循通用的治疗方案。需要进一步的研究来阐明创新构想、联合和围手术期药物治疗提高疾病缓解率和改善患者生活质量。对于大多数患者来说,肢端肥大症的治疗仍然是有多种方式的。

(1)手术治疗:经蝶垂体腺瘤切除术通常是一线治疗。成功的手术可以立即降低 GH 水平,并提供肿瘤组织用于诊断和判断预后。当由经验丰富的垂体外科医生进行手术时,内镜下和显微技术经蝶手术的预后无显著差异,近年来,内镜治疗更为常用。经验丰富的垂体手术医疗中心,较低的术前 GH 水平,较小的肿瘤体积,假包膜外入路切除术有助于提高缓解率,而垂体大腺瘤和肿瘤侵袭海绵窦或鞍旁则与术后较低的缓解率有关。值得注意的是,术后头 72 小时内的 GH 值<1ng/ml 为缓解的阳性预测因子。手术的主要禁忌证为心肺病变严重、不能耐受麻醉者,就经蝶手术本身而言,损伤小而局限,对全身状况的要求并不高。大腺瘤和侵袭性 GH 瘤会增加手术损伤蝶鞍周围重要结构的风险,亦要根据病情和技术条件进行权衡;术前和术后考虑联合其他治疗有助于制定个体化的手术方案。

(2)药物治疗:然而,并不是所有的患者在手术后都能得到缓解,药物治疗同样十分重要。可用于治疗肢端肥大症的药物包括生长抑素受体配体、GH 受体拮抗剂以及在特定患者中使用多巴胺受体激动剂等。第一代生长抑素受体配体(SRL)、奥曲肽和兰瑞肽是药物治疗的主要途径。最近,基因工程重组 GH 受体拮抗剂培维索孟也被作为一线治疗药物。

1) 生长抑素受体配体(somatostatin receptor ligand,SRL)

A. 第一代生长抑素受体配体 SRL:据报道,第一代 SRL 奥曲肽和兰瑞肽的生化控制率为 55%。然而,使用目前可用的长效制剂的临床试验数据显示实际控制率较低,为 25%~45%。由于患者选择偏倚、初始 IGF-1 水平、既往手术、不良反应和治疗依从性均可以影响实际应用中实现生化控制的可能性,因此第一代 SRL 的生化反应可能实际高于所发表的这些药物在过去 10 年中试验观察到的结果,而低于更早期的试验结果。给药途径可以选择每月 1 次肌内注射长效释放奥曲肽或者每月皮下注射 1 次兰瑞肽自身凝胶,由患者、护理人员或医疗保健提供者来完成。由于两种药剂的有效率无显著差异,对给药途径的偏好和/或相关成本可能影响治疗选择。

研究表明,在标准剂量 SRL 治疗有反应但控制不充分的患者,更高剂量的奥曲肽 LAR(每 28 天 60mg),以及更高剂量(每 28 天 180mg)和更频繁次数(每 21 天 120mg)的兰瑞肽可以提高患者的生化控制率。第一代 SRL 的最大剂量仍有待澄清。建议在采用此类策略前仔细选择患者,包括考虑对标准剂量的反应程度、基线 IGF-1 水平和治疗不良反应等情况。

B. 第二代生长抑素受体配体 SRL:在先前未用 SRL 治疗的患者中,使用帕瑞肽 LAR 的生化控制率高于使用奥曲肽 LAR 的生化控制率。然而,在用帕瑞肽 LAR 治疗的患者中,仅有不到一半的患者可以达到 IGF-1 的标准化水平,并且接近 70% 的应用帕瑞肽 LAR 治疗的患者表现出高血糖相关的不良反应。由于奥曲肽 LAR 或兰瑞肽对疾病控制不充分的患者在转换为帕瑞肽 LAR 后显示出生化控制的改善,因此,2018 年国际肢端肥大共识小组发布的肢端肥大症诊治指南建议将帕瑞肽 LAR 视为二线治疗。值得注意的是,基线时升高的 HbA1c 和空腹血浆葡萄糖水平是用帕瑞肽 LAR 治疗期间发生高血糖的强预测因子,建议对考虑用帕瑞肽 LAR 治疗的患者进行仔细筛查并监测血糖不良反应,并且帕瑞肽 LAR 应优先用于糖耐量正常的患者。在治疗的前 3 个月和剂量增加后的前 4~6 周内应每周监测血糖水平。在整个治疗过程中,监测应该在临床上适当进行。

2) 多巴胺激动剂:卡麦角林单药治疗,可以获得的生化控制率为 35%;在经 SRL 治疗控制不足的患者中,SRL 联合卡麦角林可以获得更好的疗效。该疗效的提高主要限于基线时 IGF-1 水平轻度升高的患者,其中 IGF-1 水平≤1.5 倍参考上限的患者获益最大。因此,指南建议将卡麦角林视为一线药物治疗,或作为 IGF-1 水平<2.5 倍参考上限患者在第一代 SRL 治疗基础上的补充治疗。

3) 生长激素受体拮抗剂:作为二线治疗应用的培维索孟单药治疗,在临床试验中获得 90% 或更高的生化控制率,在现实世界监测研究中也接近 60%。这种差异可能主要归因于剂量的差异,因为尽管在较高剂量下观察到更高的有效率,但临床实践中,不太可能将治疗药物上调至最大剂量。

培维索孟被批准使用的剂量范围从每天 10mg 到每天 30mg,指南建议每天剂量应根据需要可增加到推荐的最高剂量。患者特异性因素如年龄和 BMI 已被确定为 IGF-1 水平正常化所需的培维索孟剂量的参考因素,同时应定期监测整个治疗过程中的 IGF-1 水平,以确定是否可通过调整剂量方案实现正常化。监测研究表明,IGF-1 水平持续升高的患者每天剂量可高达 60mg。值得注意的是,每天使用剂量超过 30mg 尚未获批,尚缺乏充足证据证明该剂量的安全性和对预后的影响,因此不建议用于临床实践。培维索孟每周 1 次或 2 次给药与 SRL 联合使用时显示出更高的有效率,并且可以在停止使用 SRL 后持续发挥有效性。

4) 雌激素和选择性雌激素受体调节剂(SERM):当单独使用或与 SRL/卡麦角林联合应用时,雌激素和 SERM 可降低患者的 IGF-1 水平。然而,由于已公布的证据有限,这些药物的最佳使用仍未确定,还应考虑性别特异性等不良反应。

(3) 放射治疗:在肢端肥大症的治疗方法中,放射治疗仍然排在第三位,对手术后肿瘤体积残留较大(或增大)以及药物治疗不成功或不能耐受的患者通常考虑放射治疗。与常规放射相比,立体定向技术、立体定向放射外科和分次立体定向放疗等技术可以针对靶区肿瘤进行更精确、更高的辐射剂量,并限制对邻近正常结构的照射。在最近的一项系统综述中,放射外科治疗的疗效与常规放射治疗无显著差异,但具有较高的生化控制率和较低的垂体功能减退发生率。影响放射外科治疗疗效的有利预后因素包括较高的边缘照射剂量、较高的最大剂量和较低的初始 GH/IGF-1 水平。放射外科治疗的主要副作用是放射引起的垂体功能减退,而视神经损伤性病变、颅脑神经病、脑放射性坏死和脑血管疾病等的发生率较低。分割立体定向放射治疗与放射外科治疗的疗效和风险相当,分割立体定向放射治疗的卒中发生更高。

【展望】

自从一百多年前首次发现肢端肥大症以来,由于患者就医意识的提高和激素检测方法的改进,有关肢端肥大症的疾病诊断方面取得了非凡的进步,进一步促使新的治疗方法的产生,在控制 GH 和 IGF-1 水平方面也取得了长足的进步。肢端肥大症的治愈标准包括当前疾病得到严格控制,死亡和并发症发生风险的降低,以及患者生活质量得到改善。关于治疗,考虑到年龄、合并症、肿瘤及其侵袭性、GH 和 IGF-1 水平等情况的不同,临床工作中应针对每个患者量身定制最佳的治疗方案。尽管大多数情况下垂体手术仍然是首选治疗方法,但新疗法的引入和发展可以改善疾病的控制和预后。目前临床上正在开发的新医学疗法包括新的 SRL 制剂,例如口服奥曲肽胶囊,结合在液晶混合物中的肠胃外奥曲肽,对 GH 抑制具有高选择性的新型 SRL 多配体和靶向 GH 受体的新型反义寡核苷酸。在对奥曲肽 LAR 良好控制的患者中口服奥曲肽的Ⅲ期研究发现,改用口服奥曲肽后的生化控制率相当,并且由于口服给药,患者的可接受性和依从性得到了改善。该研究中,口服用药的方式需通过禁食来增加奥曲肽的血浆浓度,尽管该研究中患者对食物限制的依从性超过 90%,但这仍可能会限制患者对口服奥曲肽的接受性。2016 年 4 月,FDA 推迟批准奥曲肽口服胶囊治疗肢端肥大症,并表示尚有待获得进一步的临床证据支持,新的相关Ⅲ期临床试验正在进行中。其他新疗法尚处于开发的早期阶段,需要进行Ⅲ期试验来确定这些药物的疗效和安全性,以及它们在肢端肥大症最佳治疗中的作用。

总的来说,尽管医学工作者们在有关肢端肥大症的新疗法上进行了探索并研发了先进的放射治疗技术,但具有侵袭性和耐药性的分泌 GH 的垂体腺瘤仍然值得关注,针对该类肿瘤的新疗法正在处于开发阶段,以期提高肿瘤的总体反应率。根据既往研究,有关肢端肥大症病情控制的益处已得到充分确立,但全面评估肢端肥大症治疗的经济成本势在必行,包括终身药物治疗的潜在经济负担及其对肢端肥大症患者生活质量的影响等。此外,还需要进一步研究来解决关于散发性 GH 分泌肿瘤的病理生理机制并增进我们对垂体肿瘤发生机制的理解,这将有助于肿瘤侵袭性标记物的发现以及新型靶向疗法的发展。

(王卫庆)

参 考 文 献

［1］ MELMED S. New therapeutic agents for acromegaly. Nat Rev Endocrinol,2016,12:90-98.

［2］ DONOHO DA,BOSE N,ZADA G,CARMICHAEL JD. Management of aggressive growth hormone secreting pituitary adenomas. Pituitary,2017,20:169-178.

［3］ MELMED S,BRONSTEIN MD,CHANSON P,et al. A consensus statement on acromegaly therapeutic outcomes. Nat Rev Endocrinol,2018,14:552-561.

［4］ ZAHR R,FLESERIU M. Updates in diagnosis and treatment of acromegaly. Eur Endocrinol,2018,14:57-61.

［5］ MUHAMMAD A,VAN DER LELY AJ,O'CONNOR RD,et al. What is the efficacy of switching to weekly pegvisomant in acromegaly patients well controlled on combination therapy? Eur J Endocrinol,2016,174:663-667.

［6］ TRAINER PJ,NEWELL-PRICE JDC,AYUK J,et al. A randomised,open-label,parallel group phase 2 study of antisense oligonucleotide therapy in acromegaly. Eur J Endocrinol,2018,179:97-108.

［7］ GHEORGHIU ML. Updates in outcomes of stereotactic radiation therapy in acromegaly. Pituitary,2017,20:154-168.

第八章　催乳素细胞腺瘤

　　垂体腺瘤指的是腺垂体细胞发生的肿瘤,生前无任何临床表现在常规非选择性尸检中发现垂体腺瘤的占10%~20%,MRI随机检查意外发现垂体腺瘤可达20%或更多,目前已成为许多大型综合性医院内分泌科的第3位常见病,但长期动态观察发现既无过多激素分泌也无鞍区肿瘤占位效应的垂体微腺瘤较多。因此,垂体腺瘤具有如下临床内分泌学特征:垂体腺瘤的MRI检出率极高,有临床意义的少,大多数的垂体微腺瘤(<10mm)不发展为大腺瘤,无功能(无激素分泌)的较有功能性的腺瘤多,绝大多数为良性肿瘤,罕见有恶性肿瘤,虽然是肿瘤,但与下丘脑保持部分生理性联系,功能性垂体腺瘤所分泌的激素具有生物学活性,其激素的结构与正常生理激素相同。在功能性垂体腺瘤中催乳素细胞腺瘤、生长激素细胞腺瘤与促甲状腺激素细胞腺瘤使用模拟具有下丘脑调节肽作用的药物来抑制腺垂体激素的合成与分泌,可缩小肿瘤体积,消除占位效应。

　　垂体催乳素细胞腺瘤(简称为催乳素腺瘤)在功能性垂体腺瘤中是最常见的疾病,约占功能性垂体腺瘤的50%~60%,成年女性的发病率比男性高。临床上PRL腺瘤除以高催乳素血症为特征外、还可以出现腺瘤体积增大对鞍区的占位效应,直接压迫垂体前叶和/或下丘脑,可造成下丘脑-垂体-靶腺轴系内分泌功能紊乱(如溢乳、闭经、阳痿、不孕与不育以及腺垂体功能减退等),PRL腺瘤向鞍旁海绵窦侵袭性生长会导致颅神经损害,如动眼神经、外展神经麻痹,向鞍上生长会压迫视交叉导致颞侧偏盲,大腺瘤侵袭性破坏鞍隔与鞍底骨质可导致脑脊液鼻漏,少数出现尿崩症、颅内压增高及垂体卒中等。长期以来,尽管人们在临床和基础研究方面对PRL腺瘤的病因和发病机制进行了不懈的探索,但PRL腺瘤的病因和发病机制复杂,迄今仍不清楚。

　　PRL腺瘤的治疗方法主要有药物、手术、放疗等治疗措施。尽管神经外科经蝶手术切除肿瘤,消除鞍区占位效应是大多数垂体腺瘤的主要治疗手段,但以多巴胺受体激动剂为主的药物治疗目前业已成为PRL腺瘤的首选治疗,是传统治疗方法的突破,已取代手术成为治疗PRL腺瘤的主要手段,适合于80%~90%的PRL腺瘤患者,无论PRL微腺瘤或大腺瘤均可应用,可降低PRL水平、减少溢乳,缩小肿瘤,恢复月经和生育,在疗效、安全性与保护与改善腺垂体储备内分泌功能方面优于手术与放射治疗,特别对大腺瘤的治疗疗效尤为突出。新的药物和综合治疗模式发展很快,对于多巴胺受体激动剂抵抗,效果不满意或不能耐受的患者以及肿瘤向鞍上侵袭性生长,严重压迫视交叉的患者可以改用高效、长效的新型多巴胺受体激动剂或直接选择手术治疗及术后的辅助放射治疗。强调PRL腺瘤的治疗需要有内分泌科、神经外科、放射治疗科以及生殖医学科等多学科专家团队的规范诊治,才能明显提高疗效,强调治疗的个体化,不同个体的病情差异,合理应用综合治疗,重视治疗后的长期随访管理和神经内分泌的康复治疗。

　　应重视垂体PRL腺瘤的早期诊断,普及鞍区与垂体疾病知识,提高临床内分泌专科医师对PRL腺瘤的认识与治疗水平,垂体激素水平检测的普及与动态功能试验的建立、精确地鉴别高功能的病理性分泌,MRI鞍区薄层扫描加动态增强等影像学检查技术的广泛应用可检出3mm以上的微腺瘤,因此,早期诊断

PRL 腺瘤为有效的药物治疗提供了最佳的治疗阶段。

【流行病学】

随着血清 PRL 检测技术在 20 世纪 70 年代的迅猛发展,逐渐明确 PRL 腺瘤是功能性垂体腺瘤中最常见的一种,年发病率约为每 10 万人中 4~8 人,如果此估计把垂体验尸中发现的约 11% 的微腺瘤发生率和 PRL 免疫印迹阳性 46% 的发生率包括在内,那么 PRL 腺瘤的发病率还更高(有文献报道达 46.8/10 万)。在成人 20~50 岁的年龄段,女性与男性之比约为 10:1,其中 PRL 微腺瘤女性与男性之比约为 20:1,而 PRL 大腺瘤女性与男性之比两者大致相等,尤其是在 50 岁以后 PRL 腺瘤发病率男女性别之间的比例无太大差异,儿童和青春期少见或者罕见。在前瞻性随访中发现 PRL 水平与腺瘤体积大小一般呈正相关。

高催乳素血症是指血清 PRL 水平超过参考上限,它是下丘脑-垂体轴最常见的内分泌功能紊乱。高催乳素血症除功能性 PRL 腺瘤为常见病因外,临床上还应详细鉴别与排除继发性高催乳素血症。非 PRL 腺瘤所致的继发性高催乳素血症的常见原因有生理性、药理性、病理性和特发性 4 大类。只检测到血清 PRL 水平轻微增高而无临床症状与鞍区占位者,可称为生化性高催乳素血症,约占健康人的 10%。临床上高催乳素血症的患病率因调查对象的不同而有所差异,生殖医学门诊患者中约占 5%,闭经女性中约占 9%,溢乳女性中约占 25%,同时有闭经及溢乳者中约占 70%,阳痿或不育男性中约占 5%。

【解剖基础】

鞍区主要指以蝶鞍为中心的解剖范围,包括鞍下方的蝶窦,鞍上方的视交叉、下丘脑,鞍旁(两侧)的海绵窦,鞍后方的斜坡上段骨质,鞍前方的眶尖。下丘脑位于垂体上方,垂体柄通过鞍膈孔将下丘脑正中隆起与垂体相连,垂体位于鞍内,下丘脑前方为视交叉,后方为乳头体,下底部为灰结节,以正中隆起为中心,上方为下丘脑沟与丘脑及第三脑室相邻,侧方为海绵窦。

【病理生理基础】

早在 20 世纪 20 年代,生理学家正式命名了催乳素(prolactin,PRL)。1971 年,有核医学家首次用放射免疫方法检测到人血清中存在催乳素,随后又成功地进行了人催乳素的分离、鉴定、分子测序和基因定位。随着对高催乳素血症(hyperprolactinemia)的基础和临床研究的深入,业已明了临床上引起高催乳素血症最主要的原因是垂体 PRL 腺瘤。

1. **催乳素的生理分泌和调节** 人类分泌 PRL 的细胞占腺垂体细胞总数的 15%~20%,妊娠期雌激素可使 PRL 细胞增加到 70%。人类 *PRL* 基因位于第 6 号染色体,PRL 由垂体前叶的 PRL 细胞合成和分泌,相对分子质量为 23 000~24 000,人类 PRL 是由 198 个氨基酸组成的单链多肽,有 3 个二硫键稳定其结构,啮齿动物的 PRL 由 197 个氨基酸残基组成,猪、牛的 PRL 有 199 个氨基酸残基。不同哺乳动物 PRL 的氨基酸序列有 60%~100% 的同源性。PRL 的合成与分泌主要受下丘脑多巴胺能途径的调节,下丘脑弓状核和室旁核所分泌的多巴胺为主要的 PRL 分泌抑制因子,多巴胺对 PRL 细胞起着张力性抑制作用,即多巴胺作用于 PRL 细胞表面的多巴胺 D_2 受体,抑制 PRL 的合成与分泌,任何减少多巴胺对 PRL 细胞上多巴胺 D_2 受体作用的生理性与病理性过程都会导致血清 PRL 水平升高。PRL 腺瘤与高催乳素血症时,多巴胺受体激动剂如溴隐亭等药物会逆转这一过程。生理性的哺乳、应激与睡眠可激发 PRL 分泌的增加。妊娠期高雌激素水平也可导致生理性的高催乳素血症。

PRL 的分泌可能存在短、超短反馈调节,目前已在人类、啮齿动物等的正常垂体和多数垂体瘤中发现 PRL 受体。PRL 通过激活下丘脑多巴胺能神经元调节自身分泌,腺垂体分泌 PRL 时受下丘脑多巴胺能神经元的反馈调节,PRL 激活多数下丘脑多巴胺能神经元亚群的催乳素受体,导致 *STAT5* 核移位,增加神经元的活性。PRL 刺激这些神经元合成与分泌多巴胺,多巴胺经垂体门脉系统到达垂体 PRL 细胞抑制 PRL 的分泌。血清 PRL 水平短暂升高可引起结节漏斗部多巴胺能神经元的活性增强,长期的高催乳素血症则可降低结节漏斗部多巴胺能神经能的反应性,反应性的高低和高催乳素血症的持续时间和强度有关。

2. **催乳素的生理作用与病理生理** 在哺乳动物中,PRL 的生理作用极为复杂,但主要是促进乳腺分泌组织的发育和生长,启动和维持泌乳,使乳腺细胞合成蛋白增多。人类的 PRL 可影响性腺功能,女性卵泡液中生理水平的 PRL 变化可维持与促进女性卵泡的发育过程;但在病理状态下,PRL 腺瘤和/或高催乳素血症对下丘脑促性腺激素释放激素(GnRH)及垂体促性腺激素(FSH、LH)的脉冲式分泌有抑制作用,并可直接抑制卵巢合成雌激素与黄体酮,导致卵泡发育及排卵障碍,临床上表现为月经紊乱或闭经。正常生理水平的 PRL 可增强男性 Leydig 细胞合成睾酮,在睾酮存在下 PRL 可促进前列腺及精囊生长;但病理状态下,PRL 腺瘤和/或高催乳素血症却可导致精子质量下降,性功能减退,而出现阳痿和男性不育。PRL 与风湿免疫病可能有密切联系,来源于免疫细胞的免疫反应性 PRL(iPRL)可能具有与来源于垂体的 PRL 具有高度的同源性与相似的功能,而且人类 B、T 淋巴细胞、脾细胞和 NK 细胞均有 PRL 受体,iPRL 和 PRL 共用受体,与受体结合后调节免疫细胞的功能,目前认为可能与风湿免疫病的发病机制有一定的关系,这可能部分解释了 PRL 腺瘤与风湿免疫性病有性别差异,即两类疾病均为女性发病率远高于男性。原发性甲状腺功能减退症可使下丘脑促甲状腺激素释放激素(TRH)增加,刺激垂体 PRL 细胞分泌 PRL,目前认为 TRH 为 PRL 释放因子。鸦片可刺激 PRL 分泌,而鸦片受体拮抗剂纳洛酮可阻断应激、吮吸与吗啡导致的 PRL 分泌增加。

【调控机制】

腺垂体 PRL 的分泌除受下丘脑多巴胺能神经元所分泌的催乳素释放抑制因子(PRL releasing-inhibiting factor,PIF)调控外,还受多种因子的调节,诸如靶腺雌激素与中枢神经递质的调节以及 PRL 的自分泌调节等,任何一个调控通路发生障碍,均可导致 PRL 分泌异常,引起高催乳素血症、PRL 细胞增殖乃至 PRL 腺瘤的发生,因此,腺垂体 PRL 分泌调节异常是 PRL 腺瘤发病的重要原因之一,其中,下丘脑对垂体 PRL 分泌调节异常最为重要。

1. **催乳素释放抑制因子**　在生理状态下,腺垂体 PRL 的合成与分泌主要受下丘脑分泌的催乳素释放抑制因子(PRL releasing-inhibiting factor,PIF)和催乳素释放因子(PRL releasing factor,PRF)的调控,但以 PIF 的张力性抑制调节作用为主。目前认为主要的 PIF 为多巴胺(dopamine,DA),其次为 γ-氨基丁酸(γ-aminobutyric acid,GABA)。

当垂体与下丘脑分离时(如体外培养、垂体柄离断等),大多数垂体激素的分泌都减少或停止,但 PRL 的分泌却不减少反而增强,表明 PRL 在体内的合成与分泌处于下丘脑 PIF 的张力性抑制。20 世纪 60 年代,Schally 等终于发现下丘脑提取物中含有抑制 PRL 分泌的物质,将其命名为催乳素释放抑制因子(PIF),定位研究表明下丘脑弓状核与室旁核的多巴胺能神经元合成释放的多巴胺为最重要的 PIF。

多巴胺抑制 PRL 分泌的反馈调节与可能机制:正常生理情况下,下丘脑与垂体之间存在 PIF 与 PRL 的反馈调节机制,即当 PRL 浓度升高时,作用于下丘脑,促进多巴胺的合成和分泌,垂体门脉系统中多巴胺的含量增加,抑制了腺垂体 PRL 的分泌,实现对 PRL 的调节。当垂体门脉中多巴胺含量减少时,对腺垂体 PRL 细胞的张力性抑制减弱,PRL 的合成与分泌增加。腺垂体 PRL 细胞表面存在特异性高亲和力的多巴胺受体,该受体属于 G 蛋白偶联受体家族,为 7 次跨膜受体,有 D_1 和 D_2 两种受体,D_2 受体有短 D_{2S}、长 D_{2L}、D_3、D_4 四种亚型,多巴胺通过对 D_2 受体的活化来实现对垂体 PRL 细胞的抑制,多巴胺与 D_2 受体结合后,可通过 G 蛋白的介导发挥其生物学效应,多巴胺或多巴胺受体激动剂显著抑制垂体肿瘤细胞中腺苷酸环化酶的活性,并降低垂体 PRL 细胞中 cAMP 的浓度。但多巴胺与其受体的结合呈可逆性,多巴胺受体拮抗剂能使其产生竞争性抑制。

其次,中枢神经递质 γ-氨基丁酸(GABA)目前被认为是另一种较重要的 PIF,属于抑制性氨基酸,该递质广泛地分布于中枢神经系统,主要存在于神经末梢,其受体有 $GABA_A$-R 与 $GABA_B$-R 两种亚型。基础研究表明,在下丘脑具有 PIF 活性的提取物中可分离出 GABA,而且正中隆起具有较多富含 GABA 的神经末梢,腺垂体 PRL 细胞存在 GABA 受体。GABA 与腺垂体的 GABA 受体结合后,能较快降低 PRL 的释放,同时抑制腺垂体 PRL mRNA 的表达,这种抑制呈剂量、时间依赖性,随着 GABA 的撤离而逆转,并可被 GABA 受体拮抗剂荷包牡丹碱所拮抗。在离体和在体条件下,GABA 不但抑制 PRL 的自发性释放、PRL 基因表达和生物合成,还可抑制促甲状腺激素释放激素(TRH)或血管活性肠肽(VIP)引起的 PRL 释放。

2. **催乳素释放因子**　在下丘脑对腺垂体 PRL 分泌调控中,催乳素释放因子(PRL releasing factor,PRF)处于次要的作用,但基础与临床研究均表明,PRF 与高催乳素血症和/或催乳素腺瘤有密切的联系。目前认为主要的 PRF 包括催乳素释放肽(prolactin releasing peptide,PRP)、促甲状腺激素释放激素(thyrotropin-releasing hormone,TRH)、脑肠肽(血管活性肠肽、甘丙肽等)以及腺苷酸环化酶激活多肽(PACAP)

等,均具有促催乳素释放作用。

(1) 催乳素释放肽(PRP):PRP 是一种神经多肽,它具有 PRP-31 肽和 PRP-20 肽两种片段,分别含有 31 和 20 个氨基酸残基,同一种属的 PRP 来源于同一前体蛋白。目前人、牛、大鼠 PRP 的 cDNA 已被克隆,具有高度的保守性。PRP mRNA 特异地表达并呈现高度局限性地分布于孤束核尾部和延髓腹外侧区尾部,髓质内 PRP 表达细胞可被酪氨酸羟化酶免疫标记,PRP 表达神经元主要投射到下丘脑,较少投射到正中隆起和垂体后叶,小部分 PRP 标记细胞可分布于下丘脑非神经内分泌区域外。PRP 能特异性刺激腺垂体细胞分泌释放 PRL,无论在体或离体情况下 PRP 均可剂量依赖性地促进 PRL 分泌与释放,且无剂量依赖性地拮抗多巴胺对 PRL 释放的抑制作用。

(2) 促甲状腺激素释放激素(TRH):下丘脑合成分泌的 TRH 可通过第二信使介导,作用于垂体 PRL 细胞,促进 PRL 的分泌。垂体 PRL 细胞内 Ca^{2+} 浓度的增加与 PRL 的分泌增加有显著的相关性。TRH 促垂体 PRL 分泌的反应分 2 个阶段,第一反应阶段:TRH 促使细胞内游离 Ca^{2+} 双相改变,TRH 激活 G 蛋白,活化磷脂酶 C(PLC),产生 IP_3,使 PIP_2 转化为 DG,IP_3 诱导细胞内 Ca^{2+} 释放,此反应阶段的特征为 Ca^{2+} 依赖 K^+ 通道开放而引起的细胞膜快速去极化。第二反应阶段:TRH 诱导的细胞电活动增加,导致细胞外 Ca^{2+} 通过电压依赖 Ca^{2+} 通道内流,促进垂体细胞 PRL 的分泌。其中,在第一阶段中,DG 对 PKC 的激活是第二阶段反应的基础。临床上原发性甲状腺功能减退的患者,由于循环水平的甲状腺激素水平(T_3、T_4)下降,对下丘脑-垂体的负反馈抑制减弱,下丘脑 TRH 水平上升,可出现高催乳素血症。

(3) 脑肠肽(血管活性肠肽、甘丙肽等):血管活性肠肽(VIP)是从十二指肠中分离出来的具有 28 个氨基酸的多肽,它在中枢及外周神经系统中广泛分布,下丘脑 VIP 浓度较高,垂体门脉中 VIP 的浓度比外周血中高 19 倍,垂体细胞膜上有 VIP 受体,VIP 被认为是下丘脑促 PRL 释放因子,可促使垂体 PRL 细胞中新合成的 PRL 释放。甘丙肽是从猪小肠提取物中发现的一种 29 肽,其 N 和 C 端分别为甘氨酸和丙氨酸残基,广泛分布于中枢神经与周围神经系统,下丘脑含量最丰富,起着调控腺垂体激素的作用。甘丙肽在垂体增生过程中起重要作用,作为生长因子促进垂体细胞增殖,参与不依赖雌激素的垂体腺瘤的形成。另一种从大鼠胃黏膜分离纯化出的多功能脑肠肽,为生长激素促分泌素受体(growth hormone secretagogue receptor,GHSR)的内源性配体,由 28 个氨基酸残基组成,也可促进 PRL 的释放。

【病因与发病机制】

1. **雌激素作用** 雌激素在体内长时间作用于敏感种系大鼠(如 Fischer344 大鼠、Wistar 大鼠),可以诱导垂体催乳素腺瘤的形成,并伴高催乳素血症和 *PRL* 基因的高表达,该动物模型现已被广泛应用于垂体催乳素腺瘤发病机制的基础研究。早在 20 世纪 30 年代的动物研究即发现:给大鼠或小鼠长期服用雌激素类药物可诱发垂体前叶发生肿瘤,随后证实雌激素诱导是建立垂体催乳素腺瘤模型的有效手段之一。已发现不同品系的大鼠对雌激素的敏感性差异较大,其中 Fischer344 对雌激素的致催乳素腺瘤作用最敏感。分别在 Fischer344 和 SD 大鼠皮下植入相同的雌激素缓释装置,在 10 天和 20 天的不同时间处死大鼠,发现 Fischer344 大鼠的垂体重量和血浆催乳素浓度显著增高,腺垂体组织中出现毛细血管的破裂和出血等现象,而 SD 大鼠的催乳素浓度变化不大,且腺垂体血管结构也无明显变化。采用同样的方法对 Fischer344 和 Wistar 大鼠的雌激素致催乳素腺瘤敏感性进行研究,Fischer344 大鼠被雌激素诱导出催乳素腺瘤的时间大约为 30 天,而 Wistar 大鼠大约需要 60 天。Fischer344 大鼠与 Wistar 大鼠在实验研究中易于获得,若经过 30~60 天的雌激素长期诱导,垂体催乳素腺瘤模型成功建立率可达 100%,是建立垂体催乳素腺瘤模型理想的实验动物。

雌激素促进 PRL 分泌与催乳素腺瘤形成的机制目前仍未阐明,可能涉及下丘脑、垂体原位等多个层面:雌激素可能直接结合于垂体 PRL 细胞胞内及核受体,促进 *PRL* 基因的转录和翻译;也可直接刺激 PRL 细胞的分裂增殖,引起 PRL 细胞的病理性分裂与产生催乳素腺瘤;雌激素还可能间接通过参与下丘脑 PIF(如多巴胺)与 PRF 释放的调控而间接调节 PRL 的释放,也可影响 PRL 细胞对 PIF 与 PRF 的反应性。雌激素诱导催乳素腺瘤的分子机制可能还涉及雌激素通过 *PRL* 基因甲基化促进 *PRL* 基因表达,刺激垂体 PRL 细胞原癌基因 *c-fos*、垂体瘤转化基因(*PTTG*)和肿瘤生长因子(TGF-α)的表达,以及雌激素受体与 Pit-1 在雌激素诱发催乳素腺瘤过程中的共同作用。人类催乳素腺瘤 80% 表达 *Pit-1* 基因,94% 表达雌激素受体基因,两基因的表达共存于 PRL 细胞中,表明雌激素受体与 Pit-1 在雌激素诱导催乳素瘤的过程中起着协同作用。在 *PRL* 基因的近端启动子和远端增强子存在特异性 *Pit-1* 结合部位,*PRL* 基因的正常表达需要 Pit-1 蛋白与雌激素-雌激素受体的协同作用。雌激素受体在雌激素诱发的大鼠催乳素瘤中的表达明显增高,Pit-1 在雌激素诱发的大鼠 PRL 腺瘤中的表达亦明显增高,雌激素刺激垂体组织表达雌激素受体以及 *Pit-1* 基因是雌激素诱发大鼠发生高催乳素血症的机制之一。

总之,业内已证明,雌激素是垂体 PRL 细胞增生和 *PRL* 基因表达强有力的刺激因子,雌激素作用于垂体 PRL 细胞上的雌激素受体,雌激素-雌激素受体复合物通过细胞内的一系列生物学效应与分子机制引起 PRL 的分泌和 PRL 细胞的增生,最终形成催乳素腺瘤。

2. 多巴胺作用 下丘脑多巴胺合成分泌的缺陷以及腺垂体 PRL 细胞对多巴胺的敏感性降低均可导致 PRL 分泌的调节异常,以致 PRL 细胞异常分泌和增生,可能是催乳素腺瘤发病的主要原因。

（1）下丘脑多巴胺合成分泌的障碍与缺陷:多巴胺广泛分布于中枢神经系统,但在下丘脑正中隆起含量最高。下丘脑多巴胺能神经元主要集中在弓状核、室旁核和下丘脑底部背内侧这 3 个核团,尤以弓状核为主要。多巴胺能神经元发出短轴突,经过正中隆起的结节漏斗部,然后延伸至垂体门脉系统的血管周围腔隙,由神经末梢释放多巴胺,转运至血管内,经血流到达腺垂体而发挥作用,这是下丘脑多巴胺对腺垂体 PRL 分泌张力性抑制的主要路径。

下丘脑多巴胺能神经元合成多巴胺必须从循环中摄取酪氨酸,经神经元内酪氨酸羧化酶作用转变为二羟苯丙氨酸,再由 1-芳香氨基酸脱羧酶(1-AAAD)脱羧而成为多巴胺,合成的多巴胺贮存在囊泡中,通过钙依赖机制,由神经元末梢释放入血后,与垂体 PRL 细胞的多巴胺受体结合,从而抑制 PRL 的分泌。上述任何一个环节若发生障碍与缺陷,均会抑制多巴胺的合成分泌或降低多巴胺的生物作用,导致 PRL 分泌增加,可致 PRL 细胞增生,乃至形成催乳素腺瘤。

（2）PRL 细胞对多巴胺的敏感性缺陷:离体研究表明催乳素腺瘤细胞对多巴胺的敏感性明显低于正常 PRL 细胞,换言之,为多巴胺对催乳素腺瘤 PRL 细胞的生物作用障碍。在体研究显示,静脉输入低浓度 40ng/(kg·min)的多巴胺时,催乳素腺瘤患者 PRL 水平被抑制的程度明显低于正常对照组,当多巴胺浓度增大至 400ng/(kg·min)时,两组 PRL 被抑制程度相当,表明催乳素腺瘤患者的 PRL 细胞存在对多巴胺的敏感性缺陷。但现有的资料表明催乳素腺瘤细胞表面多巴胺受体的亲和力与正常 PRL 细胞相近,且催乳素腺瘤细胞表面也并不缺乏多巴胺受体。已知,多巴胺作用于细胞表面多巴胺受体,抑制 Ca^{2+}-钙调蛋白和 cAMP 系统,从而抑制 PRL 的分泌,但 PRL 细胞表面多巴胺受体正常,又存在对多巴胺的敏感性减低,因此催乳素腺瘤 PRL 细胞对多巴胺的敏感性减低可能为受体后缺陷机制。

3. 分子病因学 垂体催乳素腺瘤的发病机制复杂,目前仍未完全明了,存在下丘脑起源学说与垂体原位起源学说,长期以来两种病因起源学说互不统一。但数十年来由于分子生物学技术在医学领域的广泛应用,发现垂体催乳素腺瘤的发生是多因素共同参与的分子病因学与分子病理学过程,上述两种学说在分子病因学的研究范畴逐渐趋于统一,发现催乳素腺瘤的发病既与下丘脑对腺垂体的调控异常有关,也与腺垂体基因的表达异常与多态性有关,除 *PRL* 基因异常表达外,还包括原癌基因的突变和活性表达异常、抑癌基因的杂合性丢失、细胞周期调节失控、下丘脑激素及其受体的异常表达、转录因子和生长因子信号紊乱等,表明催乳素腺瘤可能是一种多基因异常的疾病,但目前许多分子机制仍不清楚,主要阐述 *PRL* 基因、原癌基因以及相关肿瘤基因的表达异常与催乳素腺瘤发病的关系。

（1）PRL 基因表达异常:*PRL* 基因的高表达可能是催乳素腺瘤病因学中较为重要的分子机制,同时发现在雌激素诱致催乳素腺瘤的形成中可出现 *PRL* 基因与原癌基因 *c-myc*、*c-ras* 等多种基因的高表达,认为是 *PRL* 基因的高表达进而诱导了 *c-myc*、*c-ras* 等原癌基因的高表达构成了催乳素腺瘤发病的分子机制。

人类 *PRL* 基因位于第 6 号染色体短臂上,编码由 198 个氨基酸残基组成的 PRL 多肽,PRL 肽链中含 3 个二硫键,分子量大约为 22kD,属于生长激素家族。在 *PRL* 基因近端启动子区域内,存在有垂体特异转录因子(*Pit-1*)、泌乳细胞特异转录因子(LSF-1)、多巴胺反应元件等。在远端增强子区内除了有 *Pit-1*、*LSF-1* 的一部分顺式作用元件外,还有位于 *PRL* 基因上游远端增强子区−1 587～−1 563bp 的重要雌激素受体(ER)作用元件,也称为雌激素反应元件(ERE),该段序列能与雌激素特异性结合。啮齿动物 PRL 与人类、猪、牛等 PRL 在氨基酸顺序等一系列化学和生物学特征上极为相似。

雌激素于正常细胞是一种有丝分裂原,其配基为雌激素受体(ER)。雌激素能诱导大鼠 PRL 细胞增生和瘤变。雌激素对 PRL 分泌可以通过基因转录水平发挥调节作用。雌激素随着血液循环到达垂体组织后,首先和细胞内的雌激素受体结合,形成二聚体后作用于靶基因,启动或修饰基因转录。研究资料表明,雌激素可诱导 *PRL* 基因高表达,是雌激素致催乳素腺瘤形成过程中的重要特征。在雌激素诱致 SD 大鼠形成催乳素腺瘤的过程中,雌激素作用 120 天后,垂体 PRL mRNA 水平比对照组高 3.1 倍,血浆 PRL 浓度比对照组高 100 倍以上。将垂体移植于远离下丘脑的肾囊内,在雌激素的作用下,远离下丘脑的移植垂体也发生催乳素腺瘤,而且异位垂体瘤中 *PRL* 基因同样呈现高水平表达,PRL mRNA 水平比对照组高 3.5 倍。

雌激素调控 *PRL* 基因表达的可能分子机制是:雌激素与 ER 二聚体结合后,ER 的构象发生变化,从而使 ER 与 DNA 的结合力增加 7 倍。雌激素与 ERE 结合后,在 ERE 旁侧序列或蛋白质的作用下,DNA 双链局部打开,编码链卷曲,使其与雌激素的结合力增加 60 倍,形成雌激素刺激 *PRL* 基因转录的基础。雌激素与 ERE 结合后,可促进 *PRL* 基因远端增强子和近端启动子之间形成一个染色质环,使两个调控区并列排列,便于雌激素-雌激素受体复合物与结合在近端启动子上的 RNA 聚合酶Ⅱ相互联系,促进与增强子、启动子相关的转录因子间的相互作用,从而激活基因转录。雌激素还可促使 *PRL* 基因 DNA 甲基化水平下降,DNA 甲基化水平与基因的表达呈负相关,促进了 *PRL* 基因的表达。也有资料表明雌激素可通过抑制下丘脑多巴胺的产生而导致垂体 PRL mRNA 水平的增高。

(2) 原癌基因及相关肿瘤基因的表达异常:在雌激素诱致催乳素腺瘤的形成中,主要的原癌基因如 *c-myc*、*c-ras* 等亦呈现高表达。*c-ras* 基因编码 p21 蛋白,p21 蛋白与细胞信号转导通路有关,调节垂体的生长和分化;*c-myc* 基因位于染色体 8q24,编码 p62 蛋白,与 DNA 复制的启动有关,*c-myc* 的表达随垂体腺瘤恶性程度的增高而增加,同时细胞的增殖活性也升高。垂体瘤转化基因(pituitary tumor-transforming gene, *PTTG*)是从鼠垂体腺瘤中分离并克隆的一个新的癌基因,当 PTTG 的 C-末端含有完整的脯氨酸-脯氨酸-丝氨酸-脯氨酸序列时,可导致垂体肿瘤的发生、体外细胞的转化、碱性成纤维生长因子(bFGF)的表达。人类的 *PTTG* 包括 3 个同源基因,其中 *PTTG1* 位于 5q33,在大多数正常组织中呈低表达,但在垂体肿瘤和恶性细胞株中呈高表达,现已发现在侵袭性功能性垂体腺瘤中 *PTTG1* 的表达增高更为显著。因此,检测 *PTTG1* 表达的不仅对垂体肿瘤形成而且对垂体腺瘤侵袭性的判断都具有重要的分子病理学意义,破坏 *PTTG1* 的功能活动可能是抑制高 PRL 分泌的侵袭性功能性垂体腺瘤未来分子生物学治疗手段。

由于在甲状腺、胃肠等肿瘤中,半乳凝素-3(galectin-3)一直被认为是肿瘤进展、转移的生物学标记,galectin-3 具有分化、黏附、信号转导等功能,我国学者发现催乳素腺瘤中 galectin-3 mRNA 表达与催乳素腺瘤的临床生物学行为之间有一定的关系,galectin-3 mRNA 的表达对判断侵袭性催乳素腺瘤的体积大小、侵袭、血清 PRL 水平可能有一定的参考价值。骨形态生成蛋白 4(BMP-4)属于转化生长因子 β 超家族成员,可调节各种不同细胞分化的多功能蛋白分子,也是调节各种组织器官和肿瘤形成、分化、进展的重要调节因子,BMP-4 在催乳素腺瘤发生发展中可能起着重要的作用,BMP-4 mRNA 的高表达也可能与催乳素腺瘤增殖、侵袭性生长有一定关系。

【病理表现】

催乳素细胞腺瘤的病理表现有弥漫、乳头状(微腺瘤)、具有大量结缔组织的纤维型肿瘤。细胞大、核不规则、核仁明显、胞质微嗜碱性。钙化常见,15%~20% 见砂粒体,5%~10% 见淀粉样变,纤维型中常有囊性变。

1. **HE 染色(图 8-1A,见文末彩图)**　可分为:①致密颗粒(嗜酸性腺瘤)催乳素细胞腺瘤:很少见,细胞巢状、多边形、核不规则、有纤维血管分隔。②疏松颗粒(嫌色性腺瘤)催乳素细胞腺瘤:最常见,起源于后翼的周边部。50% 催乳素细胞腺瘤在外科手术时已有侵袭性,可破坏蝶鞍骨质并向鞍上生长。

2. **免疫组化染色(图 8-1B,见文末彩图)**　催乳素抗体强阳性,弥漫性。疏松颗粒催乳素细胞腺瘤,催乳素阳性定位于高尔基区。嗜铬粒蛋白 A(-)、嗜铬粒蛋白 B(+)、突轴素(+)。需要与其他垂体腺瘤,蝶骨、咽部、鼻咽部肿瘤鉴别诊断。

3. **电子显微镜观察(图 8-1C,见文末彩图)**　催乳素腺瘤细胞,胞核形态欠规则,核内以常染色质

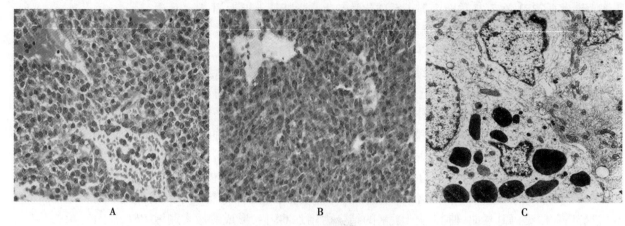

图 8-1　催乳素细胞腺瘤的病理表现

A. HE 染色(×200)；B.免疫组化染色(×200)；C.电子显微镜(×8 000)。

为主,胞质内可见大量电子密度较高的催乳素颗粒,催乳素颗粒为圆形或不规则形,胞质内有少量线粒体及高尔基体。

4. 催乳素细胞腺瘤的良性与恶性区分　催乳素腺瘤99%以上是良性肿瘤,通常分界清楚,但是大约有一半侵袭临近组织结构,侵袭性肿瘤可能有丝分裂活性更高,细胞数更多,多形性更明显。侵袭邻近的硬脑膜、骨或静脉结构可以代表一种介于分界清楚的良性肿瘤和非常罕见的恶性肿瘤之间一种催乳素腺瘤中间形式。PRL 免疫组化能证实催乳素腺瘤的良性与恶性诊断。催乳素腺瘤中间形式(介于良性、恶性之间)具有由压缩的腺垂体细胞和网状纤维组织组成的假包膜。但通常催乳素腺瘤只有在出现明显的颅外转移时才被认为是恶性肿瘤。因此,不转移的侵袭性肿瘤常被视为良性。大多数情况下,催乳素腺瘤生长缓慢,一般是单发的,且为单克隆性。通常多发催乳素腺瘤出现在腺体内部。催乳素腺瘤是最常见的垂体腺瘤,与 MEN1 有关,后者在一个大的家系中大约有20%的出现率,虽然催乳素腺瘤的发生分布不平均。家族性催乳素腺瘤除 MEN1 外尚未被描述有其他特征。

【临床表现】

催乳素腺瘤的临床表现因性别而有所差异,但主要有肿瘤高功能分泌 PRL 导致的临床表现与肿瘤增大导致的鞍区占位效应两大临床症候群。

1. 腺瘤高功能分泌 PRL 所致的临床症状

(1) 女性患者在临床上主要表现为溢乳、闭经与不孕。

1) 溢乳:溢乳和闭经由 Chiari 于 19 世纪报道,也称为 Chiari-Frommel 综合征,是由 Chiari 最早报道,然后由 Frommel 描述,包括未哺乳的女性患者出现产后溢乳、闭经、子宫-卵巢萎缩,当时认为这种紊乱通常具有自限性,可不经历月经周期逐渐恢复的过程而最终自发恢复生育能力。但直到 20 世纪 50 年代,Argonz 和 Forbes 及其同事才将溢乳、闭经和垂体肿瘤、PRL 联系起来。溢乳最常见的原因是高催乳素血症,高催乳素血症可使女性在非妊娠期及非哺乳期出现溢乳约为 27.9%,同时合并溢乳与闭经者约占 75.4%。大多数患有所谓特发性溢乳和闭经者都存在有功能的分泌性催乳素腺瘤。

有趣的是,第一例有记载的溢乳病例却为男性,犹太法典曾描写了一个男子在妻子分娩去世之后用自己的乳汁喂养婴儿的故事。因此,溢乳是指女性或男性乳头不适当地分泌乳汁样物质,而正常情况下女性可以在分娩后持续分泌或者于哺乳 6 个月后逐渐停止。因此,不适当的持续乳汁分泌应被视为异常情况,应该寻找导致溢乳的病因。溢乳既可以单侧也可以双侧发生,量既可以丰富也可以稀少,颜色和黏稠度也不同。如果溢出液中含有血液,可能为潜在病理过程的一种先兆,如乳管内乳头状瘤或乳头状癌,乳腺 X 线或超声检查会发现相应的病变。但在妊娠状态下,即使没有潜在肿瘤病变,乳腺溢出液中也会含有血液。因此,出现血性溢液并不能肯定存在潜在肿瘤,尤其当溢乳为单侧的一根导管分泌时。约 50%肢端肥大症患者也存在高催乳素血症,甚至在没有高催乳素血症的情况下,GH 也是一种强促溢乳分泌激素,GH 水平升高时也会导致溢乳。因此,应检测 IGF-1 水平以鉴别。除催乳素腺瘤之外的其他鞍区垂体肿瘤压迫了垂体柄,也会因垂体柄效应使 PRL 水平增高而导致溢乳。

2) 闭经和不孕:催乳素腺瘤所致的高催乳素血症可引起闭经(或女性月经失调)和不孕(或生殖功能障碍)。当 PRL 轻度升高时(<100~150ng/ml)可因黄体功能不足发生反复自然流产,而随着血清 PRL 水平的进一步升高,可出现排卵障碍,临床表现为功能性子宫出血、月经稀发或闭经及不孕症。

3) 其他:催乳素腺瘤所致长期的高催乳素血症可因雌激素水平过低导致继发性骨质疏松症,出现骨密度减低、进行性的骨痛等症状。少数患者可出现多毛、脂溢及痤疮,这些患者可能伴有多囊卵巢综合征、肥胖及糖调节异常等。

(2) 男性患者在临床上主要表现为勃起功能障碍、性欲减退与不育。

1) 勃起功能障碍(erectile dysfunction,ED):催乳素腺瘤的功能性高 PRL 分泌是导致男性 ED 的常见原因之一。因此,ED 也常为男性高催乳素血症的最早临床表现之一。目前认为靶腺性激素睾酮水平下降可能为导致男性 ED 的机理之一,但不少患者血睾酮水平完全正常,却仍然表现出明显的 ED,说明高催乳素血症对阴茎勃起功能可能有直接的作用。不能射精和性高潮障碍等也是催乳素腺瘤所致高催乳素血症常见的性功能障碍的表现。

2) 性欲减退:高催乳素血症时下丘脑分泌 GnRH 的频率和幅度均明显减低,使垂体分泌 LH 与 FSH 的频率和幅度也减退,睾丸合成睾酮的量明显下降,而引起性欲减退,表现为对性行为兴趣下降甚至消失。

3) 精液质量下降、男性不育:催乳素腺瘤所致高催乳素血症可导致生精作用减退。当垂体分泌 LH 与 FSH 的频率和幅度减退时,精子生成的功能就明显下降。

4) 男性第二性征减退:可表现为胡须生长速度变慢、阴毛稀疏、睾丸变软、肌肉松弛以及男性乳腺发育。

5) 其他:长期高催乳素血症亦可因睾酮水平下降而导致骨质疏松症。

2. 腺瘤增大导致的鞍区占位的临床症状　肿瘤对鞍区占位的临床表现包括头痛、视力下降、视野缺损和其他颅神经压迫症状、癫痫发作、脑积液鼻漏等。肿瘤的大小一般可分为微腺瘤(直径<10mm)、大腺瘤(直径>10mm)、巨大腺瘤(直径>30mm),巨大腺瘤可向鞍外生长,破坏蝶鞍,向鞍旁、鞍上侵袭。但无论巨大腺瘤、大腺瘤抑或是微腺瘤均可表现为侵袭性生长。

催乳素腺瘤直径>10mm 者可因压迫鞍膈而有严重头痛;腺瘤若向鞍上生长可压迫视交叉出现视力减退,视野缺损,主要表现为颞侧偏盲或双颞侧上方偏盲;向鞍上生长还可以直接损害下丘脑功能而出现尿崩症、睡眠异常、食欲亢进或减退、体温调节障碍、自主神经功能失常、性早熟、性腺功能减退、人格异常等下丘脑综合征;向鞍旁生长则可侵袭海绵窦,压迫第 3、4、6 对颅神经而引起眼睑下垂、眼外肌麻痹和复视,还可影响第 5 对颅神经的眼支和上颌支而有神经麻痹、感觉异常等。15%~20% 的患者存在腺瘤内自发性出血,少数患者发生急性垂体卒中,表现为突发剧烈头痛、呕吐、视力急剧下降、动眼神经麻痹,甚至蛛网膜下腔出血、脑膜刺激征和颅内压增高、昏迷等危象。男性催乳素腺瘤患者,常因血 PRL 水平升高引起的症状轻、未能及时就诊,导致病程延长,直到肿瘤体积较大,压迫视交叉引起视力视野障碍或腺瘤卒中出现剧烈头痛时才就诊而获得诊断。

【辅助检查】

1. 血清 PRL 水平的测定　放射免疫、酶联免疫以及化学发光等测定方法目前均广泛地应用于临床测定血清 PRL 水平,由于测定方法学的不同,PRL 的参考值范围与单位也不一致,可根据各实验室的具体情况制定参考值,尚缺乏 PRL 测定方法标准化的研究。目前大多数临床内分泌实验室对于临床症状与体征较明显的催乳素腺瘤血清 PRL 水平一般定于>200ng/ml,如若 PRL 水平>300ng/ml 结合鞍区 MRI 影像学检查,则可明确或肯定诊断催乳素腺瘤,但如 PRL 水平<200ng/ml,需要与其他药物和/或其他慢性疾病,甚至生理性原因导致的高催乳素血症作鉴别诊断。须注意的是部分实验室采用的 PRL 测定技术与试剂盒不统一,如 PRL 测定单位标注为 mIU/ml 者与测定单位标注为 ng/ml(μg/L)的换算系数约为 20∶1。

有的患者用药史非常隐匿,需要充分询问与了解病史,如在使用消化系统药物、神经精神类药物和妊娠情况下,有时血清 PRL 水平可>200ng/ml。在采血测定血清 PRL 时,应避免所有可能导致 PRL 水平升高的生理和药物因素。由于血 PRL 水平受许多生理因素和应激影响,因此测定血 PRL 水平应有严格的采血要求,一般在安静清醒无应激状态下、上午10点到11点取血测定为宜,PRL水平显著高于正常者一次检查即可确定,但当PRL水平测定结果在参考上限3倍以下时,应重复检测2次以上核实结果的可靠性。

临床上常存在高催乳素血症但却缺乏相应可预期出现的临床症状,如无性功能减退、溢乳、闭经、骨质疏松等相关症状出现。这可能是因为高分子量催乳素(或巨分子催乳素)在循环中占主导的缘故,一般情况下催乳素是一种分子量为23kD的单链多肽,但其分子量也可以为更大的高分子量催乳素(50kD和150kD)。因分子量为150kD的催乳素,其生物活性很低,虽然循环测定催乳素水平较高,却较少出现相应的临床症状。通常情况下,循环血液中以催乳素分子量22kD类为主。对高分子量催乳素血症的筛查可以通过对血清样本进行聚乙烯乙二醇沉淀完成。一项研究表明,在2 089例高催乳素血症样本中发现22%为高分子量催乳素血症。个别患者有典型高催乳素血症和垂体腺瘤鞍区占位的临床表现,而实验室测定PRL值却很低或基本正常,可能因为PRL水平太高造成HOOK现象,可通过用倍比稀释的方法重复测定患者血清PRL水平。

2. **垂体PRL细胞分泌储备功能评价**　若临床上MRI检查发现存在鞍区占位,但血清PRL水平仅轻至中度升高,也排除了其他促使PRL分泌的生理与病理因素,此时往往需要评价与判断腺垂体PRL细胞的分泌储备功能。须强调的是,一般情况下,催乳素腺瘤中的PRL细胞分泌PRL呈自主性分泌,且腺瘤PRL细胞只部分或不接受外界刺激(激发)所调节,同时PRL腺瘤患者腺垂体组织内的正常PRL细胞萎缩而不分泌激素,因此,催乳素腺瘤患者在予以PRF(如PRL释放因子TRH)激发后PRL升高不明显,升高不到基础值的1倍;而其他因素导致的高催乳素血症是功能性的,在接受外源性PRF激发时还能大量分泌PRL。目前临床上较为常用的激发PRL细胞分泌的方法有两种,分别是促甲状腺素释放激素(TRH)兴奋试验和甲氧氯普胺试验(又称灭吐灵试验或胃复安试验)。

(1) TRH兴奋试验:正常健康女性1次静脉注射TRH 100~400μg,15~30分钟后PRL较用药前升高5~10倍、促甲状腺素(TSH)升高2倍。而垂体催乳素腺瘤患者的PRL升高不到1倍。

(2) 甲氧氯普胺试验:静脉注射甲氧氯普胺(胃复安)10mg,分别于注射前、注射后20分钟、30分钟和60分钟采血测PRL水平。注射甲氧氯普胺后PRL高峰出现于20~30分钟,正常男性PRL峰值比对照值增加5~7倍,正常女性增加7~16倍;垂体前叶功能减退者甲氧氯普胺用药后PRL水平改变不明显;也可有助于鉴别催乳素腺瘤与其他原因导致的高催乳素血症,前者PRL升高不明显,后者PRL水平升高2~3倍。

3. **腺垂体及相应靶腺、神经垂体功能的评价**　由于催乳素大腺瘤、巨大腺瘤可压迫正常垂体组织,以及手术、放射治疗(由于复发多次治疗)可损伤下丘脑-垂体门脉系统,导致腺垂体和相应靶腺功能减退,乃至神经垂体功能下降,因此,应及时评价腺垂体与神经垂体的功能,以及相应靶腺激素的测定。腺垂体激素测定应包括FSH、LH、TSH、ACTH、GH、PRL,其中腺垂体GH分泌储备功能评价需作胰岛素耐受性试验(insulin tolerance test,ITT),相应靶腺功能的评价应包括甲状腺功能、肾上腺皮质激素、性腺激素以及IGF-1/IGFBP-3的测定。神经垂体功能的基础评价应包括24小时出入量、尿比重、血和尿渗透浓度、电解质以及血浆ADH的测定(有条件的机构)以确定是否存在中枢性尿崩症,以及随后用于确诊的禁水-加压素试验。

4. **催乳素细胞腺瘤的影像学检查(图8-2)**　鞍区MRI薄层扫描与增强是目前影像学诊断垂体催乳素瘤最有价值的检查。实验室检查证实为轻度高催乳素血症而没找到明确病因或血清水平PRL>100ng/ml者均应建议行鞍区MRI薄层扫描与增强影像学检查,以排除或确定是否存在鞍区占位肿瘤和/或压迫垂体柄的肿瘤以及空泡蝶鞍综合征等。鞍区病变的影像学检查主要为MRI和CT,但MRI检查软组织分辨率高,可以多维成像,在垂体微腺瘤的检出、对鞍区病变的定性、定位诊断等各个方面都明显优于CT,并且无放射线损伤,可以多次重复进行,是鞍区病变首选的影像学检查方式。MRI检查常规应包括薄层、小FOV的矢状位和冠状位T1WI序列,且需至少一个平面的T2WI(矢状位或冠状位)。尽管临床上有时MRI平扫即可提出较确定的诊断,仍建议同时行鞍区增强检查,可发现直径3mm的微腺瘤,而且可显示下丘脑、垂体柄与邻近相关的结构特征,病变检出率更高,疑为微腺瘤时应行鞍区MRI动态增强检查,对于

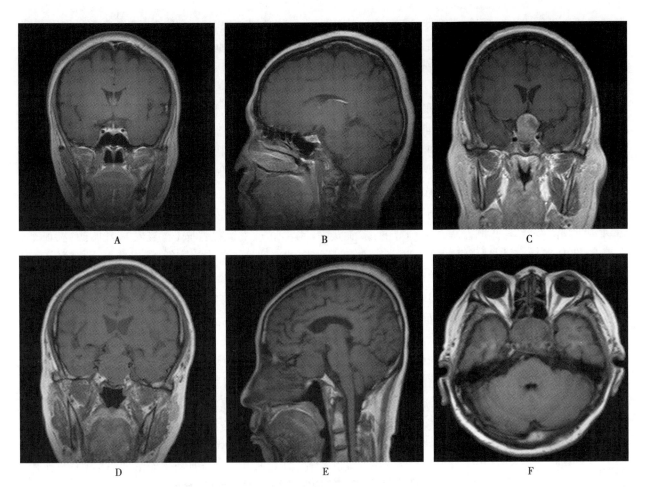

图 8-2　催乳素细胞腺瘤 MRI 影像
A. 微腺瘤(冠状位);B. 微腺瘤(矢状位增强);C. 巨大腺瘤(冠状位);D. 侵袭性巨大腺瘤(冠状位);E. 侵袭性巨大腺瘤(矢状位);F. 侵袭性巨大腺瘤(轴位)。

临床判断鞍区占位病变的性质有肯定价值。

【诊断与鉴别诊断】

催乳素腺瘤的临床诊断思路与其他内分泌疾病一致,需要通过详细询问病史与临床症状、仔细的体格检查,包括神经系统、眼底、视力、视野检查,相应的实验室检查、影像学检查等,对于垂体催乳素腺瘤的诊断提供重要依据,首先明确功能诊断、其次明确病变部位行定位诊断、最后对病因进行鉴别诊断。在实验室检查中各种垂体激素(GH、PRL、TSH、ACTH、FSH/LH)及其动态功能试验对诊断和鉴别诊断可提供一定的参考和疗效的判断,最终诊断取决于病理学检查。

1. **功能诊断**　结合病史与临床症状,如血清 PRL>200ng/ml 可拟诊断为催乳素腺瘤,如若 PRL>300ng/ml,鞍区 MRI 显示又有明确占位则可肯定诊断催乳素腺瘤。如 PRL<200ng/ml,应与其他原因导致的高催乳素血症,如生理性、药物性以及病理性所致高催乳素血症进行鉴别诊断。

2. **定位诊断**　鞍区 MRI 薄层扫描与增强检查结合垂体 PRL 细胞分泌储备功能评价,如促甲状腺素释放激素(TRH)兴奋试验和甲氧氯普胺(胃复安)试验,以及腺垂体及相应靶腺、神经垂体功能的评价可为病变部位提供有价值的定位诊断依据。

3. **病因诊断**　病理学检查是最终的病因诊断。催乳素腺瘤 HE 染色最常见可为疏松颗粒(嫌色性腺瘤)催乳素细胞腺瘤,起源于后翼的周边部。较少见的为致密颗粒(嗜酸性腺瘤)催乳素细胞腺瘤,呈细胞巢状、多边形、核不规则、有纤维血管分隔。免疫组化对催乳素腺瘤的病因学诊断有高度的特异性,PRL 抗体强阳性,呈弥漫性分布,疏松颗粒催乳素细胞腺瘤 PRL 阳性定位于高尔基区。

4. **鉴别诊断**　临床上应详细鉴别与排除继发的高催乳素血症。非催乳素腺瘤所致的继发性高催乳素血症的常见原因有生理性、药理性、病理性和特发性4大类,如发现PRL水平<200ng/ml,需详细采集病史,针对性地从多方面了解可能导致高催乳素血症的生理性、药理性和病理性等继发原因。如仔细了解患者的月经史、妊娠状态、哺乳期、分娩史、手术史,既往有无治疗消化疾病、精神疾病等服药史,采血时有无应激状态(如运动、情绪激动)等。

(1)生理因素导致的高催乳素血症:日常活动如运动、精神应激、低血糖、夜间睡眠、进食、性交以及各种生理现象如卵泡晚期和黄体期、妊娠、产褥期、乳头吮吸、新生儿期等,均可导致PRL水平暂时性升高,但升高幅度不会太大,持续时间不会太长,也不会导致相关临床症状。因为许多生理因素会影响血清PRL水平,血清PRL水平在不同的生理时期有所改变,甚至是每天每小时都会有所变化。

(2)药物导致的高催乳素血症:任何拮抗或干扰下丘脑PRL释放抑制因子(PIF,如多巴胺)或增强PRL释放因子(PRF)的药物均可导致高催乳素血症的发生。如多巴胺受体拮抗剂(抗精神病药):氯丙嗪、氟哌啶醇、奋乃静;止吐及胃动力调节剂:多潘立酮(吗丁啉)、甲氧氯普胺(胃复安);降压药:利血平、α-甲基多巴、异搏定;抗抑郁药:氟西汀、丙咪嗪、三环类抗抑郁剂;H_2受体拮抗剂:雷尼替丁、西咪替丁;大剂量雌激素;蛋白酶抑制剂:齐多他定、茚地那韦;促性腺激素释放激素(GnRH)类似物及阿片类药物等。少数药物如雌激素可能对垂体PRL细胞也有直接刺激作用,但药物引起的高催乳素血症多数PRL<100ng/ml,一般不会有相应的临床症状出现。

(3)病理性高催乳素血症:①下丘脑或垂体柄病变,如颅底脑膜炎、结核、梅毒、放线菌病、颅咽管瘤、类肉瘤样病、神经胶质细胞瘤、空泡蝶鞍综合征、外伤、手术、动-静脉畸形、帕金森病、精神创伤等,其原因为下丘脑PIF(多巴胺)不足或下达至垂体的通路受阻。②原发性甲状腺功能减退,如慢性淋巴细胞性甲状腺炎。③自主性高功能的PRL分泌细胞单克隆株,见于垂体PRL腺瘤、GH腺瘤、ACTH腺瘤等以及异位PRL分泌(如未分化支气管肺癌、肾上腺样瘤、胚胎癌、子宫内膜异位症等)。④传入神经刺激增强可加强PRF作用,见于各类胸壁炎症性疾病,如乳头炎、皲裂、胸壁外伤、带状疱疹、结核、创伤性及肿瘤性疾病等。⑤慢性肾衰竭时,PRL在肾脏降解异常;或肝硬化,肝性脑病时,假神经递质形成,拮抗PIF作用。⑥妇产科手术,如人工流产、引产、死胎、子宫切除术、输卵管结扎术、卵巢切除术等。

(4)特发性高催乳素血症:临床上如无病因可循时,可诊断为特发性高催乳素血症。其中大多数PRL轻度升高,长期观察可恢复正常。血清PRL水平明显升高而无临床症状的特发性高催乳素血症患者中,部分患者可能是高分子量PRL血症,这种高分子量PRL有免疫活性而生物活性较低。但部分伴月经紊乱,而PRL>100ng/ml者,须与垂体催乳素微腺瘤鉴别诊断,应密切随访。

【治疗】

抑制和纠正催乳素腺瘤过多的PRL分泌;消除或减轻瘤体对鞍区的占位效应,防止肿瘤对邻近结构的损毁;尽可能多地保留腺垂体储备功能;如出现腺垂体功能减退应及时和恰当地应用靶腺激素替代治疗。应从肿瘤的解剖、病理生理和患者的全身情况来制定个体化的具体治疗措施。

催乳素腺瘤的治疗主要有药物治疗、手术治疗、放射治疗3种方法。虽然手术切除肿瘤,消除鞍区占位效应是目前大多数垂体腺瘤的主要治疗手段,但以多巴胺受体激动剂为主的药物治疗仍为催乳素腺瘤的首选治疗,现已取代手术成为治疗催乳素腺瘤的主要手段,适合于约90%的催乳素腺瘤患者,无论催乳素微腺瘤或大腺瘤均可应用,可降低PRL水平、减少溢乳、缩小肿瘤,恢复月经和生育,在疗效、安全性与改善腺垂体内分泌储备功能方面,优于手术与放射治疗,特别对大腺瘤的治疗疗效尤为突出。

1. **药物治疗**   催乳素腺瘤的首选治疗药物是多巴胺受体激动剂,其降低高催乳素血症、缩小肿瘤体积及恢复生殖功能的疗效可靠。多巴胺受体激动剂中,最常用的是溴隐亭,又称溴麦角环肽,另有卡麦角林,已有西方国家与地区广泛用于催乳素腺瘤的临床药物治疗,而喹高利特及培高利特由于缺乏治疗催乳素腺瘤的循证医学证据与安全性问题,目前多不推荐用于催乳素腺瘤或高催乳素血症的治疗。

(1)溴隐亭:溴隐亭是一种半合成麦角生物碱多巴胺受体激动剂,能够有效地减少催乳素的合成和分泌,并能缩小肿瘤体积,能降低培养的催乳素肿瘤细胞的分化速率,延缓肿瘤细胞的生长。溴隐亭通过缩小肿瘤细胞体积,包括胞质、胞核、核仁区,而使催乳素腺瘤体缩小。溴隐亭可使PRL mRNA的表达和PRL的合成被抑制,细胞排粒作用分泌减少,PRL分泌微粒减少,粗面内质网和高尔基体退化裂解。以上反应的净效应为肿瘤细胞体积缩小,肿瘤坏死发生。经过近30年的临床应用,已证明溴隐亭治疗催乳素腺瘤的疗效与安全性,是有生育要求的年轻催乳素腺瘤患者的首选治疗药物。

溴隐亭在临床上应用须注意的要点:溴隐亭治疗须从小剂量开始渐次增加,从睡前1.25mg开始,递增到需要的治疗剂量,如果副反应不大,患者耐受性较好,可在数天内增加到治疗量,也可较为缓慢递增至治疗剂量,常用有效治疗剂量为每天2.5~10mg,分2~3次,餐中及睡前服用,多数患者每天5~7.5mg已有效,而大腺瘤的治疗剂量可能每天会超过10mg。药物剂量的调整可根据血清PRL水平的变化来进行,达到疗效后可在3~6个月内分次缓慢减量到维持量,如果催乳素的水平和肿瘤体积在每天2.5mg溴隐亭治疗的情况下仍然稳定6个月以上,可以考虑再减剂量到最小维持量,大多数患者的最小维持剂量波动在1.25~2.5mg/d。患者在减量和维持治疗期间,应定期观察临床表现、催乳素水平和影像学改变。

对于催乳素微腺瘤患者,如能耐受溴隐亭的副作用,几乎所有接受治疗的微腺瘤患者在开始治疗后数天或几周内催乳素分泌均可恢复正常,随后患者的性腺功能也逐步恢复,女性月经多在2~3个月内出现,有时可能在月经未来之前发生妊娠,因此已婚女患者在有规则性月经恢复前,应注意非药物性避孕。若考虑生育,溴隐亭应优先选用,因为其为短效药物,妊娠一经证实即可停用。

对于催乳素大腺瘤患者,可观察到溴隐亭治疗能使约80%患者的肿瘤缩小,接受溴隐亭治疗数天内就可以观察到视野的改善,如果早期进行MRI影像学观察,约两周左右就能发现肿瘤直径缩小。但与微腺瘤相比较,大腺瘤的催乳素水平可能不会完全恢复到正常,且肿瘤体积缩小与血清催乳素水平关联性并不一致,血清催乳素水平下降早于肿瘤体积的缩小,如果体内催乳素水平不下降,肿瘤的体积一般也不会缩小。随着催乳素的下降,肿瘤体积的缩小,患者的腺垂体功能也会不断改善,男性患者检查会发现血清中睾酮水平升高,精液质量改善,A级与B级精子的数量逐渐增加,而女性患者月经周期逐渐恢复,已婚女患者发生妊娠的概率增加。

溴隐亭的不良反应主要有恶心、呕吐、头晕、头痛、便秘,多数患者短时间内可消失,可用小剂量起始逐渐加量的给药方法以减少副作用,在递增剂量时如出现不耐受现象,可减少递增剂量或延缓递增时间。大剂量时可能发生雷诺现象和心律异常。最严重的不良反应是初始剂量时少数患者发生直立性低血压,故开始时剂量一定要小,服药时不要做可导致血压下降的活动,如突然起立、热水淋浴或泡澡。溴隐亭治疗期间不要同时使用导致PRL升高的药物(如治疗胃病的药物)。长期服用高于30mg/d剂量时,个别患者可能发生腹膜后纤维化。阴道内应用溴隐亭以减少不良反应已有报道。

应该强调的是多巴胺受体激动剂只是使催乳素腺瘤可逆性缩小、抑制肿瘤细胞生长,长期治疗后大腺瘤可能会出现纤维化。如若骤然停止治疗后,催乳素腺瘤会恢复生长,高催乳素血症可再次出现,因此需要长期小剂量维持治疗,应慎重对长期病情稳定的催乳素腺瘤患者作临床治愈的结论。治疗具体疗程应个体化,原则上是逐步减量,不可骤然停药,每2~3个月定期随访,以防催乳素腺瘤复发。国外有学者主张在血清PRL水平恢复正常后2~3年再减量,减至维持剂量治疗1~2年后,如血清PRL水平不再升高时(即初治期+维持期约5年)可酌情考虑在密切动态观察下停药。

业内已观察到接受过溴隐亭治疗的催乳素腺瘤患者瘤体中有血管周围纤维化表现,认为这种纤维化可能会造成手术切除肿瘤困难。但也有人发现前期溴隐亭治疗对手术成功率并没有影响。相反,溴隐亭却是催乳素大腺瘤经蝶显微手术的一种有效前期辅助治疗手段。

总之,溴隐亭治疗可以使80%~90%的催乳素腺瘤患者获得较好疗效,表现为血PRL降至正常、溢乳消失或减少、垂体腺瘤缩小、女性患者恢复规则月经和生育。男性患者也可恢复性欲和生精,纠正男性不育。

对溴隐亭抵抗,治疗效果不满意或不能耐受的患者以及严重视交叉压迫的患者可以改用卡麦角林、喹高利特或培高利特及具有高效、长效的D_2受体特异性激动剂或者直接选择手术治疗。

(2)卡麦角林:为中长效非麦角类多巴胺类似物,是D_2受体特异性激动剂,卡麦角林血药浓度半衰期为65小时,由于它对催乳素细胞D_2受体具有高亲和力并且更容易停留在垂体组织内,作用时间可长达7~14天。在药代动力学研究中发现,卡麦角林呈剂量依赖性降低PRL水平,作用效果更强,不良反应较少,不耐受率仅为3.2%,每周服药1~2次,初始剂量为0.25mg,剂量波动在0.5~1.0mg/周。由于上述优点,卡麦角林在西方有的国家和地区已经超过溴隐亭成为大多数催乳素腺瘤患者的一线治疗药物(除非患者有生育要求)。卡麦角林在降低催乳素分泌的疗效和恢复排卵方面似乎更好(图8-3),70%的溴隐亭治疗无效的催乳素腺瘤患者对卡麦角林反应很好。不良反应与溴隐亭相似但更低,包括头痛、恶心、直立性低血压和乏力(表8-1)。卡麦角林还能显著改善催乳素腺瘤相关头痛。

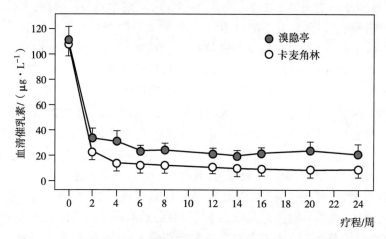

图 8-3　溴隐亭与卡麦角林抑制女性高催乳素血症患者 PRL

表 8-1　溴隐亭与卡麦角林治疗催乳素细胞腺瘤的疗效与耐受性比较

单位:%

项目		患者反应率	
		溴隐亭(2.5~7.5mg/d)	卡麦角林(0.5~1mg,每周2次)
PRL 恢复正常	微腺瘤	70	80
	大腺瘤	65	70
月经恢复	微腺瘤	70	80
	大腺瘤	85	80
肿瘤缩小	无	20	20
	50%以下	40	55
	50%及以上	40	25
视野改善		90	70
药物不耐受		15	5

注:长效卡麦角林可减少胃肠道副作用,提高患者依从性。考虑生育时,溴隐亭应优先选用,因为其为短效药物,受孕一经证实即可停用。

(3)喹高利特:也是一种非麦角类长效多巴胺类似物,也为 D_2 受体特异性激动剂,每天服用1次,一般起始剂量为每天 75μg,剂量每天波动在 75~300μg,作用迅速,不良反应很少。它的疗效和不良反应与溴隐亭类似,但目前一般情况下不推荐高催乳素血症与催乳素腺瘤患者使用。

(4)培高利特:也是一种具有多巴胺激动效应的麦角衍生物,作用强度是溴隐亭的 100 倍,是长效多巴胺类似物。临床又用于治疗帕金森病。起始剂量为 25μg/d,根据血清 PRL 水平变化逐渐加量,有效剂量波动在 50~150μg/d,其疗效基本与溴隐亭相当,不良反应也与溴隐亭接近。一些对溴隐亭治疗不敏感的患者对培高利特的反应性可能较好。有报道培高利特导致出现类似芬氟拉明或类癌综合征样心脏瓣膜病变的罕见病例。因此,一般情况下也不推荐高催乳素血症与催乳素腺瘤患者使用。

(5)催乳素腺瘤在妊娠时的药物处理(图8-4)与临床指南:正常垂体在妊娠时会增大,至妊娠末期时垂体大小可达原来的136%。催乳素腺瘤在妊娠时也可能会增大。从视野出现异常检查估计妊娠相关的肿瘤增大的发生率,微腺瘤女性患者约为1.4%,大腺瘤女性患者约为16%。另有报道估计大腺瘤增大的危险性高达36%。虽然多巴胺激动剂溴隐亭已被用于妊娠期间防止肿瘤增大,但用药仍需谨慎,尽可能减少致命剂量的药物暴露。在6239例服用溴隐亭治疗受孕的病例中未发现溴隐亭治疗导致流产、早产、多胎生产或胎儿畸形的发生率比对照组增加。因此,在催乳素腺瘤患者妊娠情况下,应该由多科医生(包括神经外科、内分泌科、妇产科、眼科)针对个体共同制定和讨论各种治疗的利弊。对于催乳素微腺瘤患者,妊娠试验hCG阳性时应及时停用多巴胺受体激动剂药物治疗,妊娠期间定期监测视野,产后6周行鞍区MRI检查;对于催乳素大腺瘤患者,如若肿瘤直径≥10mm,妊娠后可酌情考虑用溴隐亭治疗,以免肿瘤明显长大,如用溴隐亭治疗后,视野缺损继续扩大,则应考虑经蝶手术治疗或早期引产。建议妊娠期大腺瘤患者均应每2个月复查1次正式的视野测定,若视力受到威胁或出现垂体卒中(肿瘤出血)应考虑大剂量糖皮质激素或经蝶手术治疗。大腺瘤患者产后6周也应行鞍区MRI检查。

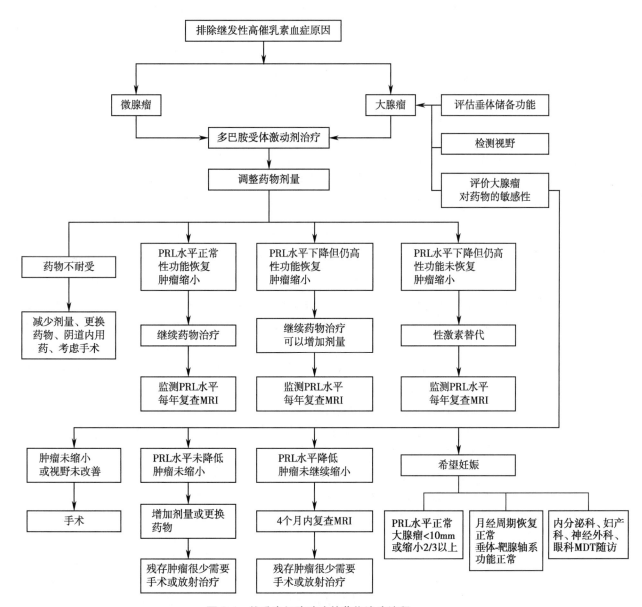

图8-4 催乳素细胞腺瘤的药物治疗流程

没有证据表明其他多巴胺激动剂安全性较溴隐亭低,但妊娠期服用其他多巴胺激动剂还没有足够的循证医学证据。为避免妊娠期间发生肿瘤增大相关神经并发症,推荐催乳素腺瘤女性患者在计划怀孕前应测试对多巴胺激动剂的敏感性。如果肿瘤对多巴胺激动剂不敏感,且相应肿瘤较小,采取手术治疗为宜。如催乳素大腺瘤对药物治疗不敏感,又向鞍上生长压迫视交叉,妊娠后视力受损的可能性更大,就有必要在计划妊娠前行手术治疗。

早在 2011 年,美国临床内分泌医师协会就发布了有关妊娠合并催乳素腺瘤的临床指南或建议。

建议 1:催乳素腺瘤女性患者发现妊娠后应尽快停用多巴胺激动剂。正在使用多巴胺激动剂治疗的大腺瘤患者,之前未行手术或者放射治疗,如果发现妊娠,可以在接下来的妊娠期间谨慎地使用多巴胺激动剂,除非患者的垂体瘤是浸润性的或者已压迫视交叉。其理由是,溴隐亭可以通过胎盘,受孕后最初 4 周是胎儿器官发生时期,将暴露于药物作用之下。权衡利弊,建议妊娠时停用溴隐亭或卡麦角林,主要考虑的是对胎儿发育可能造成的意外影响。尽管既往文献报道在 6 000 例妊娠期使用溴隐亭治疗高催乳素血症的女性中,先天性畸形或流产率并未增高。部分长期随访至儿童 9 岁时,也未发现危害。在卡麦角林治疗高催乳素血症不孕女性的研究提示该药也是安全的,在一项对 85 例妇女的前瞻性研究表明,其中 80 例在接受卡麦角林治疗过程中于妊娠 5 周时停药,所有新生儿均健康,而孕妇的垂体瘤无明显增大。这些证据提示早孕时胎儿暴露于溴隐亭或卡麦角林对胎儿未造成不利影响,但迄今为止,临床报道例数还不多,也无设计良好的循证医学研究来证实其在妊娠期的安全性。因此,仍强调在妊娠期使用多巴胺受体激动剂慎重治疗。喹高利特妊娠中使用安全性较差,不建议准备生育的女性患者使用。

建议 2:对于妊娠的催乳素腺瘤患者,不建议在妊娠期间常规测定催乳素水平。其理由是,鉴于在妊娠期间,血清催乳素可以生理性升高 10 倍,分娩时更可达 150~300ng/ml,并且雌激素刺激催乳素细胞增生,腺垂体增大 1 倍以上。当妊娠开始时停用多巴胺激动剂,血催乳素水平升高,其催乳素的升高并不能反映垂体瘤的体积和活动。另外,并非所有催乳素腺瘤患者的血清催乳素均升高,妊娠过程本身也可以改善高催乳素血症,因此血清催乳素水平也有可能低于受孕之前。更有部分患者高催乳素血症可以在产后自愈。利弊权衡,妊娠过程本身可以使催乳素生理性升高,因此,测定意义不大。

建议 3:微腺瘤或大腺瘤的妊娠患者,不建议在妊娠期间作常规鞍区磁共振,除非出现如视野缺损等垂体瘤长大的症状。其理由是,尽管担心妊娠期间催乳素大腺瘤会增大,而微腺瘤增大的可能性较小。从理论上,妊娠期间高浓度雌激素会刺激正常腺垂体催乳素细胞增生,这种生理性的腺垂体生长有可能会造成垂体瘤鞍区的占位效应增强或发展,同样,高浓度雌激素也有可能会直接促进催乳素腺瘤生长。但实际上,多数催乳素微腺瘤和大腺瘤不会出现增大的症状,在一项有 457 例微腺瘤妊娠患者的病例报道中,仅 2.6% 的患者出现垂体瘤增大的症状。微腺瘤患者仅需在妊娠期间每 3 个月做一次体检,而大腺瘤出现增大的症状风险则大得多,但妊娠前接受过垂体减压手术或垂体放射治疗的患者,妊娠期间出现垂体瘤增长症状的仅占 2.8%,与微腺瘤患者的风险无差异。然而,须强调的是妊娠前未做过手术或放射治疗,且药物治疗鞍区肿瘤占位效应亦未降低大于 50% 以上的垂体催乳素大腺瘤患者,妊娠期垂体瘤增长而出现症状的风险高达 31%。因此,如若发生头痛或头痛症状加重、视野与视力障碍时,建议立即作正规的视野检查和鞍区磁共振检查(避免用同位素钆)。

建议 4:曾使用多巴胺激动剂治疗而垂体瘤未见缩小的或不能耐受溴隐亭和卡麦角林的催乳素大腺瘤患者,可以考虑在准备妊娠前行手术治疗。其利弊均有,尽管建议药物(溴隐亭/卡麦角林)抵抗或不耐受的催乳素大腺瘤患者在妊娠之前作手术治疗,但手术也可能会造成腺垂体功能减退而增加日后妊娠的难度,从而需要接受如促性腺激素、促排卵等辅助生育治疗,甚至终生靶腺激素替代治疗。

建议 5:妊娠催乳素腺瘤患者如出现严重头痛和/或视野障碍应作正规的视野检查和鞍区磁共振检查(避免用同位素钆)。其理由是,尽管大多数妊娠的催乳素微腺瘤患者,如果没有头痛或视野改变症状,不必作磁共振和视野检查。但未曾过手术的大腺瘤患者,推荐增加妊娠期间体检次数和做正规的视野检查,以间接了解或推测垂体大腺瘤潜在的变化对视交叉压迫的影响。推荐催乳素腺瘤妊娠患者体检而不是磁共振检查,是为了避免影像学检查对胎儿造成的可能影响。如若出现严重头痛或视野缺损时,为避免永久性视神经损伤而优先考虑磁共振检查。

建议 6:妊娠期间如出现催乳素腺增大症状者,推荐使用溴隐亭治疗。其理由是,如果垂体催乳素腺瘤在妊娠期间增长而出现占位效应症状,治疗措施包括重新使用多巴胺受体激动剂或者行经蝶入路垂体腺瘤减压手术。但权衡利弊,建议推荐用多巴胺受体激动剂治疗,这是因为妊娠期间经蝶入路手术风险远高于药物治疗对胎儿与孕妇的影响,尽管尚无比较药物治疗和手术治疗在妊娠期间风险的研究,然而更多的内分泌科与神经外科医生倾向于多巴胺受体激动剂药物治疗,而对于不能耐受溴隐亭的患者则可酌情改用卡麦角林。如果重新服用多巴胺受体激动剂仍无法控制垂体瘤增大的临床症状,则有手术治疗的指征。如果预产期临近,在接受神经外科手术之前可以先进行剖宫产术。

2. **手术治疗**　经蝶窦入路手术切除催乳素腺瘤在 1970 年代早期重新兴起。经蝶窦垂体催乳素腺瘤切除术是微腺瘤和大多数大腺瘤的首选术式。开颅手术仅用于肿瘤在鞍区有广泛侵袭的病例,开颅手术由于肿瘤本身的广泛侵袭和手术并发症,出现的后遗症较多和手术死亡率也相对较高。

手术适应于对多巴胺激动剂抵抗的催乳素腺瘤患者(催乳素腺瘤对多巴胺激动剂的反应个体差异较大,对溴隐亭、培高利特和卡麦角林抵抗的患者大约分别有 24%、13% 和 11%),部分不能耐受多巴胺激动剂副作用的患者,或无功能垂体腺瘤或合并有高催乳素血症(垂体柄效应)的其他非催乳素细胞腺瘤患者,或腺瘤已严重压迫视交叉与视神经者,或在充分知情各种治疗的利弊后患者仍坚持首选手术治疗而拒绝药物治疗者及女性在妊娠期间催乳素大腺瘤增大到可能威胁视力时。

与其他功能性垂体腺瘤一样,手术治疗催乳素腺瘤的成功率与肿瘤大小和血清 PRL 水平呈负相关。对 31 篇临床报道手术治疗催乳素微腺瘤的荟萃分析研究,发现 1 224 例催乳素微腺瘤患者有 71% 血清 PRL 水平恢复正常。虽然催乳素微腺瘤占位病变的手术完全切除率较高,但高催乳素血症的复发率也相对较高,目前估计催乳素微腺瘤病变在手术完全切除后(起初被误认为治愈)又复发高催乳素血症约占 17%,微腺瘤手术死亡率约 0.3%,术后并发症约占 0.4%。一般来说微腺瘤手术安全性较高,但相对治愈率高的病例其并发症也相应增多,主要包括腺垂体功能减退、出血、脑脊液鼻漏、中枢性尿崩症及感染等。随着神经导航技术及内镜技术等仪器设备的发展、微创技术水平的提高使经蝶入路手术更精确、损伤更小、并发症也随之减少。因此,经蝶窦入路手术也是催乳素腺瘤患者除药物治疗之外的另一选择。微腺瘤的经蝶入路手术临床治愈率在高水平的神经外科中心可以达到 60%~90%,但需要强调的是,在不同的医院和不同的神经外科医师之间可以有较大的差异。

临床上催乳素大腺瘤难以达到完全切除,尤其是大的侵袭性腺瘤,大腺瘤患者术后血清 PRL 正常率仅有 32%,其中复发率又达 19%。在手术后催乳素水平没有恢复正常的大腺瘤患者,术后几乎全部复发。催乳素大腺瘤手术的死亡率<1%,手术后并发症在 6% 左右。对手术后催乳素水平没有恢复正常的患者,应该及时联合服用溴隐亭或其他长效多巴胺类似药物治疗。仍需要强调的是,手术者的经验非常重要,较少做此类手术的神经外科医生的手术治愈率并不乐观。

虽然多巴胺激动剂为大多数希望生育的女性催乳素腺瘤首选治疗,但在下列情况下,仍然可以考虑首选手术治疗:对强烈希望生育,同时不能耐受溴隐亭治疗的患者;患者不希望长期服药或服药依从性差;服药后,催乳素下降不明显或仍在进展性升高的患者,应该考虑选用经蝶手术切除肿瘤。

3. **放射治疗**　对垂体催乳素腺瘤,放射治疗的应用有限,既往资料显示,放射治疗后仅 25% 的患者催乳素水平恢复正常,而腺垂体功能减退发生率随时间累积可达 12.5%~80%,另外还可能有视神经和下丘脑功能的损伤。由于药物治疗疗效显著,现在放射治疗很少用于催乳素腺瘤的治疗。主要适应证为:经过药物和手术治疗后,肿瘤仍迅速生长或仍有肿瘤残余的患者;不能耐受药物治疗副作用的患者;有手术禁忌或拒绝手术的患者以及部分不愿长期服药的患者。由于立体定向放射治疗技术在神经外科的广泛应用,已有较多的关于催乳素腺瘤患者采用立体定向放射治疗的报道。

放射治疗的方法常分为传统放射治疗与立体定向放射外科治疗两类。传统放射治疗又包括普通放疗、适形放疗。立体定向放射外科治疗包括 γ 刀、X 刀、质子射线等技术。传统放射治疗因照射野相对较大,多会出现迟发性全垂体功能减退等并发症,仅用于侵袭性巨大催乳素腺瘤的术后辅助治疗。立体定向放射外科治疗适用于肿瘤与视交叉之间的距离大于 3mm 且边界清晰的小型肿瘤,巨大腺瘤在放射治疗后可能因组织放射性炎性肿胀,会加重压迫视交叉与视神经,可导致视力的进一步损害。一次性治疗剂量可能需达到 18~30Gy。多巴胺激动剂可能具有放射保护作用,建议在放射治疗 PRL 腺瘤期间宜停用多巴胺激动剂治疗。立体定向放射外科治疗后,2 年内也仅有 25%~29% 的患者血清 PRL 恢复正常,多数患者可能仍需要更长时间随访或继续用多巴胺激动剂药物治疗。

有 12%~100% 的患者在传统放射治疗 2~10 年后出现下丘脑-垂体功能减退,另有 1%~2% 的患者可能会出现视力障碍或放射性颞叶坏死。立体定向放射外科治疗后也可损伤下丘脑-垂体功能,出现腺垂体功能减退和视力障碍。应特别强调的是放射治疗对育龄期催乳素腺瘤女性患者生育能力的影响较为严重。

4. 随访观察　多巴胺激动剂治疗催乳素腺瘤后大多数患者的临床生化指标与症状都会有显著的改善,约80%的大腺瘤可缩小,但无论是血清PRL水平的下降抑或是腺瘤体积的缩小,临床观察到呈可逆性的表现,因此,需长期用药维持治疗,停用溴隐亭后2年内多数患者高催乳素血症可能复发,腺瘤会继续生长。停药后绝经(雌激素水平下降)可能是催乳素腺瘤不复发的1个因素,但催乳素腺瘤是否复发与年龄、性别、初始用药剂量等均无定论。

建议催乳素微腺瘤患者在初治期,如血清PRL水平已降至正常、月经周期恢复后,其有效初始治疗剂量应维持3~6个月不变,如此时病情仍稳定可酌情考虑减量;而大腺瘤患者则应复查鞍区MRI,确认瘤体已明显缩小,且血清PRL正常后也可开始减量。减量应遵循缓慢、渐进、小剂量的原则,不可骤然停止或超大剂量减量,一般每8~10周左右减一次,每次递减量仅1.25mg,以使血清PRL水平正常的最小剂量为维持量,每2~3个月复查血清PRL水平以确认该最小维持剂量是否有效。在维持治疗期间,如若再次出现月经紊乱或血清PRL水平升高,应查找如药物、妊娠等原因,必要时复查MRI,但如血清PRL正常而腺瘤体积不缩小,应重新评估是否为非PRL腺瘤或混合性垂体腺瘤,而需考虑手术或放射治疗。

催乳素大腺瘤在治疗前需常规作视野检查,发现有视野缺损的患者,初治期即复查视野以明确药物对视野的改善程度,如视野缺损严重的在初治期可每周查2次视野(已有视神经萎缩的相应区域的视野会永久性缺损)。对多巴胺激动剂敏感的患者,通常在2周内可改善视野,但存在明显的个体差异。对视野缺损无改善或只有部分改善的应在多巴胺激动剂治疗后1~3周内复查MRI以决定是否需要经蝶手术以缓解肿瘤的鞍区占位效应对视交叉的压迫。

催乳素腺瘤无论手术治疗还是放射治疗后,都应积极随访和处理相关并发症,均需要进行全面的垂体与靶腺功能的评估。如存在垂体与靶腺功能减退的患者需要及时、恰当地给予相应靶腺激素替代治疗。手术后3个月应行MRI检查,配合垂体-靶腺功能的评估,可了解肿瘤的切除程度与是否复发,以后每6个月可酌情复查1次,如术后仍有肿瘤残余和/或高PRL分泌的患者,需要及时采用多巴胺激动剂治疗,必要时可考虑辅助放射治疗。

【展望】

尽管垂体催乳素腺瘤的研究有涉及诸如分子病因学、临床诊断、临床综合治疗策略等方向,但近年研究的热点多集中在对多巴胺激动剂抵抗的催乳素腺瘤以及侵袭性腺瘤的新治疗策略。因此,探索催乳素腺瘤治疗新靶点、分子病因学的治疗手段与新的综合临床治疗策略势在必行。多巴胺激动剂抵抗的催乳素腺瘤细胞上可表达生长抑素受体,故有探索应用新型生长抑素类似物的治疗策略。治疗胶质瘤的化疗药物替莫唑胺用于多次复发的巨大侵袭性催乳素腺瘤已有成功治疗的个案报道。业已发现人类与啮齿动物垂体催乳素腺瘤均表达高水平的核受体,如过氧化物酶体增殖物激活受体-γ(PPAR-γ)、视黄酸受体(retinoic acid receptor,RAR)以及雌激素受体,上述核受体可能成为潜在的治疗新靶点。已有研究观察到在体外格列酮类(PPAR-γ的人工合成配体)对雌激素诱导的大鼠催乳素腺瘤细胞的生长有抑制作用,另外,探索针对雌激素和/或雌激素受体调节的药物治疗已带来新希望。

1. 生长抑素受体(somatostatin receptor,SSTR)的新人工合成配体　生长抑素受体的5种亚型除了垂体生长激素腺瘤细胞存在外,已发现在正常腺垂体与催乳素腺瘤及其他类型的功能性垂体腺瘤(如TSH细胞腺瘤)中存在并共表达这类受体。所有5种SSTR亚型都在人类垂体催乳素腺瘤中被发现,其中SSTR5表达水平最高,SSTR3和SSTR4表达最少,定量与功能研究均发现SSTR5在人类催乳素腺瘤中占优势。尽管生长抑素受体(SSTR)的人工合成配体奥曲肽(OCT)和兰瑞肽(LAN),被广泛用于生长激素腺瘤治疗,但用于治疗SSTR5亚型占优势表达的催乳素腺瘤却无效,究其原因可能为上述两类生长抑素类似物(奥曲肽与兰瑞肽)主要作用于SSTR2受体,而改用对SSTR5亚型受体高选择性激动剂(配体)却对催乳素腺瘤有治疗作用。已发现SSTR5亚型选择性类似物(BIM 23052和BIM 23268)使6名催乳素腺瘤患者中4名患者PRL分泌下降了30%~40%,其中包括2个对多巴胺激动剂抵抗的催乳素腺瘤,并证实了 SSTR5 激动剂 BIM 23268 抑制 PRL 释放的作用是通过选择性抑制与 SSTR5 转录表达相关。一种新的 SSTR 激动剂 SOM230 抑制原代培养的混合性生长激素—催乳素腺瘤和单纯催乳素腺瘤 PRL 分泌的作用比 OCT 强，发现 SOM230 能广泛结合 SSTR，与 SSTR1、SSTR3 和 SSTR5 具有高结合性。其与 SSTR5 受体的结合力比 OCT 高 40 倍以上。

另外一种新靶向治疗策略为设计多巴胺受体与生长抑素受体双重激动剂分子结构，即在单个分子上既有多巴胺也有生长抑素的分子结构。这些杂合分子结构表现出强有力的、高选择性地对 SSTR2 亚型受体和多巴胺 D_2 受体都有激活作用。上述两种受体在存在适当配体的情况下，可以产生一种杂合的受体，并可以增强腺嘌呤环化酶的抑制活性。已设计出的双重分子结构的新激动剂 BIM 23A387 在 6 个混合生长激素-催乳素腺瘤中对 PRL 有 73% 的抑制作用。其在抑制 PRL 分泌上比 SSTR2 亚型激动剂单独使用更有效，也比 D_2 受体激动剂单用或两者联用更有效，发现其最大抑制效力可达 46%～74%。

2. **视黄酸受体与 PPAR-γ 配体**　核受体 PPAR-γ 和视黄酸受体与其配体结合后，PPAR-γ 与视黄酸受体(RAR)α、β、γ 形成 1 个共二聚体复合物或异二聚体化的视黄素-X 受体(RXR)，以释放共抑制子并集聚转录共激活因子，从而调控基因的转录、细胞的凋亡与增殖等多方面。天然的 RAR 与 PPAR-γ 配体包括视黄醇、维生素 A、脂肪酸等，人工合成的 PPAR-γ 配体包括维生素 A 的衍生物与高亲和力的噻唑烷二酮的衍生物(TZD)。在实验研究中已观察到视黄醇与合成的 PPAR-γ 配体可抑制垂体肿瘤细胞的增殖，体外研究同时亦发现垂体肿瘤 PPAR-γ 的表达增加，但用 TZD 处理后垂体肿瘤细胞的增殖受到抑制，细胞凋亡增加。另外，在体研究发现罗格列酮可抑制小鼠垂体肿瘤的生长与降低腺瘤分泌的激素水平，有限的临床研究表明罗格列酮可降低约 40% 库欣病患者血浆 ACTH 与皮质醇水平。探索通过联合应用 RXR 与 PPAR-γ 配体，使用较低剂量的视黄醇，以降低视黄醇的药理毒性，可能是治疗垂体催乳素腺瘤的又一潜在治疗手段。

3. **针对雌激素与雌激素受体的药物治疗**　业内已明了，雌激素无论在体内和体外研究中均发现可以刺激垂体 PRL 分泌和腺瘤细胞有丝分裂。Fischer344、Wistar 大鼠对雌激素的致瘤作用最敏感。雌激素致癌的诱发成功率几乎达到 100%。选择性雌激素受体拮抗剂中最常用的是他莫昔芬和雷洛昔芬，基础研究显示其可以阻断小鼠雌激素诱导的垂体 PTTG 的表达与抑制催乳素负荷瘤的生长，但在人体其抑制 PRL 分泌和细胞增生方面有差异不同的报道，这可能与选择性雌激素受体拮抗剂的剂量、治疗持续时间及腺瘤本身的差异有关。氟维司群是一种选择性雌激素受体 α 拮抗剂，可通过对雌激素受体结合、阻滞和降解而起拮抗作用。另外的研究策略为通过抑制芳香化酶(aromatase, AR, 也称雌激素合成酶)而降低内源性雌二醇水平，从而减轻雌激素对催乳素腺瘤的促增生作用，但抑制芳香化酶的长期作用所导致的成年女性患者慢性雌激素水平低下而产生的骨代谢疾病值得关注和担忧。

4. **细胞毒药物试验性治疗巨大侵袭性催乳素瘤**　细胞毒药物替莫唑胺(temozolomide, TMZ)是广泛用于治疗胶质瘤的化疗药物。替莫唑胺用于治疗对多巴胺受体激动剂抵抗，且经多次手术治疗与放射治疗后仍复发的难治性巨大侵袭性催乳素腺瘤已有成功的个案报道。Heaney 等报道一例巨大侵袭性催乳素腺瘤经 6 次手术和 1 次最大剂量放射治疗后肿瘤仍呈侵袭性生长，且血清 PRL 水平峰值仍达 7 093ng/ml 的典型病例，在应用细胞毒药物 TMZ 试验性治疗 1 年后，血清 PRL 水平几乎降至正常，而侵袭性生长的 PRL 腺瘤奇迹般地对 TMZ 反应敏感而缩小。另有报道在用 TMZ 治疗侵袭性催乳素腺瘤时，也出现了临床症状改善和血清 PRL 水平显著下降；组织学、免疫组化和电子显微镜研究显示肿瘤出现了坏死、出血、结缔组织堆积、局部炎性浸润和神经元转变，提示肿瘤生长能力下降。由于 TMZ 较少有严重的副反应，临床耐受性较好，对于高度侵袭性生长的催乳素腺瘤在其他方法治疗无效时可试用 TMZ 治疗，若早期、更积极地使用 TMZ 治疗可能会有效地改善该类患者的临床结局。近年来，越来越多的文献研究亦显示出 TMZ 在难治性垂体腺瘤中所起的治疗作用，C. Halevy 等综并分析了 TMZ 治疗难治性垂体瘤(2017 年 WHO 病理分类为高危，即对手术、放疗及常规药物治疗均无良好应答或无反应的垂体腺瘤)的系列临床报道，发现约 42% 的难治性垂体瘤有影像学缩小的改善，而约 27% 的病例病情稳定。其中 PRL 腺瘤与库欣病对 TMZ 治疗约 50% 有治疗反应，在所有类型垂体瘤中反应最好。基础研究表明，TMZ 的疗效可能取决于垂体肿瘤低水平表达的 DNA 修复酶 MGMT。因此，测定肿瘤 MGMT 的表达水平可能预测 TMZ 治疗的成功性或临床结局,即如垂体肿瘤有高水平 MGMT 表达提示 TMZ 治疗可能无应答。

5. 分子病因学治疗   在体与离体研究均证实垂体瘤转化基因(pituitary tumor transforming gene,PTTG)的表达水平与腺瘤的增殖状态和肿瘤的发展阶段相关,但对不同类型腺瘤的 PCR 与测序研究均未显示 *PTTG1* 所编码区域或 *PTTG* 启动子的突变,以及导致肿瘤 *PTTG* 过度表达的原因仍未完全阐明。然而,鉴于 *PTTG* 在催乳素腺瘤的表达的丰度与广度,*PTTG* 业已呈现为催乳素腺瘤的潜在治疗靶点。人类 *PTTG* 包括 3 个同源基因,其中 *PTTG1* 位于 5q33,在大多数正常组织中呈低表达,但在垂体肿瘤和恶性细胞株中呈高表达,现已发现在侵袭性功能性垂体腺瘤中 *PTTG1* 的表达增高更为显著。因此,检测 *PTTG1* 的表达不仅对垂体肿瘤形成而且对垂体腺瘤侵袭性的判断都具有重要的分子病理学意义,破坏 *PTTG1* 的功能活动可能是抑制侵袭性功能性催乳素腺瘤未来的分子生物学治疗手段。

6. 褪黑素及其他治疗   褪黑素(melatonin,MLT)是松果体腺合成分泌的主要吲哚类激素,褪黑素的合成分泌受光与暗的调控呈昼夜节律分泌。褪黑素的主要生理作用为调节生物体的昼夜节律与在婴幼儿期对下丘脑-垂体-性腺轴的抑制效应。生理状态下,婴幼儿期松果体腺褪黑素分泌旺盛,可抑制性腺的过早发育,如若在婴幼儿与青春期前出现松果体瘤或松果体区生殖细胞瘤,可能会导致因松果体褪黑素合成分泌减少,而对下丘脑-垂体-性腺轴(hypothalamic-pituitary-gonad axis,HPG 轴)的抑制作用减弱,HPG轴因此而过早启动表现为性早熟。青春期开始松果体褪黑素的合成分泌逐渐减弱,其对 HPG 轴的抑制作用亦随年龄的增长减弱,性腺逐渐发育成熟,至成年后松果体腺渐萎缩,老年后松果体钙化。

有趣的是,婴幼儿或青春期前由于生理性内源褪黑素水平较高,罕见垂体催乳素腺瘤发生,而成年后由于生理性褪黑素水平的下降,对性腺的抑制作用减弱,内源性雌激素水平生理性增高,此现象是否与成年后催乳素腺瘤的发生有关尚有待研究探索。但有研究表明褪黑素可能参与 PRL 释放的调控。在光照时间缩短、暗夜时间延长的条件下,褪黑素分泌高峰持续时间延长时,垂体 PRL 分泌的基础水平下降;每天下午给仓鼠注射 25μg 褪黑素,10 周后可观察到血中 PRL 下降,表明褪黑素可能抑制 PRL 的分泌,有可能成为治疗垂体催乳素腺瘤的潜在药物,但由于褪黑素为天然物质,迄今为止,尚无将其作为药物治疗催乳素腺瘤的临床研究报道。

对于临床综合治疗策略的研究,如侵袭性巨大催乳素腺瘤,多数学者认为对难治性侵袭性巨大催乳素腺瘤,建议适宜采用首选以多巴胺受体激动剂如溴隐亭/卡麦角林为主的药物治疗,根据肿瘤对药物的反应情况必要时辅以手术或 γ 刀治疗或几种方法联合应用的综合性、个体化治疗措施,甚至在医学伦理充分支持下启用替莫唑胺(TMZ)试验性药物治疗以期获得较好的临床结局。

(钟历勇)

参 考 文 献

[1] ANNI WONG,JEAN ANDERSON ELOY,WILLIAM T. COULDWELL,et al. Update on prolactinomas. Part 1:Clinical manifestations and diagnostic Challenges. Journal of Clinical Neuroscience,2015,22:1562-1567.

[2] ANNI WONG,JEAN ANDERSON ELOY,WILLIAM T. COULDWELL,et al. Update on prolactinomas. Part 2:Treatment and management strategies. Journal of Clinical Neuroscience,2015,22:1568-1574.

[3] MOISI M,CRUZ A S,BENKERS T,et al. Treatment of Aggressive Prolactin-Secreting Pituitary Adenomas with Adjuvant Temozolomide Chemotherapy:A Review. Cureus,2016,8(6):e658.

[4] CARMEL HALEVY,BENJAMIN C. WHITELAW. How effective is temozolomide for treating pituitary tumours and when should it be used? Pituitary,2017,20:216-266.

[5] MARK E. Molitch,Diagnosis and Treatment of Pituitary Adenomas A Review. JAMA,2017,317(5):516-524.

第九章 促性腺激素功能低下型性腺功能减退症

促性腺激素功能低下型性腺功能减退症(hypogonadotropic hypogonadism,HH)是由于各种遗传或继发性因素导致的下丘脑和垂体功能紊乱,引起促性腺激素释放激素(gonadotropin releasing hormone,GnRH)和黄体生成素(leutilizing hormone,LH)与卵泡刺激素(folic stimulating hormone,FSH)生成和分泌减少,继而导致性腺功能减退的一类疾病。

【病因与分类】

下丘脑-垂体-性腺轴是由下丘脑,垂体和外周性腺共同构成。促性腺激素功能低下型性腺功能减退症表现为性发育迟缓与性功能减退。其病因包括先天性遗传缺陷与继发性下丘脑-垂体功能减退。

1. 孤立性促性腺激素缺乏 (isolated hypogonadotropic hypogonadism, IHH)

(1) 卡尔曼综合征(Kallmann 综合征),包括嗅觉缺失或嗅觉功能障碍。

(2) 促性腺激素释放激素受体(GnRH-R)缺陷。

(3) 敏感性性反转-先天性肾上腺发育不良-X 染色体(*DAX1*)基因缺陷。

(4) G 蛋白耦联受体 54(GPR54)基因缺陷。

(5) 促性腺激素释放激素(GnRH1)基因缺陷。

(6) 速激肽 3(TAC3)及其受体(TACR3)基因缺陷。

2. 中枢神经系统疾病

(1) 肿瘤:颅咽管瘤、生殖细胞瘤、垂体瘤、下丘脑区神经胶质瘤等。

(2) 朗格汉斯细胞组织细胞增生症。

(3) 头部外伤。

(4) 感染后病变。

(5) 放疗后改变。

3. 功能性促性腺激素减少

(1) 慢性系统性疾病及营养不良:慢性肝病,获得性免疫功能缺陷等。

(2) 神经性厌食。

(3) 运动性或精神性闭经。

【临床表现】

1944 年,Kallmann 首次报道一例性发育障碍伴嗅觉缺失家系,提示该病可能为一种遗传性疾病,因此将合并嗅觉障碍的 IHH 称之为 Kallmann 综合征。IHH 是一类罕见内分泌疾病,男女比例为(4~6)∶1。由于下丘脑和垂体部位的发育缺陷,使得促性腺激素释放激素(GnRH)脉冲分泌障碍,从而导致促性腺激素的选择性缺乏。一般其他腺垂体激素不受累。临床以青春期无启动或发育迟缓,成年后仍呈现性幼稚或性腺功能减退,促性腺激素和外周性激素水平均低于正常为主要特点。IHH 经典的临床分类常分为伴有嗅觉缺失或减低的 Kallmann 综合征和无嗅觉障碍的 IHH(nIHH)。

1. 性征分化　胚胎期内外生殖器的分化依赖于一系列睾丸决定基因和睾丸旁分泌的作用,促激素的受累并不影响这些决定因素。因此在 IHH 患者,生殖器分化并无受到影响。出生时,内、外生殖器表型与其染色体性别一致。

2. 性征发育　由于促激素的分泌低下,妊娠中晚期外生殖器的生长迟缓。出生时,可发现婴儿的睾丸和阴茎偏小,有时可出现隐睾,这些表现可能并不会引起家长注意。在青春期前肾上腺机能早现时,由于肾上腺源性雄激素并不受促性腺激素影响,因此 IHH 患者仍有正常的发育,如生长速度轻度增快。

下丘脑 GnRH 脉冲发生系统在经过了胚胎期的发育和功能完善后,在婴儿时期,尤其是女婴,曾经造成暂时性的促性腺激素水平增高,之后即持续被抑制在较低水平的青春前期暂停。因此,在青春期存在一个去抑制和重新激活的过程。正常青春期发育启动年龄因地域,人种及饮食环境等影响而多有差异。但一般认为男性超过 14 岁,女性超过 13 岁仍没有青春期启动,则认为是青春期发育延迟。女性青春期发育启动的第一个特征是身高增长速度的加快,但乳腺发育通常被首先注意到。睾丸体积增大是男性青春期启动的第一个特征,比女性乳腺开始发育大约晚 6 个月。一般将睾丸的长径大于 2.5cm 或者容量大于 4ml 作为标志。

由于不同病因所致的 GnRH 脉冲障碍或合成分泌受阻,青春期无启动或发育迟缓成为 IHH 患者重要主诉。就诊年龄从 14 岁至成人不等。临床表现为超过常规青春期启动年龄,患者仍无青春期发育特征。IHH 患者外阴多呈幼稚型,保持青春期前特征,无腋毛阴毛或仅少许生长,无色素沉着。男性睾丸体积较幼时无明显增加,阴茎亦无增长表现,女性阴唇无增厚变宽等发育改变。第二性征无显现,如男性无变声,无胡须,喉结显现,面容幼稚,发际无退后。女性无乳腺发育及月经初潮。

3. 生殖功能　由于性征发育受阻,IHH 生殖功能减退。男性成年患者无勃起或勃起遗精稀发,就诊多以性功能减退,而女性多以闭经、不育就诊。

4. 骨骼发育　青春期前 IHH 患者身高增长速度基本与同龄人类似。由于无青春期启动,缺乏性激素迅速增加对于长骨生长的刺激而出现的青春期身高的快速增长。除肾上腺机能早现所带来的轻度速度增加外,身高基本呈匀速上升。同时也是由于性激素的缺乏,长骨的干骺端不能闭合,处于持续生长状态,如果没有合并生长激素的缺乏,IHH 患者常呈"类宦官样"体型:身材瘦长,臂展大于身高,上下部量比值减小等。由于长骨闭合延迟,骨龄常显著晚于实足年龄,而性激素的缺乏也使得骨钙沉积减少,骨质疏松明显。

5. 糖脂代谢影响　尤以男性成年患者显著。长期雄激素的缺乏,可出现腹型肥胖、高脂血症、糖耐量异常以至糖尿病,心血管疾病危险因素增加。

6. 不同致病基因缺陷的临床特点

(1) *KAL1* 基因缺陷:呈 X 染色体连锁遗传方式。合并有嗅觉缺失或减退。有报道称 *KAL1* 基因突变在日本人中较白人中更为常见。如确认为 *KAL1* 基因缺陷,则临床表现更为典型,即存在完全的 GnRH 分泌脉冲缺失,并多半可以找到 GnRH 神经元移行受阻及嗅球发育不良的证据。*KAL1* 基因所表达的蛋白 anosmin-1 在胎肾,软骨,内耳及小脑均有广泛表达,因此以上器官均有可能受累。*KAL1* 基因定位于 X 染色体短臂,曾有报道在 X 染色体短臂区带缺失的家系,合并有双侧肾脏发育不良和鱼鳞病,而耳聋,高腭弓和对称性的肢体联动在 *KAL1* 基因突变的家系患者中也有表现。

(2) *FGFR1* 基因(*KAL2*)缺陷:呈常染色体显性遗传。也有正常嗅觉患者。由于 *FGFR* 基因有着更广泛的表达和功能,因此,该基因缺陷合并的先天性缺陷更具多样性。如合并有智力障碍,身材矮小,先天性心脏疾病,感音性听力丧失,后鼻腔闭锁等。耳廓、上颚及喉部等颜面部的发育畸形也是可见的先天畸形之一。曾有报道某些激活突变可致颅缝早闭,而失活突变则囟门延迟闭合。

(3) *PROKR2* 基因(*KAL3*)缺陷:常染色体隐性遗传。单侧肾脏发育不良、唇、腭裂及中线发育缺陷是该基因突变的表型特点。

(4) *GnRHR* 基因缺陷:多为常染色体隐性遗传,偶有常染色体显性遗传报道。在男性患者,由于胚胎时缺乏 GnRH 的激发,出生时可有明显的小阴茎,一般短于 2cm。由于突变位点多样,临床表现轻重不一。

从完全的 IHH 表现,单纯性幼稚,到青春期发育延迟至成人时恢复正常,或仅表现为不育。

(5) *DAX1* 基因缺陷:X 染色体连锁遗传。临床诊断为先天性肾上腺发育不良(adrenal hypoplasia congenita)。1948 年,病理学家 Sikl 发现第一例 AHC,患儿男性,主要表现为进行性精神萎靡及皮肤色素沉着,在出生第 33 天就因失盐危象死亡。尸检发现其肾上腺皮质发育不良,组织学检查显示有大量空泡变性细胞。1968 年,同时有两个家系报道同母异父的病例,推测该病为 X 染色体连锁遗传。1970 年 Weiss 和 Mellinger 首次完善该病的遗传家系资料进一步证实为 X 染色体连锁遗传方式,并通过病理证实肾上腺皮质阙如。后直至 20 世纪 70 年代末,Hey 等观察到 5 例 AHC 患者出现促性腺激素功能低下型性腺功能减退症,当时推测由于肾上腺源性雄激素分泌缺乏,使"肾上腺初现"消失致青春期发育无法启动。随着越来越多的家系报道,肾上腺皮质功能不全与 HH 的关系逐渐建立。*DAX1* 基因的命名源于,双倍 *DAX1* 表达可以导致染色体核型 46XY 的男性性反转,呈现女性表型。之后的研究发现,DAX1 基因的突变导致表达下降时,临床表现为肾上腺发育不良,以及青春期无启动。该病临床表现轻重程度不一,轻者病程隐匿,慢性发病,发病时可以是成年,且症状较轻,仅表现为生长发育迟缓,青春期延迟;而重者发病年龄小,出生时即有肾上腺皮质功能减退的表现,甚至夭折。

DAX1 在下丘脑,垂体,肾上腺及性腺均有表达,对这些腺体的发育及功能起重要作用。因此该基因突变的患者不仅存在肾上腺皮质发育不良,各类肾上腺皮质激素合成受累,血皮质醇,醛固酮以及雄激素水平均低于正常,而且垂体促性腺激素也对 GnRH 反应不佳,睾丸发育也受到影响。

AHC 患者由于在未进入青春期前仅有肾上腺皮质功能不全的表现,因此很容易漏诊。Lin Lin 等于 2006 年在 64 例病因不明的原发性肾上腺皮质功能不全的男性患儿中进行 *DAX1* 基因筛查,发现 58% 的患儿有 *DAX1* 基因突变。因此提示在青少年,尤其是儿童的不明原因的肾上腺皮质功能不全的鉴别诊断中,应考虑 *DAX1* 基因的突变,且要对这些男性患儿进行 *DAX1* 基因筛查,以明确诊断,指导治疗并可预防由低促性腺激素所致的青春期第二性征发育延迟及相关不良后果。

【实验室检查】

1. **性激素** 外周性激素如男性患者的睾酮水平或女性患者的雌激素水平低于参考范围。垂体促性腺激素 LH、FSH 均低于正常,症状较轻患者也可为正常低限。腺垂体其他激素均在参考范围。少数病例可合并生长激素缺乏。

2. **GnRH 激发试验** GnRH 促进垂体促性腺激素的合成和释放,给受试者注射外源性 GnRH 后,在不同时间取血测定 LH 和 FSH 含量,以评价垂体促性腺激素的储备功能。

患者禁食过夜,试验期间卧床休息,不吸烟。在 30 秒内静脉注射戈那瑞林(GnRH)100μg,分别于 -15、0、25、45、90 和 180 分钟在前臂采血用于 FSH、LH 测定。正常反应为 LH 在 30~45 分钟内升高 3~6 倍,FSH 增加 20%~50%。

由于病情轻重以及就诊时间、治疗情况的差异,IHH 患者对于 GnRH 的反应也存在较大差异,可以是无反应,也可为反应正常。因此不能将该激发试验作为 IHH 的诊断试验。

3. **人绒毛膜促性腺激素(hCG)兴奋试验** hCG 的分子结构和生理效能与 LH 类似,同样可以兴奋睾丸 Leydig 细胞产生睾酮。hCG 兴奋睾酮分泌的反应程度可反映睾丸 Leydig 细胞的储备功能。

hCG 注射方法多样,可以单次注射,也可试验当天及其第 3 天上午 8~9 时肌内注射 hCG 2 000U 注射,分别于注射前 15 分钟、0 分钟和注射后 24、48、72 小时在前臂采血作睾酮测定,每次采血时间都在上午 8~9 时。hCG 无反应症即 hCG 兴奋试验后睾酮<1ng/ml,反之,则反应好。

同样,hCG 兴奋试验也仅可评价睾丸功能,并为治疗寻找有效证据,不能作为 IHH 的诊断试验。多数 IHH 患者睾丸对 hCG 反应良好。当致病基因累及睾丸,如 *DAX1* 基因突变,或长期隐睾及睾丸本身的外伤、感染后改变,则睾酮水平升高不明显。

4. **染色体核型检查** 与表型性别一致,但有部分患者会发现染色体变异。如小 Y 或大 Y 染色体;或区带的易位等。

5. **精液检查** 部分性 IHH 患者可有精液,但少有超过 10^6 的数量及正常的精子活力。精液检查是了解患者生育功能的直接证据。

6. **嗅觉测试**　简易测试方法包括用醋、酒精及氨水等刺激性气味进行逐侧鼻孔测试。客观准确的测试方法包括以化学刺激的嗅觉诱发电位测定。

7. **肾上腺皮质功能**　*DAX-1* 基因缺陷引起的 IHH 多伴有肾上腺皮质发育不全,实验室检查可发现除性激素及促性腺激素缺乏外,肾上腺糖皮质激素、盐皮质激素以及雄激素前体,如皮质醇、醛固酮以及17-羟孕酮、脱氢表雄酮等均显著低于正常。

【影像学检查】

由于性激素缺乏,骨骺闭合延迟,IHH 患者骨龄常迟于实足年龄,且存在骨钙沉积低下,骨质疏松明显。生殖器超声,如男性睾丸、附睾及前列腺超声;女性子宫、卵巢及附件超声,可以进一步评估生殖器发育状况。IHH 患者内生殖器及附件超声多呈幼稚状态,且可发现男性的隐睾,或偶有睾丸微钙化,并除外睾丸或前列腺的占位,为进一步的雄激素治疗提供依据。

垂体和下丘脑磁共振常用来除外肿瘤,外伤等继发因素引起的 HH。Kallmann 综合征患者可观察到明显的嗅球和嗅沟发育缺陷。

【诊断】

典型 IHH 的诊断并不困难。通过询问病史和体格检查,配合实验室检查应该可以确诊。IHH 复杂的病因需要进一步的基因诊断确认。诊断依据:①无青春期启动证据,或者青春期发育延迟。②外周性激素及垂体促性腺激素均低于正常。③病史及实验室检查除外垂体其他激素缺乏证据。④染色体核型与表型性别一致,无两性畸形表现。⑤部分患者有家族史;或合并有其他先天疾病。

【鉴别诊断】

1. **体质性青春期发育延迟(constitutional delay in grouth and puberty,CDP)**　男性超过 14 岁,女性超过 13 岁,可以自发进入青春期的延迟现象,称为体质性青春期发育延迟。大多数学者将 CDP 当作是一种生理变异,而非病理现象。是最常见的青春期发育延迟的原因之一,可占到青春期发育延迟中一半以上。CDP 现象出现原因和机制目前并不十分清楚。考虑存在青春期启动相关的 GnRH 神经元脉冲发生的再次激活障碍,表现为 GnRH 的功能性缺失。受累患者以男性为主。70% 以上患者可有类似家族史,如父亲第二性征出现较晚,或母亲初潮延迟。但迄今未证实有常染色体或性染色体严格的遗传方式。

CDP 患者身高常持续多年低于同龄人,就诊时可低于 2SD 以上,但其每年的生长速度和身高通常与骨龄发育相匹配。肾上腺机能初现晚于正常年龄。由于 CDP 患者多伴有家族性身材矮小的病史,青春期启动后,最终身高可能低于预测值。少数患者可能合并有部分性的生长激素缺乏,或对生长激素激发的反应性下降。有报道称,当给予小剂量性激素治疗后,生长激素激发反应会回归正常。大多 CDP 患者体形偏瘦。曾有一组较大系列调查报道,约 25% 的患者超重或肥胖(以 85th 分位的 BMI 为切点)。这部分超重或肥胖患者骨龄延迟不明显,最终也会比那些消瘦的 CDP 患者达到更为理想的身高。提示这部分患者其青春期发育延迟的发病机制与消瘦患者可能不同。

由于因青春期发育无启动就诊,CDP 患者外生殖器表现可能与 IHH 类似,第二性征阙如。与 IHH 不同,CDP 患者通常不伴有嗅觉缺失及其他先天异常,隐睾少见。就诊时性激素和促性腺激素亦低于正常。但 GnRH 兴奋时,垂体 LH 的反应良好,提示下丘脑-垂体-性腺轴发育成熟。在观察到 LH、睾酮或雌激素有自发升高后,甚至给予单次 GnRH 100μg 行激发试验后,大多数患者可在 1 年左右自发启动青春期的发育,出现第二性征发育迹象。虽然青春期发育时间要明显长于正常,但最终会获得成熟的生殖功能。

除了临床特点和 GnRH 激发试验有所提示,并没有哪一个实验室检查或试验可以确诊 CDP。因此,耐心的观察和随访是 CDP 最好的诊断方式。如骨龄已达到青春期发育年龄,而仍无青春期启动迹象,或性激素仍无一定程度的升高,则应对垂体功能进行评价。如除外 HH 等其他病因,CDP 患者可酌情给予小剂量性激素短期治疗 3 个月,可启动自发的青春期发育。

2. **促性腺激素功能低下型性腺功能减退症(hypergonadotropic hypogonadism)**　促性腺激素功能低下型性腺功能减退症常源于外周性腺病变,性腺轴反馈抑制消失,导致促性腺激素继发性升高。性染色体异常常见。

3. **Klinefelter 综合征**　即先天性曲细精管发育不良,为最常见的导致男性性腺功能减退的器质性疾病,在欧美人群存活婴儿中普查发病率可达 1:(500~1 000)。经典的染色体核型为 47,XXY,也可见46,XY/47,XXY 的嵌合体,偶可见 48,XXXY 的变异类型。异常的染色体核型为生殖细胞有丝分裂的不均衡所致。与 IHH 患者类似,临床表现也存在青春期发育无启动,外生殖器呈幼稚型,无第二性征发育,外周性激素显著低于正常。但本症患者一般无家族史,由于性染色体异常,约过半数患者存在乳腺发育。由于性激素缺乏,也会出现"类宦官样"体型,如上部量比例变小,但由于染色体异常,长骨生长以下肢为主,因此臂展很少长于身高。严重的智力障碍并不常见,但部分高级智力活动如语言能力、学习能力以及情感驾驭能力等可能受损。瓣膜病变、生殖细胞肿瘤、乳腺肿瘤及血液系统肿瘤较常人发生概率增加。实验室检查示促性腺激素水平显著升高,且染色体核型检查一般可确认诊断。

4. Turner 综合征　属于染色体异常疾病,是最常见的女性促性腺激素功能低下型性腺功能减退症。经典染色体核型为 45,X,也可见 46,XY/45XX 的嵌合体。欧美人群存活婴儿中普查发病率可达 1:2 500。据统计,15 个自发流产胎儿就有 1 个染色体核型为 45,X;99% 的异常核型的胎儿均自发流产。因此,出现异常核型的比率实际上要高很多。典型的临床特点:身材矮小、原发性闭经、无青春期启动或性幼稚状态,伴有颈蹼、肘外翻、高颚弓、小颌畸形等与 X 染色体缺失相关的一系列临床症状,可有程度不同的智力障碍。自身免疫性甲状腺炎、先天性心脏病以及肿瘤发生率较正常人显著增高。实验室检查示高促性腺激素低于正常的性激素,B 超显示卵巢发育不良或呈条索样改变。染色体核型检查可确认诊断。

【治疗】

治疗的主要目的是促进和维持性器官和第二性征发育,改善生活质量,可能的情况下恢复和重建生育功能。在此基础上,还要考虑预防和治疗长期性激素缺乏带来的骨质疏松、代谢紊乱及心血管危险因素等。

治疗措施以激素替代为主,包括外周性激素治疗、促性腺激素治疗以及 GnRH 的脉冲治疗等。无论是哪一种治疗措施,均为保证外周性激素水平,以达到治疗目的。因此,治疗时应注意激素替代禁忌证的存在,如男性的前列腺疾病、女性的乳腺疾病等。并每 3~6 个月随访严密监控不良反应的发生。

IHH 患者存在多种精神心理问题,如自卑、抑郁、乏力等。治疗前应根据患者具体情况,如是否有生育要求,将治疗方案和可能达到的效果进行充分沟通和讨论。

1. 外周性激素替代　主要指征为诱导青春期启动及第二性征的发育;男性无生育要求时雄激素不足的长期替代;促进骨骺愈合等。

男性患者的睾酮替代,目前以十一酸睾酮治疗为主,有口服和肌内注射两种制剂,在体内水解生成睾酮发挥作用。相比较丙酸睾酮及庚酸睾酮,其肝脏毒性已降至极低,且血药浓度稳定。口服制剂为 40mg/粒,起始剂量可根据患者情况 80~160mg/d,2~4 周后逐渐减为 40~120mg 维持量。肌内注射制剂为250mg/支,每月 1 次注射。不良反应以过量补充或过于敏感所致的阴茎的异常勃起、多毛、痤疮、水钠潴留等,偶见胃肠不适或过敏。长期应用可致精子减少或精液量减少。因此,患者有生育要求时不建议长期应用。

女性患者的性激素替代,以雌激素、孕激素周期治疗为主。如患者为原发性闭经,无第二性征迹象,仍为性幼稚状态,也可给予小剂量雌激素 3~6 个月的基础治疗后,再给予雌孕激素的序贯治疗。

2. 促性腺激素治疗　对男性患者来讲,促性腺激素的治疗与外周性激素差别在于可以获得更稳定的雄激素水平,睾丸体积也会相应增大,且一定程度上促进精子的生成。针对治疗目的的不同,可分为单独的hCG 治疗、hCG 加 hMG 或 FSH 的联合治疗。基于进一步促进睾丸体积的增大,以及生精和恢复生育为主要目的,则需要 hCG 加 hMG 或 FSH 的联合治疗。当睾丸体积达到满意程度,短时间内无生育要求但不愿放弃生育希望的,可以 hCG 单独治疗,以维持此后可能的生育能力。

hCG 可以与 Leydig 细胞的 LH 受体结合刺激睾酮的生成,除循环睾酮浓度增加,睾丸内也会有足够的睾酮启动生精过程。初始的治疗剂量可以为 1 000~2 000IU,肌内注射,每周 2~3 次。每 2~3 个月检测临床改变及睾酮水平评估疗效。此前的 hCG 兴奋试验可以为治疗提供疗效依据。开始治疗前睾丸体积越大,单独使用 hCG 出现足够精子生成的可能性就越大。

如果 6~12 个月的 hCG 治疗仍然没有启动生精过程(精液检查未见精子),可考虑加用含有 FSH 的hMG 或生物合成人的 FSH 来促进生精。起始剂量为 75IU,肌内注射,每周 3 次,配合 hCG 治疗。如 6 个月后仍未检测到精子生成,或精子计数少于 10 000/ml,可考虑加量至 150IU/次,继续治疗 6 个月。

女性 IHH 患者的促性腺激素治疗只以促排卵和生育为目的。通过 hCG 和 hMG 的序贯治疗,文献报道受孕率在 9%~30% 不等,成功生产存活婴儿在 22%~87% 不等。但治疗方案和剂量需依据患者病情进行个体化,以达到治疗效果并避免卵巢过度刺激综合征及其他不良反应发生。

3. **GnRH 脉冲治疗**　以微电脑控制的便携式注射泵进行 GnRH 皮下注射,并模拟生理状况下 GnRH 每隔 90~120 分钟的脉冲分泌进行输注,以达到激发促性腺激素分泌的目的。一般通过 6~24 个月的治疗,大多男性患者可以达到启动青春期发育,促进精子生成的目的。对于女性患者,经过 6 个周期的治疗,排卵和受孕率可超过 90%。

4. **辅助生殖技术**　单个精子甚至是尚未完全成熟的精子即可以成功体外受精。辅助生殖技术的发展使 IHH 患者生育成为可能,但其昂贵的费用和复杂的技术使其并不能完全替代传统的激素替代治疗。

5. **心理咨询**　在 IHH 激素替代治疗的同时,对患者的精神心理状况进行评估。针对患者存在的抑郁、情绪低落等进行疏导和心理治疗,必要时辅助药物。

【其他类型】

除外 IHH,其他类型的 HH 以继发于颅脑肿瘤常见。继发于颅脑肿瘤的 HH,常合并有多种垂体激素缺失。仔细询问病史,可发现与 IHH 出生后持续的生长发育迟缓不同,此类患者为继发改变,如可有正常的青春期启动,此后不明原因出现停滞,或青春期发育正常,成人后出现性腺功能减低。常合并有颅脑肿瘤本身的占位或颅内压增加的临床表现。

1. **颅咽管瘤**　是引起 HH 最常见的颅脑肿瘤。颅咽管为胚胎期第二周,原始口腔顶向上突起形成的细长管道。其盲端为 Rathke 囊,最终发育为垂体。胚胎 6~8 周颅咽管消失。如有上皮细胞残留,则可能成为颅咽管瘤的组织来源。

颅咽管瘤可见于任何年龄,但儿童和青少年(6~14 岁)发病多见,占到 70%。大多数肿瘤生长较慢,因此症状发生也较缓慢。多位于鞍区,肿瘤较大时可压迫第三脑室,阻塞脑脊液循环形成颅内压增高症状,包括头痛、耳鸣、呕吐等。视神经受压可出现视野缺损、视力下降或复视等。压迫下丘脑或垂体后引起多种垂体激素异常及下丘脑功能障碍,表现为青春期发育无启动或停滞、身材矮小、多尿多饮、畏寒乏力等;也可出现嗜睡、贪食或厌食、精神症状等下丘脑功能受损表现。实验室检查可见多种垂体激素紊乱。影像学可见高密度垂体区占位,边界清楚,类圆形,70% 以上可有囊壁钙化。治疗上手术辅以放疗可使复发率大幅下降。术后的内分泌状况评估及替代治疗随访是十分必要的。

2. **生殖细胞肿瘤**　包括松果体瘤,异位松果体瘤,非典型畸胎瘤等。是最常见的鞍区外中枢神经系统肿瘤。10~20 岁是生殖细胞肿瘤发病的高峰期。男性多见。多饮多尿的尿崩症表现常作为首发症状,其次即为青春期发育无启动或发育停滞。视力障碍也是常见主诉之一。脑脊液中 hCG 浓度以及甲胎蛋白是有效的肿瘤标志物。男性患者也可引起中枢性性早熟。可沿第三脑室室管膜播散。影像学可见颗粒状转移。放疗敏感,预后较好。

3. **垂体瘤**　大多垂体瘤发生于成人,仅有 2%~6% 的垂体瘤发生在儿童和青少年。多为催乳素细胞腺瘤合并生长激素缺乏,影响生长和发育。女性主诉以月经紊乱或泌乳,而男性以头痛常见。针对催乳素细胞腺瘤,药物治疗效果显著。

(李小英)

参 考 文 献

[1] 中华医学会内分泌学分会. 特发性低促性腺激素性性腺功能减退症诊治专家共识. 中华内科杂志,2015,54(08):739-744.

[2] DOHLE GR, ARVER S, BETTOCCHI C, et al. Guidelines on Male Hypogonadism. European Association of Urology, 2012, 1-28.

[3] SHLOMO MELMED, KENNETH S. P, P. REED LARSEN, et al. William Textbook of Endocrinology. 13 Ed: Amsterdam: ELSEVIER SAUNDERS, 2016.

第十章　甲状腺功能亢进症

甲状腺功能亢进症（hyperthyroidism），简称甲亢。它是由于体内甲状腺激素（thyroid hormone，TH）合成或分泌过多而引起的以神经、循环、消化等系统兴奋性增高和代谢亢进为主要表现的一组疾病的总称。甲亢不是一种单一的疾病，许多疾病都可以引起甲亢。

按照发病部位和病因可分为原发性甲亢和中枢性甲亢。原发性甲亢属于甲状腺腺体本身病变，包括自身免疫性甲亢——Graves病（毒性弥漫性甲状腺肿）、毒性多结节性甲状腺肿、自主性高功能甲状腺结节、碘甲亢。中枢性甲亢又称为垂体性甲亢，是由于垂体促甲状腺激素（thyroid stimulating hormone，TSH）腺瘤分泌过多TSH所致甲亢。在甲亢分类中，以Graves病为最多见，约占所有甲亢的80%，为本文主要讨论内容。按照甲亢程度可分为临床甲亢和亚临床甲亢。临床甲亢的甲状腺功能特点是血清TSH降低，总甲状腺素（total thyoxine，TT_4）、游离甲状腺素（free thyroxine，FT_4）、总三碘甲腺原氨酸（total triiodothyronine，TT_3）、游离三碘甲腺原氨酸（free triiodothyronine，FT_3）升高；亚临床甲亢仅血清TSH降低，甲状腺激素水平正常。

Graves病（Graves disease，GD），又称毒性弥漫性甲状腺肿，是一种伴有TH分泌增多的器官特异性自身免疫病。据文献记载，Parry于1825年首先报道此病。1835年，由Robert Graves等详细报道。所以最早文献中将此病称为Parry病。但由于德国医师von Basedow曾于1840年也描述过本病，所以欧洲文献也称之为Basedow病。

甲亢患病率受调查人群的年龄、性别、种族等因素影响而存在差异。甲亢类型中以Graves病最为常见，其发病特点是女性患病率高于男性，高发年龄为30~60岁，但也可以发生在任何年龄段。美国第3次健康及营养状况调查（1988~1994年）在全美人群中抽样调查了17 353名居民（年龄≥12岁），TSH诊断切点值为<0.39mIU/L，结果显示，甲亢患病率为0.5%，亚临床甲亢患病率为0.7%。我国尚缺乏全国性调查资料，2010年我国10个城市甲状腺疾病患病率调查，共抽样15 008名居民（年龄≥15岁），以TSH<0.27mIU/L为诊断切点，甲亢、亚临床甲亢和Graves病患病率分别为0.89%、0.72%和0.61%。

【解剖基础】

甲状腺（thyroid gland）为最表浅的内分泌腺。人类的甲状腺近似"H"形，由左、右两个侧叶和峡部组成。峡部位于中间，使左、右两个侧叶连为整体。人类甲状腺侧叶宽2~2.5cm，高4~5cm。其中右叶略大于左叶，其位置亦略高于左叶。峡部大多为方形，长宽各约2cm。正常成人甲状腺重20~25g，触诊时不能触及。如甲状腺重量超过30g，触诊时即可触及。吞咽时甲状腺可随喉上下移动，为判断甲状腺是否肿大以及判断颈部肿块是否与甲状腺有关的依据之一。

甲状腺侧叶的后内侧与喉、气管、咽、食管以及喉返神经等相邻；侧叶的后外侧与颈动脉鞘及鞘内的颈总动脉、颈内静脉、迷走神经及位于椎前筋膜深面的颈交感干相邻。甲状腺肿大时，可向后压迫气管，引起呼吸困难，严重时向后压迫食管，引起吞咽困难。肿大的甲状腺也可压迫喉返神经，引起声音嘶哑。

甲状腺如向后外方压迫交感干,可出现 Horner 综合征,表现为患侧瞳孔缩小、上睑下垂和眼球内陷。

　　甲状腺的血供十分丰富,正常人甲状腺每分钟的血流量为 100~150ml,平均每克组织每分钟的血流量为 4~6ml。甲状腺的动脉血供主要来自甲状腺上动脉及甲状腺下动脉。甲状腺上动脉多数起于颈外动脉起始部的前面,少数起自颈总动脉或颈总动脉分叉处,伴喉上神经外支行向前下方,至侧叶上极附近分为前、后两腺支。前腺支沿侧叶前缘下行,分布于侧叶前面。后腺支沿侧叶后缘下行,与甲状腺下动脉的分支吻合。甲状腺下动脉多数起于锁骨下动脉的甲状颈干,少数直接起于锁骨下动脉或椎动脉。甲状腺下动脉沿前斜角肌内侧缘上行,至第 6 颈椎平面,在颈动脉鞘和椎血管之间弯向内下,近甲状腺侧叶下极再弯向内上,至侧叶后面分为上、下两支,分布于甲状腺下部的后面以及气管和食管等处。约 10% 的人存在甲状腺最下动脉,该动脉可起自头臂干、主动脉弓、右颈总动脉或胸廓内动脉。甲状腺最下动脉沿气管前方上升,达甲状腺峡部。此外,喉动脉、气管动脉及食管动脉亦有小分支抵达甲状腺。上述动脉皆在甲状腺的表面分支,进入腺体的深部,在滤泡周围形成毛细血管床。甲状腺的静脉引流始自滤泡周围静脉丛,汇合成甲状腺上、中、下 3 对静脉。甲状腺侧叶上部的血液由甲状腺上静脉引流,后者与甲状腺上动脉并列,在颈总动脉分叉处进入颈内静脉。侧叶前部及中部的血液经甲状腺中静脉进入颈内静脉。侧叶下极的静脉血液由甲状腺下静脉引流至无名静脉。甲状腺的淋巴管很丰富,淋巴液由滤泡周围丛引流至颈深部、胸骨后、气管及喉前部淋巴结。

　　甲状腺的神经支配也很丰富,在滤泡之内及其周围有神经纤维形成的密网,神经纤维有交感神经及副交感神经两种,前者起源于颈部交感神经节,随血管进入甲状腺内;后者起源于迷走神经,经由喉上神经而抵甲状腺。喉返神经由甲状腺附近经过,并无纤维支配甲状腺。

【病因和发病机制】

　　甲亢的发病机制因病因不同而异。Graves 病为自身免疫病,在具有遗传易感的人群(特别是女性)中,环境因素如吸烟、高碘饮食、应激、感染、妊娠等可促进发病,细胞免疫及体液免疫均参与了发病过程。

　　1. **免疫功能异常**　GD 的确切病因目前还不完全清楚,但近年来的研究提示该病为一种器官特异性自身免疫病。GD 患者由于体内免疫功能紊乱,致使机体产生了针对自身促甲状腺激素受体的抗体即抗TR Ab(thyrotropin receptor antibodies,anti-TR Ab)。该抗体与 TSHR 结合后,和 TSH 一样具有刺激和兴奋甲状腺的作用,引起甲状腺组织增生和功能亢进,TH 产生和分泌增多。目前认为,自身抗体的产生主要与存在基因缺陷的抑制性 T 淋巴细胞(Ts)的功能降低有关。Ts 功能缺陷导致辅助性 T 淋巴细胞(Th)的不适当致敏,并在 IL-1、IL-2 等细胞因子的参与下,使 B 细胞产生抗自身甲状腺的抗体。

　　GD 的发病与抗 TR Ab 的关系十分密切,抗 TR Ab 是一组多克隆抗体,作用在 TSH 受体的不同结合位点。抗 TR Ab 可分为兴奋型和封闭型两类。兴奋型中有一类与 TSH 受体结合后,刺激甲状腺组织增生及 TH 的合成和分泌增多,称为抗甲状腺刺激抗体(thyroid-stimulating-antibody,anti-TS Ab),为 GD 的主要自身抗体;另一类与 TSH 受体结合后,仅促进甲状腺肿,但不促进 TH 的合成和释放,称为甲状腺生长刺激免疫球蛋白(thyroid growth immunoglobulin,TGI)。封闭型自身抗体与 TSH 受体结合后,阻断和抑制甲状腺功能,因此称为抗甲状腺刺激阻断抗体(thyroid stimulating blocking Antibody,anti-TSB Ab)。

　　2. **细胞免疫异常**　GD 患者外周血活化 T 淋巴细胞数量增多,甲状腺内的抑制性调节环路不能发挥正常的免疫抑制功能,致使自身反应性器官特异性 Th 细胞得以活化、增殖,产生各种细胞因子作用于甲状腺组织、单核细胞,诱导 B 淋巴细胞活化,产生抗甲状腺的自身抗体,最终引起甲状腺结构与功能的病理变化及出现临床特征。另外,GD 患者甲状腺和眼球后组织均有明显的淋巴细胞浸润,甲状腺的淋巴细胞通过细胞间黏附分子/白细胞功能相关抗原,介导淋巴细胞与 GD 患者甲状腺细胞相互黏附,引起甲状腺细胞增生及甲状腺肿。

　　3. **遗传因素**　部分 GD 有家族史,同卵双生相继发生 GD 者达 30%~60%;异卵双生仅为 3%~9%。流行病学调查也发现,GD 亲属中患另一种自身免疫性甲状腺病,如桥本甲状腺炎的比率和抗 TS Ab 的检出率均高于一般人群。这些都说明 GD 具有遗传倾向。

　　4. **环境因素**　感染、应激及刺激等均可能为本病的诱发因素。尤以精神因素为重要,强烈的精神刺激常可诱发甲亢的发病。精神应激可能使患者血中肾上腺皮质激素升高,进而改变 Ts 或 Th 细胞的功能,引起异常免疫反应从而引发甲亢。

5. 毒性多结节性甲状腺肿和自主性高功能甲状腺结节的特点是结节或腺瘤自主性分泌甲状腺激素增多引起甲亢,其发病可能与体细胞 TSH 受体基因活化性突变有关,部分高功能腺瘤是因 G 蛋白基因的活化性突变导致。

6. 长期、大量摄碘或使用含碘药物(如胺碘酮)可使具有潜在性甲亢高危的患者发生碘甲亢。

7. 垂体 TSH 腺瘤可高功能自主性分泌过多的 TSH 导致甲状腺肿和甲状腺激素分泌增多,发生甲亢。

【病理表现】

1. **甲状腺**　GD 的甲状腺呈对称性、弥漫性增大,甲状腺内血管增生,血供丰富,使甲状腺外观为红色。滤泡细胞增生肥大,细胞呈立方或柱状,滤泡细胞由于过度增生而形成乳头状折叠凸入滤泡腔内,细胞高尔基体肥大,附近有许多囊泡,内质网发育良好,有很多核糖体,线粒体数目增多。滤泡腔内胶质减少甚或消失。甲状腺内可有淋巴细胞浸润或形成淋巴滤泡或出现淋巴组织生发中心。经治疗后甲状腺的形态结构可发生相应的变化。短期使用大剂量碘剂后,甲状腺可迅速缩小,腺泡中胶质含量增多,滤泡细胞变为立方状或扁平状,乳头状结构消失,血管减少。长时间使用硫脲类抗甲状腺药物后,可使甲状腺组织呈退行性改变,滤泡增大富含胶质,大部分滤泡细胞呈扁平或矮立方形,少部分滤泡细胞仍肥大,或可见到上皮峰及短小乳头状结构。此时活检标本不易与甲状腺肿鉴别。

2. **眼**　GD 仅有良性眼病时常无异常病理改变。在浸润性突眼患者中,球后组织中脂肪组织及纤维组织增多,黏多糖沉积与透明质酸增多,淋巴细胞及浆细胞浸润;眼肌纤维增粗,纹理模糊,脂肪增多,肌纤维透明变性,断裂及破坏,肌细胞内黏多糖及透明质酸亦增多。可出现球结膜充血、水肿。早期的病变以炎症细胞浸润和脂肪增多为主,后期可出现纤维组织增生和纤维化。

3. **胫前黏液性水肿**　光镜下病变皮肤可见黏蛋白样透明质酸沉积,伴肥大细胞、吞噬细胞和内质网粗大的成纤维细胞浸润,皮层增厚及淋巴细胞浸润;电镜下见大量微纤维伴糖蛋白及酸性葡聚糖沉积,与重度甲减(黏液性水肿)的皮下组织黏多糖浸润的组织学相似。

4. **其他**　心脏可扩大,心肌变性。肝、脾、胸腺和淋巴结可增生肿大,外周血淋巴细胞可增多。重度甲亢未予有效治疗者可出现肝脏局灶性或弥漫性坏死,以致发展为肝脏萎缩,甚至肝硬化。甲状腺功能亢进时破骨细胞活性增强、骨吸收多于骨形成,可引起骨质疏松。

【病理生理基础】

TH 分泌增多的病理生理作用是多方面的。TH 可促进氧化磷酸化,主要通过刺激细胞膜上的 Na-K-ATP 酶,促进 Na^+ 的主动运输,维持细胞内外 Na^+-K^+ 的梯度。在此过程中需要消耗大量的能量,以致 ATP 水解增多,从而促进线粒体氧化磷酸化反应,使耗氧量及产热增加,引起患者怕热多汗等症状。高水平 TH 可增加基础代谢率,加速多种营养物质的消耗,肌肉也易被消耗,出现消瘦乏力等。TH 与儿茶酚胺协同作用,可加强儿茶酚胺对神经、心血管及胃肠道等脏器的兴奋和刺激;TH 对肝脏、心肌及肠道还具有直接的兴奋作用,使神经、心血管与消化系统等的症状更为突出。

【临床表现】

GD 可发生于任何年龄,但高峰发病年龄在 20~40 岁。女性多于男性,男女之比为 1:(4~6),本病起病多数缓慢,多在起病后 6 个月到 1 年就诊。

1. **一般表现**　GD 的临床表现与患者发病时的年龄、病程和 TH 分泌增多的程度有关。一般患者均有神经质、怕热多汗、皮肤潮湿、心悸乏力和体重减轻等。部分患者可有发热,但一般为低热。

2. 不少甲状腺疾病患者以甲状腺肿为主诉,甲状腺呈弥漫性对称性肿大,质软、吞咽时上下移动,少数患者的甲状腺肿大不对称或肿大不明显。由于甲状腺的血流量增多,故在上、下极外侧可听到连续性或以收缩期为主的吹风样血管杂音,可扪及震颤(以腺体上部较明显)。杂音明显时可在整个甲状腺区听到,但以上、下极明显,杂音较轻时仅在上极或下极听到。触到震颤时往往可以听到杂音,杂音较弱时可触不到震颤。杂音和震颤的发现对诊断本病具有重要意义,因为其他甲状腺疾病罕有出现此体征者。结节性毒性甲状腺肿患者可触及甲状腺结节性肿大。自主性高功能甲状腺结节患者,可扪及孤立结节。

3. **眼部表现**　甲亢引起的眼部改变大致分两种类型,一类称为非浸润性突眼,系由于交感神经兴奋眼外肌群和上睑肌所致,临床无明显自觉症状。体征有:①上眼睑挛缩;②眼裂增宽(Dalrymple 征);③上眼睑移动滞缓(von Graefe 征);眼睛向下看时上眼不能及时随眼球向下移动,可在角膜上缘看到白色巩膜;④瞬目减少和凝视(Stellwag 征);⑤向上看时,前额皮肤不能皱起(Joffroy 征);⑥两眼看近物时,辐辏不良(Mobius 征);甲亢控制后可完全恢复正常。

另一类为 GD 所特有,为眶内和球后组织体积增加、淋巴细胞浸润和水肿所致,称为浸润性突眼。患者常有明显的自觉症状,如畏光、流泪、复视、视力减退、眼部胀痛、刺痛、异物感等。患者双眼球明显突出,可超过中国人群眼球突出度参考值(女性为 16.0mm,男性为 18.6mm)3mm 以上,少数患者为单侧突眼。可见眼睑肿胀、结膜充血水肿、眼球活动受限。

由于眼球高度突出,使眼睛不能闭合,结膜、角膜外露而引起充血、水肿、角膜溃疡等,重者可出现全眼球炎,甚至失明。

浸润性突眼的轻重程度与甲状腺功能亢进的程度无明显关系。在所有眼病中,约 5% 的患者仅有浸润性突眼而临床无甲亢表现,将此称为甲状腺功能正常的 GD 眼病(euthyroid Graves ophthalmopathy,EGO)。该类患者尽管临床上无甲亢表现,但多有亚临床甲亢,TSH 水平降低。

4. 心血管系统　甲亢时由于 TH 对心血管系统的作用,以及交感神经兴奋性增高等,常使患者有明显的临床表现,心悸、气促是大部分甲亢患者的突出主诉。

(1) 心动过速:是心血管系统最早最突出的表现。绝大多数为窦性心动过速,心率多在 90~120/min。心动过速为持续性,在睡眠和休息时有所降低,但仍高于正常。

(2) 心律失常:房性期前收缩最常见,其次为阵发性或持续性心房颤动,也可见室性或交界性期前收缩,偶见房室传导阻滞。有些患者可仅表现为原因不明的阵发性或持续性心房颤动,尤以老年人多见。

(3) 心音改变:由于心肌收缩力加强,使心搏增强,心尖部第一心音亢进,常有收缩期杂音,偶在心尖部可听到舒张期杂音。

(4) 心脏扩大:多见于久病及老年患者。当心脏负荷加重、合并感染或应用 β 受体拮抗药可诱发充血性心力衰竭。持久的心房颤动也可诱发慢性充血性心力衰竭。出现心脏扩大和心脏杂音可能是由于长期高排出量使左心室流出道扩张所致。

(5) 收缩压升高、舒张压下降和脉压增大:有时可出现毛细血管搏动、水冲脉等周围血管征。发生原因系由于心脏收缩力加强,心排血量增加和外周血管扩张、阻力降低所致。

(6) 甲亢性心脏病:甲亢伴有明显心律失常、心脏扩大和心力衰竭者称为甲亢性心脏病,以老年甲亢和病史较久未能良好控制者多见。其特点为甲亢完全控制后心脏功能可恢复正常。

5. 消化系统　食欲亢进是甲亢的突出表现之一。但少数老年患者可出现厌食,甚至恶病质,也有少数患者呈顽固性恶心、呕吐,以致体重在短期内迅速下降。由于过多 TH 的作用,使肠蠕动增加,从而使大便溏稀、次数增加,甚至呈顽固性腹泻或脂肪痢。TH 对肝脏也可有直接毒性作用,致肝大,甲亢引起明显肝脏受损者少见,少数可出现肝功能异常,转氨酶升高甚至黄疸。

6. 血液和造血系统　周围血液中白细胞总数偏低、淋巴细胞百分比和绝对值及单核细胞增多,血小板寿命缩短,有时可出现皮肤紫癜。由于消耗增加、营养不良和铁的利用障碍偶可引起贫血。

7. 肌肉骨骼系统　甲亢时多数表现为肌无力和肌肉萎缩。由于神经肌肉兴奋性增高,可出现细震颤、腱反射活跃和反射时间缩短等。部分患者可出现如下特殊的肌肉病变。

(1) 慢性甲亢性肌病:相对多见。起病缓,主要累及近端肌群和肩胛、骨盆带肌群。表现为进行性肌肉萎缩和无力。患者在上楼、蹲位起立和头等动作时有困难。类似于多发性肌炎表现,但肌活检正常或仅有肌肉萎缩、变性等改变。

(2) 甲亢伴周期性麻痹:主要见于亚洲国家的青年男性患者,日本和我国较常见。发作时血钾显著降低。周期性麻痹多与甲亢同时存在,或发生于甲亢起病之后。也有部分患者以周期性麻痹为首发症状就诊才发现甲亢。多在夜间发作,可反复出现,甲亢控制后症状可缓解。周期性麻痹的发生机制可能与过多 TH 促进 Na^+-K^+-ATP 酶活性,使 K^+ 向细胞内的不适当转移有关。一旦发生,立即补钾治疗。有胸闷、气短症状的患者,给予吸氧、心电监测,呼吸困难者应给予辅助呼吸。避免使用胰岛素、利尿剂或糖皮质激素等易导致血钾降低的药物。

（3）甲亢伴重症肌无力：甲亢伴重症肌无力的发生率约为 1%，远高于一般人群的发生率。重症肌无力主要累及眼肌，表现为眼睑下垂、眼外肌运动麻痹、复视和眼球固定等。少数也可表现为全身肌肉无力、吞咽困难、构音不清及呼吸浅短等。甲亢控制后重症肌无力可减轻或缓解。

8. **生殖系统**　20% 左右的女性患者有月经稀少，周期延长，甚至闭经。男性多阳痿，偶见乳腺发育，与雄激素转化为雌激素增加有关。

9. **皮肤、毛发及肢端表现**　皮肤光滑细腻，缺乏皱纹，触之温暖湿润。年轻患者可有颜面潮红，部分患者面部和颈部可呈红斑样改变，压之褪色，尤以男性多见。多数患者皮肤色素正常，少数可出现色素加深，以暴露部位明显，但口腔、乳晕无色素加深。也有部分患者色素减退，出现白癜风。甲亢时可出现毛发稀疏脱落，少数患者可出现斑秃。

约 5% 的 GD 患者可有典型胫前黏液性水肿，常与浸润性突眼同时或之后发生，有时不伴甲亢而单独存在，是本病的特异性表现之一。多见于小腿胫前下 1/3 部位，有时可延及足背和膝部，也可见于面部上肢等。初起时呈暗紫红色皮损，皮肤粗厚，以后呈片状或结节状隆起，最后呈树皮状，可伴继发感染和色素沉着。在少数患者中尚可见到指端软组织肿胀，呈杵状，掌指骨骨膜下新骨形成，以及指或趾甲的邻近游离边缘部分和甲床分离（Plummer 甲），也为 GD 的特征性表现之一。

10. **甲状腺危象**　也称甲亢危象，是甲状腺毒症急性加重致多系统损伤的一组综合征，可危及生命。常见诱因有感染、创伤、手术、精神刺激等。早期表现为患者原有的甲亢症状加剧，伴中等发热、体重锐减、恶心、呕吐，以后发热可达 40℃ 或更高，心动过速，心率常在 160/min 以上，大汗、腹痛、腹泻，甚而谵妄、昏迷。死亡原因多为高热虚脱、心力衰竭、肺水肿和严重水、电解质代谢紊乱等。

【特殊类型】

1. **淡漠型甲亢**　该型特点为：①发病较隐匿。②以老年人多见，尤其是 60 岁以上者。③临床表现不典型，常以某一系统的表现为突出（尤其是心血管和胃肠道症状），由于年迈伴有其他心脏病，不少患者合并心绞痛，有的甚至发生心肌梗死。心律失常和心力衰竭的发生率可达 50% 以上。患者食欲减退伴腹泻较多，肌肉萎缩，肌无力。④眼病和高代谢症群表现较少，多数甲状腺无明显肿大。⑤全身情况差，体重减轻较明显，甚至出现全身衰竭、恶病质。⑥血清 TT_4 可以正常，FT_3、FT_4 常增高，TSH 下降或测不出，但 ^{131}I 摄取率增高。

2. **亚临床型甲亢**　该型特点是血 T_3、T_4 正常，但 TSH 显著降低。本症可能是 GD 早期、GD 经手术或放射碘治疗后、各种甲状腺炎恢复期的暂时性临床现象，但也可持续存在，少数可进展为临床型甲亢。患者无症状或有消瘦、失眠、轻度心悸等症状，并可导致心血管系统或骨代谢的异常。排除下丘脑垂体疾病、非甲状腺疾病所致的 TSH 降低后可诊断为本症，并需作出相应的病因诊断。亚临床型甲亢一般不需治疗，但应定期追踪病情变化。对于老年患者，已有轻度甲亢表现的患者以及具有心血管和骨骼系统病变危险因素者宜采用适当的抗甲状腺治疗。

3. **新生儿甲亢**　分为暂时型和持续型两种。暂时型较为常见，多由于母亲妊娠时患有 GD，母体内的抗 TSAb 通过胎盘到达胎儿使之发生甲亢，故出生时已有甲亢表现，生后 1~3 个月自行缓解，血中抗 TSAb 也随之消失。临床表现为多动，易兴奋、多汗、呕吐、腹泻和发热等。哺乳量增加而体重不增加，可出现呼吸衰竭、心动过速、心律失常，易发生心力衰竭。实验室检查显示 FT_4 升高，T_3 显著升高，TSH 通常低下（与正常新生儿出生时 TSH 水平增高相反）。

持续型新生儿甲亢较罕见，系 TSHR 突变所致。其特点是：①常有阳性家族史，为常染色体显性遗传，但母亲在妊娠时未必一定有甲亢；②男女比例约为 1:2，明显高于成年人 GD 甲亢；③缺乏眼征；④缺乏甲状腺免疫学异常的证据（血中无抗甲状腺抗体）；⑤大部分病例在开始为甲状腺肿，逐渐出现甲亢的其他表现；⑥甲亢不能自行缓解，患者常有颅骨缝早期融合、前囟突出及智力障碍等后遗症。

新生儿甲亢的诊断主要根据血 T_3、T_4 和 TSH 值进行判断。T_3、T_4 升高，TSH 降低即可作出甲亢的诊断。对于持续型新生儿甲亢可作 TSHR 基因分析，以查明病因。

4. **妊娠期甲亢**　主要见于以下两种情况。妊娠早期的甲状腺毒症需要鉴别正常妊娠引起的甲状激素生理学改变、绒毛膜促性腺激素相关的妊娠一过性甲亢和妊娠期 GD。

（1）妊娠合并甲亢：正常妊娠时由于腺垂体生理性肥大和胎盘激素分泌，可有高代谢症群表现，如心率可增至 100 次/min，甲状腺稍增大，基础代谢率在妊娠 3 个月后较前增加可达 20%～30%，此时由于雌激素水平增高，血中甲状腺素结合球蛋白（thyroxine binding globulin，TBG）较妊娠前增高，故血清 TT_3、TT_4 也较正常增高，因此易与甲亢混淆。患者体重不随妊娠月份而相应增加，或四肢近端肌肉消瘦，或休息时心率在 100 次/min 以上者应疑及甲亢。如血 FT_3、FT_4 升高，TSH<0.5mU/L 可诊断为甲亢。同时伴有眼征、弥漫性甲状腺肿、甲状腺区震颤或血管杂音、血抗 TS Ab 阳性即可确定 GD 的诊断。

（2）hCG 相关性甲亢：hCG 与 TSH 的 a-亚基相同，两者的受体分子又十分类似，故 hCG 和 TSH 与 TSH 受体结合存在交叉反应。当 hCG 分泌显著增多（如绒毛膜癌、葡萄胎、妊娠剧吐、多胎妊娠等）时，可因大量 hCG 刺激 TSH 受体而出现甲亢。患者的甲亢症状轻重不一，血 FT_3、FT_4 升高，TSH 降低或测不出，但抗 TS Ab 和其他甲状腺自身抗体阴性，血 hCG 显著升高。hCG 相关性甲亢往往随血 hCG 浓度的变化而消长，属于一过性，终止妊娠或分娩后消失。

【辅助检查】

1. 血清 TH 测定

（1）血清 FT_3、FT_4：血清中 FT_3、FT_4 不受血中 TBG 变化的影响，直接反映甲状腺功能状态。成人参考值：RIA 法，FT_3 3～9pmol/L（0.19～0.58ng/dl），FT_4 9～25pmol/L（0.7～1.9ng/dl）；ICMA 法，FT_3 2.1～5.4pmol/L（0.14～0.35ng/dl），FT_4 9.0～23.9pmol/L（0.7～1.8ng/dl）。

（2）血清 TT_3、TT_4：血清中 TT_3、TT_4 与蛋白结合达 99.5% 以上，故 TT_3、TT_4 水平受 TBG 的影响。TT_3 浓度的变化常与 TT_4 的改变平行。TT_3、TT_4 测定方法稳定，在无影响血中 TBG 浓度变化的因素存在时是反映甲状腺功能的良好指标。引起 TBG 升高的主要因素为妊娠、使用雌激素等，故妊娠时血中 TT_3、TT_4 常常升高，但 FT_3、FT_4 正常。成年人参考值：RIA 法，TT_3 1.8～2.9nmol/L（115～190ng/dl），TT_4 65～156nmol/L（5～12μg/dl）；ICMA 法，TT_3 0.7～2.1nmol/L（44.5～136.1ng/dl），TT_4 58.1～154.8nmol/L（4.5～11.9μg/dl）。

2. TSH 测定　TSH 是反映甲状腺功能十分敏感的指标，轻度甲状腺功能异常，T_3、T_4 尚在参考范围内变化时 TSH 就会出现异常。原发性甲状腺功能减退时升高，甲状腺功能亢进时降低。普通 TSH 测定不能反映降低，现在大部分实验室测定的为敏感 TSH（sensitive TSH，sTSH）或超敏感 TSH（ultrasensitive TSH，uTSH），两者特异性、敏感性均很高。

3. TSH 受体抗体测定　Graves 病患者抗促甲状腺激素受体抗体（anti-TR Ab）阳性率达 80%～100%，未经治疗的 GD 患者，血抗 TS Ab 阳性检出率可达 80%～100%。抗 TR Ab 和抗 TS Ab 测定对于 GD 早期诊断、判断病情活动及预测复发等具有较高价值，还可作为治疗后停药的重要指标。Graves 病患者可见抗甲状腺过氧化物酶抗体（anti-TPO Ab）和抗甲状腺球蛋白抗体（anti-TG Ab）阳性。桥本甲状腺炎合并 Graves 病患者抗 TG Ab、抗 TPO Ab 多呈高滴度阳性。

4. ^{131}I 摄取率　本法虽然诊断甲亢的符合率达 90%，但不能反映病情严重程度与治疗中的病情变化，目前已很少用甲状腺 ^{131}I 摄取率来诊断甲亢。可用于鉴别不同病因的甲亢，Graves 甲亢时甲状腺 ^{131}I 摄取率升高，且高峰前移。如 ^{131}I 摄取率降低可能为亚急性甲状腺炎、桥本甲状腺炎的一过性甲亢等。毒性多结节性甲状腺肿和自主性高功能甲状腺结节患者 ^{131}I 摄取率升高或正常。碘甲亢和非甲亢性甲状腺毒症患者 ^{131}I 摄取率正常或降低。应注意本方法受含碘食物和药物的影响。参考值：3 小时及 24 小时分别为 5%～25% 和 20%～45%，高峰在 24 小时。

5. 影像学检查

（1）超声检查：GD 患者甲状腺呈弥漫性、对称性、均匀性增大（可增大 2～3 倍），边缘多规则，内部回声多呈密集、增强光点，分布不均匀，部分有低回声小结节状改变。多普勒彩色血流显像示患者甲状腺腺内血流丰富，呈"火海征"。眼球后 B 超有助于 GD 眼病的诊断。自主性高功能甲状腺结节患者的甲状腺结节直径一般在 2.5cm 以上，边缘清楚，结节内血流丰富。毒性多结节性甲状腺肿患者可见多个甲状腺结节。

（2）CT 或 MRI 检查：主要用于评估甲亢眼病眼外肌受累的情况，也可以排除其他原因所致的突眼。

（3）甲状腺核素显像：自主性高功能甲状腺结节患者提示为热结节，周围萎缩的甲状腺组织仅部分显影或不显影。毒性多结节性甲状腺肿为多发热结节或冷、热结节。

6. 心脏检查　心电图可见窦性心动过速，房性、室性或交界性期前收缩，心房颤动，房室传导阻滞等。

7. 其他

（1）外周血常规：部分患者红细胞计数、血红蛋白、中性粒细胞及血小板计数可有轻度降低。

（2）生化检查：常见血清总胆固醇、甘油三酯水平降低，少数患者出现肝功能异常（转氨酶、胆红素升高），低钾性周期性麻痹患者可见血钾降低。

【诊断】

典型病例经详细询问病史，依靠临床表现即可诊断。

1. 甲亢诊断标准　①高代谢症状和体征。②甲状腺肿。③血清 TSH 水平降低，甲状腺激素水平升高。具备以上 3 项时诊断即可成立。注意：部分不典型甲亢患者可以单一系统表现为首发突出症状，如心房颤动、腹泻、低钾性周期性麻痹等。淡漠型甲亢患者高代谢症状不明显。少数患者可以无甲状腺肿大。

2. Graves 病诊断标准　①甲亢诊断确立。②甲状腺弥漫性肿大。③眼球突出和其他浸润性眼征。④胫前黏液性水肿。⑤抗 TR Ab、抗 TPO Ab 阳性。①②项为诊断必备条件，③~⑤项为诊断辅助条件。

3. 甲状腺危象的诊断评分　1993 年，Burch 和 wartfsky 开发了一种评分系统，应用于临床来识别甲状腺危象，可供参考（表 10-1）。分数≥45 分提示甲状腺危象，25~44 分提示危象前期，分数<25 分不支持甲状腺危象。

表 10-1　甲状腺危象的诊断评分

症状与体征		分数
体温/℃	37.2~37.7	5
	37.8~38.2	10
	38.3~38.8	15
	38.9~39.3	20
	39.4~39.9	25
	≥40.0	30
中枢神经系统症状	无	0
	轻度（焦虑）	10
	中度（谵妄、精神症状或昏睡）	20
	重度（癫痫、昏迷）	30
消化系统症状	无	0
	中度（腹泻、恶心、呕吐、腹痛）	5
	重度（不能解释的黄疸）	10
心率/（次·min⁻¹）	99~109	5
	110~119	10
	120~129	15
	130~139	20
	≥140	25
充血性心力衰竭	无	0
	轻度（足部水肿）	5
	中度（双侧肺底湿啰音）	10
	重度（肺水肿）	15
心房颤动	无	0
	有	10
诱因	无	0
	有	10

4. 病因诊断　有结节者需与自主性高功能甲状腺结节、多结节性甲状腺肿伴甲亢、毒性腺瘤、甲状腺癌等相鉴别。毒性多结节性甲状腺肿和毒性腺瘤患者一般无突眼,甲亢症状较轻,甲状腺扫描为"热"结节,结节周围甲状腺组织的摄碘功能受抑制。亚急性甲状腺炎伴甲亢症状者,甲状腺^{131}I摄取率明显降低。碘甲亢者有过量碘摄入史,甲状腺^{131}I摄取率降低,停用碘摄入后甲亢症状可逐渐改善。

【鉴别诊断】

1. 不同甲亢类型的临床鉴别

（1）毒性多结节性甲状腺肿:多见于中老年患者,甲亢症状一般较轻,甲状腺结节性肿大,严重肿大者可延伸至胸骨后。血清T_3和FT_3升高较T_4和FT_4升高明显,抗TR Ab阴性,甲状腺摄取率升高或正常,甲状腺核素显像多发热结节或冷、热结节。

（2）自主性高功能甲状腺结节:甲亢症状一般较轻;甲状腺单结节,直径>2.5cm,特点同毒性多结节性甲状腺肿,甲状腺摄取率升高或正常;甲状腺素显像,腺瘤部位热结节,其余部位显影淡或不显影。

（3）碘甲亢:有大剂量碘摄入史或服用胺碘酮史,抗TR Ab阴性,尿碘显著升高,甲状腺摄取率正常或降低。

（4）垂体TSH瘤:甲亢及垂体瘤临床表现,抗TR Ab阴性,垂体MRI提示垂体瘤。

2. 与甲状腺炎鉴别　甲状腺炎是非甲亢性甲状腺毒症的重要病因,由于炎症造成甲状腺滤泡破坏,甲状腺激素过多释放至血液中,产生甲状腺毒症,多为一过性。

（1）亚急性甲状腺炎:该病以女性多见,发病前常有上呼吸道感染病史,随后甲状腺肿并伴有甲状腺疼痛,疼痛可放射至下颌、耳后、颞枕等部位。可出现甲亢的症状,如心悸、气短、消瘦、食欲亢进、易激动和大便次数增加等,多有发热,体温在38℃左右,白细胞计数轻度升高,中性粒细胞正常或稍高,甲状腺^{131}I摄取率降低,与甲状腺素升高呈背离现象。甲状腺扫描发现甲状腺双侧或单侧不显影。

（2）慢性淋巴细胞性甲状腺炎伴甲亢:该病以中年女性多见,由于起病缓慢,多无症状,常因甲状腺肿大而就诊甲状腺弥漫性肿大、质韧或有表面不平的结节;甲状腺扫描放射性分布不均匀,有不规则浓聚及稀疏区;60%~70%的患者抗甲状腺球蛋白抗体(anti-TG Ab)阳性,95%的患者抗甲状腺微粒体抗体(anti-TM Ab)或抗甲状腺过氧化物酶抗体(anti-TPO Ab)阳性。部分患者在疾病初期由于甲状腺滤泡细胞的破坏、TH的释放增加而出现甲亢症状,通常为一过性,随疾病进展,T_3、T_4水平逐渐下降。

（3）无痛性甲状腺炎:分为产后型无痛性甲状腺炎和散发型无痛性甲状腺炎。甲状腺无痛性肿大伴暂时性甲状腺功能异常。该病一般分为3个阶段:甲亢阶段、甲减阶段和恢复阶段。甲状腺功能检查因临床所处的发病阶段不同而不同。85%的患者抗TPO Ab阳性,细胞学检查为淋巴细胞性甲状腺炎。

3. 与非甲状腺性疾病的鉴别

（1）结核病和风湿病:常有低热、多汗、心动过速、消瘦等类似甲亢的高代谢症状。以腹泻为主要表现的甲亢常被误诊为消化道疾病。老年甲亢患者表现多不典型,常无多食、亢奋等表现,而是表现为淡漠、厌食、消瘦、心律失常、心力衰竭等,并被容易误诊为恶性肿瘤、心脏疾病甚至精神心理疾病。甲状腺肿、甲亢眼征、甲状腺功能及抗TR Ab测定有助于鉴别诊断。

（2）单侧突眼:需注意与眶内肿瘤、炎性假瘤等鉴别,眼球后超声检查或CT即可明确诊断。

（3）慢性甲亢性肌病:突出表现为骨骼肌受累,通常发生于严重甲状腺毒症患者,表现为肌无力肌萎缩,应与多发性肌炎、进行性肌萎缩和重症肌无力鉴别。

【治疗】

1. 一般治疗　应适当休息,合理安排饮食,需要高热量、高蛋白质、高维生素和低碘饮食。精神紧张、不安或失眠较重者可给予安定类镇静药。

2. 药物治疗

（1）抗甲状腺药物及作用机制:常用ATD主要包括咪唑类和硫氧嘧啶类,前者的代表药物是甲巯咪唑(MM),后者的代表药物是丙硫氧嘧啶(PTU)。MM与PTU的药理等效比为1∶10,但MM的半衰期明显长于PTU。在维持治疗阶段较小剂量的MM每天1次服药即可将甲状腺功能维持在良好状态。它们的作用机制相同,主要为抑制甲状腺内的过氧化酶系统,使被摄入到甲状腺细胞内的碘化物不能氧化成活性碘,使酪氨酸不能被碘化,同时使一碘酪氨酸白和二碘酪氨酸的缩合过程受阻而抑制 TH 的合成。

(2) 适应证和优缺点:抗甲状腺药物适应证:①轻、中度病情。②甲状腺轻、中度肿大。③孕妇、高龄或由于其他严重疾病不适宜手术者。④手术前和 ^{131}I 治疗前的准备。⑤手术后复发且不适宜 ^{131}I 治疗者。⑥中至重度活动的甲亢突眼患者。其优点是:①疗效较肯定。②不会导致永久性甲减。③方便、经济、使用较安全。缺点:①疗程长,一般需 2 年以上。②停药后复发率较高。③可引起肝损害或粒细胞缺乏等。

(3) 疗程:分 3 个阶段,即初始阶段、减量阶段、维持阶段。①初始阶段,MM 起始剂量 20~40mg/d,1~2 次/d 口服。PTU 起始剂量为 300~450mg/d,分次口服。用一般在服药 2~3 周后临床症状减轻,4~6 周后代谢状态可以恢复正常,故应在用药 4 周后复查甲状腺功能以评估治疗效果。②减量阶段,当症状好转、甲状腺功能接近正常时可逐步减少药量。在减量过程中,每 2~4 周随访一次,每次减少 MM 5mg 或者 PTU 50mg,不宜减量过快,此阶段需 2~3 个月。每次随访要监测患者的代谢状况以及监测甲状腺功能并维持其正常和稳定。如果减量后病情有反复,则需要重新增加剂量并维持一段时间。③维持阶段,MM 5~10mg/d,PTU 50~100mg/d,视病情调整剂量,一些患者只需要更低的 ATD 剂量即可维持正常的甲状腺功能,每 2 个月复查甲状腺功能,为期 1~2 年。个别患者需要延长维持治疗疗程。注意:维持期可联用 LT$_4$ 维持正常的甲状腺功能。

(4) 不良反应:ATD 的优点是简便、安全、有效,但在治疗过程中仍需警惕不良反应发生。①粒细胞缺乏,其发生率约为 0.3%。大部分粒细胞缺乏发生在抗甲状腺药物大剂量治疗的最初 2~3 个月内或再次用药的 1 个月内。因此,为了防止粒细胞缺乏的发生,在早期应每 1~2 周查白细胞 1 次,当白细胞少于 3.0×10^9/L、中性粒细胞少于 1.5×10^9/L 时应考虑停药观察。用药期间嘱患者如出现咽痛、发热等应及时就诊,谨防粒细胞缺乏症发生。甲亢本身可有白细胞减少。外周血白细胞计数持续<3.0×10^9/L,不宜起始 ATD 治疗。一旦发生粒细胞缺乏应立即停用抗甲状腺药物,同时不建议更换另一种 ATD,因为两种药物的不良反应风险可能存在交叉。消毒隔离,预防感染。使用粒细胞集落刺激因子,静脉应用广谱抗菌药物。②肝脏损害,MM 引起的肝脏损害以胆汁淤积为主,而 PTU 引起者多为免疫性肝细胞损害,转氨酶升高较明显,且预后较差。近年来的临床观察发现,PTU 可诱发机体产生抗中性粒细胞胞浆抗体(anti-neutrophil cytoplasmic antibody,ANCA),多数患者无临床表现,仅部分呈 ANCA 相关性小血管炎,有多系统受累表现,如发热、肌肉关节疼痛及肺和肾损害等。故除严重病例、甲状腺危象、孕早期或对 MMI 过敏者首选 PTU 治疗外,其他情况 MM 应列为首选药物。③过敏性皮疹,发生率为 5%。如为轻微、散在的皮疹可考虑联用抗组胺药物治疗;如治疗效果不佳或进一步加重应考虑停用 ATD,改为 ^{131}I 或手术治疗。如 ^{131}I 或手术治疗不可行,可考虑在密切监测皮肤状况的前提下改用另一种 ATD,建议仍需密切检测皮肤状况,尤其当发生剥脱性皮炎等严重的皮肤过敏反应时,应立即停药及转诊,同时不建议更换另一种 ATD。

(5) 停药与复发:抗甲状腺药物治疗 GD 最主要的缺点是复发率高。甲状腺功能正常、疗程足够、抗 TR Ab 阴性可以考虑停药。推荐在停用 ATD 前检测抗 TR Ab 水平,停药后密切监测甲状腺激素水平。

(6) 其他药物治疗

1) 复方碘溶液:大剂量碘可减少甲状腺充血、阻抑 TH 释放,也可抑制 TH 合成及外周 T$_4$ 向 T$_3$ 转换,但属暂时性,于给药后 2~3 周内症状逐渐减轻,之后甲亢症状加重。碘的使用减弱抗甲状腺药物的疗效,并延长抗甲状腺药物控制甲亢症状所需的时间。临床仅用于术前准备和甲状腺危象的治疗。

2) β 受体拮抗药:可拮抗 TH 对心脏的兴奋作用,还可抑制外周组织 T$_4$ 转换为 T$_3$,主要在甲亢治疗的初期使用,以较快改善症状。2016 版 ATA 指南强烈推荐在有症状的甲状腺毒症患者(特别是老年患者),以及静息心率超过 90 次/min 或者伴发心血管疾病的甲状腺毒症患者中,应使用 β 受体拮抗剂对症治疗。有支气管哮喘或喘息型支气管炎者宜选用选择性 β 受体拮抗药,如美托洛尔等。禁忌证包括心脏传导阻滞和非严重心动过速引起的充血性心力衰竭等。在不能耐受 β 受体拮抗剂的患者中,非二氢吡啶类钙通道阻滞剂如地尔硫草等对控制心率亦有作用。妊娠和哺乳期间则首选普萘洛尔而避免选用阿替洛尔。

3. 放射性 ^{131}I 治疗

(1) 作用机制:利用甲状腺高度摄取和浓集碘的能力及 ^{131}I 释放出的 β 射线对甲状腺的生物效应,破坏甲状腺滤泡上皮,达到治疗目的(β射线在组织内的射程约 2mm,故电离辐射仅限于甲状腺局部而不累及毗邻组织)。此外,^{131}I 可损伤甲状腺内淋巴细胞使抗体生成减少,也具有治疗作用。放射性碘治疗具有迅速、简便、安全、疗效明显等优点。

(2) 适应证:①甲状腺肿大Ⅱ度以上。②对 ATD 过敏。③ATD 治疗或者手术治疗后复发。④甲亢合并心脏病。⑤甲亢伴白细胞减少、血小板减少或全血细胞减少。⑥甲亢合并肝、肾等脏器功能损害。⑦拒绝手术治疗或者有手术禁忌证。⑧浸润性突眼。

(3) 禁忌证:①绝对禁忌证为妊娠、哺乳期妇女(^{131}I 可透过胎盘,进入乳汁)。②甲状腺危象。治疗后 2~4 周症状减轻,甲状腺缩小。如 6 个月后仍未缓解可进行第 2 次治疗。

(4) 并发症:①甲状腺功能减退,国内报道第 1 年发生率为 4.6%~5.4%,以后每年递增 1%~2%。早期是由于腺体破坏,后期则可能由于自身免疫反应参与。一旦发生需用 TH 替代治疗。②放射性甲状腺炎,见于治疗后 7~10 天,个别可因炎症破坏和 TH 的释放而诱发危象。故重症甲亢必须在 ^{131}I 治疗前用抗甲状腺药物治疗。一般不需要处理,如有明显不适或疼痛可短期使用糖皮质激素。③放射性碘治疗不会导致浸润性突眼的发生,也不会使稳定的浸润性突眼恶化,但可使活动性浸润性突眼病情加重,故活动性浸润性突眼患者一般不宜采用放射性碘治疗,如确需放射性碘治疗者应同时短期使用糖皮质激素预防其恶化。

4. 手术治疗

(1) 适应证:①甲状腺肿大显著(>80g),有压迫症状。②中、重度甲亢,长期服药无效,或停药复发,或不能坚持服药者。③胸骨后甲状腺肿。④细针穿刺细胞学证实甲状腺癌或者怀疑恶变。⑤ATD 治疗无效或者过敏的妊娠期甲亢患者,手术需要在孕中期实施。

(2) 术前准备:术前先用抗甲状腺药物充分治疗至症状控制,心率<80/min,T_3、T_4 正常后,再加用复方碘溶液,每次 5 滴,每天 3 次,3 天后增加至每次 10 滴,每天 3 次。使用碘剂 7~10 天后行手术。

(3) 复发及术后并发症:手术治疗 GD 治愈率可达 90% 左右。6%~12% 的患者术后可再次复发,复发者可再次手术,但一般情况下以 ^{131}I 治疗较好。主要术式为次全切除术或全切除术。最常见的并发症为甲状旁腺损伤所致低钙血症(暂时性或永久性)、喉返或喉上神经损伤(暂时性或永久性)、术后出血和麻醉相关并发症。

5. 甲亢治疗方法的选择及评价

一般来说,甲亢都可以通过上述 3 种治疗方法之一对其进行有效治疗,它们三者之间的适应证之间也没有绝对的界线。在实际工作中究竟选择何种方法为好,要考虑多种因素。初发甲亢,尤其青少年、甲状腺轻度肿大、病情较轻者应首选抗甲状腺药物治疗。经药物治疗后复发、甲状腺肿大较明显且伴有甲亢性心脏病或肝功能损害、中老年甲亢宜采用 ^{131}I 治疗。甲状腺巨大、结节性甲状腺肿伴甲亢、甲亢合并甲状腺结节不能除外恶性者,且有经验丰富的手术者时,应积极采用手术治疗。积极寻找疗程短、治愈率高,又不以甲减为代价的新的治疗方法是甲亢治疗领域面临的重要课题。

6. 甲状腺危象的治疗

甲状腺危象是可以预防的,去除诱因、积极治疗甲亢及避免精神刺激等是预防危象发生的关键,尤其要注意积极防治感染和做好充分的术前准备。一旦发生危象则治疗措施如下。

(1) 抑制 TH 合成:诊断确定后立即给予大剂量抗甲状腺药物抑制 TH 的合成。首选 PTU,首次剂量 600mg,口服或经胃管注入。如无 PTU 时可用 MM(或 CMZ)60mg 口服或经胃管注入。继用 PTU 200mg 或 MM(或 CMZ)20mg,每 6 小时 1 次口服,待症状减轻后减至一般治疗剂量。

(2) 抑制 TH 释放:服 PTU(或 MM)1 小时后再加用复方碘溶液,首剂 30~60 滴,以后每 6~8 小时服用 5~10 滴。或用碘化钠 0.5~1.0g 加入 5% 葡萄糖盐水中静脉滴注 12~24 小时,以后视病情逐渐减量,一般使用 3~7 天停药。如患者对碘剂过敏,可改用碳酸锂 0.5~1.5g/d,分 3 次口服,连服数日。

(3) 氢化可的松:200mg,每 6 小时 1 次,大剂量糖皮质激素可抑制 TH 的释放及外周 T_4 向 T_3 的转化,还可增强机体的应激能力。

(4) 如无哮喘或心功能不全加用 β 受体拮抗药:如普萘洛尔 30~50mg,每 6~8 小时口服 1 次,或 1mg 稀释后缓慢静脉注射。

(5) 降低血 TH 浓度:在上述常规治疗效果不满意时,可选用血液透析、腹膜透析或血浆置换等措施迅速降低血 TH 浓度。

（6）支持治疗：应监护心、肾、脑功能，迅速纠正水、电解质和酸碱平衡紊乱，补充足够的葡萄糖、热量和多种维生素等。

（7）对症治疗：包括供氧、防治感染，高热者给予物理降温，必要时，可用中枢性解热药，如对乙酰氨基酚（扑热息痛）等，但应注意避免应用乙酰水杨酸类解热药（因可使 FT_3、FT_4 升高）。利舍平 1mg，每 6~8 小时肌内注射一次。必要时可试用异丙嗪、哌替啶各 50mg 静脉滴注。积极治疗各种合并症和并发症。

危象控制后，应根据具体病情，选择适当的甲亢治疗方案，并防止危象再次发生。

7. 妊娠期和哺乳期中 ATD 的应用　　只有真正的 GD 甲亢才考虑对其 ATD 治疗，否则可能带来药源性甲减、药物相关性胎儿发育缺陷等不良后果。

（1）妊娠期间新诊断的 GD：ATD 治疗仅应用于 GD 引起的临床甲亢：妊娠早期需要行 ATD 治疗时应使用 PTU；妊娠中晚期确诊者 ATD 起始治疗应选择 MMI。因为 MMI 在妊娠早期致畸性高于 PTU，而 PTU 有罕见但可能致命的肝毒性。

（2）妊娠前已确诊并使用 ATD 治疗的 GD：对于需要靠高剂量 ATD 来维持甲状腺功能正常的甲亢女性，建议在妊娠前考虑行根治性治疗（RAI 或甲状腺手术）以使甲状腺功能恢复正常。对于应用 ATD 治疗的育龄 GD 甲亢女性要尽可能早地发现早孕，妊娠 6~10 周是药物致畸的主要时期，妊娠 5 周前停用 ATD 理论上可避免由 ATD 引起的胎儿发育缺陷，以 PTU 替换 MMI 也可降低先天畸形的风险。2016 版 ATA 指南不再推荐于妊娠中期将 PTU 再次转换回 MMI，而是推荐既可改为 MMI 治疗，也可继续 PTU 治疗，因为转换药物可能带来甲状腺功能波动，且有研究显示妊娠期间 PTU 引起肝功能衰竭的风险很低。

应当牢记的几点：GD 妇女在妊娠期应尽可能使用最低剂量的 ATD 治疗，以保持其甲状腺激素正常高值或稍高于妊娠特异性参考范围上限为目标，TSH 低于正常的亚临床甲亢状态是可以接受的。

（3）哺乳期需要 ATD 治疗的 GD 患者：由于母亲使用 PTU 可能导致母亲或儿童肝坏死，因此 MMI 是哺乳 GD 患者 ATD 治疗的首选。2017 ATA 妊娠和产后甲状腺疾病诊治指南中，对哺乳期 ATD 用药剂量作出了更具体的指导：MMI 最大用量 20mg/d，PTU 最大用量 450mg/d。考虑到 2 个药物均小量出现于乳汁，故应使用尽可能低的剂量。

（4）普萘洛尔可使子宫持续收缩而引起胎儿发育不良、心动过缓、早产及新生儿呼吸抑制等，故应慎用或禁用。

（5）妊娠期一般不宜做甲状腺次全切除术，如择期手术治疗，宜于妊娠中期（即妊娠第 4~6 个月）施行。

（6）^{131}I 禁用于治疗妊娠期甲亢。

【展望】

尽管半个多世纪以来，甲亢的基本治疗方法没有变化，但通过大量的临床观察和研究，以及一些治疗理念的更新，使本病的治疗效果及预后发生了重大变化。未来检验医学、基因组学及免疫学技术等学科的发展有可能为本病的指导治疗、预测预后等提供更为可靠和实用的指标。近年来 GD 的基础研究也取得了重要进展，特别是 GD 动物模型的成功制备为本病的发病机制和预防治疗提供了良好的研究工具。相信随着对 GD 发病机制研究的不断深入，将有可能找到从本病发病的根本环节上进行治疗和预防的关键靶点，从而给本病的防治带来新的希望。

（万　沁）

参 考 文 献

［1］中华医学会，中华医学会杂志社，中华医学会全科医学分会，等．甲状腺功能亢进症基层诊疗指南（实践版·2019）．中华全科医师杂志，2019，18（12）：1129-1135．

［2］关海霞．2016 版美国甲状腺协会《甲状腺功能亢进症和其他原因所致甲状腺毒症诊治指南》解读：诊断和内科治疗．中华核医学与分子影像杂志，2018，38（05）：311-315．

［3］葛均波，徐永健，王辰．内科学．9 版．北京：人民卫生出版社，2018．

［4］ 林果为,王吉耀,葛均波.实用内科学.15 版.北京:人民卫生出版社,2017.

［5］ 季树仙.^{131}I 治疗甲状腺功能亢进症的研究进展.中国处方药,2017,15(6):31-32.

［6］ 王一帆,于海荣,吕博杰.甲状腺功能亢进症的治疗研究进展.承德医学院学报,2019,36(4):340-343.

［7］ 肖方森,李学军,刘超.2015 年欧洲甲状腺学会关于内因性亚临床甲状腺功能亢进症诊治指南解读.中国实用内科杂志,2017,37(1):24-27.

［8］ ROSS DS,BURCH HB,COOPER DS,et al. 2016 American Thyroid Association guidelines for diagnosis and management of hyperthy-roidism and other causes of thyrotoxicosis. Thyroid,2016,26(10):1343-1421.

［9］ NICULESCU DA,DUSCEAC R,GALOIU SA,et al. Serial changes of liver function tests before and during methimazole treatment in thyrotoxic patjents. Endocr Pract,2016,22(8):974-979.

［10］ BARTALENA L,BALDESCHI L,BOBORIDIS K,et al. The 2016 European Thyroid Association/European Group on Graves' Orbitopathy Guidelines for the Management of Graves Orbitopathy. Eur Thyroid J,2016,5(1):9-26.

［11］ BERBER E,BERNET V,FAHEY TJ 3RD,et al. American Thyroid Association Statement on Remote-Access Thyroid Surgery. Thyroid,2016,26(3):331-337.

第十一章　Graves眼病

Graves 眼病(Graves orbitopathy,GO)又称甲状腺相关眼病(thyroid-associated ophthalmopathy,TAO),是一种由多因素造成的复杂的眼眶疾病,居成人眼眶疾病的首位。TAO 的命名由 A. P. Weetman 在 1991 年提出,虽然绝大部分的 TAO 由 Graves 病引起,但其他甲状腺疾病如桥本甲状腺炎亦可导致突眼,故 GO 是一个疾病名称,不一定只发生在 Graves 病。其发病率为(19~42)/10 万,居成人双侧眼眶病变病因的首位。

【病因与发病机制】

甲状腺相关眼病的病因至今不明,目前研究认为 TAO 是一种器官特异性自身免疫病,多发生在 Graves 病患者中,亦可发生于其他自身免疫性甲状腺疾病患者中。此外,本病亦与遗传、环境等因素有关。

1. **遗传因素**　甲状腺相关眼病的遗传因素与 Graves 病有密切关系,各方研究亦多从 Graves 病着手。在研究 Graves 病的遗传倾向时,常用的有家族聚集性研究和双胞胎研究。

(1) 家系研究与特异基因:家系研究方面,相关研究显示 GD 符合常染色体显性遗传,以多基因遗传为主,存在主基因效应。在特异基因研究方面,HLA 复合体即人类主要组织相容性复合体(MHC),在抗原提呈及 T 细胞识别抗原的过程中起重要作用,和很多自身免疫病的发病有关。

(2) *CTLA-4* 基因(*2q33*):CTLA-4 与 CD28 都是免疫球蛋白超家族成员,结构相似而功能相反,CD28 起正刺激作用,CTLA-4 为负向刺激作用,两者对维持淋巴细胞平衡起重要作用,防止自身反应 T 细胞过度激活。CTLA-4 表达或功能降低可引起自身免疫病的产生。

(3) 促甲状腺激素受体基因:当 *TSHR* 基因突变,使受体细胞外 TSH 区域具有抗原性,导致刺激性与阻断性两类不同 TSHR 抗体产生,由于 TSHR 结构的变异,使受体始终处于激活状态,导致了 GD 的发生。

2. **免疫因素**　国内有人对 Graves 眼病眼眶组织病理与 IgA 和 IgE 表达的研究发现:IgA 和 IgE 在 Graves 眼病自身免疫反应中起重要作用,免疫反应引起组织间黏多糖的堆积和眼外肌的破坏。

(1) 共同抗原学说:甲状腺和眼的共同抗原学说普遍为大家所接受,关于其共同抗原,研究较多的是 TSHR。TSHR 存在于甲状腺相关眼病患者眼眶结缔组织和眼外肌中,TSHR 与眼外肌上结合的异常免疫球蛋白发生反应,导致 TAO 的发生,提示 TSHR 可能是 TAO 的自身抗原。其他可疑的共同抗原还有乙酰胆碱酯酶、甲状腺过氧化物酶、促生长因子 C 等。

(2) 眼外肌抗原:眼外肌抗原是一组在眼外肌中,尤其是 TAO 患者眼外肌中发现的自身抗原。除上述可能的共同抗原外,眼外肌抗原也可能是 TAO 中的自身抗原。其中 64kD 抗原群、55kD 抗原、G_2S 的研究相对较多。

(3) 细胞免疫:在 TAO 的发病过程中,至少有 3 种细胞参与了这一过程,即 B 细胞、T 细胞及眼眶成纤维细胞。在 TAO 发病的早期,B 细胞起主要作用,产生抗自身抗原的抗体。同时在 TAO 的发展过程中,激活的 T 细胞浸润于眼眶组织,放大了 B 细胞的反应,与眼眶成纤维细胞相互作用,释放细胞因子,刺激成纤维细胞增生并产生葡萄糖胺聚糖(GAG),这些亲水分子的积累导致眼外肌肉肿胀,此外成纤维细胞使眼后脂肪生成增多,最终导致眼球突出及斜视。

3. **环境因素**　吸烟是TAO最重要的一个可改善的危险因素。据EUGOGO的研究,40%以上的TAO患者都吸烟。吸烟可促进TAO的发生,吸烟的GD患者,其发展为TAO的风险是不吸烟患者的5倍,而在TAO患者中,吸烟者更易发展到严重状态。TAO的严重程度与吸烟剂量相关:每天吸烟1~10支,其复视或突眼的相对风险为1.8;每天吸烟11~20支,其风险为3.8;每天吸烟大于20支,其相对风险将达到7.0;对于已戒烟者,即使曾经吸烟大于20支/d,其风险也不会很显著。此外,吸烟使^{131}I治疗后TAO进展,还会削弱药物治疗的效果。因此,戒烟是预防和治疗甲状腺相关眼病的重要措施。

4. **危险因素**　除了吸烟这一危险因素外,还有下列可能的危险因素:①性别,TAO好发于女性,但男性更可能进展到严重状态。②甲亢的治疗方案,有研究称放射碘治疗可能加重TAO的程度。③TSHR抗体水平,TAO的严重性及活动性与TSHR抗体水平相关。④药物、年龄及压力。

【病理表现】

大体观察,患者眼外肌肌腹明显增粗,体积可为正常的8倍左右,质硬,无弹性,活动度显著下降,可为苍白、粉红、褐色或暗红色,夹杂白色纤维条纹,被动牵拉试验明显受限。内直肌对视神经影响较大,通过对内直肌的厚度、面积、占眼眶断面面积比率的观察,可评估TAO患者眶内病变的严重程度,了解眼部病变对治疗方案的敏感度。随着肌肉纤维化,眼球活动受限,眼眶组织增多导致突眼,突眼加重角膜暴露导致溃疡,眼眶后压力增大,逐渐导致视神经病变以至失明。光镜下,肌纤维横断面肥大的较多,大小不均,呈圆形、梭形或不规则形。部分肌纤维界限不清,细胞可见空泡、变性、坏死。眼眶所有组织有淋巴细胞及浆细胞浸润。可见脂肪细胞浸润及组织增生,球后成纤维细胞活化后,GAG和透明质酸酶增加,GAG造成组织水肿。眼外肌纤维增粗,可见间质炎性水肿,有淋巴、单核及巨噬细胞浸润,而淋巴细胞浸润导致眼外肌水肿、断裂和坏死。早期眼外肌纤维尚正常,后出现透明变性、GAG沉积、透明质酸酶增加,肌肉纹理模糊、消失,组织松散。早期以T淋巴细胞浸润为主,后期以成纤维细胞增生为主,导致组织增生及纤维化。通常情况下,活动期TAO病理表现主要以GAG的聚集和炎症细胞浸润为主,而静止期病理表现主要以组织蜕变和纤维化为主。但是对于每一个TAO患者活动期和静止期通常没有明确界限,所以在TAO患者病理表现中也会出现肌纤维的充血肿胀和萎缩纤维化共存的现象。

【临床表现】

在临床上,TAO的发病呈双峰显示。40岁左右为发病高峰,60岁左右为次高峰。女性较男性多见,严重病例常发于50岁以上和男性人群。TAO最常见的首发症状为眼睑退缩,伴或不伴突眼,发生于70%以上的患者。在TAO早期,40%左右的患者可出现眼部激惹状态,眼部疼痛、畏光、流泪等。复视较少作为首发症状出现,但会逐渐进展,通常于行走、疲劳、长期凝视至极限时出现,可伴有疼痛。约5%的患者会出现视力问题,如视力模糊,可能是甲状腺视神经病变的先兆。眼球不全脱位发生于0.1%的患者,是一个极度危险的信号。

1. **眼睑退缩、下落迟缓**　上睑退缩、下落迟缓是具有诊断价值的眼征。睑裂宽度与种族遗传等因素有关。在甲状腺相关眼病中,通常为眼睑退缩,即上睑缘升高,若上睑缘或下睑缘达到或超过角膜缘,或当下睑缘在角膜缘下方1~2mm,就可诊断为眼睑退缩。在眼睑退缩中,上睑退缩多见。当眼球向下看时,正常人上睑随之下移,但TAO患者向下看时,退缩的上睑不能随眼球下转而下移,或下落缓慢称其为上睑迟落。TAO患者出现眼睑退缩的原因可能是Muller肌作用过度,提上睑肌或下睑缩肌与周围组织粘连。

2. **眼球突出**　眼球突出也是TAO患者常见体征之一,眼球突出度通常用Hertel眼球突度计测量。有观察发现女性的突眼度测量值常比男性低,儿童的突眼度比成人低,亚洲人较白种人低。中国人正常眼球突出度双眼的参考上限18.6mm,大于上限或双眼突出度差值超过2mm时应诊断眼球突出。TAO患者的眼球突出常伴有其他特殊的眼部改变。若为单纯的眼球突出,应考虑其他眼部病变,注意鉴别诊断。对于TAO患者,多为双侧眼球突出,可先后发病。早期多为轴性眼球突出,后期由于眼外肌的纤维化、挛缩,出现眼球突出并固定于某一眼位,影响外观。有的患者甲亢控制后,眼球突出更加明显,称为恶性突眼。此类病变发展较快,眼睑和结膜水肿明显,眼球突出加重,角膜暴露,出现溃疡甚至穿孔,若不及时治疗可导致严重后果。

3. **软组织受累** TAO患者眼眶炎症细胞大量浸润,血管通透性增加,组织间液增多,加上成纤维细胞分泌的GAGs增加,吸收大量水分,出现软组织受累,以急性期及浸润性TAO为重。软组织受累包括:眼睑充血肿胀,是引起暴露性角膜炎的主要原因;局部球结膜充血;球结膜充血水肿;泪器受累,如泪阜、泪腺的充血水肿;眼眶软组织肿胀等。由于眼部软组织受累,常可引起患者的一系列临床症状,如眼部不适、眼干、胀痛、异物感、畏光、流泪、复视、视力下降等。

4. **眼外肌受累** TAO通常都会出现眼外肌病变,多条眼外肌受累,但受累程度可不同。受累较多的依次是下直肌、上直肌和内直肌,外直肌受累较少见。当眼外肌纤维化时,患者可出现明显复视。眼球向受累肌肉运动相反的方向转动障碍,如下直肌病变,眼球向上转动受限,这是由于下直肌挛缩所致,而非上直肌麻痹,称为限制性眼外肌病变。眼外肌增厚,患者多主诉复视以及向增厚肌肉方向运动时眼球有拉力不适感。除了因眼球突出影响患者容貌外,更严重的是复视造成头疼、眼胀、生活学习和工作极端困难。其次是看近物或阅读不能持久,如长时间看近物或阅读,患者感到眼痛、头昏,类似青光眼的表现。

5. **角膜受累** TAO患者眼眶软组织水肿,眼睑闭合不全常可导致角膜炎、角膜溃疡等。若患者继发感染、角膜灰白、炎性浸润、坏死形成溃疡,可伴有前房积脓、化脓性眼内炎。严重时患者失明、剧痛,需摘除眼球。

6. **视神经病变** 严重的突眼会压迫视神经称为视神经病变(DON),DON是TAO的继发性改变,主要原因是由于眶尖眼外肌肿大对视神经压迫、眶内水肿或眶压增高所致。本病变进展较缓慢,视功能逐渐下降,很少有急性发作者。此时患者视力减退、视野缩小或有病理性暗点,眼底可见视乳头水肿或苍白,视网膜水肿或渗出,视网膜静脉迂曲扩张。CT和MRI常显示患侧眼外肌明显肥厚,尤其是眼眶尖部,同时可见视神经增粗,眼上静脉增粗等表现。

【自然病程】

甲状腺相关眼病与Graves病关系密切,TAO可发生于Graves病之前或之后,但是对于大多数的病例,TAO与GD是同时发生的。除了甲亢之外,0.8% TAO发病与甲减有关,3.3%的发病与桥本甲状腺炎有关。

甲状腺相关眼病发病隐匿,突然起病。临床观察发现,TAO病程多为1.5~3年,病程经历2个阶段:进展期和平台期,发病至患病6个月左右为进展期,进展期至少持续数月,反映了自身免疫的进展过程,即眼眶组织炎症、淋巴细胞浸润、GAG产生及水肿。病情进展到一定程度后进入平台期,平台期持续一到数年,病情自发缓慢改善,反映了炎症反应逐渐消退。随着炎症的消退,眶内组织已发生纤维化的无法恢复到先前的完全健康状态,患者仍有残余症状,如突眼及慢性眼外肌功能障碍。甲状腺功能正常的TAO倾向于自然缓解,通常比甲亢患者的眼病更轻。在活动早期免疫干预治疗可以显著降低疾病最终的严重程度。

TAO患者突眼的活动性随着时间的推移达到一定的峰后自行下降,其严重度上升达到峰值的时间落后于活动性出现峰值的时间(图11-1),并且下降到一定程度后维持在一定的水平,此时期为TAO患者的疾病的平台期,平台期的患者,眶内组织纤维化,受累组织无法恢复到先前完全健康状态。

【辅助检查】

1. **实验室检查** 由于TAO患者的病情与甲状腺功能密切相关,通常应检测患者的全套甲状腺功能:血清TSH、血清总T_3(TT_3)、血清总T_4(TT_4)、游离T_3(FT_3)和游离T_4(FT_4)的测定。

(1)除了甲状腺功能的测定外,通常还需进行自身抗体的检查:TAO患者体内常存在多种自身免疫性抗体。

1)抗促甲状腺素受体抗体(anti-TR Ab):是

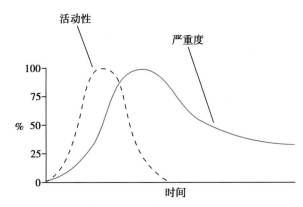

图11-1 TAO患者突眼的活动性与严重性

甲状腺内淋巴细胞所产生的多克隆抗体,80%~90%的GD患者血液中可以检出,甲状腺功能亢进伴TAO,未治疗前抗TR Ab阳性率91%。抗TR Ab也可帮助判断甲状腺功能亢进药物治疗的预后,患者经过治疗症状缓解后,上述指标明显下降,如抗甲状腺药物治疗后抗TR Ab仍呈阳性,提示大部分患者3个月内复发,阴性者预示着患者可能有较长时间的缓解期。

2）抗甲状腺刺激抗体(anti-TS Ab):存在于90%的活动性TAO和桥本甲状腺炎患者中,这些抗体刺激TSH与甲状腺细胞结合,增加T_4的分泌,大约50%甲状腺功能正常的TAO患者可查出甲状腺刺激抗体,在大多数病例中,这些抗体与治疗反应有关,病变消退抗体消失,病变复发抗体再出现。

3）抗甲状腺球蛋白抗体(anti-TG Ab):滴度在桥本Hashimoto甲状腺炎中为55%,TAO患者仅25%,正常人达10%,阳性发现说明眼眶病与TAO有关,对于甲状腺功能正常眼眶病的诊断有帮助。

4）抗甲状腺过氧化物酶抗体(anti-TPO Ab):可反映甲状腺自身免疫病变的性质与程度,与抗TG Ab相比假阳性率更低,桥本甲状腺炎和GD患者中抗TPO Ab的阳性率分别为95%~100%和60%~85%。

(2)炎性因子的检测:研究显示,GAG在活动性眼病患者血浆和尿中水平升高,免疫抑制治疗则可降低其水平。但是否可用血浆或尿GAG水平评价眼病活动度,尚需进一步证实。其次,IL-6在活动性TAO患者血液中水平显著升高,经有效治疗,IL-6可明显下降,有助于对突眼活动度及治疗反应进行判断。活动性TAO患者的ICAM-1水平较无眼病或稳定期患者明显增高,可作为活动性的监测指标。

2. 影像学检查

(1)超声检查:经济有效的筛选方法。

1）A超:A型超声成像是一维图像,以波峰显示,具有明显的可测量特征,分析不同组织的回声强度值,即产生了标准化A型超声概念。A型超声可最大程度地为诊断提供精确的量化指标,可精确地测量眼肌的厚度,为甲状腺相关性眼病提供定量诊断依据。甲状腺相关性眼病在疾病的活动期各眼外肌肿胀,A超提示眼肌厚度增加,此时进行药物治疗,可取得较好的疗效。当疾病进入静止期,眼外肌纤维化,A超提示眼外肌厚度不变或减小,可根据情况选择手术治疗。A超可反映眼外肌内部反射率,标准的A超可定量地测量眼外肌和视神经的宽度,也可表现为眶周及视神经鞘膜的实体性增厚,偶见泪腺水肿。与对照相比,TAO患者的反射率较低,提示水肿,反射率低的患者对免疫抑制治疗的反应更佳,反射率≤40%者的治疗有效预测值为73%。但是A超很难直观地分析肌肉间的关系和软组织的情况,故因结合其他手段综合判断。

2）B超:B超对组织结构的显示是由强弱不等的回声组成的二维图像,可形象和准确地显示病变的位置、形态、边界等,同时,根据回声的特性可以较准确地判断病变的组织结构。对甲状腺相关眼病患者来说,眼外肌增粗临床上只能确诊12%,但B超声波检出率是95%。B超检测眼外肌厚度,可重复性好,操作简单,患者容易接受。到目前为止,B超图像直观,易于理解,对非超声波医生来说,图像简单易懂,增粗的眼外肌清晰可见。对人体无损害可反复多次检查,有利于随诊监测疾病进程,指导临床治疗。B超的缺点是根据图像,进行人工定位测量,缺乏客观的检查标准,存在更多的人为因素,结果准确性稍差。

(2)CT:CT分辨率较高,能清晰地显示眶内软组织和眼眶骨性结构,作为TAO的一种简单有效的常规检查。常用检查方法有水平扫描、冠状扫描、矢状扫描。TAO最突出的CT特点是单眼或双眼、一条或多条眼外肌呈梭形肿胀,下直肌最易受累,其次为内直肌、上直肌、外直肌,其肌腱正常。肥大的眼外肌一般边界清楚,主要病变集中于肌肉内。但急性浸润性TAO中,肥大眼外肌边缘可不清,部分可结节样改变。需要注意的是,在水平扫描中,单独的下直肌肥大呈一肿块影,可能将此误认为眶尖肿瘤,此时最好加做CT冠状扫描,能较好地显示肥大的下直肌。此外,典型特征还有脂肪水肿、眶隔前突等,及肌肉肥大的继发改变如视神经受压、眶骨改变等。应用眼外肌CT三维重建技术可直观显示四条眼直肌形态,为评价眼外肌受累程度提供客观依据,并可与眶内软组织、眶壁、眶尖及眶周病变进行鉴别诊断。虽然CT扫描可清晰显示眼外肌肥大,但不能鉴别早期肌肉水肿或后期纤维化,有时难以鉴别淋巴瘤或转移癌等引起的眼外肌肥大,可在CT检查指导下进行针刺活体组织检查。

(3)MRI:MRI也是观察眼外肌很有价值的方法。冠状位、斜矢状位及轴位扫描可以观察眼直肌的直径、走行及肌腱情况,且软组织分辨率明显高于CT。眼眶组织更能清晰显示,可以选择任意方位扫描。

在活动性 TAO 中 T2 弛豫时间延长,而免疫抑制治疗可缩短该时间。MRI 影像对 TAO 的诊断已不仅仅局限于眼外肌(EOM)的形态学改变,而更多的是研究眼外肌信号的改变。有研究认为 T2 持续时间与水的含量是密切相关的,T2 时间延长表示其含水量高,为急性期;T2 时间缩短则表明其含水量少,即纤维化期。与 CT 相比,MRI 可评价疾病活动性(T2 脂肪抑制序列强弱可反映眼肌水肿程度),不能直接反映眶内炎症反应。但 MRI 能检查出临床不易检出的隐蔽病变部位,例如:NOSPECS2 级患者,眼睑、泪腺的内部结构改变基本无法观察,而 MRI 可表现出眼睑、泪腺、提上睑肌等软组织体积增厚,T2WI 信号增高;MRI 可显示 3 级患者眼眶组织增厚情况,如眼眶骨壁轻度弯曲,"可口可乐瓶"征。视神经受损是 TAO 严重的临床表现,MRI 表现为眼外肌于眶尖部呈环行肥厚、视神经轴受压迫、形状扁平、局部有水肿及蛛网膜下腔形态中断等。MRI 可以灵敏探测视神经轴的病变特点,有助于指导临床治疗。此外,MRI 可以作为 TAO 球后放射治疗疗效预测的重要手段,信号强度比值愈高,疗效愈好。

(4) 生长抑素受体显像(奥曲肽扫描):生长抑素受体显像是一种评价疾病活动性的新方法,可使炎症活动期眼眶组织细胞显像,有助于评判 TAO 的临床分期,并可预测对治疗的反应。有研究显示,通过 ^{99}Tc 标记奥曲肽眼眶显像可判定 TAO 的活动度,摄取比值与 CAS 评分值有良好的一致性,活动组的 TAO 患者治疗前后奥曲肽摄取比值有显著差异,也与 CAS 评分变化一致。铟(^{111}In)标记奥曲肽在活动性眼病患者眶内聚积水平高于非活动期,该方法对治疗效率的阳性预测率为 90%~92%。生长抑素受体显像结果受眶内组织受体亚型及其表达量、循环中生长抑素水平的影响,当病变组织部表达可与生长抑素类似物特异结合的相应受体亚型或表达量很低时,易出现假阴性结果。因此,该昂贵且非特异性的技术对眼病活动性及治疗效果的评判能力有限。

【诊断】

TAO 在内分泌科及眼科都较常见,90% 以上 TAO 患者伴有 GD,根据甲状腺功能亢进病史及眼部的临床表现,一般较易诊断。甲亢的典型症状有怕热、心悸、手颤、情绪激动、体重下降、胫前水肿等。眼部典型特征有上睑退缩、下落迟缓、眼睑肿胀、疼痛、单眼或双眼突出、眼球活动受限及复视等。不典型的病例需通过相应的实验室检查、影像学检查及其他检查,可进行判断。

参照 Bartley 的 TAO 诊断标准,若患者出现眼睑退缩,只要合并以下体征或检查证据之一,即可做出 TAO 诊断:①甲状腺功能异常,患者血清中 TT_3、TT_4、FT_3、FT_4 水平升高,TSH 水平下降;②眼球突出,眼球突出度≥20mm,双眼球凸度相差>2mm;③眼外肌受累,眼球活动受限,CT 发现眼外肌增大;④视神经功能障碍,包括视力下降,瞳孔反射、色觉、视野异常,无法用其他病变解释。若缺乏眼睑退缩,要诊断 TAO,患者除须具备①外,还应有②~④体征之一,并排除其他眼病引起的类似的体征。

TAO 分为轻度、中重度及威胁视力(DON)型 TAO。威胁视力 TAO 是指患者甲状腺功能异常伴视神经病变和/或伴角膜脱落,常用 TAO 的严重度及活动度来评估指导 TAO 的临床治疗。对于严重度的评估,现在常用的评价标准为:2016 年 EUGOGO 引用的美国甲状腺学会(ATA)的 TAO 分级标准即 NOSPECS 标准(表 11-1)和 2016 年 EUGOGO 甲状腺相关眼病病情严重度评估标准(表 11-2)。

EUGOGO 建议活动性评估使用临床活动性评分(clinical activity score, CAS):①自发性球后疼痛;②眼球运动时疼痛;③眼睑红斑;④结膜充血;⑤结膜水肿;⑥泪阜肿胀;⑦眼睑水肿。以上 7 项各为 1 分,CAS ≥3 分为 TAO 活动,积分越多,活动度越高。

此外,生长抑素受体显像(奥曲肽扫描)眼部 A 超、MRI、奥曲肽扫描、镓(^{67}Ga)扫描、血和尿 GAGs 测定等,也可作为活动性评价参考。

【鉴别诊断】

1. 眼眶炎性假瘤(orbital inflammatory pseudotumor)　也称为非特异性眼眶炎症综合征,发病原因尚不明,无眼部原因,亦未发现相关全身疾病,可为急性、亚急性、慢性非感染性炎症。非特异性炎症可弥漫浸润眶内组织或侵犯某些特异组织,如眼外肌、泪腺等。临床上一般起病突然,男女发病率无差异,可表现为眼睑红肿、有时伴疼痛,球结膜充血,眼球突出或运动受限,CT 可见眶内软组织影,可累及眼外肌,肌腹及肌腱不规则扩大,泪腺可受累肿大。病理学改变分为淋巴细胞为主型、混合细胞型、硬化型(大量结缔组织增生,少数炎症细胞浸润)。

表 11-1　TAO 分级标准(ATA)

分级	定义	英文缩写及含义
0	无症状或体征	N(no signs or symptoms)
1	只有体征而无症状	O(only signs)
2	软组织受累(肿胀/充血) 0:无 a:轻度 b:中度 c:重度	S(soft-tissue involvement)
3	眼球突出>参考上限 3mm,有或无症状 0:无 a:>参考上限 3~4mm b:>参考上限 5~7mm c:>参考上限 8mm	P(proptosis)
4	眼外肌受累(常伴有复视及其他症状体征) 0:无 a:各方向极度注视时运动受限 b:运动明显受限 c:单或双眼固定	E(extraocular muscle involvement)
5	角膜受累 0:无 a:角膜点染 b:角膜溃疡 c:角膜云翳、坏死、穿孔	C(corneal involvement)
6	视力变化(视神经受损) 0:无 a:视力为 0. 63~0. 5 b:视力为 0. 4~0. 1 c:视力<0. 1,无光感	S(sight loss)

注:此表是用来描述和提供眼部病变的临床细节,达到 3 级以上可以诊断为 TAO,但并非所有的 TAO 病程都是由 0 级向 6 级顺序典型发展。

突眼度参考上限:非裔美国人 F/M=23/24mm;白种人 F/M=19/21mm;亚洲人:F/M=16/17mm(泰国人),F/M=18. 6mm(中国人)。

表 11-2　TAO 病情严重度评估标准

分级	轻度	中重度	威胁视力
眼睑挛缩	<2mm	≥2mm	—
软组织受累	轻度受累	中至重度受累	—
突眼度	<3mm	≥3mm	—
复视	一过性或不存在	非持续性或持续性	—
角膜外露	无	轻度	重度
视神经	—	—	受压

2. **眼眶肌炎 (orbital myositis)**　眼眶肌炎是眼外肌的特发性炎症,广义也属于肌炎性假瘤。与甲状腺相关眼病不同的是,眼眶肌炎的疼痛较严重,通常是就医的主要原因。其发病见于所有年龄的人群,通常在数天内发病,上睑抬举无力较常见,上睑退缩少见,影像学检查方面,有时可见双眼受累,较少出现多块眼肌受累,但肌腱通常受累。

3. **眶脑膜瘤（meningioma of orbit）**　眶脑膜瘤常起源于视神经蛛网膜细胞、骨膜的异位脑膜瘤或蝶骨嵴脑膜瘤,本病常见于中年妇女,临床表现为眼睑肿胀、眼球突出、视力下降,患者常有一定程度的上睑抬举无力,而不是上睑退缩,诊断方面 CT 较 MRI 更具优势。CT 可见视神经肿胀呈弥漫性,或在眶内呈球状肿块,可见钙化影,若视神经周围肿瘤发生钙化,可出现"双轨"征。

4. **颈动脉-海绵窦瘘（carotid cavernous fistula，CCF）**　本病多突然起病,且较严重,常因患者有头部外伤史,因颈动脉血高流量及高压力流入海绵窦致发病。患者常出现严重眼痛及头痛、视力下降、眼睑肿胀、球结膜充血水肿、眼球突出、运动受限。眼眶可扪及搏动,听到杂音。CT 可见多个眼外肌肿大,内直肌受累,其次为外直肌及上直肌。肿大的眼外肌多呈纺锤形或圆柱形,边界多清晰,肌附着处多不受累。

5. **白血病侵犯眼眶（leukemia invading orbit）**　白血病细胞可侵犯眼眶,儿童多见,青少年少见,成人罕见。病程短,有全身症状如发热、贫血,眼部表现为眼睑肿胀,眼球突出,可伴有移位,泪腺区可扪及肿块。通常累及双眼,可表现为一侧体征明显而另一侧正常,但 CT 扫描常为双侧受累。镜下可见原淋巴细胞浸润。

6. **眼眶转移性肿瘤（metastatic tumor in orbital）**　常指远处恶性肿瘤转移到眼眶,其中乳腺癌、肺癌、前列腺癌较常见。肿瘤转移,眼内转移较眼眶转移多见,比例大致为 1.4∶1,常见部位依次为眶外侧、上方、内侧、下方。肿瘤转移至眼眶多侵犯骨质。其临床特点:病程较短,延期突出和运动受限最常见,运动受限程度超过眼球突出程度。出现复视或眼部疼痛,最早的症状常为疼痛和麻木。CT 扫描多见单个眼外肌肌腹扩大,纺锤状或结节状,肌腱通常不受累,内直肌或外直肌受累多见,偶有相邻两肌肉或软组织受累,可见骨质破坏。

【治疗】

2016 年 EUGOGO 关于甲状腺相关眼病治疗流程的共识见图 11-2。甲状腺相关眼病的治疗目的,一是阻止疾病的继续进展;二是改善症状及体征、避免出现或加重角膜及视神经病变,尽可能保护和恢复视

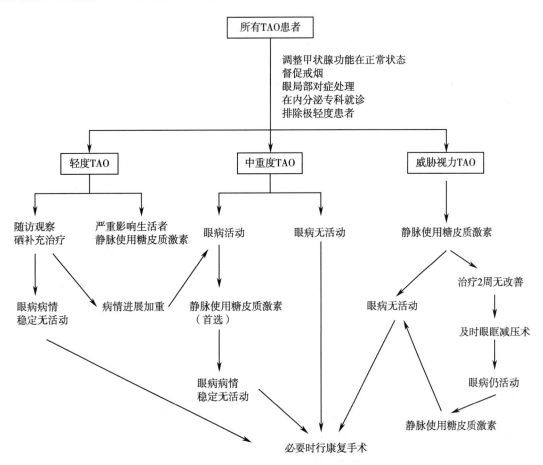

图 11-2　TAO 患者的治疗流程

力,改善容貌。一旦确诊为 TAO,应积极控制甲状腺功能,督促戒烟,眼局部进行对症治疗。对于不同严重程度的 TAO 有不同的治疗方法(图 11-3)。轻度 TAO 患者通常只需局部对症及支持治疗缓解症状,可适量补充硒;若严重影响生活者可考虑直接静脉激素治疗;中重度活动性 TAO 患者首选静脉滴注糖皮质激素治疗,非活动期患者进行康复手术治疗;威胁视力 TAO 患者通常采取大剂量静脉隔日注射激素治疗,治疗 2 周后症状改善不明显者,需行眼眶减压术,术后若眼病仍处于活动期,患者可以继续常规激素治疗及免疫抑制治疗,非活动期患者进行康复手术治疗。

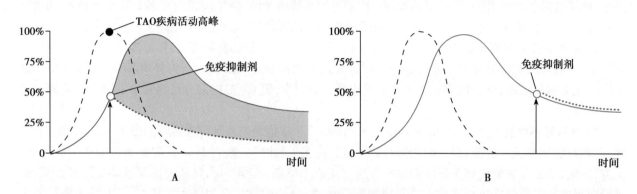

图 11-3　TAO 的治疗时机选择

- - - -为疾病活动性;——为疾病严重度; ▨为免疫抑制剂疗效。A. 在 TAO 活动性高峰时,疾病严重度为 50% 时使用免疫抑制剂可有效降低疾病严重程度;B. 在非活动期,疾病严重度同为 50% 时使用免疫抑制剂并未改善疾病严重程度。

　　TAO 患者在其疾病的早期进行免疫干预治疗,可以显著降低疾病的严重程度,而在其疾病的晚期进行免疫干预治疗,由于晚期患者处于平台期,眶内组织已纤维化,导致治疗效果不理想,不能降低疾病的严重程度。

1. 基本治疗

　　(1) 甲亢的控制:甲亢或甲状腺功能减退症(简称甲减)都可以促进 TAO 进展,所以对于 TAO 患者,所有 TAO 患者应当尽快恢复正常的甲状腺功能。甲亢未控制时,一方面 TSHR 抗体增加,刺激成纤维细胞增生肥大,导致眶内炎症细胞浸润,组织水肿,眶内容物增加,眼球外突。另一方面,甲亢使得交感神经过度兴奋,可引起眼外肌运动不协调,引起相应眼征。在治疗的起始阶段,频繁的甲状腺功能监测(每 4～6 周)非常重要。

　　目前,抗甲状腺药物(ATD)治疗及手术治疗控制甲亢未发现加重 TAO 病情的报道,但放射性碘(^{131}I)治疗可能会引起 TAO 的病情进一步恶化,尤其是合并吸烟的 TAO 患者及重度或新发的甲亢患者。2016年 EUGOGO 共识提出使用^{131}I 治疗的同时口服糖皮质激素治疗可降低这一危险性,推荐泼尼松起始剂量 $0.3～0.5mg/(kg \cdot d)$,进展危险性相对较低的 TAO 患者,口服激素剂量可相应减少,非活动性 TAO 患者可单用^{131}I 治疗。

　　同时要注意的是,甲亢的控制不可过快。甲亢控制过快,会使 TSH 水平迅速增加,抗 TR Ab 可能增多,不利于眼病的改善。因此,甲亢应逐步控制,使抗 TR Ab 逐渐减少,从而使 TAO 稳定或减轻。

　　(2) 戒烟:吸烟是甲状腺相关眼病的重要危险因素之一。吸烟可促进 TAO 的发生,在 TAO 患者中,吸烟者病情更易发展,其严重程度与吸烟的数量相关。此外,吸烟还会削弱激素治疗及放射治疗的敏感性。因此,每个 TAO 患者都应被告知吸烟的危险性。对于所有的 TAO 患者或 GD 患者,都应严禁吸烟(包括二手烟)。

　　(3) 一般支持治疗:支持治疗包括注意用眼卫生,注意眼睛多休息,外出时可戴太阳镜避免强光刺激。轻度复视可棱镜矫正,增加环境的湿度,使用人工泪液缓解刺激症状,睡眠时眼部涂抗生素眼膏,戴眼罩,眼压增高时可采用相应眼科药物,如噻吗洛尔、毛果芸香碱眼液等,可酌情使用利尿剂。采用高枕卧位,以缓解眼部水肿。急性期充血肿胀明显时可适当使用利尿剂,控制食盐摄入量。

　　(4) 硒补充治疗:硒是一种微量元素,硒蛋白具有明显的抗氧化应激的作用,由于甲状腺激素合成过程不断产生过量 H_2O_2,故有效抵御 H_2O_2 及活性氧中间产物的侵害对维护正常的甲状腺功能十分重要。

体内硒蛋白组组成抗氧化系统,能减少 H_2O_2,保护眶周成纤维细胞氧化应激损伤、减少透明质酸及炎症因子释放。因此,轻度 TAO 患者适量补充硒可尽早改善眼部症状,硒酸钠予 $100\mu g$(含 $91.3\mu g$ 的硒),b. i. d. 口服。

2. 免疫抑制治疗

(1) 糖皮质激素治疗:目前,治疗 TAO 最常用的免疫抑制药物是糖皮质激素。用药方法有静脉用药、球后注射及口服用药 3 种(首选静脉用药,球后注射及口服用药作为二线治疗方案)。其机制主要是:①抗炎免疫抑制作用;②抑制眼眶成纤维细胞的增殖;③抑制 GAG 合成和释放。如无禁忌证,处于临床活动期的中重度患者及威胁视力 TAO 患者均可使用。虽然激素可使患者急性眼部症状及生活质量获得显著改善,但对突眼度的改善作用有限。

Char 提出全身激素治疗可用于以下 5 类甲状腺相关眼病患者:

第 1 类:激素治疗对存在急性炎性疾病的患者有很好的疗效。

第 2 类:适用于发展至甲状腺视神经病变并伴轻微视觉损失的患者(视敏度≥20/80)。

第 3 类:近期(<6 个月)伴有明显软组织炎症严重甲状腺相关眼病患者。

第 4 类:有极少数患者尽管经过眶内放射治疗和眼眶减压手术后,还需继续激素治疗或加其他免疫调节剂治疗,以保持疗效或防止疾病复发或恶化。

第 5 类:所有准备作眼眶减压术前或术中要使用全身激素治疗。

总之,全身激素治疗适用于病程短,伴显著眼部软组织炎症者效果较好,慢性病程 1 年以上,无或轻度炎症,斜视或眼球突出稳定及其后遗症通常不用全身激素治疗。

1) 静脉治疗:总体而言,静脉用药较口服用药更有效,且耐受性更好,其发挥免疫抑制作用起效快,作用持久。

轻度 TAO 患者:对于大部分轻度 TAO 患者,只需密切观察随访,同时严格控制甲状腺功能,督促戒烟,使用人工泪液或抗生素眼膏进行局部对症治疗。若轻度 TAO 患者由于眼睑退缩,组织水肿、突眼等症状对其社会心理功能及生活质量不满,在权衡利弊后,也可进行静脉糖皮质激素治疗。

活动性中重度 TAO 患者(图 11-4):2016 年 EUGOGO 共识推荐,静脉滴注糖皮质激素为首选治疗,有效率为 80% 左右,且需要在有经验的医疗中心进行。对于此类患者指南推荐使用中剂量 4.5g 治疗方案(甲强龙静脉滴注 500mg,q. w.,连续 6 周;250mg,q. w.,连续 6 周,总剂量 4.5g,总疗程 12 周),对于个别极重度 TAO 患者,起始剂量可增加至 750mg,q. w.,连续 6 周;500mg,q. w.,连续 6 周,总剂量 7.5g,总疗程 12 周。

威胁视力 TAO 患者:常使用大剂量静脉冲击的系统激素治疗,较口服用药疗效好。2016 年 EUGOGO

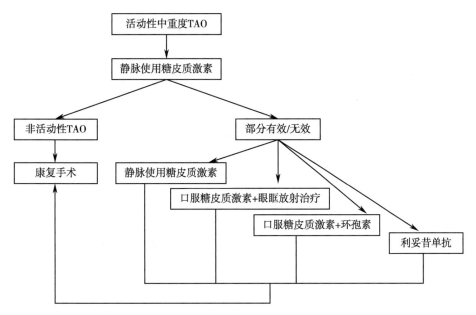

图 11-4　活动性中重度 TAO 患者的治疗流程

共识推荐治疗方案为:甲强龙750mg,隔天使用,连续2周。若2周后上述治疗效果欠佳,需行紧急眼眶减压术。若2周内症状明显改善,应继续中重度及活动性TAO患者的静脉冲击治疗方案。

治疗前需评估患者的肝脏功能、病毒指标、自身抗体、有无严重心血管系统疾病、有无精神障碍及有无糖尿病等,并进行随访。

2) 球后注射或结膜下注射与口服激素治疗:有学者认为,为减少皮质类固醇所致全身不良反应,可采用球后或结膜下注射甲基泼尼松龙40mg治疗活动期眼病,用于严重突眼活动期和全身糖皮质激素禁忌患者。局部注射治疗副作用小,但疗效弱于全身治疗。目前尚无确切证据证明其是否会损伤眼球。也有人选择口服泼尼松60mg隔日一次治疗突眼。近年来越来越多的研究发现口服激素治疗相对静脉注射激素副作用更大,效果更不明显,所以现在不作为第一线疗法。

治疗有效通常定义为,在12周内出现下列3项或3项以上改变:①突眼度下降>2mm;②眼睑宽度下降>2mm;③眼压下降>3mm;④眼直肌总宽度下降>3mm;⑤凝视初始时无复视或复视等级降低;⑥视力增加。对于部分甲状腺相关眼病患者,疾病有可能复发。不同的治疗方案,患者的复发率也不同。到目前为止,对于激素治疗停用的时机仍无定论。

长期使用皮质类固醇,其可能的副作用有:出现库欣综合征面容、糖尿病、忧郁、慢性病的复发、感染、高血压、低钾血症、骨质疏松、体重增加、胃溃疡、多毛、白内障等。严重者发生股骨头坏死、严重肝细胞坏死。因此使用前应排除禁忌证并取得患者的知情同意。

(2) 免疫抑制剂治疗

1) 环孢素:环孢素可通过抑制T淋巴细胞活性、抑制单核细胞与巨噬细胞的抗原表达、诱导T辅助细胞活性、抑制细胞因子的产生而影响体液免疫与细胞免疫。对缩小肿大的眼外肌、减轻突眼、改善视力、使眼球总积分下降有一定疗效。环孢素与糖皮质激素联用效果优于单用任何一种药物,特别是对单用激素抵抗以及病变持续活动需要长期干预的患者。环孢素使用的通常方案:泼尼松口服100mg/d,三个月减量至20mg/d+环孢素[5mg/(kg·d),12个月]。环孢素的主要不良反应为肝、肾功能损害,副作用较大,因此建议治疗剂量不超过5mg/(kg·d),并定期监测血药浓度。

2) 利妥昔单抗(RTX):利妥昔单抗通过调节体内B淋巴细胞,使B细胞出现一过性缺失,而发挥免疫抑制作用,目前未在临床上广泛应用。RTX主要采用首次静脉注射1g,间隔2周复用的治疗方法,主要适用于静脉糖皮质激素治疗无效的活动性中重度TAO患者。目前,利妥昔单抗被推荐为二线用药,尤其对激素治疗无效的TAO患者有效,但不适用于DON或发病时间较长的患者。

3) 霉酚酸酯:霉酚酸酯通过作用于增殖期的T细胞和B细胞,发挥免疫抑制作用。霉酚酸酯常与糖皮质激素联合使用,常用方案为甲强龙(甲强龙静脉滴注500mg,q.w.,6周;250mg,q.w.,6周,总剂量4.5g,连续12周)和霉酚酸酯(口服,360mg,b.i.d.,连续24周,总剂量120g)联合治疗。

4) IGF-1受体抑制剂:Graves眼病患者眼部周围组织IGF-1受体表达异常高,免疫反应可能是通过IGF-1受体介导。IGF-1受体抑制剂为一种人类单克隆抗体,是IGF-1受体拮抗剂,可减少眼眶成纤维细胞内透明质酸和脂肪的生成和脂肪体积的缩小。IGF-1受体拮抗剂的使用方案是静脉注射10~20mg/kg,q.3w.,24周。

5) 生长抑素类似物:生长抑素是生长激素释放的抑制因子,它可抑制许多细胞因子的生长,包括肿瘤细胞。它对甲状腺疾病患者可抑制TRH、TSH、T_3、T_4的分泌,也可抑制甲状腺的生长。奥曲肽为长效生长抑素类似物,用于临床治疗TAO的用药剂量为0.1~0.2mg,t.i.d.,共3个月。生长抑素在减小眼外肌体积方面不如糖皮质激素,但它避免了糖皮质激素的副作用。大剂量奥曲肽也可导致头痛、乏力、水肿、高血糖等反应。

6) 其他:虽有报告显示,雷公藤、甲氨蝶呤、静脉注射丙种球蛋白等免疫抑制剂对TAO也有一定疗效,但尚待大规模临床试验证实。

目前上述药物仅推荐作为皮质类固醇的辅助治疗,而不推荐单独使用。

3. **血浆置换法**　血浆置换法适用于严重急性进展期的患者,通过血浆置换可清除或减少与本病相关的抗原、抗原抗体复合物以及某些细胞因子,还能影响血浆黏滞性及血浆内的组成成分。但目前对其确切疗效仍难以肯定,临床上常需配合使用糖皮质激素或免疫抑制剂(硫唑嘌呤或环磷酰胺)。一般5~8天内行血浆置换4次,置换出血浆共10L,代之以稳定的血浆蛋白溶液。在末次置换后,加用强的松40mg/d和硫唑嘌呤100mg/d,3、4周后逐渐减至维持量,总疗程3个月。近年来应用血浆置换治疗TAO也有报道,但相关报道不多。

4. 甲状腺全切 近年来,甲状腺全切对TAO的疗效逐渐受到重视,其可去除自身反应T淋巴细胞与相关抗原,对TAO治疗有益。研究表明甲状腺全切合并激素治疗比甲状腺次全切合并激素治疗在轻到中度TAO患者中有更好的疗效。

5. 放射治疗 眶部放射治疗的机制是射线照射眶内组织,杀伤眶部浸润的淋巴细胞及炎症细胞,从而抑制细胞因子的释放,使眼眶成纤维细胞增殖及GAGs形成减少。对TAO患者的放射治疗,通常有单纯眶部放射治疗及眶部放射治疗联合皮质类固醇治疗两种。大量研究显示,口服皮质类固醇联合眶部放疗较任何一种单一治疗更有效且更持久。联合治疗可以有效地利用激素的快速起效特征和放疗的持久作用,并且放射治疗可协同加强激素的作用。此外,激素可预防放疗引起的一过性炎症加重效应,而放疗则可降低激素停用后的复发率。因此,对严重病例如选用保守疗法而不是眼部减压手术,建议采用联合治疗策略。若活动性中重度TAO患者使用静脉糖皮质激素治疗效果不佳,可使用眼眶放射联合口服激素再次治疗,放射累积剂量通常为20Gy,分成10次剂量在2周内完成,是最常使用的方法;也可以每天2Gy在2周内完成,有效且易于耐受。放射治疗适用于改善眼球突出、复视效果欠佳,特别是眼外肌受累时间长,病程处于后期的患者。因此,对于威胁视力TAO患者并不推荐使用放射治疗。近些年出现了容积调强放疗(VMAT)即一次照射一个区域,调节治疗头旋转速度或者剂量率实现调强放疗,MLC在治疗头旋转时就可以及时地调整形状,不需要停顿。VMAT能提供更好的覆盖,剂量更均匀,利于保护正常组织(晶体、眼球、视网膜、泪腺)。

6. 眼科治疗 无论甲状腺相关眼病患者病情严重程度如何,眼科用药治疗都是必不可少的。①对于患者的眼部症状,如异物感、流泪等,可用人工泪液,如0.5%~1%的甲基纤维素滴眼剂。畏光者可配戴太阳镜,单侧眼罩可减轻复视。②若患者有眼部充血水肿、角膜上皮脱落、荧光染色阳性,可用抗菌消炎眼液或眼膏,通常白天用眼液3次/d,夜晚睡前用眼膏。如0.4%阿米卡星眼液、红霉素眼膏等,眼睑闭合不全者需加盖眼罩,以防治结膜炎、角膜炎。也可与糖皮质激素滴眼液交替使用。③改变患者睡眠时的体位,床头抬高仰卧,以减轻眼睑及眶周软组织肿胀。④眼睑退缩:对甲状腺相关眼病患者一般使用5%硫酸胍乙啶眼液,3次/d,可使眼睑退缩减轻或消失。副作用有结膜充血,瞳孔缩小。⑤眼压升高:一部分TAO患者可能出现眼压升高,需定期观察随访,常用降眼压药有噻吗洛尔、毛果芸香碱眼液等。⑥肉毒杆菌毒素:可选择性地作用于周围胆碱能神经末梢,抑制乙酰胆碱的释放,使肌肉麻痹,起去除神经支配的作用,治疗上睑退缩时,在1%盐酸丁卡因眼表面麻醉,结膜下注射5~15U。

对于甲状腺相关眼病的外科手术治疗,其目的通常是改善患者眼部症状、保护视力及改善容貌。常用的治疗TAO的手术有眼睑退缩矫正术、眼肌手术及眼眶减压术。

甲状腺相关眼病的显著特征之一就是眼睑退缩,尤其是上睑退缩。眼睑退缩矫正术的最常见的指征就是上睑退缩,伴有上睑闭合不全并影响容貌。当眼睑显著退缩>1mm、上睑闭合不全并影响容貌及两侧不对称时推荐手术,眼眶间脂肪增加也可作为手术指征。行眼睑退缩矫正术需注意辨别是真性眼睑退缩还是由下直肌纤维变形导致的假性退缩。

当眼外肌受累导致眼球运动受限甚至出现复视时,可以考虑行眼肌手术。TAO患者眼外肌受累时,还可因为斜视而出现异常的头部姿势,这也是手术指征之一。为了改善患者容貌,眼肌手术也可考虑。

眼眶减压术是TAO患者治疗常用的手术之一。保守的眼眶减压术只切除脂肪组织,若效果不佳,可采用切除部分骨性眼眶,有不同的进入式式如经眶式、经窦式、经颅式等。其手术指征是:眼球前突导致的角膜炎或角膜溃疡;眼外肌肥大及脂肪增加压迫视神经导致的视神经病变,视野缺损,视力下降等;患者难以接受外貌改变时;严重的浸润性突眼。

一般手术治疗需要甲状腺功能控制在参考范围内,病情稳定6个月以上才能实施,若需要同时行多个手术,应先完成眼眶减压术,眼睑退缩矫正术放在最后。

【儿童甲状腺相关眼病】

儿童甲状腺相关眼病发病率较低,可能与其甲亢的发病率低有关。美国一项以人群为基础的队列研究显示,120 例 TAO 患者中,仅有 6 例<20 岁。与成年患者相比,儿童甲状腺相关眼病患者在女性优势、诊断时甲状腺功能异常及眼病发生的间隔期、甲状腺疾病家族史等多方面均相似,但儿童或青春期患者的临床表现较轻,无显著种族差异。儿童眼部病变常为软组织浸润和突眼,眼球运动受限及视力丧失极少发生。在危险因素方面,烟草接触少是儿童 TAO 发病较成人轻微的另一原因,有研究显示,在高吸烟率国家中,儿童合并 TAO 的 Graves 病发病率显著增高,被动吸烟可能是造成 TAO 发病率高的原因。其他危险因素如年龄及糖尿病,亦可解释儿童 TAO 病情较成人轻。

由于大多儿童 TAO 临床表现轻微、短暂,故大多医师倾向于观察随访,仅在眼部症状发展或甲状腺功能恢复但眼部表现未改善时,进行干预治疗。在糖皮质激素治疗方法上,根据病情,泼尼松使用剂量为 5～20mg/d。中度病情者,推荐起始剂量 20mg/d,持续 4～6 周,而后逐渐减量,不推荐大剂量或静脉输注。长期使用的患者需注意不良反应。球后放射治疗具有导致肿瘤的风险,不适用于青少年 TAO 患者。甲状腺切除可能是儿童 TAO 的合适疗法。此外,关于生长抑素类似物及眶减压术的治疗效果,相关资料尚少。

（王　曙）

参 考 文 献

[1] BARTALENA L,BALDESCHI L,BOBORIDIS K. The 2016 European Thyroid Association/European Group on Graves'Orbitopathy Guidelines for the Management of Graves Orbitopathy. European Journal of Endocrinology,2016,5:9-26.

[2] SMITH,TJ,KAHALY GJ,EZRA DG,et al. Teprotumumab for Thyroid-Associated Ophthalmopathy. N Engl J Med,2017,376:1748-1761.

[3] KAHALY,GJ, J GEORGE,RIEDL,et al. Mycophenolate plus methylprednisolone versus methylprednisolone alone in active,moderate-to-severe Graves orbitopathy(MINGO):a randomised,observer-masked,multicentre trial. Lancet Diabetes Endocrinol,2018,6:287-298.

第十二章 甲状腺功能减退症

甲状腺功能减退症(简称甲减),由甲状腺激素合成和分泌减少或组织作用减弱所致。甲减分为临床甲减和亚临床甲减,是最常见的甲状腺功能异常。

【病因】

甲减病因主要分为甲状腺激素分泌减少和组织作用减弱两大方面。甲状腺激素合成和分泌减少包括:①甲状腺组织破坏,例如自身免疫性、药物性、^{131}I 治疗后、甲状腺手术、颈部放射治疗后、亚急性甲状腺炎、淀粉样变性、血色素沉着病等;②甲状腺组织阙如,例如先天性甲状腺阙如、异位甲状腺;③中、重度碘缺乏、碘过量;④甲状腺激素合成相关基因异常,例如钠碘转运体基因突变、*pendrin* 基因突变、甲状腺过氧化物酶基因突变、甲状腺球蛋白基因突变、碘化酶基因突变、脱碘酶基因突变等;⑤继发性甲减,由垂体或下丘脑疾病所致,例如肿瘤压迫、手术后、放射治疗后、出血性坏死(希恩综合征)、慢性炎症(淋巴细胞性垂体炎、嗜酸性肉芽肿)、浸润性疾病(血色素沉着病、结核、真菌感染等);⑥药物性甲减,例如锂制剂、硫脲类、磺胺类、对氨基水杨酸钠、过氯酸钾、保泰松、硫氢酸盐、贝沙罗汀、多巴胺、肾上腺皮质激素、酪氨酸激酶抑制剂等。最近发现应用抗 PD-1 和抗 PD-L1 药物增加发生甲减的风险;⑦致甲状腺肿物质(长期大量食用卷心菜、芜菁、甘蓝、木薯等);⑧甲状腺激素在外周组织作用减弱,主要是甲状腺激素抵抗综合征(RTH),由于甲状腺激素在外周组织不能发挥正常的生物效应引起的甲减;⑨消耗性甲减,因为过表达3 型脱碘酶(D3),加速了 T_3、T_4 的降解导致甲减。例如胃肠道间质瘤、血管瘤、血管内皮瘤病、体外循环手术后等。

【发病机制】

因病因不同而异。甲状腺组织破坏导致的甲减最多见,其中自身免疫、甲状腺手术和甲亢^{131}I 治疗 3 大原因占 90% 以上。在碘充足地区,甲减的主要原因是慢性自身免疫甲状腺炎。自身免疫导致甲减的机制包括以下几个方面:①细胞凋亡导致甲状腺滤泡破坏;②甲状腺自身抗体在甲状腺组织内固定补体;③抗体依赖的细胞毒作用(ADCC);④T 细胞的细胞毒作用;⑤浸润在甲状腺组织的 T 细胞分泌多种细胞因子。例如 IFN-γ,损伤甲状腺功能。因为各种原因导致的甲状腺性甲减,通常称为原发性甲减,血清甲状腺激素水平降低,对垂体 TSH 负反馈作用减弱,TSH 分泌增多。

下丘脑和垂体病变导致促甲状腺激素释放激素(TRH)或者促甲状腺激素(TSH)产生和分泌减少,进而甲状腺激素合成和分泌减少。

碘是甲状腺激素合成的原料,中、重度碘缺乏导致甲状腺激素合成不足,环境中碘缺乏是导致世界范围内甲减最常见的原因。慢性碘过量导致甲减主要以亚临床甲减为主,碘过量导致高 TSH 血症的机制不清,可能与以下两方面有关:①碘摄入量增加诱发和加重甲状腺自身免疫,破坏甲状腺细胞,导致甲状腺功能减退,即甲状腺成因说;②慢性碘过量导致垂体 2 型脱碘酶(D2)活性减低,垂体 T_4 脱碘转变为 T_3 的作用减弱,T_3 水平降低,不能抑制垂体 TSH 分泌,血清 TSH 水平升高,即下丘脑-垂体成因说。

甲状腺激素抵抗综合征（RTH）是由于甲状腺激素在外周组织不能发挥正常的生物效应引起的甲减。其中80%是由于甲状腺激素受体β基因变异所致。RTH的患者β受体突变位点位于配体结合域，导致其与T_3结合能力下降。除此之外，突变也可能损害了核受体和转录辅助因子之间的相互作用，导致T_3不能发挥生物学作用，出现甲减的临床表现，但是，血清中的甲状腺激素水平升高。如果同时存在垂体甲状腺激素抵抗，升高的甲状腺激素不能抑制TSH分泌，会导致血清TSH水平升高。血清T_3、T_4升高，但TSH不被抑制（正常或轻度升高）是RTH患者血清学特点。

新一类肿瘤靶向治疗药物酪氨酸激酶抑制剂，最具有代表性的药物是舒尼替尼，可通过减少甲状腺血管供应、诱导3型脱碘酶（D3）活性导致甲减。

【临床表现】

低代谢症候群和交感神经兴奋性下降是甲减患者主要临床表现。甲减常隐匿发病，进展缓慢，早期和病情轻的患者症状不典型，常常漏诊或误诊。

1. **低代谢症候群**　畏寒、少汗、乏力、手足肿胀、体重增加。"面具脸"是典型甲减面容，表现为颜面虚肿、面色苍白、表情呆板、眉毛稀疏、唇厚舌大。皮肤干燥，粗糙脱屑，皮温降低，手脚掌皮肤可呈姜黄色。双下肢水肿，压之无凹陷。

2. **交感神经兴奋性下降**

（1）精神神经系统：易困、反应迟钝、言语缓慢，音调低哑、行动迟缓、记忆力减退。严重者可表现为痴呆、嗜睡、黏液性水肿昏迷，跟腱反射时间延长。

（2）心血管系统：心率缓慢、心音减弱、心界扩大、血压升高、脉压减小。严重时出现心包积液和心力衰竭。原发性甲减出现心脏扩大、心音低弱、心包积液，称之为甲减性心脏病。

（3）消化系统：食欲减退，腹胀、便秘，肠鸣音减弱，严重者可出现麻痹性肠梗阻或黏液水肿性巨结肠。

（4）呼吸系统：阻塞性睡眠呼吸暂停、胸腔积液，严重者出现呼吸困难。

（5）内分泌系统：女性溢乳、月经紊乱，男性乳房发育。催乳素水平升高，严重者导致腺垂体增大、甚至垂体瘤。

（6）血液系统：常见贫血，易有出血倾向。白细胞、血小板数量正常，血小板黏附功能、血浆凝血因子Ⅷ和Ⅸ浓度下降。

（7）生殖系统：女性排卵障碍、月经周期紊乱和经量增多、不孕。男性性欲减退、阳痿和精子减少。

（8）肌肉与骨关节系统：肌肉无力，关节疼痛，严重者可有肌萎缩和关节腔积液。

3. **甲状腺症状**　桥本甲状腺炎导致的甲减通常甲状腺弥漫性肿大、质韧，移动良好，无触痛。如为IgG4型甲状腺炎或Riedel甲状腺炎所致甲减，甲状腺韧硬，移动性差。如为手术或^{131}I治疗后或自身免疫导致的萎缩性甲减，甲状腺无肿大。

4. **黏液性水肿昏迷**　为甲减最严重的并发症。临床表现为嗜睡、低体温（<35℃）、呼吸减慢、心动过缓、血压下降、四肢肌肉松弛、反射减弱或消失，甚至昏迷、休克，危及生命。多见于老年人或长期未获治疗者，多在寒冷时发病。诱发因素为严重全身性疾病、中断甲状腺激素治疗、感染、手术和使用麻醉、镇静药物等。

【辅助检查】

1. **血清TSH**　敏感的TSH是诊断原发性（甲状腺性）甲减第一线指标。原发性甲减血清TSH升高先于T_4的降低。TSH水平一天内有40%的波动，同时受到季节、年龄、种族、碘营养状态、妊娠等因素的影响。所以，建议上午相对固定时间采血，采用试剂盒特异和人群特异（例如新生儿、儿童、成人和妊娠妇女）的参考范围。垂体性和/或下丘脑性甲减，通常TSH降低或正常，FT_4降低。在一些非甲状腺疾病的情况下例如慢性消耗性疾病、服用某些药物如糖皮质激素、贝沙罗汀等可使TSH水平异常，分析异常的TSH时要注意鉴别。

2. **血清T_4和T_3**　包括总甲状腺素（TT_4）、游离甲状腺素（FT_4）、总三碘甲腺原氨酸（TT_3）、游离三碘甲腺原氨酸（FT_3）。由于T_4全部由甲状腺合成与分泌，所以评估甲减时血清T_4优于T_3。轻症患者血清

T_4 降低,而血清 TT_3、FT_3 在可在参考范围,严重时才降低。循环中约 99.97% 的 T_4 与特异的血浆蛋白结合,主要是甲状腺素结合球蛋白(TBG),其次是甲状腺素转运蛋白或甲状腺素结合前白蛋白及白蛋白。能够影响 T_4 结合的因素均可影响 TT_4、TT_3 水平。导致 TT_4、TT_3 升高的因素包括妊娠、病毒性肝炎、遗传性 TBG 增多症和某些药物(雌激素、口服避孕药、三苯氧胺等);导致 TT_4、TT_3 降低的因素包括低蛋白血症、遗传性 TBG 缺乏症和多种药物(雄激素、糖皮质激素、生长激素等)。FT_4、FT_3 比 TT_4、TT_3 敏感准确。事实上,目前临床普遍应用的方法检测到的 FT_4、FT_3 并不是真正的游离甲状腺激素。真正的游离甲状腺激素测定应该先将游离型激素与结合型激素进行物理分离,然后用高敏感检测仪测定 FT_3、FT_4。因这样的检测技术仪器昂贵、成本高,难以在临床普遍使用。在没有与甲状腺激素结合的蛋白明显升高的情况下,临床测定的 FT_3、FT_4 能够反映甲状腺激素水平。

3. **反 T_3 (rT_3)**　是 T_4 在外周组织中经 5′-脱碘酶的作用而产生的无生物活性的降解产物。rT_3 也与 TBG 结合,受 TBG 的影响。测定 rT_3 主要用于鉴别甲状腺功能正常的病态综合征(euthyroid sick syndrome, ESS)。ESS 时血清 T_3 降低,严重时 T_4 水平也会降低,TSH 正常或轻度升高,但 rT_3 可明显升高。原发性甲减时 T_3、T_4 降低,TSH 升高,rT_3 也降低。

4. **甲状腺自身抗体**　包括抗甲状腺过氧化物酶抗体(anti-TPO Ab)、抗甲状腺球蛋白抗体(anti-TG Ab)和抗 TSH 受体抗体(anti-TR Ab)。任意抗体阳性均提示甲状腺存在自身免疫异常。抗 TPO Ab 是诊断自身免疫甲状腺炎最重要的指标。抗 TPO Ab 与甲状腺内淋巴细胞浸润的程度和甲状腺超声的低回声程度显著相关。目前研究提示只有抗 TPO Ab 阳性与甲减有明显相关。在亚临床甲减人群中,高滴度抗 TPO Ab 有助于预测发生临床甲减的风险。伴抗 TPO Ab 阳性的亚临床甲减患者每年进展为临床甲减的概率为 4.3%,而抗体阴性者为 2.6%。所以,筛查自身免疫甲状腺炎首选抗 TPO Ab。但是,桥本甲状腺炎患者抗 Tg Ab 阳性时,90%~95% 的患者抗 TPO Ab 同时阳性,而抗 TPO Ab 阳性时,只有 30%~50% 的患者抗 TG Ab 阳性,两个抗体的相关系数只有 0.46。所以,在筛查甲减自身免疫病因时应当同时检测抗 TPO Ab 和抗 TG Ab,否则可能漏诊仅表现为抗 TG Ab 阳性的患者。我国学者经过对甲状腺抗体阳性、甲状腺功能正常的个体随访 5 年,发现基线时抗 TPO Ab>50IU/ml 和抗 TG Ab>40IU/ml 者,临床甲减和亚临床甲减的发生率显著增加。

抗 TR Ab 有 3 个生物学类型,抗甲状腺刺激抗体(anti-TS Ab)、抗甲状腺阻断抗体(anti-TB Ab)和抗中性抗体。甲减时主要是抗 TB Ab 发挥作用。抗 TB Ab 可以阻断 TSH 对甲状腺的刺激导致甲减,这种作用是可逆的,抗 TB Ab 消失,甲状腺功能可以恢复正常。

5. **其他化验检测**　甲减患者常伴有轻、中度贫血,血脂谱异常,血清磷酸肌酸激酶、乳酸脱氢酶、天冬氨酸转氨酶升高,催乳素水平升高,所以,通常要做上述检测。

6. **甲状腺超声**　是甲状腺影像检查最主要的手段。可以显示甲状腺大小、形态、内部结构、血流状态等。弥漫性低回声、网状改变反映甲状腺内的淋巴细胞浸润和间质纤维化。彩色多普勒可以显示甲状腺血流情况。

7. **其他辅助检查**　心电图示低电压、窦性心动过缓、T 波低平或倒置。心脏多普勒可有心肌收缩力下降,射血分数减低。心脏多普勒和胸部 X 线有助于发现心包积液。甲减时很少做甲状腺核素扫描,当超声发现颈前甲状腺阙如时,核素扫描有助于发现异位甲状腺(舌骨后、胸骨后、纵隔内和卵巢甲状腺等)。

自身免疫甲状腺炎导致的甲减患者合并甲状腺结节的风险增加,甲状腺结节细针穿刺抽吸(FNA)活检有助于结节良恶性的鉴别。如果怀疑 IgG4 相关型甲状腺炎或 Riedel 甲状腺炎引起的甲减时,应该做甲状腺粗针穿刺组织学检查。当高度疑为遗传性甲减时,可做 TSH 受体、甲状腺激素受体、TPO、钠碘转运体等基因检测。

【诊断】

1. 甲减诊断

(1) 甲减:血清 TSH 升高,TT_4、FT_4 降低,严重时 FT_3、TT_3 降低。

(2) 亚临床甲减:血清 TSH 升高,TT_4、FT_4 和 TT_3、FT_3 正常。

(3) 中枢性甲减:血清 TSH 降低或正常,TT_4、FT_4 降低,严重时 FT_3、TT_3 降低。

2. 甲减病因诊断

（1）抗 TPO Ab 或抗 TG Ab 阳性，甲减的病因考虑为自身免疫性甲状腺炎。

（2）抗 TR Ab 阳性，如果诊断为甲减，在不能做抗 TR Ab 生物分型时，考虑抗 TR Ab 为抗 TB Ab，属自身免疫性甲状腺病。同时，要密切监测患者的甲状腺功能，因为两种抗体可能相互转换，抗 TB Ab 转化为抗 TS Ab 时，发生甲亢。

（3）中枢性甲减，需进一步寻找垂体和下丘脑的原因。做下丘脑-垂体核磁共振（MRI）。如做 TRH 兴奋实验，TSH 不被兴奋提示为垂体病变所致甲减。TSH 呈延迟兴奋提示为下丘脑病变所致甲减。

（4）甲状腺激素抵抗综合征，如临床有甲减症状，血清 TSH 升高或正常，TT_4、FT_4 和/或 FT_3、TT_3 升高，要考虑甲状腺激素抵抗综合征。需要做甲状腺激素受体 β 基因的检测。

（5）甲状腺功能正常的病态综合征（euthyroid sick syndrome，ESS），也称低 T_3 综合征。是在严重的慢性消耗性和全身性疾病的情况下，外周组织 3′脱碘酶活性增强，使 T_4 转化为 rT_3 增多，T_3 减少，进而减少机体的代谢。血清 TT_3、FT_3 水平降低，rT_3 升高，TSH 水平正常或轻度升高，是 ESS 的特点。

【治疗】

甲减的治疗目标要个体化，一方面消除或缓解甲减症状和体征，另一方面使血清 TSH 和 T_4 维持在设定的目标范围。长期处于甲状腺激素缺乏状态，会导致血压升高、血脂异常、认知功能降低，缺血性心脏病和心力衰竭风险增加。但是，如果治疗过度，导致医源性甲状腺毒症，将增加心房颤动、骨质疏松和骨折风险。

1. 一般治疗 注意保暖，合理膳食，可以食用碘盐。如果在 TSH、FT_3、FT_4 纠正后仍然有血脂异常，可以服用调血脂药。没有控制的甲减尽量不用或慎用镇静催眠药。

2. 替代治疗

（1）药物的选择：甲减要用甲状腺激素替代治疗。替代药物包括动物干甲状腺片、左甲状腺素（L-T_4）和左三碘甲腺原氨酸（L-T_3）。动物干甲状腺片含有 T_4 和 T_3，含量不稳定，而且 T_3 含量相对要高（生理状态下 T_4:T_3 ≈ 13:1）。人体内源性甲状腺素为左旋结构，合成的 L-T_4 与甲状腺自然分泌的甲状腺素相同，半衰期长（约 7 天），可以每天服药。L-T_3 半衰期短（12～18 小时），每天 2～3 次服药。目前国内外指南均推荐 L-T_4 单药作为甲减的替代药物，不推荐单独应用 L-T_3，L-T_3 一般需要和 L-T_4 联合应用。

（2）L-T_4 剂量及治疗目标：L-T_4 起始剂量、控制目标以及达到控制目标需要的时间都要根据患者的年龄、体重、甲减程度、是否处于特殊时期例如妊娠、是否合并其他疾病如心脏病等因素个体化选择（表12-1）。

（3）影响 L-T_4 剂量的因素：L-T_4 剂量主要决定因素为残存的甲状腺功能、体重和 TSH 目标值。亚临床甲减所需 L-T_4 补充剂量一般少于几乎没有内源性甲状腺激素分泌的临床甲减患者。自身免疫性甲状腺炎合并甲减的患者 L-T_4 剂量通常略低于甲状腺近全切术后患者，提示前者仍有部分残存的甲状腺功能。

体重、体重指数（BMI）、理想体重、瘦体质均可用于计算 L-T_4 所需的起始剂量，其中瘦体质与剂量相关性更强。超重、肥胖患者维持甲状腺功能正常所需的 L-T_4 日剂量（μg）比体重正常者增加，但单位体重的 L-T_4 剂量（μg/kg）相对下降。

其他影响 L-T_4 剂量的因素包括 L-T_4 制剂质量、服药时间、吸收到最终发挥疗效的各个环节发生了异常。L-T_4 属于治疗窗窄的药物，制剂内 L-T_4 含量差异超过 9% 将引起临床显著变化。建议应用同一 L-T_4 品牌制剂，如果换药，应在换药 4～6 周监测 TSH，并相应调整剂量。服药时间影响 L-T_4 吸收，进而增加 L-T_4 剂量。建议空腹服药，最好早餐前 1 小时，但为提高依从性，可于早餐前 30～60 分钟口服。如果不方便，睡前服药也可选择。

合并消化系统疾病影响 L-T_4 吸收，例如胃 pH 升高、合并幽门螺杆菌感染相关胃炎、萎缩性胃炎、肠道疾病的甲减患者 TSH 达标所需 L-T_4 剂量增加 22%～34%。一些食物例如牛奶、大豆蛋白、咖啡等以及某些药物如铁剂、钙剂、膳食纤维素会干扰 L-T_4 吸收，应避免合用或间隔 2～4 小时食用。其他可能影响 L-T_4 剂量的药物（表12-2）。服药的依从性和药物的保存是否合适也会影响 L-T_4 剂量。

表 12-1　不同人群甲减患者的 L-T$_4$ 起始剂量与 TSH 目标值

人群	L-T$_4$ 剂量	TSH 目标值
成人原发性甲减患者	(1) 替代剂量 1.6~1.8μg/(kg·d) (2) TSH 抑制治疗 2.1~2.7μg/(kg·d) (3) 全量起始	控制在参考范围 分化型甲状腺癌根据复发风险分层对应不同 TSH 抑制目标
老年甲减患者	(1) 低量起始,25~50μg/d,缓慢增量,每 3~4 周增加 25~50μg/d (2) 高龄老年患者,低量起始,12.5~25μg/d,每 3~4 周增加 12.5~25μg/d	60~70 岁:6.0mU/L 70~80 岁:7.0~8.0mU/L
妊娠女性甲减患者	剂量增加 25%~50%[2.0~2.4μg/(kg·d)]	控制在妊娠特异性参考范围的下 1/2,或<2.5mU/L
伴心血管疾病的甲减患者	低量起始 12.5μg/d 或更少,每 3~4 周增加 12.5μg/d 或更少	因年龄而异
先天性甲减患者 出生 6 个月内的甲减患者 出生 6 个月后的甲减患者	10~15μg/(kg·d) 8~10μg/(kg·d) (1) 6~12 个月:6~8μg/(kg·d) (2) 1~3 岁:4~6μg/(kg·d) (3) 3~10 岁:3~5μg/(kg·d) (4) 10~16 岁:2~4μg/(kg·d)	先天性甲减儿童:TSH<5mU/L(最佳目标值为 0.5~2.0mU/L);1 岁以内患儿血清 FT$_4$ 和 TT$_4$ 在参考范围上限
婴儿期中枢性甲减患者 青少年、成年中枢性甲减患者	8~10μg/(kg·d)(25~37.5μg/d) 1.3μg/(kg·d)	血清 FT$_4$ 在参考范围的上 1/2

表 12-2　影响 L-T$_4$ 剂量的药物

影响 L-T$_4$ 作用的机制	药物
增加血清甲状腺素结合球蛋白(TBG)	雌激素、他莫昔芬、雷洛昔芬、海洛因、美沙酮、氟尿嘧啶、卡培他滨、氯贝特
降低血清 TBG	雄激素、合成类固醇(达那唑)、缓释烟酸、糖皮质激素
抑制 L-T$_4$ 与血浆蛋白结合	水杨酸(>2g/d),水杨酸盐(1.5~3g/d)
降低 L-T$_4$ 吸收	胆固醇胺、考来替泊、氢氧化铝、抗酸剂、硫糖铝、质子泵抑制剂、H$_2$ 受体拮抗剂、导泻剂、洛伐他汀、胆汁酸螯合剂、阴离子交换树脂
影响 L-T$_4$ 代谢	胺碘酮、苯巴比妥、利福平、苯妥英、卡马西平、TKI、舍曲林
影响脱碘酶活性	胺碘酮、糖皮质激素、β 受体激动剂、丙硫氧嘧啶

（4）L-T$_4$/L-T$_3$ 联合治疗:理论上,符合生理比例的 L-T$_4$/L-T$_3$ 联合用药能模拟内源性甲状腺激素的生物效应,是理想的甲状腺激素替代治疗方案。但是,目前应用 L-T$_4$/L-T$_3$ 联合治疗的甲减患者,L-T$_3$ 的药代动力学显示与甲状腺功能正常者的 FT$_3$ 节律差异很大。从临床疗效看,目前缺乏设计良好的 RCT 证实 L-T$_4$/L-T$_3$ 联合用药额外获益和长期安全性。所以,指南推荐仅对已接受 L-T$_4$ 单药治疗且 TSH 处于正常水平但仍有甲减症状的患者,在满足以下条件时,或可尝试 L-T$_4$/L-T$_3$ 联合治疗:①甲减诊断明确,确定患者有甲状腺激素替代治疗的适应证;②确定 L-T$_4$ 单药应用已达足量;③排除其他症状相似的合并疾病,如贫血、高钙血症、隐匿性感染、慢性疲劳综合征等;④排除自身免疫性疾病,如 1 型糖尿病、自身免疫性维生素 B$_{12}$ 缺乏症、肾上腺功能不全、乳糜泻等;⑤注意精神疾病的影响,如伴抑郁症可能混淆诊断,起始 L-T$_3$ 可出现焦虑。

3. 治疗监测　L-T$_4$ 治疗初期,每间隔 4~6 周测定血清 TSH 及 FT$_4$。根据 TSH 及 FT$_4$ 水平调整 L-T$_4$ 剂量,直至达到治疗目标。治疗达标后,需要每 6~12 个月复查 1 次上述指标。L-T$_4$ 替代治疗患者建议在当日不服药采血,服药后 FT_4 一过性升高约 20%,高峰在服药后 3.5 小时。

妊娠期甲减和亚临床甲减:在妊娠前半期每 2~4 周监测血清 TSH 和 FT_4,TSH 平稳后延长至每 6 周 1 次,$L-T_4$ 剂量根据 TSH 水平调整。临床甲减患者产后 $L-T_4$ 剂量恢复到妊娠前水平,妊娠期诊断的亚临床甲减产后可停用 $L-T_4$。妊娠期甲减和亚临床甲减均需在产后 6 周复查甲状腺功能及抗体各项指标,以调整 $L-T_4$ 剂量。

4. 黏液性水肿昏迷的治疗　甲减患者有嗜睡、木僵、精神异常、体温低下等情况,考虑黏液性水肿昏迷时,应立刻就医。紧急处置包括保温,但避免使用电热毯,因其可以导致血管扩张,血容量不足;补充糖皮质激素,静脉滴注氢化可的松每天 200~400mg;对症治疗,伴发呼吸衰竭、低血压和贫血采取相应的抢救治疗措施;去除或治疗诱因;其他支持疗法。

特异性治疗就是补充甲状腺激素:如果有注射制剂,首次 $L-T_4$ 200~400μg 静脉注射作为负荷剂量,继之 $L-T_4$ 每天 1.6μg/kg 静脉注射,直至患者的临床表现改善,改为口服给药或者胃肠道给药。如果没有 $L-T_4$ 注射制剂,可将 $L-T_4$ 片剂磨碎后胃管鼻饲。有条件时,除了给予 $L-T_4$ 之外,还可以静脉注射 $L-T_3$,负荷剂量为 5~20μg,之后维持剂量为每 8 小时静脉注射 2.5~10μg,要避免 $L-T_3$ 剂量过大。对于年幼或老年患者以及有冠脉疾病或心律失常病史的患者剂量要减少。治疗持续到患者意识恢复、临床指标改善。

【筛查】

国内外指南均不推荐普通人群实施普遍筛查甲减,但是,在特殊人群中是否筛查以及如何筛查甲减,不同指南有不同的推荐。2012 年美国甲状腺学会和美国临床内分泌学会推荐>35 岁的人群,特别是女性,要每 5 年筛查 TSH;≥60 岁者,要定期查 TSH。2014 年美国甲状腺学会建议在特殊人群中进行病例筛查(case-finding),这些特殊人群包括有自身免疫病者,如 1 型糖尿病;有恶性贫血者;一级亲属有自身免疫甲状腺病者;有颈部及甲状腺的放射史包括甲亢的放射性碘治疗及头颈部恶性肿瘤的外放射治疗者;既往有甲状腺手术或功能异常史者;甲状腺检查异常者;患有精神性疾病者;服用胺碘酮或锂制剂者;有国际疾病分类(ICD)-9 诊断的疾病者,如肾上腺功能减退、秃发、贫血、心律失常、皮肤质地变化、充血性心力衰竭、便秘、痴呆、痛经、高胆固醇血症、高血压、混合型高脂血症、不适和疲劳、肌病、Q-T 间期延长、白癜风、体重增加等。对于妊娠女性,国外指南仍然建议在高危人群进行甲状腺功能筛查,但是,中国指南建议,在妊娠早期,最好是妊娠 8 周前实施普遍筛查,如果有条件可以在妊娠前筛查,筛查的指标包括血清 TSH、FT_4 和抗 TPO Ab。

【展望】

根据最新调查,我国甲减和亚临床甲减患病率高达 17.8%,如此庞大的患者群何时和如何起始 $L-T_4$ 治疗一直存在争议。尽管 46% 的轻度亚临床甲减患者甲状腺功能在 2 年内可恢复正常,但是,每年仍有 2%~6% 的患者进展为临床甲减,说明部分亚临床甲减的患者需要治疗以阻止疾病的进展。汇总大量临床研究发现:$L-T_4$ 是否改善亚临床甲减患者生活质量和甲减相关症状(如疲劳、抑郁)、持续降低总胆固醇和 LDL-C、心血管获益证据存在矛盾。因此,应权衡获益与风险个体化决定是否起始 $L-T_4$ 治疗、选择最佳剂量、制定随访方案。未来,在某一特定人群(如肥胖、老年、<30 岁年轻人)中开展设计良好的临床研究或可为亚临床甲减规范化管理提供证据。

如前所述,$L-T_4/L-T_3$ 联合治疗存在的一些问题仍需在未来临床研究中验证:①在 $L-T_4$ 单药治疗甲减的前瞻性研究中,比较治疗不满意与治疗满意患者基线特征的差异;②探索模拟正常 T_4/T_3 比例的最佳 $L-T_4/L-T_3$ 联合治疗剂量;③在已接受 $L-T_4$ 单药治疗但持续存在临床症状的患者中,开展 RCT 研究比较 $L-T_4$ 单药、$L-T_4/L-T_3$ 联合治疗的作用;④$L-T_3$ 缓释制剂的临床研究;⑤开展评价 $L-T_4/L-T_3$ 联合治疗远期疗效与安全性的前瞻性研究。

生理情况下,TSH 受体、脱碘酶、甲状腺激素转运体、甲状腺激素受体、尿苷二磷酸(UDP)-葡糖醛酸转移酶等多个环节参与甲状腺激素代谢,其编码基因的多态性或可解释个体间 $L-T_4$ 剂量变异。近年,对 2 型脱碘酶单核苷酸多态性(如 Thr92Ala)的研究取得了长足进步,但结论仍存在矛盾。早期研究提示,2 型脱碘酶 Thr92Ala 纯合子突变个体比杂合子突变和正常对照者,TSH 达标所需 $L-T_4$ 剂量增加 20%。而近期一项大样本队列研究显示 2 型脱碘酶 Thr92Ala 与 TSH、FT_4、T_3 水平无关。是否还存在影响 $L-T_4$ 剂量的其他靶点单核苷酸多态性(SNP)？单一 SNP 对 L-T$_4$ 剂量变化的贡献程度是多少？需从甲状腺药物基因组学研究中寻求答案。

（单忠艳）

参 考 文 献

［1］中华医学会内分泌学分会. 成人甲状腺功能减退症诊治指南. 中华内分泌代谢杂志,2017,33(2):167-180.

［2］单忠艳,滕卫平,刘兴会,等. 妊娠和产后甲状腺疾病诊治指南. 中华内分泌代谢杂志,2019,35(8):638-665.

［3］HENRY B,BURCH. Drug Effects on the Thyroid. N Engl J Med,2019,381:749-761.

［4］MAGRI F,CHIOVATO L,CROCE L,et al. Thyroid hormone therapy for subclinical hypothyroidism. Endocrine,2019,66(1):27-34.

［5］CHAKER L,BIANCO A C,JONKLAAS J,et al. Hypothyroidism. Lancet,2017,390:1550-1562.

［6］ZHANG X,JIANG Y,HAN W,et al. Effect of Prolonged Iodine Overdose on Type 2 Iodothyronine Deiodinase Ubiquitination-Related Enzymes in the Rat Pituitary. Biol Trace Elem Res,2016,174(2):377-386.

［7］PEETERS RP. Subclinical Hypothyroidism. N Engl J Med,2017,376(26):2556-2565.

［8］ALEXANDER EK,PEARCEEN,BRENTETGA,et al. 2017 Guidelines of the American Thyroid Association for the diagnosis and management of thyroid disease during pregnancy and the postpartum. Thyroid,2017,27(3):315-389.

［9］ELIGAR V,TAYLOR PN,OKOSIEME OE,et al. Thyroxine replacement:a clinical endocrinologist's viewpoint. Ann ClinBiochem,2016,53(Pt 4):421-433.

［10］SHAN Z,CHEN L,LIAN X,et al. Iodine Status and Prevalence of Thyroid Disorders After Introduction of Mandatory Universal Salt Iodization for 16 Years in China:A Cross-Sectional Study in 10 Cities. Thyroid,2016,26(8):1125-1130.

［11］ARICI M,OZTAS E,YANAR F,et al. Association between genetic polymorphism and levothyroxine bioavailability in hypothyroid patients. Endocr J,2018,65(3):317-323.

［12］HAUGEN B R,ALEXANDER E K,BIBLE K C,et al. 2015 American Thyroid Association Management Guidelines for Adult Patients with Thyroid Nodules and Differentiated Thyroid Cancer:The American Thyroid Association Guidelines Task Force on Thyroid Nodules and Differentiated Thyroid Cancer. Thyroid,2016,26(1):1-133.

［13］DUNTAS LH,JONKLAAS J. Levothyroxine Dose Adjustment to Optimise Therapy Throughout a Patient's Lifetime. AdvTher,2019,36(Suppl 2):30-46.

［14］PAPOIAN V,YLLI D,FELGER EA,et al. Evaluation of Thyroid Hormone Replacement Dosing in Overweight and Obese Patients After a Thyroidectomy. Thyroid,2019,29(11):1558-1562.

［15］TAYLOR PN,ELIGAR V,MULLER I,et al. Combination Thyroid Hormone Replacement:Knowns and Unknowns. Front Endocrinol(Lausanne),2019,10:706.

［16］VIRILI C,ANTONELLI A,SANTAGUIDA MG,et al. Gastrointestinal Malabsorption of Thyroxine. Endocr Rev,2019,40(1):118-136.

第十三章　亚急性甲状腺炎

亚急性甲状腺炎(subacute thyroiditis,SAT)是自限性的甲状腺炎症性疾病,也称为 De Quervain 甲状腺炎。其他称谓还有(假)巨细胞性甲状腺炎、(假)肉芽肿性甲状腺炎、急性单纯性甲状腺炎、非感染性甲状腺炎、病毒感染后甲状腺炎、亚急性非化脓性甲状腺炎、移行性或匍行性甲状腺炎、亚急性疼痛性甲状腺炎、假结核性甲状腺炎等。

亚急性甲状腺炎常在上呼吸道感染之后发生,其以短暂性疼痛为特征,表现为破坏性甲状腺滤泡损伤伴全身炎症反应,是最常见的甲状腺疼痛性疾病。典型病例经历 3 个阶段:一过性非高功能的甲状腺毒症—甲状腺功能正常——过性甲状腺功能减退症(简称甲减),之后恢复正常甲状腺功能。甲状腺毒症阶段伴随的是低碘摄取率及红细胞沉降率显著增高。在疾病不同阶段应给予不同的对症治疗;早期症状严重者,糖皮质激素治疗效果显著。

【流行病学】

亚急性甲状腺炎占临床甲状腺疾病的 5%。丹麦的流行病学资料显示其发生率为 2.5%。女性是男性的 3~6 倍,40~50 岁为发病的年龄高峰,妊娠女性和儿童少见。本病常见于温带地区,四季均可发病,最常见于夏季(7~9 月),与肠病毒(埃可病毒、柯萨奇病毒 A 和 B)的感染高峰一致。我国有研究报道春季及秋末患病率较高,而日本的研究显示夏季至早春高发。

【病因】

本病的发病机制尚未明了。一般认为与病毒感染或病毒感染后的炎症过程有关,且本病患者具有 HLA 易感基因。比较统一的假说是病毒感染提供了抗原,该抗原来自病毒或病毒导致宿主组织损伤后释放产生,其与巨噬细胞上 HLA-B35 分子相结合。因甲状腺滤泡上皮细胞的部分结构与感染相关抗原相似,因此抗原 HLA-B35 的复合物激活细胞毒 T 细胞,损伤甲状腺滤泡上皮细胞,但这种免疫反应有自限性。

1. **感染**　文献报道麻疹病毒、柯萨奇病毒、EB 病毒、埃可病毒、流行性感冒病毒(简称流感)、流行性腮腺炎病毒、风疹病毒、腺病毒以及逆转录病毒、细胞巨化病毒、严重急性呼吸综合征冠状病毒等一种或多种病毒同时感染后可继发本病。偶有流感疫苗、肝炎疫苗注射后以及在干扰素和 IL-2 治疗过程中发病的报道。

在甲状腺滤泡上皮细胞中分离到病毒样颗粒、甲状腺组织活检标本中培养出病毒以及患者血中检出高滴度病毒抗体均提示本病与病毒感染有关。在病毒感染暴发期间有本病聚集发病的报道,以及 7~9 月肠病毒流行季节本病多发的特点,均从流行病学角度支持病毒感染的假说。但是也有学者认为,甲状腺组织切片中很少找到病毒包涵体或培养出病毒,由此推测甲状腺本身的病变可能不是病毒直接侵袭所致。有报道在一些非病毒感染如 Q 热或疟疾之后发生了亚急性甲状腺炎。

2. **遗传**　本病具有 HLA 易感型,但存在地理分布与种族差异。HLA-B35 阳性是多个地区和民族亚急性甲状腺炎发病的强有力的预测指标。日本患者中 71% 携带 HLA-B35,16% 与 HLA-B67 有一定相关性。白人及华人约 2/3 携带 HLA-Bw35。近来有报道,亚急性甲状腺炎患者可携带 HLA-B*18:01 和 DRB1*01 以及 HLA-C*04:01,且 HLA-B*18:01 和 HLA-B35 同时携带者亚急性甲状腺炎复发风险显著增高。孪生子先后患病的报道并非罕见,甚至有黎巴嫩三兄妹(均携带 HLA-B35)18 个月内相继患病的报道。

3. **自身免疫**　本病和自身免疫甲状腺疾病无明确相关性。本病活动阶段,42%~64% 的患者血中可检测到多种甲状腺自身抗体如抗甲状腺过氧化酶抗体(anti-TPO Ab)、抗甲状腺球蛋白抗体(anti-TG Ab)和抗 TSH 受体抗体(anti-TR Ab)等。上述抗体多数仅呈低滴度存在,抗 TG Ab 的阳性率显著高于抗 TPO Ab 的阳性率,且随病情缓解,抗体滴度逐渐下降或转阴,部分患者抗体可持续长达 6 年。此外有文献报道亚急性甲状腺炎和 Sweets 综合征、Takayasu 动脉炎相关。

4. **其他**

(1) 细胞因子:有报道 IL-6 水平在本病起病阶段增高,糖皮质激素治疗后其较 C 反应蛋白(CRP)及 ESR 等下降缓慢。在肉芽肿阶段,巨噬细胞和单核细胞能产生丰富的生长因子,其中 EGF、VEGF 和 β-FGF 促进了血管生成,IL-1 和 TNF-α 在肉芽肿恢复阶段有重要的抗炎作用。

(2) 凋亡:本病发生发展过程中存在凋亡现象。据报道,亚急性甲状腺炎患者的甲状腺有 Bcl-2 和 Bax、Bak 蛋白的表达。

【病理表现】

肉眼下,甲状腺体积增大、水肿,与周围组织轻度粘连,但是很容易分开。光镜下甲状腺组织病理改变不均一。受累区域滤泡完整性丧失,滤泡上皮细胞损毁,单核/巨噬细胞、组织细胞浸润,胶质部分或完全消失,但无干酪样变、出血及钙化。多核巨细胞包绕以胶质为核心(胶质吞噬)的滤泡损害,进一步形成肉芽肿。随着时间推移,呈现不同程度的纤维化及滤泡区域再生。电镜下可见基底膜折皱、断裂,有报道未见病毒包涵体。疾病过后,组织可完全恢复正常或残留少量纤维化。在疾病不同阶段,病理表现不同,同一切片中可能有不同阶段的病理表现。

细胞病理学特征:多种炎症细胞浸润,如中性粒细胞、淋巴细胞、组织细胞、离散或成簇状的滤泡上皮细胞及多核巨细胞混合存在。上皮样细胞多成片出现,恢复阶段往往难以获得满意的细胞学标本。

动态超声定位细胞学显示,中性粒细胞、巨噬细胞于 1 个月后消失,之后以退行性滤泡上皮细胞簇及淋巴细胞为主。2~3 个月后淋巴细胞也可消失,恢复期出现受累区域纤维化。

【临床表现】

本病多在病毒感染后 1~3 周发病。起病形式及严重性不一。

1. **上呼吸道感染前驱症状**　肌肉疼痛、疲倦、咽痛;发热(占 2/3),体温一般轻、中度升高,少数高达 40℃,第 3~4 天达高峰,1 周左右消退。本病可以是不明原因发热的原因之一。

2. **甲状腺区域疼痛**　为本病特征。文献报道发生率可达 96%。可逐渐出现或突然发生,常常是持续性的,可放射至同侧耳、咽喉、下颌角、颏、头枕部、胸背部等处,且常因转头、咳嗽或吞咽等动作而加重;可先累及一叶后扩大或转移至另一叶;疼痛程度多较剧烈,有时难以忍受,少数为隐痛,易误诊为咽喉炎或颞动脉炎;可伴声音嘶哑甚至声带麻痹,吞咽困难。不典型或程度较轻病例,甲状腺无疼痛,仅有耳鸣、耳痛、失音。个案报道中患者首先表现为孤立无痛的实性结节即所谓寂静型,最终经手术病理或细胞学检查确诊为本病。

3. **甲状腺肿大**　弥漫或不对称,轻、中度甲状腺肿大较多见,可一叶为著,伴或不伴结节;质地硬;典型病例触痛明显,有些患者疼痛,拒按;同样可先累及一叶后扩大或转移至另一叶;病情缓解后可完全消退,也可遗留轻度甲状腺肿或较小结节。颈部淋巴结肿大少见。

少数结节性甲状腺肿、甲状腺腺瘤或桥本甲状腺炎患者伴发本病。合并存在时,先有的甲状腺病史往往超过 3 年,治疗后亚急性甲状腺炎缓解,原有病变持续存在。

4. **与甲状腺功能变化相关的临床表现**

(1) 甲状腺毒症期(3~6 周以上):在发病最初几周 50%~60% 的患者出现一过性甲状腺毒症,因腺体破坏,甲状腺激素释放入血所致。临床表现如体重减轻、焦虑、震颤、怕热、心动过速等与一般甲状腺功能亢进症相似,但轻微,因此容易被甲状腺疼痛或触痛所掩盖;高碘摄入地区更多经历这一阶段。偶有出现严重并发症如周期性麻痹甚至甲状腺危象的报道。即使未治疗,上述症状也在 2 到 8 周后缓解。

（2）甲状腺功能正常期（或过渡期）:临床出现短时间无症状的功能正常期。

（3）甲状腺功能减退期（数周至数月）:随着甲状腺滤泡上皮细胞破坏加重,储存激素殆尽,在消耗的甲状腺激素尚未补足之前,约25%的患者进入功能减退阶段,表现为一过性的亚临床或临床甲减,可出现水肿、怕冷、便秘等典型症状,但多数人无症状。在碘摄入相对较低地区,短暂甲减的发生率较高。多数患者甲状腺滤泡上皮细胞短期内可以修复、再生,并恢复正常甲状腺功能。个别病例反复加重,有迁延达2 年之久的报道。95%的患者在 6~12 个月甲状腺功能恢复正常,5%的患者为永久性功能减退。

携带 HLA-B35 与携带 HLA-B67 者临床表现不完全相同:前者仅 25%有典型的甲状腺功能演变过程（常无甲减阶段）,可全年发病;而后者 67%呈典型临床经过,近 90%于夏秋季发病。

【实验室检查】

1. 红细胞沉降率（ESR）　病程早期增快,常常大于 100mm/第 1h 末,>50mm/第 1h 末对本病是有力的支持,并提示疾病活动;复发病例异常程度显著低于初发患者。ESR 正常,需质疑本病的诊断。

2. 甲状腺功能

（1）甲状腺毒症期:血清 T_3 和 T_4 轻度升高,TSH 降低。受正常甲状腺内 T_4/T_3 比例的影响,T_4 相对于 T_3 不成比例升高[血清 T_3/T_4 比值(ng/μg)常<20],也与急性期 T_4 脱碘向 T_3 转变受抑制有关。

（2）甲状腺功能"正常"阶段:疾病活动期过后,储存于甲状腺的激素经过数周耗竭而无法继续以高水平释放入血,呈现甲状腺功能"正常":T_3、T_4 正常或轻度增高,TSH 轻度降低,甲状腺碘摄取率（RAIU）仍偏低。

（3）甲减期:30%~50%的患者发生一过性甲减。T_3、T_4 降低、TSH 升高;由于甲状腺激素的储备功能已充分恢复,RAIU 可能在一段时间内高于正常。

在甲状腺毒症向甲减阶段转变过程中,可能检测到 TSH 与 FT_4 同时降低的情况,易误诊为中枢性甲减。

3. 甲状腺超声检查　甲状腺超声检查灵敏度较高,但特异性较差。典型者呈局灶、多灶或弥漫性低回声。病初因甲状腺滤泡水肿、破坏,超声检查可见片状不规则低回声区,边界模糊不清,后方回声稍增强,回声减低部位多有明显压痛。恢复期由于淋巴细胞、浆细胞浸润及一定程度纤维化性增生,可见甲状腺内不均匀回声增强并伴有小片状低回声区或伴轻微血运增加的等回声区。超声多普勒显示异常回声周边血流信号较丰富,而内部血流信号较少。弹性超声提示在亚急性甲状腺炎区域,甲状腺的弹性显著下降(提示硬度增加)。甲状腺毒症阶段,甲状腺上动脉流速增高不明显,有别于 Graves 病中动脉流速增加的超声表现。在恢复期后,甲状腺超声可恢复正常。

4. 甲状腺核素检查（^{99m}Tc 或^{131}I）　甲状腺碘摄取率（RAIU）:在甲状腺毒症期无摄取或摄取低下,24 小时常<10%,甚至<2%。复发病例 RAIU 明显高于初发者。RAIU 正常可除外亚急性甲状腺炎,因此 RAIU 对本病的鉴别诊断有帮助。在甲状腺功能"正常"阶段,RAIU 仍偏低。在甲减期 RAIU 可能在一段时间内高于正常。

甲状腺静态显像可呈冷结节;随病情缓解摄取功能逐渐恢复。有报道在^{18}F 脱氧葡萄糖 PET/CT 上,亚急性甲状腺炎可表现为局灶性摄取增加。

5. 甲状腺细针抽吸细胞学检查（FNAC）　早期典型细胞学涂片可见多核巨细胞、片状上皮样细胞、不同程度炎症细胞;晚期往往见不到典型表现;纤维化明显时也可出现"干抽"现象。合并其他类型甲状腺病变时 FNAC 诊断意义更大,但 FNAC 不作为诊断本病的常规检查。

6. 血清甲状腺球蛋白（TG）　病变导致甲状腺滤泡细胞破坏及甲状腺球蛋白水解,使血清 TG 水平明显升高,与甲状腺破坏程度一致,且恢复很慢。TG 不作为诊断必备指标。

7. 其他检查　早期白细胞可轻度增高,可有轻度正色素性贫血。疾病早期,肝脏功能异常并不少见。一些患者在一过性的亚临床或临床甲减阶段,甲状腺自身抗体升高。免疫球蛋白、CRP、血清唾液酸均可升高,随治疗好转可逐渐恢复正常。以上均不作为本病的诊断指标。

【诊断】

根据急性起病、发热等全身症状及甲状腺疼痛、肿大且质硬,结合 ESR 显著增快,血清甲状腺激素浓度升高与 RAIU 的分离现象,诊断多无困难,但不典型病例常易误诊。诊断标准(日本伊藤医院):①甲状腺肿、疼痛、触痛、质地硬,常伴上呼吸道感染的症状和体征(发热、乏力、食欲缺乏等);②红细胞沉降率增快;③甲状腺碘摄取率受抑制;④一过性甲状腺毒症;⑤血清抗 TG Ab/抗 TPO Ab 阴性或低滴度升高;⑥FNAC 或组织活检显示多核巨细胞或肉芽肿改变。符合上述 4 条即可诊断亚急性甲状腺炎。对于临床表现不典型者,应进行 FNAC 明确诊断,尤其病变局限于单个结节或单个侧叶者。

【鉴别诊断】

1. **急性化脓性甲状腺炎**　全身及甲状腺局部炎症反应更明显。常有临近部位或其他器官感染(如肺、尿道等)及全身菌血症的证据,高热、甲状腺红、肿、热、痛,且往往单侧较重。白细胞计数常明显升高,甲状腺超声显示囊性或囊实性团块,提示脓肿形成。RAIU 正常,甲状腺静态显像提示脓肿区放射性摄取降低。甲状腺功能正常,但极少数情况下可能会出现甲状腺毒症。FNAC 可见中性粒细胞。

2. **甲状腺结节合并出血**　结节性甲状腺肿在多结节基础上发生单结节出血时易于鉴别。单发结节如孤立腺瘤或囊肿出血,往往病史较长,在此基础上单侧腺体突然明显增大,可伴有颈部疼痛,但无发热等全身症状,ESR 及甲状腺功能正常,超声检查或 FNAC 可确诊。

3. **桥本甲状腺炎急性发作期**　少数患者可伴甲状腺疼痛或触痛,但多不剧烈,甲状腺多呈弥漫性肿大,疼痛常累及整个腺体。活动期 ESR 可轻度升高,并可出现短暂性甲状腺毒症和 RAIU 降低;但无全身症状,不发热,病程较长。甲状腺功能障碍的程度较本病更严重,抗 TG Ab、抗 TPO Ab 增高。两病合并存在时 FNAC 可明确诊断。痛性桥本甲状腺炎,糖皮质激素治疗疗效不佳。

4. **无痛性甲状腺炎**　临床经过、RAIU 及甲状腺功能演变过程类似本病,但无甲状腺疼痛及发热等全身感染症状,ESR 多轻度升高,抗 TG Ab、抗 TPO Ab 阳性。组织及细胞学病理显示轻中度淋巴细胞浸润,无多核巨细胞。

5. **甲状腺播散浸润癌**　有些快速增长的甲状腺癌(多为未分化癌)可伴有疼痛,对糖皮质激素反应不佳。有文献报道甲状腺播散浸润癌的临床及实验室检查酷似本病,作者称之为恶性假甲状腺炎。局部区域淋巴结肿大及 FNAC 发现肿瘤细胞有助于鉴别诊断。

6. **其他**　临床上常见的一些甲状腺疼痛疾病及疼痛性非甲状腺颈前肿块的病因见表 13-1。

表 13-1　甲状腺疼痛疾病及疼痛性非甲状腺颈前肿块的病因

症状	病因
甲状腺疼痛	亚急性肉芽肿性甲状腺炎
	急性化脓性甲状腺炎,包括细菌性、真菌性、结核性、寄生虫性
	甲状腺囊肿急性出血
	甲状腺良性或恶性结节合并急性出血
	快速生长的甲状腺癌
	痛性桥本甲状腺炎
	放射性甲状腺炎
疼痛性非甲状腺颈前肿块	甲状腺舌骨囊肿
	囊性水囊瘤感染
	颈淋巴结炎
	前颈部蜂窝织炎
	鳃裂囊肿感染

本病误诊率之高不容忽视。国内报告首次就诊误诊率高达 79.1%,其中 40% 以上误诊为上呼吸道感染。手术误诊率 34.7%。多数无典型临床表现,特别是一般作为鉴别诊断标志的发热、颈部疼痛、甲状腺毒症等症状和体征阙如,而更多表现的是不同质地、不同影像学描述的甲状腺结节或甲状腺肿,说明该病临床表现多样。当然也需注意本病与其他甲状腺疾病可能合并存在,特别是少数患者术后病理证实甲状腺乳头状癌合并亚急性甲状腺炎,因此对于有可疑结节的亚急性甲状腺炎患者,需要在临床表现和炎症指标好转后复查甲状腺超声,必要时对可疑结节进行 FNA。也有淋巴瘤或未分化癌误诊为本病的病例报道。

对不典型病例,只要考虑到本病,应进行相应常规检查,必要时行 FNAC 甚至超声引导下穿刺,可以提高诊断率,降低误诊率,特别是避免不必要的手术治疗。

【治疗】

治疗目的为缓解症状。有些轻型或复发患者无须药物治疗。由于本病无甲状腺激素过量生成,故不使用抗甲状腺药物治疗。

1. **止痛及非甾体抗炎药(NSAID)**　适用于多数轻型或复发患者,缓解症状。如 2~3 日无改善,应停用 NSAID。

(1) 阿司匹林:1~3g/d,分次口服。

(2) 消炎痛:75~150mg/d,分次口服。

(3) 布洛芬:1 200~3 200mg/d,分 3~4 次口服。

2. **肾上腺皮质激素**　糖皮质激素通过抑制细胞介导的延迟超敏反应而抑制炎症过程,从而改善症状和生活质量,但该药不影响病程,不能阻止甲状腺毒症或甲减等甲状腺功能异常的发生。其在给药后数小时可迅速缓解疼痛及甲状腺肿胀的症状。如果应用 24 小时后症状改善不明显,需质疑本病的诊断。

规律而足量使用糖皮质激素对提高治愈率,减少复发有一定好处。初始泼尼松 20~40mg/d,分次服用。症状完全缓解并持续 1~2 周后可逐渐减量,一般可每 5~7 天减 5mg,以后根据症状、体征及红细胞沉降率的变化缓慢减少剂量,总疗程 6~8 周以上。泼尼松停用过快会导致 1/3 患者甲状腺疼痛复发。在泼尼松停用前应用 RAIU 检查可能有助于确定复发高风险的患者,RAIU 持续低水平预示炎症继续,复发危险性较高,应继续应用糖皮质激素。停药后如有复发,足量使用糖皮质激素,同样可获得较好的治疗效果。有研究者建议在炎症指标很高或抗 TPO Ab 阳性时,应用糖皮质激素治疗。

文献报道霍奇金淋巴瘤误诊为本病的患者,应用糖皮质激素后疼痛症状也可得到缓解,因此需警惕。

部分患者对糖皮质激素治疗的反应不敏感,需考虑以下处理:①加用甲状腺素制剂或非甾体抗炎药;②反复发作者宜增加糖皮质激素剂量;③超声检查,必要时 FNAC,用以除外其他甲状腺疾病如甲状腺癌或脓肿;④排除α干扰素所致甲状腺炎。

3. **β 肾上腺素受体拮抗剂**　在甲状腺毒症阶段可减轻症状,例如普萘洛尔、阿替洛尔等。

4. **甲状腺制剂**　轻度的 TSH 升高无症状者并不需要应用甲状腺制剂治疗。如果发生临床甲减,可应用左甲状腺素(L-T$_4$)。有学者认为甲减时给予甲状腺制剂可预防由 TSH 升高所致的病情再度加重。但由于 TSH 降低不利于甲状腺滤泡上皮细胞恢复,故宜短期、小量使用。通常治疗 6~8 周,然后试停用,在停用 4~6 周后重新评价甲状腺功能,以排除永久性甲减。永久性甲减者需长期替代治疗。

【预后】

本病复发率为 1.4%~4%,50 岁以上初发患者不易复发。复发者病情较初次发作轻,治疗时间短。有作者提出,连续应用糖皮质激素控制症状至 RAIU 恢复正常,可能避免复发;也有报道显示以 RAIU 恢复正常作为糖皮质激素停药指征的观察组较以红细胞沉降率恢复正常作为停用指征的对照组复发率低。但是反复测定碘摄取率难以常规操作,对反复加重者可考虑作为评价指标。

有关糖皮质激素治疗与长期甲减之间是否存在关联,在几项较大规模的随访研究中结果并不完全一致:美国、土耳其的研究证明该药治疗与日后长期口服 L-T$_4$ 无关,而日本的随访研究显示,糖皮质激素治疗组较抗炎药物治疗组最终的甲状腺功能更容易恢复正常。有研究报道,甲减与患者年龄、BMI 或初始糖皮质激素的治疗剂量无关,而糖皮质激素的累积用量大、女性与甲减发生率高相关,且本病在开始 3 个月内的 TSH 最高水平可以预测随访 2 年的甲减发生。研究也显示,病初超声表现甲状腺低回声区程度与预后相关,无论是否接受糖皮质激素治疗,双侧甲状腺区低回声者发生甲减是单侧区域低回声者的 6 倍。

由于少数患者病情缓解后发现甲状腺乳头状癌,故有作者建议,对缓解后超声检查仍存在 1cm 以上持续低回声病灶者应进行定期监测,以早期发现不良病变。

（张俊清　高莹）

参 考 文 献

［1］ BRANCATELLA A,RICCI D,VIOLA N,SGRÒ D,et al. Subacute Thyroiditis After Sars-COV-2 Infection. Clin Endocrinol-Metab,2020,105(7):dgaa276.

［2］ ALTAY FA,GÜZ G,ALTAY M. Subacute thyroiditis following seasonal influenza vaccination. Hum Vaccin Immunother,2016,12(4):1033-1034.

［3］ STASIAK M,TYMONIUK B,MICHALAK R,et al. Subacute Thyroiditis is Associated with HLA-B*18:01,-DRB1*01 and-C*04:01-The Significance of the New Molecular Background. Clin Med,2020,9(2):534.

［4］ NISHIHARA E,AMINO N,KUDO T,et al. Moderate Frequency of Anti-Thyroglobulin Antibodies in the Early Phase of Subacute Thyroiditis. Eur Thyroid J,2019,8(5):268-272.

［5］ SALIH AM,KAKAMAD FH,RAWEZH QS,et al. Subacute thyroiditis causing thyrotoxic crisis;a case report with literature review. Int J Surg Case Rep,2017,33:112-114.

［6］ GÜL N,ÜZÜM AK,SEL,CUKBIRICIK ÖS,et al. Prevalence of papillary thyroid cancer in subacute thyroiditis patients may be higher than it is presumed:retrospective analysis of 137 patients. RadiolOncol,2018,52(3):257-262.

［7］ SENCAR ME,CALAPKULU M,SAKIZ D,et al. An Evaluation of the Results of the Steroid and Non-steroidal Anti-inflammatory Drug Treatments in Subacute Thyroiditis in relation to Persistent Hypothyroidism and Recurrence. Sci Rep, 2019, 9(1):16899.

［8］ ZHAO N,WANG S,CUI XJ,et al. Two-Years Prospective Follow-Up Study of Subacute Thyroiditis. Front Endocrinol(Lausanne),2020,11:47.

第十四章 慢性甲状腺炎

慢性甲状腺炎包括慢性淋巴细胞性甲状腺炎（chronic lymphocytic thyroiditis,CLT）和慢性侵袭性纤维性甲状腺炎（riedel thyroiditis），后者较为少见。本章主要讨论 CLT,CLT 又称桥本甲状腺炎（Hashimoto thyroiditis,HT），是最常见的器官特异性自身免疫性疾病之一，亦是甲状腺功能减退最常见的原因。其特点是甲状腺内淋巴细胞广泛浸润，血清学可检测到抗甲状腺过氧化酶（TPO）抗体等，部分患者出现甲状腺功能异常。

【病因和发病机制】

1. **先天和遗传因素** HT 为多基因易感性自身免疫性甲状腺炎，部分患者有家族史。HT 的遗传易感性与 HLA 复合体某些等位基因密切相关。白种人中已报道了 HT 与 HLA-DR3、HLA-DR4 和 HLA-DR5 有关，同时在其他种族的人群中也观察到了类似的关联。X 染色体失活偏移、生育等可能是女性好发 HT 的一个重要原因。此外，细胞毒性 T 淋巴细胞相关蛋白 4（CTLA-4）、基因区域可能与家族性桥本甲状腺炎有关。

2. **环境因素** 高碘摄入是 HT 发病的一个重要因素，低碘或许能够预防 HT 的发生。硒足量地区 HT 的患病率较低。此外，维生素 D 水平及其受体的基因多态性可能也与 AITD 有相关性，但仍有争议。同时，应激、情绪、吸烟等也与本病的发生相关。吸烟者比非吸烟者更易发生甲状腺功能减退，可能与香烟烟雾中硫氰酸盐的存在有关。药物和感染也可能与 HT 发病有关。

3. **免疫因素** 免疫因素导致的甲状腺受损的机制尚不完全清楚。可能与先天性免疫监视缺陷，器官特异的抑制性 T 淋巴细胞数量或质量异常相关。体液免疫介导的自身免疫机制中，抗 TPO 抗体的作用最为关键。目前研究认为，辅助性 T 细胞，如晚近发现的调节性 T 细胞、滤泡辅助性 T 细胞、滤泡调节性 T 细胞等细胞辅助 B 细胞产生抗体，在 HT 的发病中具有重要作用。其次，淋巴细胞产生的各种细胞因子亦参与本病的发生，并可能是导致甲状腺损伤的决定因素。

【临床表现】

1. **好发人群** HT 的确切患病率尚不清楚，其年发病率为(0.3~1.5)/1 000 人,90%以上发生于女性。

2. **典型表现** 本病发展缓慢，病程长，从早期无症状或非特异性症状进展到功能减退往往需要数月至数年。早期一般甲状腺功能多为正常，此时非特异性症状包括全身乏力、皮肤干燥、便秘、体重增加。甲状腺多呈弥漫性轻度或中度肿大，质地韧，少数患者偶感颈部局部压迫，但全身症状一般不明显。随病情进展,20%左右的患者因甲状腺被破坏逐渐出现甲减，患者会出现怕冷、出汗减少、体力降低、抑郁、记忆力减退、脱发、溢乳、月经异常。本病进展为甲减的速度与以下因素相关：女性进展较男性快;45 岁以后进展快；起初甲状腺抗体滴度高或促甲状腺激素（TSH）明显升高者进展快。

3. **特殊表现**

（1）桥本假性甲亢或桥本一过性甲亢：多因炎症破坏了甲状腺滤泡上皮细胞，使原储存的甲状腺激素漏入血循环,而出现甲亢的临床表现。甲亢症状多在短期内消失,无需使用抗甲状腺药物。

（2）桥本甲亢:患者表现为 HT 与 Graves 病共存。临床可见典型 Graves 病表现,如高代谢症候群、甲状腺肿大,部分患者可伴有浸润性突眼、胫前黏液性水肿等等。

（3）桥本脑病:本病严重且罕见,临床表现为惊厥、行为与精神失常、运动障碍及昏迷。最具特征性的改变是具有高滴度的抗体,尤其是抗 TPO Ab。

（4）IgG4 相关性桥本甲状腺炎:一般病变局限于甲状腺局部,无其他器官组织的累及。患者趋于年轻化、男性比例高、抗体水平和低回声比例更常见,甲减程度更为严重。

【实验室检查】

1. **甲状腺功能**　多数患者的甲状腺功能均正常,随病情进展,部分逐渐发展为亚临床甲减,最后发展为临床甲减。极少部分患者可出现甲亢或甲减交替。

2. **甲状腺自身抗体**　抗 TPO Ab 和抗甲状腺球蛋白抗体(anti-TG Ab)升高是本病的特征之一。大多数患者血抗 TG Ab 及抗 TPO Ab 滴度明显升高且持续较长时间,可高达数年、数十年甚至终身。血清抗 TPO Ab 的敏感性优于抗 TG Ab。

3. **甲状腺超声**　HT 甲状腺超声表现为弥漫性甲状腺肿,回声不均,呈网格样改变,可伴发低回声区域或甲状腺结节。

4. **甲状腺核素显像**　核素分布不均匀,常显示不规则浓集或稀疏,有时可呈"冷结节"样改变。但本检查对诊断并无实际意义。

5. **甲状腺摄碘率**　早期可正常,甲状腺滤泡细胞破坏后降低,伴发 Graves 病者可以增高。本检查并非为诊断 HT 的常规所需。

6. **甲状腺细针穿刺细胞学（FNAC）检查**　HT 镜下可见滤泡上皮多形性,腺上皮细胞间有丰富的或中度淋巴细胞浸润,以成熟淋巴细胞为主,有少量未成熟细胞。有嗜酸性滤泡细胞、浆细胞和网状细胞等。FNAC 诊断 HT 具有确切的价值,是确诊 HT 的金标准,但临床很少需要采用 FNAC 诊断本病。

【诊断】

诊断依据由患者的典型病史、临床特点和辅助检查统合而来。弥漫性甲状腺肿,质地较韧,如伴有血清抗 TPO Ab 和抗 TG Ab 阳性,诊断即可成立。FNAC 检查具有确诊价值。如果伴临床甲减或亚临床甲减,则进一步支持本病的诊断。

【鉴别诊断】

本病需与 Riedel 甲状腺炎、结节性甲状腺肿、甲状腺癌等相鉴别。Riedel 甲状腺炎较为罕见,病因不清,进展缓慢。甲状腺呈不同程度肿大,无疼痛,质硬如石、常与皮肤粘连,甚至不随吞咽活动。病变常超出甲状腺,并侵袭周围组织,甲状腺压迫周围器官可发生不同程度的呼吸道阻塞和吞咽困难,但压迫症状与甲状腺肿大程度不成比例。当病变侵犯甲状腺两叶时,可出现甲减。本病的确诊依赖病理学结果。HT 还需与结节性甲状腺肿相鉴别,结节性甲状腺肿患者甲状腺自身抗体滴度阴性或低滴度,一般无甲减,HT 患者 FNAC 结果示淋巴细胞浸润,有嗜酸性滤泡细胞,结节性甲状腺肿则为增生的滤泡上皮细胞,无淋巴细胞浸润。HT 患者甲状腺明显肿大,质硬且伴结节者需与甲状腺癌相鉴别,FNAC 可助诊断。

【病情评估】

1. **疾病严重程度**　通过病史、实验室检查、影像学检查等评估 HT 患者甲状腺功能情况,是否存在甲状腺功能减退,是否合并有其他相关疾病或存在桥本脑病等严重并发症等。

2. **疾病的活动程度**　疾病活动性与患者血清中抗 TPO Ab 或抗 TG Ab 抗体的水平相关,抗体滴度高提示疾病进展快,容易进展为甲状腺功能减退症。

3. **全身健康状况**　包括全身体格检查和实验室检查,了解合并的疾病和危险因素。

【临床处理】

1. **处理原则**　本病目前尚无根治方法。治疗目的为缩小显著肿大的甲状腺以及纠正本病继发的甲状腺功能异常。对于甲状腺功能正常,轻度弥漫性病变患者无需治疗,定期随访即可。甲状腺肿大明显且无明显压迫症状者,可应用左甲状腺素(L-T$_4$)抑制治疗。如甲状腺肿大显著,有气管压迫等症状,经内科治疗无效,可考虑手术治疗,但通常不推荐普通 HT 患者行手术治疗,以免促使甲减提前发生,且需甲状腺激素长期替代治疗。如伴有甲状腺癌,则需行根治性手术治疗。

2. **治疗方法**　包括一般治疗、内科治疗、外科治疗、中医药治疗。一般治疗包括注意休息、控制情绪、补充硒制剂、适碘饮食等。内科治疗包括随访观察。HT 伴有甲减患者,予以 L-T$_4$ 替代治疗。可以小剂量起始,病情允许,没有其他严重疾病的成人患者亦可以予以 1.6~1.8μg/(kg·d)起始,儿童约为 2μg/(kg·d),老年患者则需要较低剂量开始,约 1.0μg/(kg·d),逐渐增加剂量,直至替代至稳定浓度。HT 伴亚临床甲减者,治疗原则同临床甲减,但起始剂量较低,待甲状腺功能恢复正常后,尚可以尝试停用 L-T$_4$ 或减量。桥本甲亢者治疗较为复杂,有些患者甲亢、甲减交替出现,病情易于反复。可予以小剂量抗甲状腺药物和 β 受体拮抗剂治疗,一般不采用^{131}I 及手术治疗。一过性甲亢者仅予 β 受体拮抗剂即可。IgG4 相关的 HT 可予短程糖皮质激素治疗,但目前尚无规范的治疗标准。日本学者建议,泼尼松初始剂量为 0.5~0.6mg/(kg·d)或 30~40mg/d,2~4 周开始见效,再根据体格检查、实验室及影像学检查评估病情逐渐减量,以 5~10mg/d 剂量维持治疗 3~6 个月,无明显糖皮质激素副反应表现者建议维持治疗 1 年以上。对于伴有严重压迫症状或高度怀疑并发甲状腺肿瘤或 FNAC 提示有恶变的 HT 患者,可选择手术治疗。术后应用 L-T$_4$ 替代治疗。中医药在治疗 HT 方面积累了丰富的临床经验,可缩小甲状腺肿,能够改善 HT 患者咽部不适、疲乏、脱发、便秘等症状,但目前缺乏高质量的证据证明中医药治疗 HT 的有效性。

3. **监测和随访**　对于甲状腺功能正常者,每半年至 1 年随访 1 次,主要监测甲状腺功能及甲状腺彩超。应用 L-T$_4$ 替代治疗的甲减者,需结合患者年龄、全身健康状况等,密切监测患者治疗的临床疗效和不良反应。治疗初期,每 4~6 周检测甲状腺功能,根据检测结果及时调整治疗方案。达到治疗目标后,则每 3~6 个月查甲状腺功能,继而每年复查甲状腺功能。

(刘　超)

参 考 文 献

[1] 徐书杭,刘超. 从致病因素看自身免疫性甲状腺疾病的防治策略. 中国实用内科杂志,2018,38(9):881-884.

[2] 陈灏珠. 实用内科学. 北京:人民卫生出版社,2015.

[3] 陈国芳,江帆,刘超. IgG4 相关性疾病:从认知到展望. 中国实用内科杂志,2018,38(10):896-899.

[4] LI Q,WANG B,MU K,et al. The pathogenesis of thyroid autoimmune diseases:new T lymphocytes-cytokines circuits beyond the Th1-Th2 paradigm. J Cell Physiol,2019,234(3):2204-2216.

[5] CHANDANWALE SS,NAIR N,GAMBHIR A,et al. Cytomorphologicalspectrum of thyroiditis:A review of 110 cases. J Thyroid Res,2018,2018:5246516.

[6] PENG CCH,CHANG RHE,PENNANT M,et al. A Literaturehreview ofpainfulraashimoto thyroiditis:70 published cases in the past 70 years. J EndocrSoc,2020,4(2):bvz008.

[7] ZHAO J,CHEN Y,XU Z,et al. Increased circulating follicular regulatory T cells in Hashimoto's thyroiditis. Autoimmunity,2018,51(7):345creas.

[8] JOKISCH F,KLEINLEIN I,HALLER B,et al. A small subgroup of Hashimoto's thyroiditis is associated with IgG4-related disease. Virchows Arch,2016,468(3):321-327.

第十五章　产后甲状腺炎

产后甲状腺炎(postpartum thyroiditis,PPT)是指妊娠前甲状腺功能正常的妇女在分娩后1年内出现甲状腺功能异常,并排除了Graves病(GD),属于自身免疫性产后甲状腺炎的范畴。PPT的患病率为8.1%(1.1%~16.7%),其特征为甲状腺淋巴细胞浸润,伴产后暂时性无痛性甲状腺肿,伴甲亢或甲减,病程大多呈自限性。

【病因和发病机制】

1. **PPT**　是一种自身免疫病,与抗甲状腺过氧化物酶抗体(anti-TPO Ab)和抗甲状腺球蛋白抗体(anti-TG Ab)等自身抗体、淋巴细胞异常、补体激活、免疫球蛋白IgG1水平增加、自然杀伤细胞(NK细胞)活性增加和特定的人白细胞抗原(HLA)单倍型等有关。

2. 妊娠期免疫耐受和产后免疫反弹是PPT发病的重要原因。妊娠可能是PPT的重要诱发因素,产后免疫抑制作用消失,出现暂时性免疫反弹,此时原有的抗TPO Ab滴度恢复至妊娠前甚至更高水平,引发一系列免疫反应,使甲状腺滤泡细胞急剧破坏,T_3和T_4一过性升高。

3. 高催乳素血症显著诱导甲状腺细胞表面抗原细胞间黏附分子-1(ICAM-1)、B7-1及抗TPO Ab表达。产后女性分泌高水平的催乳素可能也是PPT的致病因素之一。

4. 高碘摄入可能是PPT发病的危险因素之一。高碘对PPT的不利影响,其机制可能是:碘摄入增加后,碘可直接损伤甲状腺细胞。碘还可诱发主要组织相容性复合物Ⅱ(MCHⅡ)类抗原的异常表达,增加免疫细胞的攻击性。碘及碘化物可能对B淋巴细胞、T淋巴细胞、巨噬细胞、树突状细胞有直接刺激作用,可诱发永久性甲减。

5. 吸烟亦是PPT的危险因素之一。烟草中的硫氰酸盐是过氧化物酶(TPO)的竞争性底物,可抑制碘的转运、干扰甲状腺功能。吸烟本身也可影响免疫系统,产生多种细胞炎性因子,导致PPT。

6. 具有其他自身免疫病,如红斑狼疮、多发性硬化症、1型糖尿病、慢性病毒性肝炎、垂体自身抗体阳性等女性易发PPT。妊娠糖尿病、颈部淋巴瘤放疗等亦是PPT的高发因素。

7. 有过PPT病史者,再次妊娠后,70%的女性会再发PPT。即便没有PPT病史,假如抗TPO Ab阳性,再次妊娠发生PPT的比率亦达25%。

【临床表现】

1. **PPT**　起病隐匿,症状轻微。表现为无痛性甲状腺肿,甲状腺功能可正常、亢进或减退,持续时间可短暂、可长久。

2. **典型临床表现**　典型的PPT可能会经历3个阶段,即甲状腺毒症期、甲减期和恢复期。甲状腺毒症期多在产后2~6个月出现,此时,主要由于甲状腺细胞炎性损伤,滤泡大量破坏,储存的甲状腺激素漏入循环,继而出现甲状腺毒症表现。随后,由于甲状腺滤泡储存的激素已经漏尽,而损伤的甲状腺细胞又不能制造足够的激素,进而出现短暂的甲减。最后,在产后1年左右,甲状腺细胞修复,甲状腺功能基本恢复正常。但仍有 10%～50% 以上的 PPT 患者发展为永久性甲减。

3. **不典型临床表现**　部分患者可能并不具有上述典型的临床过程,而仅有甲亢或甲减表现,或出现明显的神经精神系统异常,包括产后抑郁等。也可能无甲状腺肿大。

4. 25% 的患者经历典型的 3 个阶段,25% 表现为单纯的甲亢,50% 仅有甲减表现。

【实验室检查】

1. **甲状腺功能**　PPT 患者可能存在典型的甲亢—甲减—恢复期的临床过程,故必须检测甲状腺功能,以判断病情及指导治疗。

2. **甲状腺自身抗体**　PPT 甲状腺自身抗体谱类同于桥本甲状腺炎(HT)。患者抗促甲状腺激素受体抗体(anti-TR Ab)阴性,但抗 TPO Ab 水平升高,抗 TG Ab 可能升高或正常。随着疾病逐渐恢复,抗 TPO Ab 和抗 TG Ab 水平逐渐下降。

3. **甲状腺超声**　PPT 患者甲状腺可出现轻、中度肿大,质地中等,无触痛。超声检查显示甲状腺体积增大,呈低回声。

4. **甲状腺摄碘率**　PPT 患者甲状腺毒症期放射性碘摄取率降低。但哺乳期女性禁行 ^{131}I 检查。

5. **甲状腺细针穿刺细胞学检查（FNAC）**　病理结果显示甲状腺呈弥漫性或局灶性淋巴细胞浸润,类似桥本甲状腺炎的表现。

【诊断】

1. **预测**　孕早期检查抗甲状腺激素抗体(抗 T_3 IgM、抗 T_3 IgG、抗 T_4 IgM、抗 T_4 IgG)、抗 TPO Ab、抗 TG Ab 和甲状腺超声,有助于预测 PPT。

2. **诊断依据**　一般结合患者的病史、临床特点和辅助检查多可诊断,但应注意不同 PPT 的发病阶段诊断有所差异。如患者产前无甲状腺功能异常病史,产后 1 年内发生甲状腺功能异常,产后 1～2 个月颈部增粗、甲状腺肿,血清检查发现抗 TPO Ab 阳性、抗 TR Ab 阴性,产后 1 年内自行缓解,可诊断 PPT。

【鉴别诊断】

本病主要需与 GD、亚急性甲状腺炎、桥本甲状腺炎等病相鉴别。GD 在产后可加重,临床表现为甲状腺肿伴血管杂音或 Graves 眼病、胫前黏液性水肿、血清抗 TR Ab 阳性、放射性碘摄取率升高或正常。产后 6.5 个月后才发展为甲状腺毒症的患者,更可能是 Graves 病。亚急性甲状腺炎患者发病前有上呼吸道感染史,可见发热、甲状腺疼痛、血沉增快等,FNAC 示肉芽肿样改变。PPT 与 HT 有诸多相似之处,较难鉴别。HT 患者多在妊娠前已有症状或被诊断,不具有 PPT 自然病程中甲状腺功能的变化特点,结合病史及长期随访有助于鉴别。

【病情评估】

1. **疾病严重程度**　通过病史、实验室检查、影像学检查等了解 PPT 发病阶段,评估临床和生化严重程度。

2. **疾病的预后**　通常 PPT 可自行缓解,预后良好。但产后 1 年仍有 10%～50% 的女性发展为永久性甲减。发生永久性甲减的危险因素包括甲减程度、抗 TPO Ab 滴度、多产、甲状腺超声显示混合回声、产妇年龄及自然流产史等。

【临床处理】

1. **处理原则**　PPT 治疗取决于不同的发病阶段。甲状腺毒症期如症状明显者,可给予药物对症治疗,而甲减期尽管症状轻微也可考虑给予甲状腺激素替代治疗。

2. **治疗方法**　包括一般治疗、内科治疗等。一般治疗包括注意休息,调畅情志等。内科治疗分别针对甲亢和甲减阶段进行不同治疗。PPT 甲亢期,一般不给予抗甲状腺药物(如丙硫氧嘧啶、甲巯咪唑)治疗。对有症状者可选用 β 受体拮抗剂治疗,如普萘洛尔,尽量采取小剂量、短疗程治疗。PPT 甲减期,对于有症状者给予左甲状腺素(L-T_4)治疗,直至甲状腺功能恢复正常。在持续治疗 6～12 个月后,可尝试逐渐减小剂量,以判断暂时性还是持久性的甲减。永久性甲减患者需要长期替代治疗。对于有再次妊娠意向、已妊娠或在哺乳期的女性暂缓减少 L-T_4 的治疗剂量,并需及时上调 L-T_4 用量。

3. **监测和随访**　PPT 患者甲状腺毒症期之后,每 4~8 周复查 1 次甲状腺功能,直至甲状腺功能恢复正常。已出现甲减并接受治疗者,建议每 4~8 周复查 1 次甲状腺功能,直至甲状腺功能恢复正常。

（刘　超）

参 考 文 献

[1]《妊娠和产后甲状腺疾病诊治指南》(第 2 版)编撰委员会. 妊娠和产后甲状腺疾病诊治指南. 中华内分泌代谢杂志,2019,35(8):636-661.

[2] ALEXANDER EK,PEARCE EN,BRENT GA,et al. 2017 Guidelines of the American Thyroid Association for the Diagnosis and Management of Thyroid Disease During Pregnancy and the Postpartum. Thyroid,2017,27(3):315-389.

[3] BENVENGA S,DI BARI F,VITA R,et al. Relatively high rate oftetively " https://www. n in the Straits of Messina area. Predictivity of both postpartum thyroiditis and permanent hypothyroidism by performing,in the first trimester of gestation,thyroid ultrasonography and measurement of serum thyroperoxidase and thyroglobulin autoantibodies. J ClinTransl Endocrinol,2019,15:12.

[4] BENVENGA S. Targeted Antenatal Screening for Predicting Postpartum Thyroiditis and Its Evolution Into Permanent Hypothyroidism. Front Endocrinol(Lausanne),2020,11:220.

第十六章 甲状腺激素抵抗综合征

甲状腺激素抵抗综合征(syndrome of resistance to thyroid hormone,SRTH)又称甲状腺激素不应症或甲状腺激素不敏感综合征(thyroid hormoneinsensitivity syndrome,THIS),由 Refetoff 在 1967 年首次报道。本病系常染色体显性遗传,以家族性发病多见,也有少数为散发病例,约占 1/3,大多在儿童和青少年中发病,年龄最小的为新生儿,男女均可患病。主要特征为血清游离 T_4(FT_4)和游离 T_3(FT_3)持续升高,而促甲状腺激素(TSH)水平正常,排除药物、非甲状腺疾病和甲状腺激素转运异常的影响。最特异的表现是给予患者超生理剂量甲状腺激素后不能使升高的 TSH 下降到正常水平,同时也没有外周组织对过量甲状腺激素的反应。其病因包括甲状腺激素受体突变、甲状腺激素和受体结合障碍或甲状腺激素受体结合后作用异常等,从而导致组织器官对甲状腺激素反应减低,引起代谢和甲状腺功能异常等表现。全身除了睾丸、淋巴器官外,其他器官、组织和细胞都有甲状腺激素受体。临床上多见的是部分抵抗,完全性抵抗很少见,而各个器官、组织对甲状腺激素抵抗程度不同,患者的代偿能力不同,所以临床表现和实验室检查不尽相同。甲状腺激素抵抗有几种情况,最常见的为垂体抵抗和全身抵抗,临床可表现为甲状腺功能亢进、甲状腺功能正常或甲状腺功能减退。如果垂体和周围组织对甲状腺激素的抵抗是相似的,患者表现为甲状腺功能正常;如果垂体抵抗低于周围抵抗,患者表现为甲减;如果垂体抵抗高于周围抵抗,患者表现为甲亢。由于本综合征的临床表现变化多端,可呈甲亢、甲减非毒性甲状腺肿、低钾性周期性麻痹,因此常被误诊而采取如甲状腺切除、核素治疗或抗甲状腺药物治疗等不适当的治疗措施。要减少误诊,关键在于提高对本病的认识。

【流行病学】

SRTH 至今国内外已报道 500 余例,由于甲状腺激素抵抗通常是先天性疾病,在出生时就可以有临床表现和实验室检查异常,常规筛查新生儿甲状腺功能,可以发现这种疾病。关于 SRTH 确切的发病率尚不清楚,男、女性发病率基本相等。本病多见于白种人、黑种人,不同民族也有不同的发病率。由于 SRTH 多数是基因突变引起,和遗传有关,家族性发病占 75%~85%,散发病例占 15%~25%。后天获得性 SRTH 是极罕见的,有些作者对一些后天获得性 SRTH 报道提出质疑。从遗传特征来说,SRTH 属于常染色体显性遗传,文献中只有一个家庭病例报道是隐性遗传。如果患者合并两个基因突变,则病情是严重的抵抗,也有报道同卵双生子同时患 SRTH。

【病因】

甲状腺激素是一种重要的内分泌激素,由甲状腺滤泡上皮细胞合成,包括甲状腺素(T_4)和三碘甲腺原氨酸(T_3),它广泛作用于机体的器官和组织,对促进人体的生长、发育、代谢和组织分化等均有重要作用。甲状腺激素的释放和合成受下丘脑分泌的促甲状腺激素释放激素(thyroid stimulating hormone releasing factor,TRH)和垂体前叶释放的 TSH 的调节,下丘脑通过 TRH 刺激垂体 TSH 的分泌,TSH 使甲状腺激素合成和释放增多。而 FT_3 与 FT_4 在血中浓度的升降,对下丘脑 TRH 分泌细胞和垂体 TSH 分泌细胞的活性具有反馈调节作用。当血中游离甲状腺激素增多,即可与下丘脑和垂体靶细胞的细胞核特异性受体结合,通过影响相应的基因而产生抑制性蛋白,使 TSH 的合成与释放减少。在垂体,T_3 的负反馈作用较强,而 T_4 大部分需经 II 型 5′-脱碘酶的作用转化为 T_3 才能起作用。当甲状腺激素对下丘脑、垂体的负反馈作用障碍时,可出现 TSH 的不适当分泌。甲状腺分泌甲状腺激素 T_4 和 T_3,T_4 活性较低,大多在外周组织中经 5′-脱碘酶作用转化为高活性的 T_3。甲状腺激素的主要生理作用是通过 T_3 与靶细胞核内的 T_3 受体(thyroid hormone receptor,TR)结合后引起一系列反应而体现的。因此,甲状腺激素受体是否正常直接影响着甲状腺激素的作用。

SRTH 的确切病因尚不清楚,其病因主要包括受体缺陷和受体后因素。此外,下丘脑、垂体水平 II 型 5′-脱碘酶缺乏或活性降低,抗 T_3/T_4 自身抗体增多也可能为影响因素。绝大多数是由于甲状腺激素受体基因发生突变,最常见的是甲状腺激素受体基因核苷酸发生变化或者缺失,使甲状腺激素受体的氨基酸顺序发生变化,导致受体结构和功能的变化,对甲状腺激素发生抵抗或不敏感。其次为甲状腺激素受体数目减少,导致甲状腺激素作用减弱,还有甲状腺激素受体后作用发生障碍,也可引起 SRTH。

【生理基础】

1. 甲状腺激素受体(TR)基因、蛋白质结构和功能特性　目前认为,甲状腺激素受体(thyroid hormone receptor,T_3R)主要是指 T_3 受体(T_3 receptor,T_3R),是由正常细胞中原癌基因 *C-erb* 基因编码的配基依赖性转录调节蛋白,属于细胞内受体,与甾体激素、视黄酸、维生素 D 和蜕皮激素有很高的同源性,并且具有相似的高级结构,故被称为甾体激素受体超家族(steroid hormone receptor superfamily,SHRL)。T_3R 的肽链有 4 个基本结构区域:氨基 N 末端(A/B)调节区,此区氨基酸组成和长度变化较大,它是受体的转录激活区之一;中央 C 区是 DNA 结合区,是受体最保守的区,能识别甲状腺激素应答元件(thyroid hormone response element,TRE),并决定受体二聚体的形成,C 区的核心是 2 个锌指结构,C I、C II,C I 决定对靶基因的激素反应元件序列的特异性,C II 起稳定受体与激素反应元件结合的作用;紧邻 C 区的 D 区是双链连接区,C 末端的 E/F 区是激素结合区和二聚体形成区,具有激素结合、受体二聚体化、与热休克蛋白结合以及转录激活等多重功能,如 T_3R 可同其他核蛋白,如视黄酸样 X 受体(retinoid X receptor,RXR)等构成杂二聚体并介导 T_3 的作用。调控 T_3R 的编码基因有 α 和 β 两种,其中一个位于 17 号染色体的 q11.2~21,表达产物为 α 型甲状腺激素受体,可能对 T_3 起抑制作用;另一个基因位于第 3 号染色体的 p22~24,表达产物为 β 型甲状腺激素受体。每一个基因编码后通过选择性 mRNA 剪接,$T_3R\alpha$ 形成 $T_3R\alpha_1$、$T_3R\alpha_2$、$T_3R\alpha_3$ 3 种同形体,它们的不同主要在于 C 区的配基结合区。$T_3R\beta$ 形成 $T_3R\beta_1$、$T_3R\beta_2$ 2 种同形体,它们的不同主要在于 N 端 A/B 部分。虽然 T_3R 异形体在各组织中的表达都很广泛,但各种亚型在不同组织的分布、性质、作用均有一定差异。$T_3R\alpha_1$、$T_3R\alpha_2$ 和 $T_3R\beta_1$ 的 mRNA 在几乎所有的组织都能表达,其中肝脏主要为表达 $T_3R\beta_1$,心脏以 $T_3R\alpha_1$ 为主,大脑组织中各种 T_3R 异形体都有较高水平的表达,但以 $T_3R\alpha_1$ 表达水平最高。而高浓度的 $T_3R\beta_2$ mRNA 仅见于垂体前叶,新近发现在下丘脑、弓状核、海马回及纹状体也有少量表达。

当甲状腺激素进入血液循环,经细胞膜入细胞质,T_4 经 5′-脱碘酶转换为 T_3,然后 T_3 进入细胞核,与甲状腺激素受体结合,使结合在靶 DNA 上已二聚体化的甲状腺激素受体解聚,然后与视黄酸受体(retinoid acid receptor,RAR)或其他甲状腺激素受体辅助蛋白(TRAP)形成甲状腺激素受体异二聚体,同时,甲状腺激素受体结合辅助抑制蛋白(CoR)释放,激素与辅助激活蛋白结合(CoA),形成 T_3-T_3R-RXR-CoA 复合体,从而调控基因的转录,最终影响甲状腺激素调节蛋白的量,引起甲状腺激素的各种生物效应。由于各种细胞所含的 T_3R 的量和类型不同,不同的靶细胞对甲状腺激素作出的反应也不同。$T_3R\alpha_1$、$T_3R\beta_1$、$T_3R\beta_2$ 均可结合 T_3,并能在体外激活 TRE,而 $T_3R\alpha_2$、$T_3R\alpha_3$ 缺少配基结合末端区,不能结合甲状腺激素,但可以通过竞争性结合 TRE,形成无活性的杂二聚体,或无需同 TRE 结合而通过某种未知的机制抑制 $T_3R\alpha_1$ 和 $T_3R\beta_1$ 等核内受体对基因转录的激活,并非真正的甲状腺激素受体。因此,甲状腺激素作用的分子基础是调节相关蛋白质的基因表达。除 TRE 外,T_3 对基因表达的调节还可能受受体的浓度、配基的可用性、同辅助因子、类固醇激素受体超家族成员形成不同的杂二聚体,以及染色质 DNA 的结构和甲基化的模式等的影响。

2. TR 基因的突变　本病的遗传方式主要为常染色体显性遗传,胚胎早期的嵌合性突变偶尔可发生于某些组织的某些细胞系。甲状腺激素抵抗主要是 T_3 核受体缺陷,体外培养的淋巴母细胞也表现对甲状腺激素抵抗,研究证明患者外周血淋巴细胞 T_3 核受体和 T_3 的亲和力只为正常对照组的 1/10。也有作者证明患者淋巴细胞结合甲状腺激素的 K_a 值是正常的,但结合容量减低;还有的患者淋巴细胞 T_3 核受体正常,但其他组织如垂体、肝脏、肾脏、心脏存在 T_3 核受体缺陷。

迄今约有 80 余种不同的受体基因突变被发现,大概 50% 的 $T_3R\beta$ 是有缺陷的突变体,而另 50% 正常,其突变集中于 $T_3R\beta$ 的 T_3 结合区外显子 9 和外显子 10 这两个部位的 234282 密码子、310353 密码子、383 密码子和 429461 密码子,多发生于 CG 丰富区,即两个突变热区(hot areas),它们是编码受体的激素结合区的关键部位。只有位于受体 D 区(hinge domain)外显子 8 的 V264D 突变是一个例外。突变主要是错义点突变,即甲状腺激素受体 β 基因中有一个核苷酸被另一个核苷酸代替,从而导致甲状腺激素受体中相应位置的氨基酸被另一个氨基酸取代,使受体功能异常;其次为碱基缺失或插入,多为移码突变或无义突变。迄今为止,已发现 100 多个 $T_3R\beta$ 基因突变位点,出现在 T_3 核受体和 T_3 结合区的中部及羟基端的激素结合区,如 A229T、M305T、A312T、B315C、B3ISH、D317H、G327R、L330S、R333W、Q335H、R338L、R338W、G340N、G340R、G342E、G342Q、G3455、T4261、R429Q、R433H、5437G、M437V、K438E、IA45H、P4461、F448T、F448S、P4535、F454C 和 M928L 等。点突变导致激素和受体亲和力减低,患者多为杂合子,即只要有一条 T_3 核受体 β 等位基因点突变即可发病,属于常染色体显性遗传。也有少数全身激素抵抗的患者 T_3 核受体 β 基因有大片丢失,即甲状腺激素受体基因中一个编码,氨基酸密码子突变为终止密码子,使表达的甲状腺激素受体过早终止于密码子,导致甲状腺激素受体丢失了部分氨基酸,这种氨基酸缺失可以是单个,也可以是多个,出现在受体 DNA 结合区及 T_3 结合区上,患者均表现纯合子,即必须两条等位基因同时发生基因缺失才会发病,遗传方式为常染色体隐性遗传。临床表现多样,可能因为基因突变或缺失的多变性,而不是受体数量减少的多样性。

突变导致基因产物质量和/或数量的改变,使受体与 T_3 的结合能力下降,突变位置与 T_3 结合能力受损程度无关。尽管有正常的 TRβ,但突变的 TRβ 不仅不能充分结合 T_3,而且与正常野生型受体竞争结合 TRE,与维持正常功能的关键辅助分子结合形成异二聚体,抑制正常受体与 DNA 结合和异二聚体化,从而干扰正常受体的功能,这就是所谓的显性抑制效应(dominant negative effect,DNE),该过程中组织特殊因子起着重要作用,但确切的机制还不清楚。也有研究发现,SRTH 患者 TSH 的生物活性与免疫活性明显高于正常人,说明即使 TSH 正常,仍可能有 TH 升高及甲状腺肿发生。

3. 受体后缺陷　Roy 等利用电泳泳动度移位分析(electrophoretic mobility shift assay,EMSA)发现一个 SRTH 家系并无 TR 基因突变,而与正常对照组和已知基因突变组比较,显示一条明显的多余带型,推测该 SRTH 可能是由于介导甲状腺激素功能的辅助因子异常,如视黄酸样 X 受体、辅助激活或辅助阻遏因子,甚至可能是由于异常的、未被发现的另一个 TR 亚型所致。对 TR 正常的 SRTH 患者,SRTH 可能是因为介导甲状腺激素功能的其他水平缺陷,即受体后缺陷。突变点集中在配基结合区的近端,链连接区,DNA 结合区远端,这种突变的 TR 损害辅助因子的作用。近年的研究提示,所有的突变体在辅助因子释放方面都有缺陷,这种突变体抑制辅助激活因子的正常激活。在 65 个 TH 不敏感综合征中,6 个家庭的 $T_3R\beta_1$ 和 $T_3R\beta_2$ 均无异常,但这些患者的临床表现与一般 TRβ 突变者相似。进一步研究发现,这些患者是由于辅助激活子、辅助抑制子、辅助调节子或其他因子等的突变所致。

4. 垂体 Ⅱ 型 5′-脱碘酶的障碍　甲状腺激素受体主要与 T_3 结合,发挥甲状腺激素的生物学效应。除 T_3 外,T_4 和醋酸甲腺素原氨酸、反 T_3 也能与甲状腺激素受体结合,但与甲状腺激素受体的亲和力远小于 T_3。正常情况下,T_4 作为一种低活性的激素原,需在靶组织中经 5′-脱碘酶作用生成有较强代谢活性的 T_3。肝和肾中此酶含量丰富,正常情况下 80% 以上的 T_3 都在肝和肾中生成。与肝、肾等脏器中的酶不同,垂体及中枢神经系统中的 Ⅱ 型 5′-脱碘酶对 T_4 的 K_m 较低,不被丙硫氧嘧啶抵制,此酶在 T_4 对 TSH 分泌的反馈效应中,以及对神经系统的生物效应中都很重要。下丘脑-垂体分泌的 TRH 和 TSH 刺激甲状腺激素的合成和分泌,而血中甲状腺激素的水平反馈调节 TRH 和 TSH 的合成与释放,从而维持甲状腺激素的平衡。在垂体,只有 $T_3R\beta_2$ 基因,T_4 需要经 Ⅱ 型 5′-脱碘酶脱碘转化为 T_3,T_3 与 $T_3R\beta_2$ 特异性受体结合,才能抑制 TSH 的 α 和 β 亚单位基因的转录,使 TSH 的分泌下降。垂体的 Ⅱ 型 5′-脱碘酶的活性主要受循环 FT_4 的负反馈调节,甲状腺功能减退时活性增加,亢进时活性降低。如果 Ⅱ 型 5′-脱碘酶存在缺陷,可以导致垂体水平 T_4 向 T_3 转化障碍,不能对垂体 TSH 的合成、分泌产生反馈抑制,造成 TSH 分泌增加,血中 TSH 水平升高,进一步刺激甲状腺肿大和甲状腺激素合成、分泌,出现 SRTH。部分负调控可能是由于 T_4 和 rT_3 对酶的底物诱导失活。这种反馈效应对维持血清甲状腺激素的浓度是非常重要的。对大量患有 SRTH 的家系在分子水平上的研究证实,血清 TSH 水平不被抑制是因为垂体 $T_3R\beta_2$ 基因表达有缺陷,TH 对 TSH 的抑制减弱所致。对 $T_3R\beta_2$ 基因表达有缺陷的大鼠的研究进一步发现 $T_3R\beta_2$ 基因对 TSH 的上调 不是必需的,但是 TH 对 TSH 的抑制作用则必须要通过 $T_3R\beta_2$ 基因。Rosler 等报道了一个由非肿瘤性 TSH 分泌不当所致的甲状腺功能亢进(简称甲亢)家族,先后排除了垂体 TSH 肿瘤,用 RT-PCR 技术未找到 $T_3R\beta$ 和 $T_3R\alpha$ 受体基因突变,其病因可能为垂体内 Ⅱ 型 5′-脱碘酶缺陷,垂体水平 T_4 向 T_3 转变障碍, 不能对垂体 TSH 的合成、分泌起有效的反馈抑制,致甲状腺激素抵抗,在用 T_3 治疗后,甲状腺功能亢进症状减轻。

【发病机制】

当靶细胞的 $T_3R\beta_2$ 特异性受体发生突变或下丘脑、垂体水平 Ⅱ 型 5′-脱碘酶缺乏或活性降低,可导致甲状腺激素对下丘脑、垂体的负反馈调节异常,出现 TSH 的持续分泌增加,TSH 刺激甲状腺肿大和甲状腺激素合成、释放增多,从而建立新的平衡,造成 SRTH 特征性的临床表现和生化异常。

至于 SRTH 表现为 GRTH 或 PRTH 的原因,可能与甲状腺激素受体在不同组织中的分布不同,组织对激素的抵抗程度不一有关,对甲状腺激素敏感器官的临床表现突出,如心脏对甲状腺激素抵抗较轻,患者就表现为心动过速。正常受体与突变受体在一定组织中的比例不同也可能产生不同的抵抗类型。突变受体的显性抑制效应的程度不同,也可能产生不同的抵抗,这主要取决于突变受体应答元件的本质和结构。此外,可能还存在一些因子调节突变受体的表现型表达。在 SRTH 个体的新生儿期,TSH 较高,这有可能影响下丘脑-垂体-甲状腺轴的成熟,导致甲状腺功能减退。有学者发现,不同家系中或一个家系中不同个体有相同的突变点,但临床表现和实验室检查却不同,甚至同一个人在不同时间的临床表现和实验室结果也不一样,即不同时间表现不同的组织抵抗,这说明其他因子或因素在此疾病中发挥一定作用。也提示 PRTH 和 GRTH 是一种单基因病的不同临床表现谱。例如,心脏富含 $T_3R\alpha$,由于 T_3R 不敏感综合征患者的 $T_3R\alpha$ 正常,但血清 FT_3 升高,加上特定组织中的辅助抑制子/辅助激活子的活性存在差异,所以同样的突变在同一个家庭中被诊断为部分性 TH 不敏感,而在另一个家庭中却表现为全身性 TH 不敏感,甚至两种类型可同时出现在同一家族中。

【病理表现】

镜下染色体没有发现异常,异常发生在分子 DNA 水平,是一种典型的受体病。关于 SRTH 患者的病理改变资料很少。一例患者肌肉活检的电镜下发现线粒体肿胀,和甲亢相似,用甲苯胺蓝染色皮肤成纤维细胞,光镜下发现中度至重度异染粒,在甲减黏液性水肿皮肤也有这种细胞外异染物质沉积,在 SRTH 中这种表现可能是皮肤组织甲状腺激素作用降低引起,甲状腺激素治疗并不能使 SRTH 患者成纤维细胞的异染粒消失,从活检或外科手术取得患者的甲状腺组织,见到滤泡上皮有不同程度的增生,大小不等,有些患者呈现腺瘤样甲状腺肿,或者胶质样甲状腺肿,或者正常的甲状腺组织。对选择性垂体抵抗患者也发现有 $T_3R\beta_2$ 基因突变,这种基因只分布在垂体和一些神经组织中,所以临床仅仅表现垂体抵抗;另一种原因是垂体组织中使 T_4 脱碘生成 T_3 的特异性 Ⅱ 型 5′-脱碘酶有缺陷,表现为垂体组织抵抗。

【分类】

根据 T_3R 缺陷的严重程度可分为完全性和部分性 2 种,绝大多数为部分性;根据有无家族发病倾向可分为家族性和散发性;根据对 TH 不敏感的组织可分为全身型、垂体型和周围型。临床上以全身型居多,单纯周围型少见。

根据临床特点,结合对 TH 不敏感的组织分布,可将 TH 不敏感综合征分为以下几种类型:①选择性垂体不敏感型伴临床甲亢,又可分为自主性非肿瘤性垂体 TSH 分泌过多和 TSH 对 TRH 和 T_3 有部分反应;②垂体和周围组织联合不敏感型,又可分为临床甲减型和代偿型(临床甲状腺功能正常);③选择性周围组织不敏感型。

【临床表现】

由于不敏感的组织细胞不同、缺陷的严重程度不同，使本病的临床表现呈多样性。不同家系、同一家系不同患者和不同的发病年龄可以出现不同的临床表现，它是一种常染色体遗传性疾病，以家族性发病多见，散发病例很少，从婴幼儿到成年人均可发病，多发生于青少年及儿童，男女发病比率为 1.2∶1，表现为从无任何症状到症状极为严重。其临床基本特征为甲状腺肿，血中 T_3、T_4 水平升高，TSH 升高或正常，临床表现为甲状腺功能减退，甚至甲亢，可伴有儿童智力障碍、生长发育迟缓等症状。Linde 等根据该综合征的临床特点及对甲状腺激素不敏感的组织分布，将其分为 3 种类型：全身性甲状腺激素抵抗综合征、选择性垂体不敏感型、选择性周围不敏感型。特点见表 16-1。

表 16-1　甲状腺激素抵抗综合征的分型及特点

特点		全身型	垂体型	外周型
受累组织		全身组织器官	垂体	外周组织
临床症状		通常无症状	甲亢	甲减
甲状腺肿		有	有	无或轻度
生化特点	TH	升高	升高	正常
	血清 TSH	正常或升高	正常或升高	正常
	TRH 兴奋试验	正常或升高	升高	正常
发病机制		$T_3R\beta$ 异常	$T_3R\beta_2$ 异常	$T_3R\alpha_2$ 异常

1. 全身性甲状腺激素抵抗综合征（generalized resistance to thyroid hormone，GRTH）　由于垂体及外周组织对甲状腺激素都存在抵抗，参考范围的甲状腺激素不能达到抑制垂体 TSH 的分泌及外周组织对它的需求，垂体 TSH 分泌增加以刺激甲状腺激素分泌，直至能够抑制垂体 TSH 分泌的水平为止。这样甲状腺激素增高，TSH 处于参考范围或轻度增高，外周组织出现甲状腺功能异常的表现，大多数患者常无临床表现，多于偶然检查中发现。如抵抗程度较重，即使血中甲状腺激素升高，也会出现甲减症状。共同的临床表现有：①甲状腺弥漫性肿大；②听力障碍，骨发育延迟和 X 线骨骼摄片有点彩样骨髓；③临床上无甲亢，但血清蛋白结合碘明显升高，TSH 正常或升高。T_3R 基因有严重缺失（T_3 与 DNA 结合区的编码基因完全缺失），从而导致 $T_3R\beta$ 基因完全阙如，垂体和周围靶细胞对 T_3 均不敏感，但临床表现却极不一致，从无症状到严重甲减。个别患者随着年龄的增长，正常的 $T_3R\beta$ 基因表达有增加，身高可进一步增长。有的患者还有智力低下，主要表现为发音障碍，言词智商比工作智商低。此外，此型患者还可有其他躯体畸形，如翼状肩、脊柱畸形、鸡胸、鸟样颜面、舟状头、公牛眼、第 4 掌骨变短、先天性鱼鳞癣、Besiner 痒疹、眼球震颤等。一般完全性全身性 TH 不敏感或由于 T_3R 基因严重缺失而导致 T_3R 功能完全丧失者，临床表现多较严重；而部分性全身 TH 不敏感或 $T_3R\beta$ 基因点突变者的临床表现较轻。本型又可分为甲状腺功能代偿性正常型及甲状腺功能减退型。

（1）代偿性正常型：多为家族性发病，少数为散发者，本型发病多较轻微。家系调查多为非近亲婚配，属于常染色体显性遗传，本型患者的垂体及周围组织对甲状腺激素抵抗或不敏感程度较轻，甲状腺功能状态被高 T_3、T_4 代偿，可维持正常的状态，无甲亢临床表现，智力正常，无耳聋，无骨骺愈合发育延迟，但可有不同程度的甲状腺肿及骨化中心延迟表现，其血中甲状腺激素浓度（T_3、T_4、FT_3、FT_4）均有升高，TSH 值升高或正常 TSH 不受高 T_3 及 T_4 的抑制。

（2）甲状腺功能减退型：本型特点为血中甲状腺激素水平升高而临床表现为甲减，多属于常染色体隐性遗传。本型可表现为智力低下，发育落后，可有骨成熟落后表现，点彩样骨髓，骨龄落后，还可有翼状肩、脊柱畸形、鸡胸、鸟样颜面、舟状头及第 4 掌骨变短等异常表现。有些患者尚可发生先天性听力障碍、少动、缄默及眼球震颤等异常，可有甲状腺肿，血中 T_3、T_4、FT_3 及 FT_4 水平升高，TSH 分泌不受 T_3 抑制，

TSH 对 TRH 反应增强。

2. 选择性垂体不敏感型甲状腺激素抵抗综合征（pituitary resistance tothyroid hormone，PRTH） 垂体对 TH 作用不敏感意味着垂体对甲状腺激素不反应,参考范围的 TH 对垂体释放 TSH 的负反馈作用减弱或消失,TSH 过度释放,导致甲状腺肿,TH 合成增加,而血 TH 升高又不能抑制垂体 TSH 释放,TSH 增高刺激甲状腺分泌甲状腺激素,其余外周组织均不受累,可对甲状腺激素反应正常,因此引起甲亢,故本型病又称为非肿瘤性垂体 TSH 分泌过多症。临床上与垂体 TSH 瘤酷似,但又无垂体分泌 TSH 瘤存在。患者有甲状腺毒症的临床表现,甲亢的病情由轻至中度,无突眼、黏液性水肿等,男女发病率为 1∶2。本型又可分为以下 2 型。

（1）自主型:本型 TSH 升高,垂体 TSH 对 TRH 无明显反应,高水平的 T_3、T_4 仅轻微抑制 TSH 分泌,地塞米松也只轻微降低 TSH 分泌,故称自主型,但无垂体瘤存在。患者有甲状腺肿及甲亢临床表现,但无神经性耳聋,骨骺可愈合延迟,可无身材矮小、智力差、计算力差及其他骨发育异常。

（2）部分型:临床表现可同自主型,但又不及自主型明显,可有甲亢伴 TSH 升高,垂体 TSH 对 TRH、T_3 有反应性,但其反应性又可部分被 T_3 及 T_4 所抑制。本型还可有胱氨酸尿症。

3. 选择性周围不敏感型甲状腺激素抵抗综合征（peripheral resistance to thyroid hormone，PerRTH） 外周靶细胞对 TH 不敏感型极为少见。此型患者只有外周靶细胞对 TH 的作用不敏感而垂体 TSH 细胞对 TH 的反应正常。多数患者有家族史,对甲状腺激素反应正常,临床表现为甲状腺肿(多发性结节性甲状腺肿),无听力障碍及骨骺变化,血 TH 增高,但临床却为甲减表现,如易倦乏力、头发干枯和脱落、怕冷、脉缓、智力发育延迟或精神障碍等。临床表现不一,从全身性 TH 不敏感(如点彩样骨髓、骨龄延迟和智力发育延迟等)到只有甲状腺肿大不等,这是因为 T_3R 缺陷致垂体分泌 TSH 增多,使血中 TH 增高而得到代偿,且这种代偿随年龄的增长日臻完善,故年幼时出现的甲减随年龄增长而减轻,甚至完全消失。

本型患者临床最具特征的表现是:使用很大药理剂量的 TH(T_4 或 T_3)后,尽管血 T_3 和 T_4 已明显升高,但临床上却无甲亢表现。有报道本型患者每天口服 $1\,000\mu g$ T_4 或 $375\mu g$ T_3,也不能使患者的脉率、基本代谢、尿肌酸和羟脯氨酸水平增加;但也有患者每天口服 $150\mu g$ 即可使临床甲减表现得到纠正。

【临床转归】

部分性 TH 不敏感和代偿机制良好者可终身无症状,预后良好。临床有症状者通过恰当治疗可使症状改善或消失,实验室检查可恢复正常,患者生活质量得到提高,保持一定的劳动力。婴幼儿患者如未及早诊断、及时治疗,可造成不可逆性不良后果,预后较差。

【并发症】

常见的并发症有听力障碍、骨骼发育延迟、智力低下及躯体畸形。

【辅助检查】

1986 年用分子生物学方法克隆出核 T_3 受体(TR),此后有关 TR 的研究迅速进展,并对发病机制作出进一步解释。本病与 TR 缺陷有关,其缺陷表现形式有多样,并推测本病可能存在着 2 种 TR,其中异常的受体可抑制核 T_3 受体复合物与染色质 DNA 的合成。患者淋巴细胞结合甲状腺激素的 T_a 值正常但结合容量下降,提示家族性生化缺陷可能是 TR 蛋白的缺乏。有些患者不存在淋巴细胞或成纤维细胞 TR 的异常,但不排除本病患者的其他靶腺组织如垂体、肝、肾、心脏、皮肤等有 TR 的缺陷。还有可能是缺陷不在受体水平,而是在受体后水平。目前研究已进入基因水平,其发病机制与分子缺陷和突变有关,如全身性甲状腺激素抵抗综合征发病较多,此型患者的受体基因改变出现在 TRβ 上。目前认为本病多因 *TR* 基因表达的多方面失调所致,它是发生在受体分子水平上,并且是一种典型的受体疾病。因此,实验室检查对本病的诊断相当重要,并要求有分子生物学实验室条件。

1. 共同的检查

（1）放免检测甲状腺功能,T_3、T_4、FT_3、FT_4、TSH、TBG、TRH 兴奋试验等。

（2）PBI 值升高,BMR 正常,过氯酸盐试验阴性,^{131}I 吸碘率正常或升高。

（3）血中 LATS 阴性,TG(-)、TM(-)。

（4）染色体检测可发现异常。

（5）DNA、核 T_3 受体（TRs）、TRβ、TRα 检测：$TRβ$ 基因发生点突变,碱基替换多出现在 TRβ 的 T_3 结合区的中部及羟基端即外显子 6、7、8 上。导致受体与 T_3 亲和力下降。少数患者属于常染色体隐性遗传者,基因分析发现 $TRβ$ 基因大片缺失,出现在受体 DNA 结合区及 T_3 结合区上,患者均为纯合子,而仅有一条 $TRβ$ 等位基因缺失的杂合子家族成员不发病。

2. 各亚型的实验室检查

（1）垂体细胞不敏感型

1）血 TSH 明显升高：有的患者能被 T_3 完全抑制,有的患者不能被 T_3 完全抑制,但可被大剂量地塞米松（2mg,每 6 小时 1 次,连续服 2 天）抑制,且升高了的血 TH 也降至正常。

2）TRH 兴奋试验：大多数患者有正常的垂体—甲状腺轴,故 TRH 刺激试验多为正常反应。

3）胰高血糖素试验：静脉推注胰高血糖素 1μg。注射前 15 分钟和注射后 15、30、40 和 60 分钟采血测血中环磷腺苷（cAMP）。本型患者有 cAMP 升高反应,提示周围靶细胞对 TH 有反应。检查外周靶细胞对 TH 敏感性方法可参考周围型 TH 不敏感型。

4）血 PRL：本型或全身型患者基础血 PRL 可升高,亦可正常。对 TRH 反应正常或呈过度反应,且 T_3 抑制试验不能使之恢复正常。而溴隐亭不仅可使 PRL 基础水平和对 TRH 的反应恢复正常,且可使升高了的 TSH 也恢复正常。

（2）周围组织细胞不敏感型

1）血清 TH 和 TSH：血清总 T_3、T_4 和游离 T_3、T_4 升高,TSH 多在参考范围,对 TRH 有正常反应,亦可被 T_3 抑制。

2）TH 的外周作用：TH 对全身各种器官、组织和细胞的功能均有调节作用,因此评定 TH 外周作用有许多指标,包括 Q-T 间期（即从心电图 Q 波起点到测血压时听到 Kodotkoff 声音止的时间距离）。根据尿肌酸和羟脯氨酸排量、性激素结合球蛋白水平及红细胞 6-磷酸葡萄糖脱氢酶、Na^+-K^+-ATP 酶、血管紧张素Ⅰ（AT-Ⅰ）转化酶活性与血 T_3 不相称,即可评定外周靶细胞对 TH 作用的敏感性及其程度。

（3）全身性不敏感型：实验室检查结果取决于垂体和外周靶细胞对 TH 不敏感的相对严重性和代偿程度,垂体和外周细胞不敏感型中所见的异常实验室结果均可出现。有的患者基础血清 TSH 正常,但对升高了的血 T_3 和 T_4 而言是相对升高的。以上实验室检查只是证明垂体或外周靶细胞对 TH 不敏感,进一步检查包括 T_3R 的数目和亲和力及 T_3R 基因缺陷的确定。

3. X 线骨骺检查　　多有骨骺发育延迟、点彩状骨骺和其他骨骺畸形。

4. 甲状腺 B 超检查　　了解甲状腺肿大程度、有无结节等。

5. 其他测定　　如尿胱氨酸测定、5′-脱碘酶、蛋白结合碘等生化检测。

【诊断】

1. 早期诊断线索　　由于本综合征的临床表现变化多端,可呈甲亢、甲减或非毒性甲状腺肿,因此常被误诊而采取不适当的治疗措施。要减少误诊,关键在于提高对本综合征的认识和警惕性。

在临床上,凡遇有下列情况之一者,均应考虑到本综合征的可能性：①甲状腺肿,多为Ⅰ度或Ⅱ度,临床无甲状腺功能异常表现而血清总 T_3、T_4 和游离 T_3、T_4 多次明显升高者；②甲状腺肿,临床表现为甲减,血清总 T_3、T_4 和游离 T_3、T_4 升高者；③甲状腺肿,临床表现为甲亢,但血清 TH 与血浆 TSH 两者同时升高而可排除垂体肿瘤者；④甲减患者即使使用较大药理剂量的 TH 制剂仍无明显效果者；⑤甲亢患者采用多种治疗方法而易复发,且可排除垂体 TSH 肿瘤者；⑥家族中有本综合征患者,TSH 水平升高或正常、智力低下、骨骼成熟延缓、点彩状骨骼、先天性听力障碍、过氯酸盐试验阴性及 TG 和 TM 阴性等。凡遇上述情况之一的患者,均应进一步做其他实验室检查。

2. 诊断依据　　本综合征具有 3 种类型,其临床表现各不相同,但也具有如下共同的表现：①甲状腺弥漫性肿大；②血清 TH 明显升高；③临床表现与实验室检查结果之间不相称；④T_3R 数目和/或亲和力异常。3 种类型之间的鉴别见表 16-1。

3. 病因诊断

（1）T_3R 基因突变分析：如经过上述检查和实验已基本确立本综合征的诊断，应对患者的 T_3R 基因进行突变分析（尤其是外显子 5~10 片段），以确诊突变的部位和性质。应用变性高压液相法可确定突变部位，如为阳性，可进一步做基因测序。

（2）鉴定 T_3 的组织反应性：当诊断仍不明确或未发现受体基因突变时，应进一步测定 T_3 对外周组织的生物反应。Refetoff 等曾提出一种评价外周组织对 T_3 反应性的实验方法。在本实验中，逐渐增加 T_3 的剂量（由 $50\mu g/d$ 增至 $100\mu g/d$ 和 $200\mu g/d$），每一剂量持续 3 天，在每一剂量应用 3 天后，进行不同 T_3 依赖性的外周组织的反应性来明确诊断。正常人皮肤成纤维细胞 T_3R 结合 T_3 容量为 4.44~7.79（平均 $5.65fmol/10^6$ 细胞）；离解常数为 0.77~1.25（平均 $1.11\times10^{-10}M$）；淋巴细胞结合常数（K_a）为 $6.1\times10^{-9}M$，最大容量为 $14.4\times10^{-5}/100\mu g$ DNA。

【鉴别诊断】

鉴别诊断应排除 Graves 病、结节性甲状腺肿伴甲亢、遗传性和获得性甲状腺结合球蛋白增多症、垂体瘤、TSH 分泌异常综合征、克汀病或某些 Pendred 综合征等。另外，还必须明确无 T_4 向 T_3 转化障碍，因为一些非甲状腺疾病病态综合征患者的 T_4 向 T_3 转换减少，使血清 TT_4 或者 FT_4 升高，但 T_3 是低的，一些药物也会产生这种情况。也有报道家族性遗传性血清白蛋白和 T_4 结合升高，导致 T_4 升高，但 T_3 正常。罕见的还有内源性产生的血清 T_4 或 T_3 抗体干扰 T_4 或 T_3 测定，引起 T_4 或 T_3 假性升高。

1. 一般的甲状腺疾病　详细的病史询问可排除胺碘酮、含碘 X 线造影剂等导致的"碘甲亢"。家族性高血清蛋白血症患者的血清 TT_4 升高，但 FT_4 正常。另外，如血清中存在抗 T_3 和抗 T_4 的自身抗体或抗 TSH 抗体可引起假性高 T_3 或高 T_4 血症。当怀疑存在这种情况时，可将血清做等倍的序贯性稀释，如得到的 T_3（T_4）与稀释倍数呈直线下降关系，可排除之。与甲亢鉴别可根据基础 TSH 升高和 TRH 兴奋试验有正常或过度反应，其他原因引起的甲亢则相反；与其他原因引起的甲减鉴别可根据血清 TT_3 和 TT_4，本综合征明显升高，其他原因引起的甲减则明显降低。

（1）甲亢：甲亢时一般 T_3、T_4、FT_3、FT_4、rT_3 均升高，而 TSH 常降低，而甲状腺激素抵抗综合征患者的 TSH 值多明显升高。

（2）遗传性或获得性甲状腺结合蛋白增多症：甲状腺结合蛋白有甲状腺结合球蛋白（TBG）、甲状腺结合前白蛋白（TBPA）及白蛋白，其中以 TBG 结合最多，TBG 水平升高，多有 T_3、T_4 升高，而 FT_3、FT_4 值正常。

（3）甲状腺肿-耳聋综合征（pendred syndrome）：本病具有 3 大特征，即家族性甲状腺肿、先天性神经性耳聋及高氯酸盐释放试验阳性，属常染色体隐性遗传性疾病，主要缺陷是甲状腺中过氧化酶缺乏或减少，造成甲状腺激素合成不足，发生代偿性甲状腺肿，甲状腺功能可为正常，其吸 ^{131}I 试验可有中度亢进表现，与甲状腺激素抵抗综合征有区别，可以鉴别诊断。

（4）克汀病（呆小病）：呆小病是由于先天因素，使甲状腺激素合成不足，导致小儿代谢低下、生长发育迟缓、智力发育障碍。小儿出生前后发病可致中枢神经系统不可逆损害，终身智力低下。与地方性甲状腺肿和缺碘有关，地方性甲状腺肿发病越多、病情越重，呆小病发病也越多。这与甲状腺激素抵抗综合征较少见、无流行等可以鉴别诊断。

2. TSH 瘤　血清 FT_3 和 FT_4 升高，且血 TSH 不被抑制即提示 TH 不敏感综合征的可能，但必须首先排除 TSH 瘤和引起血 T_3、T_4 升高的其他原因。本综合征垂体型与垂体 TSH 瘤均有血清 TT_3、TT_4 和 TSH 同步升高，故两者易于混淆。TRH 兴奋试验和地塞米松抑制试验有助于两者的鉴别，PRTH 者对 TRH 有过度 TSH 升高反应且可被地塞米松抑制。此外还可测定血清 TSH 的 α 亚基，本综合征不增高，垂体 TSH 瘤者则明显升高，且 TSHα 亚基/TSH>1。CT 或 MRI 对鉴别诊断也有帮助。TSH 瘤可发现垂体增大或者肿瘤，而本综合征患者垂体影像表现多为正常（表 16-2）。

表 16-2　PRTH 与垂体 TSH 瘤的鉴别

鉴别要点	PRTH	垂体 TSH 瘤
临床表现	甲亢	甲亢
甲状腺激素	升高	升高
TSH	正常或升高	正常或升高
TSH 对 TRH 反应	升高	无反应或降低
TSHα 亚单位	正常	升高
TSHα 亚单位/TSH	正常	升高
垂体影像	正常	垂体增大或垂体瘤

3. 其他原因引起的高 TH 血症　全身型和周围型只有血清 TH 升高而 TSH 正常,应与其他原因所致的高甲状腺素血症进行鉴别(表 16-3)。

表 16-3　全身型及周围型 SRTH 与其他高甲状腺素血症的鉴别

疾病	甲状腺肿	FT_4	TT_4	FT_3	TT_3	TR_3U	$FT_4 I$	TSH	rT_3	TRH 兴奋试验
全身型及周围型 SRTH	有	↑	↑	↑	↑或 N	N	↑	↑或 N	↑或 N	↑或 N
家族性清蛋白异常性高 TH 血症	无	N	↑	N	↑或 N	N	N	N	N	N
TH 结合球蛋白增高症	无	N	↑	N	↑	↑或 N	↑或 N	N	↑或 N	N
TH 结合前清蛋白亲和力增高	无	N	↑	N	N	N	N	N	N	N
TH(T_4)自身抗体	无	N	↑	N	N	N	N	N	N	N

注:N 为正常。

4. 5′-脱碘酶缺陷症　全身型和周围型患者对大剂量 TH 常无反应,5′-脱碘酶缺陷者,由于 T_4 不能转变成 T_3,故也存在 T_4 剂量与反应脱节,应进行鉴别。前者只有 TT_4 增高,TT_3 降低或为正常低值,反 T_3(rT_3)和 3′5′-二碘酪氨酸(3′5′-T_2)明显升高,甲状腺摄[131]I 率增高,TSH 对 TRH 有过分反应。

甲状腺激素抵抗综合征与其他疾病的鉴别诊断主要靠分子生物学技术,从分子生物学水平上证实甲状腺激素受体、受体后及其基因结构异常与缺陷,证实它是一种典型的受体病最为重要。如果用分子生物学方法证明甲状腺激素受体基因有突变或甲状腺激素受体亲和力下降,则更有利于本病的诊断。分子生物学方法发现甲状腺激素受体突变有利于产前诊断和家庭咨询。

【治疗】

根据患者疾病的严重程度和不同类型作出治疗决策,且应维持终身。轻型无症状者可不予治疗。未来可采用基因治疗,目前常用方法如下。

1. 三碘甲状腺乙酸(triiodothyroacetic acid,TRIAC)　对有甲亢表现的选择性垂体不敏感型患者首选 TRIAC。TRIAC 是不伴有代谢活性的甲状腺激素代谢产物,且对 TSH 有强烈抑制作用。TRIAC 在体内降解快,不良反应小,可有效降低 TSH 和甲状腺激素水平,使肿大的甲状腺缩小,改善甲亢症状。

2. 抗甲状腺药物治疗　已知本病并不是由于甲状腺激素水平升高所致,而是受体(核 T_3 受体)对甲状腺激素不敏感,血中甲状腺激素水平升高并具有代偿意义。使用抗甲状腺药物人为地降低血中 T_3、T_4 水平可能加重甲减表现,促进甲状腺肿加重,并促进 TSH 分泌增多与垂体分泌 TSH 细胞增生与肥大,尤其是儿童甲减对生长发育不利,所以不主张采用抗甲状腺药物治疗。只有对部分靶器官不反应型患者,可在观察下试用抗甲状腺药物治疗,如疗效不佳,及时停用。

3. **甲状腺激素治疗**　可根据病情与类型应用及调整,全身性甲状腺激素不应症患者一般不需甲状腺素治疗,甲减型可采用左甲状腺激素(L-T$_4$)及碘塞罗宁(L-T$_3$)治疗,尤其是对婴幼儿及青少年有益,可促进生长发育,缩小甲状腺肿及减少 TSH 分泌。一般采用 L-T$_4$ 片,2/d,每次 100~200μg。不论何种类型的 TH 抵抗综合征均可采用 L-T$_3$ 治疗。选择性垂体不敏感型尽管血 TT$_3$ 和 TT$_4$ 升高,但用 T$_3$ 治疗不仅不使患者的甲亢加重,相反由于血 T$_3$ 更加升高,反馈抑制了垂体 TSH 分泌,可使血清 TSH 逐渐降低到正常,血清 TH 也随之降低,甲状腺缩小,甲亢症状得到改善或消失。但 L-T$_4$ 治疗无效,因此有人提出此型患者可能 T$_4$ 转变为 T$_3$ 有缺陷,但未得到证实。最近报道,D-T$_4$ 可收到与 L-T$_3$ 类似的治疗效果,但机制未明。

4. **糖皮质激素治疗**　糖皮质激素可减少 TSH 对 TRH 的兴奋反应,但甲状腺激素抵抗综合征患者是否有反应尚无统一意见。有人采用地塞米松,4 次/d,每次 2~3mg,联合溴隐亭等治疗,发现疗效甚好,但由于地塞米松副作用较大,不宜长期应用。

5. **多巴胺激动药**　溴隐亭治疗选择性垂体不敏感型者,可使血 TSH 降低,从小剂量开始,逐渐加量,使血清 TSH 和 TH 恢复正常,甲亢症状随之消失。长期疗效如何,尚待进一步观察。1984 年,BaJorunas 等报道应用溴隐亭治疗一例男性成人甲状腺激素抵抗综合征,开始剂量为每天 2.5mg,渐增至每天 10mg,疗程 16 个月,于用药 7 个月时其 TSH 水平下降,TSH 及 PRL 对 TRH 的反应值下降,T$_4$ 及 T$_3$ 水平升高,继续用药后其 T$_4$ 及 T$_3$ 水平下降,吸碘率也下降,甲状腺缩小,但停用溴隐亭后 4 个月又复发。也可试用其他种类的多巴胺能激动药,但疗效也有待观察肯定。

6. **生长抑素**　可选用本药抑制 TSH 和甲状腺激素水平,改善患者症状,但价格昂贵,副作用较大。

7. **基因治疗**　明确发病机制后,可开展基因治疗与受体病治疗。

【预后】

甲状腺激素抵抗综合征是遗传性受体疾病,目前尚无特效治疗方法,由于其临床分类不同,治疗反应多不一致,大多数临床学家普遍认为垂体性甲状腺激素不应症的疗效较好,而部分靶组织对甲状腺激素不应症的治疗较困难,且本病早期诊断多有困难,故对新生儿有家族史者应进行全面检查,尤其是对智力低下、听力障碍和体型异常的患者更应注意。

【预防】

本病属于常染色体显性遗传,对于育龄女性有家族史者应进行教育,最好是计划生育或节育。

(邓武权　陈兵)

参 考 文 献

[1] 孙洪平,曹琳,曹雯,等.甲状腺激素抵抗综合征的研究进展.临床内科杂志,2019,36(6):430-432.

[2] CARLA MORAN,KRISHNA CHATTERJEE. Resistance to thyroid hormone α-emerging definition of a disorder of thyroid hormone action. Clin Endocrinol Metab,2016,101(7):2636-2639.

[3] ANJA L M VAN GUCHT,MARCEL E MEIMA,NITASHZWAVELING-SOONAWALA,et al. Resistance to thyroid hormone alpha in an 18 months old girl;clinical,therapeutic and molecular characteristics. Thyroid,2016,26(3):338-346.

[4] STEFANGROENEWEG,ROBIN P PEETERS,THEO J VISSER,et al. W Edward Visser. Therapeutic applications of thyroid hormone analogues in resistance to thyroid hormone(RTH)syndromes. Mol Cell Endocrinol,2017,458:82-90.

[5] BRIJESH K SINGH,PAUL M YEN. A clinician's guide to understanding resistance to thyroid hormone due to receptor mutations in the TRα and TRβ isoforms. Clin Diabetes Endocrinol,2017,3:8.

[6] LUCIANO S RAMOS,MARINA M L KIZYS,ILDA S KUNII,et al. Assessing the clinical and molecular diagnosis of inherited forms of impaired sensitivity to thyroid hormone from a single tertiary center. Endocrine,2018,62(3):628-638.

[7] DI WU,RUIGUO,HUILINGGUO,et al. Resistance to thyroid hormone β in autoimmune thyroid disease;a case report and review of literature. BMC Pregnancy Childbirth,2018,18(1):468.

[8] XAVIER DIEU,GUILLAUME SUEUR,VALéRIEMOAL,et al. Apparent resistance to thyroid hormones;From biological interference to genetics. Ann Endocrinol(Paris),2019,80(5-6):280-285.

第十七章　甲状腺肿

　　甲状腺肿（goiter）是指甲状腺上皮细胞增生形成的良性甲状腺肿大。非毒性甲状腺肿是指非炎症和非肿瘤原因导致的甲状腺弥漫性或结节性肿大，且无临床甲状腺功能异常表现，又分为非毒性弥漫性甲状腺肿和非毒性多结节性甲状腺肿。非毒性弥漫性甲状腺肿（diffuse nontoxic goiter）又称为单纯性甲状腺肿（simple goiter），不伴结节及临床甲状腺功能异常。单纯性甲状腺肿发病率男女比例为 1∶（3～5）。非毒性多结节性甲状腺肿（nontoxic multinodular goiter，nontoxic MNG）是指甲状腺结节性肿大，不伴甲状腺功能异常。

【流行病学】

　　甲状腺肿的患病率在不同地区可有明显差异。碘缺乏地区结节性甲状腺肿高发，弥漫性甲状腺肿是碘过量地区甲状腺肿发生的主要形式，碘与甲状腺肿的患病率的关系为 U 形曲线。国内一项大型（3 385 例）流行病学研究显示，长期轻度碘缺乏地区、碘缺乏基础上补碘甚至碘超足量、长期碘过量地区 5 年弥漫性甲状腺肿的累积发病率分别为 7.1%、4.4% 和 6.9%，结节性甲状腺肿的累积发病率分别为 5.0%、2.4% 和 0.8%。碘缺乏和碘过量均可使甲状腺肿的发病率增加。目前我国在实行食盐加碘 16 年后所进行的全国 31 省碘与甲状腺疾病流行病学调查项目中，结果显示成人甲状腺肿的患病率已降到 1.8%。甲状腺自身免疫也与甲状腺肿的发生和维持相关，这种相关性在历史上为碘缺乏而后来过度补碘的地区更明显。甲状腺肿在女性、老年人、缺碘地区更为常见，尤其常见于妊娠期、哺乳期、青春期。

【病因和发病机制】

1. 内源性病因

　　（1）先天性遗传性甲状腺激素合成缺陷：包括甲状腺内的碘转运障碍、过氧化物酶活性缺乏、碘化酪氨酸偶联障碍、异常甲状腺球蛋白形成、甲状腺球蛋白水解障碍、脱碘酶缺乏等。上述障碍导致甲状腺激素合成减少，TSH 分泌反馈性增加，导致甲状腺肿，严重者可以出现甲状腺功能减退症。在新生儿中有 1/3 500 患有先天性甲状腺功能减退，其中 10%～15% 是由于遗传性甲状腺激素合成缺陷引起的。在大多数情况下，这种缺陷表现为常染色体隐性遗传。甲状腺功能减退型甲状腺肿被认为是纯合子的基因异常，而甲状腺功能正常、甲状腺轻微肿大的个体被推测是杂合子的基因异常。非毒性甲状腺肿在女性中的发病显著高于男性，而这种遗传缺陷所致甲状腺肿相反，女性仅略常见于男性。尽管这些患者在出生时可能就存在甲状腺肿，但是通常都是在出生几年后才显现出来。最初的甲状腺肿大是弥漫增生性甲状腺肿，最终会形成结节。一般来说，缺陷越严重，甲状腺肿大出现越早，肿大越明显，越早发生甲状腺功能减退。甲状腺激素合成障碍合并感觉神经性耳聋者被称为甲状腺肿-耳聋综合征（Pendred 综合征）。基因缺陷造成甲状腺球蛋白合成异常很少见，仅在先天性甲状腺功能减退症的少数家系中确认。碘化酪氨酸 *Dehallb* 基因功能异常造成的碘化酪氨酸脱碘酶缺陷患者由于甲状腺内脱碘酶缺陷导致从碘循环中获碘不足，使甲状腺对碘的摄取和释放加剧，可导致甲减和甲状腺肿。碘的转运缺陷很少见，主要表现为甲状腺、唾液腺和胃黏膜的碘转运缺陷,这种缺陷是由于 *NIS*(钠-碘共同转运体)基因突变,可致甲状腺肿。

(2) 自身免疫及炎症反应:Graves 病患者表现为弥漫性甲状腺肿伴甲亢,桥本甲状腺炎患者在甲状腺肿的基础上可表现为甲状腺功能正常、甲亢或甲减。此类自身免疫甲状腺病患者中可存在一种甲状腺生长免疫球蛋白(TGIs),类似 TSH 作用,可刺激甲状腺肿大。也有报告指出,结节性甲状腺肿中少数伴慢性淋巴细胞性甲状腺炎。2009 年,Li 等首次提出桥本甲状腺炎分为 IgG4 型和非 IgG4 型两种表型,近年研究显示 IgG4 型主要有以下特点:明显的淋巴细胞、浆细胞浸润,甲状腺组织中 IgG4 阳性浆细胞的数量增多及 IgG4 阳性浆细胞占 IgG 阳性浆细胞比例明显升高;纤维化;病情进展可能更快。

2. 环境因素

(1) 碘:碘是甲状腺合成甲状腺激素的重要原料之一,碘缺乏时合成甲状腺激素不足,反馈引起垂体分泌过量的 TSH,刺激甲状腺肿大。甲状腺在长期 TSH 刺激下出现增生或萎缩的区域出血、纤维化和钙化,也可出现自主性功能增高和毒性结节性甲状腺肿。

地方性甲状腺肿的最常见原因是碘缺乏病(iodine deficiency disorders,IDD)。多见于环境碘缺乏地区,如山区和远离海洋地区。碘缺乏可引起地方性甲状腺肿,由以下 3 个证据表明:①土壤或水中的碘含量与甲状腺肿发病率呈负相关,患者体内的碘代谢发生异常,预防性补碘后发病率有所降低。②碘缺乏地区还被发现存在家族聚集性的甲状腺肿,通常为常染色体显性遗传病,提示遗传因素也可能影响到对碘缺乏的易感性。地方性甲状腺肿患者的甲状腺摄碘率与尿碘排泄量成反比。③中度碘缺乏地区,血清 T_4 浓度通常在参考范围的低值,而重度碘缺乏地区会进一步降低,然而这些地区的大多数患者却不表现为甲状腺功能减退,因为在 T_4 缺乏时 T_3 合成会增加,同时甲状腺内脱碘酶 1 和脱碘酶 2 的活性也会增加。典型的患者 TSH 水平处于参考范围的高值。但是,缺碘时口服碘治疗对长期的地方性甲状腺肿几乎没有效果,它只可以使碘缺乏引起的早期甲状腺增生恢复。动物实验已表明,缺碘所致甲状腺肿在补碘后并不能完全恢复正常,发现其可能与缺碘后补碘所引起氧化应激反应加重及炎症细胞因子产生增多有关。在一些严重的甲状腺肿流行区,水、土、粮食及蔬菜中碘含量并不低,而且有的地区通过食盐加碘防治后患病率虽显著降低,但最后仍有 10% 左右不能完全消除。这部分患者中不少是轻度弥漫性甲状腺肿患者,提示还有其他致甲状腺肿物质存在,后者目前已知约有上千种,如一些环境内分泌干扰物。

世界卫生组织(WHO)推荐的成年人每天碘摄入量为 150μg。尿碘是监测碘营养水平的公认指标,尿碘中位数(MUI)100~200μg/L 是适碘状态。一般用学龄儿童的尿碘值反映地区的碘营养状态:MUI< 100μg/L 为碘缺乏,其中 MUI 50~99μg/L 为轻度碘缺乏、MUI 20~49μg/L 为中度碘缺乏、MUI<20μgL 为重度碘缺乏。甲状腺肿的患病率和甲状腺体积随着碘缺乏程度的加重而增加,补充碘剂后甲状腺肿的患病率显著下降。碘缺乏时,可出现低碘性甲状腺肿;随着摄碘量的增加,甲状腺肿的患病率下降,如果碘摄入量再继续增加,甲状腺肿的患病率则回升,为高碘性甲状腺肿。大剂量的碘可以快速抑制碘有机化(即急性 Wolf-Chaikoff 效应),但如长期不断给予补碘,正常人可以很快适应碘的这种抑制效应(即逃逸现象)。碘致甲状腺肿是源于对碘有机化更强烈抑制和逃逸失效,导致甲状腺激素合成减少和 TSH 水平增加,碘转运加强,从而使甲状腺内碘的浓度不断增加,形成一个恶性循环。表现出甲状腺肿,伴或不伴有甲状腺功能减退。但是在少数情况下,也可以引起甲状腺功能减退却不伴有甲状腺肿。一般这种甲状腺质地较韧,呈弥漫性肿大,并且肿大比较明显。组织病理学表现为过度增生。血 FT_4 降低,TSH 水平增高,24 小时尿碘排泄和血清中无机碘浓度增加。当碘撤除后,这种甲状腺肿可以复原,也可以给予甲状腺激素来缓解严重症状。但是根据文献报道,只有少部分人长期接受碘会发展为甲状腺肿。碘致甲状腺肿的易感人群包括桥本甲状腺炎和 GD 患者以及甲状腺囊性纤维化患者。他们大部分过氯酸盐实验呈阳性,提示甲状腺存在碘有机化障碍,患者血 TSH 浓度可升高或正常,但均发展为甲状腺肿。

碘造影剂、胺碘酮和聚乙烯吡咯碘酮都是常见的碘来源。长期应用这些含有机或是无机碘的药物,可引起甲状腺肿或甲状腺功能减退。一次给予放射性造影剂后,碘会在之后很长一段时间内慢慢释放,可引起碘诱导的甲状腺肿。患者在服用胺碘酮期间也可以见到碘诱导的甲状腺肿大。患有慢性呼吸系统疾病的患者通常会服用祛痰剂碘化钾,这些患者中也可出现碘致甲状腺肿。有报道,在怀孕期间服用大量碘的孕妇,其后代通常会发生甲状腺肿和甲状腺功能减退,并且通常都死于新生儿窒息。因此怀孕的妇女不应当长期(>10天)摄入大剂量(1mg/d)碘,特别是接近分娩期。母亲使用胺碘酮治疗可以引起高达20%的新生儿发生甲状腺功能紊乱。关于碘致新生儿甲状腺肿的原因还不清楚,可能胎儿的甲状腺对碘比较敏感,或者是因为胎盘将碘浓缩,或者是二者共同作用引起。碘亦能从乳汁泌出,当母体碘剂暴露过多时可出现哺乳期婴儿甲状腺肿。一般停服碘剂后数周至数月甲状腺肿可恢复正常。不伴甲减的碘致甲状腺肿也可以呈地方性发病,例如大量食用海藻的日本北海道地区。

(2) 食物:自然界的一些天然食物中含致甲状腺肿物质,包括卷心菜、芜菁、甘蓝、大头菜、核桃、油菜、芥末及一些非人类食用而是作为动物饲料的各种植物。这些植物很可能使体内产生大量的硫氰酸,特别是卷心菜,能抑制甲状腺过氧化物酶活性,抑制甲状腺内碘的转运,加剧碘缺乏状态促进甲状腺肿发生。在世界的许多地区都是以木薯作为主食,木薯中含有生氰糖苷,进入体内也可转化为硫氰酸,在地方性碘缺乏地区食用木薯可以加重甲状腺肿的形成。大豆中含有大豆异黄酮等活性成分,其中染料木素和大豆苷元是两种主要的异黄酮物质。研究曾发现,大豆及其活性成分大豆异黄酮可抑制甲状腺过氧化物酶活性、促进甲状腺肿,还可抑制Ⅱ或Ⅲ型脱碘酶活性而降低或提高血清甲状腺素水平,特别是碘缺乏时。有潜在自身免疫性甲状腺疾病的患者吸烟也可以增加甲状腺肿及甲减的风险。尽管机制不清,香烟烟雾中的某些成分,如硫氰酸盐、羟基吡啶和苯并芘衍生物,可能干扰甲状腺激素的作用。脱离致甲状腺肿物后,甲状腺肿大和甲状腺功能减退通常都会减轻。如果需要不断服用致甲状肿物,给予甲状腺激素替代治疗也会使甲状腺肿复原。

(3) 环境内分泌干扰物:许多化学合成的污染物,参与了甲状腺肿性甲状腺功能减退症的形成,包括对羟基苯丙酮橙皮碱、多氯联苯、间苯二酚衍生物、抗真菌化合物和无机阴离子(如氟化物、高氯酸盐、硝酸盐)等,它们可影响甲状腺过氧化物酶、脱碘酶活性以及抑制甲状腺对碘的摄取能力,而阻断甲状腺激素合成,引起甲状腺肿。此外,钴、钼缺乏及锰、钙增多等因素也可使甲状腺肿大。

(4) 药物因素:摄入一些可以阻断甲状腺激素合成或释放的药物,可以引起甲状腺肿,伴或不伴有甲状腺功能减退。除了治疗甲亢的药物之外,锂剂通常被用来治疗双相躁狂抑郁型精神病,服用锂剂的患者可发生甲状腺肿大,伴或不伴有甲状腺功能减退。与碘相似,锂可以抑制甲状腺激素释放,高浓度时还可以抑制碘有机化。在抑制有机化过程中,碘和锂二者有协同作用并且相当强烈。其他药物偶尔也可以引起甲状腺肿大性甲状腺功能减退,包括对氨基水杨酸、苯基丁胺酮、氨鲁米特和乙硫异烟胺。

【病理表现】

甲状腺呈弥漫性或结节性肿大。病变初期,滤泡增生,血管丰富;随着病变进展,一部分滤泡退化,另一部分滤泡增大并且富含胶质,滤泡之间被纤维组织间隔,逐步形成大小不等/质地不一的结节。后期部分腺体可发生出血、坏死、囊性变或钙化。

【临床表现】

临床上一般无明显症状。在未发生甲减时,甲状腺肿主要影响外观。当单纯性甲状腺肿变为结节性甲状腺肿时,可因结节内出血引起急性疼痛及肿胀,类似亚急性甲状腺炎。甲状腺常呈现轻、中度肿大,表面平滑,质地较软,随着腺体肿大加重,可压迫邻近组织结构,可出现咳嗽、行动性气促、严重呼吸困难、吞咽困难、声音嘶哑、痉挛性咳嗽或失音等。甲状腺肿可使大血管受压,颈静脉受压多见,此时面颈部淤血。胸骨后甲状腺肿或腺体肿大伸至胸骨后往往压迫大静脉干,可使头部、颈部和上肢静脉回流受阻,引起颜面水肿、颈静脉曲张、胸部皮肤和上臂水肿及明显的静脉曲张。让患者双手上举在头顶合拢(Pemberton动作)可见面部充血和颈静脉怒张。当颈部交感神经受压时,出现同侧瞳孔扩大,如严重受压迫而麻痹时则眼球下陷、睑下垂、瞳孔缩小。

在严重的地方性甲状腺肿地区,可出现具有明显智力障碍的呆小病患者。其双亲通常都有甲状腺肿。这种患者通常还有听力障碍、痉挛状态、运动功能障碍及MRI显示出基底节异常。

【诊断】

确定甲状腺肿的方法通常依靠望诊和触诊以及甲状腺超声检查。通常甲状腺肿可以分为3度:外观没有肿大,但是触诊能者为Ⅰ度;既能看到,又能触及,但是肿大没有超过胸锁乳突肌外缘者为Ⅱ度;肿大超过胸锁乳突肌外缘者为Ⅲ度。

通常血清 T_4、T_3、TSH 正常,碘缺乏患者 TT_4 可轻度下降,T_3/T_4 比值增高。血清甲状腺球蛋白(TG)水平正常或增高,增高的程度与甲状腺肿的体积呈正相关。TPO 抗体滴度测定有助于明确有无自身免疫性甲状腺病。自身免疫性甲状腺炎病程早期主要表现为甲状腺肿,长时期可以没有甲状腺功能改变,或表现为亚临床甲状腺功能减退。

检测尿碘可了解碘营养水平。对于普通成人,尿碘中位数(MUI)100~200μg/L 提示适碘营养状态。MUI<100μg/L 为碘缺乏,MUI 200~299μg/L 为碘超足量,MUI≥300μg/L 为碘过量。

首选超声检查明确甲状腺肿特征及程度:甲状腺肿呈弥漫性或结节性,是否压迫颈部其他结构,是否存在颈部淋巴结肿大等。^{99m}Tc-高锝酸盐(^{99m}TcO$_4$)、^{123}I 或 ^{131}I 核素扫描有助于了解甲状腺功能状态、甲状腺肿病因,^{123}I 或 ^{131}I 核素扫描还可以明确上纵隔肿块是否为甲状腺组织。吞钡 X 线造影和肺功能检查可帮助确定食管或气管是否存在压迫。CT 或 MRI 主要用于明确甲状腺与邻近组织的关系及胸骨后延伸情况。

【鉴别诊断】

甲状腺肿需与颈部其他包块鉴别。

1. 颈前脂肪堆:位于颈部甲状腺部位,需与甲状腺肿鉴别,但前者质地较软,吞咽时不随之上下移动,此种脂肪堆多见于肥胖者。

2. 甲状旁腺腺瘤:甲状旁腺位于甲状腺之后,甲状旁腺腺瘤一般较小,不易扪及,但有时亦可较大,使甲状腺突出,检查时亦可随吞咽移动。但根据临床表现及核素扫描可加以鉴别。

【治疗】

一般不需要治疗,尤其是轻微甲状腺肿没有临床症状并且甲状腺功能正常者,可随诊观察。碘缺乏者需改善碘营养状态。食盐碘化(universal salt iodization,USI)是目前国际上公认的预防碘缺乏病的有效措施。对甲状腺肿大明显者可以试用左甲状腺素(L-T_4),但是治疗效果不一定显著。L-T_4 治疗中必须监测血清 TSH 水平,当血清 TSH 已减低或者处于参考下限时不能应用;甲状腺核素扫描证实有自主功能结节存在者,也不能应用 L-T_4 治疗。给予 L-T_4 时应当从小剂量开始,以避免诱发和加重冠心病。L-T_4 通常对长期甲状腺肿或者已明确的智力及骨骼改变没有作用,但是如果已经发生甲减应该及时给予 L-T_4 替代治疗,尤其对于妊娠妇女。对甲状腺肿大明显、有压迫症状或增长过快者应考虑采取手术治疗。

【预防】

防治碘缺乏病的重点在于食用碘盐,同时应根据地区水源和土壤中碘含量确定食盐中碘的补充量,既要防止碘缺乏,又要防止碘过量。因为妊娠的生理变化可以引起尿碘排泄增加和胎儿甲状腺对碘原料的增加,在未实行普遍食盐加碘政策的地区,更应注意补充含碘维生素,维持尿碘在 150~250μg/L,以保证处于碘营养适当状态。为了达到这个标准,妊娠和哺乳期妇女除保证正常饮食的碘摄入量之外,每天需要额外补碘 150μg。

【展望】

虽然在甲状腺肿的病因及临床诊断方面目前已较为清楚,但在治疗方面还存在许多有待解决的问题。①虽然目前地方性甲状腺肿通过补碘已使其发病率明显降低,但是甲状腺肿并不能得以完全恢复,相关的具体机制还有待系统研究;②散发性高碘性甲状腺肿除限碘外,是否可给予抗氧化剂促进其恢复;③病程较长的散发性甲状腺肿,通过调整碘摄入量及补充甲状腺素治疗效果常常并不明显,有效的治疗手段还待探索及研究。

（李　静）

参 考 文 献

[1] 葛均波,徐永健,王辰.内科学.9 版.北京:人民卫生出版社,2018.

[2] 余洋,高莹.IgG4 型甲状腺炎的诊治进展.中国实用内科杂志,2019,39(04):321-325.

第十八章 甲状腺结节和甲状腺肿瘤

第一节 甲状腺结节

甲状腺结节是指存在于甲状腺腺体内的与周围实质具有明显界线的孤立病灶。可以是单发、多发、囊性或是实性的,伴或不伴有内分泌功能。可分为良性和恶性。

【流行病学】

随着超声诊断技术的提高,甲状腺结节的检出率逐渐增高。触诊发现的甲状腺结节患病率为 3%~7%,高分辨率超声检查获得的甲状腺结节的患病率为 20%~76%。甲状腺结节中甲状腺癌的患病率为 5%~15%。

【病因与分类】

甲状腺结节可分为非肿瘤性结节和肿瘤性结节,肿瘤性结节又分为良性和恶性。

1. **增生性结节性甲状腺肿** 增生性如碘过低或过高,食用致甲状腺肿的物质、服用致甲状腺肿药物或甲状腺素合成酶缺陷等,导致甲状腺滤泡上皮细胞增生,形成结节。甲状腺部分切除后代偿性增生也可形成结节。

2. **炎性结节** 亚急性甲状腺炎、桥本甲状腺炎、急性化脓性甲状腺炎均可以结节形式出现。极少数情况下甲状腺结节为结核或梅毒所致。

3. **良性肿瘤** 实性包括无功能性(冷结节)、有功能性(热结节);腺瘤、囊性或混合性。

4. **恶性肿瘤** 根据肿瘤起源及分化差异,甲状腺癌又分为甲状腺乳头状癌(PTC)、甲状腺滤泡癌(FTC)、甲状腺髓样癌(MTC)以及甲状腺未分化癌(ATC),其中 PTC 最为常见,占全部甲状腺癌的 85%~90%。PTC 和 FTC 合称分化型甲状腺癌(DTC)。

【诊断】

绝大多数甲状腺结节患者没有临床症状,通常是由患者本人或是医生行颈部触诊或影像学检查发现甲状腺结节的。诊断的核心是明确结节的良、恶性。流行病学研究显示,肿瘤良、恶性与结节的大小、结节的多少无关。甲状腺结节的诊断最重要的是在从患者身上获得的包含病史、体格检查、实验室检查和影像学检查的资料中寻找提示恶性风险的信息。

有如下病史时需要高度警惕甲状腺癌,尽早进行筛查:①童年期头颈部放射线照射史或放射性尘埃接触史;②全身放射治疗史;③DTC、MTC 或多发性内分泌腺瘤病 2 型(MEN 2 型)、家族性多发性息肉病、某些甲状腺癌综合征如多发性错构瘤综合征、Carney 综合征、沃纳综合征和加德纳综合征等的既往史或家族史。

【辅助检查】

1. **甲状腺功能检查** 进行甲状腺结节的诊断时至少应行"甲状腺功能三项",包括 TSH、FT_4、FT_3 检查。有功能的甲状腺结节几乎都是良性的,恶性的可能性小,一般不需要进行细胞学评估,除非是多发结节。TSH 水平升高应检测抗甲状腺过氧化物酶抗体以明确是否合并桥本甲状腺炎。抗甲状腺抗体(包括抗甲状腺过氧化物酶抗体和抗甲状腺球蛋白抗体)的检测对甲状腺结节常规检查来说并不是必要的。

2. **甲状腺球蛋白(TG)水平测定** 甲状腺球蛋白与抗甲状腺球蛋白抗体结合滴度是判定甲状腺恶性肿瘤患者行甲状腺全切术和放射性碘治疗后是否复发的标志物。

3. 降钙素在甲状腺髓样癌的诊断、随访监测和判断预后中是一个敏感而特异的分子标志物。如果有髓样癌或多发内分泌肿瘤综合征家族史,甲状腺结节的存在则要警惕甲状腺髓样癌的可能,需要常规检测降钙素。ATA 并没有推荐常规行血清降钙素浓度的测定。

4. 甲状腺彩超示可疑甲状腺结节者,应评估甲状腺结节的良恶性及是否需要进一步处理。甲状腺结节的评估要点是良恶性鉴别,超声下表现为以下特征的甲状腺结节为恶性的可能性很小:①纯囊性结节;②由多个小囊泡占据 50% 以上结节体积、呈海绵状改变的结节。而有以下超声特点的甲状腺结节病理诊断为甲状腺癌的可能性较大:①整个结节完全表现为实性的低回声结节;②向结节内供血的血管较丰富(TSH 正常情况下);③结节与腺体之间边界不清、晕圈阙如;④结节中出现各种类型的微钙化,微钙化是甲状腺乳头状癌最重要的彩超指标,而粗大钙化恶性的可能性较低;⑤颈部淋巴结出现以下征象者,如球状淋巴结、边界较为模糊、淋巴结中出现钙化等;⑥颈部血管血栓的出现。近年来,弹性超声和甲状腺超声造影技术在评估甲状腺结节中的应用日益增多,其临床价值有待进一步研究。

5. **甲状腺 CT、MRI** 甲状腺 CT、MRI 对于甲状腺结节的良恶性鉴别不优于 B 超,但可作为术前检查为甲状腺手术提供解剖方面的参考,并可直观显示甲状腺癌是否有脉管、神经方面的累及。但应注意,有些甲状腺癌患者术后需要进一步行放射性碘治疗,故术前行增强 CT 检查时不应使用碘造影剂。

6. **甲状腺核素显像** 甲状腺 ECT 对于甲状腺结节良恶性鉴别的准确率与仪器的分辨率有密切关系,它仅适用于评估直径>1cm 的甲状腺结节。通常"热结节"为恶性结节的可能性不大,但应注意一些微小癌可能会被正常甲状腺组织所掩盖,表现为"热结节"。也不能仅依靠 ^{18}F-FDGPET 显像来判定甲状腺结节的良恶性。

7. **超声介导下甲状腺结节细针细胞学活检病理诊断(US-FNAB)** 甲状腺细针穿刺是目前术前评估甲状腺结节良恶性敏感度及特异度最高的方法,也是方便、安全、有效地鉴别甲状腺结节性质的微创方法,常用作术前诊断甲状腺乳头状癌的金标准。

FNAB 可分为细针抽吸活检和无负压细针活检,临床工作中可酌情选择或联合使用。甲状腺结节 US-FNAB 的适应证:直径>1cm 的甲状腺结节,US 有恶性征象者,推荐进 US-FNAB;直径≤1cm 的甲状腺结节,不推荐常规行穿刺活检,但若存在以下情况之一,可考虑超声引导下 FNAB:US 提示甲状腺结节有恶性征象。首先,若为实性结节,有可疑的超声提示,包括低回声、微小钙化、边界不清、纵横比大于 1,结节直径大于 1.0cm 就需要 FNA;而对于无以上可疑提示,则结节直径大于 1.5cm 需要行 FNA。其次,若为混合囊实性结节,有可疑的超声提示者,实性部分大于 1.0cm 需要 FNA;无可疑的超声提示者,实性部分大于 1.5cm 需要 FNA。第三,若为海绵状结节(即多发的微囊性结构超过结节体积的 50%),结节直径大于 2.0cm。需要 FNA。第四,若仅为囊性结构,无需 FNA。最后,伴 US 所见颈部淋巴结异常,包括低回声、类圆形、门样结构阙如、囊性或部分囊性,以及微钙化,需要行淋巴结±甲状腺结节穿刺活检。童年期有颈部放射线照射史或辐射污染接触史;有甲状腺癌家族史或甲状腺癌综合征病史;[18]F-FDG 显像阳性;伴血清 CT 水平异常升高。US-FNAB 的排除指征:经甲状腺核素显像证实为有自主摄取功能的热结节,超声检查提示为纯囊性的结节。

在临床应用最广泛的是 2007 年美国国家癌症研究讨论并通过的 Bethesda 分类系统,诊断结果分为 6 类:①癌症或可疑癌症,则根据肿瘤的病理类型、分期等不同情况选择甲状腺全切、次全切、[131]I、TSH 抑制等相关治疗。②滤泡或嗜酸性细胞腺瘤,此项诊断需要有包膜侵犯或血源性转移,仅凭 FNA 是不够的,要结合临床以及放射性影像学检查分辨其良恶性(包括肿瘤生长速度、影像学检查、体格检查、年龄、放疗病史及家族史),考虑为恶性者建议行叶切除或全切除;若不考虑恶性,则可行诊断性叶切除,或考虑分子诊断,即通过分子诊断再次分级或者对于低风险或有意愿患者考虑暂观察。③未确定的非典型增生/滤泡性病变(AUS/FLUS),要结合临床以及影像学检查分辨其良恶性,考虑为恶性者建议行叶切除或全切除;若不考虑恶性,则可行诊断性叶切除、考虑分子诊断、再次行 FNA 或观察。④甲状腺淋巴瘤,属于非霍奇金淋巴瘤范围。⑤取材不足无法诊断,若组织为囊性,则考虑超声引导下在可疑区域再次抽吸;若为实性,重复超声引导下 FNA 且立即行细胞学检查,或考虑手术诊断性治疗。⑥良性,可定期观察,若结节生长(即体积增长大于 50%,或维度增加 20%,大小变化需要大于 2mm),可再次行 FNA 或考虑手术。在细胞学诊断过程中,依然存在无法诊断或不确定及意义不明确的非典型病变或滤泡性病变。对于不确定结节,推荐重复 FNA 检查,但重复 FNA 中仍然有高达 50% 最终是细胞不足或不确定的结果,可使用相关分子标记物来提高 FNA 诊断的敏感性及特异性。

8. 基因检测在甲状腺结节 US-FNAB 中应用　随着分子遗传学的迅速发展,分子基因检测 FNA 标本能够明显提高甲状腺结节细胞学诊断的准确性,尤其是针对不确定结节诊断的细胞学结果,显著提升其诊断的敏感性和特异性,有利于临床的诊治管理。细针穿刺细胞学联合分子基因检测,对于分化型甲状腺癌的诊断尤为可靠。在 FNA 细胞学诊断的基础上,提取标本进行分子标记物检测,包括 *RET/PTC* 重排、*RAS*、*BRAF* 基因突变等均可强烈预示恶性结节。虽然提出很多癌基因及免疫化学标志物作为甲状腺癌诊断和预后的指标,但是其临床价值并未得到广泛认可。

RET 原癌基因重组最常见于甲状腺乳头状癌中,*BRAF* 基因突变的诊断敏感性较低,特异性较高。*RAS* 基因突变是甲状腺肿瘤中第 2 个最常见的基因改变,主要存在于滤泡样病变。*RAS* 突变对于恶性诊断的敏感性为 34.3%,特异性为 93.5%。不适合作为一个独立预测因素来鉴别甲状腺结节的良恶性。应用 miRNA 标志物可区分良恶性甲状腺结节,但仅局限在部分类型的恶性结节中,如甲状腺乳头状癌。如 miR-146b、miR-221 和 miR-222 术前诊断甲状腺乳头状癌是可行的,但对于滤泡性肿瘤的准确性较低。超声介导的 FNA 细胞学检查联合分子标记物检测对甲状腺结节的鉴别诊断能够最大限度提高术前诊断的准确率,也为后期治疗及预后判断提供有效的诊断依据。

9. 正电子发射计算机断层成像(PET-CT)　不推荐作为甲状腺癌诊断的常规检查方法,对于下列情况,有条件者可考虑使用:①DTC 患者随访中出现 TG 升高(>10ng/ml),且 ^{131}I 诊断性全身显像阴性者查找转移灶;②MTC 治疗前分期以及术后出现 CT 升高时查找转移灶;③ATC 疗前分期和术后随访;④侵袭性或转移性 DTC 患者进行 ^{131}I 治疗前评估(表现为 PET-CT 代谢增高的病灶摄取碘能力差,难以从 ^{131}I 治疗中获益)。

10. 甲状腺癌功能代谢显像　原理是利用甲状腺癌细胞对一些放射性显像药具有特殊的摄取浓聚机制,将这些显像物引入体内后可被甲状腺癌组织摄取和浓聚,应用显像仪器如 SPECT 或 SPECT-CT、PET-CT 进行扫描,获取病灶位置、形态、数量及代谢等信息进行定位、定性、定量分析。

【治疗】

甲状腺结节的治疗方法的选择根据甲状腺超声特征和 FNA 的结果而定。

1. 恶性结节的处理　当确定为恶性或有可疑癌变和/或结节引发的临床症状时常选择外科手术治疗,对多数患者而言,甲状腺 ^{131}I。唯一例外的就是没有局部浸润的甲状腺微小乳头状癌(<1cm),在这种情况下,ATA 指南推荐的是行甲状腺腺叶切除。手术并发症包括短暂或永久性的单侧喉返神经麻痹(发生率分别为 1%~2%、0.5%~1.0%)、短暂或永久性的低钙血症(发生率分别为 1.0% 和 0.5%)、血肿(0.5%)和感染。手术范围越大,并发症的发生率越高。甲状腺未分化癌由于恶性度极高,诊断时即已有远处转移存在,单纯手术难于达到治疗目的,故应选用综合治疗的方法。甲状腺淋巴瘤采用化疗和放疗方法。

2. 良性结节的处理　甲状腺功能正常且无临床症状的良性结节只需要定期随访,每半年或 1 年复查 1 次超声及血清 TSH 水平,但在结节增大或引起压迫症状时也需要治疗干预。

(1)外科手术治疗:无论是单还是多结节性甲状腺肿,当结节较大(直径大于 4cm)、或出现压迫症状和体征引起不适、或患者本人存在外观形象上的顾虑时均可行外科手术治疗,治疗后复发性的囊肿也可考虑手术治疗。其他所有良性结节均可选择性治疗。FNA 存在 5% 的假阴性率,穿刺病理结果为良性危险因素较低的患者可继续随访观察半年至 1 年。结节增长较为明显则需要重复进行超声引导下细针穿刺。若穿刺病理为良性患者具有高危因素则需行诊断性的手术切除。多结节性甲状腺肿的患者出现压迫症状时需行甲状腺全切术,并在术后给予左甲状腺素替代治疗。自主高功能腺瘤或毒性多结节性甲状腺肿等其他良性病变也是外科手术的适应证。甲亢手术要做好充分的术前准备,通过服用抗甲状腺药物使甲状腺功能处于正常水平,避免甲状腺手术危急并发症。

（2）左甲状腺素的治疗:对甲状腺功能正常的患者,运用左甲状腺素行甲状腺抑制治疗仍然是治疗实性甲状腺结节的惯用方法,旨在促使现有的结节缩小。然而,良性结节药物治疗的效果与 L-TSH 抑制剂量仍存在争议。来自碘缺乏地区、体积较小且为实性结节的健康年轻患者似乎能最大程度获益,但这必须使血清 TSH 处于可能会引起不良反应的低水平(治疗目标为 0.1~0.45mIU/ml)。此种 TSH 抑制的程度与增加心房颤动风险、引起其他心脏副作用、降低骨密度导致骨质疏松等有关,称为轻度或亚临床甲亢。较大结节或长期结节性甲状腺肿患者应避免使用左甲状腺素治疗,特别是 TSH 水平低于 0.5mIU/ml,绝经后妇女或年龄在 60 岁以上,有骨质疏松、心血管疾病或全身性疾病的患者。常规左甲状腺素抑制治疗已不再作为细胞学结果为良性病变时的推荐治疗方式。

（3）^{131}I 治疗:如果患者合并有甲亢(毒性结节),抗甲状腺药物(甲巯咪唑或丙硫氧嘧啶)能使甲状腺功能正常,但是一旦停药容易复发。除少数较大结节采用手术治疗外,^{131}I 治疗是首选的治疗方式,这同样适用于临床上甲状腺功能正常但具有"功能"的结节(热结节)。本法不适于巨大的甲状腺结节者,禁用于妊娠和哺乳期妇女。

（4）其他:射频消融(RFA)对于某些类型的甲状腺良性病变,当手术不作为首选时,射频消融则是一种微创治疗方法。微波消融(MWA)是一种新型的治疗甲状腺结节的微创技术,也是大多数良性甲状腺结节或暂不愿手术患者的一种选择,无严重并发症发生。超声引导下经皮无水乙醇注射(PEI)已成为一种有效、安全、耐受性好、廉价的原位消融替代治疗方法。由于重复治疗频率高、间隔时间较短、局部疼痛明显,PEI 仅限于拒绝放射性碘和手术治疗患者。间质激光光凝(ILP)对不能接受手术的甲状腺良性、单发和实性(热/冷)结节患者,超声引导下 ILP 已经成为一种非手术替代疗法选择之一。

3. 可疑恶性和诊断不明的甲状腺结节的处理　甲状腺囊性或实性结节经 FNAC 检查不能明确诊断者应重复 FNA 检查,这样可使其中 50% 的患者明确诊断,如果重复 FNAC 检查仍不能确诊的话,尤其是对那些结节较大固定者,需要手术治疗。

4. 儿童和妊娠期妇女甲状腺结节的处理　儿童甲状腺结节相对少见,恶性率高于成年人,癌肿占 15%。因此,对儿童甲状腺结节患者应行 FNA 检查,当细胞学检查提示结节为恶性病变或可疑恶性病变时,应采取手术治疗。

妇女在妊娠期间发现的甲状腺结节与非妊娠期间甲状腺结节的处理相同。但妊娠期间禁止甲状腺核素显像检查和 ^{131}I 治疗。FNAC 可在妊娠期进行也可推迟在产后进行。如果结节是恶性的,在妊娠的 3~6 个月做手术较为安全。否则手术应选择在产后进行。

第二节　甲状腺良性肿瘤

甲状腺肿瘤是指甲状腺新生物,是最常见的内分泌肿瘤。甲状腺肿瘤分为原发性上皮细胞性、原发性非上皮细胞性和继发性肿瘤 3 大类。

甲状腺良性肿瘤中,滤泡性腺瘤占绝大部分。其他腺瘤,如唾液腺型肿瘤、腺脂肪瘤和玻璃样变性梁状腺瘤等很少见。

一、滤泡性腺瘤

滤泡性腺瘤是一种最常见的甲状腺良性肿瘤。

【病理表现】

肿瘤多为单发,大小不一,直径多在 1~3cm,偶尔可重达数百克,实性,包膜完整,瘤内组织结构比较一致,界限分明。体积较大的腺瘤可出现退行性变,如出血、水肿、纤维化、钙化、骨化和囊性变。滤泡细胞腺瘤可被分为几个亚型。嗜酸细胞滤泡性腺瘤是滤泡性腺瘤中唯一具有形态特征和临床意义的亚型。绝大部分或全部肿瘤细胞由嗜酸细胞构成,含有丰富的线粒体,核仁突出,核异型性明显。不典型腺瘤,细胞数多,形态很不规则,结构紊乱,增殖活跃,有发生恶性变的可能,但是不存在包膜和血管浸润表现。

【诊断及治疗】

一般生长缓慢,多无自觉症状,极少出现压迫症状。当肿瘤较大,发生瘤内出血时,可出现肿块,体积迅速增大,伴有局部疼痛和压痛,甲状腺功能多为正常。甲状腺抗体水平正常,肿瘤发生出血时,血清 TG 水平可短期升高,甲状腺超声检查,多为单发实性结节,边界清楚,部分可为囊实性结节。甲状腺核素显像,多为"温结节",少数合并囊性变或退行性变的腺瘤,表现为"冷结节"。甲状腺 FNA 检查对诊断极有帮助,治疗采用手术治疗。

二、高功能甲状腺腺瘤(毒性腺瘤)

【诊断】

为一种少见的良性肿瘤。早期甲状腺功能正常。后期,肿瘤组织甲状腺激素分泌过多,导致甲状腺功能亢进,垂体 TSH 分泌受抑,腺周甲状腺组织功能受抑。患者出现甲状腺结节,甲状腺功能亢进。但多数患者甲亢表现轻,不伴突眼。血清 T_4、FT_4、T_3、FT_3 升高,血 TSH 水平降低。甲状腺核素显像表现为"热结节",结节周围的甲状腺组织功能部分或完全被抑制。高功能腺瘤极少恶性变。

【治疗】

对于明确诊断为良性病变者,可采用手术治疗。随诊期间应注意肿瘤大小的变化,如肿瘤逐步增大出现周围浸润或压迫症状,需重复 FNAC 或手术治疗,高功能腺瘤可采用手术治疗,也可采用 ^{131}I 治疗,由于治疗高功能腺瘤使用 ^{131}I 的剂量大于治疗 Graves 病的剂量,此法多用于年龄较大,对手术存有顾虑的患者。

第三节　甲状腺癌

【流行情况】

甲状腺癌是一种起源于甲状腺滤泡上皮或滤泡旁上皮细胞的恶性肿瘤,也是头颈部最为常见的恶性肿瘤。其发病年龄相对年轻,发病率受到地区,种族,性别和年龄的影响。近年来,全球范围内甲状腺癌的发病率增长迅速,女性发病率明显高于男性,中国女性发病率从 15~19 岁开始快速上升,至 45~54 岁达到高峰。据全国肿瘤登记中心的数据显示,我国城市地区女性甲状腺癌发病率位居女性所有恶性肿瘤的第 4 位。我国甲状腺癌将以每年 20% 的速度持续增长,但其死亡率却非常低。

甲状腺癌的组织学类型包括乳头状甲状腺癌、甲状腺滤泡癌、甲状腺髓样癌、甲状腺未分化癌,分别约占甲状腺癌的 88%、8%、1.5% 和 1%。在过去的 30 年,甲状腺癌的检出率增加了 240%,增加的部分大多数为乳头状甲状腺癌。大多数甲状腺癌患者的预后良好,但约 5% 复发或远处转移的患者在最初阶段不能通过手术和 ^{131}I 进行治疗,导致 5 年内死亡。

【分子发病机制】

分化型甲状腺癌包括乳头状甲状腺癌和甲状腺滤泡癌,分化型甲状腺癌发病的机制尚未完全阐明。目前研究显示涉及染色体异常、多个基因的异常,分化型甲状腺癌中常见 *BRAF V600E* 突变,*NRAS*、*KRAS* 突变则相对较少。RET 基因突变是甲状腺髓样癌发病的主要分子基础。甲状腺未分化癌中 *FOXD3* 的低表达导致细胞凋亡被抑制,*p53* 突变增加其侵袭能力。基因表达的差异可能也是导致甲状腺癌不同组织学类型临床特征和预后不同的关键性因素,甲状腺癌的分子发病机制差异有助于甲状腺癌患者的个体精准化治疗。

【发病因素】

除遗传因素外,环境、遗传和地方医疗水平等多因素共同作用导致甲状腺肿瘤发病率快速升高。环境因素主要涉及辐射、微量元素及化学致癌物。辐射是目前甲状腺肿瘤唯一被肯定的危险因素,如暴露在放射物质生活环境,或是在工作中长期接触潜在的放射性危害。微量元素主要指碘,碘过量可导致甲状腺细胞损伤。环境污染、工作压力等综合因素也增加了桥本甲状腺炎等发生,而 HT 被认为与甲状腺癌的发生关系密切,且以女性为主。化学致癌物如多氯联苯、二噁英、阻燃剂以及农药等可能改变 T_3、T_4 和 TSH 的动态平衡。硝酸盐的摄入与 PTC 及 FTC 的发生呈正相关。其他可能因素包括体重指数、TSH 水平、甲状腺良性疾病、女性、生殖因素、职业和药物、吸烟、饮酒等,其他疾病包括乳腺癌、糖尿病及血脂变化、睡眠障碍、吸烟、饮酒等。医疗卫生技术水平检测手段的增强与广泛应用可能是导致甲状腺肿瘤发病率增加的因素之一。虽然针对甲状腺的普查和检出会造福部分患者,但甲状腺疾病也可能因此成为一种"过渡诊疗"的疾病。

【病理改变】

1. **乳头状甲状腺癌**　是指有滤泡细胞分化具有典型的乳头/滤泡结构和核特征性改变的恶性上皮细胞肿瘤,为实性,大小不一,平均 2~3cm,可伴有囊性变、纤维化、钙化等,呈浸润性生长,包膜不明显,镜下可见典型的乳头状结构,乳头呈分枝状,中心有纤维血管轴心,表面被覆瘤细胞。瘤细胞核大、异形、排列紊乱,极向消失。有毛玻璃状核(核大、淡染、重叠、核仁不明显)、核内假包涵体和核沟特征,具有诊断意义。乳头间质可见砂粒体癌乳头和细胞团常侵犯周围的甲状腺组织或包膜甲状腺球蛋白免疫组化染色阳性。根据不同的特征性核标志物,PTC 又分 12 种组织学亚型,包括经典型、高细胞型、弥漫硬化型、透明细胞型、柱状细胞型、微小癌(指直径等于或小于 1.0cm 的乳头状癌)、非侵袭性滤泡型等。不同亚型对判断预后有影响。

2. **甲状腺滤泡癌**　滤泡癌是指具有滤泡细胞分化,但缺乏乳头状癌诊断特征的恶性上皮性肿瘤。为单发或多发性结节性肿物,体积较大,平均直径为 4~8cm,有包膜,完整或不完整。伴有出血,坏死或囊性变,有血管、局部或广泛浸润。形态学差异较大,有的由分化好的滤泡组成,有的呈实性生长,有的由分化差的滤泡,或由各种结构混合构成。仅根据肿瘤自身的组织结构和细胞学不能判断肿瘤的良恶性。诊断恶性主要依据肿瘤有无包膜和血管浸润存在。

3. **甲状腺岛状癌**　也称分化不良的甲状腺癌,是指来源形态学和生物学处于分化好的甲状腺癌和甲状腺未分化癌之间的恶性上皮细胞肿瘤,肿瘤体积较大,多大于 5cm,镜下最显著的特征为肿瘤细胞核小,胞浆量极少,瘤细胞小,细胞排列呈圆形或卵圆形的巢状(岛状),实性但也可见微小的滤泡,有些含有稠密胶质,浸润性生长,血管浸润很常见。大部分肿瘤可见灶性坏死,角蛋白和甲状腺球蛋白,免疫组化染色阳性,预后较典型滤泡癌差。

4. **甲状腺未分化癌**　少见,恶性度极高,早期即可发生远处转移,死亡率极高,没有包膜,浸润范围广,使甲状腺形态发生改变。有些地方像石头样硬,而有些地方则比较柔软或是较脆。邻近结构的浸润如皮肤、肌肉、血管、咽部和食管很常见,迅速发生周围组织浸润和全身转移。病理学大体上呈棕白色,肉质感、个大,有明显的出血和坏死区。镜下,病变部分由不典型细胞组成,细胞内可见许多有丝分裂,形式众多。常以纺锤形细胞和多个核巨型细胞为主,其次为鳞状细胞。

5. **甲状腺髓样癌**　是 C 细胞肿瘤,癌肿多位于双侧甲状腺的上 1/3。常有局部或对侧淋巴结转移。

【临床特点】

1. **乳头状甲状腺癌**　甲状腺乳头状癌见于各个年龄,但以 30~50 岁者居多,女性多于男性。平均 2~3cm,近年微小癌发现率增加。常见于一侧,也有 20%~80% 为双侧,15% 左右的患者可有邻近组织的浸润,1/3 的患者有淋巴结转移的征象。17 岁以下患者淋巴结累及率可达 90%。

2. **甲状腺滤泡癌**　发病平均年龄较乳头状癌高,淋巴结转移少见,易发生血行转移。

3. **甲状腺未分化癌**　最少见,在甲状腺癌中所占的比例不足 2%,更具有侵袭性,是造成甲状腺恶性肿瘤患者死亡的主要原因,中位生存期仅为 6 个月。临床特征为快速增长的颈部肿块,癌肿高度恶性,没有包膜,广泛浸润,造成皮肤、肌肉、神经、血管、喉和气管浸润。早期就可出现肺、骨和脑等部位远处转移。常规甲状腺癌的治疗方法如 ^{131}I 和甲状腺激素治疗作用甚微,预后极差。

4. **甲状腺髓样癌**　是一种罕见的恶性肿瘤,起源于分泌降钙素的甲状旁腺 C 细胞。患者表现为甲状腺结节,伴淋巴结肿大,肿块可有触痛,部分患者有阳性家族史或 MEN-2A 或 MEN-2B 的一部分。当患者出现远处转移,特别是肝转移时,患者出现阵发性潮热和腹泻。MTC 的 5 年和 10 年生存率分别约为 92%

和 87%。MTC 患者[131]I 或甲状腺激素治疗无反应,一般认为只能通过完全切除甲状腺肿瘤治愈,但对于初次手术后残留或复发或存在远处转移患者,最合适的治疗方案不甚清楚,两种酪氨酸激酶抑制剂凡德他尼和卡博替尼被批准用于晚期转移或进行性 MTC 患者。

【分期】

甲状腺癌的分期也采用 TNM 分期,同时考虑到癌肿的组织类型和年龄对预后的影响。甲状腺癌分期方法可根据临床表现分期,也可根据手术前活检或是手术中及手术后病理进行分期,显然病理分期更优。2016年 10 月,美国癌症联合委员会(AJCC)发布了第 8 版甲状腺癌分期系统。与旨在预测疾病复发的 ATA 风险分层系统不同,甲状癌 AJCC/TNM 分期是用于预测患者的死亡风险。在保持和强调 TNM 等解剖学因素对疾病预后有重要影响的同时,第 8 版甲状腺癌 AJCC/TNM 分期系统还整合了相关生物信息和分子标志物,带来了重大变化。具体分期见表 18-1。临床医生应当合理应用分期系统,对分化型甲状腺癌死亡风险和疾病复发风险进行更个性化和准确的评估,以制定更准确的初始治疗决策和后续管理策略。

表 18-1　第 8 版分化型甲状腺癌 TNM 定义

分期		定义
原发肿瘤分期(T)	T_x	原发肿瘤无法评估
	T_0	没有原发肿瘤的证据
	T_1	肿瘤<2cm,仅限于甲状腺
	T_{1a}	肿瘤<1cm,仅限于甲状腺
	T_{1b}	肿瘤 1~2cm,仅限于甲状腺
	T_2	肿瘤 2~4cm,仅限于甲状腺
	T_3	肿瘤>4cm,仅限于甲状腺或侵犯带状肌
	T_{3a}	肿瘤>4cm,仅限于甲状腺
	T_{3b}	任意大小肿瘤侵犯带状肌
	T_4	肿瘤侵犯到主要颈部结构
	T_{4a}	任意大小肿瘤侵犯皮下软组织、喉部、气管、食管或喉返神经
	T_{4b}	任意大小肿瘤侵犯椎前筋膜或包裹颈动脉或纵隔血管
区域淋巴结分期(N)	N_x	区域淋巴结无法评估
	N_0	没有区域淋巴结转移的证据
	N_{0a}	1 个或多个细胞学或组织学确认的良性淋巴结
	N_{0b}	没有局部淋巴结转移的影像学或临床证据
	N_1	区域淋巴结转移
	N_{1a}	单侧或双侧Ⅵ区或Ⅶ区淋巴结转移
	N_{1b}	单侧或双侧或对称侧颈淋巴结或咽后淋巴结转移
远处转移分期(M)	M_0	无远处转移
	M_1	有远处转移

【治疗】

1. **外科治疗**　明确诊断或高度怀疑甲状腺癌的患者应及早手术。除甲状腺未分化癌和甲状腺淋巴瘤之外,绝大多数甲状腺患者需要首先采用手术的方法。

手术切除范围是目前争议的热点。对于分化型甲状腺癌患者,推荐行切除患侧的腺叶及峡部,此外大部切除或全切对侧腺叶。全切甲状腺可有效防止遗留病灶转化为未分化的癌,提高生存率。但是全切术后出现并发症率也较高,如喉返和喉上神经受损、低钙血症、颈部血肿等,因此在进行全切手术前要全面考虑。2017 年 NCCN 指南中甲状腺癌行全甲状腺切除的指征:发现有远处转移;腺外扩散;肿瘤直径>4cm;颈部淋巴结转移;低分化等。目前我国临床医师多数倾向于传统的术式,以次全切术或切除患侧腺叶切除术为主。近年来有研究表明实施甲状腺全切术后患者的生存概率未出现显著的增加。因此,选择哪种手术方式,应该考虑疾病的类型、分期、手术风险、术后并发症及复发率等综合因素。

甲状腺微小型乳头状癌,多数没有浸润到甲状腺包膜,没有血管浸润,没有异部和远处转移,死亡率不足 0.1%,推荐采用单侧甲状腺切除。滤泡细胞腺瘤和滤泡癌在手术期间常常也不能加以区分,推荐先行甲状腺单叶和峡部切除术,如术后病理为良性,不需要做进一步处理;如病理为恶性,需要再次手术行甲状全部切除或术后 6 周内再行甲状全切术。

针对分化型甲状淋巴结切除问题,多数临床工作者倾向于原发病灶-中央区淋巴结-颈侧区淋巴结-远处转移。因为乳头状癌中央区淋巴结转移发生率最高可达 80% 以上,推荐乳头状癌应常规切除中央区淋巴结清扫,滤泡癌淋巴结转移少见。如果有淋巴结转移证据存在,需要做淋巴结切除。对于未发生淋巴结转移的患者,是否实施清扫中央区淋巴结术对患者的复发影响较小。切除颈部中央区淋巴结的手术可致使术后血肿、甲状旁腺的功能发生减退或丧失、喉返神经损伤等。有效的保护喉返神经对预后尤为重要。目前我国对于是否对分化型甲状腺癌患者实施清扫淋巴结术仍有争议。

髓样癌需要采用甲状腺全切和双侧中央区和颈动脉链淋巴结切除。

甲状腺未分化癌瘤浸润程度广泛,手术目的是解除肿瘤压迫,联合放疗和化疗及试验治疗。

手术并发症:甲状腺切除并发症包括甲状旁腺功能减退症、喉返神经损伤和声带麻痹。单叶切除几乎不会造成永久性甲状旁腺功能减退,但可出现一过性声带麻痹,术中应仔细确认甲状旁腺组织,分离和保护好喉返神经,以避免上述并发症的发生。

2. ^{131}I 治疗　术后采用 ^{131}I 可清除残存在余留甲状腺内的隐匿性病灶。因此,术后 ^{131}I 治疗目的是去除残余的甲状腺组织,以便行 ^{131}I 全身扫描和随诊期间测定血清 TG 水平监测肿瘤复发和转移,同时消除转移和复发病灶。可减少肿瘤复发、降低病死率。本法主要适用于术后有残存甲状腺组织,甲状腺癌复发或转移且具有摄取 ^{131}I 功能;少数不能接受手术的乳头状癌和滤泡癌患者可直接选用 ^{131}I 治疗,推荐对Ⅲ期和Ⅳ期分化型甲状腺癌者年龄小于 45 岁Ⅱ期患者;大多数年龄大于 45 岁Ⅱ期患者,特别是肿瘤病灶多发,有淋巴结转移、甲状腺外或管浸润的Ⅰ期患者和高危患者采用 ^{131}I 去除残余甲状腺,对于低危患者,^{131}I 除残治疗的益处尚无证据支持,因此对于低危患者目前不建议术后常规采用 ^{131}I 治疗,^{131}I 治疗前应停用甲状腺激素,并应改为低碘饮食 1~2 周,使 TSH 水平升高到 30mU/L 以上不能受停用甲状腺激素者,或停用甲状素后 TSH 不升者,可在治疗前使用重组 TSH,^{131}I 治疗 1 周后,应行全身 ^{131}I 扫描,以发现新的或转移病灶。

3. 放疗　只适用于手术不能完全切除,颈、胸部有肿瘤残存的分化型甲状腺癌患者,特别是不能耐受手术且肿瘤组织不能摄取 ^{131}I 的老年患者。髓样癌患者肿瘤不能完全切除或肿瘤切除后血清降钙素水平仍高而又没有发现远处转移病灶者。甲状腺未分化癌确诊患者放疗联合化疗以提高生存时间,甲状腺原发性恶性淋巴瘤患者首选放疗。

4. 甲状素抑制治疗　使用 L-T$_4$ 抑制治疗可抑制 TSH 分泌,从而达到抑制肿瘤生长,减少分化型甲状腺癌的复发和相关的死亡。但长期抑制 TSH 导致患者出现临床甲状腺功能亢进症,出现心绞痛加重、心房颤动和绝经妇女骨质疏松发生危险性增加。建议对患者采用分层管理,高危患者 TSH 应抑制到<0.1mU/L 水平,低危患者 TSH 应抑制到 0.1~0.5mU/L。

甲状腺髓样癌、甲状腺未分化癌和甲状腺恶性淋巴瘤患者使用甲状腺激素治疗目的是替代甲状腺功能,甲状腺素对肿瘤本身的复发则没有抑制作用,这类患者应将血清 TSH 水平控制在参考范围内。

5. 化疗　仅适用于那些不能手术,对 ^{131}I 治疗也没有反应,肿瘤呈进展性或有明显症状但对已施行的治疗没有反应的患者。无论如何,化疗对分化型甲状腺癌的治疗效果较差。但对于甲状腺淋巴瘤,一经确诊,即应使用化疗的方法,如 CHOP 方案。对于甲状腺未分化癌,无论是采用手术治疗、^{131}I,还是化疗的方法,效果均很差。

【随诊】

1. **随诊内容**   所有甲状腺癌初始治疗之后都需要长期临床随诊,随诊内容包括甲状腺区域和局部淋巴结的触诊,甲状腺 B 超检查和其他影像学检查,甲状腺功能测定,血 TG 水平的测定,^{131}I 全身扫描等。

(1) 甲状腺超声检查:是检测有无结节和肿瘤复发最敏感的方法。良、恶性淋巴结的鉴别对判断局部转移有重要意义。一般良性淋巴结较小,呈扁或椭圆形,多位于颈后方。随诊中常常有缩小,而转移淋巴结呈圆形,伴有低回声、小钙化或囊性变,血流显像丰富。

(2) 血清 TG 测定:可用于监测分化型甲状腺癌残留、复发和转移。对甲状腺切除和 ^{131}I 除残的患者,血清 TG 水平测定具有高度的特异性和敏感性。服用 L-T$_4$ 期间血清 TG 敏感性降低。20% 的分化型甲状腺癌患者虽然其他方法已提示甲状腺癌有转移或复发,但血清 TG 水平仍测不出。因此,血 TG 水平测不出时,不能完全排除癌肿复发。如怀疑癌肿转移和复发,需做其他检测确诊或停用 L-T$_4$ 或于重组 TSH 刺激后测定血清 TG 水平。如抗 TG Ab 持续阳性或再现可能提示肿瘤复发。对分化型甲状腺癌患者初始治疗后,特别是甲状腺全切或近全切 ^{131}I 除残,应每 6 ~ 12 个月测 1 次血清 TG 水平,并应同时测血清抗 TG Ab。

(3) 诊断性全身 ^{131}I 扫描:只适用于能浓聚碘的滤泡上皮细胞癌肿,检查前应停用甲状腺素,并给予低碘饮食,以使血清 TSH 浓度升高至 ^{131}I 全身扫描需要的水平。给予 ^{131}I 2 ~ 5mCi,于 48 ~ 72 小时后行 ^{131}I 全身扫描。停用甲状腺激素期间,患者甲状腺功能减退的表现可能十分明显,多数患者能耐受。但有严重肺部疾病和心血管疾病的患者,常不能耐受,停用甲状腺激素应慎重。对这类患者最好使用重组人 TSH,rhTSH 适用于有垂体或下丘脑疾病患者、内源性 TSH 不能上升者、不愿停用甲状腺素者;由于严重肺和心脏疾病,不能耐受甲状腺功能减退而需进行检查者。给予 rhTSH 0.9mg,肌内注射,连续 2 天。第 3 天时给予 ^{131}I 14mCi,48 小时后进行 ^{131}I 全身扫描。于给药前和扫描当日,测定血清 TSH 和 TG 水平。

(4) 其他影像学检查:包括 CT、MRI、骨扫描和 PET。PET 可用于 TG 阳性,但 ^{131}I 全身扫描阴性的患者。TSH 水平升高,可提高 PET 检测的敏感性。比较几种影像学检查方法,对颈部复发和淋巴结转移病灶发现,超声检查的敏感性最高,对肺转移病灶,螺旋 CT 的敏感性高于 PET 和 MRI。

2. **随诊策略**   目的是监测和处理肿瘤的复发和转移。

(1) 分化型甲状腺癌:总死亡低,且近 30 年没有显著的变化。但分化型甲状腺癌的发病人数增加,生存患者人数明显增加。DTC 生存时间不等,多数生存时间不受影响,但也有 30% 患者会发生复发和转移,虽然 DTC 复发与死亡之间没有必然的联系,但复发者中 50% 最终死于甲状腺癌,远处转移的老年人中 5 年内死亡达 44%。患者本身的特质、肿瘤大小、病理类型和浸润程度及初始治疗方法等因素与肿瘤的复发密切相关。考虑到长期抑制 TSH 治疗危害,对分化型甲状腺癌患者应采取危险分级的管理方法,以期对危险程度不同的患者采用不同的随诊和治疗方法,达到既避免过度医疗给患者带来危害,又能最大限度地防治分化型甲状腺癌的复发转移,提高生存率和生存时间。

分化型甲状腺癌危险分级方法有多种,没有一致标准。分为低危,中危和高危 3 级。随诊中,应每 6 ~ 12 个月测定 1 次血清 TG 水平和颈部高清晰超声检查,不需要常规行诊断性 ^{131}I 全身扫描。甲状腺素抑制 TSH 至正常的低值范围。中危患者除上述的检查外,应进行 TSH 刺激状态下血清 TG 的测定和 ^{131}I 全身扫描检查,甲状腺素应将 TSH 抑制至轻度低于正常水平。而高危患者除中危患者应检查的项目外,必要时还应行 CT/MRI 或 PET 检测,甲状腺素应将 TSH 抑制至测不出水平。

(2) 甲状腺髓样癌:术后应定期监测血清降钙素水平,血清降钙素水平与肿瘤大小呈正相关。胃泌素和钙能刺激降钙素分泌,提高阳性率。许多患者虽然肿瘤已被切除,但血清降钙素水平仍高于正常,影像学检查也很难定位,此时需要做静脉插管取血测血清降钙素水平或奥曲肽核素扫描协助定位。

【转移和复发后治疗】

分化型甲状腺癌复发和转移的方法有手术、^{131}I 治疗、放疗、化疗和试验性药物治疗等手段,当肿瘤发生颈部局部复发和转移,可采用手术切除方法。当肿瘤浸润到呼吸道时,可采用手术联合 ^{131}I 或放疗的方法。当出现远处转移时,可根据转移病灶部位、大小、摄取碘的能力,对^{131}I治疗的反应以及转移病灶的稳定性等因素选用各种治疗方法。

(万　沁)

参 考 文 献

[1] 高明,葛明华,嵇庆海,等. 甲状腺微小乳头状癌诊断与治疗中国专家共识(2016版). 中国肿瘤临床,2016,43(10):405-411.

[2] 中华人民共和国国家卫生健康委员会. 甲状腺癌诊疗规范(2018年版). 中华普通外科学文献(电子版),2019,13(1):1-15.

[3] CLINKSCALES W,ONG A,NGUYEN S,et al. Diagnostic Value of RAS Mutations in Indeterminate Thyroid Nodules. Otolaryngol Head Neck Surg,2017,156(3):472-479.

[4] NGUYEN QT,LEE EJ,HUANG MG,et al. Diagnosis and treatment of patients with thyroid cancer. Am Health Drug Benefits,2015,8(1):30-40.

[5] AMIN MB,GREENE FL,EDGE SB,et al. The Eighth Edition AJCC Cancer Staging Manual:Continuing to build a bridge from a population-based to a more"personalized"approach to cancer staging. CA Cancer J Clin,2017,67(2):93-99.

[6] LU JY,CHENG WC,CHEN KY,et al. Using Ion Torrent sequencing to study genetic mutation profiles of fatal thyroid cancers. J Formos Med Assoc,2018,117(6):488-496.

[7] KIM BH,KIM IJ. Recent Updates on the Management of Medullary Thyroid Carcinoma. Endocrinol Metab(Seoul),2016,31(3):392-399.

[8] BRITO JP,ITO Y,MIYAUCHI A,et al. A Clinical Framework to Facilitate Risk Stratification When Considering an Active Surveillance Alternative to Immediate Biopsy and Surgery in Papillary Microcarcinoma. Thyroid,2016,26(1):144-149.

第十九章 甲状旁腺功能亢进症

甲状旁腺功能亢进症(hyperparathyroidism,简称甲旁亢),可分为原发性、继发性、三发性和假性4种类型。原发性甲状旁腺功能亢进症(primary hyperparathyroidism,PHPT;简称原发性甲旁亢)是由于甲状旁腺本身病变(肿瘤或增生)引起的甲状旁腺激素(parathyroid hormone,PTH)合成与分泌过多,通过其对骨与肾的作用,导致血钙水平升高和血磷水平降低。继发性甲旁亢是由于各种原因所致的低钙血症,刺激甲状旁腺,使之增生肥大,分泌过多的PTH,常见于肾功能不全,骨软化症和小肠吸收不良等。三发性甲旁亢是在继发性甲旁亢的基础上,由于腺体受到持久和强烈的刺激,部分增生组织转变为腺瘤伴功能亢进,自主分泌过多PTH,常见于慢性肾病和肾脏移植后。假性甲旁亢是由于某些器官,如肺、肝、肾和卵巢等的恶性肿瘤分泌类PTH多肽物质致血钙增高,而患者血清PTH正常或降低。

【流行病学】

PHPT在欧美多见,20世纪70年代以来,随着对血清钙筛查的普及,PHPT的发现率明显增加,其患病率在内分泌疾病中仅次于糖尿病和甲状腺功能亢进症。1982~1992年美国的一项流行病学调查资料显示PHPT的年发病率为20.8/10万,北美地区每1 000例门诊患者中即有1例PHPT患者。据2013年的数据显示,美国PHPT发病率约为0.86%,较过去15年相比,PHPT发病率增加了3倍。

我国尚缺乏PHPT自然发病率的确切数据。据2005年对进行健康体检的中老年人群流行病学调查显示,北京地区中老年(50岁以上)人群中PHPT患病率为0.204%,考虑到该调查中男性比例(82.9%)显著高于一般人群,而PHPT以女性受累居多,整体人群及女性患病率实际更高,提示本病实际并不少见。

PHPT的发病率随着年龄增长而增加,多见于中年人,儿童及青少年少见。成年患者中以女性居多,大多数患者为绝经后女性,男女之比约为1∶3。

【分子生物学】

超过90% PHPT为散发性(sporadic PHPT)内分泌疾病,且85%~90%的患者是由良性孤立性腺瘤引起的。少数病例(国外文献报道<10%)为家族性(familial PHPT)或综合性(syndromic PHPT),即有家族史或作为某种遗传性肿瘤综合征的一部分,以多腺体受累更常见。家族性PHPT多为单基因病变,致病基因相对明确;散发性甲状旁腺腺瘤或腺癌为单克隆性的肿瘤,其发生的分子生物学机制也可能与原癌基因过度表达和/或抑癌基因功能丧失有关。

1. **家族性PHPT** 目前已证实的与家族性PHPT相关的遗传综合征包括:①多发性内分泌腺瘤病1型(multiple endocrine neoplasia type1,MEN1);②多发性内分泌腺瘤病2A型(multiple endocrine neoplasia type2A,MEN2A);③家族性低尿钙血症(familial hypocalciuric hypercalcemia,FHH)/新生儿重症甲状旁腺功能亢进症(neonatal severe hyperparathyroidism,NSHPT)/新生儿甲状旁腺功能亢进症(neonatal hyperparathyroidism,NHPT)/常染色体显性甲状旁腺功能亢进症(autosomaldominantmoderate hyperparathyroidism,ADMH);④甲状旁腺功能亢进症-颌骨肿瘤综合征(hyperparathyroidism-jawtumorssyndrome,HPT-JT);⑤家

族性孤立性原发性甲状旁腺功能亢进症(familial isolated hyperparathyroidism,FIHPT)。上述综合征在近年来多数已鉴定了致病基因(表19-1)。

表19-1　家族性PHPT的致病基因

综合征(OMIM)	基因突变率/%	染色体定位	致病基因	编码蛋白	突变类型
MEN1(131100)	90	11q13	*MEN1*	Menin	失活
MEN2A(171400)	98	10q11.1	*RET*	RET	激活
FHH1/NSHPT/NHPT (145980/239200)	10~18	3q13.3-q21	*CaSR*	CaSR	失活
ADMH(601199)	100	3q13.3-q21	*CaSR*	CaSR	不典型失活
FHH2(145981)	–	19p13.3	*GNA11*	Gα11	失活
FHH3(600740)	–	19q13.32	*AP2S1*	AP2σ2	失活
HPT-JT(145001)	60~70	1q25-q31	*HRPT2*	Parafibromin	失活
FIHPT(145000)	–	11q13,1q25-31	*CaSR*		
		3q13.3-q21/2p13.3-14	*HRPT2*	–	失活
		未知位置	*MEN1*		

2. **MEN相关PHPT**　PHPT是MEN1型中最常见的内分泌腺体功能异常。国外文献报道,MEN1型中90%以上可发生PHPT,其他常累及胃肠胰腺及垂体前叶;MEN2A型中20%~30%发生PHPT,其他常见病变为甲状腺髓样癌及嗜铬细胞瘤。与散发性PHPT相比,MEN相关PHPT累及多个甲状旁腺较为常见,临床症状相对隐匿、程度较轻。由于MEN相关PHPT常累及多个甲状旁腺,因此与散发性PHPT手术方式不同,常采用3个或全部腺体切除,加或不加自体移植,并需长期随访。

目前已在1 000多个家系中报道了1 300余种*MEN1*基因突变,70%以上导致menin蛋白被过早截断,4%为大片段缺失,未发现明确的突变热点及基因型-表型之间的相关性,绝大部分突变可通过*MEN1*基因测序检出。不同于MEN1型,*RET*基因的激活性突变类型与其临床表型密切相关,95%以上病例的突变发生在第10、11、13、14、15和16外显子,因此可先对热点外显子进行筛查。无论对MEN1型还是MEN2型,基因检测均有助于不典型病例的确诊及手术方式的选择,在症状出现前筛查高危亲属,有利于早期基因诊断改善预后。

3. **FHH/NSHPT/NHPT及ADMH**　钙敏感受体(calcium-sensingreceptor,CaSR)在钙稳态的调节中有重要作用,在甲状旁腺及肾小管均有表达,通过感受细胞外液钙离子浓度调节PTH的分泌。上述综合征均与*CaSR*基因突变有关,FHH为常染色体显性遗传,由*CaSR*基因的杂合失活性突变引起。NSHPT由*CaSR*基因的纯合失活性突变引起。ADMH极为罕见,表现为高钙血症、低尿钙伴高PTH血症及高镁血症,同时合并肾结石,DNA检测证实受累个体在*CaSR*胞质内尾部区域存在不典型的失活性突变。

此外,FHH2及FHH3临床表现与FHH1类似,但由不同的致病基因引起。

4. **HPT-JT综合征**　是一种罕见的常染色体显性遗传疾病,主要累及甲状旁腺、颌骨及肾脏。在典型的HPT-JT家族成人中,临床表现以PHPT(80%)为主,其次是颌骨骨化纤维(30%),多囊肾、肾脏畸胎瘤、Wilms瘤等。

该综合征占甲状旁腺癌的比例(15%~20%)显著高于一般人群,其他家族性PHPT,MEN1、MEN2和FHH几乎不发生甲状旁腺癌。其致病基因为*HRPT2*基因,编码蛋白的羧基端约200个氨基酸与出芽的酵母菌Pafl复合物的组分Cdc73部分同源,Pafl复合物为RNA聚合酶Ⅱ复合物的一部分,在基因表达通路的多个环节具有关键作用,在多种调节细胞周期、蛋白合成、脂质及核酸代谢相关基因的表达中均需该复合物的参与。研究证实parafibromin的过度表达可抑制癌细胞的生长,使其中止在G_1期,并可阻断细胞周期蛋白 D1 的表达；而应用 RNAi 技术或转染失活性突变的质粒可促进细胞进入 S 期，均证实了该蛋白抑制肿瘤生长的作用。

目前国外报道了约 30 个 HPT-JT 家系，在其 *HRPT2* 基因的外显子-内含子交界区域发现了近 20 种 *HPRT2* 基因失活性胚系突变，部分肿瘤组织中证实同时存在其杂合缺失（lossofheterozygosity，LOH）。

甲状旁腺癌是 PHPT 中的少见病理类型，近期研究发现 *HRPT2* 基因可能参与了甲状旁腺癌的发病机制。

5. **FIHPT**   为少见的常染色体显性遗传疾病，表现为单个或多个甲状旁腺功能亢进，但不伴有其他内分泌腺体病变，目前认为可能为其他家族性 PHPT 的特殊表现，已证实的基因突变包括：*MEN1* 占 20%~23%，*CaSR* 占 14%~18%，还有 3 种 *HRPT2* 基因突变。

6. **散发性 PHPT**

（1）细胞周期蛋白 D1（cyclin D1，或 PRAD1）基因：是最早被确认的甲状旁腺原癌基因，位于人类染色体 11q13。在部分腺瘤中细胞周期蛋白 D1 与 PTH 的基因发生重排（gene rearrangement）。该重排将细胞周期蛋白 D1 基因插入 *PTH* 基因上游调节区域中的肿瘤特异的增强子元件中，激活细胞蛋白 D1 的转录及过度表达。细胞周期蛋白 D1 基因编码 1 个 35kD 的蛋白，是细胞周期从 G_1 期（位于有丝分裂期后）向 S 期（与 DNA 合成有关）转化的重要调节因子，在许多恶性肿瘤中发生突变或扩增。在不同的甲状旁腺腺瘤中，染色体 11q13 上的插入点可位于细胞周期蛋白 D1 基因内或其上游 300kb 甚至更远的区域。插入位点如此大的变异性意味着基因重排很容易被传统的检测方法遗漏，因此尚缺少甲状旁腺腺瘤中具有细胞周期蛋白 D1 激活性重排的确切比例。文献报道有 20%~40% 的甲状旁腺腺瘤中证实有细胞周期蛋白 D1 的过度表达，其中的 20%~40% 发现了细胞周期蛋白 D1 的基因重排。因此很可能有其他的分子生物学机制引起细胞周期蛋白 D1 过度表达，如基因扩增、与甲状旁腺细胞中其他的增强子/启动子重排、或转录活化，从而使细胞获得选择性优势。通过将细胞周期蛋白 D1 基因转基因至 PTH 调节区域模拟人类 DNA 重排引起的细胞周期蛋白 D1 过度表达，由此构架的转基因小鼠模型（PTH-细胞周期蛋白 D1 小鼠）中，细胞周期蛋白 D1 的过度表达确实能够刺激甲状旁腺细胞的过度增殖，动物表型与原发性甲状旁腺功能亢进症患者非常类似。

（2）*RET* 基因：属于原癌基因，其胚系突变引起的 MEN2A 和具有甲状旁腺功能亢进的易感性，但在散发性甲状旁腺肿瘤中未发现 *RET* 基因的体细胞突变。

（3）*MEN1* 肿瘤抑制基因：*MEN1* 是经典的肿瘤抑制基因，通过突变或大片段丢失引起的完全失活导致细胞的选择优势。在 12%~20% 的散发性甲状旁腺腺瘤中发现了 *MEN1* 的双等位基因失活性突，但存在染色体 11q 等位基因缺失的腺瘤约为上述数值的 2 倍，因此可能在 11q 上存在其他的肿瘤抑制基因。*MEN1* 的体细胞突变不仅见于散发性甲状旁腺肿瘤，也可见于散发性的胃泌素瘤、胰岛素瘤、肺类癌、血管纤维瘤等。*MEN1* 基因产物 Menin 为 610 个氨基酸构成的蛋白，参与转录调节，与 TGF-β 通路中的 Smad3、NF-κB 蛋白等相互作用。Menin 可抑制 NF-κB 蛋白的转录活性，而后者可与细胞蛋白 D1 启动子结合增强转录活性。

（4）*Rb* 基因：是定位于染色体 13q14 的一种抑癌基因，最早发现与视网膜母细胞瘤发生相关，随后发现也参与许多其他肿瘤，包括甲状旁腺癌的发生。在所有被检的甲状旁腺癌组织中均证实存在 *Rb* 基因等位基因的缺失（推测另一等位基因存在点突变），其蛋白产物也有异常染色。另外在 10% 的甲状旁腺腺瘤中也发现存在该等位基因缺失，但未见 Rb 蛋白异常染色。

【病理表现】

1. **病理类型**   正常甲状旁腺分上下 2 对，共 4 个腺体，一般位于甲状腺侧叶的后面和甲状腺囊之间。在胚胎发育期由第 3 和第 4 对咽囊与咽部分离下降而成。第 3 对咽囊随胸腺下降为下甲状旁腺，第 4 对咽囊发育为上甲状旁腺。腺体的数量、肿瘤和部位可有不同。约 80% 的正常人有 4 个甲状旁腺，13% 有 3 个，6% 有 5 个，极少数人可达 10 个之多。

PHPT 的病变甲状旁腺病理类型有腺瘤、增生、腺癌和甲状旁腺囊肿 4 种。

（1）腺瘤：国外文献报道占 80%~85%，国内文献报道占 78%~92%，大多为单个腺体受累，少数有 2

个或 2 个以上腺瘤。瘤体一般较小,肿瘤重量为 0.4~60g 不等。

（2）增生：国外文献报道占 10%~15%,国内报道占 8%~18%,一般 4 个腺体都增生肥大,也有以一个增大为主,主细胞或水样清细胞增生,其中间质脂肪和细胞内基质增多,与正常甲状旁腺组织移行,常保存小叶结构,但尚无公认的区分腺瘤和增生的形态学标准。

（3）腺癌：少见,西方国家多数报道不足 1.0%,国内文献报道占 3.0%~7.1%,一般瘤体较腺瘤大,细胞排列成小梁状,被厚纤维索分割,细胞核大深染,有核分裂,有包膜和血管的浸润、局部淋巴结和远处转移,转移以肺部最常见,其次为肝脏和骨骼。

（4）甲状旁腺囊肿：可分为功能性甲状旁腺囊肿和非功能性甲状旁腺囊肿两种,囊肿液体清亮或浑浊,需与甲状旁腺癌囊性病变鉴别。

2. PHPT 骨骼受累特征性改变

（1）骨膜下吸收：以指骨桡侧最为常见,外侧骨膜下皮质呈不规则锯齿样,可进展为广泛的骨皮质吸收。

（2）囊性纤维性骨炎：常为多发,内含棕色浆液或黏液,故又称"棕色瘤"。易发生在掌骨、肋骨骨干的中央髓腔部分、长骨或骨盆,可进展并破坏表面的皮质,内由大量多核破骨细胞(巨细胞)混杂基质细胞及基质组成。

（3）病理性骨折。

【病理生理表现】

PHPT 的主要病理生理改变是甲状旁腺分泌过多 PTH,PTH 与骨和肾脏的 PTH 受体结合,使骨吸收增加,致骨钙溶解释放入血,肾小管重吸收钙的能力增加,并增加肾脏 $1,25\text{-}(OH)_2\text{-}D_3$——活性维生素 D 的合成,后者作用于肠道,增加饮食钙的吸收,导致血钙升高。当血钙上升超过正常水平时,从肾小球滤过的钙增多,致使尿钙排量增多。PTH 可抑制磷在近端和远端小管的重吸收,对近端小管的抑制作用更为明显。PHPT 时尿磷排出增多,血磷水平随之降低。临床上表现为高钙血症、高钙尿症、低磷血症和高磷尿症。

PTH 过多加速骨的吸收和破坏,长期进展可发生囊性纤维性骨炎,伴随破骨细胞的活性增加,成骨细胞活性也增加,故血碱性磷酸酶水平增高。骨骼病变以骨吸收、骨溶解增加为主,也可呈现骨质疏松或同时伴有佝偻病/骨软化,后者的发生可能与钙摄入减少和维生素 D 缺乏有关。

由于尿钙和尿磷排出增加,磷酸钙、草酸钙等钙盐沉积而形成肾结石、肾钙化,易有尿路感染、肾功能损伤,晚期可发展为尿毒症,此时血磷水平可升高。

血钙过高可导致迁移性钙化,钙在软组织沉积,引起关节疼痛等症状。高浓度钙离子可刺激胃泌素分泌,胃壁细胞分泌胃酸增加,形成高胃酸性多发性胃十二指肠溃疡;高浓度钙离子还可激活胰腺管内胰蛋白酶原,引起自身消化,导致急性胰腺炎。

PTH 过多还可抑制肾小管重吸收碳酸氢盐,使尿呈碱性,不仅可促进肾结石的形成,部分患者还可引起高氯性酸中毒,后者可增加骨矿盐的溶解,加重骨吸收。

【临床表现】

欧美国家血钙水平筛查普及后,经典的 PHPT 很少被观察到,PHPT 最常见的临床表现是轻度无症状高钙血症。大多数患者没有特殊的症状,也没有任何靶器官并发症的证据。但国内大多数原发性甲旁亢患者均有明显的临床表现,包括高血钙、骨骼病变及泌尿系统病变等 3 组症状。根据国内文献报道,以骨骼病变受累为主者占 52%~61%,以泌尿系统受累为主者占 2%~12%,骨骼系统与泌尿系统均受累者占 28%~36%。

PHPT 临床表现轻重不一,可累及机体的多个系统。

1. 非特异性症状　乏力、易疲劳、体重减轻和食欲减退等。

2. 骨骼　常表现为全身性弥漫性、逐渐加重的骨骼关节疼痛,承重部位骨骼的骨痛较为突出,如下肢、腰椎部位。病程较长的患者可出现骨骼畸形,包括胸廓塌陷、脊柱侧弯、骨盆变形、四肢弯曲等。患者可有身高变矮。轻微外力引发病理性骨折或出现自发骨折。囊性纤维性骨炎好发于颌骨、肋骨、锁骨及四肢长骨,病变部位容易发生骨折,四肢较大的囊性纤维性骨炎病变可能被触及和有压痛。患者的活动能力明显降低,甚至活动受限。牙齿松动或脱落。

3. 泌尿系统　患者常出现烦渴、多饮、多尿。反复、多发泌尿系结石可引起肾绞痛、输尿管痉挛、肉眼血尿，甚至尿中排沙砾样结石等。患者还易反复罹患尿路感染，少数病程长或病情重者可以引发肾功能不全。

4. 消化系统　患者有纳差、恶心、呕吐、消化不良及便秘等症状。部分患者可出现反复消化性溃疡，表现为上腹疼痛、黑便等症状。部分高钙血症患者可伴发急、慢性胰腺炎，出现上腹痛、恶心、呕吐、纳差、腹泻等临床表现，甚至以急性胰腺炎发作起病。

5. 心血管系统　高钙血症可以促进血管平滑肌收缩，血管钙化，引起血压升高，高血压是 PHPT 最常见的心血管系统表现，PHPT 治愈后，高血压可得以改善。少数 PHPT 患者可以出现心动过速或过缓、ST 段缩短或消失，Q-T 间期缩短，严重高钙血症者可出现明显心律失常。

6. 神经肌肉系统　高钙血症患者可出现淡漠、消沉、烦躁、反应迟钝、记忆力减退，严重者甚至出现幻觉、躁狂、昏迷等中枢神经系统症状。患者易出现四肢疲劳、肌无力，主要表现为四肢近端为主的肌力下降。部分患者还表现为肌肉疼痛、肌肉萎缩、腱反射减弱。

7. 精神心理异常　患者可出现倦怠、嗜睡、情绪抑郁、神经质、社会交往能力下降，甚至认知障碍等心理异常的表现。PHPT 治愈后，心理异常的表现可以明显改善。

8. 血液系统　部分 PHPT 患者可以合并贫血，尤其是病程较长的 PHPT 患者或甲状旁腺癌患者。

9. 其他代谢异常　部分患者可以伴有糖代谢异常，表现为糖耐量异常、糖尿病或高胰岛素血症，出现相应临床症状。

【辅助检查】

1. 生化指标

（1）血清钙：总钙，通常称血钙，参考值为 2.2~2.7mmol/L(8.8~10.9mg/dl)。PHPT 时血钙水平可呈现持续性增高或波动性增高，少数患者血钙值持续正常（正常血钙 PHPT），因此必要时需反复测定。判断血钙水平时应注意使用人血清白蛋白水平校正。人血清白蛋白浓度低于 40g/L(4g/dl)时，每降低 10g/L(1.0g/dl)会引起血钙水平降低 0.20mmol/L(0.8mg/dl)。

计算方法：

经人血清白蛋白校正血钙(mg/dl)＝实测血钙(mg/dl)+0.8×[4.0-实测人血清白蛋白(g/dl)]

或

经人血清白蛋白校正血钙(mmol/L)＝实测血钙(mmol/L)+0.02×[40-实测人血清白蛋白(g/dl)]

正常人血游离钙水平为(1.18±0.05)mmol/L。血游离钙测定结果较血总钙测定对诊断高钙血症更为敏感，且不受白蛋白水平的影响。因设备条件尚不普及，不作为确诊高钙血症的常规检查项目，但有助于多次检查血总钙值正常、而临床上疑诊 PHPT 者高钙血症的判断。

（2）血清磷：血清磷参考值成人为 0.97~1.45mmol/L(3.0~4.5mg/dl)、儿童为 1.29~2.10mmol/L(4.0~6.5mg/dl)。低磷血症是 PHPT 的生化特征之一。如出现高磷血症常提示肾功能不全或高磷摄入。甲旁亢时，由于 PTH 的作用使肾脏对碳酸氢盐的重吸收减少，对氯的重吸收增加，会导致高氯血症，血氯/磷比值会升高，通常大于 33。

（3）血清碱性磷酸酶：血清碱性磷酸酶参考值成人为 32~120U/L，儿童的参考值较成人高 2~3 倍。高碱性磷酸酶血症是 PHPT 的又一特征。血碱性磷酸酶增高往往提示存在骨骼病损，骨碱性磷酸酶升高更为特异，其水平愈高，提示骨病变愈严重或并存在佝偻病/骨软化症。

（4）24 小时尿钙排量：多数 PHPT 患者尿钙排泄增加（家族性低尿钙性高钙血症除外），24 小时尿钙女性>250mg，男性>300mg，或 24 小时尿钙排出>4mg/kg。甲状旁腺功能亢进症合并骨软化症和严重维生素 D 缺乏时尿钙排泄可能不增加。

（5）24 小时尿磷排量：尿磷增高，但受饮食因素影响较大。

（6）血肌酐(Cr)和尿素氮(BUN)水平测定：血 Cr 和 BUN 等肾功能检查有助于原发性、继发性和三发性甲旁亢的鉴别。Cr 和 BUN 水平升高亦可见于甲状旁腺功能亢进症伴脱水或伴肾脏损害。

（7）血甲状旁腺素(PTH)：测定血 PTH 水平可直接了解甲状旁腺功能，目前多采用测定全分子 PTH

的免疫放射法或免疫化学发光法。当患者存在高钙血症伴有血 PTH 水平高于正常或在参考范围偏高的水平，则需考虑原发性甲旁亢的诊断。原发性甲旁亢患者血 PTH 增高程度与血钙浓度、肿瘤大小相平行。因肿瘤所致的非甲旁亢引起的高钙血症，由于现代完整 PTH 检测对 PTH 相关蛋白没有交叉反应，此时 PTH 分泌受抑制，血 PTH 水平低于正常或测不到。

（8）骨转换指标：反应骨吸收的指标包括Ⅰ型胶原 N 末端前肽或Ⅰ型胶原 C 末端肽、抗酒石酸酸性磷酸酶、尿Ⅰ型胶原 N 末端肽、吡啶啉、脱氧吡啶啉和羟脯氨酸排泄量等。由于 PTH 促进骨的吸收，骨转换增加，上述骨转换指标可增高。

（9）血维生素 D：PHPT 患者易出现维生素 D 缺乏，合并佝偻病/骨软化症时可能伴有严重的维生素 D 缺乏，血 25-OH-D 水平低于 20ng/ml，甚至低于 10ng/ml。而由于过多 PTH 的作用，血液中的 $1,25-(OH)_2-D_3$ 的水平则可能高于正常。

2. **X 线检查**　约40%以上的甲旁亢患者 X 线片可见骨骼异常改变。表现为普遍性骨量减少、骨质稀疏，常为全身性，以胸腰椎、扁骨、掌骨和肋骨最常见，显示密度降低，小梁稀疏粗糙。

特征性的骨膜下骨吸收，以指骨桡侧最为常见，外侧骨膜下皮质呈不规则锯齿样，可进展为广泛的皮质吸收；骨囊性变，常为多发，内含棕色浆液或黏液，易发生在掌骨、肋骨骨干的中央髓腔部分或骨盆，可进展并破坏表面的皮质。

棕色瘤（brown tumor）为甲旁亢的特异表现，由大量多核破骨细胞（巨细胞）混杂基质细胞、基质组成，常发生在颌骨、长骨、肋骨的小梁部分，X 线表现为偏心性、囊状溶骨性破坏，边界清晰锐利，囊内可见分隔。

颅骨在影像上可呈现密度不均的斑点状，并夹杂小圆形低密度区，以额骨明显。颅骨内外板模糊不清，板障增厚，呈毛玻璃状或颗粒状。典型的齿槽相表现为牙槽板由于骨膜下骨吸收而受侵蚀或消失，经常发展至邻近的下颌骨。

3. **骨密度测定**　原发性甲旁亢是引起继发性骨质疏松的重要原因之一。PTH 持续性大量分泌对皮质骨有强的促进骨吸收的作用，如桡骨远端 1/3 处。

当 PTH 间歇性轻度分泌增多时，对于小梁骨为主的部位还有一定的促进合成的作用，如腰椎和髋部。

因此，在原发性甲旁亢患者中桡骨远端 1/3 部位的骨密度降低较腰椎和髋部更为明显。部分原发性甲旁亢患者可仅有骨密度的减低。常用的骨密度测量方法有单光子吸收法、双能 X 线吸收法、定量计算机断层扫描测量法等。

4. **定位检查**

（1）颈部超声检查：超声检查是甲状旁腺功能亢进症术前定位的有效手段。超声声像图表现：①甲状旁腺腺瘤，多为椭圆形，边界清晰，内部多为均匀低回声，可有囊性变，但钙化少见。彩色多普勒血流显像瘤体内部血供丰富，周边可见绕行血管及多条动脉分支进入。腺瘤囊性变时超声可表现为单纯囊肿、多房囊肿、囊实性。②甲状旁腺增生，常多发，增生较腺瘤相对小，声像图上二者难以鉴别，必须结合临床考虑。③甲状旁腺癌，肿瘤体积大，多超过 2cm，分叶状，低回声，内部回声不均，可有囊性变、钙化。侵犯周围血管是其特异性表现。

超声引导细针穿刺抽吸液 PTH 测定有助于确定病灶是否为甲状旁腺来源。如联合穿刺细胞学评估、免疫组织化学染色可进一步提高诊断准确性。该方法为术前影像学定位不清及 PHPT 复发需再次明确手术病灶者提供了有效的术前定位诊断方法。

（2）放射性核素检查：甲状旁腺动态显像用于 PHPT 的定位诊断。^{99m}Tc-MIBI（^{99m}Tc-甲氧基异丁基异腈）是目前应用最广泛的甲状旁腺显像示踪剂。功能亢进的甲状旁腺肿瘤组织对 ^{99m}Tc-MIBI 的摄取明显高于正常甲状腺组织，且洗脱速度明显慢于周围的甲状腺组织。因而，采用延迟显像并与早期影像进行比较能够诊断功能亢进的甲状旁腺病灶。

静脉注射 ^{99m}Tc-MIBI 740~1 110MBq（20~30mCi）后，于 10~30 分钟和 1.5~2.5 小时分别在甲状腺部位采集早期和延迟显像。当怀疑异位甲状旁腺时，应加做胸部抬高位，即包括颈部和上胸部，必要时行断层显像。早期相及延迟相均显示甲状腺、甲状腺外的颈部或纵隔区可见单个或多个异常放射性浓聚区，且放射性浓聚区消退不明显,是典型功能亢进的甲状旁腺组织显影图像。

某些情况可能干扰甲状旁腺显像,导致假阴性或假阳性结果,包括甲状旁腺病变过小、甲状旁腺增生、异位甲状旁腺腺瘤、甲状腺疾病(甲状腺腺瘤、甲状腺癌和结节性甲状腺肿等)等。因此,结合甲状腺显像有助于鉴别诊断。

(3)CT 与 MRI:CT 和 MRI 对甲状旁腺病灶(多为腺瘤)的定位有所帮助。正常甲状旁腺或其较小病灶的常规 CT 和 MRI 影像均与周围的甲状腺影像相似,难于区分,薄层增强 CT 和 MRI 影像有助于较小病灶的检出,但目前 CT 和 MRI 并不作为甲状旁腺病变的首选影像学检查方法。CT 和 MRI 主要用于判断病变的具体位置、病变与周围结构之间的关系以及病变本身的形态特征。

(4)选择性甲状腺静脉取血测 PTH:是有创性 PHPT 定位检查手段。在不同部位(如甲状腺上、中、下静脉,胸腺静脉,椎静脉)分别取血,同时采集外周血做对照,血 PTH 的峰值点反映病变甲状旁腺的位置,升高 1.5~2 倍则有意义。

5. 术中 PTH 监测 术中快速测定 PTH 水平变化能在术中确定功能亢进的甲状旁腺组织是否被切除,尤其适用于术前定位明确、颈部切口较小或微创甲状旁腺切除手术。

通常的操作流程是:在即将切除最后一处功能亢进的甲状旁腺组织之前采取外周血作为术前 PTH 值,切除后 5、10、15 分钟时分别取外周血测定 PTH 水平,常用预示功能亢进组织已切除的标准是术后 10 分钟内 PTH 下降 50%以上。

【诊断】

1. PHPT 的诊断线索 具有以下临床表现时应考虑 PHPT 诊断。①复发性或活动性泌尿系结石或肾钙盐沉积症;②原因未明的骨质疏松症,尤其伴有骨膜下骨皮质吸收和/或牙槽骨板吸收及骨囊肿形成者;③长骨骨干、肋骨、颌骨或锁骨巨细胞瘤,特别是多发性者;④原因未明的恶心、呕吐,久治不愈的消化性溃疡、顽固性便秘或复发性胰腺炎者;⑤无法解释的精神神经症状,尤其是伴有口渴、多尿和骨痛者;⑥阳性家族史者以及新生儿手足搐搦症患儿的母亲;⑦长期应用锂制剂而发生高钙血症者;⑧高钙尿症伴或不伴高钙血症者;⑨补充钙剂、维生素 D 制剂或应用噻嗪类利尿剂时出现高钙血症者。

2. 诊断 原发性甲旁亢诊断分定性诊断和定位诊断 2 个步骤。具有骨骼病变、泌尿系统结石、高血钙的临床表现,血钙、PTH 及碱性磷酸酶水平升高,血磷水平降低,尿钙和尿磷排出增多,X 线片提示骨吸收增加等均支持甲状旁腺功能亢进的诊断。典型的原发性甲旁亢临床诊断不难,轻型早期病例需测定血游离钙、钙负荷甲状旁腺功能抑制试验和骨密度等。定性诊断明确后,可通过超声、放射性核素扫描等有关定位检查了解病变甲状旁腺的部位。

【鉴别诊断】

1. PHPT 鉴别诊断

(1)多发性骨髓瘤:可有局部和全身骨痛、骨质破坏、高钙血症,有特异性的免疫球蛋白增高、血沉增快、血尿轻链增高、尿本周蛋白阳性,骨髓象可找到瘤细胞,血碱性磷酸酶正常或轻度升高,血 PTH 水平正常或降低。

(2)恶性肿瘤引起的高钙血症:可见于肺、肝、甲状腺、肾、肾上腺、前列腺、乳腺和卵巢肿瘤。恶性肿瘤通过骨转移破坏或分泌体液因素(包括 PTH 相关蛋白、前列腺素和破骨细胞刺激因子等)引起高血钙,临床上有原发肿瘤的特征性表现,血 PTH 水平正常或降低。

(3)结节病:有高血钙、高尿钙、低血磷和碱性磷酸酶增高,但无普遍性脱钙,有血浆球蛋白增高,血清血管紧张素转换酶水平升高,胸部 X 线片有相应改变,血 PTH 水平正常或降低。

(4)维生素 A、维生素 D 过量:有明确用药史,皮质醇抑制试验有助于鉴别。

(5)甲状腺功能亢进症:过多的甲状腺激素使骨吸收增加,20%的患者可有轻度高钙血症,尿钙增多,伴骨质疏松。临床上有甲状腺功能亢进的相应表现,血 PTH 水平正常或降低。

(6)原发性骨质疏松症:血清钙、磷及碱性磷酸酶水平正常,X 线无甲旁亢特征性的骨吸收增加的改变。

(7)佝偻病:血钙、磷正常或降低,血碱性磷酸酶、PTH 水平增高,尿钙磷排量减少。儿童的 X 线片有尺桡骨远端干骺端增宽、杯口状、边缘不齐、呈毛刷样改变,成年人有椎体双凹变形、假骨折或骨盆变形等特征性表现。

(8) 肾性骨营养不良:骨骼病变有囊性纤维性骨炎、骨硬化、骨软化和骨质疏松4种,血钙水平降低或正常,血磷水平增高,尿钙排量减少或正常,有肾功能损害。

(9) 与其他类型甲旁亢的鉴别:①继发性甲旁亢,是指甲状旁腺受到低血钙刺激而分泌过量的 PTH 以提高血钙的一种慢性代偿性临床综合征,其血钙水平为低或正常。常见的原因有慢性肾功能不全、维生素 D 缺乏、肠吸收不良综合征、妊娠和哺乳等。②三发性甲旁亢,是在长期继发性甲旁亢的基础上,受到强烈和持久刺激的甲状旁腺组织已发展为功能自主的增生或腺瘤,血钙水平超出正常,常需要手术治疗。③异位甲状旁腺功能亢进症(ectopic hyperparathyroidism/ectopic secretion of PTH,简称异位甲旁亢),是指由某些非甲状旁腺肿瘤自主分泌过多的 PTH(而非 PTHrP)所引起的甲状旁腺功能亢进症。导致异位甲旁亢的肿瘤有肺癌、卵巢癌、胰腺癌、肝癌、甲状腺乳头状癌等。

2. 其他鉴别诊断

(1) 高钙血症鉴别诊断:首先,如血白蛋白水平不正常,则需通过公式计算校正后的血总钙或通过游离钙的测定确定高钙血症的诊断。其次,根据同时测定的血 PTH 水平初步判断高钙血症的病因:若 PTH 降低,考虑是恶性肿瘤、结节病、甲状腺功能亢进症和维生素 D 中毒等原因;若 PTH 正常或升高,需排除与噻嗪类利尿剂或锂制剂使用相关高钙血症。还可进一步测定钙清除率/肌酐清除率比值,若比值<0.01 需考虑家族性低尿钙高钙血症。

(2) 骨骼病变的鉴别诊断:有骨痛、骨折或骨畸形表现的患者需要与原发性骨质疏松症、佝偻病/骨软化症、肾性骨营养不良、骨纤维异常增殖症等疾病鉴别,主要根据病史、体征、X 线的表现以及实验室检查。

(3) 泌尿系结石的鉴别诊断:本病常以反复发作的单侧或双侧泌尿系结石起病,可通过详细的病史询问、体格检查、血生化及尿液检验,影像诊断、结石成分的分析与其他导致泌尿系统结石的疾病进行鉴别。

【治疗】

PHPT 的治疗包括手术治疗和药物治疗。

1. 手术治疗　手术为 PHPT 首选的治疗方法。手术指征包括:

(1) 有症状的 PHPT 患者。

(2) 无症状的 PHPT 患者合并以下任一情况:①高钙血症,血钙高于参考上限 0.25mmol/L (1mg/dl);②肾脏损害,肌酐清除率低于 60ml/min;③任何部位骨密度值低于峰值骨量 2.5 个标准差(T 值<-2.5SD),和/或出现脆性骨折;④年龄小于 50 岁;⑤患者不能接受常规随访。

(3) 无手术禁忌证,病变定位明确者。

不符合上述手术指征的 PHPT 患者,是否需要手术治疗存在争议,手术干预需要依据个体化原则,可依据患者年龄、预期寿命、手术风险、手术意愿和靶器官损害风险等因素综合考虑。

术后监测和随访:病变甲状旁腺成功切除后,血钙及 PTH 在术后短期内降至正常,甚至出现低钙血症。低钙血症的症状可开始于术后 24 小时内,血钙最低值出现在手术后 4~20 天。对于低钙血症的治疗,需要给予补充钙剂和维生素 D 或活性维生素 D。一般可在出现症状时口服钙剂,如手足抽搐明显也可静脉缓慢推注 10%葡萄糖酸钙 10~20ml。

术后引起低钙血症的原因包括:①骨饥饿和骨修复;②剩余的甲状旁腺组织由于长期高血钙抑制而功能减退,多为暂时性;③部分骨骼或肾脏对 PTH 作用抵抗,鉴于合并肾衰竭、维生素 D 缺乏、肠吸收不良或严重的低镁血症。

术后定期复查的时间为 3~6 个月 1 次,病情稳定者可逐渐延长至每年 1 次。随访观察的内容包括症状、体征、血钙、血磷、骨转换指标、PTH、肌酐、尿钙和骨密度等。

2. 药物治疗　对不能手术或不接受手术的 PHPT 患者的治疗旨在控制高钙血症、减少甲旁亢相关并发症。应适当多饮水,避免高钙饮食,尽量避免使用锂剂、噻嗪类利尿剂。

（1）口服磷：可将血钙水平降低约 1mg/dl，但由于其胃肠道反应、刺激 PTH 分泌的作用以及长期应用可能引起软组织钙化等副作用，目前已不再推荐用于原发性甲旁亢患者。

（2）雌激素：雌激素能够抑制骨转换，减少骨丢失。短期雌激素替代治疗主要适用于无雌激素禁忌证的绝经后 PHPT 患者，可提高骨密度，不升高血钙浓度。常用药物有结合雌激素和雌二醇。

（3）选择性雌激素受体调节剂：雷洛昔芬是一种选择性雌激素受体调节剂（SERM），主要用于治疗绝经后骨质疏松症。目前仅有 1 项小规模有关无症状 PHPT 试验，应用雷洛昔芬治疗 8 周，血钙水平轻度降低。仍需要更多研究评价雷洛昔芬在 PHPT 中的应用。

（4）双膦酸盐：双膦酸盐能够降低骨转换，虽然不直接影响 PTH 的分泌，但可降低血清和尿钙的水平，减少骨丢失。建议有骨量减少或骨质疏松但不能手术治疗的 PHPT 患者使用。可增加骨密度，但改善程度弱于接受手术治疗者。常用药物有阿仑膦酸钠，70mg，每周 1 次。亦可考虑双膦酸盐静脉制剂。

（5）拟钙化合物（calcimimetics）：西那卡塞（cinacalcet）是目前应用的一种拟钙化合物，能激活甲状旁腺上的钙敏感受体，从而抑制 PTH 分泌，降低血钙。尤其适用于不能接受手术、而高钙血症的症状明显或血钙明显升高者。应用后 1 周内即可检测到血钙变化，在治疗中应注意监测血钙水平，但其对骨密度无显著影响。剂量为 30mg，b. i. d.。

3. 高钙血症的处理   治疗高钙血症最根本的办法是去除病因，即行病变甲状旁腺切除术。由于高钙血症造成的各系统功能紊乱会影响病因治疗，严重时高钙危象可危及生命，短期治疗通常能有效地缓解急性症状、避免高钙危象造成的死亡，争取时间，确定和去除病因。

对高钙血症的治疗取决于血钙水平和临床症状。通常对轻度高钙血症患者和无临床症状的患者，暂无需特殊处理；对出现症状和体征的中度高钙血症患者，需积极治疗。

当血钙>3.5mmol/L 时，无论有无临床症状，均需立即采取有效措施降低血钙水平。治疗原则包括扩容、促进尿钙排泄、抑制骨吸收等。早期应用抑制骨吸收药物可显著降低血钙水平：①双膦酸盐，静脉使用双膦酸盐是迄今为止最有效的治疗高钙血症的方法。高钙血症一经明确，应尽早开始使用，起效需 2~4 天，达到最大效果需 4~7 天，大部分患者血钙能降至正常水平，效果可持续 1~3 周。国内目前用于临床的为帕米膦酸钠（pamidronate）、唑来膦酸（zoledronic acid）和伊班膦酸钠（ibandronate）。用药前需要检查患者的肾功能，要求肌酐清除率>35ml/min。少数患者可出现体温升高、有时会出现类似流感样症状，可予以对症处理。②降钙素，降钙素起效快，不良反应少，但其降低血钙的效果存在逸脱现象（多在 72~96 小时发生），不适于长期用药。故降钙素多适用于高钙危象患者，短期内可使血钙水平降低，用于双膦酸盐药物起效前的过渡期。③其他，对于上述治疗无效或不能应用上述药物的高钙危象患者，还可使用低钙或无钙透析液进行腹膜透析或血液透析，治疗顽固性或肾功能不全的高钙危象，可达到迅速降低血钙水平的目的。此外，卧床的患者应尽早活动，以避免和缓解长期卧床造成的高钙血症。

【预后】

手术切除病变的甲状旁腺后高钙血症及高 PTH 血症即被纠正，骨吸收指标的水平迅速下降，而骨形成指标的水平下降较为缓慢，表明在甲旁亢术后骨吸收和骨形成之间的偶联向成骨方向偏移。术后 1~2 周骨痛开始减轻，6~12 个月明显改善。多数术前活动受限者于术后 1~2 年可以正常活动并恢复工作。骨密度在术后显著增加，以术后第 1 年内增加最为明显。文献报道成功的 PHPT 手术后泌尿系统结石的发生率可减少 90%，而剩余 5%~10% 的结石复发者可能存在甲旁亢以外的因素。已形成的结石不会消失，已造成的肾功能损害也不易恢复，部分患者高血压程度可能较前减轻或恢复正常。

PHPT 患者（包括血钙正常的 PHPT）易并发心血管疾病。未经治疗的重症患者常并发高血钙危象、急性胰腺炎、顽固性消化性溃疡、病理性骨折、骨畸形、慢性肾损害和尿毒症等。高血钙危象主要见于恶性肿瘤和老年患者，可发生急性心力衰竭或呼吸衰竭。长期未经治疗的 PHPT 偶可并发骨髓纤维化和全血细胞减少。PHPT 手术偶可并发甲亢、胰腺炎、低钙血症或低镁血症。PHPT 常引起高血压，病因与血管平滑肌细胞的功能异常有关，其特点是手术治疗后，血压可恢复正常；如果术后血压仍明显升高，则为 PHPT 合并原发性高血压所致。

【特殊类型】

1. **正常血钙 PHPT**　正常血钙 PHPT（normocalcemic primary hyperparathyroidism，NPHPT）在 PHPT 中不足 10%，患者血钙水平正常，血清 PTH 水平升高，没有继发性甲旁亢的依据。大多数 NPHPT 患者无症状，但 10%~30% 的患者在发现 NPHPT 时已经存在低骨量、脆性骨折或肾结石，且具有和 PHPT 患者相同的心血管危险因素，如高血压、高血脂、糖调节受损和动脉硬化等。约 40% 的 NPHPT 患者在病程中进展出现高钙血症，甚至需要手术治疗。因此可以将 NPHPT 视为 PHPT 的早期阶段，而不是无症状甲旁亢。

诊断 NPHPT 有较为严格的标准：①患者白蛋白校正的总血钙或离子钙需一直正常；②必须排除引起继发性甲状旁腺功能亢进症的原因，如维生素 D 不足和肾功能减退。患者的血清 25-OH-D 水平需持续 ≥75nmmol/L（30ng/ml），eGFR>60ml/（min·1.73m^2）；③还需排除其他可能造成血清 PTH 升高的用药和疾病，如应用噻嗪类利尿剂和锂制剂、高尿钙和存在与钙吸收不良有关的胃肠道疾病等。目前对 NPHPT 尚无以循证医学为基础的特别处理意见，仍然建议参照 PHPT 的处理指南。

2. **无症状型 PHPT**　患者虽然血清甲状旁腺激素升高，但血钙仅轻微升高，常不超过参考上限的 0.25mmol/L（1mg/dl），患者往往没有与高血钙和甲状旁腺激素过多相关的经典症状和体征。

无症状 PHPT 已经成为欧美国家 PHPT 的主要形式，约占 80%。目前我国无症状 PHPT 的比例在 PHPT 中的构成比逐渐增加，部分地区甚至达到一半左右。我国香港地区无症状 PHPT 的比例也从 5%（1973 至 1982 年）上升到 39%（1983 至 1992 年）和 59%（1993 至 2002 年）。几乎所有无症状 PHPT 患者是因常规生化检测和甲状腺超声无意发现血钙升高或甲状旁腺病变而就诊的。

需要指出的是，无症状 PHPT 并非代表患者完全没有靶器官受损，可出现某些部位骨密度下降，骨密度在手术切除病灶后能够升高。

3. **家族性 PHPT**　推荐对家族性 PHPT 进行致病基因检测，可有助于早期发现家族成员致病基因携带者，并给予及时干预。

4. **合并佝偻病/骨软化症 PHPT**　由于饮食习惯、光照、营养状况不同，部分 PHPT 患者合并维生素 D 缺乏，严重者出现佝偻病/骨软化症的临床表现。建议对合并佝偻病/骨软化症的 PHPT 患者进行血 25-OH-D 的检测，对于血 25-OH-D 水平<50nmol/L（20ng/ml）者，可适当给予维生素 D，治疗中需注意监测血钙及尿钙水平的变化，避免加重高钙血症及高钙尿症。尤其对于存在维生素 D 缺乏，而尿钙水平升高或在参考上限者，维生素 D 的补充更应慎重，容易出现尿钙水平快速升高，发生肾结石。

合并佝偻病/骨软化症的 PHPT 患者术后发生症状性低钙血症者较常见，建议加强血钙监测，积极补钙及维生素 D。

【小结】

目前中国人群 PHPT 患者仍以典型 PHPT 的临床表现为主。随着血钙筛查的普及，无症状或轻症 PHPT 比例逐渐增加。PHPT 是心血管疾病发病率和病死率增高的危险因素。因此医师应提高对本病的认识，缩短患者首发症状至确诊的时间，减少误诊、漏诊的发生，使患者能够得到早期诊断和正确治疗，降低致残、致死率。

（夏维波）

参 考 文 献

[1] 廖二元, 袁凌青. 内分泌代谢病学. 4 版. 北京：人民卫生出版社, 2019, 486-526.

[2] SILVERBERG SJ, BANDEIRA F, LIU J, et al. Primary hyperparathyroidism. In：Bilezikian JP（Editor in chief），Primer on the Metabolic BoneDiseases and Disorders ofMineral Metabolism（ninth ed）. An Official Publication of the American Society for Bone and Mineral Research, 2019, 619-628.

[3] ARNOLDA, AGARWALSK, THAKKERRV. Familial States of Primary Hyperparathyroidism. In：Bilezikian JP（Editor in chief），Primer on the Metabolic Bone Diseases and Disorders of Mineral Metabolism（ninth ed）. An Official Publication of the American Society for Bone and Mineral Research, 2019；629-638.

[4] CORRADO KR, ANDRADE SC, BELLIZZI J, et al. Polyclonality of parathyroid tumors in neonatal severe hyper parathyroid-

ism. Bone Miner Res,2015,30:1797-1802.

[5] CIPRIANI C,BIAMONTE F,COSTA AG,et al. Prevalence of kidney stones and vertebral fractures in primary hyperparathy-roidismusing imaging technology. Clin Endocrinol Metab,2015,100(4):1309-1315.

[6] LUNDSTAM K,HECK A,MOLLERUP C,et al. Effects of parathy roidectomyversus observation on the development of vertebral fractures in mild primary hyperparathyroidism. Clin Endocrinol Metab,2015,100:1359-1367.

第二十章　甲状旁腺功能减退症

甲状旁腺功能减退症（hypoparathyroidism，HP）是指甲状旁腺激素（parathyroid hormone，PTH）分泌过少和/或效应不足引起的一组临床综合征。其特点是低钙血症、高磷血症和由此引起的神经肌肉兴奋性增高及软组织异位钙化等，同时 PTH 水平低于正常或处于与血钙水平不相应的正常范围。此外，还有一组由于外周靶细胞对 PTH 抵抗所致的临床综合征称为假性甲状旁腺功能减退症（pseudohypoparathyroidism，PHP），其具有与 HP 类似的生化表现，但 PTH 水平显著高于正常；部分并发典型的 Albright 遗传性骨营养不良（Albfight hereditary osteodystrophy，AHO）。仅存在 AHO 特殊体征，但缺乏相应的生化及代谢异常者称为假-假性甲状旁腺功能减退症（pseudo-pseudohypoparathyroidism，PPHP）。

【病因】

1. 继发性颈前手术是其最常见病因，大约占 75%。甲状腺、甲状旁腺、喉或其他颈部良恶性疾病手术均可导致术后 HP，术后低钙血症者中 3%~30% 的患者发展为慢性 HP，其中甲状腺全切术可以造成多达 7% 的患者出现术后 HP。至于因甲状腺功能亢进症接受放射性碘治疗后或因恶性肿瘤侵及甲状旁腺所致者较少见。

2. 特发性较少见，系自身免疫性疾病和/或遗传疾病。其中 1 型自身免疫性多发性内分泌腺病（auto-immune polyglandular syndrometype 1，APS-1）、DiGeorge 综合征、甲状旁腺功能减退症-耳聋-肾发育不良综合征，以及 1 型和 2 型 Kenny-Caffey 综合征等均可能并发 HP。*PTH* 基因、转录因子 *GCMB*、钙敏感受体（CaSR）、编码 G 蛋白 α11 亚单位的 *GNA11* 和 *SOX3* 基因突变可造成孤立性 HP。

3. **假性甲状旁腺功能减退症**　PTH 抵抗是 PHP 的主要发生机制，通常由 PTH 受体后缺陷所致。根据注射 PTH 后尿液中 cAMP 水平是否升高分为 PHP Ⅰ 型（不升高）和 Ⅱ 型（升高，分子缺陷尚不明确），前者根据 *GNAS* 基因缺陷方式分为 PHP Ⅰa（母源性 *GNAS* 基因突变）和 PHP Ⅰb（*GNAS* 基因上游甲基化差异表达区域的甲基化异常），PHP Ⅰc 由 *GNAS* 基因第 13 外显子突变导致，是 PHP Ⅰa 的变异型。

【病理生理】

PTH 生成和分泌不足造成低血钙、高血磷、尿磷排泄减少。PTH 不足导致：①破骨细胞作用减弱，骨钙动员和释放减少；②1α-羟化酶水平下降，$1,25-(OH)_2-D_3$ 生成减少，肠钙吸收减少；③肾小管对钙的重吸收减少。同时 PTH 不足，导致肾小管对磷的重吸收增加，最终表现为血钙降低，血磷升高，尿磷减少。低钙血症达到一定程度时，使神经肌肉兴奋性增加，出现手足搐搦、口周及肢端麻木，严重时可出现喉痉挛或癫痫样大发作。病程较长者常伴有骨密度增加、视盘水肿、颅内压增高、皮肤粗糙、指甲干裂、毛发稀少和心电图异常。升高的血磷携带钙离子在骨和软组织沉积，引起异位钙化和骨化。钙、磷沉积在四肢、关节周围形成骨赘，出现关节疼痛、骨痛等；沉积在晶状体引起白内障。高血磷还可能激活无机磷转运子 PiT1（SLC20A1），并且导致尾状核和灰质中成骨因子的表达，导致基底神经节及其周边区域钙化，可引起帕金森病、癫痫发作等，严重者出现精神神经系统症状。

【临床表现】

甲状旁腺功能减退症的主要症状特征与低钙血症引起的神经肌肉兴奋性增高有关。这些临床表现变异较大,取决于血清钙、磷的水平,低钙血症的实际程度,碱中毒程度及患者的个体差异。

1. **神经肌肉系统**　急性低钙血症的标志是手足搐搦,表现为拇指内收,接着是掌指关节的屈曲,指间关节的伸展和腕关节的屈曲,形成"助产士"手。轻度的神经肌肉兴奋产生的隐匿性搐搦,可由面神经叩击征和束臂加压试验引出。面神经叩击征通过轻叩耳前 2~3cm 处,即颧弓下的面神经分支处引出,阳性反应仅表现为口角抽搐重度可有半侧面肌痉挛。该试验的特异性和敏感性较低,有 10%~25% 的正常人面神经叩击征弱阳性,30% 的低钙血症患者无法引出。束臂征通过血压计气囊在收缩压上 10mmHg 处加压在上臂,持续 2~3 分钟引出,阳性反应为引发腕部痉挛。束臂征比面神经叩击征特异性高,但仍有 1%~4% 的正常人束臂征阳性。神经肌肉兴奋性增高的其他表现是四肢和口腔周围感觉异常、喉痉挛和癫痫发作。

2. **神经精神系统**　基底节钙化是慢性甲状旁腺功能减退症的典型表现,脑内其他部位也可发生钙化。少数患者会发生帕金森综合征、痴呆及其他运动障碍,如肌张力障碍、偏侧投掷症、舞蹈手足徐动症、动眼神经危象等。部分患者可表现抑郁症、焦虑和人格障碍等精神异常。

3. **皮肤**　可出现皮肤干燥、浮肿且粗糙。其他皮肤表现包括毛发粗糙、脆弱和稀疏伴斑秃及具有特征性横沟的脆甲症。当病因是自身免疫病时,一种特殊表现为念珠菌病。

4. **眼部**　引起白内障及角结膜炎,也可出现视乳头水肿和角膜钙化。

5. **心血管系统**　长期严重的 HP 可导致充血性心力衰竭、胸痛、心律失常,心电图出现心脏传导阻滞、长 Q-T 间期和 ST-T 改变。

6. **胃肠道系统**　可有长期便秘、发作性腹部绞痛或伴有脂肪泻。

7. **骨骼**　PTH 对正常的骨重塑过程具有重要作用。PTH 缺乏将导致骨稳态受损,低骨转换率是其主要特征。与正常对照相比,特发性或术后 HP 患者骨密度(bone mineral density,BMD)可能增加。先天性甲状旁腺功能减退症患者可能有骨质硬化、骨皮质增厚和颅面骨畸形等改变。PHP 患者的 BMD 改变则具有异质性,从类似 HP 的 BMD 升高、正常到类似原发性甲状旁腺功能亢进症的纤维囊性骨炎等均有报告。

8. **牙齿异常**　可引起牙齿发育不良、牙萌出障碍、牙釉质及牙根形成缺陷、龋齿磨损等。

9. **高钙尿症及肾脏并发症**　患者处于低钙血症时尿钙水平也偏低,但由于 PTH 促进肾小管钙重吸收的作用缺失,使得 HP 患者的尿钙排泄相对较高,在钙和维生素 D 补充治疗过程中,随着血清钙水平恢复正常,容易发生高钙尿症,导致肾结石、肾钙沉着症,甚至引起慢性肾功能不全。

【辅助检查】

1. **实验室检查**　血总钙≤2.13mmol/L(8.5mg/dl),有症状者,血总钙多≤1.88mmol/L(7.5mg/dl),血游离钙≤0.95mmol/L(3.8mg/dl)。由于 40%~45% 的血钙为蛋白结合钙,因此通过校正人血清白蛋白后的血清钙浓度或离子钙浓度来确定低钙血症十分重要。当人血清白蛋白每下降 10g/L(1g/dl),需将测定的血总钙浓度增加 0.2mmol/L(0.8mg/dl)。多数患者血磷增高,部分患者正常。一般情况下,尿钙、尿磷排出量减少。血碱性磷酸酶常正常或稍低,血 β-Ⅰ型胶原羧基末端肽(β-CTX)水平可正常或偏低。HP 患者血 PTH 水平一般情况下低于正常,低钙血症时血 PTH 也可在参考范围,PHP 患者血 PTH 水平高于正常。

2. **影像学检查**　可通过双能 X 线吸收测定法(dual energy X-ray absortiometry,DXA)了解骨密度,腹部超声或泌尿系统 CT 评估肾脏钙化/泌尿系统结石,头颅 CT 评估有无颅内钙化及范围。应用裂隙灯检查评估是否并发低血钙性白内障。

【诊断】

甲状旁腺功能减退症的临床诊断需要进行生化检查。血清中白蛋白校正或离子钙低于实验室参考范围(<8.5mg/dl 或 2.12mmol/L),结合甲状旁腺激素水平不能测得、降低或处于不适当的参考范围,是甲状旁腺功能减退症的标志。有颈部手术史的患者出现低钙血症和甲状旁腺素水平降低时,可诊断甲状旁

腺功能减退症。对于有家族史的患者和非手术性甲状旁腺功能减退的儿童,应考虑寻找可能的遗传缺陷,并给予适当的检测前咨询和知情同意。在 6 个月内低钙血症和低 PTH 水平出现 2 次可诊断为慢性甲状旁腺功能减退症。

【鉴别诊断】

需与其他导致低钙血症的疾病相鉴别,如甲状旁腺相关疾病、维生素 D 相关疾病等。

【治疗】

治疗的目的是:①控制症状,包括终止手足搐搦发作,使血清钙正常或接近正常;②减少甲状旁腺功能减退症并发症的发生;③避免维生素 D 中毒。

1. 急性低钙血症的处理 处理原则为补充钙剂和活性维生素 D,并需纠正低镁血症。治疗目标为将血钙升至正常低值或略低,缓解临床症状和低血钙的并发症;同时,避免治疗后继发的高钙血症和高钙尿症。

(1) 补充钙剂:对发生手足抽搐、喉痉挛、癫痫发作等低钙血症症状和体征的患者,需积极静脉补钙治疗,快速恢复血钙水平。第一步,首选 10% 葡萄糖酸钙($93mg$ 元素钙$/10ml$)$10\sim20ml$ 稀释于 5% 葡萄糖液 $50ml$ 缓慢静脉推注 $15\sim30$ 分钟,通常症状立即缓解,如果症状复发,必要时可重复。第二步,慢速、持续性静脉滴注葡萄糖酸钙,以 $0.5\sim1.5mg/(kg\cdot h)$ 的速度,持续静脉滴注 $8\sim10$ 小时,钙剂溶液的最高浓度最好控制在 $100ml$ 溶液内元素钙小于 $200mg$,即 $100ml$ 溶液稀释不超过 $20ml$ 的 10% 葡糖酸钙,以免刺激血管。避免输液外渗,刺激周围软组织;输液期间每 $4\sim6$ 小时复查血钙,避免血钙水平过高,维持血清钙 $2.0mmol/L$ 左右即可。若发作严重,可短期内辅以地西泮或苯妥英钠肌内注射,以迅速控制搐搦与痉挛。如低血钙仍然不能纠正,症状不能缓解,可同时口服每天 $1\,000\sim2\,000mg$ 元素钙。考虑到急性血钙改变引起心律失常的影响,建议在补钙期间持续进行心电图监测。

(2) 使用活性维生素 D:由于 HP 患者缺乏 PTH,活性维生素 D 的生成受阻,需要给予活性维生素 D 才能迅速纠正肠钙的吸收障碍,骨化三醇常用剂量为 $0.25\sim2\mu g/d$ 或更大剂量,分次口服,起效快,口服 $3\sim6$ 小时后血药浓度达峰值,半衰期为 $4\sim6$ 小时。

(3) 纠正低镁血症:低镁血症常与低钙血症并存,低镁血症时 PTH 分泌和生理效应均减低,使低钙血症不易纠正。严重低镁血症(低于 $0.4mmol/L$)患者可出现低钙血症和手足搐搦。因此,在补充钙剂和应用维生素 D 的同时,尤其病程长、低血钙难以纠正者,予以补镁,有助提高疗效。给予 10% 硫酸镁 $10\sim20ml$ 缓慢静脉注射($10\sim20$ 分钟),如血镁仍低,1 小时后还可重复注射;肌内注射容易产生局部疼痛和硬结,一般较少使用。除静脉注射外,还可口服氯化镁 $3g/d$ 或静脉滴注 $10\sim14mmol/L$,肾排泄镁功能正常的患者尿镁可作为体内镁补充适量的指标。

2. 长期治疗 甲状旁腺功能减退症的常规治疗方法是补充钙剂和维生素 D。该治疗原理是通过大剂量钙和活性维生素 D 或其类似物提高肠内钙吸收,进而纠正因肠钙吸收减少和肾脏钙排泄率增加所致的低钙血症。治疗目标:①避免低血钙症状;②维持血钙在正常低值或略低于正常,一般不建议超过人群正常血钙浓度范围的中间值;③使血磷尽可能接近正常;④维持正常的血镁浓度;⑤维持钙磷乘积在 $55mg^2/dl^2$ 或 $4.4mmol^2/L^2$ 以下;⑥避免或减少高尿钙的发生;⑦预防并发症,如肾钙质沉积和肾结石;⑧改善生活质量。对于 PHP 患者,尤其是 PHP Ib 型患者,建议尽量控制血 PTH 水平在参考范围内,以避免或减轻骨骼病变。

(1) 钙剂:碳酸钙,含 40% 的元素钙,口服,经济,最为常用。由于碳酸钙的有效吸收依赖于酸性环境,因此需随餐服用,而枸橼酸钙虽然含元素钙较碳酸钙低,但其解离不需要胃酸,适用于胃酸较少者,包括长期服用质子泵抑制剂的患者。不良反应方面,碳酸钙容易引起便秘,而枸橼酸钙不易引起便秘。

(2) 活性维生素 D 或其类似物:维生素 D_2 或 D_3 首先在肝脏经 25-羟化酶的作用转化为 25-OH-D_3,然后在肾脏经 1α-羟化酶的作用再转变为活性 1,25-$(OH)_2$-D_3,发挥促进肠钙吸收和骨转换的生理作用。由于 PTH 刺激 25-OH-D-1α-羟化酶的合成,PTH 的缺乏或作用障碍将导致维生素 D 活化障碍,因此活性维生素 D 与钙剂合用是治疗 HP 的重要手段。1,25-$(OH)_2$-D(骨化三醇)用量为 $0.25\sim2\mu g/d$,相当于体内每天产生 1,25-$(OH)_2$-D 的量。必要时每天用量可超过 $2\mu g$,如每天用量大于 $0.75\mu g$,则需分次服用。一般服药 1~3 天后可见血钙上升,作用时间为 2~3 天。1α-OH-D₃(阿法骨化醇)和双氢速甾醇为活性维生素 D 类似物,可作为骨化三醇的替代品,它们分别在肝脏转化为 1,25-(OH)₂-D 和 25-羟基双氢速甾醇而发挥作用。阿法骨化醇的常用剂量为 0.5~3.0μg/d,服药后 1~3 天出现血钙上升,作用时间为 5~7 天;双氢速甾醇的常用剂量为 0.2~1.0mg/d,服药 4~7 天后起效,作用时间为 7~21 天。作用时间越长,一旦发生高钙血症,停药后血钙则回降较慢。

（3）普通维生素 D:目前对普通维生素 D 的使用存在争论。普通维生素 D 无法轻易地从 25-OH-D 转变为在肾脏中形成的活性代谢物,因此普通维生素 D 不是重要的治疗辅助。另一方面,普通维生素 D 作为来源,在肝脏羟化后转变为 25-OH-D,将 25-OH-D 维持在 50nmol/L 以上是合理的。值得注意的是,如 25-OH-D 在脂肪组织中蓄积过多,释放人血时,将会导致严重高钙血症,且持续时间较长。因此用中毒剂量的普通维生素 D 代替活性维生素 D 或其类似物时,需严密监测血钙,慎防高钙血症的发生。

（4）其他辅助治疗:噻嗪类利尿剂能增加肾远曲小管对钙的重吸收,从而减少尿钙排泄,对于明显高钙尿的患者,可以作为辅助治疗。氢氯噻嗪的常用剂量为 25~100mg/d,由于该药半衰期较短,常需分两次服用。缺点包括肾脏钾和镁的丢失,易导致低钾血症和低镁血症的发生,在自身免疫性多内分泌腺综合征 Ⅰ 型(APS-Ⅰ 型)和常染色体显性低钙血症(autosomal dominant hypocalcemia,ADH)伴发巴特综合征时禁用。

3. 甲状旁腺激素替代治疗　尽管常规治疗可处理甲状旁腺功能减退症引起的低钙血症,但钙剂和维生素 D 所需剂量较大,长期服用有可能引起高尿钙、肾结石、肾钙质沉着症和异位钙化。此外,常规治疗并不能解决根本问题,即激素缺失。如果没有甲状旁腺激素,骨骼、肾脏或其他部位如中枢神经系统等的钙稳态则无法恢复正常。1996 年,Winner 等人首次证实重组人甲状旁腺素 1-34 片段(rhPTH 1-34)在甲状旁腺功能减退症的儿童及成人患者中治疗有效。通过补充更少量的钙和维生素 D,rhPTH 1-34 可有效控制血钙,同时骨转换率升高。小样本研究显示,rhPTH 1-34 治疗 18 个月或 rhPTH 1-84 治疗 8 年后患者的松质骨体积、骨小梁数目和皮质孔隙度增加。

重组人甲状旁腺素 1-84(rhPTH 1-84)于 2015 年获得美国食品药品监督管理局(FDA)批准,用于常规治疗效果不佳的 HP 患者,其适应证包括:①血钙控制较差(校正后血钙<7.5mg/dl 或出现临床症状);②口服钙剂>2.5g/d 或 1,25-OH-D>1.5μg/d 或 1α-OH-D₃>3.0μg/d;③高钙尿、肾结石、肾钙质沉积、肌酐清除率或 eGFR 降低[<60ml/(min·1.73m²)]或结石风险增加;④血磷和/或钙磷乘积控制不满意;⑤并发影响钙和维生素 D 吸收的胃肠道疾病;⑥生活质量下降。

目前 rhPTH 1-84 用法为起始剂量 50μg/d,皮下注射,同时将原有活性维生素 D 或钙剂剂量减半。开始用药或调整剂量后每 3~7 天监测血钙水平,每 4 周调整 rhPTH 1-84 的剂量,每次调整以 25μg 起步,治疗目标为停用活性维生素 D,口服元素钙减为 500mg/d,维持血钙在正常低值水平。剂量稳定后,建议每 3~6 个月检测血钙磷水平,至少每年检测 1 次尿钙水平。如果治疗因为任何原因而停止,需注意的是,此时骨骼处于活跃状态,停药将可能导致危险的低钙血症,因此,停药前应增加钙剂和活性维生素 D 的剂量,回到其至高于 PTH 治疗前的水平。

应用 rhPTH 1-84 的不良事件包括高钙血症、低钙血症、肌肉骨骼症状、胃肠道症状等。目前并未观察到应用 rhPTH 1-34 或 rhPTH 1-84 过程中骨肉瘤风险的增加。对于 rhPTH 1-84 治疗 HP 的疗程尚不明确。

【随访】

在治疗过程中每 3~6 个月监测血钙、血磷、血镁、肌酐水平和 25-OH-D,血钙应维持在 7.8~8.5mg/dl,血磷应接近参考范围的上限,血镁和血肌酐水平维持于参考范围,25-OH-D>20~30ng/ml。每 6~12 个月监测尿钙、尿肌酐、尿钠、柠檬酸盐、草酸盐、尿酸盐等,尿钙<4mg/(kg·d),尿肌酐在女性中应维持在 10~20mg/(kg·d),在男性中为 15~25mg/(kg·d),其余应保持在参考范围。每 1~5 年监测肾脏超声,以评估是否出现肾钙质沉着和肾结石,出现急性肾结石的患者可考虑行肾脏 CT 检查,推荐有脆性骨折的患者或进行 PTH 治疗的患者监测骨密度。长期甲状旁腺功能减退的患者应定期进行眼科和牙科检查。

（余希杰）

参 考 文 献

［1］中华医学会骨质疏松和骨矿盐疾病分会,中华医学会内分泌分会代谢性骨病学组.甲状旁腺功能减退症临床诊疗指南.中华骨质疏松和骨矿盐疾病杂志,2018,11(4):323-337.

［2］ORLOFF LA,WISEMAN SM,BERNET VJ,et al. American Thyroid Association statement onpostoperative hypoparathyroidism: diagnosis,prevention,and management in adults. Thyroid,2018,28:830-841.

［3］BOLLERSLEV J,REJNMARK L,MARCOCCI C,et al. European Society of Endocrinologyclinical guideline: treatment of chronichypoparathyroidism in adults. Eur J Endocrinol,2015,173(2):G1-G20.

［4］CLARKE BL,BROWN EM,COLLINS MT,et al. Epidemiology and diagnosis of hypoparathyroidism. Clin Endocrinol Metab,2016,101(6):2284-2299.

［5］STREETEN EA,MOHTASEBI Y,KONIG M,et al. Hypoparathyroidism:Less Severe Hypocalcemia With Treatment With Vitamin D2 Compared With Calcitriol. Clin Endocrinol Metab,2017,102(5):1505-1510.

［6］GAFNI RI,LANGMAN CB,GUTHRIE LC,et al. Hypocitraturia is an untoward sideeffect of synthetic human parathyroid hormone(hPTH)1-34 therapy in hypoparathyroidism that may increase renal morbidity. Bone Miner Res,2018,33:1741-1747.

［7］RUBIN MR,CUSANO NE,FAN WW,et al. Therapy of Hypoparathyroidism With PTH(1-84):A Prospective Six Year Investigation of Efficacy and Safety. Clin Endocrinol Metab,2016,101(7):2742-2750.

［8］MANNSTADT M,BILEZIKIAN JP,THAKKER RV,et al. Hypoparathyroidism. Nat Rev Dis Primers,2017,3:17055.

［9］BILEZIKIAN JP. Hypoparathyroidism. Clin Endocrinol Metab,2020,105(6):1722-1736.

第二十一章 骨质疏松症

骨质疏松症(osteoporosis,OP)是最常见的骨骼疾病,是一种以骨量减少、骨组织微结构(microarchitecture)破坏,导致骨脆性增加、易发生骨折为特征的代谢性骨病。2001年美国国立卫生研究院(national institutes of health,NIH)骨质疏松的定义指出OP的特征是骨强度的下降和骨折风险增加,骨强度主要反映骨密度与骨质量。该定义表明骨质疏松症是引起骨折的一个重要的危险因素。

骨质疏松症可分为原发性和继发性,原发性又可分为绝经后骨质疏松症(postmenopausal osteoporosis,PMOP)、老年性骨质疏松症(senile osteoporosis,SOP)和青少年特发性低骨量/骨质疏松症(juvenile idiopathic osteopenia/osteoporosis,JIO)。原发性骨质疏松症可发生不同年龄的男女。PMOP是原发性骨质疏松中最常见的类型(80%以上,多发生于女性绝经后5~10年内,其发病与雌激素缺乏直接相关;老年性骨质疏松症多发生于70岁以后;特发性骨质疏松症是指发生在青少年的病因不明的骨质疏松症。继发性OP可以找到明确病因,临床上以内分泌代谢病、结缔组织病、肾脏疾病、消化道疾病和药物所致者多见。本章重点介绍原发性骨质疏松症。

【流行病学】

OP广泛流行于世界各地,国际骨质疏松症基金会(IOF)调查发现,全世界有超过2亿女性罹患骨质疏松症,全球每年会有900多万人因为骨质疏松而发生骨折,其中以60岁的人居多。在欧盟,据有关数据统计发现有2 200万女性和550万50岁以上的男性患有骨质疏松症。目前我国60岁以上人口已超过2.1亿,约占总人口的15.5%。相关资料显示,我国60岁以上的老年人骨质疏松症患病率为36%,其中男性为23%,女性为49%。据预测,至2050年,我国骨质疏松性骨折患病人数将达599万,相应的医疗支出高达1 745亿元,不仅降低患者的生活质量,也给患者家庭和社会造成沉重的经济负担。

【病因与危险因素】

完整的层级结构是实现骨正常功能的基本条件,包括Ⅰ型胶原的三股螺旋结构、非胶原蛋白及沉积于其中的羟基磷灰石。骨重建的过程伴随着不断重复、偶联的骨吸收和骨形成,在成年前,骨的形成强于骨吸收,骨重建处于正平衡,骨量逐渐达到骨峰值。成年时,骨吸收和骨形成相当,骨量得以维持;此后随年龄增加,骨吸收大于骨形成,骨重建失衡造成骨丢失。

骨重建由成骨细胞、破骨细胞和骨细胞等组成的骨骼基本多细胞单位(basic multicellular unit,BMU)实施。适宜的力学刺激和负重有利于维持骨重建,修复骨骼微损伤,避免微损伤累积和骨折。骨细胞(占骨骼细胞的90%~95%)能感受骨骼的微损伤和力学刺激,通过直接或内分泌、自分泌和旁分泌的方式与其他骨细胞联系。力学刺激变化或微损伤通过影响骨细胞的信号转导,诱导破骨细胞前体的迁移和分化。由单核巨噬细胞前体分化而来的破骨细胞占骨骼细胞的1%~2%,主骨吸收。破骨细胞形成的关键步骤为骨细胞产生的核因子-κB受体活化体配体[receptor activator of nuclear factor-κB(NF-κB)ligand,RANKL]与破骨细胞前体细胞上的RANK结合,从而激活NF-κB,促进破骨细胞分化。破骨细胞的增生和生存有赖于成骨细胞源性的巨噬细胞集落刺激因子(macro-phage colony-stimulating factor,M-CSF)与破骨细胞的受体 c-fms 相结合。成骨细胞分泌的护骨素(osteoprotegerin,OPG)通过竞争性抑制 RANKL 与 RANK 的结合抑制破骨细胞的形成。RANKL/OPG 的比值可反映骨吸收的程度,该比值受甲状旁腺激素(PTH)、1,25-$(OH)_2D$、前列腺素和细胞因子等的影响。成骨细胞由间充质干细胞分化而来,主司骨形成,并可随骨基质的矿化包埋于骨组织或停留在骨表面形成骨细胞和骨衬细胞。成骨细胞分泌骨基质,富含 I 型胶原和一些非胶原的蛋白质(如骨钙素)等;再经过数周至数月,羟基磷灰石沉积于骨基质上完成矿化。

原发性骨质疏松的病因和发病机制尚不明确,是一种受多重危险因素影响的复杂疾病,危险因素包括遗传因素和环境因素等多方面。影响骨质疏松的所有因素分为可控因素和不可控因素。前者包括吸烟、过度饮酒、药物、体力活动不足、钙和维生素 D 缺乏、性激素缺乏及低体重等;后者主要有种族(患骨质疏松症的风险:白种人最高,黄种人次之,黑种人较少)、老龄化、女性绝经、脆性骨折家族史。雌激素的缺乏是绝经后骨质疏松的主要因素,而增龄造成的器官功能减退是老年性骨质疏松症的主要病因。

1. 绝经后骨质疏松症(postmenopausal osteoporosis, PMOP)

(1) 遗传因素:人类约在 35 岁达到一生骨量的峰值(骨峰值,peak bone mass,PBM)。各种原因导致骨骼发育和成熟障碍致 PBM 降低,成年后发生 OP 的可能性增加,发病年龄提前。故 PBM 越高,发生 OP 的可能性越小或发生的时间越晚。因此,影响人体骨量的另一因素是增龄性骨丢失前的骨峰值。PBM 受遗传因素和环境因素共同影响,60%~80% 由遗传因素决定,遗传因素主要影响骨骼大小、骨量、结构、微结构和内部特性。多种基因的遗传变异被证实与骨量调节相关。与 PBM 和骨密度相关的遗传因素包括:①激素受体(维生素 D 核受体、ER、降钙素受体、β_3 肾上腺素受体、糖皮质激素受体)基因;②细胞因子、生长因子、激素和基质蛋白(TGF-β_1、IL-6 等)基因;③骨质疏松症易感基因(11q12-13、11q 等);④其他基因(载脂蛋白 E、HLA 标志物、Reg1cp 等)。股骨颈的几何形态还与遗传因素有关,不同种族间遗传因素决定的股骨颈几何形状和生物质量存在差异,股骨颈骨折不仅与外力大小有关,还与其长度、宽度、直径、Ward 三角形状等有关。

(2) 内分泌因素

1) 性激素缺乏:性腺类固醇激素(gonandal steroid hormones)为青春期骨骼突发生长(growth spurt)的始动因子,生长发育延迟可致 PMOP。雌激素缺乏是绝经后骨质疏松症的主要病因,雌激素受体(estrogen receptor,ESR)有 α 及 β 两种亚型(ER-α 和 ER-β),广泛分布于子宫、阴道、乳房、皮肤、骨骼、盆腔、膀胱、尿道和大脑等器官和组织。骨组织是雌激素作用的重要靶组织,主要通过与 α 受体结合发挥骨代谢调节功能,雌激素与 ER-α 结合后激活破骨细胞 Fas/FasL 通路,从而诱导成熟破骨细胞发生凋亡;此外,雌激素可诱导雌激素受体 α 结合于骨架蛋白 1 上,阻断 RANKL/巨噬细胞集落刺激因子介导的转录,抑制 RANKL 诱导的破骨细胞分化、细胞功能,加快破骨细胞凋亡及缩短破骨细胞的存活时间。雄激素通过直接作用于骨内的雄激素受体 AR 来实现对骨代谢的影响,其参与成骨细胞的一系列功能,包括骨细胞的增殖分化合成与分泌各种生长因子和细胞因子(包括 IL-6、IGF、TGFβ 和 FGF 等)。女性的雄激素来源于卵巢、肾上腺和脂肪组织,绝经后女性血液中的雄激素水平明显降低,血中去氢异雄酮硫酸盐与腰椎、股骨颈和桡骨骨密度呈正相关,而选择性雄激素受体调节剂对男性骨质疏松症有治疗作用。

2) 1,25-$(OH)_2$-D_3 缺乏和甲状旁腺激素升高:1,25-$(OH)_2$-D_3 可加速小肠绒毛细胞成熟,促进钙结合蛋白(Calcium-binding protein,CaBP)生成,增加肠钙吸收。生理量的 1,25-$(OH)_2$-D_3 刺激成骨细胞活性,促进骨形成;但大剂量可激活破骨细胞,增强破骨细胞的骨吸收作用。随着增龄、肾功能的减退,1,25-$(OH)_2$-D_3 生成减少,导致继发性甲旁亢,PTH 增加促进骨的重吸收,从而使血钙维持在正常水平。部分绝经后的患者中出现血 PTH 和血钙轻度升高(游离钙升高为主),骨吸收指标明显升高,出现原发性甲旁亢样表现。

3) FSH 升高:FSH 在骨的生成中发挥双重作用,少量的 PTH 刺激骨形成,但绝经期 FSH 升高与骨丢失增多相关,绝经后 5 年内,骨丢失量占绝经后骨丢失总量的 50% 以上。FSH 诱导骨吸收的途径有:通过 Gi2α 偶联的 FSH 受体直接刺激破骨细胞形成和骨吸收;促进受体下游的 RANKL 激酶磷酸化;抑制 NF-κB 与 IκBα。FSH 也刺激骨髓巨噬细胞释放 TNF-α,导致骨丢失。

(3) 局部调节网络功能紊乱:IL-6 可由单核细胞和巨噬细胞分泌,可促进破骨细胞的分化和活性,刺激骨吸收;同时 IL-6 轻度抑制碱性磷酸酶活性及胶原的合成,提示可能抑制成骨细胞的功能。TGF-β 和 TNF 亦促进骨吸收,加速骨丢失。成骨细胞的 OPG 表达能力下降、GH 脉冲性分泌消失、血清 IGF-1 下降等均可影响骨的代谢。

（4）成骨血管的减少:成骨血管是近年新提出的概念,是指一种具有偶联骨形成功能的特定血管亚型。这一创新性观点的提出,颠覆了以往认为血管只是供给骨养分的传统观念,具有划时代意义。成骨血管位于干骺端或骨内膜动脉网络系统末端,呈柱状或拱桥状,具有产生独特的新陈代谢微环境、调节周围骨祖细胞生长分化、偶联血管生成和骨形成的功能,被称为成骨血管。因其内皮细胞具有 CD31 和 endomucin 强阳性特点,简称 H 型血管。在去卵巢(ovariectomy,OVX)动物模型中,成骨血管形成减少,导致骨吸收大于骨形成,引起骨丢失。

（5）环境和生活方式:成骨细胞和骨细胞具有接受应力、负重等力学机械刺激的接受体(acceptor),当机体由于各种原因制动时,骨骼失去机械应力刺激,成骨细胞活性被抑制,而破骨细胞活性增强,导致失用性骨质疏松(disuse osteoporosis)。适当的体力活动有助于提高 PBM 和维持骨量。不良生活方式如吸烟、酗酒,高蛋白、高盐饮食、维生素 D 摄入和光照不足等均为 OP 的易感因素。研究发现体重与骨折风险呈负相关,但反映脂肪与肌肉容量的研究也发现内脏脂肪可通过炎性脂肪因子介导骨丢失。此外,肥胖引起的氧化应激也引起骨丢失和骨强度下降。尽管肥胖 2 型糖尿病患者的骨密度可能正常,但骨折风险升高。药物(糖皮质激素、肝素、抗惊厥药和抗癌药等)、化疗也能导致骨质疏松。

2. 老年性骨质疏松症（senile osteoporosis, SOP）

（1）增龄性骨丢失和肌肉消耗:增龄相关性骨丢失(age-related bone loss,ARBL)一般开始于 40 岁左右,女性骨丢失速度快于男性,尤其是到了绝经后,雌激素水平显著下降,在原来 ARBL 的基础上出现加速性松质骨丢失。增龄性骨丢失的机制可能为:①氧化应激;②性腺甾体类激素缺乏引起抗氧化应激功能下降;③脂质氧化增强与 PPARr 激活(部分与氧化应激有关);④内源性高皮质醇血症(部分与氧化应激有关)。近年的研究发现氧化应激与骨丢失有着密切关系。需氧代谢过程中产生的过氧化物能抑制成骨细胞生成,使骨形成不足。骨骼肌的增龄性改变主要变现为肌量的减少和肌力的下降。30 岁以后,人的骨骼肌量平均每年即下降 6%,老年人骨骼肌量减少可能与锻炼水平降低、肌肉运动单元的丢失、骨骼肌蛋白质合成率下降及食欲调节功能受损等有关,而肌肉运动单元的丢失又是造成与增龄相关的肌力下降的直接原因。

（2）成骨细胞生成减少:骨髓间充质干细胞(bone mesenchymal stem cells,BMSCs)是分化发育为成骨细胞的主要来源。在衰老过程中,BMSCs 逐渐减少。此外,由于 BMSCs FOXP1、TAZ、miR-188 等转录因子与 miRNA 表达及调控的异常,使 BMSCs 向成骨细胞分化减少,而向脂肪细胞分化增加,导致骨髓脂肪堆积与增龄性骨丢失。有研究表明,lncRNABmncr 可通过调节细胞外基质蛋白、纤维调节素和激活 BMP2 途径调节 BMSCs 的分化方向。

（3）骨细胞和成骨细胞功能衰退:老年人除成骨细胞分化减少外,功能也在衰退。在骨组织中,骨细胞的寿命最长,可达 50 年之久。骨细胞由成骨细胞转换而来,骨细胞-骨细胞小管网络系统是骨代谢的重要物质基础,具有生物力学和代谢转换信息传递功能。老年人成骨细胞出现明显的胞体塌陷、表面粗糙、细胞器少、溶酶体和空泡增多等形态学退行性改变,骨代谢速率减慢,骨形成减少。

（4）其他:钙和维生素 D 缺乏、甲状旁腺功能相对亢进、老年人活动量的减少、成骨血管减少、抑制性免疫调节减弱等也是老年性骨质疏松症的发病因素。

3. 青少年特发性低骨量/骨质疏松症（juvenile idiopathic osteopenia/osteoporosis, JIO）   青少年特发性低骨量/骨质疏松症病因和发病机制尚不明确,可能与骨重建的失衡、青春期激素失衡、骨-肌肉生理平衡的失调、骨代谢调节因素的异常、胶原合成异常等有关。*miRNA-2861* 是近来发现的调控骨细胞分化和骨骼形成的基因,该基因可影响骨发育,与青少年骨质疏松症相关。

【临床表现】

骨质疏松典型的临床表现为疼痛、脊柱变形和脆性骨折。但初期患者通常没有明显的临床表现,随着病情进展,骨量不断丢失,骨微结构破坏,患者会出现骨痛,脊柱变形,甚至发生骨质疏松性骨折等后果。也有部分患者始终没有临床症状,仅在发生骨质疏松性骨折等严重并发症后才被诊断为骨质疏松症。

1. **疼痛** 骨质疏松患者可出现慢性腰背部疼痛或周身骨骼疼痛,其中以腰部疼痛最为突出,疼痛常在劳累、长时间行走、翻身或起坐时出现,夜间或负重增加时疼痛加重,并可出现肌肉痉挛、活动受限。

2. **脊柱变形** 出现椎体压缩性骨折时,可出现脊柱变形,如身材变矮或驼背等。若骨折发生在胸椎,还会导致胸廓畸形,影响心肺功能,出现胸闷、气短、呼吸困难甚至发绀的症状,肺活量、肺最大换气量下降,容易并发上呼吸道和肺部感染;胸廓严重畸形使心排血量下降。严重的腰椎压缩性骨折可能会导致腹部脏器功能异常,引起便秘、腹痛、腹胀、食欲减低等不适。

3. **骨折** 脆骨质疏松性骨折(又叫脆性骨折)是指在受到轻微外力时发生的骨折,如轻度外伤、挤压、负重、弯腰等日常活动或摔倒后发生;脆性骨折的诊断需具备以下 3 条:①无明确暴力损伤史或具有低能量损伤史;②骨折影像学检查证据;③需要鉴别诊断,排除其他原因造成的骨折。骨折发生的常见部位为胸部、腰椎体、髋部、前臂远端和肱骨近端;其他部位如肋骨、跖骨、腓骨、骨盆等部位亦可发生骨折。发生脆性骨折后,再次骨折的风险明显增加。椎体骨折后可出现脊柱变形、驼背和身材变矮,严重时可影响心肺的正常功能,易并发呼吸道感染。髋部骨折死亡率高,1 年内死亡率达 50%,即使幸存也伴活动受限,丧失生活能力,长期卧床者易并发其他严重并发症,且护理和康复费用高,增加患者家庭及社会的经济负担。

【实验室检查】

1. 骨形成的指标

(1) 骨特异性碱性磷酸酶(B-ALP):来源于成骨细胞,是成骨细胞的胞外酶,是反映成骨细胞活性和骨形成的特异及敏感指标,在除外肝、肾、肠等疾病时,血 B-ALP 升高则说明成骨细胞活性增强。

(2) 骨钙素(OC):由非增殖期成骨细胞合成和分泌,是骨组织内非胶原蛋白的主要成分。需维生素 K 与活性的维生素 D 参与,才具有生物活性。血清 BGP 水平存在明显昼夜节律现象,且易受月经周期、乙醇、季节、维生素 D 水平等多种因素影响,因此血清 BGP 的血清标本应在抽血后迅速处理。

(3) Ⅰ型前胶原前肽:Ⅰ型前胶原由成骨细胞合成,占骨胶原的 90% 以上,在特异性酶作用下,去除两端的多肽,形成 Ⅰ型胶原,并聚合成为胶原纤维,其中羧基末端肽为 PICP,氨基末端肽为 PINP。后者与成骨的相关性更强,更为常用。进入血循环的 PINP、PICP 也存在昼夜节律现象,受肝功能影响。

2. 骨吸收的指标

(1) 抗酒石酸酸性磷酸酶(TRACP):主要由破骨细胞释放,血中 TRACP 的水平可以反映体内破骨细胞活性和骨吸收状态。正常人血清中会有两种几乎等量的 5 型 TRACP,即 5a 和 5b,RACP5b 特异性高,且结果不受昼夜变化,饮食,肝、肾疾病的影响,具有早期监测骨质,降低骨折的风险作用。

(2) 血Ⅰ型胶原 N 末端肽(NTX)和Ⅰ型胶原 C 端肽(CTX):是反映骨吸收的特异和敏感的指标。CTX 更具有特异性,因此更为常用。NTX 和 CTX 升高见于以破骨细胞活性显著增强为特点的代谢性骨病,如骨质疏松症、变形性骨炎、甲状腺功能亢进症、肿瘤骨转移和多发性骨髓瘤等。

(3) 空腹 2 小时尿钙/肌酐比值:人体在后半夜至清晨,血钙会下降,引起反应性的 PTH 分泌增加,从而动员更多的骨钙入血,故清晨空腹尿钙的升高主要来源于骨组织的脱钙,空腹 2 小时尿钙/肌酐比值的升高表示骨吸收增强,但需排除服用钙剂。

上述骨转化生化标志物中,空腹血清 P1NP 和 CTX 被认为是反映骨形成和骨吸收敏感性较高的标志物。

【影像学检查】

1. **X 线片** 骨质疏松在 X 线下表现为骨皮质变薄,骨小梁减少、变细。以胸腰段椎体和骨盆较明显。对骨折的定性和定位及鉴别诊断有重要意义,但诊断骨质疏松的敏感性和准确性差,只有当骨量下降 30% 以上才有所显现。摄片部位包括椎体、髋部、腕部、掌骨、跟骨和管状骨等。

2. **定量超声** 原理为组织结构对声波的反射和吸收所造成超声信号的衰减结果,常用测量部位为跟骨,QUS 测量结果不仅能反映骨密度,还可提供有关骨应力、结构等方面的信息。目前主要用于骨质疏松风险人群的筛查和骨质疏松性骨折的风险评估,还不能用于骨质疏松症的诊断和药物疗效判断。

3. **骨密度** 测定符合以下任何一条,建议行骨密度测定:①无 OP 危险因素的 65 岁以上女性和 70 岁以上男性;②伴有 1 个或多个 OP 危险因素的 65 岁以下女性和 70 岁以下男性;③脆性骨折病史或脆性骨折家族史者;④性激素水平低下者;⑤药物疗效监测者;⑥患有影响骨代谢疾病或使用影响骨代谢药物史者;⑦患有影响骨代谢疾病或使用影响骨代谢药物史者;⑧IOF 骨质疏松症 1 分钟测试题回答结果阳性或 OSTA 结果≤-1 者。

（1）双能 X 线吸收法（DXA）:DXA 机器通过将扫描仪观察到的特定区域的像素相加,再除以以平方厘米为单位的骨骼面积,计算出以克为单位的骨骼矿物质含量。患者的结果可以解释为与性别匹配的峰值骨量平均值（T-score）的标准偏差。其主要测量部位是腰椎和股骨近端,若腰椎和股骨近端测量受限,可选择非优势侧桡骨远端,测量结果受腰椎的退行性改变和腹主动脉钙化影响。DXA 股骨近端测量感兴趣区分别为股骨颈、大粗隆、全髋和 Wards 三角区的骨密度,用于骨质疏松症诊断的是股骨颈和全髋。不同 DXA 机器的测量结果如未行横向质控,不能相互比较。

（2）定量 CTQCT:是在 CT 设备上应用已知密度的体模和相应的测量分析软件测量骨密度的方法。该方法可分别测量松质骨和皮质骨的体积密度,可较早地反映骨质疏松早期松质骨的丢失状况。常用的测量部位是腰椎和/或股骨近端的松质骨骨密度。QCT 腰椎测量结果预测绝经后妇女椎体骨折风险的能力类似于 DXA 腰椎测量的评估。也可用于骨质疏松药物疗效观察。

（3）其他影像学检查:外周骨定量 CT（pQCT）,测量部位多为桡骨远端和胫骨,主要反映的是皮质骨骨密度,可用于评估绝经后女性髋部骨折的风险。因目前无诊断标准,尚不能用于骨质疏松的诊断及临床药物疗效判断。定量核磁共振成像测定（QMRI）利用的是骨小梁和骨髓对磁场产生的不同磁化率形成的场梯度,再根据梯度回波反映的小梁信息衡量骨强度和预测骨折风险。

【诊断】

1. **诊断标准**

（1）基于 DXA 骨密度测定结果的诊断标准:目前通用的是 WHO 推荐的诊断标准:骨密度低于同性别正常人群的峰值骨量的 1~2.5SD 为骨量减少（osteopenia）;低于同性别正常人群的峰值骨量的 2.5SD 以上为骨质疏松（osteoporosis）;骨密度降低的程度满足骨质疏松的标准并伴有 1 处或多处骨折时为严重骨质疏松。

使用此诊断标准时需注意其适用范围和局限性。骨密度通常用 T 值（T-Score）表示,T 值 =（实测值-同种族同性别正常青年人峰值骨密度）/同种族同性别正常青年人峰值骨密度的标准差。对于儿童、绝经前女性及小于 50 岁的男性,则用 Z 值表示,Z 值 =（测定值-同龄人骨密度的均值）/同龄人骨密度标准差。Z 值≤-2.0 视为低于同年龄段预期范围或低骨量。另外,因不同生产厂家的机器所设定的参考数据库不同,检测的结果也会不同,骨密度测量结果也会受到被测部位骨质增生、骨折、周围组织钙化和位置旋转等影响,特别是在老年人群中。

（2）基于脆性骨折的诊断标准:当发生髋部、椎体的脆性骨折时,即使没有骨密度的测定结果,临床上即可诊断为骨质疏松。而在肱骨近端、骨盆或前臂远端发生的脆性骨折,即使骨密度测定为低骨量,也可诊断骨质疏松症。

2. **骨代谢转换率的评价**　骨代谢生化标志物水平虽不能用于 OP 诊断,但对评价骨转换率有十分重要的意义。在绝经 30 年后,骨转换率对 BMD 的贡献率可达 50%,骨转换率增加是预测骨折风险的主要指标。骨吸收和骨形成指标的显著升高提示骨转换率增高。

3. **骨折风险评估**

（1）骨折风险评估计算法（FRAX）:是目前使用最广泛的评估骨质疏松性骨折绝对风险的软件工具,可用于计算个体 10 年内发生骨折的可能性,该系统适用于未治疗的绝经后女性和 40~90 岁的男性。除 BMD 降低外,FRAX 纳入的其他骨折危险因子主要包括年龄、种族、体重指数（BMI）、父母骨折史、类风湿关节炎、糖皮质激素应用史、吸烟及饮酒等。但 FRAX 存在一定的局限性,如没有列入跌倒、糖皮质激素使用剂量及疗程、其他与骨质疏松症相关药物服用史等因素;只采用髋部骨密度数值,对其他部位骨折风险评估存在一定误差;在治疗阈值方面仍没有统一标准。

（2）亚洲人骨质疏松自测指数（OSTA）:OSTA 指数 =［体质量（kg）-年龄（岁）］×0.2,OSTA 指数<-4 为高度风险;-4~-1 为中度风险;>-1 为低度风险。OSTA 主要是根据年龄和体质量来骨质疏松症的风险,选用的指标过少,特异性不高,需结合其他危险因素进行判断,且仅适用于绝经后女性。

（3）IOF 骨质疏松风险 1 分钟测试题:共有 19 道题,包括可控因素与不可控因素两部分,由患者判断是与否,可初步筛选存在骨质疏松症的风险的患者,若 19 道题中有 1 道答案为"是"即为阳性,建议进一步行骨密度检查或 FRAX 风险评估。该测试题简单快速,易于操作,但仅能作为初步筛查疾病风险,不能用于骨质疏松症的诊断。

【鉴别诊断】

骨质疏松症由多种因素导致,在诊断原发性骨质疏松前应排除所有继发性因素。通过病史采集和辅助检查鉴别各种类型的原发性与继发性 OP(表 21-1),通常采用排他法。

表 21-1　骨质疏松症的病因与分类

病因		分类
原发性		Ⅰ型 OP(绝经后骨质疏松症)
		Ⅱ型 OP(老年性骨质疏松症)
		特发性青少年低骨量和骨质疏松症
继发性	内分泌性	甲旁亢或甲旁减
		库欣综合征(Cushing 综合征)
		性腺功能减退症
		甲亢或甲减
		催乳素细胞腺瘤和高催乳素血症
		糖尿病
		肢端肥大症或生长激素缺乏症
		妊娠或哺乳
	药物	糖皮质激素、肝素、抗惊厥药、甲氨蝶呤、环孢素、LHRH 激动剂和 GnRH 拮抗剂、含铝抗酸剂
	肾脏疾病	慢性肾衰竭
		肾小管性酸中毒
	血液病	浆细胞病(浆细胞瘤或巨球蛋白血症)
		白血病和淋巴瘤
		系统性肥大细胞增多症
		镰状细胞贫血和轻型珠蛋白生成障碍
		再生障碍性贫血
	营养性疾病与胃肠疾病	吸收不良综合征
		静脉营养支持治疗
		胃切除术后
	肝胆疾病	
	代谢性疾病	戈谢(Gaucher)病
		慢性低磷血症
		骨髓增殖综合征
		结缔组织病
		成骨不全
		Ehlers-Danlos 综合征
		家族性自主神经功能障碍
		反射性交感性营养不良症
		Marfan 综合征
		同型胱氨酸尿症和赖氨酸尿症
		Menkes 综合征
		坏血病(维生素 C 缺乏症)
	其他	制动、氟中毒、肿瘤、卵巢切除

1. 内分泌与代谢疾病　主要包括甲旁亢、库欣综合征、甲亢或甲减、高 PRL 血症、GH 瘤或生长激素缺乏、性腺功能减退症等，甲旁亢患者的骨骼改变主要为纤维囊性骨炎，早期可仅有 OP 表现，测定血 PTH 1-84/PTH-C 比值、血钙、血磷生化指标可帮助鉴别，仍有困难者需行特殊影像检查或动态试验。其他内分泌疾病因原发病表现较明显，鉴别不难。

2. 血液系统疾病　多发性骨髓瘤是一种以骨髓中单克隆浆细胞大量增生为特征的恶性疾病。临床症状以骨痛、贫血、溶骨性骨质破坏、高钙血症和肾功能不全为特征。血液系统肿瘤的骨损害有时与甲旁亢难以鉴别，此时有赖于检测血 PTH 及其组分和 PTH 相关蛋白（PTHrP）、肿瘤特异标志物、骨髓检查、骨扫描等加以鉴别。

3. 结缔组织疾病　包括成骨不全、Ehlers-Danlos 综合征、Marfan 综合征、同型半胱氨酸血症、赖氨酸血症、Menkes 综合征等。骨脆性增加是成骨不全的骨损害特征，大多由 I 型胶原基因缺陷所致，其临床表现依缺陷的类型和程度而异。轻者可仅表现为 OP 而无明显骨折，必要时要借助生化或分子生物学方法鉴别。此外，患者有蓝色巩膜有重要鉴别意义。

4. 其他继发 OP　主要包括肾脏疾病（慢性肾衰竭、肾小管性酸中毒等）、胃肠道与营养性疾病（吸收不良综合征、胃切除等）和药物（如糖皮质激素、抗惊厥药、GnRH 类物等），其他原因如制动、肿瘤、卵巢切除等也可导致继发性骨质疏松症，继发性骨质疏松症可与原发性骨质疏松症同时或先后发生。

【治疗】

预防骨质疏松是治疗骨质疏松症的第一步。骨骼生长的最佳时期在青年时期，在 25 岁左右达到骨量峰值。儿童骨量增 10%，成年期发生骨质疏松性骨折的风险降低 50%。骨质疏松一旦发生骨折，生存质量急剧下降，可致残甚至致死，因此 OP 的预防比治疗更为重要，也具有更高的经济效益。OP 的初级预防对象是未发生骨折但有 OP 危险因素者，或已有骨量减少者。预防的目的是避免发生第一次骨折。OP 的二级预防和治疗是针对已有 OP 或已发生过骨折者，其目的是避免再次骨折。预防措施主要是养成健康的生活方式，包括合理饮食、适当运动、纠正不良生活习惯等。研究显示，多食水果和蔬菜与更少的骨吸收相关，含有大量加工食品的饮食与骨密度降低有关，富含维生素 D、钙低盐和适量蛋白质的均衡饮食有助于骨健康；中等强度的运动能促进机体组织吸收利用钙，促进钙在骨骼内沉积，并刺激护骨素、骨代谢相关激素的生成，从而增加骨密度。运动还能改善机体的平衡功能、增强肌力，降低骨折的发生风险；而吸烟、嗜酒，光照不足，高糖、高脂饮食，经常饮用茶水、咖啡及碳酸饮料等不良生活习惯会增加骨质疏松症发生的风险。

1. 基础治疗和对症治疗

（1）补充钙剂和 VD 是防治的基本措施

1）钙剂：不论何种 OP 均应补充适量钙剂。补充钙剂对 PMOP 和老年性 OP 尤为重要。根据 2013 版中国居民膳食营养素参考指南，成人每天钙推荐摄入量为 800mg（元素钙），50 岁及以上人群每天钙推荐摄入量为 1 000~1 200mg，且最好通过饮食摄入获得。当食物中钙摄入不足时，可给予钙剂补充。中国人每天从饮食中获取的元素钙约 400mg，故可每天口服 500~600mg 元素钙。补充钙剂时应与其他药物联合使用，常用钙剂有碳酸钙、枸橼酸钙、葡萄糖酸钙等

2）维生素 D：充足的维生素 D 可增加肠钙吸收、促进骨骼矿化，有助于保持肌力、改善平衡能力和降低跌倒风险，维生素 D 不足时可继发甲旁亢，使骨吸收增加，引起或加重骨质疏松症。维生素 D 每天推荐摄入量为 800~1 000IU。若日照充足，皮肤可合成足够（相当于 25μg 或 1 000U/d）的维生素 D；缺乏阳光照射时，每天摄入维生素 D 35μg（200U）即可满足生理需要，但预防 OP 和继发性甲旁亢则需增加用量。水下作业者需补充 20~50μg（800~2 000U/d），使血 25-OH-D$_3$ 维持在 100~150nmol/L 范围内。临床应用维生素 D 制剂时应注意个体差异和安全性，定期监测血钙和尿钙浓度，不推荐使用活性维生素 D 纠正维生素 D 缺乏，不宜单次较大剂量补充普通维生素 D。

（2）对症治疗可减轻症状

1）止痛：当骨质疏疏患者出现顽固性疼痛时，可考虑短期应用降钙素制剂。如鳗鱼降钙素（elcatonin)20U,每周肌内注射 1 次,连续使用 3~4 周。

2)改善营养状况:老年人由于蛋白质摄入不足常导致营养不良,补给足够蛋白质有助于治疗。

2. 抗骨质疏松药物治疗　抗骨质疏松药物可分为 3 大类:①骨吸收抑制剂(双膦酸盐类、降钙素、雌激素及选择性雌激素受体调节剂、RANKL 抑制剂等);②促进骨形成的药物(甲状旁腺激素、维生素 K$_2$、sclerostin 单抗等);③多重机制的药物(维生素 D 及其类似物、锶盐等)。

药物治疗要遵守下列基本原则:①不过分强调某一治疗措施而排斥另外的防治方法;②强调早期预防和早期治疗;③治疗方法、疗程的选择应考虑疗效、费用和不良反应等因素,尤其要注意治疗终点(减少骨折发生率)评价;④服药依从性是决定疗效的重要因素,应尽量选择长效制剂(每周 1 次、每月 1 次、每半年 1 次或每年 1 次)。

(1)骨吸收抑制剂

1)双膦酸盐:是治疗 PMOP 的一线药物,其机制是双膦酸盐与骨骼羟磷灰石的亲和力高,能够特异性结合到骨重建活跃的骨表面,抑制破骨细胞功能,从而抑制骨吸收。不同双膦酸盐抑制骨吸收的效力差别很大,因此临床上不同双膦酸盐药物使用剂量及用法也有所差异。双膦酸盐类药物的治疗效果应在开始 3~5 年后进行评估,若用药后效果差,出现显著的骨密度下降或复发的脆性骨折,则需排除是否存在继发性骨质疏松症或药物依从性偏差。如果以上情况已排除,可考虑使用促进骨形成的药物。双膦酸盐类药物使用超过 5 年时,需对病情进行评估以确定是否继续用药。低骨折风险者考虑进入药物假期,当出现非典型股骨骨折时应停药,骨折风险仍偏高者可继续用至 10 年。

双膦酸盐主要用于治疗骨吸收明显增强的代谢性骨病,如变形性骨炎、多发性骨髓瘤、甲旁亢、肿瘤性高钙血症、骨纤维结构不良症、成骨不全、系统性肥大细胞增多症等;亦可用于治疗原发性和继发性OP,主要适应于高转换型者,尤其适应于高转换型 PMOP 又不宜用雌激素治疗者,对类固醇性 OP 也有良效。此外,双膦酸盐可抑制骨肿瘤转换,减轻骨痛,抑制骨吸收,降低血钙水平,对防治骨肿瘤性骨折有一定作用。有食管排空延迟、站立不能、肌酐清除率小于 35ml/min 者禁用。

常用的双膦酸盐类包括阿仑膦酸钠、唑来膦酸、利塞膦酸钠、伊班膦酸钠、依替膦酸二钠、和氯膦酸二钠等,其中伊班膦酸钠和唑来膦酸为注射剂,唑来膦酸的用法 5mg 静脉滴注,1 次/年,滴注前应充分水化,滴注时间不少于 15 分钟。阿仑膦酸钠有 70mg/片和 10mg/片两种剂型,可每次口服 70mg,1 次/周或每次 10mg,每天 1 次,用法为空腹用 200~300ml 白水送服,服药后 30 分钟内保持直立体位(站立或坐立)。

不良反应主要是以下几方面:①胃肠道反应,少数患者口服双膦酸盐后可能发生轻度胃肠道反应,包括反酸、上腹疼痛等症状。对有活动性胃及十二指肠溃疡者、反流性食管炎者、功能性食管活动障碍者应慎用。②一过性"流感样"症状,首次口服或静脉输注含氮双膦酸盐可出现一过性发热、骨痛和肌痛等类流感样不良反应,多在用药 3 天内明显缓解,症状明显者可用非甾体抗炎药或其他解热镇痛药对症治疗。③肾脏毒性,双膦酸盐类药物约 60% 以原形经肾脏排泄,对于轻度肾功能不全者慎用或酌情减量,尤其是静脉用双膦酸盐类药物用药前尽可能使患者水化,唑来膦酸的滴注时间应不少于 15 分钟,伊班膦酸钠不少于 2 小时。用药前应监测肾功能,当肌酐清除率<35ml/min 时禁用。④下颌骨坏死(ONJ),双膦酸盐相关的 ONJ 罕见,主要见于使用静脉注射双膦酸盐的肿瘤患者,发生率不等,为 1%~15%,在骨质疏松症患者中,ONJ 发病率仅为 0.001%~0.01%,略高于正常人群。对患有严重口腔疾病或需要接受牙科手术的患者,不建议使用该类药物。⑤非典型股骨骨折(AFF),是指在低暴力下发生在股骨小转子以下到股骨髁上之间的骨折,可能与长期使用双膦酸盐类药物有关。

2)降钙素类:降钙素(calcitonin)是一种钙调节激素,通过抑制破骨细胞的生物活性、减少破骨细胞数量,同时刺激成骨细胞形成和活性,从而减少骨量丢失并增加骨量。主要适用于高转换型 OP 患者或OP 伴或不伴骨折者,降钙素类药物能明显缓解骨痛,对骨质疏松症及其骨折引起的骨痛有效。

目前应用于临床的降钙素类制剂有 2 种,即鳗鱼降钙素类似物和鲑鱼降钙素。鳗鱼降钙素注射剂20IU 肌内注射,每周 1 次或 10U 肌内注射,每周 2 次。鲑鱼降钙素有鼻喷剂和注射剂,鼻喷剂用法为200IU 鼻喷,每天或隔天 1 次;注射剂每天 1 次 50IU 或 100IU,皮下或肌内注射。少数患者用药后出现面部潮红、恶心等不良反应,偶有过敏现象。有研究显示,鼻喷剂型鲑鱼降钙素具有潜在增加肿瘤的风险,因此鲑鱼降钙素连续使用时间一般不超过 3 个月。

3）雌激素类：PMOP 患者的发病机制主要为雌激素水平急剧下降所致的骨量丢失，雌激素能抑制破骨细胞活性，减少破骨细胞数目，抑制骨转换。临床研究表明，激素补充疗法能减少骨丢失，降低骨质疏松性椎体、非椎体及髋部骨折的风险，是防治绝经后骨质疏松症的有效措施。但因其有增加乳腺肿瘤及心脑血管系统血栓发生的不良反应，不作为 PMOP 的一线用药。适用于围绝经期和绝经后女性，特别是有绝经相关症状（如潮热、出汗等）、泌尿生殖道萎缩症状，以及希望预防绝经后骨质疏松症的妇女，尤其提倡绝经早期应用。存在雌激素依赖性肿瘤（乳腺癌、子宫内膜癌）、血栓性疾病、不明原因阴道出血及活动性肝病和结缔组织病者为绝对禁忌证；有以下情况者应酌情慎用：子宫肌瘤、子宫内膜异位症、有乳腺癌家族史、胆囊疾病和垂体催乳素细胞腺瘤。

激素补充治疗应遵循以下原则：①明确治疗的利与弊；②绝经早期开始用（<60 岁或绝经 10 年之内），收益更大，风险更小；③应用最低有效剂量；④治疗方案个体化；⑤局部问题局部治疗；⑥坚持定期随访和安全性监测（尤其是乳腺和子宫）；⑦是否继续用药，应根据每位妇女的特点，每年进行利弊评估。

雌激素的主要制剂有：①倍美力（permarin）0.3~0.625mg/d；②17β-雌二醇或戊酸雌二醇 1~2mg/d；③炔雌醇 10~20μg/d；④利维爱（livial）1.25~2.5mg/d；⑤尼尔雌醇（雌三醇衍化物）每周 1~2mg；⑥雌二醇皮贴剂 0.05~0.1mg/d；⑦雌二醇凝胶 2.5g/d（含 E 260mg/100g）；⑧替勃龙（tibolone）1.25~2.5mg/d，其作用与雌二醇相似，但阴道出血和乳腺胀痛不良反应较大；⑨E_2 埋剂，4~6 个月埋植 1 次。

长期使用雌激素替代治疗可能会增加乳腺癌、子宫内膜癌等发生，绝经激素治疗的全球共识指出，激素治疗与乳腺癌的关系主要取决于孕激素及其应用时间长短。因此，有子宫的妇女应用雌激素治疗时必须联合应用孕激素。还需注意的是，雌激素治疗轻度增加血栓形成风险。

4）选择性雌激素受体调节剂（SERMs）：作用机制是与雌激素受体结合后，在不同靶组织，导致受体空间构象发生不同改变，从而在不同组织发挥类似或拮抗雌激素的不同生物效应。目前临床上最常用的是雷洛昔芬和巴多昔芬，可用于预防和治疗绝经后骨质疏松症。用法为雷洛昔芬 60mg，1 次/d；巴多昔芬 20mg，1 次/d，或 40mg，1 次/d。禁用于有静脉血栓栓塞性疾病、肝功能减退、肌酐清除率小于 35ml/min、难以解释的子宫出血以及有子宫内膜症症状和体征者。雷洛昔芬不适用于男性骨质疏松症患者。可出现胃肠道不适、面部潮红及下肢肌肉痛性痉挛等，此类药物不良反应较少，且不增加子宫内膜癌及乳腺癌患病风险。

5）RANKL 抑制剂：狄诺塞麦（denosumab）是一种核因子 kappa-B 受体活化因子配体（RANKL）抑制剂，为特异性 RANKL 的完全人源化单克隆抗体，是第一个用于治疗骨质疏松症的生物制剂，通过抑制 RANKL 与其受体 RANK 的结合激活相应受体产生下游反应并最终抑制破骨细胞形成、功能和存活，从而降低骨吸收、增加骨量、改善皮质骨或松质骨的强度。适用于有较高骨折风险的绝经后骨质疏松症，有低钙血症者用药前必须纠正，治疗前后需补充充足的钙剂（1 000mg）和维生素 D（至少 400IU）。现有的狄诺塞麦注射剂，规格为 60mg/ml，用法为 60mg，皮下注射，每半年 1 次。主要不良反应有低钙血症、严重感染（膀胱炎、上呼吸道感染、肺炎、皮肤蜂窝组织炎等）、皮疹、皮肤瘙痒、肌肉或骨痛等；长期应用可能会过度抑制骨重建，出现下颌骨坏死或非典型性股骨骨折。

（2）促进骨形成的药物

1）甲状旁腺激素类似物：甲状旁腺激素类似物（parathyroid hormone analogue，PTHa）是目前促骨形成的代表药物，国内已上市的特立帕肽为重组人甲状旁腺激素氨基端 1-34 活性片段（recombinant human parathyroid hormone 1-34，rhPTH 1-34），间断使用小剂量 PTHa 能刺激成骨细胞活性，间接增加肠道钙的吸收、肾小管钙的重吸收和增强磷酸盐在肾脏的排泄，调节骨骼内钙的平衡，促进骨骼生成，能够降低椎体和非椎体骨折的发生风险。用法为每天皮下注 20μg，注射部位应选择大腿或腹部，总治疗时长不超过 24 个月，患者终身仅可接受 1 次为期 24 个月的治疗。停药后应序贯使用抗骨吸收药物，以维持或增加骨密度，持续降低骨折风险。存在畸形性骨炎、骨骼疾病放射治疗史、肿瘤骨转移、严重肾功能不全（肌酐清除率≤35ml/min）及并发高钙血症者禁用。常见的不良反应为恶心、肢体疼痛、头痛和眩晕等。

2）维生素 K_2：四烯甲萘醌是维生素 K_2 的一种同型物，是 γ-羧化酶的辅酶，在 γ-羧基谷氨酸的形成过程中起着重要作用。γ-羧基谷氨酸是骨钙素发挥正常生理功能所必需的，四烯甲萘醌能够促进骨形成，能够轻度增加骨质疏松患者的骨量，用于骨质疏松患者提高骨量。

3）SOST 单抗：硬骨素（sclerostin）是一种含 213 个氨基酸的糖蛋白，主要由骨细胞大量分泌，其最重要作用是调控 Wnt 信号通路。当它与 LRP5/6 结合后，抑制经典的 Wnt/β-Catenin 信号通路，从而减少骨形成和促进骨吸收。使用 SOST 单克隆抗体会遏制硬骨素对此信号通路的抑制作用，促进骨形成和抑制骨吸收。2019 年 4 月经 FDA 批准上市的 Sclerostin 单克隆抗体（evenity）可用于治疗绝经后女性伴高骨折风险的骨质疏松症。

（3）多重作用机制的药物

1）活性维生素 D 及其类似物：目前国内上市用于治疗骨质疏松症的活性维生素 D 及其类似物有 $1αOHD_3$（阿法骨化醇）和 $1,25-(OH)_2$-维生素 D_3（骨化三醇）两种，适用于老年人、肾功能不全以及 1α-羟化酶缺乏或减少的患者，具有提高骨密度，减少跌倒，降低骨折风险的作用。阿法骨化醇胶囊用法为每次 $0.25\sim1.0μg$，每天 1 次；骨化三醇用法为 $0.25μg$，每天 1 次或 2 次或 $0.5μg$/次，每天 1 次。治疗期间注意监测血钙和尿钙，特别是同时补充钙剂者、肾结石患者慎用。

2）锶盐：锶（strontium）是人体必需的微量元素之一，参与人体多种生理功能和生化效应。其化学结构与钙和镁相似，雷奈酸锶是合成锶盐，研究证实雷奈酸锶可同时作用于成骨细胞和破骨细胞，既抑制骨吸收也促进骨形成，可降低椎体和非椎体骨折的发生风险。雷奈酸锶为混悬剂，2g/袋；用法为每次 2g，睡前服用，最好在进食 2 小时之后服用，注意与钙及食物同食时会影响药物吸收。主要的不良反应为胃肠道反应、皮疹和头痛，一般在治疗初始时发生，程度较轻，多为暂时性，可耐受。罕见不良反应为药物疹伴嗜酸性粒细胞增多和系统症状。雷奈酸锶仅用于无法使用其他药物治疗的严重骨质疏松症。对已确诊的心脑血管疾病、伴有未控制的高血压者应慎用雷奈酸锶。

（4）其他治疗方式：其他用于治疗绝经后骨质疏松的药物有氟化物、钙通道阻滞剂、传统医学（骨碎补总黄酮、淫羊藿苷、人工虎骨粉）等；运动疗法包括有氧运动（如慢跑、游泳）、抗阻运动（如负重练习）、冲击性运动（如体操、跳绳）、振动运动（如全身振动训练）等。着重于增强肌力与肌耐力，改善平衡、协调性与步行能力，从而减少骨质疏松骨折的发生，还可以增加骨密度。

3. 骨质疏松性骨折的治疗 治疗原则包括复位、固定、功能锻炼和药物治疗，理想的骨折治疗是将四者有机地结合起来，在不加重局部损伤、不妨碍肢体活动的前提下进行早期功能锻炼及配合用药，使骨折愈合和功能恢复达到理想的结果。

骨折的整复和固定有手术和非手术两种方法，应根据骨折的具体部位、损伤程度和患者的全身状况决定。任何治疗方法都应以不影响骨折愈合为前提。老年人方法的选择应以简便、安全、有效为原则。以创伤小、关节功能影响小、尽早恢复伤前生存质量为目的，在具体方法上不应强求骨折的解剖复位，而应着重于功能恢复和组织修复。老年人骨折后自身修复能力降低，并存疾病较多，手术耐受性差，增加了手术治疗的风险。应权衡手术与非手术治疗利弊，做出合理选择。功能锻炼上早期应加强骨折邻近关节被动运动（如关节屈伸等）及骨折周围肌肉的等长收缩训练等，以预防关节挛缩、肌肉萎缩及废用性骨质疏松；后期应以主动运动、渐进性抗阻运动、平衡协调与核心肌力训练为主。除了防治骨折局部并发症外，对高龄患者还需积极防治下肢深静脉血栓形成、脂肪栓塞综合征、坠积性肺炎、尿路感染和褥疮等并发症。

不同部位的骨折治疗方法的选择各有侧重。当椎体骨折出现脊髓、神经根压迫症状时应考虑手术减压；髋部骨折除治疗骨折本身外，还应特别关注并发症和伴随疾病的处理；老年人 OP 性桡、尺骨远端骨折多为粉碎性骨折，且累及关节面，骨折愈合后易残留畸形，常造成腕关节和手指功能障碍。一般采用手法复位，可用夹板、石膏或外固定器固定，对于少数不稳定的骨折可考虑手术处理。

骨质疏松骨折在外科治疗同时应积极治应积极给予抗骨质疏松药物治疗，包括骨吸收抑制剂或骨形成促进剂等，可起到改善骨质量，防止再次发生骨折的作用。许多研究资料表明，使用常规剂量的抗骨吸收药物对骨折愈合无明显不良影响。对于骨质疏松患者骨科手术后是否立即进行抗骨吸收药物治疗尚无统一意见,为慎重起见,可在手术 1 个月后开始治疗,在使用药物的同时需特别重视运动和补充营养、补充钙剂和维生素 D。

（罗湘杭）

参 考 文 献

［1］ 林果为,王吉耀,葛均波.实用内科学.15 版.北京:人民卫生出版社,2017.

［2］ 夏维波,章振林,林华,等.原发性骨质疏松症诊疗指南(2017).中国骨质疏松杂志,2019,25(03):281-309.

［3］ 方岩,朱涛.绝经后骨质疏松症的治疗进展.中国骨质疏松杂志,2019,25(08):1192-1200.

［4］ 付红波,裴育,杨国庆,等.妊娠哺乳相关骨质疏松症 5 例并文献复习.中华骨质疏松和骨矿盐疾病杂志,2019,12(02):145-150.

［5］ 程晓光,王亮,曾强,等.中国定量 CT(QCT)骨质疏松症诊断指南(2018).中国骨质疏松杂志,2019,25(06):733-737.

［6］ YANG,M,GUO Q,PENG H,et al. Krüppel-like factor 3 inhibition by mutated lncRNA Reg1cp results in human high bone mass syndrome. Exp Med,2019,216(8):1944-1964.

［7］ LI CJ,XIAO Y,YANG M,et al. Long noncoding RNA Bmncr regulates mesenchymal stem cell fate during skeletal aging. The Journal of Clinical Ivestgation. 2018,128(12):5251-5266.

［8］ KAREN D. FRENCH,DONNA EMANUELE,Osteoporosis:Increasing Screening and Treatment for Postmenopausal Women. The Journal for Nurse Practitioners,2019,15:347-350.

第二十二章 库欣综合征

库欣综合征(Cushing syndrome)又称 Cushing 综合征,是指各种病因造成肾上腺皮质分泌过多糖皮质激素而导致的以向心性肥胖、满月脸、多血质外貌、紫纹、高血压、继发性糖尿病和骨质疏松等为主要表现的临床综合征。

【解剖基础】

肾上腺是成对的内分泌腺,质软,呈淡黄色,其大小约为 5cm×3cm×1cm,重 5~7g,位于脊柱两侧的腹膜后间隙内,属于腹膜外器官。肾上腺独立于肾脏,故肾脏异位时,其不受影响。在组织学上,肾上腺中间为髓质,由节前交感神经纤维直接支配的嗜铬细胞组成,分泌儿茶酚胺。外周是皮质,占总质量的90%,由外向内分 3 个带:①球状带,位于被膜的下方,较薄,约占皮质的 15%。球状带细胞分泌盐皮质激素,如醛固酮,其产生主要受肾素-血管紧张素系统的影响,ACTH 的调控是次要的。②束状带,是皮质中最厚的部分,占皮质总体积约 80%。束状带细胞分泌糖皮质激素,主要为皮质醇、皮质酮和皮质素等,其分泌受 ACTH 的调节。③网状带,位于皮质的最内层,占皮质总体积的 5%~7%。网状带细胞分泌性激素,主要是雄激素,也分泌少量的雌激素和少量的糖皮质激素,故也受 ACTH 的调节。

【病因与分类】

根据病因不同,库欣综合征可分为 ACTH 依赖性库欣综合征和 ACTH 非依赖性库欣综合征。

1. ACTH 依赖性库欣综合征　指下丘脑-垂体或垂体以外的某些肿瘤组织分泌过量 ACTH 和/或促肾上腺皮质激素释放激素(CRH),引起双侧肾上腺皮质增生并分泌过量的皮质醇。包括:①库欣病(Cushing disease),指垂体 ACTH 分泌过多,伴肾上腺皮质增生,垂体多有微腺瘤,少数为大腺瘤,也有未能发现肿瘤者,是最常见的库欣综合征。②异位 ACTH 综合征,系垂体以外肿瘤分泌大量 ACTH,伴肾上腺皮质增生。文献报道最多见的病因为肺部或支气管肿瘤,约占 50%,其次分别为胸腺及胰腺肿瘤,各约占10%,还可有甲状腺髓样癌、嗜铬细胞瘤、胃肠道及生殖系统、前列腺等部位的肿瘤;③异位促肾上腺皮质激素释放激素(CRH)综合征,肿瘤异位分泌 CRH 刺激垂体 ACTH 细胞增生,ACTH 分泌增加。

2. ACTH 非依赖性库欣综合征　指肾上腺皮质肿瘤或增生导致自主分泌过量皮质醇。主要为肾上腺皮质腺瘤和腺癌,分别占库欣综合征的 10%和 6%左右。包括:①肾上腺皮质腺瘤;②肾上腺皮质癌;③不依赖 ACTH 的双侧肾上腺小结节性增生,可伴或不伴 Carney 综合征;④不依赖 ACTH 的双侧肾上腺大结节性增生。

【临床表现】

1. 库欣综合征的临床表现有数种类型。

(1) 典型病例:表现为向心性肥胖、满月脸、多血质、紫纹等,多为库欣病、肾上腺腺瘤、异位 ACTH 综合征中的缓进型。

(2) 重型:主要特征为体重减轻、高血压、水肿、低血钾性碱中毒,由于癌肿所致重症,病情严重,进展迅速,摄食减少。

（3）早期病例：以高血压为主,可表现为均匀肥胖,向心性尚不典型。全身情况较好,尿游离皮质醇明显增高。

（4）以并发症为主就诊者,如心力衰竭、脑卒中、病理性骨折、精神症状或肺部感染等,年龄较大,库欣综合征易被忽略。

（5）女性明显男性化或成年男性出现女性化应怀疑是肾上腺癌。

（6）周期性或间歇性：症状可反复发作,能自行缓解。机制不清,病因不明。一部分病例可能为垂体性或异位 ACTH 性。

2. 不种类型的病因及临床特点

（1）库欣病：最常见,约占库欣综合征的 70%,多见于成人,女性多于男性,儿童、青少年亦可患病。垂体病变最多见者为 ACTH 微腺瘤(直径<10mm),约见于 80% 的库欣病患者。ACTH 微腺瘤并非完全自主性,仍可被大剂量外源性糖皮质激素抑制,也可受 CRH 兴奋。约 10% 患者为 ACTH 大腺瘤,伴肿瘤占位表现,可向鞍外伸展。少数为恶性腺瘤,伴远处转移。少数患者垂体无腺瘤,而呈 ACTH 细胞增生,可能原因为下丘脑功能紊乱。双侧肾上腺皮质弥漫性增生,主要是产生糖皮质激素的束状带细胞增生肥大,有时分泌雄激素的网状带细胞亦增生,一部分患者呈结节性增生。

（2）异位 ACTH 综合征：临床上可分为两型。①缓慢发展型,肿瘤恶性度较低,如类癌,病史可数年,临床表现及实验室检查,类似库欣病。②迅速进展型,肿瘤恶性度高,发展快,临床多不出现典型库欣综合征表现,血 ACTH、血、尿皮质醇升高特别明显。

（3）肾上腺皮质腺瘤：占库欣综合征的 15%~20%,多见于成人,男性相对较多见。腺瘤呈圆形或椭圆形,直径 3~4cm,包膜完整。起病较缓慢,病情中度,多毛及雄激素增多表现少见。

（4）肾上腺皮质癌：占库欣综合征的 5% 以下,病情重,进展快。瘤体积大,直径 5~6cm 或更大,肿瘤浸润可穿过包膜,晚期可转移至淋巴结、肝、肺、骨等部位。呈现重度库欣综合征表现,伴显著高血压,可见低血钾性碱中毒。可产生过量雄激素,女性呈多毛、痤疮、阴蒂肥大。可有腹痛、背痛、侧腹痛,体检可触及肿块。

（5）原发性色素沉着结节性肾上腺病：表现为不依赖 ACTH 的双侧肾上腺小结节性增生。患者多为儿童或青年,一部分患者的临床表现同一般库欣综合征;另一部分为家族性,呈显性遗传,往往伴面、颈、躯干皮肤及口唇、结膜、巩膜着色斑及蓝痣,还可伴皮肤、乳房、心房黏液瘤、睾丸肿瘤、垂体生长激素瘤等,称为 Carney 综合征。患者血中 ACTH 低或测不到,大剂量地塞米松不能抑制。肾上腺体积正常或轻度增大,含许多结节,小者仅显微镜下可见,大者直径可达 5mm,多为棕色或黑色,也可为黄棕色、蓝黑色。

（6）不依赖 ACTH 的肾上腺大结节性增生：双侧肾上腺增大,含有多个直径在 5mm 以上的良性结节,一般无色素沉着。垂体 CT、MRI 检查均无异常发现。病情进展较腺瘤患者缓慢。

【诊断】

库欣综合征的临床表现多样,有典型临床表现者从外观即可诊断,但有些患者仅表现不典型的症状,诊断较难。指南推荐对以下人群进行库欣综合征的筛查：①年轻患者出现骨质疏松、高血压等与年龄不相称的临床表现;②具有库欣综合征的临床表现,且进行性加重,特别是有典型症状如向心性肥胖、多血质、紫纹、瘀斑和皮肤变薄的患者;③体重增加而身高百分位下降,生长停滞的肥胖儿童;④肾上腺意外瘤患者。

对怀疑是库欣综合征的患者需要进行 2 步的诊断：一是明确患者是否存在库欣综合征,也就是定性诊断,二是明确库欣综合征的病因,也就是病因诊断。

1. 定性诊断

（1）初步检查：对高度怀疑库欣综合征的患者,应同时进行下述至少两项试验。由于库欣综合征患者体内皮质醇浓度可有波动,推荐至少测定 2 次尿或唾液皮质醇水平以提高测定结果的可信度。

1）测定 24 小时尿游离皮质醇(24h urine free cortisol,24h UFC)：留取 24 小时的全部尿量进行皮质醇水平检测。因 UFC 在库欣综合征患者变异很大,故至少应该检测 2 次 24 小时 UFC。UFC 的敏感性和特异性取决于切点的选择,为了获得较高的敏感性,常推荐 UFC 的参考上限作为阳性标准(参考值 20~100μg/24h),因为大多数儿童患者的体重接近成人体重(>45kg),故成人的 24 小时 UFC 的参考范围也适用于儿童患者。过量的液体摄入(≥5L/d)会明显增加 UFC 水平,而中、重度肾功能不全的患者在肌酐清除率低于 60ml/min 时,UFC 水平往往呈假阴性,并随着肾功能的下降呈线性降低。周期性库欣综合征患者在病情静止期 UFC 往往正常。轻度库欣综合征患者的 UFC 水平也可正常,而此时唾液皮质醇水平更有诊断价值。

2) 午夜唾液皮质醇测定:用被动流涎法使唾液流进塑料管,或在口腔内放置 1 个棉塞(salivette)让患者咀嚼 1~2 分钟后再采集唾液,建议使用后一方法。为了避免应激状态,应让患者在家中安静状态下采集唾液。因唾液中只存在游离状态的皮质醇,并与血中游离皮质醇浓度平行,且不受唾液流率的影响,故唾液皮质醇水平的昼夜节律改变和午夜皮质醇低谷消失是库欣综合征患者较稳定的生化改变,午夜唾液皮质醇大于 2ng/ml 时诊断库欣综合征的敏感性可达 100%,特异性达 96%。

3) 血清皮质醇昼夜节律检测:库欣综合征患者血清皮质醇昼夜节律发生改变,但检测血清皮质醇昼夜节律需要患者住院 48 小时或更长时间,以避免因住院应激而引起假阳性反应。检查时需测定 8:00、16:00 和午夜 0:00 的血清皮质醇水平。对临床高度怀疑库欣综合征,而 UFC 水平正常且可被小剂量地塞米松(DST)抑制的患者,如睡眠状态下 0:00 血清皮质醇>1.8μg/dl(50nmol/L;敏感性 100%,特异性 20%)或清醒状态下血清皮质醇>7.5μg/dl(207nmol/L;敏感性>96%,特异性 87%)则提示库欣综合征的可能性较大。

(2) 进一步检查:当初步检查结果异常时,则应进行过夜或经典小剂量地塞米松抑制试验来进行库欣综合征确诊。

1) 1mg 过夜地塞米松抑制试验:可作为门诊患者的有效筛查试验,午夜给予 1mg 地塞米松,正常反应是次日晨 8:00~9:00 血浆皮质醇水平被抑制到小于 5μg/dl(140nmol/L)。切点为 5μg/dl(140nmol/L)时试验的特异性为 95%,切点降至 1.8μg/dl(50nmol/L)可使试验的诊断敏感性提高到 95% 以上,特异性为 80%。为了增加诊断试验的敏感性,推荐将 1.8μg/dl(50nmol/L)作为切点。

2) 经典小剂量 DST(dexamethasone suppression test,LDDST):口服地塞米松 0.5mg,每 6 小时 1 次,连续 2 天,服药前和服药第 2 天分别留 24 小时尿测定 UFC 或尿 17-羟类固醇(17-OHCS),也可服药前后测定血清皮质醇进行比较。正常人口服地塞米松第 2 天,24 小时 UFC<27nmol/24h(10μg/24h)或尿 17-OHCS<6.9μmol/24h(2.5mg/24h);血清皮质醇<1.8μg/dl(50nmol/L),该切点值也同样适用于体重>40kg 的儿童。

2. 病因诊断　血浆促肾上腺皮质激素(adrenocorticotropic hormone,ACTH)浓度测定:测定 ACTH 可用于库欣综合征患者的病因诊断,即鉴别 ACTH 依赖性库欣综合征和 ACTH 非依赖性库欣综合征。如 8:00~9:00 的 ACTH<10pg/ml(2.2pmoL/L)则提示为 ACTH 非依赖性库欣综合征。但某些肾上腺性库欣综合征患者的皮质醇水平升高不明显,不能抑制 ACTH 至上述水平;如 ACTH>20pg/ml(4.4pmoL/L)则提示为 ACTH 依赖性库欣综合征。

(1) 大剂量 DST:口服地塞米松 2mg,每 6 小时 1 次,服药 2 天,即 8mg/d×2d 的经典大剂量 DST,于服药前和服药第 2 天测定 24 小时 UFC 或尿 17-OHCS、血皮质醇水平。该检查主要用于鉴别库欣病和异位 ACTH 综合征,库欣病患者不能被低剂量地塞米松抑制试验抑制,却能被大剂量地塞米松抑制试验抑制,这是基于库欣病患者糖皮质激素对 ACTH 的负反馈作用仍然存在,但重新设定于一个较高的水平。如用药后 48 小时的 UFC、24 小时尿 17-OHCS 或血皮质醇水平被抑制超过对照值的 50% 则提示为库欣病,反之提示为异位 ACTH 综合征。大约 90% 的库欣病患者和 10% 的异位 ACTH 患者的大剂量地塞米松抑制试验为阳性,而侵袭性的垂体 ACTH 大腺瘤可不被抑制。大剂量地塞米松抑制试验的抑制程度与患者基础皮质醇的分泌水平有关。高抑制率往往见于基础皮质醇水平较低的患者。

(2) 促肾上腺皮质激素释放激素(CRH)兴奋试验:静脉注射合成的羊或人 CRH 1μg/kg 或 100μg,于用药前(0 分钟)和用药后 15、30、45、60、120 分钟分别取血测定 ACTH 和皮质醇水平。在 CRH 刺激下,正常人 ACTH 和皮质醇可升高 15%,库欣病患者升高幅度更明显,ACTH 大于 50%,皮质醇大于 20%。异位 ACTH 综合征患者大多对 CRH 无反应,也有少数假阳性的报道。CRH 的反应在鉴别库欣病和异位 ACTH 综合征上的特异性和敏感性可达 90%。ACTH 较基础升高 100% 以上或皮质醇升高 50%,可排除异位 ACTH 综合征。有超过 10% 的库欣病患者可对 CRH 无反应。

(3) 去氨升压素(DDAVP)兴奋试验:该试验是 CRH 兴奋试验的替代试验,因 DDAVP 容易获得且价格便宜,无显著不良反应。但 20%~50% 的异位 ACTH 综合征患者也对 DDAVP 有反应,故该检查的诊断敏感性及特异性均低于 CRH 兴奋试验。DDAVP 是 V2 和 V3-血管升压素受体激动剂,静脉注射 10μg,于用药前及用药后取血测定血 ACTH 和皮质醇水平,其取血时间间隔同 CRH 兴奋试验。应用 DDAVP 后血皮质醇升高≥20%,血 ACTH 升高≥35% 则判断为阳性。

(4) 双侧岩下窦取血(bilateral inferior petrosal sinus sampling,BIPSS):岩下静脉窦导管采血测定中心(近垂体处)及外周血 ACTH 浓度可用来鉴别库欣病和异位 ACTH 综合征。BIPSS 是创伤性介入检查,建议只在经验丰富的医疗中心由有经验的放射介入医师进行。经股静脉、下腔静脉插管至双侧岩下窦后,可应用数字减影血管成像术证实插管位置是否正确和岩下窦解剖结构是否正常。库欣病患者垂体附近的 ACTH 浓度较周围静脉高,岩下窦与外周静脉 ACTH 的比值有明显的浓度梯度。库欣病患者中心与外周静脉 ACTH 比值常大于 2.0,异位 ACTH 综合征患者比值小于 1.4∶1。鉴于 ACTH 分泌呈间歇性的特点,测完基础值后,常用 CRH 兴奋促使 ACTH 分泌。岩下窦与外周血 ACTH 比值≥2 可以确认为席欣病。若以两者比值≥2 或 CRH 兴奋后比值≥3 作为确认库欣病的标准,则敏感性为 96%,特异性为 100%。而异位 ACTH 分泌肿瘤则没有这种表现。当影像学检查无法明确垂体微腺瘤,而临床和实验室检查高度提示时,BIPSS 对于垂体肿瘤的定位有一定意义。

(5) 影像学检查

1) 鞍区磁共振显像(MRI):推荐对所有 ACTH 依赖性库欣综合征患者进行垂体增强 MRI 或垂体动态增强 MRI。

2) 肾上腺影像学检查:肾上腺影像学包括 B 超、CT、MRI 检查,对诊断 ACTH 非依赖性库欣综合征患者有很重要的意义。推荐首选双侧肾上腺 CT 薄层(2~3mm)增强扫描,有条件的医院可行三维重建以更清晰地显示肾上腺病变的立体形态。

3) 异位 ACTH 综合征病灶定位的特殊检查:①胸部影像学检查,约 90% 的异位 ACTH 肿瘤在肺或纵隔内,因此胸部 X 线、CT 扫描等影像学检查有助于发现异位 ACTH 综合征的胸部原发肿瘤。②生长抑素受体显像,异位 ACTH 分泌肿瘤有表达丰富的生长抑素受体,因此可进行生长抑素类似物(奥曲肽)扫描。

【鉴别诊断】

1. 药物可引起高皮质醇血症 如引起皮质激素结合球蛋白(CBG)升高的药物、合成糖皮质激素、ACTH 类似物、甘草酸等。在妊娠期间,血皮质醇浓度会逐渐升高,甚至可有轻度皮质醇增多症的表现,这时需和妊娠合并库欣综合征相鉴别,因为后者引起血皮质醇增高的程度和前者相比可以无显著差异,两者可通过腹部 MRI 加以鉴别。

2. 假性库欣综合征 此种状态指临床上或多或少库欣综合征的表现,同时可有皮质醇分泌异常,但并非持久自主性皮质醇增多症,一旦有关致病因素解除,即可缓解,包括酗酒、抑郁症、某些肥胖患者及严重应激状态所致者。①酗酒:患者尿及血浆皮质醇可升高,且不被小剂量地塞米松抑制,血浆 ACTH 可为正常或受抑制。对有酗酒史、慢性肝病的临床表现及生化异常者要考虑酗酒所致假性库欣综合征的可能性。在戒酒后,生化异常可迅速恢复正常。②抑郁症:此症患者可出现库欣综合征的激素异常,尿游离皮质醇可升高。在抑郁症得到缓解后,生化异常可消失。另一方面,库欣综合征患者也常出现抑郁症,需经细微检查以明确诊断。③肥胖症:患者皮质醇分泌率可轻度升高。血浆皮质醇浓度正常,尿游离皮质醇可为正常或轻度升高,但血皮质醇昼夜节律正常、小剂量地塞米松抑制试验可受抑制。

【治疗】

库欣综合征的治疗策略取决于其病因。ACTH 依赖性皮质醇增多症(库欣病)首选经蝶垂体腺瘤切除术。不能手术或手术失败者行垂体放疗、双侧肾上腺切除术或药物治疗。原发性肾上腺增生、腺瘤或癌肿则首选肾上腺病变切除,无法切除者予以药物治疗。

1. 库欣病 经蝶窦切除垂体微腺瘤为治疗本病的首选疗法。大部分患者可找到微腺瘤。完整切除肿瘤后可治愈,少数患者手术后可复发。手术创伤小,并发症较少,术后可发生暂时性垂体-肾上腺皮质功能不足,需补充糖皮质激素,直至垂体-肾上腺功能恢复正常。对于症状严重者,可短期静脉使用超生理剂量的肾上腺糖皮质激素治疗。

对于手术后未缓解患者的处理,可考虑:①外科治疗,术后如影像学检查发现有残存肿瘤则应再次手术,但因首次手术后,血清皮质醇水平仍可继续下降,故再次手术前需要观察 4～6 周以评估手术是否必要。②放射治疗,分次体外照射治疗或立体定向放射治疗后 3～5 年内可使约 50%～60% 患者的高皮质醇血症得到控制,但可能在短期控制后复发,也可发生垂体功能减低,故需进行长期随访。垂体照射后再次发生肿瘤的风险为 1%～2%。③双侧肾上腺切除术,双侧肾上腺切除术是快速控制高皮质醇血症的有效方法,采用腹腔镜微创肾上腺切除术可减少患者的手术创伤,但手术会造成永久性肾上腺皮质功能减退而终身需用肾上腺糖皮质激素及盐皮质激素替代治疗。由于术后有发生 Nelson 综合征的风险,术前需常规进行垂体 MRI 扫描和血浆 ACTH 水平测定以确定是否存在垂体 ACTH 腺瘤。

2. 异位 ACTH 综合征 因肿瘤病因、种类不同,故治疗取决于肿瘤的类型、定位和分类。如肿瘤定位明确,首选手术治疗;如肿瘤已转移或难以定位、症状严重或首次手术失败的患者则可行双侧肾上腺切除术或以药物阻断皮质醇合成,并同时对症治疗及纠正低钾血症等生化紊乱。

3. 肾上腺皮质腺瘤 首选手术切除肿瘤,手术切除可获根治,与开腹手术比较,经腹腔镜切除一侧肿瘤术后恢复较快。肾上腺腺瘤大多为单侧性,术后需较长期使用氢化可的松(20～30mg/d)或可的松(25.0～37.5mg/d)作替代治疗,因为长时期高皮质醇血症抑制垂体及健侧肾上腺的功能。在肾上腺功能逐渐恢复时,可的松的剂量也随之递减,大多数患者于 6 个月至 1 年或更久可逐渐停用替代治疗。

4. 肾上腺腺癌 治疗包括手术、药物治疗(单用米托坦或联合使用链脲菌素等化疗药物)和局部放疗,应根据肿瘤分期进行不同治疗。

5. ACTH 非依赖性大结节增生 目前推荐先切除一侧肾上腺并获得病理确诊后,在随诊过程中决定是否择期切除另一侧肾上腺。如果病变组织表面存在异常肾上腺受体则可用药物治疗代替肾上腺切除术。亚临床库欣患者的手术适应证取决于是否有皮质醇高分泌的表现。

6. 原发性色素结节性肾上腺皮质病 手术切除双侧肾上腺是治疗的主要选择,次全切除或单侧肾上腺切除可使显性库欣症状明显缓解,但最终仍需要肾上腺全切除。酮康唑可明显抑制患者皮质醇分泌。

7. 库欣综合征的药物治疗 治疗库欣综合征的药物可通过控制下丘脑-垂体 ACTH 合成和分泌、阻断在肾上腺异常表达的受体、抑制糖皮质激素的合成及阻断外周糖皮质激素的效应等来发挥作用,可作为控制高皮质醇血症的有效选择。

(1) 类固醇合成抑制剂:此类药物可有效抑制类固醇合成、降低皮质醇分泌率,改善库欣综合征患者的临床症状及代谢异常。此类药物应用指征主要为重型患者的术前准备,放疗患者在奏效前控制病情。一般不作为库欣综合征患者的决定性治疗。类固醇合成抑制剂包括酮康唑、美替拉酮、米托坦、氨鲁米特、依托咪酯、LCI699(osilodrostat)等。

1) 酮康唑:通过抑制 CYP17A1、CYP11A1 和 CYP11B1 抑制肾上腺、性腺类固醇合成等,开始用量一般为每天 200mg,或 400mg,分 2 次服,可按需根据皮质类固醇水平逐渐增加至每天 600～800mg,分 3～4 次服,其少需进一步增至 1 200mg。酮康唑通常可为患者良好耐受,出现不良反应者较少,但也要警惕部分患者可出现严重的肝损害。多为胃肠道反应(恶心、呕吐)、皮疹、瘙痒,可随停药而消退。偶见男子乳房发育及勃起功能障碍,与雄激素合成减少有关。

2) 美替拉酮:为吡啶衍生物,通过抑制 CYP11B1、CYP11B2 和 CYP17A1 抑制肾上腺皮质激素合成的多个步骤,开始剂量每天 750～100μg,分 3～4 次服用,可按需逐步增加,一般每天约 2g,少数病例,如异位 ACTH 综合征,最多可增加至 6g。副作用包括高血压、低血钾、水肿、多毛、痤疮、头晕、乏力、升高 ACTH 等,较大剂量可诱发肾上腺危象。

3) LCI699(osilodrostat):作用机制类似美替拉酮,抑制 11β-羟化酶,抑制皮质醇(CYP11B1)和醛固酮(CYP11B2)合成,相比美替拉酮,具有较长的血浆半衰期,抑制效果更强。目前正进行库欣病和原发性高血压临床研究,有望成为治疗库欣综合征的有效药物。

4) 米托坦:选择性地对肾上腺皮质细胞的线粒体产生直接细胞毒作用,使皮质束状带及网状带细胞萎缩、坏死,用于治疗肾上腺皮质癌及其迁移性癌,也可用于肾上腺皮质增生或肿瘤所致的皮质醇增多症。用法:2～4g/d,口服,分 3～4 次服用。副作用可见恶心、腹泻、头晕、神经系统症状、意识模糊、血脂异常等。

5) 氨鲁米特:为一线抗惊厥药,并有镇静作用,对 P450 侧链裂解酶有强抑制作用,对其他 P450 类固醇合成酶、芳香酶也有轻度抑制作用。对各种类型的库欣综合征皆有明显的降皮质醇分泌效果。开始剂量每天 250mg,可逐渐加量,分次服用,一般每天 1g 即可,最多可用至 1.5g/d。

6)依托咪酯(etomidate):为咪唑衍生物,短效催眠药,仅静脉给药有效,抑制 11β-羟化酶的作用显著,也有较轻的抑制 17α-羟化酶、17,20-裂合酶及侧链裂解酶的效果。此外,此药还能显著抑制肾上腺皮质细胞的增殖和 ACTH 受体的表达。临床上适用于口服药物难以快速奏效的重症库欣综合征患者,包括儿童患者,以及并发感染、需作外科手术治疗的并发症等情况,采用静脉用药以控制病情,首剂可缓慢推注 0.03mg/kg,然后静脉输注每小时 0.1mg/kg。不良反应为镇静、催眠作用。

(2)糖皮质激素受体拮抗剂:主要是米非司酮,是糖皮质激素受体(GR,Ⅱ型)拮抗剂,对 GR 的亲和力是地塞米松的 3~4 倍,皮质醇的 18 倍。对高皮质醇导致的高血糖具有显著效果,可用于库欣综合征继发性高血糖且手术不缓解或不能手术者。起始剂量 4mg/(kg·d),可滴定到最大剂量 1 200mg/d 或 20mg/(kg·d)。主要的不良反应包括恶心、呕吐、疲乏、头痛、低钾血症、关节痛、外周性水肿、眩晕、子宫内膜增生等。

(3)控制下丘脑-垂体 ACTH 合成和分泌的药物

1)生长抑素受体类似物对多种神经内分泌肿瘤均有效。研究发现,ACTH 瘤能表达生长抑素受体的 SSTR1、SSTR2 和 SSTR5 亚型。帕瑞肽(pasireotide)作用于 SSTR1、SSTR2、SSTR3、SSTR5,其对 SSTR5 的亲和力是奥曲肽的 40 倍,而 SSTR5 是治疗垂体 ACTH 瘤的靶点,应用帕瑞肽后可显著降低库欣病患者的 UFC 水平。

2)赛庚啶是 5-羟色胺受体拮抗剂,能抑制下丘脑释放 CRH,降低血浆 ACTH 和皮质醇的水平。对轻症库欣综合征效果尚可,但对重症患者效果欠佳。

3)溴隐亭和卡麦角林是多巴胺受体激动剂,能减少腺垂体合成 ACTH。超过 75% 的垂体 ACTH 腺瘤患者中都有多巴胺 D_2 受体表达。

8. 围手术期肾上腺皮质功能减退的治疗

(1)肾上腺性库欣综合征:肾上腺性库欣病患者于手术中和手术后应静脉滴注氢化可的松 100~200mg,视病情变化给予对症或急救治疗,如术后血压下降、休克或出现肾上腺皮质危象时,应立即增加氢化可的松用量至病情好转。术后常规用氢化可的松 100~200mg/d 静脉滴注 5~7 天,剂量逐渐减量后改为口服氢化可的松或泼尼松至维持剂量,一般于半年左右停药。服药期间应观察患者饮食、精神、体力等一般情况及血压、血糖、电解质,以调节药物剂量。

(2)ACTH 依赖性库欣综合征患者:术后 1 周内应尽快进行血皮质醇或 24 小时 UFC 的检测来评价病情是否缓解;如患者出现明显的肾上腺皮质功能减退症状,则应用肾上腺糖皮质激素治疗,病情好转后逐渐减量至停药。晨间血皮质醇水平或皮质醇对 ACTH1-24 的反应>18μg/dl(500nmol/L)时,则可停药。

(李延兵)

参 考 文 献

[1] 林果为,王吉耀,葛均波. 实用内科学. 15 版. 北京:人民卫生出版社,2017.

[2] NIEMAN LK,BILLER BM,FINDLING JW,et al. Treatment of Cushing's Syndrome:An Endocrine Society Clinical Practice Guideline. J Clin Endocrinol Metab,2015,100(8):2807-2831.

[3] FEELDERS RA,NEWELL-PRICE J,PIVONELLO R,et al. Advances in the medical treatment of Cushing's syndrome. Lancet Diabetes Endocrinol,2019,7(4):300-312.

第二十三章 肾上腺皮质功能减退症

下丘脑、垂体与肾上腺组成的下丘脑-垂体-肾上腺轴(HPA)是维持人体基本生命活动的重要的内分泌功能轴之一,肾上腺皮质激素是维持生命的基本要素。肾上腺皮质分泌类固醇激素,已知从肾上腺提取的类固醇物质超过50种,其中大部分不向腺外分泌。在肾上腺静脉血中可测到18种类固醇物质,主要有皮质醇、皮质酮、11-去氧皮质醇、11-去氧皮质酮、可的松、醛固酮、孕酮、17α-羟孕酮、脱氢表雄酮(DHEA)、硫酸脱氢表雄酮(DHEAS)等。在肾上腺皮质激素中最重要的是皮质醇、醛固酮和雄性类固醇激素。成人每天约分泌皮质醇20mg,皮质酮2mg和醛固酮0.2mg。

糖皮质激素的作用非常广泛,不仅涉及糖代谢、脂代谢、蛋白质代谢、水和电解质代谢等多种代谢,还有应激作用、对精神行为的作用和免疫及炎症的影响作用。因此又被称为"保命激素"(life-saving hormone)。醛固酮是人体内最主要的盐皮质激素。主要作用于肾脏远曲小管和肾皮质集合管,增加钠的重吸收和促进钾的排泄。还可作用于多种肾外组织,调节细胞内、外的离子交换。此外,对血管张力也有作用。

当两侧肾上腺绝大部分被破坏,出现种种皮质激素不足的表现,称肾上腺皮质功能减退症(adrenocortical insufficiency,ACI)。可分原发性及继发性。原发性慢性肾上腺皮质功能减退症又称艾迪生病(Addison disease),是由于自身免疫、结核、感染、肿瘤等破坏双侧肾上腺组织从而导致肾上腺皮质激素分泌不足和促肾上腺皮质激素(ACTH)分泌增多。继发性肾上腺皮质功能减退症是指垂体、下丘脑等病变引起促肾上腺皮质激素(ACTH)、促肾上腺皮质释放激素(CRH)分泌不足,以致肾上腺皮质萎缩,皮质激素分泌相应降低。在继发性肾上腺皮质功能减退症,ACTH缺乏时主要导致糖皮质激素缺乏,醛固酮分泌较少受到影响。有学者将继发于下丘脑CRH和其他促ACTH释放因子不足所导致的肾上腺皮质功能减退称为三发性(tertiary)肾上腺皮质功能减退症。

【分类】

肾上腺皮质功能减退症还可分为慢性和急性两种,慢性肾上腺皮质功能减退症多见于中年人,老年和幼年者较少见,自身免疫病因所致者以女性多见。急性肾上腺皮质功能减退症多继发于希恩病、垂体炎或在原有慢性肾上腺皮质功能不全的基础上,合并感染、应激、手术、创伤、重大精神因素等情况而诱发。

【流行病学】

本病发病率不高,早年报道在25~69岁的英国人群的发病率为390/10万,丹麦的发病率为600/10万。有资料表明其发病率可能高于以前的估计,为(1 100~1 200)/10万。我国尚无确切流行病学资料。继发性肾上腺皮质功能减退症少见,但继发于皮质激素治疗后的下丘脑-垂体-肾上腺轴抑制常见。

自1855年Addison首次描述原发性慢性肾上腺皮质功能减退(故又称为Addison病)的临床表现以来,对本病的认识发展经历了几个阶段(表23-1)。

表 23-1　对肾上腺皮质功能减退认识的发展

作者	年份	贡献
Addison 等	1855 年	首先描述原发性肾上腺功能不全临床表现
Brown-Sequard	1856 年	在实验动物中证实肾上腺对维持生命的必要性
	1901 年	从肾上腺中分离出肾上腺素
Hartman 等	20 世纪 20 年代	制备肾上腺皮质抽提液,证明维持生命物质来源于肾上腺皮质
Rogoff 和 StewartKendall 等	1929 年	作肾上腺皮质粗制品的临床试验,成功分离类固醇
Reichstein 等	1937 年	首次生产人工合成皮质类固醇——11-去氧皮质酮
Sarett	1946 年	生产合成的糖皮质激素——可的松

【病因与病理】

感染性疾病是全世界范围内造成原发性肾上腺皮质功能减退症的最常见原因,包括结核、真菌感染(组织胞浆菌病和隐球菌病)和巨细胞病毒。不同地区的主要病因有所差别。肾上腺皮质功能减退的病因总结见表 23-2。

表 23-2　肾上腺皮质功能减退的病因

分类		病因
原发性	自身免疫性	偶发性
		自身免疫性多腺体综合征 Ⅰ 型 (Addison 病、慢性黏膜皮肤念珠菌病、甲状旁腺功能减退症、牙釉质发育不全、脱发和原发性性腺功能减退)
		自身免疫性多腺体综合征 Ⅱ 型(Schmidt 综合征)(Addison 病、原发性甲状腺功能减退、原发性性腺功能减退、自身免疫性糖尿病、恶性贫血和白癜风)
	感染	结核、真菌感染、巨细胞病毒和 HIV 等
		转移性恶性肿瘤
		淀粉样变
		血色病
		脑膜炎球菌败血症
		先天性肾上腺发育不良:*DAX-1* 突变、*SF-1* 突变、抗 ACTH 综合征
		三联 A 综合征
		双侧肾上腺切除术后
		肾上腺内出血
		脑白质-肾上腺萎缩症
继发性		外源性糖皮质激素治疗
		垂体功能减退症
		选择性切除分泌 ACTH 的垂体
		垂体腺瘤和垂体手术
		颅咽管瘤
		垂体卒中
		肉芽肿病(结核、结节病、嗜酸性肉芽肿)
		继发性肿瘤(乳腺、支气管)
		产后垂体卒中(希恩综合征)
		垂体放射(通常于数年后发生)
		孤立性 ACTH 缺乏症
	特发性	淋巴细胞性垂体炎
		TRIT 基因突变、*POMC* 加工缺陷、*POMC* 基因突变
		多种垂体激素缺乏
		HESX1、*LHX4*、*SOX3*、*PROP1* 基因突变

注:表中不包括先天性肾上腺皮质增生症。ACTH,促肾上腺皮质激素;HIV,人类免疫缺陷病毒;POMC,阿片黑皮质素原。

1. Addison 病（原发性或慢性肾上腺皮质功能减退症）　原发性或慢性肾上腺皮质功能减退症，即 Addison 病，是临床内分泌学成为一门专门学科的标志。肾上腺皮质功能减退起病隐袭，是慢性进行性疾病，代谢应激或损伤时临床表现变得明显。

典型的 Addison 病中，肾上腺破坏一般在 90% 以上，而且不仅影响束状带和网状带，常累及球状带，出现糖皮质激素和盐皮质激素同时缺乏的临床表现。皮质醇缺乏表现为乏力、食欲缺乏、恶心和体重下降，糖异生减少、肝糖原消耗，对胰岛素敏感性增加，不耐饥饿，易出现低血糖症，免疫能力下降，易患各种感染，垂体 ACTH 大量分泌引起皮肤黏膜色素沉着。盐皮质激素缺乏时，机体失钠增多，体液丢失、低钠血症和轻度代谢性酸中毒，加之肾上腺皮质功能减退症对盐皮质激素的"允许"作用减弱，心输出量和外周阻力下降，进一步加重体位性低血压；肾脏对水的清除能力减弱，易发生水中毒。以往 Addison 病 60% ~ 80% 的病因为结核破坏。随着结核在世界范围内的控制，除少数贫穷地区以外，肾上腺结核在 Addison 病因中的相对发生率也下降，而自身免疫性肾上腺炎在很多国家已升为 Addison 病病因之首。Addison 病常见于女性患者，女性与男性总体患病率之比约为 1.25，特别在自身免疫性 Addison 病中，女性与男性之比约为 3:1。在美国，约 70% 的 Addison 病是特发性肾上腺皮质萎缩，大多是自身免疫过程所致，其余为肉芽肿、肿瘤、淀粉样变性、炎症性坏死破坏了肾上腺所致。肾上腺皮质功能减退亦可由非内分泌病药物所引起，这些药物阻滞了类固醇合成，如酮康唑（抗真菌药）。我国尚缺乏有关本病病因大样本的调查资料，有个别资料显示结核占较高比例。除结核和自身免疫性肾上腺衰竭外，Addison 病的其他病因都较少见。

（1）自身免疫紊乱：特发性自身免疫反应引起的肾上腺皮质萎缩为目前较多见的原因。自身免疫性肾上腺炎即特发性肾上腺皮质萎缩（idiopathicadrenal atrophy），特发性指原因不明，但现在病因已基本明确。主要证据是：①肾上腺皮质萎缩，呈广泛透明样变性，常伴有大量淋巴细胞、浆细胞和单核细胞的浸润；②约半数以上患者血清中存在抗肾上腺皮质细胞的自身抗体；③常伴有其他脏器和其他内分泌腺体的自身免疫病。

1）体液免疫与细胞免疫：60% ~ 70% 的 Addison 病患者血清中可以测到抗肾上腺组织抗体。用免疫荧光和放射标记技术能分离出多种可与肾上腺皮质球状带、束状带和网状带反应的抗体。而在其他原因所致的肾上腺皮质功能减退患者的直系亲属的血清中未发现这些抗体。血清抗肾上腺皮质细胞的自身抗体在女性（特别是患有自身免疫多腺体综合征，APS）中更常见。尽管抗肾上腺抗体阳性的患者早期可无肾上腺皮质功能减退，但发病率随年龄递增。肾上腺皮质球状带首先被累及，随后肾上腺束状带功能开始减退。先有 ACTH 刺激血清皮质醇分泌反应水平下降，其后血浆 ACTH 基础值水平升高，最后血浆皮质醇基础值水平下降，并出现临床症状。

目前认为肾上腺皮质功能减退患者血清中不存在抗 ACTH 受体抗体。主要的抗肾上腺抗体反应性抗原是类固醇激素合成酶（CYP11A1、CYP17 和 CYP21A2 等）。大部分自身免疫性肾上腺皮质功能减退症患者的免疫球蛋白在体外试验中能阻滞肾上腺皮质醇的合成。

研究发现自身免疫性肾上腺皮质功能减退症患者抑制性 T 淋巴细胞（Ts 细胞）数量减少或功能降低，Ia-阳性 T 淋巴细胞增加。细胞介导的免疫在肾上腺皮质功能减退症患者病程发展的过程中可能更为重要。此类患者肾上腺有淋巴细胞浸润也支持这一观点。病理改变特点为腺体缩小伴有广泛淋巴细胞、浆细胞浸润和肾上腺皮质萎缩纤维化，但肾上腺髓质仍完整。

2）自身免疫性多内分泌腺病与自身免疫性多内分泌腺病综合征（autoimmune polyendocrinopathy disease，APS）：特发性肾上腺皮质功能减退症患者常伴有其他自身免疫病，如原发性卵巢功能减退、桥本甲状腺炎、Graves 病、1 型糖尿病、白斑病、原发性甲旁亢等。同时受累的最常组合为肾上腺皮质、甲状腺和胰岛细胞。Addison 病、自身免疫性甲状腺疾病和 1 型糖尿病三者的组合，称之为 Schmidt 综合征。值得注意的是往往先出现 Addison 病，1 型糖尿病和自身免疫性甲状腺疾病于 Addison 病发病数年后才出现。血清中常出现多种组织和器官的自身抗体，如抗肾上腺皮质胞浆抗体、抗甲状腺抗体、抗胃壁细胞抗体和抗甲状旁腺抗体等。血中尚可检查出非器官特异性抗体，可与肾上腺皮质、睾丸间质细胞及卵巢黄体细胞等起反应。这可能是特发性肾上腺皮质功能减退可以伴有原发性卵巢功能早衰和睾丸功能减退的重要原因。

APS 可分为Ⅰ型和Ⅱ型(表 23-3)。50%自身免疫性肾上腺皮质功能减退患者有一种以上的自身免疫病,而 1 型糖尿病或甲状腺病变的患者并发肾上腺皮质功能减退则较少。单独或作为Ⅰ型和Ⅱ型的一部分,自身免疫性肾上腺炎约占原发性肾上腺皮质功能减退的 80%,肾上腺结核仅占 15%~20%,其他约占 1%。APS-Ⅰ型又称自身免疫性多内分泌病变-念珠菌病-外胚层发育不良(autoimmune polyendocrinopathy-candidiasis-ectodermal dysplasia,APECED)多在儿童期发病,平均发病年龄为 12 岁,女性发病率高。常伴有皮肤黏膜念珠菌病(75%)、肾上腺皮质功能减退(60%)、原发性甲状旁腺功能减退(89%)、卵巢功能早衰(45%)、恶性贫血、慢性活动性肝炎、吸收不良综合征和脱发等。APS-Ⅱ型又称为 Schmidt 综合征,常在成年期起病。伴其他有慢性淋巴细胞性甲状腺炎和 1 型糖尿病、卵巢功能早衰、恶性贫血、白癜风、脱发和重症肌无力等。

表 23-3 自身免疫性多内分泌腺病综合征(APS)的分型及组成

分型		发生率/%	分型		发生率/%
APSⅠ型	甲状旁腺功能减退症	89	APSⅡ型	肾上腺皮质功能减退	70
	慢性黏膜念珠菌病	75		自身免疫性甲状腺病	50
	性腺功能减退症	45		1 型糖尿病	55
	肾上腺皮质功能减退	60		性腺功能减退症	<1
	甲状腺功能减退症	12		非内分泌疾病:如白癜风、斑形脱发、恶性贫血、重症肌无力,免疫性血小板减少性紫癜、干燥综合征、风湿性关节炎、帕金森病	<1
	1 型糖尿病	1~4			
	垂体功能减退症	<1			
	非内分泌疾病:如吸收不良综合征、斑状脱发、恶性贫血、慢性活动性肝炎、白癜风	74			

3) 遗传:Addison 病具有显著的遗传易感性。自身免疫性肾上腺皮质功能减退可为家族性或非家族性(约 50%自身免疫性多内分泌腺病综合征患者有家族史),而散发的或无家族史者的自身免疫性肾上腺皮质功能减退症患者仅占 1/3。HLA-B8 可增加 Addison 病的患病率,这也间接说明本病属于自身免疫病。另一种 HLA 标志,即 MHCⅠ类相关 A 基因(MIC-A)的多态性也与 Addison 病发生有关。MIC-A 第 5 个外显子有 5 种等位基因,分别为 A4、A5、A6、A9 及 A5.1。若为 A5.1 则 Addison 病发生率显著增加,而 A6 发生率最低。MIC-A 与 Addison 病的关系独立于 DR 或 DQ 多态性,且 A5.1 与 DR3-DQ2 同时存在,其发病概率显著增加。

APS-Ⅰ型具有常染色体隐性遗传特征,而 APS-Ⅱ型有常染色体显性或多基因遗传的多种可能。自身免疫性肾上腺皮质功能减退症的遗传易感性与 HLA-B8、-DR3 和-DR4 等位基因关联性很强。APS-Ⅱ型的其他病变,如慢性淋巴细胞性甲状腺炎、恶性贫血和性腺功能减退症等与 HLA 无关。1 个或多个与 HLA 抗原相关基因遗传了肾上腺皮质功能减退症和糖尿病易感信息,某些非 HLA 相关性基因与慢性淋巴细胞性甲状腺炎、自身免疫性胃炎和 APS-Ⅰ型有关。

(2) 肾上腺结核:只有双侧肾上腺结核大部分肾上腺组织被破坏才出现临床症状。多伴有肺、骨或其他部位结核灶。在 20 世纪 50 年代约占慢性肾上腺皮质功能减退的半数,近年随结核病被控制而逐渐减少。在结核病发病率高的国家和地区,肾上腺结核仍然是原发性肾上腺皮质功能减退症的首要原因。我国的情况如何尚无确切统计资料,估计肾上腺结核作为病因的比例仍然比较高。瑞金医院对急性肾上腺皮质功能减退症伴低钠血症临床分析的 26 例 Addison 病中,16 例有结核病病史。肾上腺结核是由血行播散所致,可以伴随胸腹腔、盆腔淋巴结或泌尿系统结核。双侧肾上腺组织包括皮质和髓质都破坏严重,常常超过90%。肾上腺皮质3层结构消失，代以大片的干酪样坏死、结核性肉芽肿和结节，肾上腺体积较正常明显增大。之后肾上腺出现纤维化，体积恢复正常甚至缩小，其中50%病例出现明显钙化。

（3）获得性免疫缺陷综合征（acquired immunodeficiency syndrome，AIDS）：艾滋病患者和HIV阳性携带病毒者常伴内分泌功能异常。晚期艾滋病患者因机会性感染导致肾上腺皮质功能减退。因巨细胞病毒（cytomegalovirus，CMV）感染引起坏死性肾上腺炎，分枝杆菌、隐球菌感染或Kaposi肉瘤也易侵犯肾上腺。一些AIDS患者有肾上腺皮质功能减退的临床症状，但血浆皮质醇浓度高于正常。这些患者可能有外周糖皮质激素作用抵抗，血浆ACTH浓度正常或轻度升高，缺乏昼夜节律。有外周糖皮质激素作用抵抗患者出现严重的皮肤色素沉着并非ACTH所致，可能是干扰素-α增高，刺激黑色素受体表达和黑色素合成增加。一些被用来治疗AIDS的药物可阻滞皮质醇合成，利福平增加皮质醇代谢，都可能诱发肾上腺皮质危象。

（4）深部真菌感染：深部真菌感染引起肾上腺皮质功能减退的发病率不详。尸检发现，死于组织胞浆菌病的患者1/3有肾上腺真菌感染。其他真菌病，如球孢子菌病、隐球菌病和酵母菌病也可引起肾上腺皮质功能减退。

（5）转移癌：恶性肿瘤肾上腺转移并不少见，但临床上仅约20%的患者出现肾上腺皮质功能减退，这是因为肾上腺代偿能力很强，只有当皮质破坏达90%以上时才出现症状。转移癌主要是乳腺癌、肺癌、胃癌、结肠癌、黑色素瘤和淋巴瘤。60%左右的播散性乳腺癌和肺癌发生肾上腺转移癌。

（6）脱髓鞘疾病：肾上腺脑白质营养不良（棕色Schilder病）和肾上腺髓质神经病（adrenomyeloneu-ropathy，AMN）是由单基因突变引起的过氧化物酶膜蛋白缺陷病，患者血中极长链脂肪酸（含24个以上碳原子）不能氧化而在细胞内堆积致肾上腺和性腺细胞死亡。肾上腺脑白质营养不良在儿童期发病，以严重的中枢性脱髓鞘病变为特征，表现为大脑皮质性失明、癫痫样发作、痴呆。肾上腺髓质神经病一般在青年期起病，以缓慢进展的周围感觉神经和运动神经病变及上运动神经元病变为主，表现为痉挛性瘫痪，伴肾上腺和性腺功能减退直至衰竭。

（7）类固醇21-羟化酶缺乏症：是先天性家族性肾上腺皮质发育不全疾病。该病以下述4种先天性原发性肾上腺皮质功能减退症中的任何一种形式出现：①散发型，合并垂体发育不全；②常染色体隐性遗传型；③X-连锁巨细胞型，合并促性腺激素缺乏性性腺功能减退症；④X-连锁型，合并甘油激酶缺乏、精神运动障碍，大部分患者伴肌营养不良症。X-连锁型的病因为定位于X染色体短臂（Xp21）的DAX1（核受体超家族成员）基因突变或DAX1基因和近着丝点甘油激酶基因缺失。DAX1在许多内分泌腺体（肾上腺皮质、性腺、下丘脑和垂体）中表达。

（8）家族性糖皮质激素缺乏（FGD）或遗传性ACTH无应答症：为ACTH受体基因突变所致，肾上腺对ACTH无反应，肾素-血管紧张素-醛固酮轴正常。通常表现为新生儿低血糖症，稍大一些时出现进行性色素沉着，通常伴随生长速度加快。糖皮质激素缺乏患者血浆ACTH水平极高。多有家族史，是常染色体隐性遗传。

（9）其他：包括先天性β-脂蛋白缺乏症（缺乏LDL）、纯合子家族性高胆固醇血症（LDL受体缺乏）。尽管基础皮质醇正常，无肾上腺皮质功能减退的临床表现，但ACTH兴奋试验示皮质醇反应减退。先天性肾上腺皮质淀粉样变、血色病、肾上腺放疗和手术以及药物，如利福平、酮康唑、氨格鲁米特、米托坦等均可造成肾上腺皮质功能减退。

（10）急性肾上腺皮质功能衰竭（肾上腺皮质危象）：急性肾上腺出血、坏死或栓塞可引起急性肾上腺皮质功能减退。华-弗（Waterhaus-Friderichsen）综合征是流行性脑膜炎引起的急性肾上腺皮质功能减退，现已少见。由于影像学的进展，抗磷脂综合征、抗凝治疗、高血压和手术后引发的急性肾上腺出血、坏死或栓塞能用CT、MRI检查获得早期诊断。

（11）重症患者的肾上腺皮质功能减退：肾上腺皮质功能减退可使重症患者病情更加复杂，即使患者以前下丘脑-垂体-肾上腺轴的功能正常也可能出现。这种情况称为功能性肾上腺皮质功能减退。表明肾上腺皮质功能减退是暂时性的，无结构性病变。功能性肾上腺皮质功能减退在生物化学方面很难解释，且发病机制不明。由于患者面对巨大的刺激和/或在ICU中经常发生败血症，而机体无法产生足够的皮质醇进行应激时,导致了重症患者的死亡风险的极度增加。近年来促使人们试图对功能性肾上腺皮质功能减退进行定量判断,从而通过补充皮质激素加强对重症患者的治疗。

2. 继发性肾上腺皮质功能减退　继发性肾上腺皮质功能减退症与原发性的病理生理改变有所不同。因为生理情况下醛固酮主要受肾素-血管紧张素的调节,在继发性肾上腺皮质功能减退症 ACTH 缺乏时主要导致糖皮质激素缺乏,醛固酮分泌较少受到影响。因此,在继发性肾上腺皮质功能减退症,尽管皮质醇对儿茶酚胺"允许"作用缺失,使血压下降、血管升压素(AVP)分泌增多可造成稀释性低钠血症,但水盐代谢紊乱和低血压比原发性的要轻些,而同时存在的生长激素和甲状腺激素缺乏,使严重乏力和低血糖倾向更加明显。最重要的特点是由于 ACTH 和黑色素细胞刺激素(MSH)分泌不足,患者无皮肤黏膜色素沉着。

(1) 垂体性肾上腺皮质功能减退

1) 下丘脑垂体疾病:任何引起 ACTH 分泌障碍的垂体病变,皆可导致继发性肾上腺皮质功能减退症。常见全垂体功能减退症(panhypopituitarism)的原因有淋巴细胞性垂体炎(自身免疫性垂体炎)、巨大垂体肿瘤、颅咽管瘤、感染性疾病(结核、组织胞浆菌病)、脑外伤或巨大颅内动脉瘤都可破坏正常的垂体组织。不仅造成继发性肾上腺皮质减退症,还常伴其他腺垂体激素减退表现。目前认为淋巴细胞性垂体炎是一种器官特异性自身免疫病。证据如下:①垂体组织学改变以 CD4 阳性 T 淋巴细胞浸润为主,混有单核细胞和组织细胞的慢性炎症性细胞,而不见肉芽肿和巨细胞;②常合并其他自身免疫病,如慢性淋巴细胞性甲状腺炎、无痛性甲状腺炎、淋巴细胞性肾上腺炎等;③自身抗体如抗垂体抗体及其他抗甲状腺抗体、抗肾上腺抗体、抗胃壁抗体等可呈阳性;④在免疫学上不稳定的妊娠末期和产褥期发病者多见,与妊娠、分娩相关的机制尚不明。可能与妊娠末垂体肿大、血管增生、垂体抗原释放、产后母体免疫调节紊乱有关。单纯 ACTH 缺乏少见,且病因不详,有人认为是自身免疫性垂体炎的后果。也有人认为是先天缺陷、产伤、妊娠期部分垂体卒中所致。结节病、肿瘤、头部放射性治疗等可引起下丘脑 CRH 分泌功能减退。由于 CRH 分泌下降,导致继发性肾上腺皮质功能减退及其他垂体激素不足表现。

2) 急性垂体性肾上腺皮质功能衰竭(垂体危象):垂体瘤卒中和垂体柄损伤可引起急性继发性肾上腺皮质减退。库欣综合征、垂体 ACTH 瘤和肾上腺皮质瘤,由于肿瘤分泌大量糖皮质激素,垂体-肾上腺轴可能被抑制,即使手术后也需要半年至 1 年才能恢复。若不及时补充适量激素则引起肾上腺皮质功能减退。如遇应激等情况,可诱发急性肾上腺皮质功能衰竭。

(2) 长期大量使用糖皮质激素:长期大量使用外源性糖皮质激素是最常见的继发性肾上腺皮质功能减退的病因。外源性糖皮质激素抑制下丘脑-垂体-肾上腺轴功能,下丘脑 CRH 合成降低,从而继发垂体 ACTH 合成与分泌降低,导致肾上腺皮质功能减退。肾上腺皮质功能减退的症状常在停药 48 小时内出现症状。外源性糖皮质激素量不一定很大才抑制 HPA 功能。当然,如果长期大量应用,则对 HPA 轴的抑制更为明显。即使停药,肾上腺皮质功能也不能完全恢复,肾上腺皮质功能是否逆转取决于糖皮质激素的用量和时间。一般持续使用泼尼松>7.5mg/d,持续 2 周,1 年内肾上腺皮质功能就受到抑制,在此期间遇到应激(如感染),必须用糖皮质激素预防肾上腺危象。

3. 急性肾上腺皮质功能减退(肾上腺危象):正常人在应激情况下,肾上腺皮质可以几倍至十几倍地增加糖皮质激素分泌,以提高机体的应激能力。在慢性肾上腺皮质功能减退症患者,基础皮质醇分泌虽少,尚能勉强维持机体的基本需要。而遇到感染、创伤、外科手术和严重的精神创伤等应激情况时,由于肾上腺皮质激素储备不足,再也不能更多地分泌激素,导致病情恶化,严重时危及生命。急性肾上腺皮质功能减退症的最常见诱因为感染。除上述应激情况外,其他还有停用皮质激素等。肾上腺出血坏死和垂体卒中等急性疾病患者可很快发生肾上腺皮质功能衰竭。急性严重感染,如败血症、成人的抗凝治疗、白血病、血小板减少性紫癜等出血性疾病可并发肾上腺急性广泛出血而引起肾上腺危象。儿童中严重脑膜炎双球菌或假单胞菌败血症易引起肾上腺出血,此时两侧肾上腺极大。另一种情况为慢性肾上腺皮质功能不全发生发展过程中遇有应激,如急性严重感染、大手术、极度疲劳等而致肾上腺危象,两侧肾上腺以萎缩为主。此外,皮质醇增多症行肾上腺切除或皮质腺瘤切除术后,而未给予适当替代治疗时亦可发生危象。值得注意的是在肾上腺危象中,参与病理生理过程的主要因素为盐皮质激素,而非糖皮质激素。

【临床表现】

原发性和继发性肾上腺皮质功能减退所共有的表现为：①乏力、虚弱和抑郁；②食欲缺乏和体重减轻；③头晕和直立性低血压；④恶心、呕吐和腹泻；⑤低钠血症；⑥轻度正细胞贫血、淋巴细胞和嗜酸性粒细胞增多。原发性肾上腺皮质功能减退特有的表现是：皮肤黏膜色素沉着、高血钾、皮肤白斑及其他自身免疫病的表现。继发性肾上腺皮质功能减退的表现为：无明显贫血，但肤色苍白。女性闭经，腋毛、阴毛稀少。男性阳痿和睾丸小。同时出现其他垂体激素缺乏的表现，如继发性甲状腺功能减退、青春期延迟、尿崩症、视力视野改变等。

1. Addison 病临床表现

（1）Addison 病发病隐匿，病情逐渐加重。主要临床表现多数兼有糖皮质激素及盐皮质激素分泌不足所致的症状群，少数可仅有皮质醇或醛固酮分泌不足的表现。Addison 病（原发性）和继发性慢性肾上腺皮质减退症共同的临床表现是乏力、倦怠、食欲缺乏、体重减轻、头晕和直立性低血压等（表 23-4）。Addison 病最特征的表现是皮肤黏膜色素沉着。继发性肾上腺皮质功能减退症患者无皮肤黏膜色素沉着现象。

表 23-4　常见临床表现出现率

临床表现	出现率/%	临床表现	出现率/%
乏力	100	低血钠	88
体重减轻	100	高血钾	64
色素沉着	92	胃肠道症状	56
低血压	88		

（2）发病缓慢：可能在多年后才引起注意。有部分病例是因感染、外伤、手术等应激而诱发肾上腺危象才被临床诊断。

（3）色素沉着：色素沉着为 Addison 病特征性的改变。皮肤和黏膜的色素沉着多呈弥漫性，以暴露部位、受摩擦部位以及指（趾）甲根部、瘢痕、乳晕、外生殖器、肛门周围、牙龈、口腔黏膜、结膜为明显。正常情况下有色素沉着的部位，如乳晕、腋部、脐部、会阴部及原有雀斑的色泽变深。此外，头发和指甲亦可变黑。指甲可出现黑色细条纹。少数特发性 Addison 病患者有散在分布的皮肤白斑。经适当补充肾上腺皮质激素后，色素沉着可于数日至数月减轻或逐渐消退，指甲色素沉着消退时间更长，而原瘢痕的色素沉着一般很难消退。

色素沉着产生的原因可能为：促肾上腺皮质激素（ACTH）、黑色素细胞刺激素（MSH）及 β-促脂激素（β-LPH）均来自一个共同的前体物促阿片-黑素细胞皮质素原（proopiomelanocortin，POMC），ACTH 及 β-LPH 结构中含 MSH，糖皮质激素减少时，对垂体的负反馈抑制作用减弱，致上述 3 种含 MSH 的物质增多，对皮肤和黏膜黑色素细胞刺激增强，色素加深，一部分患者可有片状色素脱失区。继发性肾上腺皮质功能减退症患者的 MSH 和 ACTH 水平明显降低，故皮肤和黏膜均无色素沉着现象。

（4）乏力：乏力程度与病情轻重程度相平行，轻者仅劳动耐量减退，重者卧床不起。乏力主要是因为皮质醇和醛固酮减少，造成蛋白质代谢紊乱和水盐代谢紊乱以及血糖降低、糖的利用不足等引起。

（5）胃肠道症状：半数左右的患者可伴有胃肠道症状，如食欲缺乏、恶心、呕吐，胃酸过少，消化不良，少数患者有腹泻和腹痛，甚至误诊为急腹症而行外科手术。值得注意的是，明显胃肠道症状的出现往往提示病情已属较晚期，近期症状明显加重或明显呕吐与腹痛往往预示危象出现的可能，胃肠道放射学检查除胃排空减慢外，并无特征性改变。胃肠道症状产生的原因不明，部分症状可能是由于小肠黏膜酶的活力减低所致。

（6）低血压：由于皮质醇缺乏，对儿茶酚胺的升压反应减弱，患者缺钠，脱水，血容量降低。约 90% 的患者可出现低血压（收缩压及舒张压均下降），心率减慢，心音低钝。初期往往表现为直立性低血压，严重病例如急性危象时可出现卧位低血压，甚至休克。高血压患者可表现为血压正常。

（7）低血糖表现：由于体内胰岛素拮抗物质缺乏，使糖异生作用减弱，肝糖原损耗，加上胃肠功能紊乱，患者血糖经常偏低。但因病情发展缓慢，多能耐受，症状不明显。仅有饥饿感、头痛、软弱、不安。严重者可出现震颤、视力模糊、复视、精神失常，甚至抽搐、昏迷。本病对胰岛素特别敏感，即使注射很小剂量也可以引起严重的低血糖反应。

Addison患者低血糖有下列特点：①成人中低血糖可于空腹时间延长或高碳水化合物进食后数小时出现；②儿童与婴儿患者中低血糖发生率较高；③患者对低血糖的耐受性较强，往往不表现出低血糖症状；④急性感染、创伤、饥饿等情况诱发低血糖。

（8）消瘦：由于食欲差，胃肠功能紊乱，肌肉和脂肪组织的消耗和失水，Addison病患者几乎均有体重减轻，迅速而进行性体重减轻往往预示危象可能。

（9）其他表现：久病或重病者多数出现程度不等的精神神经症状，包括记忆力减退、智力减弱，甚至出现思维混乱和木僵。20%~40%表现为抑郁、易激动或对事物判断失误。部分患者伴性功能障碍。肾上腺皮质分泌雄激素的功能丧失，女性因其雄激素主要源自肾上腺皮质，因此更容易出现临床症状。常见依赖于雄激素的（女性）腋毛和阴毛可稀少或阙如、性腺功能减退、月经紊乱等，皮肤干燥和瘙痒。很多患者常被误诊为慢性疲劳综合征或神经性厌食，这些症状在皮质类固醇替代治疗后能够缓解。应该提醒患者，因其对麻醉剂、镇静剂比较敏感，小剂量即可致昏睡或昏迷，使用时应注意。

（10）原发病表现：注意结核病，各种自身免疫病及腺体功能衰竭综合征的各种症状。考虑到有自身免疫性多内分泌腺病综合征的可能时，应该仔细查找其他自身免疫性内分泌病的表现，如甲状腺功能减退、卵巢功能早衰或白斑等。

2. 继发性肾上腺皮质功能减退临床特点　临床表现与Addison病相类似，但有两点不同：①由于ACTH和其他POMC多肽（如β-LPH）水平降低，即缺乏黑色素细胞刺激素，故肤色苍白，无色素沉着。这是鉴别原发性肾上腺皮质功能减退的要点之一。②由于单纯性ACTH缺乏，主要表现为糖皮质激素生成障碍，而盐皮质激素分泌基本正常。因此临床主要为糖皮质激素缺乏的表现，如软弱无力、易疲劳、淡漠、食欲缺乏等。而常常缺乏低血压、脱水、电解质紊乱等盐皮质激素缺乏的表现。有的患者是以低血糖为突出表现。此外还可发现下丘脑、垂体肿瘤和其他病变的局部和全身表现。患者可表现为甲状腺和性腺功能的减退、怕冷、便秘、闭经、腋毛、阴毛稀少、性欲下降、阳痿和小睾丸。青少年患者常表现为生长延缓和青春期延迟。下丘脑或垂体占位可表现头痛、尿崩症、视力下降和视野缺陷。注意询问有无长期服用肾上腺皮质激素史等其他证据。

3. 肾上腺危象　急性肾上腺皮质功能减退或Addison危象是一种临床急症，表现为低血压和急性循环衰竭。患者往往是未明确诊断的慢性肾上腺皮质功能不全，因遭受各种生理性或病理性应激后诱发。常见严重感染、创伤、外科手术、分娩、过度劳累、大量出汗、呕吐、腹泻、精神因素等。也可因肾上腺急性广泛破坏所致。此外，长期较大剂量补充肾上腺皮质激素的患者突然停药可诱发肾上腺危象。在Addison病基础上发生的危象尚可见到皮肤黏膜色素沉着。

原发性肾上腺皮质功能减退出现危象时，病情危重。大多数患者有感染而发热，体温可达40℃以上。直立性低血压（卧位的血压通常是正常的，但是几乎毫无例外的是站立位血压会下降）、低血容量休克、心动过速、四肢厥冷。极度虚弱无力、萎靡淡漠和嗜睡、甚至昏迷，也可表现为烦躁不安和谵妄惊厥。消化功能障碍，厌食、恶心、呕吐和腹泻。伴腹痛时可被误诊为急腹症，尽管可有肌紧张和深部压痛，但多缺乏特异性定位体征。两侧肾上腺梗塞或广泛出血引起的急性肾上腺危象可表现为突然发生的低血压或休克、腹部两侧或背部、下胸部疼痛、发热或低血糖以及精神神经症状。

继发性肾上腺皮质功能减退由于肾素-血管紧张素-醛固酮系统相对正常，低血容量少见，一般很少引发危象。一旦出现低血糖昏迷，较原发性肾上腺皮质功能减退者更常见，可有低钠血症。患者常伴其他垂体前叶激素缺乏的症状。若为垂体肿瘤致垂体卒中，患者有剧烈的头痛，可有急剧的视力下降和视野缺损。如ACTH急剧下降，合并感染、创伤、手术等诱因，亦可出现低血压和休克。

具有以下临床和实验室检查表现时应警惕肾上腺皮质危象：

（1）与当前疾病的严重程度难以匹配的脱水、低血压或休克。

（2）体重下降和厌食的基础上出现恶心和呕吐腹痛或急腹症。

（3）难以解释的低血糖。

（4）难以解释的发热。

（5）低钠血症、高钾血症、氮质血症、高钙血症或嗜酸性粒细胞增高。

（6）色素过度沉着或白癜风。

（7）其他自身免疫性内分泌腺功能减退，如甲状腺功能减退或性腺功能减退。

【实验室检查】

实验室检查是肾上腺皮质功能减退症的主要诊断和鉴别诊断依据。主要目的是评价 HPA 轴的功能状况。依据肾上腺皮质对 ACTH 无反应或反应低下诊断和鉴别肾上腺皮质减退症。

1. 激素水平测定

（1）血皮质醇：一般于早晨 8 时和下午 4 时采血测定，必要时午夜加测一次。正常人的血皮质醇以上午最高，午夜最低，男女无显著性差异。本病的皮质醇水平多明显降低，而且昼夜节律消失。一般认为血皮质醇基础值≤3μg/dl 可诊断为肾上腺皮质减退症；≥20μg/dl 可排除本症。但对于急性危重患者，基础血皮质醇在参考范围尚不能排除肾上腺皮质功能减退。

（2）小时尿游离皮质醇：常低于正常。

（3）血 ACTH 基础值测定：Addison 病患者血 ACTH 明显增高，多超过 55pmol/L（250pg/ml），常介于 88~440pmol/L（400~200pg/ml）之间。而继发性肾上腺皮质功能减退者血浆 ACTH 浓度较低。ACTH 正常可排除 Addison 病，但不能排除轻度的继发性肾上腺皮质功能减退症。原因是目前的测定方法不能区分血 ACTH 水平的低值和参考下限。

（4）血或尿醛固酮：血或尿醛固酮水平依据肾上腺皮质病变破坏的部位及范围而异，如果肾上腺球状带破坏严重，则其含量可低于正常，如仅以束状带破坏为主者，检测结果可正常或接近正常。在 Addison 病血或尿醛固酮水平一般为低值或正常低限，而血浆肾素活性（PRA）活性或浓度则升高。继发性肾上腺皮质功能减退则血或尿醛固酮水平正常。

（5）尿 17-羟皮质类固醇（17-OHCS）和 17-酮皮质类固醇（17-KS）：排出量低于正常，其降低程度与肾上腺皮质功能呈平行关系。

2. ACTH 兴奋试验　ACTH 兴奋试验最具有诊断价值。利用外源性 ACTH 对肾上腺皮质的兴奋作用，测定肾上腺皮质的最大反应能力（即储备功能）。鉴别原发性与继发性肾上腺皮质功能减退。原理：正常人腺垂体每天分泌正常量的 ACTH，以维持肾上腺皮质功能正常。若外源的或内生的 ACTH 增加，则肾上腺皮质醇的分泌亦相应增加；反之，若内生的 ACTH 减少或肾上腺皮质本身对 ACTH 刺激缺乏反应，则皮质醇的分泌减少。

（1）快速 ACTH 兴奋试验：所有怀疑存在肾上腺皮质功能减退者都应行快速 ACTH 兴奋试验以确诊。方法：静脉或肌肉快速注射 ACTH 25U（250μg）。检测注射前及注射后 30 分钟和 60 分钟的血皮质醇。30 分钟至 60 分钟血皮质醇峰值>20μg/dl 可排除原发性肾上腺皮质功能减退及大部分继发性肾上腺皮质功能减退，但不能排除新近起病的继发性肾上腺皮质功能减退（如垂体术后 1~2 周），在这种情况下仅胰岛素低血糖兴奋试验或美替拉酮（甲吡酮）试验有助于诊断。

（2）延长 ACTH 兴奋试验（经典 ACTH 兴奋试验）：采用 ACTH 静脉滴注法，每天以 ACTH 25U 加入 5% 葡萄糖液 500ml 内缓慢静脉滴注，持续 8 小时，1~2 天后检测评价血皮质醇、24 小时尿游离皮质醇或 17-羟皮质类固醇（17-OHCS）。正常人与基础值相比升高 1~2 倍，Addison 病患者滴注 ACTH 后血皮质醇水平或尿游离皮质醇含量无明显增多，甚至反而降低即可确诊。继发性慢性肾上腺皮质功能减退症则可呈正常反应或延迟反应，连续滴注法（5 天）则可较好地与原发者分开。继发性者在最初几天内的反应低下，而持续滴注后，血皮质醇可升至正常水平。ACTH 是从猪或牛垂体中提取而得，含杂蛋白较多，易有过敏反应，且试验方法烦琐。近年来在国外，以及国内一些大医院已被快速 ACTH 兴奋试验代替。以上 ACTH 兴奋试验均采用 ACTH 250μg（标准剂量），目前也有报告使用小剂量（ACTH 1μg）进行 ACTH 兴奋试验，但是必须由熟悉该试验用药的专业医务人员进行操作。

3. **其他检查试验**

（1）胰岛素低血糖试验：主要用于垂体功能的评价，也可了解 ACTH 的储备功能。胰岛素引起低血糖性应激，诱发中枢交感神经兴奋，促使 ACTH 分泌，血皮质醇增高。于上午 10 时，静脉注射常规胰岛素0.1U/kg 后；0、15、30、45、60、90 和 120 分钟抽取血标本，同时测定 ACTH 和皮质醇。正常人血糖降低时（50mg/dl）刺激皮质醇分泌，正常反应为兴奋后血皮质醇≥20μg/dl（550nmol/L）。继发性肾上腺皮质减退症者血 ACTH 和皮质醇不上升。该试验有较高风险不做常规使用，并且不能用于缺血性心脏病（试验前通常检查 ECG）、癫痫或严重的垂体功能减退患者。

（2）简化美替拉酮（甲吡酮）试验：对于某些疑难的病例可进行本试验。于午夜口服美替拉酮（甲吡酮）30mg/kg，次日上午 8 时测定血皮质醇和 ACTH。正常人血皮质醇应≤8μg/dl，以明确肾上腺皮质激素合成是否被抑制。正常反应为兴奋后血皮质醇上升≥7μg/dl，ACTH 一般大于 150pg/ml，而继发性肾上腺皮质功能减退，血皮质醇和 ACTH 不升高。

（3）CRH 兴奋试验：CRH 刺激试验也用于诊断肾上腺皮质功能减退，与甲吡酮试验不同的是，它能鉴别原发性还是继发性。原发性肾上腺皮质功能减退的患者 ACTH 水平很高，CRH 刺激后还会进一步增高。相反，继发性肾上腺皮质功能减退的患者 ACTH 水平很低，不会对 CRH 有反应。下丘脑疾病患者在CRH 刺激后 ACTH 水平会稳步增高。静脉注射 1U/kg 或 100μgCRH 后，分别于 0、15、30、45、60、90 和 120分钟抽取血标本，同时测定 ACTH 和皮质醇。正常反应为刺激后 ACTH 和皮质醇峰值≥原基础值 100%，继发性肾上腺皮质功能减退患者刺激后，ACTH 和皮质醇上升不明显或上升不足。

4. **血电解质改变**　肾上腺皮质功能减退患者多有电解质紊乱表现，一般以低血钠和高血钾为主，血清 Na^+/K^+ 比值下降（<30）。发生危象时可出现明显电解质紊乱，为醛固酮缺乏所致。低血钠是由于血管升压素升高引起自由水清除障碍所造成。少数患者可有轻度或中度高血钙（糖皮质激素有促进肾、肠排钙作用），如有低血钙和低血磷，则提示合并有甲状旁腺功能减退症。因脱水、心排量减少可致肾前性氮质血症，BUN 增高，可造成轻度高氯性酸中毒。

5. **糖代谢改变**　Addison 病患者空腹血糖多正常，但口服葡萄糖耐量试验多呈低平曲线。部分患者饭后 3 小时血糖低于正常。继发性肾上腺皮质功能减退患者，空腹血糖偏低的多见。

6. **血细胞分析**　常有轻度至中度的嗜酸细胞减少，淋巴细胞相对增多及轻度正细胞正色素性贫血。部分患者有缺铁性贫血。

7. **肾上腺自身抗体测定**　采用放射标记的重组人 21-羟化酶简单结合分析法测定肾上腺自身抗体其敏感性和特异性均较高。

8. **心电图**　心电图异常往往有 3 种情况，与缺乏糖皮质激素有关，主要表现为 T 波低平或倒置，Q-T间期延长，QRS 低电压。还可出现高血钾的心电图改变，如 T 波高尖。

9. **病因检查**　结核性者在肾上腺区 X 线片中可看到肾上腺内的钙化灶或者有其他组织和器官的结核病灶。如果怀疑结核病灶，应进行胸片检查、结核菌素试验和晨尿培养结核分枝杆菌检查。CT 扫描可能显示肾上腺肥大或钙化，提示结核、其他感染、出血或恶性疾病的诊断。在自身免疫性 Addison 病中，寻找其他器官特异性自身免疫病的证据也很重要。自身免疫性肾上腺皮质破坏的患者血清中可能测到肾上腺皮质抗体，患者经常伴有其他自身免疫病及内分泌腺功能减退。CT 引导下肾上腺活检术在怀疑肾上腺恶性疾病的患者中有助于明确诊断。转移性肾上腺癌肿患者中可能发现原发性癌灶。

【诊断与鉴别诊断】

1. **临床诊断**　当临床出现明显乏力且呈进行性加重，特别是伴有皮肤和黏膜广泛的色素沉着，尤其出现某些特征性部位色素沉着的典型表现，伴随有低血压、消化系统等症状时，应考虑可能为 Addison 病。尤其上述几种表现同时存在时，更应高度怀疑并进一步给予实验室检查明确。

2. **鉴别诊断**　Addison 病需要与其他色素沉着性疾病相鉴别，如黑变病、血色病等；也要鉴别肝硬化、异位 ACTH 综合征、药物（重金属类，如砷、汞和氯丙嗪等）所致的色素沉着。有皮肤改变时应结合全身症状，主要鉴别如下。

（1）黄褐斑：本病较常见，多见于女性。患者面部呈对称性黄褐色或褐色斑，边界清楚或模糊，大小不一,不突出皮肤,多数分布于额部、两颊(可呈蝶形分布)、唇周、鼻梁等处,日晒常可使之加重。有时乳晕及外生殖器色素也可加深。但黏膜无色素沉着。

(2) 瑞尔黑变病:本病色素位于额、面、耳后及颈部,不累及口腔黏膜。呈褐色或黑褐色,越近面部中心色素越少,为本病特点之一。色素沉着有时也可见于两前臂、手背、腋窝、脐周等处。色素斑中心可有点状或网状色素脱失。

(3) 焦煤黑变病:本病可见于焦油作业时间较长者。色素沉着先发生于手背及前臂伸侧,以后逐渐扩至上臂、颈部、躯干及全身,色素斑点呈黑褐色,大小不一,直径大约是 3mm 以上,在黑褐斑中常杂有散在分布的色素脱落及皮肤萎缩斑。

(4) 血色病:本病系由体内铁质代谢障碍所致,皮肤色素沉着为其主要特征之一。皮肤呈灰棕色或古铜色,初期常出现于颜面、颈部、前臂等暴露部位,腋窝、乳头、脐周、外生殖器等处色素较深,晚期可遍及全身,但黏膜多不受累。此外,尚可有肝大、糖尿病及性功能减退。皮肤活检、血清铁及含铁血黄素检查有助于诊断。

(5) 黑色素斑-胃肠息肉病:本病特点为局限性黏膜、皮肤色素沉着和胃肠多发性息肉。色素沉着多分布于口周、上下唇与颊黏膜等处,为圆形、卵圆形或不规则的棕色至黑色斑点,直径为 1~5mm 或更大。同样的色素沉着也可发生于鼻孔或眼眶周围。胃肠道息肉可做胃镜和纤维结肠镜检查以助诊断。

原发性与继发性(垂体性与下丘脑性)肾上腺皮质功能减退的鉴别,除截然不同的皮肤特征之外,确诊主要依靠肾上腺皮质激素测定、兴奋试验和病因检查。识别慢性肾上腺皮质功能减退症并不困难。然而一定数量的患者存在有限的贮备功能,外表健康,当受到应激时出现急性肾上腺皮质功能不足,休克和发热可以是唯一症状。诊断完全明确之前,治疗应立即开始。

3. **肾上腺皮质危象诊断**　对于急症患者有下列情况时应考虑肾上腺危象:所患疾病不太重,却有严重的循环系统改变,如脱水、休克、衰竭。不明原因的发热以及低血糖、难以解释的恶心、呕吐、腹泻,有时候甚至腹痛。体检时发现色素沉着、白癜风、体毛稀少。对原有体质衰弱,慢性消耗现象者应考虑肾上腺危象。可以给予含糖盐水和糖皮质激素,待病情好转后再作检查。肾上腺出血的急诊患者通常表现为低血压、腹部、肋腹或下胸部疼痛、厌食以及呕吐。这种情况很难诊断,对有潜在出血的证据(血红蛋白快速下降)、进行性的高钾血症及休克等表现时,临床医师应警惕肾上腺皮质功能衰竭的存在。

4. **实验室诊断依据和鉴别诊断步骤**　实验室检查是肾上腺皮质功能减退的主要诊断和鉴别诊断依据。

(1) Addison 病:主要依据为通过实验室检查证实肾上腺皮质对 ACTH 无反应或反应低下,也即在血中存在高水平 ACTH 情况下,仍然不能维持血皮质醇的正常水平,血皮质醇值<5μg/dl 为肾上腺皮质醇功能减退症的诊断依据。

1) 低皮质醇高 ACTH:血 ACTH 水平 44pmol/L(200pg/ml)以上,有时可高达 800pmol/L,同时血皮质醇水平低(≤10μg/dl),应考虑是 Addison 病。

2) ACTH 兴奋试验:最具有诊断价值。Addison 病患者静脉滴注 ACTH 后血皮质醇水平或尿游离皮质醇含量无明显增多,甚至反而降低即可确诊。

3) 排除诊断法:ACTH 25U 静脉或肌内注射后 30~60 分钟血皮质醇>20μg/dl 可基本排除 Addison 病。

(2) 继发性肾上腺皮质功能减退

1) 血浆 ACTH 水平可作为初步筛查。本症中 ACTH 水平降低或在参考低水平范围。

2) 与 Addison 病不同的是一般无盐皮质激素缺乏的表现。ACTH 兴奋试验同时测定醛固酮水平可作两者的鉴别。

3) 延长 ACTH 兴奋试验可区分正常者、原发及继发性肾上腺皮质功能减退。继发性肾上腺皮质功能减退患者已萎缩的肾上腺可逐渐恢复分泌皮质醇的反应,是与 Addison 病鉴别的关键。

4) CRH 兴奋试验可鉴别继发于垂体病变或下丘脑病变的肾上腺皮质功能减退症,前者 ACTH 无反应,不增高,后者 CRH 刺激后 ACTH 水平升高。

(3) 病因的鉴别:原发性和继发性肾上腺皮质功能减退诊断后,还应确定其病因,以指导治疗。

Addison 病患者询问有无其他的自身免疫性内分泌疾病史或抗凝治疗病史,对病因鉴别有一定意义。进行肾上腺 CT 或 MRI 检查有助于病因诊断,如有肾上腺增大或钙化则提示肾上腺感染、出血、转移癌和少见的淋巴瘤侵犯,一般可排除自身免疫性肾上腺病变可能。结核致肾上腺皮质功能减退者通常有结核病史。胸片、尿结核分枝杆菌培养和结核菌素试验有助于结核病的确诊。血中测到抗肾上腺抗体,则为特发性 Addison 病的可靠诊断依据。其他内分泌腺功能障碍的检查有助于诊断原发性自身免疫性肾上腺皮质功能减退。如发现血钙低,应进一步检测血甲状旁腺激素的水平;若有月经稀少或闭经,应测定 FSH 和 LH。对增大的肾上腺行 CT 引导下经皮细针穿刺抽吸术可明确病因。继发性肾上腺皮质功能减退行垂体 CT 或 MRI 可明确垂体的病变性质和部位。

在病因方面还应明确有无 APS 存在,鉴别糖皮质激素不敏感综合征(glucocorticoid hormone insensitivity syndrome,GHIS)、先天性肾上腺皮质增生(congenital adrenal hyperplasia,cAH)、X-性连锁先天性肾上腺发育不良症(X-linked adreal hypoplasia congenita,AHC)等特殊的肾上腺皮质功能减退症。

【治疗】

对肾上腺皮质功能减退症的治疗包括应激危象时的紧急治疗和激素的替代治疗以及病因治疗。Addison 病患者应进食高碳水化合物、高蛋白、富含维生素易消化吸收的饮食。每天食盐摄取量为 10g 左右,如有大汗、腹泻等情况时应酌情增加。防止过度劳累,预防感染或肾上腺危象的发生。糖皮质激素替代治疗以氢化可的松最符合生理要求。醋酸可的松、泼尼松需经肝脏转化后发挥作用。

1. **肾上腺危象的治疗**　急性肾上腺危象是危及生命的急症,不应等到确诊后才开始治疗。当临床高度怀疑急性肾上腺皮质危象时,在取血标本送检 ACTH 和皮质醇后应立即开始治疗。包括静脉给予大剂量糖皮质激素,纠正低血容量和电解质紊乱,全身支持疗法和去除诱因。

(1) 补充皮质激素:先给静脉注射氢化可的松 100mg,然后氢化可的松 50~100mg 加入生理盐水或 5% 葡萄糖盐水静脉滴注每 6 小时 1 次,第 1 日总量为 300~400mg。多数患者病情 24 小时内得到控制。第 2、3 日可将氢化可的松减至 300mg,分次静脉滴注。如病情好转,继续减至每天 200mg,继而 100mg。若有严重疾病同时存在仍应静脉滴注给药,直至病情稳定后逐渐减量。呕吐停止,可进食者,可改为口服。开始口服氢化可的松片剂 20~40mg 或泼尼松 5~10mg,每天 3~4 次。注意病情反跳。病情稳定者在第 4~7 天后减至维持量。当氢化可的松用量在 50~60mg/24h 以下时常常需要盐皮质激素,口服 9α-氟氢可的松 0.05~0.2mg/24h。不主张用肌内注射醋酸可的松,因起效缓慢,吸收不均匀,其血浓度比氢化可的松低得多。

(2) 纠正脱水和电解质紊乱:一般认为肾上腺危象时脱水很少超过总体液量的 10%,第 1 日内静脉补充葡萄糖生理盐水 2 000~3 000ml。补液量应根据脱水程度、患者的年龄和心脏情况而定。如有明显低血压情况可适当补充低分子量右旋糖酐 500~1 000ml 或辅助用升压药。注意观察电解质和血气分析情况,高血钾可在利尿扩容后纠正。补液多者应注意防止低血钾的发生,应同时注意预防和纠正低血糖。

(3) 消除诱因和支持疗法:应积极控制感染及其他诱因。病情控制不满意者多半因为诱因未消除或伴有严重的脏器功能衰竭或肾上腺皮质危象诊断不确切。应给予全身性的支持疗法。

2. **慢性肾上腺皮质功能减退症替代治疗**　绝大多数患者必须终身进行皮质激素替代治疗。对患者进行必要的教育,了解疾病的性质,坚持终身激素替代治疗,包括长期生理剂量的替代和短期应激剂量调整。平日补充适当的生理需要量,如发生并发症或施行手术等应激状态时,必须增量 3~5 倍或更高剂量。

替代治疗应遵循以下原则:①长期坚持;②尽量替代个体化合适的激素用量,以达到缓解症状为目的,避免过度增重及骨质疏松等激素不良反应;③对原发性肾上腺皮质减退症患者必要时补充盐皮质激素;④应激时应增加激素剂量,有恶心、呕吐不能进食时应静脉给药。生理剂量替代治疗时,补充激素应模拟其昼夜分泌的生理规律。

(1) 替代治疗通常采用氢化可的松或泼尼松口服:常用量氢化可的松每天 20~30mg(可的松 25~37.5mg/d),早晨服全日量的 2/3,下午服 1/3。其潴钠作用较轻,重者需和盐皮质激素合用,补充适量食盐疗效更佳。日常生理替代用泼尼松为 57.5mg/d,即上午 8 时前 5mg,下午 3 时前 2.5mg。儿童患者用量不足时易发生危象,用量过大则引起发育延迟。一般开始量为每天 20mg/m²,并按疗效加以调整。常用糖皮质激素的作用比较见表 23-5。

表 23-5　常用糖皮激素的作用比较

糖皮质激素	每片剂量相当药效/mg	临床效果比值	正常人半衰期/h	作用时效	给药次数/(次·d⁻¹)	理糖作用活性	潴钠作用活性	抑制 ACTH 时间/h
氢化可的松	20	1.0	1.5	短效	2~4	1.0	++	24~36
可的松	25	0.8	0.5	短效	2~4	0.8	++	24~36
泼尼松	5	4.0	1.0	中效	3~4	4.0	+	24~36
泼尼松龙	5	4.0	3~4	中效	3~4	4.0	+	24~36
甲基泼尼松龙	4	5.0	3~3.5	中效	4	5.0	0	24~36
曲安西龙	4	5.0	3~5	中效	1~3	5.0	0	48
倍他米松	0.6	30.0	5.0	长效	3~4	25.0	0	>48
地塞米松	0.75	30~50	5.0	长效	2~4	30.0	0	>48

判断替代剂量治疗是否适当,主要依靠患者的症状和体征。过量常表现为体重过度增加;而剂量不足则表现为乏力、皮肤色素沉着。血 ACTH 水平不能作为剂量合适的标志,当与利福平和巴比妥类药物合用时,由于后者能诱导肝微粒体酶的活性,使氢化可的松代谢加快,而出现氢化可的松不足的表现。正常血压、血钾和血浆肾素活性提示盐皮质激素替代适量。过量则引起高血压和低血钾,而剂量不足则表现倦怠、直立性低血压、低血钠、高血钾。

(2) 盐皮质激素:已服适量糖皮质激素并充分摄取食盐后还不能获得满意疗效,患者仍感头晕、乏力、血压偏低等,则需加用盐皮质激素。常用有:①9α-氟氢可的松,每天上午 8 时口服 0.05~0.15mg。②醋酸去氧皮质酮(DOCA)油剂,每天 1~2mg 或隔日 2.5~5.0mg,肌内注射,适于不能口服的患者。③去氧皮质酮缓释锭剂,埋藏于腹壁皮下,潴钠作用持续约 8 个月至 1 年。④去氧皮质酮三甲基酸,每次 25~50mg,肌内注射,潴钠作用持续 3~4 周。⑤中药甘草流浸膏,每天 20~40ml,稀释后口服,也有潴钠作用,无上述药物或病情较轻者可试用以此替代。若盐皮质激素过量,患者可出现水肿、高血压,甚至发生心力衰竭。故肾炎、高血压、肝硬化和性功能不全者慎用。继发性肾上腺皮质功能不全者一般不需要盐皮质激素替代。

(3) 雄激素:具有蛋白质同化作用,可改善周身倦怠、食欲减退和体重减轻等症状。孕妇、充血性心力衰竭患者慎用。目前临床上应用较多的有:①苯丙酸诺龙,10~25mg,每周 2~3 次,肌内注射。②甲睾酮,5.0mg,每天 2~3 次,舌下含服。

(4) 外科手术时的皮质激素治疗:Addison 病患者需外科手术时应检查评估肾上腺皮质功能,并根据手术大小给予不同处理。局部麻醉下的小手术无须调整皮质激素的用量。大手术时可于手术麻醉前静脉注射 100mg 氢化可的松。接着 8 小时后再给同样剂量,手术第 1 天需 200~300mg,次日剂量减半,第 3 日剂量再减半,逐渐恢复口服用药。

(5) 病因治疗:因肾上腺结核所致的 Addison 病需要抗结核治疗。肾上腺结核可以是陈旧的,也可以是活动的,而且一般都伴有其他部位的结核病灶。特别是在皮质激素治疗后可能使旧结核病灶活动或使活动结核扩散。因此在 Addison 病伴有结核,尽管无活动结核证据,也主张抗结核治疗半年。自身免疫性肾上腺炎引起的 Addison 病如合并其他内分泌腺体或脏器受累时,应予以相应的治疗。

继发性肾上腺皮质功能减退常常同时伴有其他腺垂体功能减退,如性功能和甲状腺功能减退,应予以相应的治疗。甲状腺素的替代治疗应至少在糖皮质激素治疗 1~2 周后开始,以免甲状腺素加重、皮质醇缺乏而诱发肾上腺危象。

【展望】

肾上腺皮质功能减退的治疗一直沿用传统的替代治疗方法,少有进展。近年有学者对重症患者的肾上腺皮质功能进行研究认为,肾上腺皮质功能减退可使重症患者病情更加复杂(即使患者以前 HPA 轴正常)。这种情况称为功能性肾上腺皮质功能减退,表明肾上腺皮质功能减退是暂时性的,无结构性病变。危重症时有很多因素会干扰对 HPA 轴功能的检查。评估整个轴的方法可能局限于基础皮质醇水平测定或 ACTH 兴奋试验。最近的指南建议随机皮质醇水平低于 400nmol/L(15mg/dl)就提示功能减退。而超过 900nmol/L(33mg/dl)的水平,HPA 轴功能受损的患者少见。皮质醇水平处于中间值的患者应该进行 ACTH 兴奋试验,皮质醇增加值少于 250nmol/L(9mg/dl)是危重症患者死亡的独立预后指标。感染性休克患者多中心随机研究表明,对于 ACTH 兴奋试验增量少于 250nmol/L 的患者给予糖皮质激素替代治疗后死亡率显著降低。因此有人建议,基础皮质醇水平较低,ACTH 兴奋试验增量差的患者在病情危重时进行糖皮质激素治疗,并应在病情恢复后进一步评价 HPA 轴功能。随着这一领域的发展,研究结果将为危重患者"相对性"肾上腺皮质功能减退的诊断和治疗提供证据。另外值得一提的是,有建议采用 1μg 低剂量 ACTH 兴奋试验筛查 HPA 轴的功能,可能比传统的 ACTH 250μg 方法更为敏感,但这一方法用于诊断肾上腺皮质功能减退症目前存在争议,尚待研究证实。

(杨涛　沈洁)

参 考 文 献

[1] MELMED S,POLONSKY KS,LARSENPR,et al. Williams Textbook of Endocrinology. 13th Ed. Amsterdam:Elsevier,2015.

[2] BORNSTEIN S R,ALLOLIO B,ARLT W,et al. Diagnosis and treatment of primary adrenal insufficiency an endocrine society clinical practice guideline. J Clin Endocrinol Metab,2016,101(2):364-389.

第二十四章　原发性醛固酮增多症

原发性醛固酮增多症（primary aldosteronism，PA），简称原醛症，是指肾上腺皮质分泌过量的醛固酮，导致体内潴钠、排钾，血容量增多，肾素-血管紧张素系统活性受抑，患者的临床表现主要为高血压伴低血钾。醛固酮过多是导致心肌肥厚、心力衰竭和脑、肾功能受损的重要危险因素，与原发性高血压患者相比，PA 患者的心、脑、肾等高血压靶器官损害更为严重，因此 PA 的早期诊断及治疗至关重要。

【流行病学】

既往 PA 一直被认为是少见病，在高血压患者中不足 1%。随着健康意识和诊断技术的提高，特别是将血浆醛固酮与肾素活性比值（ARR）作为 PA 的筛查指标后，使相当一部分血钾正常的 PA 患者得以发现并确诊。PA 已成为继发性高血压最常见的一种类型，据国外报道，在 1、2、3 级高血压患者中 PA 患病率分别为 1.99%、8.02% 和 13.2%；而在难治性高血压患者中，则为 17%~23%。有报道亚洲普通高血压人群中 PA 患病率约为 5%，国内 11 个省 19 个中心对 1 656 例难治性高血压患者进行 PA 筛查，其患病率为 7.1%。

【病因及发病机制】

原醛症主要分为 5 种类型，即醛固酮腺瘤（aldosterone producing adenoma，APA）、特发性醛固酮增多症（idiopathic hyperaldosteronism，IHA；简称特醛症）、原发性肾上腺皮质增生（primary adrenal hyperplasia）、家族性醛固酮增多症（familial hyperaldosteronism，FH）、分泌醛固酮的肾上腺皮质癌（aldosterone producing adrenocortical carcinoma）及异位醛固酮分泌瘤或癌（ectopic aldosterone-producing adenoma or carcinoma），见表 24-1。

表 24-1　原发性醛固酮增多症的病因分类及构成比

病因	构成比/%
醛固酮腺瘤（APA）	35
特发性醛固酮增多症（IHA）	60
原发性肾上腺皮质增生	2
分泌醛固酮的肾上腺皮质癌	<1
家族性醛固酮增多症（FH）	
糖皮质激素可抑制性醛固酮增多症（GRA）	<1
家族性醛固酮增多症 Ⅱ 型	–
家族性醛固酮增多症 Ⅲ 型	–
家族性醛固酮增多症 Ⅳ 型	–
异位醛固酮分泌瘤或癌	<0.1

APA 和 IHA 的病因尚不清楚,离子通道或离子泵的体细胞突变可能与 APA 的发病机制有关。近年来有研究发现,所有经分析的形态学正常的肾上腺中,约有 50% 存在高醛固酮合成酶(CYP11B2)表达的位点,即产生醛固酮的细胞簇(APCC)。已有研究表明,APCC 存在钙通道(CACNA1D)和 ATP1A1 的体细胞突变,这些发现提示 APCC 可能是非肾素依赖性醛固酮自主过量分泌的共同原因,也可能是 APA 和/或 IHA 的前期病变。

糖皮质激素可抑制性醛固酮增多症(glucocorticoid remediable aldosteronism,GRA)又称为 ACTH 依赖性醛固酮增多症,为常染色体显性遗传病,有家族性发病倾向,但也可散发,较多见于青少年男性。患者存在 11β-羟化酶基因和醛固酮合成酶基因不等交换,产生两个基因融合后的新的嵌合基因,导致醛固酮合成酶在束状带异常表达,并受 ACTH 调控。FH-Ⅱ 又称为 ACTH 非依赖性醛固酮增多症,为常染色体显性遗传。其醛固酮分泌受 AngⅡ 和立位影响,但不受 ACTH 影响,其醛固酮分泌不能被地塞米松抑制,且基因学检查无融合基因的存在,连锁分析指出与染色体 7p22 有关。除了 FH-Ⅱ 具有家族史外,目前还没有方法将其与非遗传的 PA 区分。FH-Ⅲ 是 2011 年被发现的家族性醛固酮增多症类型,它由编码内向整流钾离子通道 Kir3.4 的基因(KCNJ5)突变导致。该基因突变导致 Kir3.4 的选择性丧失,钠电导增加,肾上腺皮质球状带细胞去极化,电压型 Ca^{2+} 通道激活致 Ca^{2+} 内流增加,细胞内钙离子超载导致醛固酮持续合成增加及肾上腺增生。该基因的临床表现与 FH-Ⅱ 相似,遗传模式为常染色体显性遗传。

【病理生理】

PA 的主要临床表现是由于大量醛固酮潴钠、排钾所引起。钠的潴留导致细胞外液扩张,血容量增多;醛固酮导致血管重塑与反应性增加,以及肾脏纤维化,引起高血压。细胞外液扩张到一定程度后可抑制体内钠、水潴留,出现所谓"逃逸"现象,因而避免了细胞外液的进一步扩张和出现水肿。此与血容量升高后,心房受牵张而刺激心钠素分泌,促进利钠、利水,并使钠代谢相对平衡有关。

大量的醛固酮因其尿路失钾,缺钾引起神经、肌肉、心脏及肾脏的功能障碍。细胞内大量钾离子丢失后,钠、氢离子进入细胞内引起细胞内酸中毒,细胞外液氢离子减少,血 pH 上升,呈碱血症。在一般常见的其他原因(如厌食、呕吐、腹泻等)引起缺钾时,肾小管上皮细胞内钾减少,于是肾远曲小管 Na^+-H^+ 交换占优势,Na^+-K^+ 交换减弱,尿呈酸性。而在 PA 中,虽然肾小管上皮细胞内缺钾,但在醛固酮的作用下,继续失钾潴钠,故 Na^+-K^+ 交换仍被促进,于是尿呈中性或微碱性。碱中毒时细胞外液游离钙离子减少,加上醛固酮促进尿镁排出,可使血镁降低,故可出现肢端麻木和手足抽搐。由于醛固酮分泌增多,钠潴留导致细胞外液与血容量增多,使肾入球小动脉内压上升而反馈抑制球旁细胞与致密斑细胞分泌肾素,故 PA 又称为低肾素性醛固酮增多症,与继发性醛固酮增多症中肾素分泌增多有显著差别。

【临床表现】

1. **高血压**　高血压为 PA 最早且最常见的临床表现,可早于低血钾 3~4 年出现。几乎见于每一病例的不同阶段,一般表现为缓慢进展的过程,随着病情发展,血压逐渐升高,大多数在 170/100mmHg 左右,高时可达 210/130mmHg 以上。以舒张压升高较明显,APA 患者比 IHA 患者有更高的血压水平。患者可诉头痛、头晕、耳鸣等,可有弱视及高血压眼底病变等,少数患者表现为急性进展的恶性高血压。对降压药物疗效较差,如有肾小动脉硬化症和慢性肾盂肾炎者高血压更严重而顽固。

2. **低血钾**　PA 患者因肾小管排钾增多,常有自发性低血钾(2.0~3.5mmol/L)发生,也有部分患者血钾正常,但进高钠饮食或服用含利尿剂的降压药物后诱发低血钾。由于低钾血症,临床上可出现肌无力、软瘫、周期性麻痹、心律失常、心电图出现 U 波或 ST-T 改变等;长期低血钾可导致肾小管空泡变性、尿浓缩功能障碍,患者可有多尿伴口渴、夜尿增多,易并发尿路感染、肾盂肾炎,病情严重者可出现肾功能损害。

近来的研究显示,仅少部分 PA 患者存在低钾血症,醛固酮腺瘤患者约 50% 表现有低钾血症,而特发性醛固酮增多症的患者中仅 17% 表现有低钾血症。因此,低钾血症对于 PA 的诊断价值有限,敏感性非常低。若根据低钾血症这一线索来筛查,将漏诊至少一半以上 PA。

3. **其他**　本病一般不出现水肿,但病程长者可因肾功能不全或伴有心力衰竭而出现水肿。缺钾时胰岛素的释放减少,有时可出现糖耐量减低。儿童患者可因长期缺钾等代谢紊乱而出现生长发育障碍。

近年来的研究证实,与原发性高血压(EH)患者比较,PA患者有更高的心血管事件的患病率和死亡率。荟萃分析显示,与EH患者相比,PA和IHA患者的卒中、冠心病、心房颤动和心力衰竭的风险显著升高(相对风险值分别为2.58、1.77、3.52和2.05)。此外,PA患者出现糖尿病、代谢综合征和左心室肥厚的风险也明显升高(相对风险值分别为1.33、1.53和2.29)。

【辅助检查】

1. 血液生化改变

(1)低血钾:部分患者血钾低于正常,一般在2~3mmol/L,严重者更低。腺瘤组低血钾往往呈持续性,而增生组可呈波动性,早期血钾可正常。为了确定有无低钾血症,必须在停用一切影响血钾的药物(如排钾利尿剂等)3~4周后,须反复多次测定。并同时测定尿钾,以明确是否由于尿路失钾引起低钾血症。

(2)血钠:一般在正常高限或略高于正常,平均值约142.7mmol/L,80%的患者轻度升高。

(3)碱血症:血pH和CO_2结合力偏高,血pH可达7.6,CO_2结合力平均约30mmol/L(67Vol%),可高达38.9mmol/L(87.1Vol%),腺瘤组较增生组明显,提示代谢性碱中毒。

(4)其他:血氯化物为正常低值或略低于正常,2/3的患者血氯化物为90~100mmol/L范围内。血钙、血磷大多正常,有手足抽搐者游离钙偏低,但总钙多正常。血镁常轻度降低。由于失钾抑制胰岛素释放,约有半数可呈糖耐量减低。

2. 尿液检查

(1)常规:尿pH呈中性或碱性,可出现间歇性或持续性蛋白尿,尿量增多,尿比重偏低且较固定,常在1.010~1.015之间,少数患者呈低渗尿。并发肾盂肾炎者尿中可有白细胞。

(2)尿钾:在普通饮食条件下,血钾低于正常(低于3.5mmol/L),但每天尿钾仍在25mmol/L以上,提示尿路失钾,为本症特征之一。

(3)尿钠:每天排出量较摄入量为少或接近平衡。

3. 醛固酮及其他类固醇测定

(1)血浆醛固酮:PA患者的血浆醛固酮水平明显高于正常,但因严重低血钾可抑制醛固酮的分泌,致使部分患者血浆醛固酮水平并无明显升高,故测定前应固定钠、钾摄入量(每天钠160mmol/L,钾60mmol/L),最好平衡7天后测定。正常人上午8时血浆醛固酮为3~20ng/dl(免疫发光法),患者明显升高,尤以腺瘤更高。

(2)醛固酮前体:由于醛固酮生物合成增加,其前体如去氧皮质酮、皮质酮、18-羟皮质酮的血浓度升高,腺瘤患者尤其明显。

(3)24小时尿17-羟皮质类固醇及17-酮皮质类固醇:一般为正常,除非有混合性皮质功能亢进者可提高,提示肾上腺癌肿可能。

【诊断】

PA的诊断从筛查开始,然后是确诊试验,最后是分型诊断。

1. PA的筛查

(1)筛查对象:PA最典型的临床表现为高血压和低血钾,但临床观察和研究表明,PA患者中只有9%~37%存在低钾血症,若以低钾血症作为筛查PA的指标,势必导致大量的PA患者被漏诊。低钾血症已不能作为筛查PA良好指标,其敏感性和特异性均较低。国内外原发性醛固酮增多症专家共识推荐对以下人群进行PA筛查:①持续性血压>150/100mmHg、难治性高血压(联合使用3种降压药物,其中包括利尿剂,血压>140/90mmHg;或联合使用4种及以上降压药物,血压才能达到<140/90mmHg);②高血压合并自发性或利尿剂所致低钾血症;③高血压合并肾上腺意外瘤;④有早发性高血压家族史或早发(<40岁)脑血管意外家族史的高血压患者;⑤PA患者伴有高血压的一级亲属;⑥高血压合并阻塞性呼吸睡眠暂停者。

(2)筛查方法:1981年Hiramatsu等首次采用血清醛固酮与血浆肾素活性比值(aldosterone rennin activity ratio,ARR)作为PA筛查指标,在随后的研究发现,PA在血钾正常的高血压人群中检出率增加了10倍,而且这一方法可以在血醛固酮水平处于参考范围时对PA作出早期诊断,因此,国内外原发性醛固酮增多症专家共识推荐 ARR 作为 PA 的首选筛查指标。ARR 诊断 PA 的灵敏度较高,且方法简单可行,特别是可在门诊开展随机检测,故能在很大程度上提高 PA 的检出率,使部分患者得到早期诊断和治疗。

目前常用放射免疫测定技术检测血浆肾素活性(PRA)或直接肾素浓度(DRC),前者是通过测定血管紧张素 I 产生的速率来反映 PRA,而后者则直接测定血浆肾素浓度。行 DRC 测定时,由于肾素前体在特定温度下易发生冷激活形成活性肾素,因此建议在室温下收集样本,并尽快离心后上机检测,或深冻保存样本。目前 DRC 检测方法正在不断改进中,不同方法或试剂所得的测定结果相差甚远,究竟 DRC 能否取代 PRA 作为一线的检测方法,还需进行大规模的临床试验或人群研究。醛固酮是影响 ARR 测定的另一重要因素,大多数中心采用放射免疫法测定血醛固酮及尿醛固酮。由于 PRA、DRC 及醛固酮检测单位各不相同,因此在统计数据时,必须根据不同单位进行换算。醛固酮常用单位为 ng/dl(1ng/dl = 27.7pmol/L,1ng/dl = 10pg/ml),PRA 常用单位为 ng/(ml·h)[1ng/(ml·h) = 12.8pmol/(L·min)],而 DRC 常用单位为 mU/L[1ng/(ml·h) = 8.2mU/L]。

筛查前要注意尽量将血钾纠正至参考范围,并维持正常钠盐摄入。对于筛查前受检者是需要否停用所有降压药物,一直是临床上争议的问题。有专家共识明确指出,利尿剂必须停用 4 周以上。但由于血管紧张素转换酶抑制剂、血管紧张素受体拮抗剂、钙通道阻滞剂类药物等可升高肾素活性、降低醛固酮水平,可导致 ARR 筛查结果呈假阴性。另外,如患者因冠心病或心律失常等原因长期服用 β 受体拮抗剂,则需根据患者情况决定是否停药。如血压控制不佳,建议使用 α 受体拮抗剂及非二氢吡啶类钙通道阻滞剂。

由于 ARR 受年龄、体位、药物等诸多因素影响(表 24-2),国内外对 ARR 的切点报道不一。表 24-3 列出了醛固酮、血浆肾素活性在不同单位的不同切点,当醛固酮单位为 ng/dl,最常用切点是 30;当醛固酮单位为 pmol/L,最常用切点是 750。也有中心强调 ARR 阳性同时满足血醛固酮水平升高(醛固酮>15ng/dl),以提高筛查试验的敏感性和特异性。

表 24-2 导致 ARR 假阳性或假阴性原因

因素		对醛固酮影响	对肾素影响	对 ARR 影响
药物因素	β 受体拮抗剂	↓	↓↓	↑(假阳性)
	中枢 α₂ 受体拮抗剂	↓	↓↓	↑(假阳性)
	非甾体抗炎药	↓	↓↓	↑(假阳性)
	排钾利尿剂	→↑	↑↑	↓(假阴性)
	潴钾利尿剂	↑	↑↑	↓(假阴性)
	ACEI	↓	↑↑	↓(假阴性)
	ARB	↓	↑↑	↓(假阴性)
	二氢吡啶 CCB	→↑	↑	↓(假阴性)
血钾状态	低血钾	↓	→↑	↓(假阴性)
	高血钾	↑	→↓	↑(假阳性)
钠盐摄入	低钠饮食	↑	↑↑	↓(假阴性)
	高钠饮食	↓	↓↓	↑(假阳性)
年龄增长		↓	↓↓	↑(假阳性)
其他因素	肾功能不全	→	↓	↑(假阳性)
	假性醛固酮减少	→	↓	↑(假阳性)
	妊娠	↑	↑↑	↓(假阴性)
	肾血管性高血压	↑	↑↑	↓(假阴性)
	恶性高血压	↑	↑↑	↓(假阴性)

注:ARR,血浆醛固酮与肾素活性比值;ACEI,血管紧张素转换酶抑制剂;ARB,血管紧张素受体拮抗剂;CCB,钙通道阻滞剂。

表 24-3 根据 PRA、DRC、醛固酮不同单位计算 ARR 切点

组别	PRA/[ng·(ml·h)$^{-1}$]	PRA/[pmol·(L·min)$^{-1}$]	DRC/(mU·L^{-1})	DRC/(ng·L^{-1})
醛固酮/(ng·dl^{-1})	20	1.6	2.4	3.8
	30	2.5	3.7	5.7
	40	3.1	4.9	7.7
醛固酮/(pmol·L^{-1})	750	60	91	144
	1 000	80	122	192

注:PRA,血浆肾素活性;DRC,直接肾素浓度;ARR,血浆醛固酮与肾素活性比值。

2. **确诊试验** ARR 检查具有一定的假阳性,经初步筛查后需选择 1 种或几种确诊试验来避免被过度诊断。对于高血压合并自发性低血钾,其醛固酮>555pmol/L(>20ng/dl)和 PRA<1ng/(ml·h)(或 DRC 低于参考范围下限)的患者无须进行确诊试验。目前主要有 4 种 PA 确诊试验,即生理盐水输注试验、卡托普利试验、口服高钠饮食试验及氟氢可的松试验。

(1)生理盐水输注试验:试验前患者必须卧床休息 1 小时,4 小时静脉滴注 0.9%生理盐水 2L,试验在早上 8:00~9:00 开始,整个过程需监测血压和心率变化,在输注前及输注后分别采血测血浆肾素活性、血醛固酮、皮质醇及血钾。输注后血醛固酮>10ng/dL 则 PA 诊断明确,<5ng/dl 排除 PA,如介于 5~10ng/dl,必须根据患者临床表现、实验室检查及影像学表现综合评价。

生理盐水试验是目前比较常用的 PA 确诊试验,灵敏度及特异度分别达到 95.4%及 93.9%。但由于血容量急剧增加,会诱发高血压危象及心功能衰竭,因此对于那些血压难以控制、心功能不全及低钾血症的患者不应进行此项检查。既往研究要求,生理盐水试验整个过程中受检者需保持卧位状态;而近年文献报道,坐位时行生理盐水试验较卧位时诊断 PA 灵敏度更高,达 96%。

(2)卡托普利试验:患者坐位或站位 1 小时后口服 50mg 卡托普利,服药前及服用后 1~2 小时测定血浆肾素活性、醛固酮、皮质醇,试验期间患者需始终保持坐位。正常人卡托普利抑制试验后血醛固酮浓度下降大于 30%,而 PA 患者血醛固酮不受抑制。

卡托普利试验安全性更好,试验过程中不会造成血压突然上升或下降,同时由于卡托普利试验的结果与每天摄盐水平无关,对时间及花费要求更少,可行性更好,可以在门诊患者中进行。但卡托普利试验相对其他 3 项试验敏感性及特异性较低,并存在一定的假阴性,给临床诊断带来困扰。建议可在心功能不全、严重低钾血症及难以控制的高血压患者中进行此项检查,以降低试验所致风险。

(3)口服高钠饮食:患者 3 天内将每天钠盐摄入量提高至>200mmol(相当于氯化钠 6g),口服氯化钾保持血钾在正常水平,收集第 3 天至第 4 天 24 小时尿液测定尿醛固酮。尿醛固酮<10μg/24h 排除 PA,>12μg/24h(梅奥医学中心)或 14μg/24h(克里夫兰医学中心)则 PA 诊断明确。口服高钠饮食诊断 PA 的敏感性为 96%,特异性为 93%。

口服高钠饮食不宜在以下人群中进行:严重高血压、肾功能不全、心功能不全、心律失常、严重低钾血症。由于操作烦琐,准备时间较长,国人普遍高盐膳食,目前临床很少开展。

(4)氟氢可的松试验:患者口服 0.1mg 氟氢可的松,每 6 小时 1 次,共 4 天,同时口服补钾治疗(血钾达到 4mmol/L),进餐时口服缓释氯化钠 30mmol,每天 3 次以保证尿钠排泄率在 3mmol/kg 体重,第 4 天上午 10:00 坐位采血测血醛固酮、血浆肾素活性,上午 7:00 及 10:00 采血测血皮质醇。第 4 天上午 10:00 血醛固酮大于 6ng/dl,PRA 低于 1ng/(ml·h)和血皮质醇低于 7:00 水平(排除 ACTH 的影响),则支持 PA 诊断。

氟氢可的松试验是确诊 PA 最敏感的试验,但由于操作烦琐、准备时间较长、国内无药等原因,目前在临床很少开展。

3. **分型诊断** PA 的分型诊断一直是临床上的难点,在很大程度上影响了治疗方案的选择,临床医师不能仅依靠影像学表现来判定病变的类型,而要结合生化指标及双侧肾上腺静脉采血(AVS)结果进行综

合分析。

（1）肾上腺计算机断层扫描（CT）：国内外原发性醛固酮增多症专家共识强调,所有确诊为 PA 的患者必须行肾上腺 CT 扫描,以排除恶性肿瘤。APA 的 CT 表现为单侧肾上腺腺瘤（直径<2cm）,呈圆形或椭圆形、边界清楚,平扫显示瘤体密度均匀、CT 值偏低、增强后呈轻度强化。动态增强和延迟扫描时腺瘤呈快速廓清表现。典型病例肿瘤边缘呈薄纸样环状增强,而中央往往仍为低密度。腺瘤同侧及对侧肾上腺无萎缩性改变。IHA 在 CT 上可有不同表现:①双侧肾上腺形态和大小表现正常;②双侧或单侧肾上腺增大,肢体较粗,或呈颗粒状;③单侧肾上腺孤立性结节;④双侧肾上腺多个小结节。

肾上腺 CT 在诊断上存在一定局限性,小部分 CT 表现为双侧结节的 APA 可被误诊为 IHA;而 CT 表现为肾上腺微腺瘤的 IHA 也可被误认为 APA 而行单侧肾上腺切除。此外,单侧肾上腺无功能腺瘤并不少见,尤其在 40 岁以上患者中。换言之,从 CT 检测发现的肾上腺结节不一定是病变腺体,可能是该腺瘤无功能,CT 检测形态大致正常的肾上腺并不能完全排除病变侧,可能为难以发现的微腺瘤或其他情况。CT 诊断 PA 的敏感度和特异度仅为 78% 和 75%。若影像学检查未能发现明显占位,或病灶较小不能区分肾上腺腺瘤和增生,可选择双侧 AVS 进行 PA 的分型诊断,进一步明确病变的性质。磁共振成像（MRI）在 PA 分型诊断上并不优于肾上腺 CT,MRI 价格稍贵,空间分辨率低于肾上腺 CT。

（2）双侧 AVS:肾上腺作为人体内分泌器官之一,分泌的激素如醛固酮、皮质醇等均汇入该侧肾上腺静脉随血液循环运送到外周,正常情况下双侧肾上腺分泌等量的醛固酮、皮质醇。PA 患者双侧肾上腺皮质醇分泌量是一样的,但是醛固酮高分泌侧会抑制对侧肾上腺分泌醛固酮,因此病灶侧肾上腺静脉醛固酮会高于正常侧。考虑两侧肾上腺静脉均容易受到邻近血管血液的稀释影响,因而不能直接比较两侧肾上腺静脉的醛固酮水平,而是通过校正醛固酮［计算方法:同侧肾上腺静脉血浆醛固酮水平（plasma aldosterone concentration,PAC）/同侧肾上腺静脉血浆皮质醇水平（plasma cortisol concentration,PCC）,即 PAC 与 PCC 比值进行比较,校正醛固酮（PAC/PCC 值）明显升高侧为优势分泌侧,也是病灶所在侧。AVS 正是建立在上述理论基础上,通过介入插管手段获取双侧肾上腺静脉血样,作为 PA 分型及判断优势分泌侧的金标准,其灵敏度和特异度均可达到 90% 以上,明显优于肾上腺 CT。

肾上腺静脉采血术是有创操作,存在一定的手术风险和并发症,主要为术中可能导致中央静脉损伤导致出血、血肿形成等,并且操作技术要求较高,目前尚不能广泛开展。国内外原发性醛固酮增多症专家共识推荐如患者愿意手术治疗且手术可行,肾上腺 CT 提示有单侧或双侧肾上腺形态异常（包括增生或腺瘤）,需进一步行双侧 AVS 以明确有无优势分泌。2014 年《双侧肾上腺静脉采血专家共识》建议以下人群可不行 AVS 检查:①年龄小于 40 岁,肾上腺 CT 显示单侧腺瘤且对侧肾上腺正常的患者;②肾上腺手术高风险患者;③怀疑肾上腺皮质癌的患者;④已经证实患者为 GRA 或 FH-Ⅲ。

目前常用 AVS 采血方法主要有 3 种:即非同步或同步双侧 AVS、负荷剂量 $ACTH_{1-24}$ 注入后非同步或同步双侧 AVS、$ACTH_{1-24}$ 持续静脉输注下非同步双侧 AVS。目前由于同步双侧 AVS 操作较困难,许多中心都选用非同步双侧 AVS。不同采血方法及评价标准见表 24-4。

表 24-4　双侧肾上腺静脉采血方法及评价标准

方法	ACTH 给药方法	评价标准
非同步双侧肾上腺静脉采血	无 ACTH	①SI≥2:1 插管成功;②LI≥2:1 有优势分泌;③CI<1:1 对侧被抑制
$ACTH_{1-24}$ 持续静脉输注下非同步双侧肾上腺静脉采血	插管开始前 30 分钟注入 $ACTH_{1-24}$,注速为 50μg/h,持续整个操作过程	①SI≥3:1 插管成功;②LI≥4:1 有优势分泌
负荷剂量 $ACTH_{1-24}$ 注入后非同步双侧肾上腺静脉采血	插管开始前,静脉推注 250μg $ACTH_{1-24}$ 后进行双侧肾上腺静脉采血	①SI≥3:1 插管成功;②LI≥4:1 有优势分泌

注:SI,肾上腺静脉与下腔静脉皮质醇比值;LI,优势侧醛固酮皮质醇比值与非优势侧醛固酮皮质醇比值之比;CI,非优势侧醛固酮皮质醇比值与下腔静脉醛固酮皮质醇比值之比。

（3）PA的基因分型：20岁以下的PA患者，或有PA或早发脑卒中家族史的患者，应进行基因检测以确诊或排除GRA；而对于发病年龄很小的PA患者，则建议行 *KCNJ5* 基因检测以排除家族性FH-Ⅲ。家族性PA可分为3型，对于GRA患者，由于尿18羟皮质醇（18OHF）和18氧皮质醇（18OXOF）及地塞米松抑制试验均可能出现误诊，因此基因检测是一种灵敏且特异的检查方法。FH-Ⅱ是一种非糖皮质激素可抑制家族性PA，其诊断依赖于在1个家系中出现至少3位以上的PA患者。有研究发现，FH-Ⅱ与7p22染色体位点的基因突变间存在联系。FH-Ⅲ患者表现为，儿童时期即出现严重的高血压，伴有醛固酮显著升高、低钾血症和显著靶器官损害，对螺内酯、阿米洛利等药物治疗反应欠佳，需行双侧肾上腺切除。国外研究报道，其致病基因为 *KCNJ5* 突变（T158A），因此，对于发病年龄很轻的PA患者，建议行 *KCNJ5* 基因检测以排除FH-Ⅲ。FH-Ⅳ由钙电压门控通道亚单位（CACNA1H）基因突变导致。

【鉴别诊断】

临床上发现有高血压、低血钾的患者，除考虑本病外，还应与下列疾病进行鉴别。

1. 原发性高血压　服用排钾利尿剂（如氢氯噻嗪、呋塞米等）而致低血钾的原发性高血压与PA的鉴别有时较难，特别是与低肾素性原发性高血压鉴别。可以先停用利尿剂2~4周，观察血钾变化，如为利尿剂引起，则停药后血钾可恢复正常。同时测定PAC、PRA水平，必要时可行肾上腺CT扫描，以帮助鉴别。

2. 继发性醛固酮增多症　因肾血管、肾实质性病变引起的肾性高血压、急进性恶性高血压致肾脏缺血可引起继发性醛固酮增多症，其大部分患者也可有低血钾。此类患者一般来说高血压病程进展较快，常伴有明显视网膜损害；恶性高血压往往于短期内发展至肾功能不全，有尿毒症、氮质潴留和酸中毒；肾动脉狭窄患者约1/3在中上腹部及肋脊区可闻及血管杂音，肾图、静脉肾盂造影、肾动脉造影常可确诊。这类患者血浆肾素活性高，是鉴别诊断的要点。

3. 肾上腺其他皮质激素分泌过多引起的高血压与低血钾

（1）皮质醇增多症，尤以腺癌和异位ACTH综合征所致者，皮质醇可作用于盐皮质激素受体（MR），引起严重高血压与低血钾，但此症有典型的向心性肥胖及其他高皮质醇血症的体征，且血、尿皮质醇水平增高，可作鉴别。

（2）先天性肾上腺皮质增生症（CAH）中，有11β-羟化酶和17α-羟化酶缺陷者，醛固酮的合成减少，但去氧皮质酮、皮质酮、18-羟去氧皮质酮及18-羟皮质酮的生成增加，造成盐皮质激素过多综合征，引起高血压和低血钾。前者雄激素合成增加，于女性引起男性化，于男性引起性早熟；后者雌、雄激素与皮质醇均降低，女性性发育不全，男性呈假两性畸形。

4. 先天性11β-羟类固醇脱氢酶（11β-HSD）缺陷　11β-HSD催化皮质醇转化为无活性的皮质素，从而调节皮质醇水平。该酶缺陷可引起明显的盐皮质激素过多综合征，临床表现近似PA。为常染色体隐性遗传病，多见于儿童和青年人。此病用螺内酯治疗有效，用地塞米松治疗也有效。本病之发病机制由于11β-HSD缺乏，肾小管处的皮质醇可与MR结合发挥盐皮质激素活性，引起盐皮质激素过多的临床表现。本病患者尿17-羟及游离皮质醇明显低于正常，但血浆皮质醇正常。

5. 其他

（1）Liddle综合征（Liddle syndrome）：为先天性肾远曲小管回吸收钠增多引起的综合征（又称肾潴钠过多综合征），系常染色体显性遗传病。此症为家族性，男女均可患病，有高血压、低血钾、碱中毒，但尿呈酸性，醛固酮和肾素活性均降低，螺内酯不能纠正失钾，地塞米松治疗无效，氨苯蝶啶治疗有效，剂量为100mg，日服3次，待血钾、血压正常，改用维持量，50mg 日服 1~2 次。

（2）肾素瘤：由肾小球球旁细胞腺瘤分泌大量肾素引起高血压和低血钾，多见于青少年，高血压严重，血浆肾素活性甚高。血管造影、CT、B超等可显示肿瘤，切除肿瘤后可治愈。

（3）Bartter综合征（Bartter syndrome）：有肾小球球旁细胞增生所致，分泌大量肾素，继发醛固酮增高,引起失钾性低血钾症。由于细胞外液容量不足,对血管紧张素Ⅱ反应低下,以不伴有高血压为特征。本病有家族性,常染色体隐性遗传,发病机制不明,有认为肾小管重吸收钠和氯失常可能由于前列腺素E和血管舒缓素分泌增高所致。治疗可予高氯化钠饮食、大量补钾及吲哚美辛(消炎痛)等。

【治疗】

PA的治疗目标是控制血压、纠正低钾血症,减少高血压所致靶器官损伤;阻断醛固酮作用,抑制过量醛固酮所致心血管负面效应。治疗方案取决于病因和患者对药物的反应。PA的治疗方法有手术和药物干预。对于APA及原发性肾上腺皮质增生患者,首选手术治疗,如患者不愿手术或不能手术,则可予药物治疗;而对于IHA及GRA患者,首选药物治疗。分泌醛固酮的肾上腺皮质癌发展迅速,转移较早,应尽早切除原发肿瘤。如已有局部转移,应尽可能切除原发病灶和转移灶,术后加用米托坦治疗(表24-5)。

表 24-5　不同类型 PA 的治疗方法

分型	一线治疗	二线治疗
单侧肾上腺病变 (包括醛固酮腺瘤和单侧肾上腺增生)	腹腔镜下单侧肾上腺切除	螺内酯 依普利酮 阿米洛利 醛固酮合成酶抑制剂
双侧肾上腺病变 (特醛症)	螺内酯 依普利酮 阿米洛利 醛固酮合成酶抑制剂	腹腔镜下单侧肾上腺切除
糖皮质激素可抑制性醛固酮增多症	小剂量糖皮质激素	螺内酯 依普利酮 阿米洛利 醛固酮合成酶抑制剂

1. **手术治疗**　国内外指南均推荐确诊APA或单侧肾上腺增生患者行腹腔镜下单侧肾上腺切除术,目前腹腔镜手术已广泛用于PA治疗,与传统开放手术相比,其具有手术时间短、创伤小、术后恢复时间快、手术并发症少等特点。对于选择单侧肾上腺全切术或是行部分肾上腺切除术尚存在争议。PA患者病侧肾上腺往往存在多发性病灶,而单纯肿瘤切除可能存在遗留肿瘤部分包膜,导致术后复发的问题。国内外原发性醛固酮增多症专家共识建议若在手术过程中高度怀疑多发性醛固酮腺瘤或伴有结节样增生可能,则应尽量行患侧肾上腺全切术。

术前应积极纠正高血压、低血钾。如患者低血钾严重,在服用螺内酯同时,可口服或静脉补钾。一般术前准备时间为2~4周,对于血压控制不理想者,可联合其他降压药物。APA或单侧肾上腺增生患者在术后早期,由于对侧肾上腺抑制作用尚未解除,建议高钠饮食。如有明显低醛固酮血症表现,需暂时服用氟氢可的松行替代治疗。

肾上腺切除术后,30%~60%的APA和单侧肾上腺增生患者的血压可恢复正常,但仍有部分患者出现术后持续性高血压,可能由于肾小动脉硬化等肾缺血所致。国外研究显示,患者年龄、血清肌酐水平升高、高血压病程长短、使用两种以上降压药等是肾上腺切除术后一定程度持续性高血压的预测因素。此外,大多数长期PA患者存在一定程度的肾功能不全,但被醛固酮过量相关的肾小球超滤作用掩盖,约40%的PA患者术后出现明显的肾功能下降,肾小球滤过率平均下降16.7ml/(min·1.73m²)。

除传统治疗方法外,还有研究探讨了肾上腺动脉栓塞和CT引导下的射频消融术来治疗APA患者。与外科手术相比,这两种治疗方法创伤小,手术及住院时间短,副作用与并发症发生率低。有报道上述疗法高血压的治愈率或改善率与腹腔镜下单侧肾上腺切除术相似,提示肾上腺动脉栓塞和射频消融术是一种潜在可行的替代治疗方法。但这两种方法均无法收集组织病理学。因此,只有当PA患者拒绝药物和手术治疗,或手术有较大风险或术后复发,且药物疗效不佳,AVS又显示存在优势分泌时可考虑这些治疗措施,但对术者的介入技术与经验要求较高。

2. 药物治疗　国内外原发性醛固酮增多症专家共识推荐IHA首选药物治疗。建议螺内酯作为一线用药,依普利酮为二线药物。推荐GRA选用小剂量糖皮质激素作为首选治疗方案。

螺内酯为非选择性MR拮抗剂,也是治疗PA的首选药物,初始剂量为20mg/d,逐渐增加剂量,常用剂量120~240mg/d,直至患者在没有口服补钾的情况下达到正常血钾水平,并使血浆肾素活性上升到1ng/(ml·h)以上。在治疗的前6周,应每周监测血清钾和肌酐水平。由于雄激素受体的拮抗作用,每天剂量超过50mg可能导致男性的乳房发育、勃起功能障碍和性欲下降。孕激素受体活性增加可能导致女性月经不规律。必要时可同时加用氨苯蝶啶、阿米洛利等减少螺内酯剂量,以减轻其不良反应。为避免高钾血症的发生,肾功能不全CKD3期[肾小球滤过率(eGFR)<60ml/(min·1.73m^2)]患者慎用,肾功能不全4期及4期以上禁止服用[eGFR<30ml/(min·1.73m^2)]。

依普利酮是一种选择性MR拮抗剂,与螺内酯相比,依普利酮与雄激素受体的结合亲和力为0.1%,与黄体酮受体的结合亲和力不足1%,所以不会导致严重的内分泌紊乱。依普利酮起始剂量25mg/d,由于其半衰期短,建议1天给药2次,逐渐增加剂量,直至患者在没有口服补钾的情况下达到正常血钾水平。尽管FDA批准的抗高血压的最大剂量是每天100mg,但药效研究表明,与螺内酯相比,依普利酮的药效要低25%~50%。当血清钾浓度在4.0~5.0mmol/L时,PA患者的常用剂量为每天200~300mg。在治疗的初始阶段,密切监测血钾和肌酐水平是很重要的,肾功能不全CKD 3期[肾小球滤过率(eGFR)<60ml/(min·1.73m^2)]患者慎用,肾功能不全4期及4期以上禁止服用[eGFR<30ml/(min·1.73m^2)]。

对肾小球上皮细胞钠通道有阻断作用的药物,如阿米洛利、氨苯蝶啶等对PA都有一定治疗效果。作为保钾利尿剂,它们能缓解PA患者的高血压、低血钾症状,而不存在螺内酯所致的激素相关性不良反应。但由于其作用相对较弱,且无上皮保护作用,并不作为一线用药。血管紧张素转换酶抑制剂、血管紧张素受体拮抗剂可能对部分血管紧张素Ⅱ敏感的IHA患者有一定治疗效果。在难治性高血压中联合使用血管紧张素转换酶抑制剂或血管紧张素受体拮抗剂与螺内酯,患者血压下降的程度比单用螺内酯更明显。也有研究发现,二氢吡啶类钙通道阻滞剂能够抑制醛固酮诱导的MR激活,如患者单用螺内酯治疗血压控制不佳时,可联合使用多种不同作用机制的降压药。

【预后】

APA患者手术效果较好,手术后电解质紊乱可获纠正,临床症状消失,大部分患者血压降至正常或接近正常。IHA及GRA患者需长期服用药物治疗,以纠正高血压、低血钾,故需监测血压、血钾的变化,并注意药物的不良反应。总之,本症如能及早诊治,大多数患者可获良效。

【展望】

目前国内外指南一般集中于明显的PA病例,因其具有更高的心血管疾病发生风险。而早期PA患者可能缺乏明显的过度MR激活的临床表现,但表现出中度或明显的肾素非依赖性醛固酮增多症的生化证据,也即在高血压和低血钾发生之前,也可能存在肾素不依赖醛固酮增多症的综合征,以低肾素为特征,增加了心血管疾病的发生风险,并可能发展为更明显的PA。如何发现并管理这部分亚临床或非典型PA患者,值得进一步深入研究。

PA的诊治流程见图24-1。

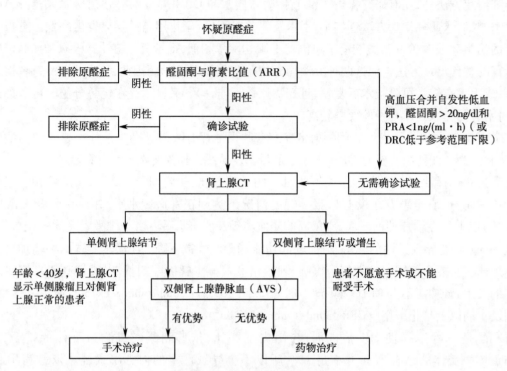

图 24-1　原醛症的诊治流程
PRA. 血浆肾素活性；DRC. 直接肾素浓度。

（祝之明　赵志钢）

参 考 文 献

［1］中华医学会内分泌学分会肾上腺学组. 原发性醛固酮增多症诊断治疗的专家共识. 中华内分泌代谢杂志, 2016, 32
　　（3）：188-195.

［2］MONTICONE S, D' ASCENZO F, MORETTI C, et al. Cardiovascular events and target organ damage in primary aldosteron-
　　ismcompared with essential hypertension: a systematic review and meta-analysis. Lancet Diabetes Endocrinol, 2018, 6: 41-50.

［3］HEINZE B, FUSS CT, MULATERO P, et al. Targeting CXCR4 (CXC Chemokine Receptor Type 4) for molecular imaging of al-
　　dosterone-producing adenoma. Hypertension, 2018, 71: 317-325.

［4］ABE T, NARUSE M, YOUNG WF JR, et al. A Novel CYP11B2-specific imaging agent for detection of unilateral subtypes of
　　primary aldosteronism. J Clin Endocrinol Metab, 2016, 101: 1008-1015.

［5］BENHAM JL, ELDOMA M, KHOKHAR B, et al. Proportion of patients with hypertension resolution following adrenalectomy for
　　primary aldosteronism: a systematic review and meta-analysis. J Clin Hypertens (Greenwich), 2016, 18: 1205-1212.

［6］UTSUMI T, KAMIYA N, KAGA M, et al. Development of novel nomograms to predict renal functional outcomes after laparo-
　　scopic adrenalectomy in patients with primary aldosteronism. World J Urol, 2017, 35: 1577-1583.

［7］BYRD JB, TURCU AF, AUCHUS RJ. Primary Aldosteronism: Practical Approach to Diagnosis and Management. Circulation,
　　2018, 138: 823-835.

［8］FUNDER JW, CAREY RM, MANTERO F, et al. The management of primary aldosteronism: case detection, diagnosis, and treat-
　　ment: an endocrine society clinical practice guideline. J Clin Endocrinol Metab, 2016, 101: 1889-1916.

第二十五章　先天性肾上腺皮质增生症

先天性肾上腺皮质增生症（congenital adrenal hyperplasia，CAH）是一组先天性常染色体隐性遗传病，由于肾上腺皮质激素合成过程中酶的缺陷，导致肾上腺皮质激素合成减少，促肾上腺皮质激素（adrenocorticotrophic hormone，ACTH）反馈性分泌增加，作用于肾上腺皮质，使肾上腺增生肥大。由于不同肾上腺皮质激素不足和底物蓄积，产生不同的临床表现。肾上腺皮质合成皮质醇、醛固酮和性激素这3种激素的前体物质为胆固醇，所涉及的酶包括类固醇激素急性调节蛋白（steroid acute regulatory protein，StAR）、17α-羟化酶、3β-羟类固醇脱氢酶、21-羟化酶、11β-羟化酶等，这些酶除3β-羟类固醇脱氢酶外均属于细胞色素P450氧化酶系（图25-1）。这些酶缺陷（活性减低或阙如）的临床表现有所不同，但均可导致CAH。

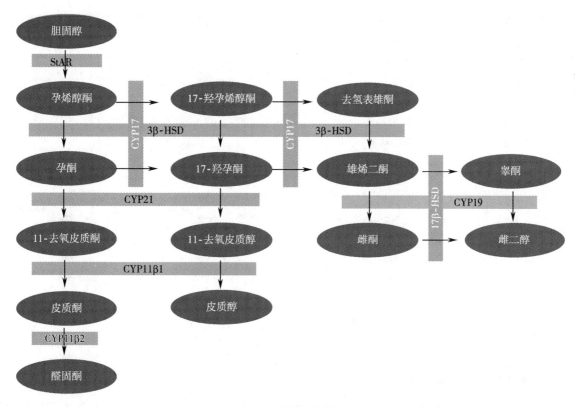

图 25-1　胆固醇代谢途径

StAR. 类固醇激素急性调节蛋白；3β-HSD. 3β-羟类固醇脱氢酶；17β-HSD. 17β-羟类固醇脱氢酶；CYP17. 17α-羟化酶；CYP19. 19-羟化酶；CYP21. 21-羟化酶；CYP11β. 11β-羟化酶。

一、21-羟化酶缺陷症

21-羟化酶缺陷症（21-hydroxylase deficiency，21-OHD）是 CAH 中最常见的类型，占 CAH 的 90%～95%。国际 2014 年报道发病率为 1/20 000～1/10 000，杂合子发生率更可高达 1∶60。国内 2002 年上海地区新生儿筛查报道发病率为 1/16 466～1/12 200，在以上国际报道范围内。

【病因及发病机制】

21-OHD 是一种很常见的常染色体隐性遗传病，由 *CYP21A2* 基因突变引起，该基因编码 21-羟化酶（P450c21）。*CYP21A2* 基因位于人类第 6 号染色体短臂 6p21.3 的 HLAⅢ类基因区，由有活性的 *CYP21A2*（真基因）和无活性的 *CYP21A1P*（假基因）组成。*CYP21A1P* 假基因是由于人类进化过程中 *CYP21A* 基因启动子、外显子Ⅰ、外显子Ⅲ、外显子Ⅴ、外显子Ⅵ至Ⅷ和内含子Ⅱ突变所致。*CYP21A2* 和 *CYP21A1P* 基因之间有高度同源性，呈串联排列于 HLAⅢ型区域的 C4A/C4B、XA/XB、YA/YB 基因之间。*CYP21A2* 和 *CYP21A1P* 长度均为 2.7kb，含有 10 个外显子和 9 个内含子，在内含子序列的同源性为 96%，在外显子为 98%，*CYP21A2* 突变的基因仍能在肾上腺被活跃转录，但不能编码蛋白质。*CYP21A2* 是编码全部 P450c21 的唯一基因，故其突变分析为 21-OHD 患者提供了诊断和临床分型的依据。迄今为止已在不同人种中发现了超过 300 种的 *CYP21A2* 基因突变，包括缺失突变、插入突变、剪切突变、错义或无义突变等多种类型。50% 经典型 21-OHD 由大片段的缺失和剪接位点的突变引起。5%～10% 的失盐型 21-OHD 存在高致死性韧粘素-X 单倍剂量不足所致的埃莱尔-当洛综合征（Ehlers-Danlos syndrome），韧粘素-X 由 *TNXB* 基因编码，该基因与 *CYP21A2* 基因有部分重叠。第 4 号外显子非保守区域编码的氨基酸替换（p. Ile172Asn）与单纯男性化型 21-OHD 相关（酶活性保留 1%～2%）。大多数的非经典型 21-OHD 与第 7 号外显子点突变（p. Val281Leu）有关（酶活性保留 20%～50%）。故基因突变分析对 21-OHD 患者基因型诊断和胎儿产前患病危险率估计和 CAH 类型鉴别均有重要意义（表 25-1）。

表 25-1   21-羟化酶缺陷症基因突变与酶活性及临床表型间的关系

突变位置	突变	酶活性/%	临床表型
外显子 1	Pro30Leu	30～60	NC/SV
	框架移位	0	SW
内含子 2	A/C656G	极小	SW/SV
外显子 3	8bp 缺失（707-714）	0	SW
外显子 4	Ile172Asn	3～7	SV
外显子 6	Ile236Asn		
	Met239Lys	0	SW
	Val281Glu		
外显子 7	Val281Leu	9～27	NC
	Gly292Ser	0	SW
	Thr308 插入	0	SW
外显子 8	Gln318TER	0	SW
	Arg339His	20～50	NC
	Arg356Trp	2	SV/SW
外显子 10	Pro453Ser	20～50	NC
	GC484C	0	SW
基因缺失	无基因产物	0	SW

注：SW，失盐型；SV，单纯男性化型；NC，非经典型。

P450c21 为细胞色素 P450 单氧化酶。该酶结构保守，分子量约为 47kD，含有 494 个氨基酸，其催化 17α-羟孕酮（17-OHP）为 11-脱氧皮质醇和催化孕酮（P）为 11-脱氧皮质酮，两者分别为皮质醇和醛固酮的前体物质。P450c21 活性低下致皮质醇和醛固酮合成受阻，皮质醇水平低下，由于其对下丘脑和垂体的反馈抑制作用减弱,致使 ACTH 分泌增加,刺激肾上腺皮质细胞增生,以期增加皮质醇的合成;但因存在酶缺陷皮质醇和醛固酮生成依然低下。另一方面,因雄激素合成通路无缺陷,在高 ACTH 刺激下,堆积的17-OHP 和孕酮向雄激素转化增多,产生了旁路代谢亢进的特征性后果—高雄激素血症(图 25-2)。雄激素升高的显著程度依次为雄烯二酮、睾酮和脱氢表雄酮(DHEA)。盐皮质激素合成通路受阻使孕酮不能向醛固酮转化导致醛固酮低下,进而出现水盐平衡失调,可发生致命的失盐危象(未确诊者病死率可达4%～10%)。临床上,21-OHD 可分为经典失盐型、单纯男性化型和非经典型 3 种类型。酶活性缺陷程度的不同是区别 3 种不同类型 CAH 的基础。事实上,几乎所有的患者都有失盐的倾向,单纯男性化型患者也有盐皮质激素不足的表现,其血浆肾素活性增高。因此,21-OHD 的表现程度呈现连续性改变,失盐型和单纯男性化型之间并没有截然的界限。

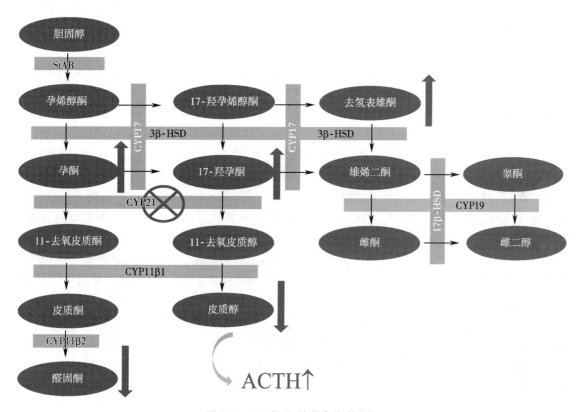

图 25-2　21-OHD 的激素代谢途径

StAR. 类固醇激素急性调节蛋白;3β-HSD. 3β-羟类固醇脱氢酶;17β-HSD. 17β-羟类固醇脱氢酶;CYP17. 17α-羟化酶;CYP19. 19-羟化酶;CYP21. 21-羟化酶;CYP11β. 11β-羟化酶。

【临床表现】

21-OHD 的分型不是指不同的疾病,而是反映了同一种疾病严重程度的连续性变化。经典型患者(包括失盐型和单纯男性化型)的 P450c21 活性完全或者几乎完全丧失,一般在出生时即有明显的临床表现,而非经典型患者的 P450c21 活性仅部分丧失,出生时可无临床表现,症状一般较轻,起病也比较晚。21-OHD 患者的主要临床表现是皮质醇分泌不足、失盐及雄激素过多等。

1. **单纯男性化型**(simple virilizing,SV)　为 P450c21 活性不完全缺乏所致。由于皮质醇和醛固酮减少,反馈性地使 ACTH 分泌增加,尚能合成少量皮质醇和醛固酮(仍有残存的酶活力),故无失盐症状。临床主要是雄激素过多的表现。外生殖器的分化过程对雄激素非常敏感,胚胎期生成的大量睾酮可使女性胎儿男性化,生殖结节扩大致阴蒂肥大,女性患者由于在胎儿期已有类固醇合成缺陷,故出生时即有外生殖器男性化。根据病情的严重程度,可表现为阴蒂肥大,严重时与正常男性的阴茎难以区分;阴唇阴囊皱襞可部分或完全融合。如果男性化程度轻,阴唇阴囊皱襞未融合,尿道和阴道分别开口;如有部分融合,则尿道口和阴道口前移,均开口于泌尿生殖窦中;如完全融合,则形成阴囊样结构,外观很像男性尿道下裂,甚至尿道可以完全通过增大的阴蒂,开口在龟头样结构的顶部,与正常男性的阴茎结构极为相似。

由于这些女性患者的外生殖器很难与男性隐睾患者相区分,有时被误认为男性抚养。21-OHD 是 46,XX 性发育异常(disorders of sex development,DSD)的最常见原因。而男性患者,由于睾丸是产生睾酮并决定男性外生殖器分化的主要部位,肾上腺分泌的雄激素对之几乎不产生影响,故出生时外生殖器一般正常而经常不被诊断。因此,在早期筛查阶段常常见到单纯男性化型女性患者明显多于男性患者。

在儿童期的早期,患儿生长加速,通常明显高于同年龄正常儿童,肌肉较发达,骨骼成熟加速,骨龄超前,骨骺提前融合,虽在幼年时比同龄儿童高大,但最终身高却不及正常成人。需注意的是,该类型患者在围青春期或更早期即由假性性早熟演变为真性性早熟。

如未用糖皮质激素治疗,一般不出现正常的青春期发育。女性患者月经稀发、月经不规则或闭经,多数患者不育,肌肉亦较发达,出现痤疮、喉结、嗓音变粗、多毛甚至胡须,阴毛、腋毛提早出现;男性患者通常存在小睾丸和生精障碍而导致不育,少数患者有正常的睾丸发育和生育能力。据报道,经正确治疗的经典型女性 CAH 患者 60%有生育能力,失盐型女性患者一般生育力下降。除上述表现外,CAH 患者可因为 ACTH 过度分泌导致皮肤色素沉着、肤色加深等。

2. 失盐型(salt wasting,SW) 由皮质醇和醛固酮缺乏和胎儿早期雄激素分泌过多所致。在妊娠期即开始起病,出生后表现为皮质醇缺乏症候群,女性新生儿的外生殖器男性化,并伴失盐症候群。新生儿可在出生后 1 周内出现肾上腺危象,表现为拒食、昏睡、呕吐、腹泻、脱水、低血压、体重锐减等,可有高尿钠、低血钠、高血钾和代谢性酸中毒等临床表现,严重时可出现低血糖和低血容量性休克,亦称作失盐危象,多于出生后 2 周内出现。失盐主要是由于醛固酮分泌减少,其潴钠作用减弱,此外,21-OHD 所致的具有对抗盐皮质激素作用的皮质醇前体物质和 17-OHP 的大量分泌也是发生失盐的原因之一。不过,随年龄的增长,肾脏保钠能力增强,醛固酮缺乏可逐渐好转,血钠逐渐升高,但仍低于正常。男性患儿由于出生时外生殖器大多正常往往难以早期诊断,这也是新生儿死亡的重要原因之一,需要临床医生提高警惕。

3. 非经典型或迟发型(nonclassic,NC) 此种类型 21-OHD 患者的酶缺陷程度和临床表现都较经典型患者轻。其临床表现差异很大,可以无任何症状或较轻的症状。发病年龄不一,往往在肾上腺功能初现的年龄出现症状而被发现。女性患者出生时外生殖器正常;童年期可有性毛早现、痤疮、生长轻度加速、阴蒂轻度肥大;至青春期或成年期可有多毛、囊性痤疮、月经紊乱和不育等。另外,1%~3%的患者无雄激素过多症状(隐匿性非经典型)。因此在进行多毛的鉴别诊断时,应考虑多囊卵巢综合征与本病的鉴别。

男性患者可无症状或症状较轻,可出现青春发育提前、阴毛早现、痤疮、生长轻度加速,但成年后身材较矮。雄激素过多分泌可引起垂体促性腺激素释放受抑制而致生精障碍和生育能力下降。

【诊断】

临床上,对于以下情况:新生儿有失盐表现(如脱水、休克等)、外生殖器难以辨认性别,女性新生儿有男性化表现,"男性"患儿有双侧隐睾,儿童期生长加速并有女性男性化或男性性早熟表现以及青春期或成年女性出现男性化、多毛、痤疮、月经不规律、不孕等症状,体检发现肾上腺意外瘤等,均需要考虑有无 21-OHD 的可能,并要做进一步检查以明确诊断。包括以下方面:

1. 血清 17-OHP 17-OHP 升高是 21-OHD 的特异性诊断指标和主要治疗监测指标。应该在早晨空腹、服药前采血(不迟于早 8:00)。按基础 17-OHP 测值划分为 3 个区段指导诊断和分型(图 25-3):①17-OHP>300nmol/L(10 000ng/dl)时考虑为经典型 21-OHD;②17-OHP 水平处于 6~300nmol/L(200~1 000ng/dl)时考虑为非经典型;③17-OHP<6nmol/L(200ng/dl)时不支持 CAH 或为 NCCAH。如临床高度怀疑,需作 ACTH 兴奋试验。快速 ACTH 兴奋试验是指上午 8 时静脉注射人工合成的 $ACTH_{1-24}$ 250μg,分别于注射前及注射后 60 分钟测定血 17-OHP、皮质醇和睾酮水平。基础值属第②、③种情况,行 ACTH 激发试验后,按 17-OHP 激发值的大致判断界值为:17-OHP>300nmol/L(10 000ng/dl)时考虑为经典型 21-OHD。非经典型的诊断为 ACTH 激发后 17-OHP 在 31~300nmol/L(1 000~10 000ng/dl)。17-OHP<50nmol/L(1 666ng/dl)时不支持 21-OHD 的诊断或为杂合子携带者。需注意,携带者与健康个体间激素水平会有重叠,应结合临床表现进行判定。由于 17-OHP 易受多种因素(如体质、应激、感染、情绪、疾病、服药时间、检测方法等)影响而波动,研究发现即使基因型相同,17-OHP 浓度差异也很大,故不能单纯用 17-OHP 浓度进行分型。

2. 基础血清皮质醇和 ACTH 典型患者血清皮质醇低下、ACTH 升高。因 ACTH、皮质醇具有昼夜分

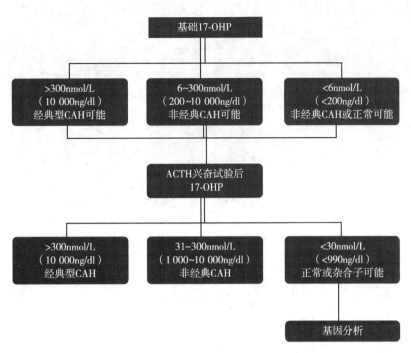

图 25-3　21-OHD 诊断流程

泌节律,清晨分泌最高,下午及晚上较低。糖皮质激素治疗可降低 ACTH 及 17-OHP 浓度。因此,为了提高诊断的可靠性,建议早晨 8 时前、糖皮质激素服用前采血。皮质醇分泌的昼夜节律和睡醒节律至生后 2 月龄才开始建立,6 月龄才稳固,小婴儿在醒觉时采血为宜,必要时可多次采血。也有 21-OHD 患者皮质醇在参考范围,而 ACTH 升高,需结合其他指标综合判断。NCCAH 患者两种激素水平基本在参考范围。

3. **雄激素** 雄激素升高显著程度依次为雄烯二酮、睾酮和 DHEA。各雄激素测定值需按照性别、年龄和青春发育期建立的正常参照值范围,尤其是男性患儿的睾酮(也来自睾丸)。雄烯二酮与 17-OHP 有较好的相关性,诊断和监测意义最佳。

4. **血浆肾素和醛固酮** 肾素在典型失盐型升高,但诊断特异性不高。小婴儿有生理性醛固酮抵抗,使婴儿早期有肾素和醛固酮升高,此时按之诊断失盐型 21-OHD 需慎重。醛固酮低下支持失盐型诊断,但有 1/4 患儿血清醛固酮水平可正常。

5. **失盐的生化改变** 未替代治疗的失盐型患者有不同程度的低钠和高钾血症、代谢性酸中毒。危象时严重的低钠血症可致抽搐等中枢神经系统表现。严重的高钾血症(≥10mmol/L)可引起包括致死性的严重心律失常等各类心电异常。生化改变无诊断特异性,部分患儿非危象时血钠、钾可在参考范围。高尿钠提示肾小管的保钠缺陷,有助于与其他病因的低钠血症相鉴别。

6. **皮质醇代谢产物测定在诊断和筛查中应用** 近年应用气相色谱-质谱联用(GC-MS)或液相色谱-质谱联用(LC-MS-MS)方法,能测定 30 种以上尿中类固醇代谢产物,用于诊断各类肾上腺疾病(如 CAH 和肾上腺肿瘤),但目前尚未在临床作为常规检测。

7. **影像学检查** 对出生时性别模糊的婴儿应按 DSD 诊断流程,在出生后尽早作 B 超检查了解有无子宫。儿童期起病患者,肾上腺 B 超和 CT 等影像学检查有助于肾上腺肿瘤或其他肾上腺(发育不良)病变鉴别。CAH 患者 CT 和 MRI 检查表现为双侧肾上腺弥漫增大,边缘略呈结节状,但仍保持其大体形态,结构正常;少数患者可表现为单侧腺瘤或双侧腺瘤(图 25-4)。绝大部分肾上腺肿瘤可在薄层 CT 扫描或 MRI 中发现。由于 CT 或 MRI 较[131]I 标记胆固醇扫描费时少,费用低,故一般首选 CT 和 MRI 检查。

8. **染色体和基因诊断** 婴儿期发现有皮质醇低下者,无论有无性别模糊(尤其女性表型)都必须做染色体检查,以与非 21-OHD 的其他病因的 46,XY DSD 鉴别。由于临床表现谱带广,对临床不能确诊 21-OHD 或需与其他相关疾病鉴别时,可以行基因诊断确诊。2018 年美国内分泌学会颁布的 21-OHD 临床实践指南中推荐的诊断策略仅推荐对于 ACTH 兴奋试验后肾上腺皮质激素谱及 17-OHP 水平难以解

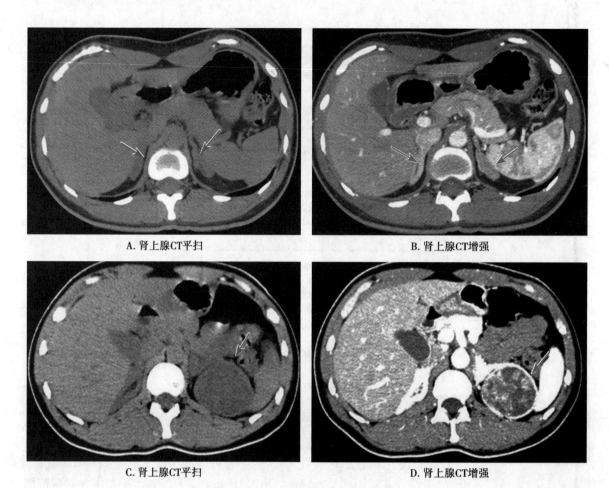

A. 肾上腺CT平扫　　　　　　　　　　　　　B. 肾上腺CT增强

C. 肾上腺CT平扫　　　　　　　　　　　　　D. 肾上腺CT增强

图 25-4　21-OHD 患者肾上腺的 CT 表现

图 A、B 显示双侧肾上腺弥漫性增大、扭曲,内外支均增粗,双侧增大的肾上腺强化较明显,密度均匀。图 C、D 显示右侧肾上腺弥漫性增生,左侧肾上腺见团块状实性占位,直径约 6cm,占位内部密度不均匀。增强后肾上腺可被明显强化,占位内部密度不均。

释、无法有效开展 ACTH 兴奋试验(如正服用糖皮质激素等)以及以遗传咨询为目的的 CAH 疑似患者进行基因检测。

21-OHD 临床表现谱系宽,临床上,需依靠临床表现、生化和激素检测结果以及影像学检查等综合判断,必要时行基因检测辅助诊断。

【鉴别诊断】

21-OHD 的鉴别诊断包括 21-OHD 以外的 CAH 和非 CAH 的皮质醇合成减低和/或伴高雄激素血症的疾病。

1. 21-OHD 以外的 CAH　这些类型 CAH 都有皮质醇合成缺陷,但理盐激素和雄激素异常不一。各型 CAH 的鉴别诊断见表 25-2 和表 25-3。

表 25-2　CAH 各类型的临床表现鉴别

类型	失盐症群	高血压	女性男性化(雄激素过多症群)	男性女性化
21-OHD	3/4 典型者有,1/4 无,轻度者无	无	几乎所有典型女性患者出生时即有,生长加速,青春期提前,多毛;轻型者无月经紊乱	无
3β-HSD	部分典型者有	无	女性出生时较轻或无,青春期提前;生长加速,多毛;非失盐型典型者有月经紊乱	有
11β-HSD	几乎无	多有	所有典型女性出生时即有;青春期提前,多毛;轻型者有月经紊乱	无
17α-OHD	无	多有	无	有
StAR 缺陷症	均有	无	无	有

表 25-3　CAH 各类型实验室检查鉴别

类型	血清激素水平									尿	
	Δ⁵-17P	DHEA	17-OHP	Δ⁴-A	T	DOC	S	ALD	血浆 PRA 活性	17-KS	雌三醇
21-OHD	正常,或↑	正常,或↑	↑↑	↑↑	女性↑,青春期前男性正常	正常,↓	正常,↓	失盐型↓,非失盐型和轻型正常	失盐型↑↑,非失盐型正常或轻型正常	↑↑	↑↑,新生儿正常
11β-OHD	正常或↑	正常或↑	正常或↑	↑↑	女性↑,青春期前男性正常	↑↑	↑↑	↓↓或正常	↓	↑↑	↑,新生儿正常
3β-HSD	↑↑	↑↑	正常或↑	正常或↑	男性↓;女性↓,正常↑	正常或↓	正常或↓	失盐型↑↑,非失盐型正常	失盐型↑↑,非失盐型正常	↑↑	↓,正常,↑
17α-OHD	↓↓	↓↓	↓↓或↓	↓↓或↓	↓↓或↑	↓↓或↑	↓↓	↓,正常,↑	↓↓	↓↓	↓↓
StAR 缺陷症	↓↓	↓↓	↓↓	↓↓	↓↓	↓↓	↓↓	↓↓	↑↑	↓↓	↓↓

注:DOC,11-去氧皮质酮;Δ⁵-17P,17α-羟孕烯醇酮;17-OHP,17-羟孕酮;Δ⁴-A,雄烯二酮;T,睾酮;S,11-去氧皮质醇;ALD,醛固酮;DHEA,脱氢表雄酮。

（1）17-OHP 水平升高的 CAH：①11β-羟化酶缺陷症（11β-OHD），该型 CAH 也有高雄激素血症，但无失盐，反而是水钠潴留、低血钾和高血压，肾素-血管紧张素受抑制。②细胞色素 P450 氧化还原酶缺陷症（POR 基因突变）：此类型 CAH 肾上腺危象多见。患儿母亲孕期有高雄激素表现。男孩出生时外生殖器呈女性表型；女性患儿出生时外阴男性化，但生后不加重，生后雄激素和所有性激素均低下是本病特征。③17-羟基脱氢酶和 17,20-裂解酶缺陷，2 种酶缺陷分别有 17-OHP 和孕酮升高，但无失盐表现，并可有低血钾、高血压和雄激素合成低下。

（2）17-OHP 水平正常的 CAH：有失盐伴雄激素合成缺陷的 CAH。

1）3β-羟基类固醇脱氢酶缺陷症（HSD3B2 基因）：患者雄烯二酮和睾酮低下，但 DHEA 增高是其特征。DHEA 是弱的雄激素，使女性患者出生时外阴有不同程度男性化，但男性患者外生殖器男性化不全。

2）类固醇生成急性调节蛋白缺乏症（StAR 基因）：该型 CAH 所有肾上腺皮质激素均合成缺陷。男孩外生殖器完全女性化，女孩出生时外阴正常。

2. 先天性/后天获得性肾上腺皮质功能减退的其他疾病

（1）X 连锁先天性肾上腺皮质发育不良症（adrenal hypoplasia congenita，AHC）：该病系核受体转录因子（NR0B1/DAX-1）基因突变所致，呈 X 连锁遗传，除皮质醇、醛固酮减低外，伴低促性腺激素性性腺功能低下和原发生精缺陷。肾上腺细小甚至不显影。它也可以是基因连锁缺失综合征的一部分（AHC、高甘油三酯血症和肌营养不良）。

（2）甾体生成因子-1（SF-1/NR5A1）基因突变：除皮质醇和醛固酮减低外伴性腺激素合成低下，男性出生时外生殖器女性表现。

（3）自身免疫性肾上腺炎：该病具有隐匿性，病情逐渐加重，严重时可导致肾上腺危象。其 CT 特征性表现为肾上腺无钙化性萎缩。患者常合并其他自身免疫性疾病。血液中检测出肾上腺皮质自身抗体有助于诊断。

（4）肾上腺结核、肾上腺转移癌等可导致肾上腺皮质功能减退的疾病。

3. 引起高雄激素血症的其他疾病

（1）男性儿童真性性早熟：可以发现睾丸有发育，血睾酮水平增高，但一般不超过正常成年男性水平，FSH 和 LH 升高，而 17-OHP 水平不增高，颅脑影像学可发现颅内病变等；需注意，有些患者在围青春期或更早期即由假性性早熟演变为真性性早熟，对此类患儿，17-OHP 水平有助于鉴别诊断。

（2）雄激素分泌肿瘤：睾丸间质细胞肿瘤、分泌雄激素的肾上腺皮质肿瘤、卵巢分泌雄激素肿瘤等。某些肾上腺皮质肿瘤常以高雄激素血症的临床表现起病（伴或不伴皮质醇分泌增多）；甚至有 17-OHP 显著升高者，但 ACTH 明显低下是鉴别要点。影像学检查证实有占位病变。

（3）多囊卵巢综合征（PCOS）：表现为多毛、月经稀发或无排卵、卵巢多囊样改变，17-OHP 水平不高是其与 CAH 的鉴别点。但是，在某些 NCCAH 和 PCOS 患者，17-OHP 水平有重叠，对此类患者，可进一步行 ACTH 兴奋试验，必要时行基因检测协助诊断。

【治疗】

21-OHD 患者的治疗目标因患者的年龄、性别不同而有所区别，所有年龄患者的治疗过程均充满了困难。儿童期患者的治疗目标是通过糖皮质激素和盐皮质激素的替代治疗，预防失盐危象，抑制肾上腺雄激素的分泌从而获得正常的生长和骨骼的成熟。替代治疗必须正确，若治疗过度，糖皮质激素会抑制生长，而不充足的治疗将导致由于骨骺早闭合所致终身高不足。通过生长速度、骨龄以及血尿生化指标如17-OHP、DHEA 等可进行治疗过程的监测。对于儿童后期和成年期的患者，适当的替代治疗同样重要，过度替代可导致肥胖和青春期延迟，而不充足的替代将导致性早熟、女性不孕、男性精子生成障碍、皮质功能不全。因此，必须特别注意患者服药的顺应性问题。维持抑制雄激素和不抑制生长激素间的平衡是治疗的挑战，同样也需维持防止失盐和过度致钠潴留，甚至高血压间的平衡。具体如下：

1. 糖皮质激素（GC）替代治疗　对于所有类型的 CAH，临床上以选用氢化可的松口服最佳，尤其是处于生长期的青少年儿童。因为这种药是生理性的糖皮质激素，本身同时具有一定的潴钠作用，且由于容易调整剂量而更加适合生长期儿童患者使用。开始时应用的剂量应偏大，待 1~2 周后下丘脑-垂体-肾上腺轴得到有效的抑制后,再减量至维持量。剂量存在个体化差异,国内指南推荐的替代治疗方案建议按年龄设定剂量和采用分次给药方案:1 岁以内患儿对 GC 抑制生长效应具有高敏感性,但是对雄激素的敏感性相对低,故建议婴儿期用低剂量[8~12mg/(m² · d)],只需覆盖皮质醇生理分泌量。大于 1 岁至青春期前[10~15mg/(m² · d)],控制雄激素在青春前期参考范围内。青春期儿童氢化可的松清除率增高,尤其是女孩,剂量需相对大,但为避免对生长的负面影响,建议不超过 17mg/(m² · d)。成年身高与氢化可的松剂量呈负性关系,故任何年龄均需个体化,用尽可能低的剂量。分次方案原则有助于氢化可的松血药浓度稳定和尽量模拟生理性皮质醇的血浓度。氢化可的松每天总量至少分 2 次服用,以 3 次为宜(血药浓度能维持在最低生理剂量平均 6~7 小时);分次太多会致各剂药量叠加。达到成年身高后的患者可以给予半衰期相对长的制剂如地塞米松。不同年龄段患者的用药方案参见表 25-4。

表 25-4　不同年龄段 CAH 患者的替代治疗方案

患者类型	肾上腺皮质激素制剂	每天总剂量	每天分次
生长期 21-OHD 患儿	氢化可的松	10~15mg/(m² · d)	3
	氟氢可的松	0.05~0.20mg/d	1~2
	钠盐	1~2g/d(婴幼儿)	于进食时
达到成年身高 21-OHD 患者	氢化可的松	15~25mg/d	2~3
	泼尼松	5~7.5mg/d	2
	甲泼尼龙	4~6mg/d	2
	泼尼松龙	4~6mg/d	2
	地塞米松	0.25~0.5mg/d	1
	氟氢可的松	0.05~0.2mg/d	1~2

至今尚无单个的实验室参数和临床指标能用于评价糖皮质激素剂量的合理性,目前观点认为实验室参数可作为近期的疗效判断指标,骨龄和线性生长则反映了阶段性控制状态,两者需有机结合综合判断。主要监测清晨空腹,未服糖皮质激素前测定的 17-OHP 和雄烯二酮。17-OHP 反映了 ACTH 被抑制的状态,它与性激素关系分析显示 17-OHP 只与雄烯二酮相关,同时雄烯二酮又与雄激素的临床效应相关。两参数均宜控制在稍高于年龄或青春期对应的参照值范围参考上限。长期控制在"正常"水平甚至低下,提示治疗过度,可致抑制生长和其他皮质醇过量的合并症。需强调,17-OHP 和各激素测值尚无单个的"金标准"切割值。皮质醇和 ACTH 不能作为 21-OHD 的监测指标,尤其是当 ACTH 在参考范围时往往提示治疗过度。临床监测指标包括体格生长指标、青春期发育进程和骨龄。2 岁时的身高与成年身高呈正相关关系,故从诊断开始就需定期监测身高、体重,判断线性生长速度;当生长轨迹有偏离时需及时判断原因。婴儿期生长低下时除注意额外钠盐补充和营养问题外,还需注意有无替代过度(婴儿对 GC 抑制生长作用敏感)。

对 NCCAH 患者,一般不需要 GC 治疗。建议应用 GC 仅限于患者具有下述高雄激素血症引起的后果:未停止生长个体呈现阴毛早现伴骨龄和生长加速,预估青春发育和成年身高受影响。应激时一般不需额外补充 GC。严重痤疮和多毛等,GC 一般无效,建议只作对症治疗。

2. 盐皮质激素替代治疗　约 75% 的 21-OHD 患者有醛固酮低下,早期诊断和盐皮质激素替代治疗减少了失盐危象的死亡率;但需防止替代过量引起的医源性高血压,维持失盐和过量间的平衡。9α-氟氢可的松(9α-FC)是目前唯一的理盐激素制剂,其生物半衰期长达 18~36h,可以每天 1 次服用,但建议等分 2 次服。剂量按对盐皮质激素敏感性的年龄改变规律设置(表 25-4)。新生儿和婴儿期 FC 建议 150~200μg/(m² · d)(50~100μg/d),因盐皮质激素的作用必须要以充分的钠摄入为基础,故婴幼儿需口服食盐 1~2g/d。1 岁后 FC 剂量相应减少,青春期和成人期更少。绝大多数失盐型 CAH 患者在成年后可以停止盐皮质激素替代治疗和补盐。其可能的机制是,正常情况下肾脏 11β-羟类固醇脱氢酶 2(11β-HSD2)使皮质醇(cortisol)转变为皮质素(cortisone)而失去活性,随着生长发育,肾脏11β-HSD2的活性下降,其对皮质醇的这种作用减低;另外,随年龄增长,肾脏盐皮质激素受体(MCR)mRNA表达上调,因此,成年人对氢化可的松的盐皮质类固醇作用变得更"敏感"而不再需要另外补充盐皮质激素。用药过程中应监测血压、血钠、钾和血浆肾素,避免医源性高血压。FC>250μg/(m²·d)时高血压发生风险增加。肾素是调节FC剂量最敏感指标,建议在电解质正常前提下,控制在年龄正常参照值偏上限,不宜完全"正常"。肾素低下、高血钠和/或低血钾、血压升高等提示替代过量,反之提示替代不足。婴儿体重不增可能提示剂量不足(隐性脱水),过量者可能有隐性水肿而致体重增加。发生高血压时立即停用FC。需要增加剂量时,应分次给药和逐步增加。天气炎热或激烈运动时,鼓励额外补充食盐。

3. **应激状态和疾病时糖皮质激素的剂量** 对于心理情绪应激和运动(剧烈运动或较长时间的中等量运动)不强调增加氢化可的松剂量。轻中度感染(体温高于38℃、中等重度腹泻)增加至原剂量的2~3倍,分4次服用至病愈。重度感染应激(体温高于39℃、腹泻呕吐伴脱水)增加至原剂量5倍,分4次服用至病愈。也可以按年龄调整每天剂量:1岁以下25mg,1~5岁50mg,≥6岁100mg。成年患者上午60mg,下午30mg(或等效剂量的长效制剂)。不能口服时用胃肠外给药(肌内注射或静脉滴注)。病愈后在1周内逐步减量至原替代量。氢化可的松有一半的理盐作用,故应激时不强调FC加量。需注意患儿的肾上腺髓质也有发育不良,血儿茶酚胺低下,应激时(包括剧烈运动)与皮质醇的不足叠加可致低血糖。不需住院的外伤或中、小手术(包括大的拔牙手术等),可以按以上方案增加剂量。轻度的发热或流涕不建议增加糖皮质激素剂量,不宜为害怕发生危象而盲目增加替代剂量。

需要住院和麻醉的中、大手术患儿,在术前就需开始增加剂量,按以下程序补给氢化可的松。无醋酸去氧皮质酮制剂时,因麻醉需禁食者可在术前清晨用小量水吞服FC原替代量。氢化可的松半衰期短,对于大手术可应用长效的甲泼尼龙(prednisolone)以保证覆盖整个手术时段。但甲泼尼龙无理盐作用,故术前清晨需用少量水吞服原来的替代量。下午手术者,上午正常服用原来上午的氢化可的松和FC。因患儿有髓质发育不良,故术中需输注0.25%葡萄糖和0.45%氯化钠,防止低血糖和保证血容量。

CAH的治疗是终身的。一般情况下,如果治疗及时并且治疗适当,本病预后尚好,但疗效是否满意取决于酶缺乏的严重程度和起始治疗时间的早晚,同时与能否坚持规律服药也有密切关系。就生育能力和身高而言,研究表明,经正确治疗,经典型21-OHD女性患者的生育率可达60%;而身高问题更是21-OHD治疗中的一个难点,即使是依从性最好的患者也难以达到根据其父母身高的预测值。一般来讲,治疗开始越早,越规范合理,效果就越好,可望获得正常的生长、第二性征发育和生育能力。

4. **特殊人群的治疗** 因机体雄激素水平高,育龄期女性CAH妊娠率、生育率均较正常女性低,流产率高,对此类患者,GC治疗可改善妊娠率及活产率。备孕期管理目的在于较好地抑制雄激素分泌而不引起医源性CS,大多数患者在治疗1年后可成功妊娠,妊娠后需继续应用GC,若孕前应用地塞米松者建议更换为泼尼松。国外研究显示,大多数患者无须增加剂量。如应用氢化可的松或者泼尼松则继续维持。生产过程中应给予应激剂量。产后激素替代剂量同妊娠前。因胎盘存在芳香化酶可将过量的雄激素转化为雌二醇,故轻度升高的睾酮对女性胎儿并无不利影响。

对于既往有生育21-OHD患儿的女性,若再次妊娠,有1/4概率再次生育21-OHD患儿,1/8概率生育21-OHD女孩。21-OHD是第一种可应用产前治疗的疾病。由于女性21-OHD胎儿外阴男性化始于胚胎第6周左右,故产前治疗应从胚胎第6~7周开始。因直到胚胎第10~12周才可以进行绒毛膜穿刺基因检测,故对所有有生育21-OHD患儿风险的孕妇均需给予产前治疗。具体方法为:地塞米松20μg/kg·d(体重为孕前体重),最大剂量不超过1.5mg/d,母亲每天分1~4次服用。近年来,随着遗传学技术进步,可以通过检测母亲外周血明确有无Y染色体DNA物质,若为阳性,则考虑为男胎,这部分孕妇不用给予产前治疗。

5. **药物治疗前景** 为尽量减少GC应用剂量且有效抑制雄激素的合成和/或作用,有学者提出可以联合应用雄激素受体拮抗剂和/或雄激素合成抑制剂。临床试验结果也证实联合应用雄激素受体拮抗剂氟他胺和芳香化酶抑制剂来曲唑可减少HC和FC的剂量。阿比特龙是P450c17抑制剂,因可以有效抑制雄激素合成而用于前列腺癌患者,有学者提出可适用于CAH患者以抑制雄激素合成,且进行了小样本的临床试验,因该药可抑制性腺激素的合成,故仅限于青春期前儿童。CAH 患儿因合并性早熟会导致终身高受损,对于合并中枢性性早熟患儿,同时联用 GnRH 激动剂和生长激素可能会对终身高有临床获益。但是,需谨记,对于 CAH 患儿,生长激素治疗不是最主要的,应在合理调整 GC 和 HC 剂量的前提下酌情应用。2018 年美国 21-OHD 指南中建议对于预估终身高严重受损(至少-2.25SDS)者可以联合生长激素以改善终身高。近年来,一种选择性促肾上腺皮质激素受体拮抗剂(NBI-77860)也被尝试用于 CAH 的治疗,对 8 例 CAH 患者用药结果显示:其可将 ACTH 降低 40%,17-OHP 降低 27%。上述药物临床疗效均为小规模临床试验结果,仍需较大规模研究证实其应用于 CAH 患者的有效性和安全性。

6. **DSD 的治疗**　DSD 是 CAH 的重要表现之一,必须进行合理而慎重的治疗。对于 CAH 的 DSD 患者,首先要明确是何种酶缺陷,并进行染色体核型分析以决定遗传性别。但遗传性别并不是唯一重要的因素。已经证实,类固醇激素对中枢神经系统的发育和功能具有确切的影响。有人认为,CAH 患者中,胎儿期过量分泌的雄激素与女性患者出生后的男性化行为,例如成年后的性角色和性心理等有关。而大量的心理学研究则表明,在人类,成长过程中的社会性别的作用又远远超过激素的作用。社会看到的是表现型而不是基因型。在确定一个 DSD 患者应该选择何种社会性别时,需要更多地考虑外生殖器的生理学和解剖学特点,外生殖器将来可能的发育和功能情况以及患者的心理、社会环境等因素。

21-OHD 女性男性化患者,无论其外生殖器男性化的严重程度如何,她们在新生儿期都应该以女性进行抚养。这些患者在开始治疗后,增大的阴蒂会有所回缩,如果治疗开始得较早,则随着阴蒂周围结构的正常发育,有些甚至不需要进行手术矫形。但如果患者有明显的阴蒂增大和阴唇融合,则需尽早进行外生殖器矫形手术。手术通常分两期进行,一期手术为保留背侧神经血管束和一些勃起组织的阴蒂缩小术(clitoral recession),而不主张进行单纯的阴蒂切除术(clitoral recession)。目前国外多主张在 2 岁以前进行一期手术。二期手术则在青春期后,当患者可以开始规则的性生活或者能够应用阴道扩张器预防再狭窄和粘连时进行,可行会阴体正中切开及阴道成形手术(vaginoplasty)。另外,在月经初潮前还需明确阴道是否有先天性畸形,及时的手术矫形对患者的性行为和性心理很重要。手术进行得过晚会对患者作为正常女性的自我感觉造成伤害。正确而早期开始的治疗可使这种患者获得正常的青春发育和生育力。

总之,CAH 同时表现为 DSD 患儿的性别决定,特别是社会性别的选择是一个很复杂的课题,需要内分泌专科医师、儿科医师、心理医师、妇科及外科医师以及患儿的父母或监护人共同参与。婴儿出生后,如果外生殖器模糊,切记不能随意确定婴儿的社会性别,在进行染色体检查确定遗传性别后,还需要进行诸多慎重的考虑之后才能最后确定。合理确定社会性别后,性分化过程中的解剖异常可通过正确的激素治疗和矫形手术而得以矫正,尽管有些患者最终不育,但他们(她们)成年后可成为第二性征发育较好的男(女)性,并最终可获得满意的性生活,过正常的生活。

7. **并发症监测**

(1) 肾上腺皮质占位性病变:肾上腺皮质占位性病变(腺瘤)是 21-OHD 不少见的并发症,儿童期已可发生腺瘤,尤其监测指标控制差者。某些 NCCAH 患者可以肾上腺意外瘤首诊,建议按需做肾上腺的 CT 或 MRI 检查。

(2) 睾丸-肾上腺残余瘤(testicular adrenal rest tumor,TART):TART 是肾上腺内残留的性腺原基细胞过度增殖性良性病变,多见于 CAH 治疗控制欠佳患者,但也有发生于控制良好者,是男性 CAH 患者生育力降低的重要原因之一。国内指南建议 3 岁后应每年行睾丸 B 超检查,尤其是围青春期。CAH 患者 TART 的发生率因调查对象不同而异(14.3%~94.0%),年龄越大发生率越高。其对睾丸的危害在于它位于睾丸纵隔旁和睾丸网上的特殊位置,使曲细精管受瘤体压迫并致管周透明样变和纤维化,甚至发生梗阻性无精和 Leydig 细胞功能的不可逆性损害。早期诊治可避免瘤对睾丸的不可逆性损害。诊断依据临床和影像学检查。瘤体大时,触诊发现睾丸质地硬或伴质地不均,瘤体小时触诊难以发现。B 超对发现 TART 的敏感性几乎与 MRI 相近,故建议无论 17-OHP 和雄激素等控制如何,均定期行睾丸 B 超检查。治疗方面为保护瘤外正常睾丸组织功能,对瘤体较大的儿童和青春期患者应及早行 TART 剔除术。病程长和瘤体大者,即使剔除后剩余的睾丸功能也会有不同程度的损害。

二、11β-羟化酶缺陷症

11β-羟化酶缺陷症(11β-hydroxylase deficiency,11β-OHD)占 CAH 患者的 5%~8%,新生儿发病率为 1/10 万。以色列人的发病率为 1/3 万,明显高于其他国家,特别是来自摩洛哥的犹太移民。此病症系 *CYP11B1* 基因突变,引发 11β-羟化酶活性丧失。在 11β-OHD 患者中,去氧皮质酮(deoxycortico sterone, DOC)和 11-去氧皮质醇不能被进一步转化成皮质酮和皮质醇,皮质醇的合成减少,ACTH 分泌增加,刺激 肾上腺皮质的束状带增生,产生过量的皮质酮和皮质醇的前体物质,这些前体物质中的一部分通过 17α-羟化酶/17,20-裂链酶转而进入肾上腺性雄激素合成途径(图 25-5)。此外,DOC 是一种弱的盐皮质激素, 11β-OHD 患者 DOC 水平升高,故引起钠潴留和血容量增加,进而抑制血浆肾素活性,导致肾上腺皮质球 状带醛固酮分泌减少。因而,可认为肾素活性被抑制是 11β-OHD 的特征性改变。与 21-OHD 相似,11β- OHD 患者中肾上腺性雄激素合成增加,DHEA、雄烯二酮和睾酮水平升高;由于 DOC 具有类盐皮质激素样 作用,故典型病例会出现雄激素增多以及低肾素性高血压的表现。临床工作中,可以通过观察 ACTH 刺 激后 11-去氧皮质醇的水平来鉴别诊断 21-OHD 和 11β-OHD。

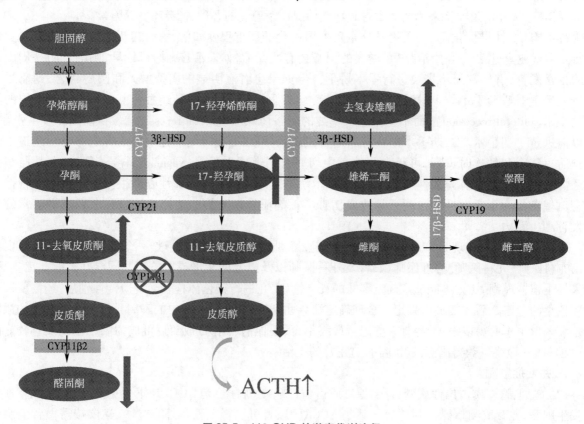

图 25-5　11β-OHD 的激素代谢途径

11β-OHD 的治疗主要是糖皮质激素替代治疗,抑制 ACTH、DOC 及肾上腺源性雄激素的分泌,使被抑 制到基线水平血浆肾素活性上升到参考范围,通常用于抑制高雄激素血症所需糖皮质激素的剂量要明显 高于 21-OHD 患者,某些患者必要时需合并使用降压药物。

三、17α-羟化酶缺陷症

17α-羟化酶缺陷症(17α-hydroxylase deficiency,17α-OHD)属于常染色体隐性遗传病,17α-羟化酶在肾 上腺和性腺均有表达,并具有 17α-羟化和 17、20-裂解活性,在肾上腺和性腺中参与类固醇激素的生物合 成。17α-OHD 由编码该酶的 *CYP17A1* 基因突变而引起。*CYP17A1* 基因位于第 10 号染色体长臂(10q24~ 25),有 8 个外显子和 7 个内含子,长约 13kb。该基因缺陷导致肾上腺皮质醇(17α-羟化酶作用)、肾上腺 源性雄激素(17、20-裂解酶作用)和性腺类固醇合成障碍,由于皮质醇合成不足、负反馈导致 ACTH 分泌增多,而盐皮质激素特别是皮质酮和 DOC 合成增加(可为正常的 30~60 倍)。因皮质酮本身具有一定程度的糖皮质激素活性,故该症患者一般没有肾上腺皮质功能减退的表现。临床上主要表现为 DSD 和低肾素性高血压和低血钾。患者常因原发性闭经或青春期发育延迟而就诊。女性患者至青春期乳房不发育,无腋毛、阴毛,无月经,外阴呈幼女型,体型瘦高。男性外生殖器似女性或男性化不全,往往被当作女性抚养,但无子宫、输卵管,睾丸可位于腹股沟或腹腔内。患者往往有不同程度高血压,有的在 7~8 岁出现高血压,部分患者有严重高血压,且常规降压药物疗效欠佳。患者多有低血钾,常有无力、疲劳、夜尿,甚至麻痹、骨骺融合延迟等。

糖皮质激素替代治疗可抑制下丘脑-垂体-肾上腺轴,降低 DOC 水平,控制高血压和低血钾,青春期启动前开始补充性激素,诱导青春期发育。

四、17α-羟化酶和 21-羟化酶联合缺乏症(细胞色素 P450 氧化还原酶缺乏症)

细胞色素 P450 氧化还原酶缺乏症(cytochrome P450 oxidation reductase deficiency),是由于 P450 氧化还原酶缺陷(cytochrome P450 oxidoreductase,POR)导致的包括 21-羟化酶和 17α-羟化酶在内的多种酶活性下降,进而影响盐皮质激素、糖皮质激素和性激素合成的一种疾病,属于 CAH 的一种新亚型。早在 1985 年即有文献报道,2004 年才证实为 POR 基因缺陷所致,为常染色体隐性遗传病。患者往往表现为类固醇激素(包括糖皮质激素、盐皮质激素和性激素)合成缺陷、DSD、骨骼及泌尿系统发育畸形等。临床上,如 CAH 患者伴有特征性骨骼畸形,同时实验室检查结果有 17α-羟化酶和 21-羟化酶联合缺陷的证据,应考虑为细胞色素 P450 氧化还原酶缺乏症,确诊需依靠基因检测。

治疗上,与其他类型 CAH 一样,对于糖皮质激素和性激素的绝对或相对不足患者,需要给予替代治疗。除激素替代治疗外,存在骨骼、性发育异常及其他系统畸形者可根据畸形程度选择合适的矫形手术。

五、3β-羟类固醇脱氢酶缺陷症

3β-羟类固醇脱氢酶缺陷症(3β-hydroxysteroid dehydrogenase deficiency,3β-HSD)是罕见的 CAH 亚型,约占 CAH 的 0.5%,为常染色体隐性遗传病,是由于编码 3β-HSD Ⅱ 酶的 HSD3B2 基因缺陷导致肾上腺和卵巢所有类固醇激素合成受阻。1962 年 Bongiovanni 第一次报道该病。依据患者肾上腺皮质功能减退及外生殖器异常的程度分为经典型与非经典型。经典型患者同时具有 DSD 和肾上腺皮质功能减退表现,患者多于胎儿时期发病,性激素合成障碍,导致两性患儿均有不同程度外生殖器发育不良,男性表现为小阴茎、尿道下裂、外生殖器似女性等男性化不全表型。女性出现不同程度的男性化;由于醛固酮分泌不足,在新生儿期即发生失盐及肾上腺功能不全,脱水、低血钠、高血钾,病情严重者发生肾上腺危象,因循环衰竭致死。非经典型患儿出生时无明显异常,症状相对较轻,可在儿童期或以后发病,青春期阴毛早现或女性患儿高雄激素血症,多毛、痤疮、月经稀少等。

治疗方面与 21-OHD 类似,主要是补充糖皮质激素,部分患者需要同时补充盐皮质激素,至青春期时补充性激素,诱导青春期发育。

六、先天性类脂质性肾上腺增生症

先天性类脂质性肾上腺增生症(congenital lipoid adrenal hyperplasia),即 StAR 缺乏症,主要是由于编码类固醇急性调控蛋白(steroid acute regulatory protein,StAR)的基因(STAR)发生变异所致,为常染色体隐性遗传性疾病,是 CAH 中最严重、最罕见的一型,可引起皮质醇、醛固酮及性激素合成严重受阻,胆固醇大量堆积于肾上腺皮质细胞并对其产生毒性作用致病,肾上腺肥大。该型 CAH 在欧洲和北美人群中相当罕见。大多数病例报道发生在日本和韩国(其新生儿的发病率为 1/300 000)和巴勒斯坦阿拉伯人。

治疗上,糖皮质激素氢化可的松为首选药物,失盐型多需联合盐皮质激素。生理剂量替代治疗,应激时剂量加倍。46,XX 的先天性类脂质性肾上腺增生症患儿青春期或青春期后需要雌激素补充治疗。46,XY 患儿根据抚养性别对症处理。

七、皮质酮还原酶缺陷症

皮质酮还原酶缺陷症患者由于 11 氧还原酶活性受抑制进而 3β-HSD Ⅰ 酶受抑制,使皮质酮不能转变为皮质醇,因皮质醇合成障碍致使 ACTH 分泌增多刺激而"增生肥大",因皮质醇合成通路受阻引发肾上腺源性雄性激素过度分泌。患者多表现为多毛、月经不规律和/或雄激素性脱发。

八、醛固酮合成酶缺陷导致原发性醛固酮合成减退

在将病因定位于 CYP11B2 基因之前,此病被命名为皮质酮甲基氧化酶缺乏症 Ⅰ 型(CMO Ⅰ)和皮质酮甲基氧化酶缺乏症 Ⅱ 型(CMOⅡ)。两种不同类型均由于醛固酮合成酶基因突变所致,现在被命名为醛固酮合成酶缺乏症 Ⅰ 型和 Ⅱ 型。醛固酮合成酶催化醛固酮合成的最后 3 个步骤:去氧皮质酮经 11β 羟化后成为皮质酮,再由 18-羟化酶作用生成 18-羟皮质酮,然后 18-氧化作用成醛固酮。Ⅰ 型醛固酮合成酶缺乏症患者 18-羟皮质酮水平降低或者正常,但醛固酮(或尿四氢醛固酮)水平低至测不到;而 Ⅱ 型醛固酮合成酶缺乏症患者 18-羟皮质酮水平升高,醛固酮水平略低或在正常水平。

2 种类型均罕见,呈常染色体隐性遗传。醛固酮合成酶缺乏症 Ⅱ 型多发现在犹太和伊朗裔人中。多在新生儿时期即表现出严重脱水、呕吐、生长发育障碍等失盐危象,还可合并高血钾、代谢性酸中毒、脱水、低血钠等,血浆肾素活性升高,而血浆醛固酮水平降低,血浆 18-羟皮质酮水平和血浆 18-羟皮质酮与醛固酮的比值以及它们在尿中的代谢产物可用于鉴别 Ⅰ 型和 Ⅱ 型等亚型。许多婴儿期发病的患者,随着年龄的增长,到少年、青春期和成人时期其代谢失调状况逐渐减轻。在婴儿期和幼儿期,需给予盐皮质激素(9α 氟氢可的松)替代治疗,随年龄增长,而多数成人则不需要这种治疗;某些未经治疗的患者可自动恢复正常,成人起病者罕见。

九、假性低醛固酮血症

假性低醛固酮血症(pseudohypoaldosteronism,PHA)又称盐皮质激素抵抗综合征(mineralocorticoid resistance syndrome,MRS),是一种罕见的遗传失盐型疾病,1958 年首先由 Cheek 和 Perry 在一例肾小管对盐皮质激素无反应的婴儿中发现并做了报道。是由于上皮细胞中的盐皮质激素受体(MR)对醛固酮作用无反应。临床上有醛固酮缺乏的表现,但血中醛固酮水平是升高的。患者多在新生儿期即现出脱水、低血钠、低血钾、代谢性酸中毒和发育障碍,肾小球滤过率、肾功能和肾上腺功能正常,血肾素和醛固酮水平显著增高。临床上,若有失盐表现患者对盐皮质激素治疗无反应,则应该重点考虑 PHA。

根据特异的病生理和基因特征,Ⅰ 型 PHA 分为 2 个亚型:常染色体显性遗传的肾脏型 PHA 和常染色体隐性遗传的广泛型 PHA。常染色体显性遗传患者通常症状较轻,在早年即可自动逐渐改善,可中断治疗;常染色体隐性遗传的患者往往有多器官损害,肾脏、汗腺、唾液腺和结肠黏膜对盐皮质激素抵抗,疾病状况不能随年龄的增长而自动改善,通常逐渐加重。

Ⅰ 型 PHA 患者存在对盐皮质激素治疗抵抗,标准治疗包括补充氯化钠(2~8g/d)和阳离子交换树脂,这样可以纠正患者的生化紊乱状态;但是,如果患者出现严重的高血钾,则应该考虑腹膜透析降低血钾。部分 Ⅰ 型 PHA 患者有高尿钙表现,针对此类患者可采用吲哚美辛和氢氯噻嗪治疗,吲哚美辛可以通过降低肾小球滤过率或抑制肾小管前列腺素 E_2 发挥作用,吲哚美辛已被证实可以减少多尿、钠丢失和高尿钙;氢氯噻嗪用来减轻 Ⅰ 型 PHA 患者的高血钾和高尿钙。多器官损害的 Ⅰ 型 PHA 患者经常需要食用含大量钠盐的饮食(氯化钠 45g/d);甘珀酸(CBX)是一种甘草精中甘草酸的提取物,已被用于减少 Ⅰ 型 PHA 肾脏型患者的高盐饮食,取得了不错的效果,CBX 通过抑制 11βHSD2 酶的活性,减少皮质醇降解,从而使皮质醇与盐皮质激素受体结合并激活受体发挥醛固酮样作用,但它对多器官损害的 Ⅰ 型 PHA 患者无效。

PHA 的其他 2 种亚型(Ⅱ 型和 Ⅲ 型)已被报道。Ⅱ 型 PHA,或 Gordon 综合征是一个误称,Gordon 综合征患者有与 Ⅰ 型 PHA 相同的特征,特别是高血钾和代谢性酸中毒,但是表现出钠潴留,如血压轻度升高和较失盐型更为抑制的血浆肾素活性,这是由于丝氨酸-苏氨酸激酶家族中 WNK1 和 WNK4 基因突变,

导致肾皮质和髓质集合管中噻嗪敏感的 Na^+、Cl^- 转运子的激活蛋白过度表达,这种情况正与 Gitelman 综合征相反,但不是一种真正的 PHA 亚型。

Ⅲ型 PHA 是获得性的,通常见于某些肾脏病变如梗阻、感染、肠道和皮肤过度失盐患者,出现盐皮质激素抵抗;肾小球滤过率下降是其重要标志,肿瘤生长因子 β(TGF-β)介导的醛固酮抵抗增加可能是一种因素,但确切机制尚不清楚。

十、低肾素性低醛固酮血症

血管紧张素 Ⅱ 是刺激醛固酮分泌的关键因素,损害或阻滞肾素-血管紧张素系统引发盐皮质激素水平降低,多种肾脏疾病均可损害球旁器使肾素活性降低,包括系统性红斑狼疮、骨髓瘤、淀粉样变、艾滋病和应用非甾体抗炎药等,但更常见的(>75%的病例)是糖尿病肾病。

常见的现象是一位老年患者患有高血钾、酸中毒和肾功能轻度到中度损害,血浆肾素活性和醛固酮均低,对低盐、站立体位和呋塞米负荷无反应;与肾上腺皮质功能减退不同,患者血压正常或升高,无直立性低血压,也可出现肌无力和心律失常;其他导致高血钾的原因包括应用保钾利尿药、补钾、缺乏胰岛素、β 肾上腺素受体拮抗药和能抑制肾素释放的前列腺素合成酶抑制药。

治疗原发性肾素降低首选氟氢可的松并且限制食物钾的摄入量,但是这些患者因盐未完全消耗,故氟氢可的松替代治疗可能导致血压升高,这种情况下,可给予呋塞米等袢利尿药,还有助于增加酸的排出,改善代谢性酸中毒。

(窦京涛)

参 考 文 献

[1] 中华预防医学会出生缺陷预防与控制专业委员会新生儿筛查学组. 先天性肾上腺皮质增生症新生儿筛查共识. 中华儿科杂志,2016,54(6):404-409.

[2] SPEISER PW,ARLT W,AUCHUS RJ,et al. Congenital adrenal hyperplasia due to steroid 21-hydroxylase deficiency:an Endocrine Society Clinical Practice Guideline. J Clin Endocrinol Metab,2018,103(11):1-46.

[3] HANNAH-SHMOUNI F,MORISSETTE R,SINAII N,et al. Revisiting the prevalence of nonclassic congenital adrenal hyperplasia in US Ashkenazi Jews and Caucasians. Genet Med,2017,19(11):1276-1279.

[4] MILLER WL,MERKE DP. Congenital adrenal hyperplasia and the CAH-X syndrome. Horm Res Paediatr,2018,89(5):352-361.

[5] SARAFOGLOU K,GONZALEZ-BOLANOS MT,ZIMMERMAN CL,et al. Comparison of cortisol exposures and pharmacodynamic adrenal steroid responses to hydrocortisone suspension vs. commercial tablets. J Clin Pharmacol,2015,55(4):452-457.

[6] MARTIN KA,ANDERSON RR,CHANG RJ,et al. Evaluation and treatment of hirsutism in premenopausal women:an Endocrine Society clinical practice guideline. J Clin Endocrinol Metab,2018,103(4):1233-1257.

[7] EL-MAOUCHE D,HARGREAVES CJ,SINAII N,et al. Longitudinal assessment of illnesses,stress dosing and illness sequelae in patients with congenital adrenal hyperplasia. J Clin Endocrinol Metab,2018,103(6):2336-2345.

[8] STITES J,BERNABE KJ,GALAN D,et al. Urinary continence outcomes following vaginoplasty in patients with congenital adrenal hyperplasia. J Pediatr Urol,2017,13(1):e1-e7.

第二十六章 嗜铬细胞瘤与副神经节瘤

　　嗜铬细胞瘤(pheochromocytoma,PCC)是起源于肾上腺髓质嗜铬细胞的肿瘤,主要合成和分泌儿茶酚胺(catecholamine,CA),包括肾上腺素(epinephrine,E)、去甲肾上腺素(norepinephrine,NE)和多巴胺(dopamine,DA)。因用含铬盐的固定液固定标本时,胞质内呈现出黄褐色的嗜铬颗粒而命名。副神经节瘤(paraganglioma,PGL)是来源于肾上腺外嗜铬细胞的肿瘤,可起源于胸部、腹部及盆腔的脊椎旁交感神经链,也可来源于沿颈部及颅底分布的舌咽、迷走神经的副交感神经节,后者常不产生 CA。PCC 和 PGL 二者合称为 PPGL,其中 PCC 占80%~85%,PGL 占15%~20%。

　　1886 年,Felix Frankel 首次报道了 1 例嗜铬细胞瘤病例。该患者是一名叫 Minna Roll 的 18 岁女性。1883 年冬发病,表现为 3 次突发的心悸、焦虑、眩晕、头痛、恶心、便秘和乏力。1884 年 12 月 11 日收入 Freifburg 医院,10 天后去世。入院时有营养不良、面色苍白,伴有"心搏加速及脉搏有力",上腹部搏动感,光敏及瞳孔扩大。尿检发现蛋白尿、管型及血尿。视网膜镜检查发现视盘水肿、黄白色浸润、多发出血及黄斑水肿。在住院期间,患者出现阵发性心搏加速(达到 180 次/min)、出汗、头痛、呕吐、视力下降、心律失常、鼻出血、焦虑,最后严重的胸痛。两位病理学医师对尸检结果进行了研究,显示该患者存在长期高血压的表现,包括多发脏器出血,甲状腺肿,左侧肾上腺一拳头大小的肿块及右侧肾上腺结节。当时诊断为肾上腺肉瘤及血管肉瘤。2006 年考虑患者发病年龄轻,双侧肾上腺病变。Neumann 等医师怀疑其遗传性嗜铬细胞瘤的可能。通过现代分子生物学技术进行基因检测,发现该患者的四位健在亲属均存在 *RET* 基因突变,这提示该患者及其家系患有 2 型多发性内分泌腺瘤病。1912 年,德国病理学家 Lucdwig Pick 首次提出"嗜铬(pheochrom)"的概念,并沿用至今。PPGL 在一般人群中的患病率极低,为每 1 万人中 1.5~1.6 人,在高血压人群中的患病率相对高,为每 1 万例高血压患者中 20~60 例。PPGL 可发生于任何年龄,常见于 30~50 岁,男女发病率基本相同。典型的 PPGL 临床上可引起显著的高血压伴"头痛、心悸、出汗"三联征。PPGL 是内分泌性高血压的重要原因,若不及时诊断治疗,可造成严重的心、脑、肾血管损害及潜在恶变风险,治疗棘手,预后差,最终多可致残、致死,造成巨大的社会及经济负担,所以早期发现、正确诊断、及时治疗 PPGL 具有重要的临床意义。

　　2007 年 2 月,*Nature Clinical Practice* 上发表了有关"首届国际嗜铬细胞瘤研讨会"公布的共识,对嗜铬细胞瘤的临床诊治的难点问题进行了探讨与总结,建立了诊治规范,是专科医生提高嗜铬细胞瘤诊治水平的重要依据。2010 年 1 月,由中华人民共和国卫生部组织编写的"嗜铬细胞瘤/副神经节瘤临床路径"正式发布,为更好地规范我国内分泌医师嗜铬细胞瘤和副神经节瘤的临床诊治提供了重要参考依据。近年来美国内分泌学会先后发布了"嗜铬细胞瘤和副神经节瘤:内分泌学会临床实践指南"(2014 年)及"内分泌性高血压筛查:内分泌学会科学声明"(2017 年),我国中华医学会内分泌学分会于 2016 年发表了"嗜铬细胞瘤和副神经节瘤诊断治疗的专家共识",这些指南与共识均为推动 PPGL 的筛查、规范化诊治、术后随访等提供了重要指导。

【病因及发病机制】

PPGL 的发生机制与遗传学密切相关。40% 的 PPGL 存在易感基因的胚系突变,包括 *RET*、*NF1*、*VHL*、*SDHA*、*SHDB*、*SHDC*、*SDHD*、*SDHAF2*、*MAX*、*TMEM127*、*KIF1β*、*PHD2*(*EGLN1*)、*FH* 等,表现为家族遗传性并作为某些遗传综合征的表现之一。上述基因突变频率各研究报道不一致。其余 60% 的 PPGL 为散发性病例,但其中 1/3 的患者存在易感基因体细胞突变,主要包括 *RET*、*NF1*、*VHL*、*HRAS*、*EPAS1*(*HIF2A*)、*CSDE1* 等。部分散发性 PPGL 的发病机制尚未完全清楚。上述 PPGL 易感基因突变主要通过 3 条通路介导 PPGL 的发生发展。第 1 条为低氧诱导因子通路,即通过激活低氧诱导因子从而参与肿瘤的增殖、血管形成、转移等过程,包括 *VHL*、*SDHx*、*EPAS1*(*HIF2A*)、*PHD2*(*EGLN1*)、*FH* 等基因。第 2 条为受体激酶通路,即通过激活 MAPK 信号通路或 PI3K-AKT-mTOR 信号通路促进肿瘤的生长,包括 *RET*、*NF1*、*MAX*、*TMEM127* 等。第 3 条为 Wnt 通路,主要包括 *CSDE1* 基因突变和 *MAML3* 融合基因。*CSDE1* 基因突变导致 β-catenin 过度激活,从而通过 Wnt/β-catenin 通路引起肿瘤的增殖、侵袭及转移。*MAML3* 融合基因通过低甲基化使 Wnt 通路和 Hedgehog 通路过度活化从而导致嗜铬粒蛋白 A 的过度表达。

1. **多发性内分泌腺瘤病 2 型**（multiple endocrine neoplasia type 2，MEN2）　MEN 是一种常染色体显性遗传综合征,可以分为 MEN1 和 MEN2 两类。MEN1 主要表现为原发性甲状旁腺功能亢进、胰岛细胞肿瘤及垂体肿瘤,一般无嗜铬细胞瘤。MEN2 分为 MEN2A 及 MEN2B 两类。MEN2A 主要表现为甲状腺髓样癌、嗜铬细胞瘤和甲状旁腺功能亢进症。MEN2B 主要表现为甲状腺髓样癌、黏膜神经节细胞瘤和嗜铬细胞瘤。在 MEN 患者中,嗜铬细胞瘤的平均诊断年龄在 30~40 岁,几乎所有原发肿瘤位于肾上腺,绝大多数为良性,恶性嗜铬细胞瘤<5%。在诊断时,约 30% 为双侧肾上腺病变;即使为单侧病变,50% 的患者在 10 年内发生对侧肾上腺的嗜铬细胞瘤。

研究已经明确,MEN2 是由原癌基因 *RET* 的突变所导致的。*RET* 基因位于 10 号染色体长臂 11 位点,编码跨膜受体酪氨酸激酶,激活多条细胞内信号通路,包括 *RAS/ERK*、磷脂酰肌醇-3 激酶 P13K/AKT 及磷脂酶 C 通路。有研究发现,我国 MEN2 患者的 *RET* 基因突变局限在 634 和 918 密码子。高达 50% MEN2 型的患者发生嗜铬细胞瘤,其特点以分泌肾上腺素为主,表现为阵发性心悸、紧张、头痛及焦虑。虽然 MEN2 的主要特点是几乎 100% 的病例均表现出甲状腺髓样癌,但是嗜铬细胞瘤仍然可以作为 MEN2 的首发症状。

2. **von HippleLindeau 病**（VHL 病）　VHL 病是一种常染色体显性遗传性肿瘤综合征,发病率为 (2~3)/100 万。其特点是发生在实质以及神经脊起源器官的高度血管化肿瘤。如肾脏、睾丸、胰腺囊肿、肾细胞癌、胰岛细胞肿瘤、中枢神经系统成血管细胞瘤、内淋巴管肿瘤以及肾上腺肿瘤。VHL 病以嗜铬细胞瘤的有无分为两种类型。1 型不发生嗜铬细胞瘤。2 型表现出嗜铬细胞瘤,占 10%~34%,2 型又分为 A、B、C3 个亚型。2A 中肾癌的发生率低,而 2B 中较高,2C 仅表现为嗜铬细胞瘤。VHL 是由于 *VHL* 基因变异所致。*VHL* 基因为抑癌基因,位于 3 号染色体短臂 25 位点。*VHL* 基因产物(pVHL)共有 2 种,pVHL30(213 个氨基酸)和 pVHL19(160 个氨基酸)。VHL 蛋白是 1 个小分子蛋白,其主要功能是下调低氧诱导因子(hypoxia inducible factor-1、2 即 HIF1 和 HIF2)的转录因子的活性,以此调节血管生成;但在多个系统中会发挥不同组织的特异性作用,包括血管生成、细胞外基质的形成、微管稳定及细胞周期调控等。

3. **神经纤维病 1 型**（NF1）　NF1 是一种常染色体显性遗传疾病,临床表现为神经纤维瘤、咖啡牛奶斑、虹膜错构瘤及腹股沟和腋下雀斑状色素沉着。NF1 中嗜铬细胞瘤较为少见,发生率为 0.1%~5.7%,但在伴随高血压的 NF1 患者中,嗜铬细胞瘤的发生率高达 20%~50%。NF1 相关嗜铬细胞瘤中,84.2% 为肾上腺性,6% 为肾上腺外,16% 表现为多发性肿瘤。嗜铬细胞瘤以分泌 NE 为主。*NF1* 基因为抑癌基因,位于 17 号染色体长臂 11 位点,长约 350kb,共有 51 个外显子。*NF1* 基因编码蛋白为神经纤维瘤蛋白,具有 GTP 酶活性蛋白,与 GAP 同源。通常主要起 ras 负调节作用。通过增加 GTP 向 GDP 转化,使 p21ras 活性下降。NF1 蛋白功能丢失使 p21ras 持续激活,最终通过 MAPK 通路导致细胞过度增殖,引起肿瘤的发生。由于 *NF1* 基因大小及其外显子的特点,NF1 的诊断主要通过临床诊断。此外,一般不在散发性嗜铬细胞瘤患者中进行 *NF1* 基因的筛查。

4. 副神经节瘤综合征（PGL 综合征）　PGL 的发病率为(1～2)/10 万,其中遗传性比例占 10%～50%。根据致病基因,PGL 综合征可以分为 4 种类型,即 PGL 1-4 型。PGL2 的致病基因尚未确定,其余 3 种类型 PGL 的致病基因均是线粒体复合物 Ⅱ 的亚单位,分别为 SDHD、SDHC 和 SDHB。线粒体复合物 Ⅱ 在线粒体电子转运、三羧酸循环和有氧呼吸链中起重要作用。

PGL1 型是一种常染色体显性遗传综合征,主要表现为多发性头颈部副交感副神经节瘤和良性副神经节瘤。在德国、波兰人群中,34 例 SDHD 突变相关的神经节瘤中,74% 为多发性副神经节瘤,53% 为肾上腺嗜铬细胞瘤,79% 为头颈部副交感副神经节瘤。SDHD 突变携带者的肿瘤平均诊断年龄为 30.6 岁,另一研究显示到 40 岁,约 69% 的 SDHD 突变携带者被确诊为头颈部副交感副神经节瘤;到 60 岁,约 35% 被确诊为交感副神经节瘤。在 PGL1 型中,肾上腺外和多发性肿瘤的比例较高,达 36%。嗜铬细胞瘤 PGL1 型是由于 SDHD 基因失活引起线粒体复合物 Ⅱ 结构紊乱所导致的。SDHD 是颈动脉体内氧感应细胞中的重要组成部分,其功能丢失与长期缺氧相似,最终导致细胞增殖。此外,SDHD 基因失活还与血管生成因子如 VEGF 的高表达有关。

PGL3 型主要表现为头颈部副交感副神经节瘤。SDHC 基因突变的患者较为少见。一般来说,SDHC 突变所致的副神经节瘤与良性散发性副神经节瘤相似。然而,有报道 1 例位于颈动脉分叉处的分泌 CA 的恶性副神经节瘤。以往认为 SDHC 突变只与头颈部副交感副神经节瘤相关,近年来有肾上腺及肾上腺外副神经节瘤的报道。

PGL4 型是一种常染色体显性遗传综合征,主要表现为肾上腺外副神经节瘤。SDHB 突变导致 PGL4 型中恶性的比例较高,可达 34%～70%,且约 1/3 的患者在初次诊断时即存在转移病灶。恶性副神经节瘤患者的 5 年生存率为 34%～60%,且 SDHB 突变是一个独立的预测因子。SDHB 基因突变使线粒体复合物 Ⅱ 结构失去稳定性,并可能激活低氧/血管生成途径,导致肿瘤生成,与恶性肿瘤、转移和局部复发有关。

5. 散发性嗜铬细胞瘤的分子生物学研究　绝大多数嗜铬细胞瘤和副神经节瘤以散发性存在,表现为成人发病,多为单侧的单一肿瘤,没有遗传性肿瘤综合征的表现或家族史。近年来,对散发性嗜铬细胞瘤患者进行的基因筛查中,同样发现了基因突变的存在。Neumann 等报道,在 271 例散发性嗜铬细胞瘤中,有高达 24% 的患者具有 RET、VHL、SDHD 或 SDHB 基因突变,其比例分别为 5%、11%、4% 和 4%。其他不同国家的研究也在散发嗜铬细胞瘤中发现以上 4 个基因的突变。同时,Birke 等也报道,在 27 例没有 RET、VHL、SDHB、SDHB 基因突变的散发性嗜铬细胞瘤患者中,有 1 例存在 NF1 基因突变(4%)。严密的临床观察和随访证实了该患者具有典型 NF1 表现。因此,在没有发现 VHL、RET、SDHD 或 SDHB 基因突变的双侧肾上腺嗜铬细胞瘤患者中,应该进行更加仔细的体检以发现能够提示 NF1 的体征。这些具有基因突变的患者均具有发病年龄早的特点。在 10 岁以下发病者中,70% 具有种系突变,而这一比例在 60 岁以上发病者中降至 0。在 18 岁以下发病者中,42% 具有 VHL 基因突变。77% 的 VHL 基因突变为 20 岁以下患者发病。相对而言,具有 SDHB 或 SDHD 基因突变患者中,39% 在 30 岁以后发病。而且在随访过程中,13 名 RET 基因突变者中,有 12 人出现了甲状腺髓样癌。30 名 VHL 基因突变者中 10 人出现了 VHL 病表现。同时,对其家属的随访中发现了较高比例(46% 和 40%)的阳性家庭史。我国学者研究发现,在散发性嗜铬细胞瘤患者中,15.3% 的患者存在基因改变,其中,RET 基因 4.0%,SDHB 基因 5.1%,SDHC 和 SDHB 基因均为 0.6%,VHL 基因 4.0%。SDHB 突变患者中恶性肿瘤比例较高,而 VHL 和 RET 突变患者中,双侧病变者较多。

【临床表现】

PPGL 由于持续和/或脉冲式释放大量 CA,少数患者同时或只分泌其他胺类或生物活性物质,作用在不同的肾上腺能受体,使 PPGL 的表现复杂多变,主要表现为以下几种类型。

1. 高血压症候群

(1) 阵发性高血压:约占 1/3。此型症状突出,易于被识别。发作时血压突然上升,常伴有"头痛、出汗、心悸"三联征,约 90% 的患者出现典型三联征中的两项或以上。头痛一般突然发作,为搏动性双侧性头痛,一般可在 1 小时内消失。其他常见的临床表现有紧张或焦虑,面色苍白,恐惧感或濒死感,甲状腺功能亢进症样震颤,恶心、呕吐、便秘、虚弱或衰竭、胸痛或腹痛、呼吸困难、潮热、头晕、视物模糊、瞳孔散大、感觉异常等。部分患者可有一过性四肢厥冷,心电图示一过性心律失常,心肌损害或缺血。少数患者可发生急性肺水肿,甚至可因凶险的心律失常和/或急性心肌梗死而猝死。阵发性高血压型患者发作的频率和时间因人而异,可数周至数月 1 次,每次历时数十秒或数十分钟,且有发作渐趋频繁及发作时间越来越长的倾向。虽然发作频率与时间不同,但同一患者每次发作的症状和顺序基本相似。必须警惕的是,极少数阵发性发作患者可因血管强烈收缩而使血压假性下降甚至测不出,致使误诊为休克,静脉强烈收缩可致手臂静脉不能察见。

具有以下特点的高血压尤应考虑本病的诊断:①血压波动幅度大,尤其是阵发性高血压与低血压交替出现(可能由于血压极度升高后反射性兴奋迷走中枢;或者 PPGL 释放 DA,消除 NE 的升压作用;或者以结合型 DA 为主,后者与血压呈反相关)。②伴抽搐,或直立性低血压,或原因不明的休克。个别 PPGL 瘤体出血坏死,常表现为剧烈腹痛,血压急剧升高,继而因 CA 突然释放减少而发生难治性休克,此类患者多诱发于用抗凝药后。③未经治疗的高血压患者出现直立性低血压,尤其伴随心动过缓(可能因立位 CA 大量释放,抑制交感神经反射,或过量 CA 使肾上腺素能受体敏感性降低,或血浆容量减少,或 NE 代谢产物的假性神经递质作用,或肿瘤生成的扩血管物质)。④发作时伴随一过性高血糖、白细胞计数及中性粒细胞增高以及发热等高代谢状态。⑤急进性高血压,伴随视力及心功能减退。⑥短期内高血压频频发作,迅速恶化,并常伴发心、脑、肾器官损害及昏迷甚至死亡,称急性嗜铬细胞瘤儿茶酚胺危象。多需急症手术抢救。⑦某些特殊情况诱发的严重的阵发性高血压,如按摩或挤压腹部、使腹压升高的特殊姿势(如用力排便、分娩或性交)、运动、精神刺激、某些药物(如拟交感神经药、组胺、单胺氧化酶抑制药、胰高血糖素、酪胺、吗啡、纳洛酮、箭毒类药、甲氧氯普胺、三环类抗抑郁药、某些降压药、吩噻嗪等)。⑧手术、创伤、插管、麻醉、分娩、血管造影时血压骤升或出现休克。⑨对一般降压药(如 β 肾上腺素拮抗药、肼屈嗪等)效果不佳,特别是出现反常性血压升高。

(2)持续性高血压:约占半数,且是儿童 PPGL 高血压的最常见表现。症状较轻,酷似原发性高血压,因而易被忽略。此型患者可一开始呈持续性,也可由阵发性发展至持续性,但多数患者由于血循环中 CA 浓度的变化而使血压有较大的波动。初诊"原发性高血压"的患者,若出现以下情况,应考虑本病可能:①血压波动大,或阵发性加剧,或出现直立性低血压;②眼底检查有Ⅲ或Ⅳ级视网膜病变;③出现上述阵发性高血压 9 项特征中任意一项;④儿童高血压;⑤有 PPGL 家族史者。高 CA 血症引起的心脏损害称为儿茶酚胺性心肌病。尸检发现 58% 的 PPGL 患者存在儿茶酚胺性心肌病,其病理改变除了因长期严重高血压造成的心室肥厚外,高 CA 血症还可导致心肌损伤、心肌纤维化、心肌缺血和心律失常等,手术切除肿瘤后上述病变明显改善或消失。

目前,随着影像学检查的普及,越来越多的肾上腺意外瘤被诊断。研究发现,近 5% 的肾上腺意外瘤患者最终被证明是 PPGL。这些患者无典型 PPGL 的临床表现,血压多正常。因此,不论有无症状或体征,均应该对肾上腺意外瘤患者进行 PPGL 的筛查。

2. **高代谢率状态**　更易见于同时分泌 E 和 NE、或单分泌 E 的 PPGL。可表现为以下症候群:

(1)发热:阵发性高血压发作时,由于产热多于散热,可出现发热。体温多升高 1~2℃,偶有高热,文献中曾有高达 39℃ 的报道。患者多不伴寒战,部分患者因多汗而体温上升不明显。

(2)糖代谢异常:由于肝糖原分解加速及胰岛素分泌受抑制,可有高血糖、糖尿及葡萄糖耐量异常等表现。

(3)基础代谢率增高:文献中曾有高达 100% 的报道。但甲状腺激素水平正常。

(4)由于长期肌糖原分解,乳酸生成增多,并在肝脏中转化为肝糖原,致使肌肉消耗、肌无力、疲乏软弱。

(5)由于脂肪分解加速,游离脂肪酸增高,胆固醇也可增高,脂肪组织减少、体重减轻。脂质代谢紊乱还可诱发动脉硬化(表 26-1)。

表 26-1　嗜铬细胞瘤的症状与体征

体征	发生频率	症状	发生频率
高血压	++++	头痛	++++
持续性高血压	++	心悸	++++
阵发性高血压	++	焦虑/紧张	+++
直立性低血压	+	发抖	++
心动过速或反射性心动过缓	+++	虚弱、乏力	++
大量出汗	++++	恶心/呕吐	+
苍白	++	胸痛/腹痛	+
潮红	+	眩晕或晕厥	+
体重下降	+	感觉异常	+
空腹血糖升高	++	便秘(偶有腹泻)	+
胃肠道动力下降	+	视物异常	+
呼吸频率增快	+		

注:++++为发生频率最高,+为发生频率最低。

【分类】

1. **无症状的 PPGL**　PPGL 中 CA 的释放量与瘤体大小并不成正比,巨大肿瘤的 CA 可于瘤体内降解,而致释放量很小,症状轻微或阙如;也有瘤体内缺少 CA 代谢的酶系,致使 N、NE、HVA、VMA 减少;少数患者血 CA 虽然很高,而血压不成比例地增高,甚或不高,可能与受体降调节有关;更有罕见的无分泌功能的肿瘤;或除 CA 增多外,兼有降压作用的 DA 增多。无症状的 PPGL 并无典型高血压及代谢率增高的症状,而是因局部症状,CT 扫描或超声检查,甚至在尸体解剖时发现。

2. **以不寻常症状为表现的 PPGL**　由于病变部位不同,PPGL 分泌生物活性物质的种类不定,释放量和时间多变,病程长短不一,因而少数患者无恒定的典型症状,而是以某些少见的症状或并发症为首发或突出的表现。具体有以下几类。

(1) 以心、脑或外周血管的症状为突出表现:如一过性脑缺血或卒中、恶性高血压、癫痫大发作、急性充血性心力衰竭、急性心肌梗死、休克、夹层动脉瘤、脑病、雷诺现象或网状青斑等。

(2) 以严重代谢紊乱为突出表现:如糖尿病、甲状腺功能亢进症、高钙血症(因分泌甲状旁腺激素样物质)、厌食消瘦(多见于持续性高血压型的 PPGL)。

(3) 以消化道症状为突出表现:如缺血性小肠结肠炎和/或巨结肠、顽固便秘(多见于持续释放 CA 的患者)、胆石症(约 30%的阵发性高血压型及 10%的持续性高血压型患者有胆石症,机制尚未阐明)。

(4) 异位激素综合征:多见于恶性 PPGL,可分泌以下一种或几种生物活性物质而引起相应的症状。分泌血管活性肠肽、血清素或前列腺素者常导致腹泻,典型者出现严重水泻、低血钾,患者常伴甲状腺髓样癌。分泌降钙素多见于散发性多发性内分泌腺瘤病,血降钙素升高,摘除肿瘤后血钙增高。分泌神经肽、胺类(如多巴胺)可引起潮热、腹泻等症状。分泌 ACTH 可引起皮质醇增多症。分泌甲状旁腺激素或甲状旁腺激素样物质可引起高血钙。分泌促红细胞生成素引起红细胞增多症,个别患者兼有白细胞和/或血小板增多。

3. **恶性 PPGL**　在非嗜铬组织中出现转移病灶被定义为恶性 PPGL,占 10%~17%。超过 40%的恶性 PPGL 发病与 SDHB 基因突变有关。临床上多呈持续性高血压,也可无高血压;常有消耗症状;有转移病灶,顺序为骨骼(尤多为脊椎)、肝、淋巴结、肺、颅脑等部位。生化检查,后期除产生 N 和 NE 外,常有相当量的 DA 及其前体,但应当指出,出现 DA 或其前体并不能据以肯定为恶性肿瘤。

4. **儿童 PPGL**　大多为常染色体显性遗传病,男孩占 2/3。肿瘤常为多发性(35%),常侵犯双侧肾上腺(24%)及肾上腺外(30%)的嗜铬组织。患者症状明显,多为持续性高血压伴阵发性高血压危象,并常有视觉异常、恶心、呕吐、体重减轻、烦渴、多尿、惊厥、皮肤杂色斑等症状;少数有肾动脉狭窄、尿路梗阻性病变,两手水肿,发红、青紫。生化检验有诊断意义。定位明确后宜及早手术,但手术死亡率较高。约 40%儿童 PPGL 患者存在基因突变,应对其进行基因突变检测,为今后治疗及随访提供一定参考。恶性肿瘤的发生风险与突变的基因有关。

5. 家族性 PPGL 和/或增生系常染色体显性遗传病，一般为 MEN2 的一部分　好发于儿童，表现多种多样，常合并甲状腺髓样和/或 C 细胞增生、甲状旁腺癌和/或增生、神经节细胞瘤病、黏膜神经瘤、神经纤维瘤、神经多发性血管母细胞瘤、马方样综合征。尤其与甲状腺髓样癌和/或 C 细胞增生在遗传学及临床上关系最为密切，后者常分泌血清素、前列腺素、血管活性肠肽、ACTH 及其相关肽。嗜铬细胞病变多在肾上腺内，为双侧增生或多中心肿瘤。早期症状隐匿，常无血压增高。后期多呈持续性或阵发性高血压，少数人无高血压，个别人低血压或血压突然降低，也可呈恶性 PPGL。还可有其他激素尤其是甲状腺髓样癌分泌多种激素引起的相关症状。不同家族的表现不一，但同一家族的患者表现恒定，生化检查血和尿 CA 及其代谢产物以及胰高血糖素激发试验大多正常，因此，应强调反复全面的生化检查及放射学检查，尤其应反复测定血及尿的 N，因为肿瘤大多在肾上腺内部分泌 N，而测血浆或尿总 CA 无助于诊断。定位诊断的影像检查有 5%~10% 的假阳性或假阴性，必须结合临床与生化检验。术后宜对患者本人及家族成员进行长期随访。

6. 妊娠期的 PPGL　有以下几种类型：①原有隐匿性 PPGL，于妊娠期发作，如未发生死亡，产后大多缓解，再次妊娠，则再度发作。②原有 PPGL 妊娠期病情加重。主要由于腹压增高、孕期内分泌变化以及妊娠与分娩的各种应激因素所致。③妊娠使病情缓解，此类情况罕见，原因尚不清楚。④妊娠后期胎儿发生神经母细胞瘤，并释放过多 CA，使孕妇出现发作性大汗、苍白、手足麻木、高血压、头痛、心悸等症状，产后症状消失。临床上凡妊娠期出现原因不明的高血压尤其是恶性高血压；妊娠期、分娩或麻醉时突然发生高血压危象或休克；或高血压与低血压交替出现，均应想到 PPGL，甚易误诊为妊娠毒血症、先兆子痫或子痫。休克者易误诊为子宫破裂，必须高度警惕，及时作相应的生化检查。妊娠期 PPGL 母子死亡率均在 30%~40% 或以上，要谨慎处理，妊娠前半期争取手术切除，后半期用药物控制病情，等待足月分娩，必要时剖宫产，同时探查腹腔，切除肿瘤，术前、术中及术后必须严密监护，合用 α 及 β 受体拮抗药不宜过大，使血压过低，对胎儿有害。

【诊断及辅助检查】

PPGL 临床诊断的关键在于要考虑到其可能性。2017 年 TES"内分泌性高血压筛查科学声明"中指出应对以下患者进行 PPGL 的筛查：①存在儿茶酚胺分泌过多的阵发性体征或症状的患者；②血压对药物、手术或麻醉呈反常性反应的患者；③难治性高血压患者；④伴或不伴有高血压的肾上腺意外瘤患者；⑤有 PPGL 既往诊断史的患者；⑥有 PPGL 家族史的患者；⑦有 PPGL 相关的遗传综合征家族史的患者。针对上述患者应从生化检验、影像学检查及基因检测等方面对 PPGL 进行明确诊断。

1. 生化检验激素及代谢产物的测定　是 PPGL 定性诊断的主要方法，包括检测血和尿 NE、E、DA 及其中间代谢产物甲氧基肾上腺素（metanephrines，MN）、甲氧基去甲肾上腺素（normetanephrines，NMN）和终末代谢产物香草扁桃酸（VMA）的浓度。MN 和 NMN（MNs）仅在肾上腺髓质和 PPGL 瘤体内代谢生成，且浓度与长期 CA 水平升高有关，短期的 CA 分泌变化对其影响较小，故是 PPGL 的特异性标志物，能明显提高 PPGL 的诊断敏感性，降低假阴性率。

（1）MNs 水平测定：PPGL 的初步生化检验应包括血浆游离或尿分馏的 MNs 水平测定。血浆和 24 小时尿液检测的诊断准确性之间没有显著差异。MNs 诊断 PPGL 的敏感性为 95%~100%，特异性为 69%~98%，受试者工作特征曲线（ROC）下面积为 0.965~1。建议使用液相色谱串联质谱法（LC-MS/MS）或液相色谱电化学法（LC-ECD）测定 MNs。血浆游离 MNs 水平 > 参考值上限 3 倍或 24 小时尿分馏 MNs 水平 > 参考值上限 2 倍，则高度提示 PPGL。测定血浆游离或尿分馏的 MNs 用于诊断 PPGL 敏感性高，但也有较高的假阳性率（19%~21%）。为了减少假阳性率，患者应休息至少 30 分钟后平卧位采血，其参考值范围也应为相同体位；其次应避免应激、食用咖啡因类食物对 MNs 测定结果的影响；同时避免使用直接干扰 MNs 测定方法的药物（如对乙酰氨基酚、α-甲基多巴、三环类抗抑郁药、丁螺环酮、柳氮磺吡啶、单胺氧化酶抑制剂、可卡因、酚苄明、左旋多巴、拉贝洛尔等）。

（2）CA 水平测定：血浆儿茶酚胺水平反映其瞬间的血浆浓度，对于嗜铬细胞瘤阵发性发作时及激发试验血压升高时，有较高的诊断价值。PPGL 患者在持续性高血压或阵发性高血压发作时，血浆或尿 CA 水平在参考值上限 2 倍以上有诊断意义。然而，由于 CA 结果受多种因素影响，且 CA 分泌呈自发性、间歇性，半衰期短，非发作期检测 CA 不一定升高，故采用 CA 的测定水平对 PPGL 进行诊断的作用有限。CA

水平与 PPGL 的高血压程度未必平行,个别患者多次测定仅在参考范围的高限或轻度增高。紧张、各种应激状态、α_2 肾上腺素能拮抗药甲基多巴、降低儿茶酚胺清除的药物(如利舍平、胍乙啶)以及扩血管药物等可使血浆 CA 增高。进行尿 CA 测定时,不宜进食有荧光反应的物质,包括香蕉、咖啡、巧克力、香草类食品、四环素、氯丙嗪、奎宁、水杨酸、B 族维生素等;还应避免一些药物的干扰,如拟交感神经药、L-多巴、甲基多巴、吗啡、骤停可乐定、拉贝洛尔等。此外,过度刺激、精神紧张、肝功能不全、颅内压增高、癌肿转移等均可造成假阳性,大剂量芬氟拉明可造成假阴性。服降压药者宜停药 1 周以上再行测定。检测血 CA 浓度时,患者应空腹、仰卧位休息 30 分钟后抽血,取血前 30 分钟需留置静脉注射针头,以减少抽血时疼痛刺激所致生理性升高。尿 CA 应留取 24 小时尿量,且保持尿液酸化状态。建议采用高效液相电化学法(HPLC)测定 CA 水平,其诊断 PPGL 的敏感性为 69%~92%,特异性为 72%~96%。

(3) 尿 VMA 水平测定:VMA 是儿茶酚胺的最终代谢产物,包括肿瘤内进行代谢的儿茶酚胺,用分光光度计测定。正常尿排量为 15~35μmol/24h(3~7mg/24h),本病患者常显著增高。尿 VMA 检测受很多因素干扰,有较高的假阳性与假阴性,其对 PPGL 诊断的敏感性为 46%~77%,特异性为 86%~99%。上述可致尿儿茶酚胺假阳性的药物大多也可造成 VMA 的假阳性,大量芬氟拉明及乙醇可使之呈假阴性。单胺氧化酶抑制药可使 CA 及 3-甲氧去甲肾上腺素增高,而 VMA 降低。

2. **影像学检查** 当临床表现及生化检测均高度提示 PPGL 的诊断时,应进一步行影像学检查以定位诊断。但当患者有相关遗传性疾病的病史时,即使生化检测不十分支持本症时,仍应进行影像学检查。约 98% 嗜铬细胞瘤位于腹腔内,85%~90% 位于肾上腺髓质,其中绝大多数为单个腺瘤,其他依次于后纵隔、颈、椎体旁,颅底,主动脉旁体、泌尿生殖道、脑及中耳等部位。定位常用的影像学检查包括计算机断层扫描(CT)、磁共振成像(MRI)、间碘苄胍(MIBG)显像、[18]氟-脱氧葡萄糖正电子发射断层扫描(^{18}F-FDG PET/CT)及生长抑素受体显像等。

(1) CT:因 PPGL 瘤体大多数位于腹部,且 CT 对胸部、腹部及盆腔具有很好的空间分辨率,故建议将 CT 作为肿瘤定位的首选影像学检查。增强 CT 诊断 PPGL 的敏感性为 88%~100%。PPGL 在 CT 平扫时以低等密度为主,增强扫描明显强化,因 PPGL 血供丰富,间质主要为血窦,较大肿瘤由于中心缺血坏死而呈低密度液化囊变区,少数可有出血及钙化。CT 能明确肿瘤的大小、位置,肿瘤与周围血管、脏器间的毗邻关系,还能提示肿瘤是否侵犯周围组织、血管。

(2) MRI:PPGL 瘤体在 MRI 上表现为明显强化的信号不均匀软组织肿块,即呈 T1WI 中低及低、T2WI 中高及高的混杂信号影,增强扫描明显强化。MRI 可用于有肿瘤转移的 PPGL 患者、探查颅底及颈部 PGL、CT 检查因体内金属异物造成伪影者、对 CT 造影剂过敏者以及如儿童、孕妇、已知种系突变和最近已有过度辐射而需减少射线暴露的人群。MRI 诊断颅底及颈部 PGL 的敏感性可达 90%~95%,而 CT 对肾上腺外、残留、复发或转移性肿瘤诊断的敏感性不如 MRI,敏感性可低至 57%,因此,对于怀疑上述特征的 PPGL 患者,应选择 MRI 作为定位诊断的方法。

(3) MIBG 显像:MIBG 结构与 NE 相似,用核素标记后能被肾上腺髓质及全身其他富含肾上腺素能神经的组织充分摄取,因而能够区分嗜铬细胞瘤及其他占位性病灶,明确多发病灶及转移病灶。[123]I-MIBG 与 ^{131}I-MIBG 相比,具有更好的灵敏度、更高的成像质量及较低的辐射风险。[123]I-MIBG 显像诊断 PCC 的敏感性为 85%~88%,特异性为 70%~100%,而诊断 PGL 的敏感性为 56%~75%,特异性为 84%~100%。MIBG 显像对转移性 PPGL、复发性 PPGL、与 SDHx 基因(尤其是 SDHB 基因)相关 PPGL 及颅底和颈部、胸腔、膀胱 PGL 的检出敏感性较低。有转移或者转移风险的患者可用 ^{123}I-MIBG 显像来评估 ^{131}I-MIBG 治疗的可能性。患者在接受检查前,应提前 2 周停用利血平、可卡因、三环类抗抑郁药、α 和 β 肾上腺素能受体拮抗剂、钙通道阻滞剂等减少 ^{123}I-MIBG 浓聚的药物。同时,患者检查需连服数日复方碘溶液,每天 10mg 或检查前 1 天开始服碘化钾饱和液 120mg,以封闭甲状腺的吸碘量。

(4) ^{18}F-FDG PET/CT:FDG 是葡萄糖类似物,进入细胞的方式与葡萄糖相同,与葡萄糖不同的是其进入细胞内被磷酸化后不再代谢,从而能反映细胞内葡萄糖代谢状况。PPGL 患者常有低氧改变导致的糖酵解代谢增加,所以 ^{18}F-FDG PET/CT 扫描也可用于 PPGL 的诊断,其诊断的敏感性在 74%~100% 之间,其中对恶性 PPGL、SDHB 基因相关 PPGL 的敏感性最高。此外,[18]F-FDG PET/CT 在良恶性 PPGL 鉴别诊断、评估肿瘤代谢活性、指导临床治疗方案选择等方面具有重要意义。

(5) 生长抑素受体显像:生长抑素受体显像是应用放射性核素标记的生长抑素类似物作为显像剂,通过与肿瘤细胞表面的生长抑素受体特异性结合而使肿瘤显像的核医学功能显像方法。PPGL 高表达生长抑素受体,故生长抑素受体显像可用于 PPGL 的诊断。目前 ^{68}Ga 标记的生长抑素类似物为生长抑素受体显像的常用显像剂,包括 ^{68}Ga-DOTATOC、^{68}Ga-DOTATATE 及 ^{68}Ga-DOTANOC 等。研究发现,^{68}Ga-DOTATATE PET/CT 对头颈部 PGL、恶性 PPGL 以及 *SDHB* 基因相关 PPGL 都有很高的检出率。随着对 ^{68}Ga-DOTATATE 显像研究的不断深入,^{68}Ga-DOTATATE PET/CT 显像的临床意义及应用将越发受到关注和重视。

3. 基因检测　如上述易感基因突变在 PPGL 发病中起重要作用,所有诊断为 PPGL 的患者均应进行基因检测,其原因如下:①至少 1/3 的 PPGL 患者由胚系突变致病;②*SDHB* 基因突变导致 40% 或更多患者发生肿瘤转移;③在遗传综合征家系中确定先证者有利于家系其他成员 PPGL 及其他综合征表现的早期诊断和早期治疗。PPGL 具有以下特征时应高度怀疑存在遗传背景,包括发病年龄小、阳性家族史、存在综合征表现、多发病灶、双侧病灶以及肿瘤发生转移者。临床中,可根据有无综合征表现、是否发生转移、肿瘤位置和 CA 生化表型判断可能存在的基因突变并对其进行基因检测。此外,基因检测需在具备检测条件的正规实验室进行,同时应提供检测前及检测后的咨询服务。

【鉴别诊断】

PPGL 主要应与各种病因引起的高血压相鉴别,包括原发性高血压、肾性高血压、肾血管性高血压、其他内分泌性高血压、更年期高血压、颅内压增高引起的高血压等。此外,还须与甲状腺功能亢进症、糖尿病、多汗症等相鉴别。PPGL 诊疗流程见图 26-1。

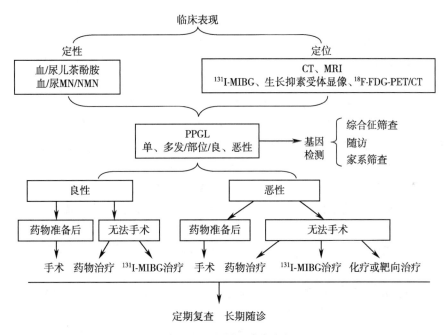

图 26-1　PPGL 诊疗流程

MN. 甲氧基肾上腺素;NMN. 甲氧基去氧肾上腺素;FDG. 脱氧葡萄糖;MIBG. 间碘苄胍。

PPGL 还应与以下少见情况相鉴别。

1. 滥用药物　如苯丙胺(有 α 和 β 肾上腺素受体活性)可能引起高血压、心动过速和出汗等拟交感神经症状,CA 可偏高。此外,滥用拟交感神经药、单胺氧化酶抑制药、可卡因、苯环利定、麦角二乙胺及骤停可乐定等也可能引起类似的症状。但询问病史、可乐定试验阴性及影像检查未发现异常可进行鉴别。

2. 肾上腺素能亢进综合征(hyperadrenergic syndrome)　本病虽很少见,但可释放较大量的 CA,因而出现酷似 PPGL 的症状,出现严重血压波动和心动过速。但本病可乐定试验阴性,即口服可乐定后血浆 CA 较基础值降低 50% 以上;血脑脊液的 NE 水平相等;解剖定位检查未发现异常。

3. 肾上腺髓质增生症　本病甚为少见,患者的临床表现与生化检验酷似 PPGL,而定位诊断的各项检查无肿瘤可见,唯 ^{131}I-MIBG 显现有助于诊断。确诊有赖于术后病理检查。

4. 神经母细胞瘤(neuroblastoma)　为起源于未成熟的交感神经母细胞或嗜铬母细胞的恶性肿

瘤。好发于儿童及青少年,尤多见于婴幼儿。肿瘤多位于肾上腺,次之为上腹部交感神经节,再次为后纵隔等部位的交感神经节或内脏神经。可为多发性或双侧性,易经淋巴或血路转移。临床上常有全身消耗症状;肿瘤及转移病灶浸润压迫破坏的症状,如腹块、脊髓压迫症、疼痛等;多数患者无高血压,少数患者有 CA 过多引起的嗜铬细胞瘤样症候群。文献中曾有报道,90%的患儿有高血压,并可伴休克、心力衰竭、体重明显下降或严重头痛。实验室检查仅部分患者测得 CA,尤其是 VMA 增高;多数患者瘤细胞产生的CA 迅速在瘤体内经代谢转变为无生物活性的 3-甲氧-4-羟苯乙醇(MHPG);此外,CA 的前体多巴、DA 及其代谢产物高香草酸(HVA)常增高,并具有诊断特异性。本病除极少数可自发缓解转变为神经节细胞瘤(ganglioneuroma)外,绝大多数预后严重,需手术切除,继以放疗或加化疗。

【病情评估】

PPGL 诊断明确后需进行病情评估,以充分了解患者的疾病状态,指导最佳治疗方案的选择,提高治疗的有效性及安全性,从而改善疾病的预后和患者的生存质量。主要包括 PPGL 本质特征、并发症及合并症 3 方面的评估。

1. **本质特征评估** 包括发病年龄、生化表型、肿瘤的部位、直径大小、是否多发、有无浸润及转移等表现、良恶性鉴别、功能显像代谢状态、有无易感基因突变以及是否伴随遗传综合征表现等多方面的综合评估。

2. **并发症评估** 长期高血压、高 CA 血症可引起多脏器多器官的损害和病变,从而引起相应的并发症,主要包括儿茶酚胺性心肌病、高血压脑病、脑血管意外、急腹症、急/慢性肾损伤和眼底病变等。值得提出的是,上述并发症如儿茶酚胺性心脏病,在手术切除肿瘤后病变可明显改善或消失。

3. **合并症评估** 主要指糖代谢、脂代谢、电解质代谢以及精神心理等合并症的评估。

【临床处理】

1. 内科治疗适宜于控制症状、术前准备、手术不耐受、不能摘除及恶性 PPGL 术后复发者。

(1) 酚苄明:为 α_1 及 α_2 受体拮抗剂,半衰期长,初始剂量 5~10mg,2 次/d,以后根据治疗逐渐加量,一般每天 30~40mg 分次口服,即可获得满意控制,不良反应包括直立性低血压、鼻塞、瞳孔缩小、恶心、流涎以及因 α 受体拮抗后 β 受体活性增强而出现心动过速。

(2) 哌唑嗪、特拉唑嗪、多沙唑嗪:均为选择性 α_1 受体拮抗剂,可避免全部 α 受体拮抗引起的上述不良反应。可做术前预防用药,但该类药半衰期短,难以维持稳定血浓度,不一定能在预防手术等应激情况下血压突然增高。

(3) α-甲基-L-酪氨酸(metyrosine):为酪氨酸羟化酶抑制药,能竞争性抑制酪氨酸羟化酶,对 CA 的生物合成有限速作用。用药后 3 天左右作用最大,可明显减少但不完全耗竭 CA 储备。通常用于控制高血压,特别是在肿瘤有广泛转移者,或在术前用于肿瘤生化功能活跃的患者。与其他肾上腺素受体拮抗药联合使用效果更好。α-甲基-L-酪氨酸易通过血脑屏障,引起镇静、嗜睡、抑郁、焦虑和溢乳,偶可引发锥体外系体征。和 α 受体拮抗药联用可增加麻醉和手术期间血压的稳定性,减少术中失血量。初始治疗剂量为每 8~12 小时口服 250mg,以后每 2~3 天增加 250~500mg,或根据需要增加,直至总量达到 1.5~2.0g/d。

(4) 钙通道阻滞剂:因为 CA 释放有赖于 Ca^{2+} 流入瘤细胞,该药通过阻断 NE 介导的钙流入血管平滑肌而控制高血压和心动过速,但不如 α 受体拮抗剂有效,钙通道阻滞剂在患者血压正常时不引起低血压或直立性低血压,并可预防 CA 引起的冠状动脉痉挛,推荐剂量为氨氯地平 10~20mg/d;尼卡地平 60~90mg/d;硝苯地平 30~90mg/d;维拉帕米 180~540mg/d。

(5) β 受体拮抗剂:适合于有心动过速和心律失常者。用此类药物前必须先用 α 受体拮抗剂使血压下降,然后用小剂量 β 受体拮抗剂,若单独使用 β 受体拮抗剂可引起 α 肾上腺素能兴奋致血压升高,并有诱发心力衰竭和肺水肿的危险。目前推荐使用有心脏选择性的 β_1 受体拮抗剂,如阿替洛尔 12.5~25mg,2~3 次/d;美托洛尔 25~50mg,3~4 次/d;也可用非选择性 β 受体拮抗剂-普萘洛尔 20~80mg,1~3 次/d。

(6) 拉贝洛尔:兼有拮抗 α 和 β 受体的作用,可口服或静脉注射。但其口服时 α 和 β 受体拮抗活性的比例为 1:7,故可导致反常的血压升高甚至高血压危象发作,而两者的活性比至少应为 4:1 才可达到足够的抗高血压作用。所以,不应将此药作为首选治疗。此外,拉贝洛尔明显减少^{131}I-间碘变胍(MIBG)的摄取,故在^{131}I-MIBG 扫描前 2 周应停药。

(7) 血管紧张素转换酶抑制剂:少数患者对卡托普利有效,可能与血管紧张素介导交感神经末梢 CA 的释放有关。此类药物尤适用于 PPGL 并发左心功能不全者,可单用或与 α 受体拮抗剂交替使用。

2. 发作期的处理

(1) 即刻吸入亚硝酸异戊酯。

(2) 吸氧。

(3) 即刻静脉注射速效的 α 受体拮抗剂苄胺唑啉 1~5mg,静脉推注,继以苄胺唑啉 20~40mg 于 5% 葡萄糖 500ml 中持续滴注,若 1~2 分钟无效者可根据血压反复推注苄胺唑啉 1~5mg,直至血压下降,危象控制。由于苄胺唑啉作用短暂(不超过 30 分钟),所以有人主张滴注硝普钠,一般用量取硝普钠 100mg 于 5% 葡萄糖水 250~500ml 中,持续滴注,以维持降压,但有肾功能损害者要警惕氰化物中毒及精神病。

(4) 心律失常者按其性质选用适当药物,最多为心动过速及频发期前收缩,可在用 α 拮抗剂的基础上给以 β 拮抗剂,严重者常用普萘洛尔 1~5mg 缓慢推注(每分钟推注 0.5~1mg)。血压波动大者,为防止非选择性 β 拮抗剂促进内源性 CA 释放,可改用心脏选择性 β 拮抗剂,如阿替洛尔或美托洛尔。若系室性心律失常而用 β 拮抗剂无效,可加用或改用利多卡因 50~100mg,静脉滴注,继以 1~4mg/min 的速率维持滴注。

(5) 低血压及休克的治疗须分析情况选用适当措施。大多由于血管过度收缩及血容量不足,因此,一般采用滴注苄胺唑啉并补充复方乳酸钠(林格液)以扩容,必要时可输血。

(6) 频频发作的急性 PPGL,在迅速控制症状后,争取急症手术摘除肿瘤。

(7) 严密观察有否急性心力衰竭、高血压脑病、脑血管意外及肺部感染等并发症,及时对症处理。

3. 手术治疗　PPGL 的根本治疗在于确诊后及早手术切除肿瘤。大多数患者可通过手术治疗获得痊愈。

(1) 术前准备:PPGL 患者术前治疗的主要目的是使血压、心率和其他器官功能恢复正常,纠正血容量不足,避免术中诱发 CA 大量释放对心血管系统的影响以及术后严重低血压危及患者生命情况。α 受体拮抗剂为术前准备的首选药物,可先单用非选择性 α 受体拮抗剂或选择性 $α_1$ 受体拮抗药控制血压,若血压控制不满意,则可加用钙通道阻滞剂联合降压。若使用 α 受体拮抗剂后出现心动过速,可再加用 β 受体拮抗剂,但绝不能在未使用 α 受体拮抗剂之前使用 β 受体拮抗剂。α-甲基-L-酪氨酸(metyrosine) 亦可以与 α 受体拮抗剂短期联合使用以控制血压,减少围手术期血流动力学波动。术前准备的时间一般为 7~14 天,但对于较难控制的高血压并伴有严重并发症的患者,可根据患者病情相应延长术前准备时间。此外患者还应摄入高钠饮食和增加液体入量。术前准备充分的标准包括血压、心率控制正常或基本正常,无明显直立性低血压(坐位血压低于 130/80mmHg,立位收缩压高于 90mmHg;坐位心率 60~70 次/min,立位心率 70~80 次/min);血容量恢复,即红细胞压积降低,体重增加,肢端皮肤温暖,微循环改善;高代谢症候群及糖脂电解质代谢紊乱得到改善等。

血压正常的患者(在有些报道中可占 30%~40%,所谓低危患者)手术中常出现高血压,因此,血压正常的 PPGL 患者术前也应使用 α 受体拮抗剂或钙通道阻滞剂。但来源于副交感神经的头颈部 PGL 因不产生 CA,或极罕见的只分泌 DA 的肿瘤患者,可能不需要控制血压和心率。

(2) 麻醉:先用哌替啶(但禁用吗啡,因可促使 CA 释放)及短效巴比妥类药物作术前准备。麻醉诱导前先以苄胺唑啉 5mg,静脉滴注,以防插管时诱发血压升高。诱导剂宜用硫喷妥钠及琥珀酸胆碱。常采用硬膜外麻醉,慎用乙醚麻醉,环丙烷及三氯乙烯忌用。麻醉剂有人推荐用氧化氮或芬太尼,但有人发现芬太尼也可能促使肿瘤释放 CA 而引起危象,故仍宜谨慎。有人主张用氟烷,尽管不直接促进 CA 释放,但可使心脏增加对心律失常的敏感性,然异氟烷(isoflurane)对心肌节律的稳定性较好。卤化烃类如甲氧氟烷也是一类较安全的麻醉剂。

(3) 手术:腹腔镜肾上腺切除术与开腹肾上腺切除术相比,具有疼痛轻、失血量少、住院时间短、手术死亡率低的优点。建议对大多数 PCC 患者行腹腔镜微创手术。若肿瘤直径>6cm 或侵袭性 PCC,为了保证肿瘤完整切除、避免术中肿瘤破裂以及局部复发,应选择开腹手术。对于 PGL 患者应选择开腹手术,但对于肿瘤体积小、非侵袭性的 PGL 可行腹腔镜手术。手术时宜作中心静脉压、动脉血压及心电图持续监测。插管及术中必须备用苯胺唑啉和/或硝普钠以控制高血压危象。若出现心率显著增快或发生快速型心律失常,可先使用 α 受体拮抗剂后再静脉使用速效型半衰期短的选择性 $β_1$ 受体拮抗剂艾司洛尔治疗。术后应密切监测患者血压、心率及血糖等病情变化并及时调整治疗方案,同时应注意出现继发性肾上腺皮质功能减退的风险,特别是对于双侧肾上腺部分切除或孤立肾上腺行单侧肾上腺部分切除的患者。

4. 恶性 PPGL 的非手术治疗

(1) 放射性核素治疗:^{131}I-MIBG 治疗对 MIBG 显像阳性的恶性 PPGL 疗效肯定。国外一篇纳入了 17 项研究 243 名恶性 PPGL 患者的 Meta 分析结果显示接受 ^{131}I-MIBG 治疗后病情稳定率为 52%,部分及完全有效率分别为 27% 和 3%。国内研究显示完全有效率为 3%~5%,部分有效率和病情稳定率可达 73%~79%,患者 5 年生存率达 45%~68%。对于 ^{131}I-MIBG 治疗采用的剂量,目前尚无统一标准。^{131}I-MIBG 治疗缓解率与剂量相关,增加剂量后不良反应也增多。^{131}I-MIBG 治疗常见不良反应包括骨髓抑制、恶心、呕吐、中性粒细胞减少及血小板减少等,也有研究报道 ^{131}I-MIBG 治疗后出现血液系统肿瘤和肺部疾病。此外,对生长抑素受体显像阳性的患者可考虑使用 ^{177}Lu-DOTATATE 肽受体放射性核素治疗(PRRT)。

(2) 化疗:恶性 PPGL 患者肿瘤体积短期内迅速增长,出现疾病进展的表现,包括骨骼相关事件、恶性胸腔积液、邻近器官压迫等,或出现难以控制的儿茶酚胺分泌过多的症状,对于此类病情快速进展且无法手术切除的恶性 PPGL 患者,应首先考虑全身性化疗。常用的化疗方案为环磷酰胺、长春新碱、达卡巴嗪(CVD)联合化疗方案。其具体用药方案为第 1 天:环磷酰胺(cyclophosphamide)750mg/m^2、长春新碱(vincristine)1.4mg/m^2、以及达卡巴嗪(dacarbazine)600mg/m^2,第 2 天重复达卡巴嗪 600mg/m^2,以静脉推注方式给药,21 天为 1 个周期,根据患者情况调整用药。化疗的主要不良反应为骨髓抑制、周围神经病变、胃肠道反应、肝功能损害及低血压等。

(3) 靶向药物治疗:针对 PPGL 的分子发病机制,靶向药物治疗也应运而生。依维莫司为 mTORC 抑制剂,成为治疗恶性 PPGL 可能的靶向药物,但相关研究提示依维莫司临床疗效有限。另一类用于恶性 PPGL 治疗的靶向药物为酪氨酸酶抑制剂类药物,包括舒尼替尼、卡博替尼、阿西替尼、帕唑帕尼等,具有抗肿瘤血管生成的作用,从而抑制肿瘤的生长。一项关于舒尼替尼治疗 17 例恶性 PPGL 的回顾性研究显示 47% 的患者经治疗后均获得临床及影像学的益处。另一项舒尼替尼 II 期临床试验纳入了 25 例进展期恶性 PPGL 患者,经治疗后 3 例存在 RET 基因或 SDH 基因突变的患者获得了部分缓解。目前关于此类药物众多的临床试验正在进行之中,其治疗恶性 PPGL 的适应证、有效性及安全性等问题有待相关研究结果进一步明确。

(4) 其他治疗:包括局部放疗、射频消融、冷冻消融及栓塞治疗等,可减轻患者部分临床症状,但对患者生存时间的改变不明显。

【随访观察】

术后 PPGL 患者存在肿瘤局部复发、转移等风险,应根据术前 PPGL 病情评估情况制定相应的随访方案。建议术后 PPGL 患者进行每年 1 次的终身随访。对于发病年轻、瘤体体积大、存在基因突变的 PCC 患者以及 PGL 患者应进行更加密切的随访。随访内容包括症状、体征、血尿 MNs 或 CA 以及酌情选择进行相关影像学检查。

【展望】

自第 1 例有记载的 PCC 报道以来已经有 130 多年的历史了。这 130 多年间随着儿茶酚胺代谢学、功能显像、分子遗传学等诊断技术的发展,越来越多的 PPGL 患者被识别和诊断,临床医生和基础研究者对 PPGL 的认识也不断提高和深入。建议 PPGL 患者多学科协作的个体化诊断、治疗及随访体系是 PPGL 发展的重要方向。恶性 PPGL 的早期诊断及治疗仍是 PPGL 的难点、热点问题。散发性 PPGL 的病因及发病机制等疑点问题仍值得思考。

(任　艳)

参 考 文 献

［1］中华医学会内分泌学分会肾上腺学组.嗜铬细胞瘤和副神经节瘤诊断治疗的专家共识.中华内分泌代谢杂志,2016,32
　　（3）:181-187.

［2］李元美,张婷婷,邓丽玲,任艳.342 嗜铬细胞瘤/副神经节瘤患者的临床分析.四川大学学报(医学版),2018,49(5):
　　821-823.

［3］YOUNG WFJ,CALHOUN DA,LENDERS JWM,et al. Screening for Endocrine Hypertension:An Endocrine Society Scientific
　　Statement. Endocrine Reviews,2017,38(2):103-122.

［4］PLOUINPF,AMAR L,DEKKERS OM,et al. European Society of Endocrinology Clinical Practice Guideline for long-term fol-
　　low-up of patients operated on for a phaeochromocytoma or a paraganglioma. Eur J Endocrinol,2016,174(5):G1-G10.

［5］FISHBEIN L,LESHCHINER I,WALTER V,et al. Comprehensive Molecular Characterization of Pheochromocytoma and Para-
　　ganglioma. Cancer Cell,2017,31(2):181-193.

［6］NÖLTING S,GROSSMAN A,PACAK K. Metastatic Phaeochromocytoma:Spinning Towards More Promising Treatment Op-
　　tions. Exp Clin Endocrinol Diabetes,2019,127(203):117-128.

［7］JANSSEN I,CHEN CC,MILLO CM,et al. PET/CT comparing（68）Ga-DOTATATE and other radiopharmaceuticals and in
　　comparison with CT/ MRI for the localization of sporadic metastatic pheochromocytoma and paraganglioma. Eur J Nucl Med
　　Mol Imaging,2016,43(10):1784-1791.

［8］NOTO RB,PRYMA DA,JENSEN,et al. Phase 1 Study of High-Specific-Activity I-131 MIBG for Metastatic and/or Recurrent
　　Pheochrom-ocytoma or Paraganglioma. J Clin Endocrinol Metab,2018,103(1):213-220.

第二十七章 糖 尿 病

第一节 概 述

糖尿病是以慢性高血糖为特征的一组异质性代谢性疾病，与遗传、生活方式、自身免疫和环境因素有关。因胰岛素分泌和/或胰岛素作用的缺陷，引起碳水化合物、蛋白质和脂肪等代谢异常。久病可引起多系统损害，导致血管、心脏、神经、肾脏、眼等组织器官的慢性并发症，病情严重或应激时可发生糖尿病酮症酸中毒和糖尿病高血糖高渗状态等急性并发症。随着人民生活水平的提高、人口老化和生活方式的改变，糖尿病已成为常见病、多发病，目前已是继心血管和肿瘤之后的第 3 大非传染性疾病，对社会和经济带来沉重的负担，是严重威胁人类健康的世界性公共卫生问题。糖尿病的病因迄今尚未阐明，目前认为糖尿病不是单一病因所致的单一疾病，而是复合病因的综合征，作为葡萄糖代谢的调节激素，胰岛素从胰岛 β 细胞合成与分泌，经血循环到达体内各组织器官的靶细胞，与特异受体结合，引发细胞内一系列物质代谢效应以稳定机体葡萄糖水平，当整个过程中任何一个环节异常均可发生糖尿病。为了更好地防治糖尿病，世界卫生组织、国际糖尿病联盟及许多国家都制定了糖尿病防治指南，我国在 2003 年也启动了《中国糖尿病防治指南》的制订与推广工作，至 2013 年相继颁布了 4 版《中国糖尿病防治指南》。随着糖尿病基础和临床研究的进一步深入，特别是一些大型流行病学调查结果和随机对照临床研究所提供的循证医学证据，以及新的血糖检测手段和降血糖药物的问世，对现行的糖尿病病因、诊断及防治提出了新的证据和问题。因此，自 2016 年 9 月开始，经国内多学科专家共同努力，历时一年余对 2013 版 2 型糖尿病防治指南进行修订，并于 2017 年颁布新的《中国 2 型糖尿病防治指南》。

【流行病学】

糖尿病正在肆虐着全球成年人群，特别是 2 型糖尿病（T2DM），占到糖尿病的 90% 以上。1985 年最权威的数据表明当时全球有 3 000 万糖尿病患者，2009 年第 20 届世界糖尿病大会上更新数据，全球糖尿病患者人数达 2.85 亿，而且超过一半患者属于 20~60 岁人群；成人（年龄 20~79 岁）糖尿病患病率达 6.4%，相对患病率最高地区是北美洲，其次是中东和北非地区；糖尿病发病率最高的国家是太平洋岛国瑙鲁，近 1/3 的成年人群（30.9%）患有糖尿病，其次是阿拉伯联合酋长国（18.7%）、沙特阿拉伯（16.8%）、毛里求斯（16.2%）、巴林（15.4%）、留尼汪（15.3%）、科威特（14.6%）、阿曼（13.4%）、汤加（13.4%）和马来西亚（11.6%）；患者人数最多的地区是西太平洋地区，其次是东南亚；糖尿病患者人数前十位的国家分别是：印度 5 080 万、中国 4 320 万、美国 2 680 万、俄罗斯 960 万、巴西 760 万、德国 750 万、巴基斯坦 710 万、日本 710 万、印度尼西亚 700 万和墨西哥 680 万。据国际糖尿病联盟（IDF）预测，2030 年全球糖尿病患病率估计达到 7.7%，患病人数约 4.35 亿；2010 至 2030 年间，发展中国家成年糖尿病人数将增加 69%，发达国家则增加 20%。2017 年 IDF 发布了第 8 版全球糖尿病地图，据最新报告，全球糖尿病成人患者从 2000 年 1.51 亿增加到 2017 年的 4.25 亿，17 年间增加近 3 倍，其中，中国患病人数达 1.14 亿人，糖尿病患者人数已跃居全球第一。

近30年来，按照不同的糖尿病诊断标准，在我国也进行了几次大型糖尿病流行病学调查，分别为：①1980年依据1979版糖尿病暂行标准(兰州标准)，采用尿糖结合馒头餐2小时血糖的方法对全国14省市30万高危人群进行筛选，发现糖尿病患病率为0.67%；②1986年依据WHO 1985版糖尿病诊断标准，通过馒头餐2小时血糖对全国10万高危人群进行筛查，发现25~64岁年龄段糖尿病患病率为1.04%，糖耐量减低(IGT)患病率为0.68%；③1994年依据WHO 1985版糖尿病诊断标准，通过馒头餐2小时血糖对全国19省市21万人进行筛查，发现25~64岁年龄段糖尿病患病率为2.5%(人口标化率为2.28%)，IGT为3.2%(人口标化率为2.12%)；④1996年4.3万人的调查，20~74岁年龄段糖尿病患病率为3.21%，IGT患病率为4.76%；⑤2002年依据WHO 1999版糖尿病诊断标准，通过空腹血糖筛查18岁以上人群10万人，发现城市糖尿病患病率为4.5%，农村为1.8%，18~44岁、45~59岁和60岁以上3个年龄组城市的糖尿病患病率分别是1.95%、7.78%和13.13%，而农村相应年龄组分别为0.98%、2.96%和4.41%。前4次调查空腹血糖切点为≥7.8mmol/L，2002年调查空腹血糖切点改为≥7.0mmol/L，比较1980年和1994年流行病学调查结果，1994年糖尿病患病率增加近3倍；⑥2007年6月至2008年5月，依据WHO 1999版糖尿病诊断标准，采用OGTT对14个省市46 239名成年人(年龄≥20岁)进行筛查，发现年龄标化的总糖尿病患病率(包括既往诊断的糖尿病和既往未诊断的糖尿病)为9.7%(男性为10.6%，女性为8.8%；在20~39岁、40~59岁和≥60岁年龄段的人群中分别为3.2%、11.5%和20.4%)，空腹血糖受损和糖耐量异常的患病率为15.5%(男性为16.1%，女性为14.9%)。另外，城市居民的糖尿病患病率比农村居民高(11.4% vs 8.2%)。单纯糖耐量受损的患病率高于单纯空腹血糖受损的患病率(男性中为11.0% vs 3.2%，女性中为10.9% vs 2.2%)。据此推算，中国有9 240万成年人患糖尿病(男性5 020万，女性4 220万)，1.482亿成年人处于空腹血糖受损和/或糖耐量异常(男性7 610万，女性7 210万)；⑦2010年依据WHO 1999版糖尿病诊断标准，采用OGTT筛查18岁以上人群10万人，发现糖尿病患病率亦为9.7%；⑧2013年依据WHO 1999版糖尿病诊断标准，采用OGTT筛查18岁以上人群17万人，发现糖尿病患病率高达10.4%；男性高于女性(11.1% vs 9.6%)；各民族间也存在较大差异：满族15.0%、汉族14.7%、维吾尔族12.2%、壮族12.0%、回族10.6%、藏族4.3%；经济发达地区的糖尿病患病率明显高于不发达地区，城市高于农村(12.0% vs 8.9%)；肥胖人群糖尿病患病率升高了2倍，按体重指数(BMI)分层结果：BMI<25kg/m² 者糖尿病患病率为7.8%，BMI在25~30kg/m² 者患病率为14.7%，BMI>30kg/m² 者患病率为19.6%；60岁以上的老年人糖尿病患病率均在20%以上。另外，未诊断的糖尿病患者占总数的63%；估计糖尿病前期的患病率为35.7%，远高于2008年调查估计的15.5%。同样，老年人、男性、超重和肥胖者的糖尿病前期患病率更高；而农村居民的糖尿病前期的患病率比城市居民高。而且年轻人糖尿病的患病率在增加，根据2008年的调查，20到39岁年龄组的糖尿病患病率为3.2%，而2013年为5.9%；糖尿病前期的患病率也从9.0%增加到了28.8%。需要注意的是年轻糖尿病患者发生慢性并发症的风险更高，一项在亚洲进行的研究显示，年轻时患糖尿病，相比年龄较大时患糖尿病，前者的平均HbA1c和LDL胆固醇浓度要更高，视网膜病变的患病率也更高(20% vs 18%，$P=0.011$)。中国人群中，早发糖尿病患者发生非致死性心血管疾病的风险，比晚发糖尿病者要高($OR=1.91$；95%CI 1.81~2.02)。

1型糖尿病发病率各国报道差异很大，相对多见于白种人或有白种人混血的人群。在日本、中国、菲律宾、美国印第安人、非洲黑人等人种中相对少见，不过上述差异亦不完全由种族差异所致，因为在同一国家不同地区1型糖尿病发病率亦存在明显差异。我国2010~2013年间13个地区全年龄段1型糖尿病调查结果显示，中国全年龄段1型糖尿病发病率为1.01/10万，其中0~14岁儿童发病率为1.93/10万，15~29岁人群发病率为1.28/10万，30岁及以上人群发病率为0.69/10万。中国每年有13 000例新发1型糖尿病，其中超过9 000例在15岁以上的人群中。大部分新发1型糖尿病是在成年确诊。0~14岁儿童青少年1型糖尿病发病率与纬度显著相关，北方比南方发病率高，但在15岁以上人群发病率与纬度变化无关。这可能与基因、环境因素有关。相比较于其他国家，中国仍然是全球1型糖尿病发病率最低的国家之一，但过去20年间，15岁以下儿童发病率增加近4倍，且新诊断的成年起病1型糖尿病患者数也不可小觑。

总之,我国糖尿病以 2 型糖尿病为主,1 型糖尿病及其他类型糖尿病少见。2 型糖尿病及糖尿病前期患病率明显升高,男性、经济发达地区、老年人、超重和肥胖者的糖尿病及糖尿病前期患病率更高,且各民族间存在差异;同时发现未诊断的糖尿病患者比例高。可见城市化、老龄化、性别、超重和肥胖以及中国人的遗传易感性是 2 型糖尿病及糖尿病前期患病率的主要影响因素。另外,尽管中国是全球 1 型糖尿病发病率最低的国家之一,但发病率相比较于 20 年前也明显升高。

【解剖基础】

胰腺是位于腹膜后的一个狭长的器官,从右向左横跨第 1~2 腰椎的前方,长 12.5~15cm,宽 3~4cm,厚 1.5~2.5cm,重 60~100g。胰腺可分为头、颈、体、尾四部分,体、尾部互相延续,边界不确定,故临床上常将体尾部作为一个单位。胰腺的内分泌部分,是分布于胰外分泌腺泡间的内分泌细胞团,即胰岛。胰岛遍布于胰腺的各处,以胰尾最多。胰岛大小不等,小的只有几个细胞,大的有数百个细胞。此外也有零散的内分泌细胞位于腺泡和导管附近。人约有胰岛 50 万个,占胰腺体积的 1%~2%。胰岛与胰外分泌部同源,由前肠尾端内胚层伸出的背胰芽和腹胰芽发生。两个胰芽中的大部分上皮细胞形成外分泌部;一部分细胞分散在外分泌部内形成胰岛。但也有人认为胰岛起源于胚胎早期移入胰原基的神经嵴细胞。称为胃泌素瘤。可引起胃酸分泌过多的消化性溃疡。胰岛这些细胞紧靠在毛细血管上,所分泌的激素通过毛细血管壁渗入血液内,有调节糖代谢的作用。

显微镜下见胰岛周围有层网状纤维组成的薄膜包被,但并不完全。胰岛至少由 4 种内分泌细胞组成,这些细胞分布成索状,细胞索间毛细血管丰富,细胞呈多边形和圆形,大小不等,胞质染色浅,核位于细胞中央,染色质颗粒致密。这些胰岛细胞分泌的激素通过紧邻的毛细血管壁进入血液,进而发挥其生物学作用。胰岛 α 细胞分泌胰高血糖素,主要作用为升高血糖浓度,其促进肝糖原的作用明显,但对肌糖原的作用不明显。胰岛 β 细胞分泌胰岛素和胰岛淀粉样多肽。胰岛素可以降低血糖,调节脂肪和蛋白质代谢。而与 β 细胞胰岛素协同分泌的胰岛淀粉样多肽则对 β 细胞有毒性作用,可导致 β 细胞凋亡。胰岛 D(或 δ)细胞,正常情况下分泌生长抑素,它的主要作用是通过旁分泌抑制胰岛其他 3 类细胞的分泌活动,参与胰岛素分泌调节,还可抑制各种胃肠激素的释放,抑制胃酸、胃蛋白酶、胰蛋白酶及唾液淀粉酶的分泌,也抑制垂体生长激素、促甲状腺激素、促肾上腺皮质激素和催乳素的释放。但 D 细胞增生或发生肿瘤时,分泌大量胃泌素。胰岛 PP 细胞分泌胰多肽(PP),各种食物尤其蛋白质进入小肠,刺激 PP 释放。PP 抑制餐后胰液和胆汁分泌,抑制胰泌素和胆囊收缩素等对胰腺的促分泌作用;抑制胆囊收缩素和胰酶的排放,使胆囊平滑肌松弛,降低胆囊内的压力,增强胆总管括约肌紧张,抑制胆汁向十二指肠的排放;抑制血浆胃动素的分泌,增加食管下括约肌的压力,抑制胃体部肌电活动。另外,PP 对五肽胃泌素引起的胃酸分泌具有抑制作用。

胰岛细胞的分泌功能受血糖水平、胃肠道激素和神经的调节。血糖水平高时刺激 β 细胞分泌胰岛素,血糖水平低时刺激 α 细胞分泌胰高血糖素。肠促胰酶素,胰高血糖素和抑胃多肽促进 β 细胞分泌。生长抑素抑制 β 和 α 细胞分泌。胰岛有胆碱能和肾上腺素能神经末梢,前者可能促使 β 细胞分泌,后者促进 α 细胞分泌(图 27-1,见文末彩图)。

【诊断】

1997 年,美国糖尿病学会(ADA)将糖尿病定义为一组由胰岛素分泌和/或作用缺陷所导致的以高血糖为特征的代谢性疾病,并与各种器官的长期损害、功能障碍和衰竭有

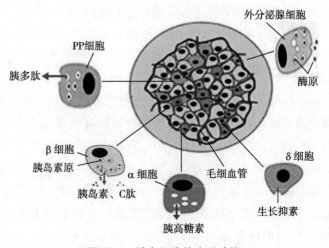

图 27-1　胰岛细胞的生理功能

关。2009 年国际糖尿病专家委员会认为糖尿病是一种以高血糖为突出表现的异常代谢疾病,与特异性慢性并发症高风险相关。两者在糖尿病定义方面没有很大区别,都特别强调了长期高血糖与慢性并发症的关系。鉴于血糖水平与糖尿病发生风险及慢性并发症的关系,1997 年美国糖尿病学会(ADA)首次提出了葡萄糖调节受损(IGR),它包括糖耐量受损(IGT)和空腹血糖受损(IFG),两者可单独或合并出现。1999 年世界卫生组织(WHO)采纳 IGT 及 IFG 这两个糖调节受损概念。2003 年,ADA 将两种葡萄糖调节受损统称为糖尿病前期。研究表明,IGT 患者存在肝脏和肌肉胰岛素抵抗、空腹及餐后高胰岛素血症,在全球有关糖尿病预防的研究中,纳入的绝大多数是 IGT 人群,包括著名的大庆糖尿病预防研究、美国 DPP、芬兰 DPS 等,这些研究通过生活方式改变(少吃多动)、药物干预(二甲双胍、阿卡波糖)等措施能有效预防糖尿病的发生。但对于只有肝脏胰岛素抵抗没有餐后高胰岛素需求的 IFG 人群而言,进展为糖尿病的风险比 IGT 人群要小,干预效果也并不明确。因此,IFG 是否应该纳入糖尿病预防干预范畴目前存在争议。

糖尿病在诊断上缺乏疾病的特异性标志,在出现代谢紊乱前不易发现,目前仍以血糖异常升高作为诊断依据,应注意单纯空腹血糖正常不能排除糖尿病的可能性,应加验餐后血糖,必要时做糖负荷试验(如 OGTT)。围手术期检查血糖、定期健康检查有助于及早发现糖尿病,对高危人群尤为重要。在作出糖尿病诊断时,应考虑是否符合诊断标准、原发性或继发性、分型、有无并发症和伴发病以及有无加重糖尿病的因素存在。

1. **糖尿病前期诊断标准** 参照 1999 年世界卫生组织与国际糖尿病联盟公布的标准:IFG 诊断标准为空腹血浆血糖(FPG)>6.1mmol/L 且<7.0mmol/L,且口服 75g 葡萄糖(OGTT)后 2h 血浆血糖(2h PG)<7.8mmol/L;IGT 诊断标准为空腹血糖正常,2h PG>7.8mmol/L 且<11.0mmol/L。而国际糖尿病专家委员会建议将 IFG 的空腹血糖切点下调为 5.6mmol/L,理由是当 FPG 5.6~6.1mmol/L 时已存在胰岛素 1 相分泌不足和胰岛素敏感性降低,两者与 FPG 升高呈高度相关。

2. **糖尿病诊断标准** 长时间以来,糖尿病的诊断是基于任意时间血糖、空腹血糖或者 OGTT 中 2 小时的血糖值。1997 年,ADA 第一届糖尿病专家委员会基于血糖水平和视网膜病变程度这两个重要因素修订了糖尿病的诊断及分类标准,委员会验证了 3 个具有代表性的流行病学资料,这些数据分别是通过眼底镜直接检查法检测视网膜病变程度、空腹血糖、2h PG 和糖化血红蛋白的值。通过这些数据分析得出空腹血糖≥7.0mmol/L 或长期 2h PG≥11.1mmol/L 即为糖尿病。1999 年,WHO 糖尿病专家委员会公布了协商性报告,并被各国家和地区接受,其要点如下:

(1)糖尿病诊断是基于空腹(FPG)、任意时间或 OGTT 中 2 小时血糖值(2h PG)。空腹指 8~10 小时内无任何热量摄入。任意时间指一日内任何时间,无论上一次进餐时间及食物摄入量。OGTT 采用 75g 无水葡萄糖负荷。糖尿病症状指多尿、烦渴多饮和难于解释的体重减轻。FPG 3.9~6.0mmol(70~108mg/dl)为正常;6.1~6.9mmol/L(110~125mg/dl)为 IFG(2003 年国际糖尿病专家委员会建议将 IFG 的界限值修订为 5.6~6.9mmol/L);≥7.0mmol/L(126mg/dl)应考虑糖尿病。OGTT 2h PG<7.7mmol/L(139mg/dl)为正常糖耐量;7.8~11.0mmol/L(140~199mg/dl)为 IGT;≥11.1mmol/L(200mg/dl)应考虑糖尿病。糖尿病的诊断标准为:①糖尿病症状加任意时间血浆葡萄糖≥11.1mmol/L(200mg/dl),或 FPG≥7.0mmol/L(126mg/dl),或 OGTT 2h PG≥11.1mmol/L(200mg/dl)。②无糖尿病症状,需改天重复测定,予以证实,诊断才能成立。

(2)对于临床工作,推荐采用葡萄糖氧化酶法测定静脉血浆葡萄糖。如用毛细血管血或全血测定,其诊断切点有所变动(表 27-1)。

(3)临床医生在做出糖尿病诊断时,应充分确定其依据的准确性和可重复性,对于无糖尿病症状,仅一次血糖值达到糖尿病诊断标准者,必须在另一天复测核实而确定诊断。在急性感染、创伤或各种应激情况下可出现暂时血糖升高,不能以此诊断为糖尿病。IFG 或 IGT 的诊断应根据 3 个月内的 2 次 OGTT 结果,用其平均值来判断。

(4)儿童糖尿病诊断标准与成人相同。

表 27-1　糖尿病及其他类型高血糖的血糖标准（WHO 专家委员会报告，1999 年）

单位：mmol·L⁻¹

类型	检测状态	静脉血浆血糖浓度	静脉全血血糖浓度	毛细血管血糖浓度
糖尿病	空腹和/或	≥7.0	≥6.1	≥6.1
	服糖后 2 小时	≥11.1	≥10.0	≥11.1
糖耐量减低（IGT）	空腹（如有检测）	<7.0	<6.1	<6.1
	服糖后 2 小时	7.8~11.0	6.7~9.9	7.8~11.0
空腹血糖调节受损（IFG）	空腹	6.1~6.9*	5.6~6.0	5.6~6.0
	服糖后 2 小时（如有检测）	<7.8	<6.7	<7.8

注：mmol/L 转换 mg/dl 的换算系数为 18。* 2003 年 11 月国际糖尿病专家委员会建议将 IFG 的界限值修订为 5.6~6.9mmol/L。

3. 糖尿病的诊断　鉴于流行病学资料显示 GHbA1c 和视网膜病变的危险性之间的关系类似于 FPG 和 2h PG，GHbA1c 比 FPG 更有优点、更方便、更稳定，并且不易受到应激和疾病的影响，特别是 GHbA1c 将慢性血糖与并发症风险有机结合起来，更符合糖尿病的定义。因此，2009 年 ADA 大会上由美国糖尿病学会（ADA）、欧洲糖尿病学会（EASD）和国际糖尿病联盟（IDF）组建的国际专家委员会建议，将糖化血红蛋白（GHbA1c）检测作为新的糖尿病诊断指标，2010 年 ADA 糖尿病诊疗指南中正式纳入 GHbA1c 为糖尿病诊断指标：①GHbA1c≥6.5%。该试验需采用国家（美国）糖基化血红蛋白标准化方案（NGSP）认可的检测方法，并采用 DCCT 参照的检测方法进行标化。②FPG≥7.0mmol/L。至少要保证 8 小时未进食。③OGTT 两小时血糖≥11.1mmol/L。④有典型糖尿病症状或高血糖危象，随机血糖≥11.1mmol/L。此外需注意的是，在缺乏明确的高血糖症状时，①~③标准需重复验证。GHbA1c 和血糖水平在某些个体上并不完全相符，如贫血及血液病患者。当存在异常红细胞代谢时，糖尿病的监测必须使用血糖。此时根据血糖监测结果，参照 1999 年 WHO 标准诊断糖尿病仍有效。GHbA1c 在 5.7%~6.4% 的患者应密切随访。2011 年 WHO 建议在条件具备的国家和地区采用 HbA1c 诊断糖尿病，诊断切点为 HbA1c≥6.5%。

我国糖尿病学会 1999 年 10 月采纳 WHO 专家委员会报告诊断标准，并将其纳入 2007 年《中国 2 型糖尿病防治指南》。为了尽快与国际接轨，2010 年我国开始进行"中国糖化血红蛋白教育计划"，随后发布了《糖化血红蛋白分析仪》的行业标准和《糖化血红蛋白实验室检测指南》，使 HbA1c 检测标准化程度逐步提高，但各地区差别仍较大。

【临床分期】

由于认识到所有类型糖尿病的进展都会经历数个代谢紊乱程度不同的阶段，因而引入了临床分期的概念。现已明确，阻止或延迟由正常糖耐量发展为明显的糖尿病以及逆转糖代谢异常的严重程度都是可能的。另外，很多糖尿病患者即使出现了高血糖，仍然缺乏明确的信息进行精确的病因学分类。虽然病因学未明，对这样的患者则可根据临床分期来进行分类（表 27-2）。

表 27-2　糖尿病的分型和临床分期（WHO 专家委员会报告，1999）

分型	分期				
	正常血糖	高血糖			
	糖耐量正常	糖调节受损 IGT 和/或 IFG	糖尿病		
			不需用胰岛素	需用胰岛素控制血糖	需用胰岛素维持糖尿病
1 型糖尿病	◄———►				
2 型糖尿病	◄——————————————————————►		┄┄┄┄┄┄┄┄┄┄┄┄┄┄┄┄┄┄┄►		
特殊类型	◄——————————————————————►		┄┄┄┄┄┄┄┄┄┄┄┄┄┄┄┄┄┄┄►		
妊娠糖尿病	◄——————————————————————►		┄┄┄┄┄┄┄┄┄┄┄┄┄┄┄┄┄┄┄►		

注：实线箭头部分代表肯定发展的过程，虚线箭头部分代表可能发生的过程。

在糖尿病的发病过程中,那些最终进展为糖尿病的个体曾经历过数个临床分期。最初,糖调节为正常,即使进行 OGTT 也不能发现任何血糖异常。接下来是糖调节受损,个体可能有空腹血糖异常,或在接受 OGTT 检查时表现为糖耐量受损,此时期持续时间长短不一。最终患者发生糖尿病。一旦发生糖尿病,一些患者可以通过饮食、增加体力活动等生活方式的改变来控制血糖,而另一些患者则需要胰岛素或者口服降血糖药来控制血糖或防止酮症和酮症酸中毒。如果患者需要胰岛素治疗来防止酮症,即被称为需要胰岛素生存。任何类型的糖尿病,都可能出现高血糖程度上的缓解,有些可逆转为糖调节受损甚至血糖正常。缓解常见于新近发生的 2 型糖尿病患者,他们经过生活方式干预和/或早期的积极降血糖治疗,可使糖尿病缓解为糖耐量异常甚至血糖正常。在 1 型糖尿病中也能看到这样的缓解,在经过短期的胰岛素治疗后,可以出现一段不需要胰岛素生存的时期,糖耐量得到改善,这就是所谓的"蜜月期"。但是最终,这些患者仍需要胰岛素治疗来维持生存。另外,妊娠糖尿病患者分娩后其糖耐量常可得到改善,并在一段时间内血糖可能维持正常;再次妊娠,则可能再发生妊娠糖尿病;还有许多妊娠糖尿病患者数年后在非妊娠状态下发生了糖尿病。可见,无论糖尿病病因如何,所有糖尿病患者都可以根据临床分期加以分类。

【病因学分型】

对糖尿病进行分型是基于开展流行病和临床研究以及对其进行预防与治疗的需求,有关糖尿病分型的论述和规定,将会随着糖尿病研究的逐渐深入而进行不断地修改。最早糖尿病分类是采用 1980 年世界卫生组织(WHO)糖尿病专家委员会的标准(表 27-3)。1997 年鉴于 10 多年来的研究进展,以美国糖尿病学会为代表提出了关于修改糖尿病诊断和分型的建议。1999 年 WHO 正式公布了糖尿病病因学分型报告,其要点是:①取消胰岛素依赖型糖尿病(IDDM)和非胰岛素依赖型糖尿病(NIDDM)的医学术语;②保留 1 型、2 型糖尿病的名称,用阿拉伯数字,不用罗马数字;③保留妊娠期糖尿病(GDM);④糖耐量减低(IGT)不作为一个亚型,而是糖尿病发展过程中的一个阶段;⑤取消营养不良相关糖尿病。

表 27-3　糖尿病的病因学分型(WHO,1999)

分型	病因
1 型糖尿病	(1) 胰岛 β 细胞破坏,通常造成胰岛素的绝对缺乏 (2) 分为①免疫介导性 1 型糖尿病;②特发性 1 型糖尿病
2 型糖尿病	包括从胰岛素抵抗为主伴相对胰岛素缺乏、胰岛素分泌缺陷为主伴胰岛素抵抗
其他特殊类型糖尿病	β 细胞功能遗传性缺陷
	胰岛素作用遗传性缺陷
	胰腺外分泌疾病
	内分泌疾病
	药物或化学品所致
	感染
	不常见的免疫介导糖尿病
	其他异常综合征有时伴发的糖尿病
妊娠糖尿病	

【各种类型糖尿病的特点】

1. **1 型糖尿病**　1 型糖尿病以胰岛 β 细胞破坏或/和严重胰岛素分泌障碍为特点,胰岛素和 C 肽水平明显降低甚至测不出,患者通常需要使用胰岛素来维持生命。

(1) 免疫介导 1 型糖尿病:又称 1A 型糖尿病,其发病与人白细胞抗原(HLA)复合物基因 DQA 和 DQB 位点上的特殊单倍体或等位基因高度相关,最主要的环境诱发因素可能为感染(特别是病毒)、疫苗接种和饮食因素。通过检测自身抗体可以发现 β 细胞破坏的证据,包括谷氨酸脱羧酶自身抗体

（GAD65）、酪氨酸磷酸酶样蛋白抗体（IA-2,IA-2β）、胰岛素自身抗体（IAA）和胰岛细胞胞浆抗体（ICA）。近年在针对1型糖尿病免疫机制的研究中,又发现一系列胰岛相关自身免疫抗体,如抗糖蛋白抗体（抗CD38 Ab）、抗羧基肽酶 H 抗体（抗 CPH Ab）、抗 SOX13 抗体（抗 SOX13 Ab）等,涉及1型糖尿病发病前及发病后的不同自身免疫反应活动期,它们作为免疫学标志,对1型糖尿病也具有一定价值。1A 型糖尿病常合并有其他自身免疫病,如 Graves 病、桥本甲状腺炎、Addison 病、白癜风和恶性贫血等。该型患者 β 细胞破坏的程度和速度在不同个体之间差异很大,故起病缓急不一。婴幼儿和青少年起病者通常发病急,症状和酮症酸中毒倾向明显。成人起病者发病相对较缓,空腹血糖增高并不严重,甚至有些成年起病者可以在很长时间保留残存的 β 细胞功能,此时被称为成人隐匿型自身免疫性糖尿病（LADA）。

（2）特发性糖尿病:又称为 1B 型糖尿病,多见于非洲裔和亚洲裔（如美国黑人和南亚印度人）。该亚型胰岛素缺乏的病理基础尚未明了。虽没有自身免疫抗体,但这些患者起病早,常有糖尿病家族史,初发病时也是以低胰岛素和 C 肽水平及酮症倾向为特征,需要胰岛素治疗以防止酮症。但病程中胰岛 β 细胞功能不一定呈进行性减退,有些甚至数月至数年不需要胰岛素治疗而血糖维持在参考范围。

2. **2 型糖尿病**   2 型糖尿病是糖尿病中最常见的类型,约占 95%,其主要病理生理特征为胰岛素作用异常和分泌障碍,可从胰岛素抵抗为主伴相对胰岛素缺乏到胰岛素分泌缺陷为主伴胰岛素抵抗,通常在糖尿病有明显临床表现时两者均存在。其确切病因还不清楚,但不出现 β 细胞的自身免疫性破坏。该类型糖尿病可以发生在任何年龄,包括儿童和青少年,但多见于成人,尤其是 40 岁以后,有很强的家族聚集倾向。患者起病缓慢,半数以上无任何症状,自发酮症甚少出现,但在感染等其他疾病造成应激时可以出现酮症。尽管许多患者最终需要胰岛素来控制血糖,但在诊断为糖尿病时不需胰岛素治疗来维持生存,有些患者甚至终生都可不需依赖胰岛素来维持生存。另外,许多患者早期因无典型症状,未能引起足够注意,导致诊断延误,至诊断糖尿病时已存在大血管和微血管病变。

3. **其他特殊类型糖尿病**   其他特殊类型糖尿病共有 8 大类型数十种疾病,是一些病因比较明确或有显著特征的糖尿病（表 27-4）。

表 27-4   其他特殊类型糖尿病

分类	疾病
β 细胞功能遗传性缺陷	如染色体 20,（HNF4α）（MODY1）;染色体 7,（GCK）（MODY2）;染色体 12,（HNF1α）（MODY3）;染色体 13,（IPF1）（MODY4）;染色体 17,（HNF3β）（MODY5）;染色体 20,（NEUROD1/βA2）（MODY6）;线粒体 DNA,*A3243G* 突变等
胰岛素作用遗传性缺陷	如 A 型胰岛素抵抗、妖精貌综合征、Rabson-Mendenhall 综合征、脂肪萎缩型糖尿病等
其他有时伴有糖尿病的遗传综合征	如 Down 综合征、Friedreich 共济失调、Huntington 舞蹈症、Klinefelter 综合征、Laurence-Moon-Biedl 综合征、强直性肌营养不良症、卟啉症、Prader-Willi 综合征、Turner 综合征、Wolfram 综合征等
不常见的免疫介导糖尿病	如胰岛素自身免疫综合征（抗胰岛素抗体）、抗胰岛素受体抗体阳性、僵人综合征等
胰腺外分泌疾病	如纤维结石性胰腺病、胰腺炎、胰腺创伤、胰腺切除、肿瘤、囊性纤维化、血色素沉积症、Wolcott-Rallison 综合征等
内分泌疾病	如库欣综合征、肢端肥大症、嗜铬细胞瘤、胰高血糖素瘤、甲状腺功能亢进症、生长抑素瘤、醛固酮瘤等
药物或化学品所致	如烟酸、糖皮质激素、甲状腺激素、α 肾上腺素受体激动剂、β 肾上腺素受体激动剂、二氮嗪、苯妥英、喷他脒、吡甲硝苯脲、干扰素 α 等
感染	如先天性风疹病毒、巨细胞病毒等

注:HNF4α,肝细胞核因子 4α;MODY,青年人中的成人发病型糖尿病;GCK,葡萄糖激酶;HNF1α,肝细胞核因子 1α;IPF1,胰岛素启动因子 1;HNF3β,肝细胞核因子 3β;NEUROD1/βA2,神经源性分化因子 1。

（1）青年人中的成人发病型糖尿病（maturity-onset diabetes of the young，MODY）：是一种以常染色体显性遗传方式在家系内传递的早发糖尿病，但临床表现类似 2 型糖尿病，多表现为胰岛素分泌障碍而非胰岛素作用缺陷。临床主要特点：①有 3 代或以上家族直系亲属内糖尿病发病史，呈常染色体显性遗传；②无自发酮症倾向，糖尿病确诊后至少在两年内不需使用胰岛素以控制血糖；③家系内至少有 1 个糖尿病患者的诊断年龄小于 25 岁。目前已经证实的基因有：肝细胞核因子 4α/MODY1，葡萄糖激酶/MODY2，肝细胞核因子 1α/MODY3，胰岛素启动因子 1/MODY4 和肝细胞核因子 3β/MODY5，神经源性分化因子 1/βA2/MODY6。除上述典型 MODY 外，钾离子通道 Kir6.2（KCNJ11），胰岛素分泌缺陷，对磺脲类药物敏感；磺脲类受体的 K_{ATP} 通道亚基（SUR1）突变，也属于常染色体显性遗传，可引起先天性高胰岛素血症，导致患者在中青年时期出现胰岛素分泌能力下降及糖代谢异常。

（2）线粒体基因突变糖尿病：研究较多的突变类型是线粒体 tRNA 的 3243 位点 A→G，致亮氨酸→丙氨酸，影响胰岛 β 细胞氧化磷酸化，从而抑制胰岛素的分泌。主要临床特点：①母系遗传；②起病早，β 细胞功能逐渐衰退或伴体重指数低，且自身免疫抗体阴性；③常合并耳聋。值得一提的是同样的线粒体基因突变也可出现于 MELAS 综合征（线粒体性肌病、脑病、眼外肌麻痹、乳酸酸中毒和卒中样表现的综合征），但该综合征却没有糖尿病。对疑似者首先应行 tRNALeu（UUR）A3243G 突变检测。

4. 妊娠糖尿病　女性妊娠期间可发生的不同程度的糖代谢异常，若血糖升高但未达到显性糖尿病的水平，则称为妊娠糖尿病（GDM），占孕期糖尿病的 80%~90%。若孕期任何时间被发现且达到非孕人群糖尿病诊断标准，则称为妊娠期显性糖尿病，亦称妊娠期间的糖尿病。两者均为妊娠期起病或首次发现的高血糖，其中可能包含妊娠前未被识别的糖耐量异常和糖尿病，这类患者大部分在分娩后血糖恢复正常。而已知糖尿病患者（可以是 1 型、2 型或特殊类型）的妊娠不在此列，后者应称为孕前糖尿病（PGDM）或糖尿病合并妊娠。

GDM 的高危人群包括重度肥胖、高龄孕妇、有 GDM 或糖耐量异常史、有胎儿大于孕龄的妊娠史、尿糖阳性、患有多囊卵巢综合征（PCOS）、明显的 2 型糖尿病家族史。凡有上述特征的女性在妊娠前 3 个月进行筛查，可发现漏诊的糖尿病或糖耐量异常。具有任何下列特征之一的孕妇均应于妊娠 24~28 周接受正规 GDM 检测，这包括年龄≥25 岁、超重、糖尿病高危种族成员、糖尿病一级亲属、糖耐量异常史或产科异常史。GDM 筛查 ADA 推荐下述 2 种方法：①两步法，先做 50g 葡萄糖负荷后 1 小时血糖筛查试验，若静脉血浆葡萄糖值≥140mg/dl（7.8mmol/L），第 2 天做 100g OGTT 再行确诊；②一步法，所有妊娠 24~28 周的女性都进行 100g OGTT，试验前夜间至少要空腹 8 小时；确诊 GDM 必须满足以下条件中 2 项：空腹≥95mg/dl，1 小时≥180mg/dl，2 小时≥155mg/dl，3 小时≥140mg/dl。WHO 推荐单一标准的 75g 葡萄糖耐量试验为：在过夜空腹后，把 75g 无水葡萄糖溶于 250~300ml 水中口服，测定空腹和服糖后 2 小时血浆葡萄糖值。根据 WHO 建议，妊娠女性 2 小时静脉血浆葡萄糖值≥7.8mmol/L 或空腹静脉血浆葡萄糖值≥7.0mmol/L，即被认为患有 GDM。目前国际妊娠合并糖尿病共识小组根据 2008 年高血糖与不良妊娠结局研究，以围产期不良结局增加 75% 的界值作为切点，制定了新的 GDM 诊断切点，并于全球普遍应用，我国也沿用此标准：孕期任何时间行 75g OGTT，5.1mmol/L≤空腹血糖<7.0mmol/L，OGTT 1 小时血糖≥10.0mmol/L，8.5mmol/L≤OGTT 2 小时血糖<11.1mmol/L，上述血糖值之一达标即诊断 GDM。但孕早期单纯空腹血糖>5.1mmol/L 不能诊断 GDM，需要随访。妊娠期显性糖尿病的诊断标准为：空腹血糖≥7.0mmol/L 或糖负荷后 2 小时血糖≥11.1mmol/L，或随机血糖≥11.1mmol/L。

妊娠糖尿病可危及胎儿和母亲健康。对后代的影响主要表现在：胎儿宫内死亡及先天性异常等并发症的风险增加；巨大儿的发病风险增加；新生儿低血糖、黄疸、红细胞增多症和低钙血症发病风险增加；青春期或者青年期患肥胖、糖耐量异常和糖尿病的风险增加等。部分 GDM 女性分娩后患有糖尿病或存在糖调节异常，而大部分 GDM 女性的糖调节功能在产后即恢复正常，但是她们在其后数年进展为糖尿病的风险高。因此，GDM 女性在产后 6~12 周应采用非妊娠 OGTT 标准进行糖尿病筛查以便重新分型。鉴于GDM 和糖尿病合并妊娠的特殊性，治疗用药建议采用胰岛素。

（王佑民）

第二节　1 型糖尿病

【流行病学】

1 型糖尿病是一种低发病率的疾病,在全球各地区不同人种的发病率差异较大。2019 年国际糖尿病联盟(IDF)糖尿病地图数据显示,芬兰的发病率最高,约为 62.3/10 万,其次是瑞典,发病率为 43.2/10万。中国全年龄段 1 型糖尿病发病率为 1.01/10 万,其中 15 岁以下儿童、青少年 1.93/10 万。除种族差异外,1 型糖尿病发病率亦存在明显差异。如地域差异,我国 15 岁以下儿童、青少年 1 型糖尿病发病率的地域差异与纬度呈正相关。1 型糖尿病可发生于任何年龄段,其发病率随着年龄的增长而稳步地升高,在学龄前期以及青春期附近达到高峰。20 岁以后,1 型糖尿病的发病率则处于一个相对较低的水平。1 型糖尿病的发病还具有一定的季节性。大多数 1 型糖尿病在秋季和冬季发病,这可能与秋冬季高发的病毒感染有关。

【病因】

1 型糖尿病是遗传和环境因素共同参与的,由免疫介导的选择性破坏胰岛 β 细胞所致的糖代谢紊乱(图 27-2)。根据已找到一些遗传及免疫生物学标记,1 型糖尿病分为 1A 型和 1B 型糖尿病。其中 1A 型糖尿病被认为是由细胞免疫介导的胰岛 β 细胞破坏,患者血清常可以检测出糖尿病相关自身抗体。

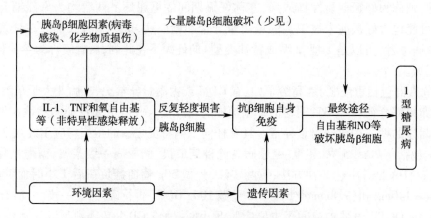

图 27-2　环境因素或遗传因素损害胰岛 β 细胞的机制

1. **遗传因素**　人类白细胞抗原(HLA)基因位于第 6 对染色体短臂上,为一组密切连锁的基因群,HLA 由 Ⅰ、Ⅱ、Ⅲ 3 类基因编码。Ⅰ 类基因期区域包括 HLA-A、HLA-B、HLA-C 和其他一些功能未明的基因及假基因,其编码的抗原分子存在于全部有核细胞的表面,负责递呈外来抗原给 CD8⁺ 的 T 淋巴细胞;Ⅱ 类基因主要包括 HLA-DR、HLA-DQ 和 HLA-DP3 个亚区,分别编码 DR、DQ 和 DP 抗原,存在于成熟 B 淋巴细胞及抗原递呈细胞表面,负责递呈抗原给 CD4⁺ 细胞;Ⅲ 类基因编码包括某些补体成分在内的一些可溶性蛋白如 C2、C4A、C4B、肿瘤坏死因子(TNF)和热休克蛋白(HSP)等。HLA 通过主要组织相溶性复合体(MHC)限制,参与 T 淋巴细胞识别抗原和其他免疫细胞的相互作用,以及自身耐受的形成和维持,在识别自身和异己、诱导和调节免疫反应等多个方面均具有重要作用。

现已证实某些人类白细胞抗原(HLA)与 1 型糖尿病的发生有显著的相关性。在一个有 1 型糖尿病的家族中,相同 HLA 抗原的兄弟姐妹发生糖尿病的机会为 5%~10%,而非 HLA 相同的兄弟姐妹发生糖尿病的机会不到 1%。在高加索人口中,有研究表明高达 95% 的 1 型糖尿病患者携带 HLA-DR3 或 HLA-DR4,而非糖尿病者为携带比例远低于糖尿病患者;此外,研究表明 HLA-DR2 在 1 型糖尿病的发生过程中起保护作用。HLA-DQ 基因是 1 型糖尿病易感性的更特异性的标志,决定 β 细胞对自身免疫破坏的易感性和抵抗性。有报告在伴有 1 型糖尿病 HLA-DR3 的患者中,几乎 70% 发现有 HLA-DQw3.2,而保护基因 HLA-DQw3.1 则出现在 DR4 对照者。研究发现如果两个等位 DQβ 链的第 57 位是天冬氨酸,一般将不易发生自身免疫性糖尿病,若两个等位点均为非天冬氨酸则对 1 型糖尿病强烈易感,HLA-DQA1 链-52 位精氨酸也是 1 型糖尿病的易感基因。HLA-DQβ1 链 57 为非天冬氨酸纯合子和 HLA-DQA1 链 52 位精氨酸纯合子的个体患 1 型糖尿病的相对危险性最高。DQβ 链的 45 位氨基酸对抗原决定簇的免疫识别为 DQw3.2 而不是 DQw3.1。上述发现可能解释 HLA-DQ 和 HLA-DR 位点的单倍型联合作用较单个位点表现对 1 型糖尿病更高的危险性。此外，依据 HLA 表现型对 1 型糖尿病进行亚型分型，对临床和病因的区分是有意义的。

2. 遗传-环境因素相互作用 在同样的遗传易感背景下，1 型糖尿病的发病与环境因素相关。观察性研究发现 1 型糖尿病发病高峰与某些病毒感染流行时间重合，提示 1 型糖尿病发病可能由病毒感染触发。已知与 1 型糖尿病发病相关的常见感染源有腮腺炎病毒、风疹病毒、巨细胞病毒、麻疹病毒、流行性感冒病毒、脑炎病毒、脊髓灰质炎病毒、柯萨奇病毒及 Epstein-Barr 病毒等。此外，出生后 3 个月内用牛奶或牛奶制品配方喂养的儿童发生 1 型糖尿病的风险也可能增高。

环境物质诱发具有遗传易感性个体 β 细胞发生自身免疫，但环境因素如何启动胰岛 β 细胞的自身免疫反应过程仍不完全清楚。目前认为环境因素作用于高危易感个体，个体的免疫系统通过释放细胞因子如白介素-1(IL-1)或肿瘤坏死因子-α(TNF-α)等特异或非特异性损害 β 细胞。反复的 β 细胞损伤在遗传易感的个体中诱发继发性抗 β 细胞自身免疫；也有报道特异性 β 细胞毒性物质跳过自身免疫导致 β 细胞大量受损。胰岛 β 细胞死亡的最终共同途径可能来自过多产生的氧自由基或 NO 对 β 细胞的破坏。

【发病机制】

1. 自身免疫和 1 型糖尿病 1 型糖尿病是由免疫介导的胰岛 β 细胞选择性破坏所致。环境因素(营养、病毒、化学物质等)诱发自身免疫的机制可能包括：①各种诱因导致 β 细胞抗原的释放；②病毒抗原表达于 β 细胞；③感染源与 β 细胞抗原具有相似性。上述抗原被胰岛内的抗原提呈细胞(巨噬细胞)摄取，加工为致敏抗原肽。抗原提呈细胞活化后分泌大量细胞因子如白介素-1(IL-1)和肿瘤坏死因子(TNF)等。受体的特异性识别致敏抗原肽的 T 辅助细胞(CD8+Th 淋巴细胞)出现在胰岛，诱导一系列细胞因子的表达。这些淋巴因子如 TNF 又会反馈刺激抗原提呈细胞，使主要组织相容性复合物(MHC)亚类分子、IL-1 和 TNF 的表达上调。胰岛内 IL-1 增加可刺激自由基的产生明显增加(超氧阴离子，过氧化氢，羟自由基等)。氧自由基损伤 β 细胞 DNA，活化多聚核糖体合成酶，以修复损伤的 DNA，此过程加速 NAD 的耗尽，最后 β 细胞死亡。在上述过程中，淋巴因子和自由基亦协助趋化 CD4+T 淋巴细胞向损害部位并使之活化。同时巨噬细胞亦向 CD4+淋巴细胞提呈病毒抗原或受损 β 细胞的自身抗原，活化的 CD4+细胞进一步活化 B 淋巴细胞产生抗病毒抗体和抗 β 细胞的自身抗体，亦促进 β 细胞的破坏。这些胰岛内的自由基对 β 细胞具有细胞毒作用。随着 β 细胞的损害(变性)加重，更多的致敏性抗原被提呈到免疫系统，出现恶性循环。因此，β 细胞自身免疫发生、发展的过程有自我诱导和自限性。

2. 环境对 1 型糖尿病发病的可能机制 环境因素对触发高危遗传背景个体 1 型糖尿病发病可能有重要作用。现在已知的可能触发 1 型糖尿病的环境因素包括感染、饮食、肠道菌群、毒素和婴儿宫内暴露的环境等。非特异性环境因素单独或多项叠加作用于高危个体，会反复诱发胰岛 β 细胞自身免疫发生，最终强化自身免疫损伤的恶性循环，最终导致胰岛 β 细胞衰竭(图 27-3)。

(1) 传染病：流行病学研究发现病毒感染是 1 型糖尿病的潜在病因。在诊断 1 型糖尿病患者中与持续性肠病毒感染相一致：与年龄匹配的对照组相比，在新诊断的 1 型糖尿病儿童的 β 细胞中检测到肠病毒 VP1 蛋白免疫反应性的频率更高。

(2) 肠道菌群：肠道菌群参与宿主物质代谢、免疫调控和组织器官发育等多种生理过程。肠道菌群失调与胃肠道疾病、代谢性疾病和自身免疫病的发生、发展均密切相关。肠道菌群可以通过改变肠道屏障功能和调控肠道免疫系统影响 1 型糖尿病的发生。已有不少临床研究显示，随着病程的进展，机体的肠道菌群发生明显变化，主要表现为总体上菌群丰度和多样性逐渐降低，在各层次上的优劣菌群与正常对照大相径庭。但肠道免疫失衡引起胰岛 β 细胞破坏的具体机制仍有待进一步研究。

(3) 饮食：研究表明，婴幼儿期接触的各种喂养食物与 1 型糖尿病发病可能相关：母乳喂养的人群 1 型糖尿病发病率较低；过早期暴露于牛奶或小麦的人群后续发生 1 型糖尿病的风险较高。此外，维生素 D 和维生素 E 和 ω-3 脂肪酸的摄入相对不足也可能与 1 型糖尿病发病风险相关。婴幼儿期的接触的食物

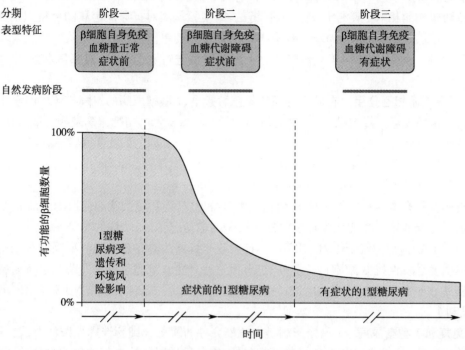

图 27-3 1 型糖尿病发病分期

种类及摄入量与婴儿所在国家地区差异等相关,且多重比较得出假阳性关联风险的概率较高。因此上述食物与 1 型糖尿病发病的关系需要在前瞻队列中纳入更详细的摄取量等信息进行更精确的评估。

(4) 毒素和化合物:食物或水中的毒素可能会激活遗传易感个体的自身免疫机制,接触毒素还可能会导致胰岛细胞死亡。N-亚硝基化合物可能会增加患糖尿病的风险:在瑞典的一项病例对照研究中,1 型糖尿病发生风险与摄入含有亚硝胺,硝酸盐或亚硝酸盐的食物相关,且风险增加幅度与含 N-亚硝基化合物的食物摄入量和摄入频率增加呈线性相关。但这在德国的关于饮用水的硝酸盐和亚硝酸盐摄入与 1 型糖尿病发病风险的研究则未观察到该现象。

(5) 出生体重和婴儿成长:目前研究结果提示婴幼儿期,过量的体重增加会导致胰岛素抵抗,并可能引发胰岛自身免疫,最终导致 1 型糖尿病。胰岛素抵抗和血糖升高(葡萄糖毒性)可能直接或通过在遗传易感人群中诱导 β 细胞新的自身抗原来加速 β 细胞凋亡;快速生长可能会增加胰岛素需求,从而引起 β 细胞应激和自身抗原的呈递增加。

【病理表现】

1. 早期病理 早在 1910 年就已经描述 1 型糖尿病患者有淋巴细胞和巨噬细胞浸润的急性胰岛炎,随后报告 1 型糖尿病患者发病 6 个月后死亡的个体尸检显示 2/3 表现有上述损害,存活的 β 细胞不到总量的 10%。但病程长的患者无淋巴细胞浸润。1 型糖尿病病程不久可见 β 细胞的局部再生,但随着疾病的进展,β 细胞的局部再生越加少见,且再生的 β 细胞随之亦被破坏。上述在缺乏胰岛素制剂年代描述的病理改变如今已非常罕见了。

2. 晚期病理 1 型糖尿病患者诊断 1.5～34 年后的尸检显示:由于占正常胰腺98%的外分泌组织的萎缩,胰腺重量下降。外分泌腺的萎缩可能由于缺乏高浓度的胰岛素通过血管床对本身胰腺的灌注,胰腺内高胰岛素浓度对其自身有营养作用,而该作用是皮下给予外源性胰岛素治疗所达不到的。1 型糖尿病患者的胰岛少且小,重量不到正常人或 2 型糖尿病患者的 1/3,β 细胞几乎完全缺乏。胰岛几乎仅包含 α 细胞和 σ 细胞及位于胰腺头部远端的 PP 细胞。每个胰岛内 α 细胞和 σ 细胞的数量正常或增加,胰腺内总的 α 细胞和 σ 细胞的量在参考范围。

【临床表现】

1 型糖尿病的症状包括代谢紊乱和并发症两方面的临床表现。经典的 1 型糖尿病多起病较急,症状较重,甚至以糖尿病酮症酸中毒就诊。除了"三多一少"(即多饮、多尿、多食和体重下降)的高血糖紊乱为主的代谢紊乱症状,糖尿病相关的急、慢性并发症也有其相应的临床表现。

1. **多尿** 多尿是由于血糖超过肾糖阈(8.89～10.0mmol/L),经肾小球滤出的葡萄糖不能完全被肾小管重吸收,形成渗透性利尿。血糖越高,尿糖排泄和尿量排除越多。患者日尿量可达5 000～10 000ml。肾脏疾病患者,肾糖阈增高,尿糖排泄障碍,在血糖轻中度增高时,多尿可不明显。

2. **多饮** 主要由于高血糖使血浆渗透压明显增高,加之多尿,水分丢失过多,发生细胞内脱水加重高血糖,使血浆渗透压进一步明显升高,刺激口渴中枢,导致口渴而多饮。多饮进一步加重多尿。

3. **多食** 多食的机制不十分清楚。多数学者倾向是葡萄糖利用率降低所致。正常人空腹时动静脉血中葡萄糖浓度差缩小,刺激摄食中枢,产生饥饿感;摄食后血糖升高,动静脉血中浓度差加大(>0.829mmol/L),摄食中枢受抑制,饱腹中枢兴奋,摄食要求消失。糖尿患者由于胰岛素的绝对或相对缺乏或组织对胰岛素不敏感,组织摄取利用葡萄糖能力下降,虽然血糖处于高水平,但动静脉血中葡萄糖的浓度差很小,组织细胞实际上处于"饥饿状态",从而刺激摄食中枢引起饥饿、多食。另外,机体不能充分利用葡萄糖,大量葡萄糖从尿中排泄。因此机体实际上处于半饥饿状态,能量缺乏亦引起食欲亢进。

4. **体重下降** 尽管糖尿病患者食欲和食量正常,甚至增加,但仍会出现体重下降。这主要是由于胰岛素绝对或相对缺乏或胰岛素抵抗,机体不能充分利用葡萄糖产生能量,致脂肪和蛋白质分解加强,消耗过多,呈负氮平衡,体重逐渐下降,乃至出现消瘦。另外,血糖明显升高,大量葡萄糖经尿丢失,也是体重下降的重要原因。一旦糖尿病经合理的治疗,获得良好控制后,体重下降可控制,甚至有所回升。如糖尿病患者在治疗过程,体重持续下降或明显消瘦,提示可能代谢控制不佳或合并其他慢性消耗性疾病。

5. **乏力** 在糖尿病患者中亦是常见的,由于葡萄糖不能被完全氧化,即人体不能充分利用葡萄糖和有效地释放出能量,同时组织失水,电解质失衡及负氮平衡等,因而感到全身乏力,精神萎靡。

6. **视力下降** 不少糖尿病患者在早期就诊时,主诉视力下降或视物模糊,这主要可能与高血糖导致晶体渗透压改变,引起晶体屈光度变化所致。早期一般多属于功能性改变,一旦血糖获得良好控制,视力可较快恢复正常。

7. **并发症** 糖尿病可分为急性并发症和慢性并发症。急性并发症以糖尿病酮症酸中毒为主;慢性并发症累积全身各个组织器官,主要包括大血管(如心血管、脑血管、肾血管和四肢大血管)、微血管(如糖尿病肾病和糖尿病视网膜病变)和神经病变(如植物神经和躯体神经等)。

【辅助检查】

1. **血糖测定** 目前血浆或血清葡萄糖测定是诊断糖尿病的唯一标准。依据WHO糖尿病诊断标准,符合下述情况,糖尿病诊断成立。

(1) 有典型高血糖症状或者高血糖危象患者1次随机血糖≥11.1mmol/L。

(2) 无明显高血糖症状患者达到2次如下异常值:①FBG≥7.0mmol/L;②按照WHO标准执行的口服糖耐量试验后2小时血糖≥11.1mmol/L。

2. **口服葡萄糖耐量试验(OGTT)**

(1) 方法:隔夜空腹10～12小时,抽取空腹静脉血,将75g无水葡萄糖或含1分子水(H_2O)的葡萄糖粉82.5g(儿童:1.75g无水葡萄糖/kg×理想体重,其中无水葡萄糖≤75g),溶于250～300ml水中,3～5分钟内饮完,服糖后2小时再抽取静脉血。血糖测定标本建议应用静脉血浆或血清,血糖测定方法采用葡萄糖氧化酶法。

(2) 注意事项:①试验前3天,应摄入足量碳水化合物,每天为200～300g;对严重营养不良者应延长。碳水化合物的准备时间,为1～2周;②试验前10～16小时禁食,允许饮水;③试验前1天及试验时应禁用咖啡、饮酒和吸烟,避免精神刺激;④体力运动,长期卧床患者因不活动可使糖耐量受损,试验时剧烈运动可加重葡萄糖的利用,但由于交感神经兴奋、儿茶酚胺释放等,致血糖升高,故试验前应静坐休息至少半小时,试验期间避免剧烈活动;⑤疾病和创伤,各种应激如心脑血管意外、创伤、烧伤及发热等可使血糖暂时升高,糖耐量减低,称为应激性高血糖,故需待患者病愈恢复正常活动时再做此试验;⑥药物,许多药物可使糖耐量减退,如糖皮质激素、烟酸、噻嗪类利尿剂、水杨酸钠、口服避孕药及单胺氧化酶抑制剂等,试验前应事先停药。

3. 尿糖测定　正常人从肾小管滤出的葡萄糖几乎被肾小管完全吸收,每天从尿中排出微量葡萄糖约32~90mg,一般葡萄糖定性试验不能检出。糖尿通常指每天尿中排出葡萄糖>150mg。正常人血糖超过8.9~10mmol/L(160~180mg/dl)时即可查出尿糖,这一血糖水平称为肾糖阈值。老年人及患肾脏疾病者,肾糖阈升高,血糖超过10mmol/L,甚至13.9~16.7mmol/L时可以无糖尿;相反,妊娠期女性及一些肾小管或肾间质病变时,肾糖阈降低,血糖正常时亦可出现糖尿。糖尿的检查常用的有班氏法(借助硫酸铜的还原反应)和葡萄糖氧化酶法等。班氏法常受尿中乳糖、果糖、戊糖、抗坏血酸、头孢菌素、异烟肼及水杨酸盐等药物的影响呈现假阳性,且操作比较不方便,现已渐被淘汰;葡萄糖氧化酶法由于酶仅对葡萄糖起阳性反应,特异性较强,但当服用大剂量抗坏血酸、水杨酸、甲基多巴及左旋多巴亦可出现假阳性。尿糖不作为糖尿病的诊断指标,一般仅用作糖尿病控制情况的监测和提示可能糖尿病而需进一步检查的指标。尿糖的影响因素除考虑肾糖阈及某些还原物质的干扰外,还常受尿量多少及膀胱的排空情况等影响。

4. 血酮体和尿酮体　两者均反映严重糖代谢紊乱的重要监测指标。目前可用的监测方法包括尿酮(乙酰乙酸)、血酮(β-羟丁酸)。对于留取尿样本较为困难的年幼患者,监测血酮可能是更优的选择。

在下列情况下应该监测酮体水平:①伴有发热和/或呕吐的疾病期间;②持续血糖≥14mmol/L时;③持续多尿伴血糖升高,尤其出现腹痛或呼吸加快时。过夜空腹的血酮参考值为<0.6mmol/L,当血酮>3.0mmol/L时,高度提示存在酸中毒可能,须密切监测生命体征、血糖;必要时监测血pH、电解质等。

5. 尿白蛋白测定　尿白蛋白测定是目前较公认的反映糖尿病肾脏的受损及其程度的重要指标。建议5年以上病程的1型糖尿病患者每年进行尿白蛋白或白蛋白/肌酐比值的检查。增高者应排除代谢紊乱(酮症、高血糖)、血流动力学因素(运动、蛋白摄入、利尿剂使用)和尿路感染等。并在接下来3~6个月收集3次晨尿标本重复检测,3次尿标本检测结果中2次达标则可诊断,推荐晨尿为最佳检测标本(表27-5)。

表27-5　尿白蛋白排泄异常的标准

分类	单次点尿样本 UACR/ (mg·g^{-1})	24 小时尿样本 UAER/ (mg·24h^{-1})	某时段尿样本 UAER/ (μg·min^{-1})
正常白蛋白尿	<30	<30	<20
微量白蛋白尿	30~300	30~300	20~200
大量白蛋白尿	>300	>300	>200

注:UACR,尿白蛋白/肌酐比值;UAER,尿白蛋白排泄率。

6. HbA1c 测定　糖基化血红蛋白(glycosylated hemoglobin,GHb)是葡萄糖分子和血红蛋白 A 组分的某些特殊部位分子经缓慢而不可逆非酶促反应而形成的产物。通过所测的 HbA1a、HbA1b 和 HbA1c 的总和可反应血糖水平。前两部分主要代表其他己糖和 Hb 相互作用的产物,HbA1c 是结合葡萄糖的HbA1,由于 HbA1a 和 HbA1b 在 HbA 中所占比例较少,基本上不受血糖影响,故临床上常以 HbA1c 来反映总 HbA1。血红蛋白是红细胞内运输氧的特殊蛋白质。红细胞的半衰期约是120天,因此糖化血红蛋白可反映检测前8~12周总体血糖情况。过去30天内的平均血糖可解释50%的 HbA1c 值。HbA1c 的测定方法目前有多种:如阳离子交换树脂微柱层析法、高效液相色谱法、电泳法、亲和色谱微柱法、放免法、免疫比浊法和竞争抑制法等。微柱内的阳离子交换树脂是目前国内应用较为广泛的方法。

血红蛋白分子病、地中海贫血、溶血性贫血、静脉切除术和怀孕等红细胞寿命缩短,从而糖化血红蛋白的量降低;肾功能不全、慢性酒精中毒等减慢血红蛋白的代谢,使其寿命延长以及红细胞增多症,可使糖化血红蛋白的量增加。

7. 糖尿病相关自身抗体　已证实在1型糖尿病发生、发展过程中,患者体内可检测多种针对β细胞的自身抗体,如抗胰岛细胞抗体(ICA)、抗胰岛素抗体(IAA)、抗谷氨酸脱羧酶抗体(GADA)、抗胰岛素瘤相关蛋白抗体(IA-2)和抗锌转运体8抗体(ZnT8A)等。

(1)多株抗胰岛细胞抗体(ICA):1974年首先报道了1型糖尿病患者中存在抗胰岛细胞抗原的抗体,并可用免疫荧光进行检测。近来已可通过放射免疫和酶联免疫对此类抗体进行测定。临床研究报告显示,非糖尿病人群 ICA 阳性率小于 3%,而新诊断的 1 型糖尿病患者 ICA 阳性率为 60%~90%。ICA 分为胰岛细胞浆抗体和胰岛细胞表面抗体。胰岛细胞表面抗体的检查需要新鲜的胰岛或胰岛素瘤细胞标本,故临床应用较少;而胰岛细胞浆抗体检查比较简单并已标准化,在临床广泛使用。高加索人群研究发现抗胰岛细胞抗体在女性患者阳性率更高,且与 HLA-DR3/B8 强烈相关。此外,抗胰岛细胞抗体的阳性率随糖尿病病程的延长而降低,80%~90% 的 1 型糖尿病患者体内胰岛细胞浆抗体在起病 2 年后消失;10%~15% 的患者持续存在大于 2 年。在相似病程情况下,抗体阳性者常伴:①甲状腺和胃的自身抗体;②常合并存在其他自身免疫内分泌病;③有强烈的其他自身免疫病的家族史。

ICA 在临床 1 型糖尿病一级亲属中的检出率明显高于普通人群,且 ICA 的检出与随后临床 1 型糖尿病的发生危险性增加相关,高滴度(如>80JDF 单位)的预报价值明显高于低滴度(如<20JDF 单位),ICA 持续阳性者发生 1 型糖尿病的危险性明显高于一过性阳性者。前瞻性研究报告:ICAs 滴度在 4JDF~9JDF 和大于 20JDF 的 1 型糖尿病一级亲属中 5 年内分别约 5% 和 35% 需使用胰岛素治疗,而 10 年内依赖胰岛素者达 60%~79%,ICA 持续高滴度阳性在 1 型糖尿病一级亲属中有较好的预测价值。但临床研究亦发现少数高滴度 ICAs 者,胰岛 β 细胞功能可持续数年保持稳定,确切的机制尚不清。另外,临床亦可见在相当比例(10%~20%)的非胰岛素依赖型糖尿病患者检出 ICA,此类患者中,最终 80%~85% 患者在若干年后需要胰岛素治疗。若 ICA 持续阳性,应考虑成人隐匿起病的 1 型糖尿病(LADA),应早期启动胰岛素治疗。

(2) 谷氨酸脱羧酶抗体(GADA):谷氨酸脱羧酶(GAD)是抑制性神经递质 γ-氨基丁酸的生物合成酶,存在于人类和动物的脑、胰岛组织内。近年来发现其有两种异构体形式,相对分子量分别为 65 000 道尔顿(GAD65)和 67 000 道尔顿(GAD67),并显示 GAD 与 1 型糖尿病患者胰岛 64K 蛋白抗原有许多共同的理化特征。GADA 被认为是 1 型糖尿病自身免疫反应的主要自身抗原之一。GADA 测定的临床价值与 ICA 相似,但其阳性率和特异性均较 ICA 高。在 1 型糖尿病一级亲属 1 型糖尿病临床前期的个体中,GADs 阳性率高于 ICA 和 IAA;在新诊断的 1 型糖尿病患者中 GADs 阳性率为 75%~90%;在病程长(3~10 年)1 型糖尿病患者阳性率仍可达 60%~80%。因此 GAD 的检测对 1 型糖尿病的诊断,尤其是对 LADA 早期识别有重要价值,并可在 1 型糖尿病的亲属中预测发生糖尿病的危险性。目前临床用于 GAD 检测的方法有免疫沉淀法、放射免疫法、酶联免疫吸附法和免疫荧光法等。

(3) 抗胰岛素抗体(IAA):在疾病进展过程中,首先出现的是 IAA,继之是 GADA 及 IA-2A,ZnT8A 和 ICA 出现较迟。IAA 即是一种可与胰岛素相结合的自身抗体,进而使得胰岛素失去活性。IAA 可出现于未用外源性胰岛素的 1 型糖尿病患者以及临床前期患者中,新诊断的 1 型糖尿病患者 IAA 阳性率为 40%~50%。1 型糖尿病诊断后,IAA 的阳性持续时间尚未知。现有的方法尚不能将 IAA 从胰岛素治疗所致的抗胰岛素抗体中区别出来。IAA 可能来自于 B 淋巴细胞的异常克隆,或者为 β 细胞破坏后所致。β 细胞的损伤可能导致异常结构的胰岛素释放,并被体内免疫系统当作异物;或者胰岛素原或更早生物合成的前体在 β 细胞破坏时被释放出来而作为抗原;有报道称免疫活性的胰岛素(可能为胰岛素原前体)存在于 β 细胞质膜上。另外,外源抗原可能与内源性胰岛素含有相似抗原表位亦可能导致体内产生 IAA。和 ICAs 和 GAD 一样,IAA 在预测 1 型糖尿病中也是重要的。有认为 IAA 出现在比较年轻非糖尿病个体中比出现在成人中更能反映比较快的胰岛 β 细胞破坏和较快地发展为 1 型糖尿病。与 1 型糖尿病有关的 IAA 主要是 IgG,偶见为 IgM。IAA 一般可用放射免疫和酶联免疫吸附法测定,但只有液相放射免疫法被国际认可。

(4) 蛋白质络氨酸磷酸酶样蛋白抗体(又称胰岛细胞瘤相关抗原-2 及-2β 抗体,IA-2 和 IA-2β):胰岛素瘤相关蛋白抗体 IA-2(insulinoma associated protein 2)及其类似物 IA-2β 均具有蛋白酪氨酸磷酸酶催化功能域高度同源的保守区域,是受体型蛋白酪氨酸磷酸酶超家族中的新成员。IA-2 和 IA-2β 均为 I 型跨膜糖蛋白,各含 979 和 986 个氨基酸残基,分子量分别为 106kD 和 108kD,编码基因分别位于人第 2 号(2q35)和第 7 号(7q35)染色体上。二者都由一胞外结构域、单一跨膜结构域和一胞内结构域组成,全长有 42% 的一致性,在胞内结构域有 74% 的同源性。IA-2 和 IA-2β 主要存在于胰岛 α、β、δ 细胞,胰腺 α、β 细胞瘤、垂体、脑组织和肾上腺髓质等神经内分泌组织中。目前认为 IA-2、IA-2β、GAD 和胰岛素均是 1 型糖尿病的自身抗原,IA-2 和 IA-2β 抗原表位均位于胞内结构域的羧基端,其抗体主要识别构象性抗原表位,IA-2 和 IA-2β 有共同的抗原表位和各自特异的抗原决定簇。文献报告 IA-2Ab 存在于 60%~80% 的新诊断的 1 型糖尿病患者中,在糖尿病前期的阳性率为 40%~60%,而在健康人群中的阳性率约为 1%。IA-2βAb 在新诊断的 1 型糖尿病患者的阳性率为 45%~60%,稍低于 IA-2Ab 的阳性率。二者的阳性率均随着病程的延长和 1 型糖尿病起病年龄的增大而逐渐下降。IA-2Ab 和 IA-2βAb 的特异性较 GAD-Ab 高,在不伴 1 型糖尿病的自身免疫疾病的患者中较少发现,对一级亲属阳性预测价值达 75%。新近研究发现,98% 新诊断的 1 型糖尿病患者至少存在 1 种胰岛自身抗体阳性,80% 存在两种以上,而健康人无一人同时存在 2 种以上抗体。3 种抗体(IA-2Ab、GAD-Ab 和 IAA)均阴性的一级亲属 5 年内发生糖尿病的危险度小于 0.5%,仅一种抗体阳性的发病危险度为 15%,两种抗体阳性为 44%,3 种抗体均阳性的危险度为 100%。现认为联合检测 IA-2Ab、GAD-Ab 和 IAA 是预测 1 型糖尿病的最可靠免疫学标志。由于 IA-2Ab 与 IA-2βAb 显著相关,所以在联合 IA-2βAb 并不进一步增加检测的敏感性和阳性预测值。IA-2Ab 和 IA-2βAb 的检测主要采用酶联免疫吸附分析法(ELISA)和放射配体分析法(RLA),其中 RLA 所需标本少,可进行半自动化操作,省时省力,适于在高危人群和少年、儿童中进行普查。

(5) 锌转运体 8 抗体(ZnT8A):锌转运蛋白 8(ZnT8)是在 1 型糖尿病中新发现的一种自身抗原。ZnT8 自身抗体(ZnT8A)在高加索人群新发的中阳性率达 60%~80%,在传统三抗阴性的患者中阳性率仍达 26%,是新发现的又一个重要的自身抗体。ZnT8 是由 *SLC30A8* 基因编码的 369 个氨基酸,特异性表达于胰腺 β 细胞胰岛素分泌囊泡膜上。ZnT8 可以富集 Zn^{2+} 于囊泡中,维持 β 细胞内锌稳态同时参与胰岛素六聚体形成,参与 β 细胞胰岛素的分泌等。

到目前为止,与 ZnT8 相关的研究主要集中在 1 型糖尿病的诊断和预测上。1 型糖尿病人群中 ZnT8A 阳性的患病率在不同种族之间存在显著差异,高加索患者为 60% 至 80%,日本患者为 28%,中国患者为 24.1%。Wenzlau 等发现 ZnT8A 与 GADA、IA-2A 和 IAA 结合可将自身免疫检测的灵敏度提高到 98%。中国 T1D 受试者中 ZnT8A 和 IA-2A 的流行率低于白种人人群(两者均 $P<0.001$),同时 GADA,IA-2A 和 ZnT8A 组合测量的诊断敏感性达到 65.5%,在 13.5% 的 GADA 和 IA-2A 阴性受试者中检测到 ZnT8A。ZnT8A 是中国人 T1D 的独立标志物,与 GADA 和 IA-2A 结合使用可增强诊断敏感性。

尽管仍需要前瞻性研究来证实 ZnT8A 可以提高自身免疫的诊断敏感性,但 ZnT8A 的测量对于提供 T1D 患者自身免疫性证据以及预测疾病很重要。

【诊断】

典型 1 型糖尿病诊断,尤其是青少年无明显诱因并以酮症或酮症酸中毒起病者,比较容易。1 型糖尿病根据其发病机制和临床特征的差异,可分为自身免疫性(包括急性发病及缓慢发病)和特发性。临床可分为急性起病典型 1 型糖尿病(多见于青少年)、成人隐匿性自身免疫型糖尿病(LADA)、特发性 1 型糖尿病和暴发型 1 型糖尿病:

(1) 急性起病典型 1 型糖尿病:占 1 型糖尿病的绝大多数,其特点为青少年起病,起病时症状较重,一些患者甚至以酮症酸中毒起病;起病时体内多存在针对胰岛 β 细胞的自身抗体;起病时胰岛素或 C-肽释放试验呈低平曲线;起病时即需胰岛素替代,一些患者在胰岛素替代治疗 2 年内出现"蜜月期"(短者数周,长者可达 1 年以上,主要与胰岛内残余细胞团的功能暂时得到部分恢复有关)而使胰岛素用量明显减少,甚至停用,但最终胰岛细胞将被破坏而需长期胰岛素替代治疗。

(2) 成人隐匿性自身免疫型糖尿病(LADA):其特点为起病年龄大于 15 岁的任何年龄段,早期应用饮食控制或口服降血糖药物有效,发病半年内不依赖胰岛素无酮症酸中毒发生;发病时多为非肥胖;体内胰岛 B 细胞抗体常持续阳性;具有 1 型糖尿病的易感基因;常伴阳性的甲状腺和胃壁细胞等其他器官特异性抗体。欧美人有资料报告 LADA 占 2 型糖尿病 10%~15%,在非肥胖的 2 型糖尿病患者中有报道高达 50%;国内有文献报告 2 型糖尿病患者 GAD-Ab 的阳性率达 14.2%。

(3) 特发性 1 型糖尿病占少数,病因不明。临床表现为持续胰岛素缺乏,频发酮症酸中毒,但体内始终缺乏针对胰岛细胞自身免疫的证据,具强烈遗传倾向,与 HLA 无关。多见于非洲人或亚洲人。

(4) 暴发型 1 型糖尿病,起病迅速,可在数日内发病,可能与大量病毒感染直接导致胰岛细胞损害有关;胰岛 β 细胞破坏导致胰岛素绝对缺乏,属于特发性糖尿病的亚型之一。目前对该病的诊断多采用

Imagawa 等提出的诊断标准：①出现高血糖症状 1 周左右伴发酮症或酮症酸中毒；②起病时血糖水平较高（≥16.0mmol/L），而 HbA1c<8.5%；③空腹血清 C 肽水平<0.10nmol/L，餐后或给予胰高血糖素后 C 肽水平<0.17nmol/L；④胰岛细胞自身抗体阴性；⑤血淀粉酶、胰脂肪酶、弹性蛋白酶-1 不同程度升高，而胰腺超声检查无异常；⑥病初出现流行性感冒样症状，如发热、上呼吸道感染等，以及上腹部疼痛、恶心、呕吐等消化道症状。

【鉴别诊断】

典型病例，临床可根据起病年龄、起病缓急、酮症易感以及是否胰岛素治疗等初步对 1 型或 2 型糖尿病作出鉴别，但临床上常遇到不少病例，仅根据临床表现难以鉴别。综合临床表现和实验室检查仍难以明确分型时，可先根据临床表现进行治疗，并在病程中随访观察。下表主要列举 1 型和 2 型糖尿病的鉴别要点，但所列临床和实验室的表现对糖尿病的鉴别都不是绝对的（表 27-6）。

表 27-6　1 型糖尿病和 2 型糖尿病鉴别诊断

	差别方面	1 型糖尿病	2 型糖尿病
病因	遗传倾向	有家族史 1A 型与 MHC（HLA）易感及抵抗基因型和/或单倍型关联，尚有其他关联基因，与 2 型糖尿病各异	有较明显家族史 2 型糖尿病关联基因，与 1 型糖尿病各异
	胰岛细胞自身抗体	1A 型阳性，1B 型阴性	阴性
病理生理	胰岛 β 细胞功能	原发性缺陷，多呈进行性减退以致丧失，进展可快可慢，多永久性亦可呈暂时性恶化 空腹或负荷后血胰岛素水平过低	多继发于组织胰岛素抵抗，致胰岛 β 细胞分泌负荷增加 空腹或负荷后血胰岛素水平可正常或高于非糖尿病者，以后发展到减低
	组织中胰岛素敏感性	少见减低，可继发于糖毒性	原发性缺陷，多进行性减低，进展缓慢
临床表现	起病年龄	早，儿童和青少年中多见，亦见于成人	晚，大多为中老年人，亦可见于青壮年
	起病缓急和程度	可急性起病，可较重，有酮症酸中毒倾向，尤其是 1B 型糖尿病	多缓慢起病，半数在筛查血糖时发现，应激情况下可发生酮症
	体脂	不多	全身肥胖和/或中心型肥胖常见
	代谢综合征	很少见	很多见
	依赖胰岛素以生存	多见	非依赖多见
合并其他自身免疫病		1A 型多见	不多见

【治疗】

1 型糖尿病的治疗目的：改善症状，保证生活质量，防治急慢性并发症，同时保证儿童和青少年 1 型糖尿病患者的正常生长发育。

1 型糖尿病的治疗原则：生活方式管理、血糖自我监测及控制、药物及其他治疗、综合医学评估和并发疾病治疗。

1. 生活方式管理

（1）糖尿病自我管理教育和支持：糖尿病是需要终身治疗的慢性疾病，患者的生活质量有赖于对糖尿病知识的掌握程度和自身管理能力的提高。因此，专业化、规范化、标准化的糖尿病教育和管理非常重要。糖尿病自我管理教育和支持（diabetes self-management education and support，DSME/S）是一种基于循证证据的糖尿病管理服务模型。"美国糖尿病自我管理教育（DSME）项目标准"旨在通过可帮助患者学会如何实现有效的自我管理，进而预防和延缓糖尿病及其慢性并发症的发生、发展。尽管 DSME 在糖尿病疾病管理中有效，但不足以维持糖尿病患者终身自我照护。在与糖尿病的长期抗争中，只有持续的糖尿病自我管理支持（DSMS）才能帮助患者保持糖尿病治疗的有效性，满足有效管理糖尿病的需求。ADA 和

AADE 联合在线发布《糖尿病自我管理教育和支持国家标准(2017 版)》,将 DSME 和 DSMS 结合。该标准同样认为糖尿病自我管理教育和支持(DSME/S)是所有糖尿病患者和存在糖尿病风险人群管理的重要部分,是促进糖尿病前期和糖尿病的自我管理所需知识、技能和能力的持续过程,同时也在协助患者实施和维持持续自我管理活动中发挥作用。糖尿病患者在确诊后或以后需要时,应接受 DSME 和 DSMS,以增加知识、技能和糖尿病自我管理能力。评估对糖尿病自我管理教育和支持的需求有 4 个关键时间点:在诊断时、每年、出现复杂化因素时以及发生照护改变时。改善临床结局、健康状态和生活质量是 DSME 和 DSMS 的主要目标,应作为管理的一部分进行判断和监测。同时,DSME/S 以患者为中心,可以由个人、团队以及专业的技术平台提供,并且应该与整个糖尿病诊疗团队沟通,指导临床决策。

(2) 营养治疗:所有 1 型糖尿病、2 型糖尿病及妊娠糖尿病患者都推荐接受注册营养师制定的个体化医学营养治疗。健康素养或计算能力有限、年龄较大、容易发生低血糖且没有使用胰岛素的 2 型糖尿病患者可以考虑采用简单有效的方法来强化血糖控制和体重管理,强调份数控制和选择健康食物。成人 1 型糖尿病患者的饮食治疗与 2 型糖尿病基本相同,但 1 型糖尿病患者多体重低,甚至消瘦(与 2 型糖尿病偏胖者不同),且儿童 1 型糖尿病处于生长发育期,对其热量控制应适当放宽。1 型糖尿病儿童饮食计划原则是应该满足其生长发育和日常活动的需要。根据患儿家庭饮食习惯进行适当限制和灵活掌握。每天所需热量=4 184+年龄×(290~420)kJ[1 000+年龄×(70~100)kcal]。年龄偏小、较瘦的儿童应选择较高的热卡,<3 岁儿童用每岁 418.4kJ(100kcal),随年龄而递减;而年龄偏大、较胖,宜用较低的热卡,年龄×209.2~251.0kJ(50~60kcal),总热量≤8 368kJ/d(≤2 000kcal/d)。运动量大者可用较高热量。目前尚无适合所有糖尿病患者的理想的碳水化合物、蛋白质和脂肪的热量来源比例,所以宏量营养素的分配应根据总热量摄入和代谢控制目标进行个体化评估。教育胰岛素治疗的 1 型糖尿病患者学习碳水化合物计算,在某些情况下估计脂肪和蛋白质的克数,以决定餐时胰岛素的剂量,能够改善血糖控制。对于每天应用固定胰岛素剂量的患者,保持稳定的碳水化合物摄入时间和量可以改善血糖控制,减少低血糖发生风险。某些饮食方式可能适合特定人群,如低碳水化合物饮食;对于特殊的人群需要制定特殊的饮食,如妊娠或哺乳的糖尿病患者、患有饮食障碍、肾脏疾病或正在使用 SGLT-2 抑制剂的患者。

食物成分中碳水化合物应来源于蔬菜、水果、豆类、全谷类和奶制品,特别是纤维较高和糖负荷较低的食物,而非其他碳水化合物来源,尤其那些加糖食品。糖尿病患者或有糖尿病风险的患者应该减少含糖饮料和非营养甜味剂的摄入量,强调水的摄入量,以控制体重和减少心血管疾病及脂肪肝的发生风险。蛋白质应以动物蛋白为主。脂肪应选用含不饱和脂肪酸的植物油。每天最好摄入足够的蔬菜或含纤维素较多的食物。普通人群及糖尿病患者均推荐减少钠摄入至<2 300mg/d,但对糖尿病合并高血压患者的钠摄入不做进一步限制。每天每餐的热量分配应基本固定,可以分为早餐占 1/5,午餐和晚餐各占 2/5,每餐中留少量作为餐间点心,并按时定量进餐。不能按时进餐时必须测餐前血糖,调整胰岛素或进餐量。每天每餐应基本固定,并按时进餐。

(3) 体力活动与运动:成年 1 型糖尿病患者的运动治疗与 2 型糖尿病患者差不多。多项指南推荐 1 型糖尿病成年患者每周至少进行 150 分钟中等强度有氧体力活动(最大心率的 50%~70%),每周至少 3 天,不能连续超过 2 天不运动。每周进行至少 2 次不连续耐力锻炼。老年糖尿病患者每周进行 2~3 次灵活性和平衡性训练,可根据个人偏好,包括瑜伽和太极活动以增加柔韧性、肌肉力量和平衡。胰岛素作用高峰期(降血糖效应期)运动可能会增加低血糖发生风险。1 型糖尿病患者应该避免这个时间段运动。而且运动也是处于生长发育期儿童的一个必需的生活内容。指南推荐 1 型或糖尿病前期的儿童和青少年每天参加至少 60 分钟或以上中等强度或更剧烈的有氧体力活动,每周至少 3 天。糖尿病儿童应每天安排适量的运动项目,在进行较为剧烈的体育锻炼时,可适当减少胰岛素的用量,同时注意运动前后适量加餐,以防止发生低血糖。此外,尿酮体呈阳性者需在血糖控制满意、尿酮体转阴性后进行。运动过程中应注意以下事项:①必要时将胰岛素改为腹壁皮下注射,以免运动时吸收过快,导致低血糖发生;②运动后易出现低血糖者可于运动前有计划加用少量食品;③运动时应注意选择合适的服装,运动后注意清洁卫生;④对年龄较小的儿童,家长最好能够结伴,既可给予照顾又能增加乐趣,更利于坚持。

(4) 心理支持:1 型糖尿病患者及其家属常会因为对疾病的不了解而产生悲观、失望甚至恐惧的心理。无论是成人还是儿童的 1 型患者都需要心理治疗,老年糖尿病患者(≥65 岁)还应考虑进行认知功能及抑郁症的筛查。心理治疗应该协作整合以患者为中心的治疗方案,并提供给所有糖尿病患者,以优化健康结局和健康相关的生活质量。

但不限于:对疾病的态度、对治疗和预后的预期、情感/情绪、一般及与糖尿病相关的生活质量、资源(经济、社会和情感方面)以及精神病史。医务工作者应该考虑在首诊时使用适合患者的经认证的准化的工具评估患者忧虑、抑郁、焦虑、饮食障碍程度和认知能力,且以后定期评估,当病情变化、治疗和生活环境变化时也应进行评估。评估应包括照护者和家庭成员。医务工作中的教育,家人、亲友,还有患者之间的鼓励和安慰,较 2 型糖尿病更加显得重要。

2. 血糖自我监测及控制

(1) 血糖监测方法(表 27-7):自我血糖监测(SMBG)是通过血糖仪监测指尖毛细血管血糖。医护人员应了解可能影响血糖仪准确性的药物和其他因素,并根据这些因素为患者选择适当的仪器。在近年系列胰岛素强化治疗的大型临床研究将 SMBG 作为强化降血糖综合治疗的一部分,证明强化血糖控制对预防和延缓糖尿病并发症的益处。SMBG 是糖尿病患者达到治疗效果的重要措施之一。连续葡萄糖监测应用电化学反应原理,由于组织间液葡萄糖和血浆葡萄糖有很好的相关性,通过固定在传感器(又称探头)上的生物酶,如葡萄糖氧化酶,经植入到皮下组织中,连续测量和记录患者组织间液葡萄糖浓度。传感器上的生物酶与组织间液中的葡萄糖反应产生的电信号通过 CGM 的记录仪或显示器,经过算法处理,将电信号转化为葡萄糖浓度,并最终形成连续葡萄糖监测(CGM)监测数据和图谱。CGM 通过提供丰富的血糖数据,有助于更精细地分析患者病情,现已成为评估血糖水平的一种重要方法。CGM 允许患者评估他们对治疗的个人反应以及能否安全实现血糖达标。将 CGM 结果整合到糖尿病管理中,可以指导营养治疗和运动、预防低血糖、调整药物治疗(尤其是餐时大剂量)。患者的具体需求和控糖目标决定了 SMBG 频率和时间及是否考虑使用 CGM。

表 27-7　自我血糖监测与连续葡萄糖监测对比

项目	自我血糖监测(SMBG)	连续葡萄糖监测(CGM)
机制和性能	1. 通过一次性试纸检测血糖值 2. 部分血糖仪具有数据存储功能,可通过管理软件将血糖信息输入电脑	1. 通过植入一次性葡萄糖传感器连续监测葡萄糖水平 2. 记录仪或显示器可获得监测结果,通过分析软件获得监测图谱和数据
数据特点	1. 如"快照"即时反映某点血糖 2. 糖尿病管理方案的制定基于分散的数据,这些数据可以部分反映患者血糖随饮食、药物、运动等事件的变化 3. 血糖仪导出的记录可回顾性描述血糖谱,血糖谱由少数血糖值组成 4. 数据可用于直接指导药物剂量调整	1. 如"录像"反映血糖变化情况 2. 连续反映患者血糖随饮食、药物、运动等事件的变化 3. 反映血糖变化趋势的数据(如变化的速率和方向等),可以帮助患者了解血糖变化的整体趋势和个体化特征 4. 可捕捉患者难以进行 SMBG 时的血糖情况,如夜间或剧烈运动时 5. 血糖值较血液中滞后,数据不可直接指导药物剂量调整
测量方法	1. 测定毛细血管血中葡萄糖水平 2. 用采血针和试纸取血,一般采手指血,也可以使用其他部位	1. 测定皮下组织间液葡萄糖水平 2. 葡萄糖传感器埋植于腹部皮下,或手臂等其他部位
其他	1. 价格较低 2. 监测麻烦,且有痛感	1. 若连续使用,价格较高 2. 监测方便,无须或仅需 1~4 次/d 指血校准

目前主要有 3 种持续葡萄糖监测(CGM)系统:①实时 CGM(rt-CGM);②间歇性扫描式 CGM(is-CGM);③回顾式 CGM。rt-CGM 可实时、连续报告血糖水平,同时具有低血糖和高血糖预期的警报。这些

功能可能有助于无症状低血糖和/或频繁低血糖发作患者及时预防和处理低血糖。传统的胰岛素强化治疗方案包括每天多次胰岛素注射或持续皮下胰岛素注射疗法,根据多次 SMBG 结果调整胰岛素用量,使患者血糖尽可能接近目标血糖范围。在原胰岛素强化治疗方案基础上联合 rt-CGM,不同年龄段的 1 型糖尿病患者在改善高血糖和降低低血糖风险方面均有获益。对于血糖控制特别严格的 1 型糖尿病合并妊娠患者,联合使用 rt-CGM 可提高 1 型糖尿病孕妇全孕程血糖达标时间,降低巨大胎儿发生风险。is-CGM 每分钟测量 1 次葡萄糖,每 15 分钟记录 1 次。与其他 CGM 相比,is-CGM 传感器体积小、成本低。因为 is-CGM 是工厂校准,故不需要使用 SMBG 校准。与 SMBG 相比,使用 is-CGM 可增加患者的治疗满意度、延长血糖达标时间、减少夜间低血糖频率,但两者在 HbA1c、生活质量或严重不良事件方面则无差异。回顾性 CGM 相当于葡萄糖监测的"Holter",是一种盲式 CGM:由于佩戴过程中患者及医护人员均无法随时看到结果。因此回顾性 CGM 能更客观地发现患者血糖波动变化的规律,观察到干预方案真正的实际效果。回顾式 CGM 体积小,佩戴期间患者无须操作设备,尤其适用于门诊随访,可客观地观察到患者日常生活状态下的血糖变化情况。患者佩戴期间需记录指尖血糖、饮食、药物、运动等信息。回顾式 CGM 的缺点是佩戴期间设备出现松动、故障时无法及时发现与处理。

SMBG 和 CGM 的准确性还与使用者和所使用的仪器相关。因此要达到 SMBG 和 CGM 的最佳使用效果,需要患者和医生正确回顾和解读数据,以确保有效且及时地利用数据。对于 1 型糖尿病患者,SMBG 或 CGM 的使用频率越高,糖化血红蛋白(HbA1c)水平越低,血糖控制越好。在那些每天至少检查 1 次血糖的患者中,许多人在血糖水平偏高或偏低的时候都不采取任何行动,所以医护人员应该教导患者如何使用 SMBG 和/或 CGM 数据来调整食物摄入量、运动或药物剂量,以达到特定的血糖控制目标。

(2)血糖控制目标(表 27-8~表 27-12):大多数患有 1 型糖尿病的儿童和青少年应该接受强化胰岛素治疗方案,或者每天多次注射或持续皮下胰岛素输注。所有患有 1 型糖尿病的儿童和青少年应每天多次自我监测血糖水平(最少每天 4 次),包括餐前、睡前以及在特定情况下(如锻炼、驾驶或出现低血糖症状)安全所需的血糖水平。对 1 型糖尿病儿童和青少年进行持续血糖监测,无论胰岛素注射或持续皮下胰岛素输注,可作为帮助改善血糖控制的工具,并且连续血糖监测的好处与坚持持续使用该设备相关。自动胰岛素输送系统可以改善血糖控制并减少儿童的低血糖,可考虑在 1 型糖尿病儿童中使用。

对于 HbA1c 指标的检测,治疗达标(和血糖控制稳定)的患者,每年应该检测 HbA1c 至少两次。更改治疗方案或血糖控制未达标的患者,每 3 个月检测 HbA1c 1 次。应用即时 HbA1c 检测有助于更及时调整治疗方案。

表 27-8 非妊娠成人血糖控制目标

项目	目标
HbA1c	<7.0%(53mmol/mol)*
餐前毛细血管血糖	80~130mg/dl*(4.4~7.2mmol/L)
餐后毛细血管血糖峰值[†]	<180mg/dl*(10.0mmol/L)

注:*或多或少严格的血糖目标可能适用于个别患者。血糖目标应根据糖尿病持续时间、年龄/预期寿命、共病情况、已知的心血管疾病或晚期微血管并发症、无意识低血糖和患者个体因素进行个体化设置。[†]当餐前血糖达标,而 HbA1c 未达标时,应控制餐后血糖。餐后血糖峰值测量应在餐后 1~2 小时进行,此时糖尿病患者的血糖水平通常达到峰值。

表 27-9 儿童和青少年型糖尿病患者的血糖和 HbA1c 控制目标

血糖目标范围		HbA1c	理由
餐前血糖	睡前血糖		
90~130mg/dl (5.0~7.2mmol/L)	90~150mg/dl (5.0~8.3mmol/L)	<7.5% (58mmol/mol)	如果达标同时不出现过度低血糖,那么可设置较低 A1C 目标[<7.0%(53mmol/mol)]

表 27-10　老年糖尿病患者的血糖、血压和血脂异常治疗目标

病患者特征/健康状况	理由	HbA1c目标	空腹或餐前血糖	睡前血糖	血压	血脂
健康（合并较少慢性疾病，有完整的认知和功能状态）	较长剩余预期寿命，有完整的认知和功能状态	<7.5% (58mmol/mol)	90~130mg/dl (5.0~7.2mmol/L)	90~150mg/dl (5.0~8.3mmol/L)	<140/90mmHg	他汀类药物，除非禁用或不耐受
复杂/中度（合并多种慢性疾病*或2项以上日常活动能力受损或轻-中度认知功能障碍）	中等剩余预期寿命、高治疗负担、低血糖风险、跌倒风险	<8.0% (64mmol/mol)	90~150mg/dl (5.0~8.3mmol/L)	100~180mg/dl (5.6~10.0mmol/L)	<140/90mmHg	他汀类药物，除非禁用或不耐受
非常复杂/健康不佳（长期或终末期慢性病**或2项以上日常活动能力受损或中-重度认知功能障碍）	有限剩余预期寿命，效益不明	<8.5% (69mmol/mol)	100~180mg/dl (5.6~10.0mmol/L)	110~200mg/dl (6.1~11.1mmol/L)	<150/90mmHg	考虑他汀类药物的获益可能性（二级预防比一级预防更有效）

注：此表是考虑老年糖尿病患者血糖、血压和血脂异常治疗目标的共识框架。患者特征类别是一般概念，并非每个患者都会明显地归入某一个特定的类别。考虑患者和护理者的偏好是治疗个体化的一个重要方面。此外，患者的健康状况和偏好会随时间而改变。如果能够在没有反复过度治疗负担的情况下实现，可以为个人设定较低的HbA1c目标。"多重"指至少3个，但大部分患者可能有5个或更多。

* 共併的慢性疾病是指严重、需要药物或生活方式管理，包括关节炎、癌症、充血性心力衰竭、抑郁症、肺气肿、跌倒、高血压、尿失禁、3期或更严重的慢性肾脏疾病、心肌梗死和中风等。

** 单一终末期慢性疾病的存在，如3~4期充血性心力衰竭或氧依赖性肺病、需要透析的慢性肾脏病或不受控制的转移性癌症，可能导致显著症状或功能状态损害，并显著降低预期寿命。HbA1c为8.5%(69mmol/mol)对应估计的平均血糖值为200mg/dl(11.1mmol/L)。不推荐高于8.5%(69mmol/mol)较宽松的HbA1c目标，因为可能使患者暴露于更频繁的高血糖和高渗综合征和伤口愈合不良等急性风险。

表 27-11　1 型或 2 型糖尿病成人和老年/高危人群血糖控制评估指标

糖尿病类型	TIR			TBR			TAR		
	读数/%	检测时间	目标范围	读数/%	检测时间	目标范围	读数/%	检测时间	目标范围
T1D*/T2D	>70	>16h,48min	70~180mg/dl (3.9~10.0mmol/L)	<4	<1h	<70mg/dl (<3.9mmol/L)	<25	<6h	>180mg/dl (>10.0mmol/L)
				<1	<15min	<54mg/dl (<3.0mmol/L)	<5	<1h,12min	>250mg/dl (>13.9mmol/L)
老年/高危 T1D/T2D	>50	>12h	70~180mg/dl (3.9~10mmol/L)	<1	<15min	<70mg/dl (<3.9mmol/L)	<10	<2h,24min	>250mg/dl (>13.9mmol/L)

注：TIR 每增加 5%，对 1 型或 2 型糖尿病患者有显著的临床益处。* 年龄<25 岁，如果 A1C 目标是 7.5%，设定 TIR 目标约 60%。

表 27-12　特定 A1c 水平的平均血糖水平

A1c	平均血糖		平均空腹血糖		平均餐前血糖		平均餐后血糖		平均睡前血糖	
%(mmol/mol)	mg/dl	mmol/L	mg/dl	mmol/L	mg/dl	mmol/L	mg/dl	mmol/L	mg/dl	mmol/L
6(24)	126(100~152)	7.0(5.5~8.5)								
5.5~6.49(37~47)			122(117~127)	6.8(6.5~7.0)	118(115~121)	6.5(6.4~6.7)	144(139~148)	8.0(7.7~8.2)	136(131~141)	7.5(7.3~7.8)
6.5~6.99(47~53)			142(135~150)	7.9(7.5~8.3)	139(134~144)	7.7(7.4~8.0)	164(159~169)	9.1(8.8~9.4)	153(145~161)	8.5(8.0~8.9)
7(53)	154(123~185)	8.6(6.8~10.3)								
7.0~7.49(53~58)			152(143~162)	8.4(7.9~9.0)	152(147~157)	8.4(8.2~8.7)	176(170~183)	9.8(9.4~10.2)	177(166~188)	9.8(9.2~10.4)
7.5~7.99(58~64)			167(157~177)	9.3(8.7~9.8)	155(148~161)	8.6(8.2~8.9)	189(180~197)	10.5(10.0~10.9)	175(163~188)	9.7(9.0~10.4)
8(64)	183(147~217)	10.2(8.1~12.1)								
8.0~8.5(64~69)			178(164~192)	9.9(9.1~10.7)	179(167~191)	9.9(9.3~10.6)	206(195~217)	11.4(10.8~12.0)	222(197~248)	12.(10.9~13.8)
9(75)	212(170~249)	11.8(9.4~13.9)								
10(86)	240(193~282)	13.4(10.7~15.7)								
11(97)	269(217~314)	14.9(12.0~17.5)								
12(108)	298(240~347)	16.5(13.3~19.3)								

许多非妊娠成人合理的 HbA1c 目标是<7%。对于部分无明显低血糖或其他治疗副作用的患者，建议更严格的 HbA1c 目标（如<6.5%）。这些患者可能包括那些糖尿病病程较短、仅用生活方式或二甲双胍治疗的 2 型糖尿病患者、预期寿命较长或无明显心血管疾病（CVD）的患者。对于有严重低血糖病史、预期寿命有限、有晚期微血管或大血管病并发症、有较多的伴发病，以及尽管实施了糖尿病自我管理教育、适当的血糖检测、应用了包括胰岛素在内的多种有效剂量的降血糖药物，而仍难达标者的病程较长的糖尿病患者，可给予较宽松的 HbA1c 目标（如<8%）。随着疾病进展及年龄增长，应根据个体化标准，重新评估血糖控制目标，尤其老年人。

3. 药物及其他治疗

（1）胰岛素治疗

1）胰岛素的种类和治疗方案：目前胰岛素治疗仍然是 1 型糖尿病治疗不可替代的治疗药物。目前胰岛素根据来源可分为：①动物胰岛素，优点来源广泛，价格便宜；缺点是有可能发生过敏反应或产生抗体后药效降低，目前应用较少。②人胰岛素，包括短效胰岛素、中效胰岛素（NPH）和预混胰岛素。相对于动物胰岛素而言，人胰岛素的优点包括过敏反应与其他不良反应少，作用效价更强，可适当减剂量，吸收速度更快，作用时间更短；缺点包括不能更好模拟生理性胰岛素分泌，易导致血糖波动，低血糖风险大。③人胰岛素类似物，它包括速效胰岛素（如门冬胰岛素、赖脯胰岛素和谷赖胰岛素）和长效胰岛素（如甘精胰岛素、地特胰岛素和德谷胰岛素）。人胰岛素类似物因在胰岛素化学结构上进行了修饰，使其在某些方面如皮下吸收和作用时间等方面优于人胰岛素，减少低血糖发生的危险性方面优于人胰岛素，但是相对于动物胰岛素与人胰岛素价格稍贵。

根据其作用时间可分为速效（超短效）胰岛素类似物、短效（常规）胰岛素、中效胰岛素、长效胰岛素（包括长效胰岛素类似物）和预混胰岛素（包括预混胰岛素类似物）；根据其效用特点可分为餐时胰岛素、基础胰岛素和预混胰岛素。

2）胰岛素治疗方案的选择：由于体内胰岛素缺乏，1 型糖尿病患者胰岛素治疗方案应尽可能模拟生理性胰岛素分泌的模式。生理性胰岛素分泌包括基础胰岛素分泌和进餐时胰岛素分泌两部分。胰岛素治疗方案包括胰岛素类型，注射时间和注射装置的选择和血糖监测方案等，这些均需要根据患者病情，经济情况和生活习惯等制定。

基础加餐时胰岛素或持续皮下胰岛素输注方案是 1 型糖尿病患者最主要的胰岛素治疗方案。基础加餐时胰岛素治疗也称每天多次胰岛素注射方案（multiple dose insulin injections，MDI），是目前 1 型糖尿病患者最常用的强化方案。根据正常人的胰岛素分泌模式，一般三餐前用短效胰岛素或速效胰岛素类似物，睡前用中效胰岛素（有些患者需要早餐前也注射 1 次）或长效胰岛素或其类似物。持续皮下胰岛素输注（continuous subcutaneous insulin infusion，CSII）也称胰岛素泵治疗，是通过持续皮下输注胰岛素的方式，模拟胰岛素的生理性分泌模式从而控制高血糖的一种胰岛素治疗方法。CSII 治疗模式适合 MDI 控制不佳的 1 型糖尿病，尤其是血糖波动大、反复发生酮症酸中毒、无感知低血糖、频发低血糖、夜间低血糖及黎明现象明显、胃轻瘫或进食时间长的患者以及 1 型糖尿病合并妊娠或准备妊娠的 1 型糖尿病患者。

每天 2 次预混胰岛素：尽管推荐所有 1 型糖尿病患者均应尽早以及长期使用强化胰岛素治疗方案，但在部分患者，如处于蜜月期或不能坚持强化胰岛素治疗方案的患者可短期使用预混胰岛素治疗。目前可以提供的超短效/短效和中效胰岛素的预混制剂比例有 25∶75、30∶70 和 50∶50。预混胰岛素使用便捷，但由于比例固定，不易进行剂量调节，可能影响 1 型糖尿病患者生活质量及血糖达标效果。不推荐 1 型糖尿病患者常规使用预混胰岛素治疗。

每天 1 次中效或长效胰岛素方案：不推荐 1 型糖尿病患者使用每天 1 次的胰岛素注射方案，仅少数蜜月期患者短期内通过每天使用 1 次中效或长效胰岛素来控制血糖。

3）胰岛素的剂量：一般来说，缓解阶段 1 型糖尿病患者每天胰岛素总量通常<0.5IU/（kg·d），青春期前儿童通常需要 0.7~1.0IU/（kg·d），青春期需求可能使胰岛素量大幅上升，超过 1.0IU/（kg·d），甚至高达 2.0IU/（kg·d）。对儿童和青少年而言，胰岛素的"正确"剂量是达到最佳血糖控制而不引起明显低血糖反应，同时能保障其正常的生长发育。

初始胰岛素剂量的设定:强化多次胰岛素注射治疗方案中,中效或长效胰岛素可能占日总剂量的30%~50%,其余的50%~70%的常规或超短效胰岛素分配在3次餐前给药。初始时可以按照三餐1/3、1/3、1/3分配。餐前大剂量的准确计算要根据餐前血糖值饮食种类、数量,特别是碳水化合物含量以及体内的活性胰岛素来确定,并要充分考虑进食后体力活动量的大小来确定。使用胰岛素泵治疗方案的患者,可根据平时血糖水平以及体重情况确定初始推荐剂量,一般为0.4~0.5IU/(kg·d),如已接受胰岛素治疗,可根据患者血糖控制情况进行调整。按照全天胰岛素总量的40%~50%设定基础量,根据血糖控制的需要可设置为一个或多个时间段(见表27-13),在运动或某些特殊情况时,可相应地设定临时基础输注率。剩余胰岛素可按照1/3、1/3、1/3或者1/5、2/5、2/5分配至三餐前注射。临时进餐前可根据食物中碳水化合物含量和碳水化合物系数计算临时胰岛素注射量,血糖高于目标血糖值时可以通过校正胰岛素注射量来加强血糖的控制。采用短效胰岛素治疗者以餐后4~5小时血糖恢复至餐前目标血糖范围或较目标血糖略高为宜,采用速效胰岛素治疗的者以餐后3~3.5小时血糖恢复至餐前目标血糖范围或较目标血糖略高为宜。

表 27-13　24 小时基础率分段表参考表

时间段/h	基础率总量/U																	
	6	8	10	12	14	16	18	20	22	24	26	28	30	32	34	36	38	40
0~3	0.1	0.2	0.3	0.4	0.4	0.5	0.5	0.6	0.6	0.7	0.8	0.9	0.9	1.0	1.1	1.1	1.2	1.2
3~9	0.4	0.5	0.6	0.7	0.8	1.0	1.1	1.2	1.3	1.4	1.5	1.6	1.6	1.7	1.8	1.9	2.0	2.0
9~12	0.3	0.3	0.4	0.5	0.6	0.7	0.7	0.8	0.9	1.0	1.1	1.2	1.2	1.4	1.5	1.5	1.6	1.7
12~16	0.2	0.2	0.3	0.4	0.5	0.6	0.6	0.7	0.8	0.9	1.0	1.1	1.2	1.3	1.3	1.5	1.5	1.6
16~20	0.3	0.3	0.4	0.5	0.5	0.6	0.7	0.8	0.9	1.0	1.1	1.1	1.2	1.3	1.4	1.5	1.6	1.8
20~24	0.1	0.2	0.2	0.3	0.4	0.5	0.6	0.6	0.7	0.8	0.9	0.9	1.0	1.1	1.2	1.2	1.3	1.4

4) 胰岛素治疗时的清晨高血糖的处理:1型糖尿病患者白天的血糖控制理想,但清晨出现明显的高血糖。对此应仔细鉴别可能的原因,分别不同处理。主要有以下几种情况:

夜间胰岛素不足:其特点睡前或夜间血糖控制不佳,夜间(尤其在凌晨0~3时)无低血糖发生,空腹高血糖。处理:①增加晚餐前预混胰岛素或睡前基础胰岛素剂量;②可联合应用口服抗高血糖药物,如双胍类。

黎明现象,其特点为睡前或夜间血糖控制良好,夜间无低血糖发生,仅在黎明一段时间出现高血糖。机制可能为此时糖皮质激素、生长激素等胰岛素拮抗激素分泌增多,使胰岛素相对不足。处理:①改为晚餐前皮下注射短效或速效胰岛素,调整睡前基础胰岛素剂量,以使作用时间覆盖至黎明时间段;②增加晚餐前预混胰岛素剂量,睡前适当加餐,避免夜间或凌晨低血糖;③改胰岛素泵治疗,通过调整各阶段的基础胰岛素输注速率来解决。

Somogyi 现象:其特点为夜间(多见于凌晨0~3时)曾有低血糖发生,但常因患者处于睡眠中未被察觉(水平卧位和熟睡可以减轻低血糖症状),继而发生低血糖后的发生性高血糖(体内交感神经兴奋,拮抗胰岛素的激素分泌增加),导致清晨或空腹低血糖。主要由于凌晨时,晚餐前注射预混胰岛素中的中效胰岛素部分出现其高峰,且此时由于处于胰岛素敏感性相对较高,二者叠加,加之此时胃肠道已无碳水化合物吸收,从而使低血糖发生的危险性增加。处理:①减少晚餐前NPH或预混胰岛素剂量;②睡前检测血糖或尿糖,如血糖水平不高或尿糖阴性,应睡前适当加餐;③将晚餐前改为短效或速效胰岛素,睡前皮下注射基础胰岛素;④联合α-葡糖苷酶抑制剂,延缓碳水化合物的吸收速度,降低餐后高血糖,同时有助减少夜间低血糖的发生。

5) 胰岛素注射技术

a. 胰岛素注射器和胰岛素笔:胰岛素注射器和胰岛素笔是最常用的胰岛素输注方法。为了达到良好血糖控制,在胰岛素注射器或胰岛素笔之间选择时,应考虑到患者的偏好、胰岛素类型和给药方案、成本和自我管理能力。对于有灵活性问题或视力障碍的患者,可考虑使用胰岛素笔或胰岛素注射辅助装置,以便于给予准确的胰岛素剂量。胰岛素笔将储药器与注射器结合为一体,比注射器本身更方便。目前胰岛素笔可分为一次性的注射笔(特充),里面有预先填充的储药器;以及可重复使用的注射笔(笔芯),里面有可更换的胰岛素储药器。一些可重复使用的胰岛素笔具有记忆功能,可记录胰岛素的剂量和给药时间。"智能"笔也可以通过编程计算胰岛素剂量,并提供可下载的数据报告。笔的剂量增量和最小剂量也有所不同,从0.5~2单位剂量增量不等。注射针头的粗细及长度是另外需要考虑的因素。注射针头的粗细范围从22~33G,G值越大针头越细,细针可减小痛感。针头长度从4~12.7mm,短针可降低肌内注射风险。针头重复使用会导致注射的疼痛感增加。

对注射针头的恐惧是糖尿病患者使用胰岛素注射依从性差的原因之一。除了有针头的注射器,无针注射器通过高速射流(通常>100m/s)将胰岛素注入皮下。这种注射方式使得胰岛素在皮下以水花的形式均匀分布,增加了胰岛素吸收面积。与有针头注射器相比,血胰岛素达峰时间可能更早。但无针注射器存在首次花费较高,部分患者在注射时可能有皮下淤血等情况,限制了其应用。

b. 持续皮下胰岛素注射:持续皮下胰岛素注射又称为胰岛素泵,这种胰岛素注射技术装置可以较好模拟生理状态胰岛素分泌的输注模式,使血糖获得良好稳定的控制。在减少儿童和成人患者严重低血糖风险的情况下,胰岛素泵治疗能轻微改善HbA1c(-0.3%[95% CI:-0.58,-0.02])。目前尚无足够的证据证实同一种胰岛素在胰岛素泵中应用比其他胰岛素注射方式的获益更高。

胰岛素泵包括电动机、电池、注射器、警报器、连续管及注射针头等部件。通过将注射针头置于腹部皮下,由连接管与泵连接,可将已知胰岛素需要量连续输入人体,提供持续的基础胰岛素分泌量,并可在餐前通过调节器给予追加剂量,以模仿餐后胰岛素分泌增加,用于控制餐后高血糖,并有警报器发出信号以告知出现的各种紧急情况,如胰岛素液注射完、电池耗尽、空针或针头脱落受阻等。

胰岛素泵尤其适合于以下患者:①1型糖尿病患者的强化治疗,尤其是血糖波动较大的糖尿病患者;②糖尿病合并妊娠或糖尿病患者备孕时,对孕妇和新生儿均有益;③糖尿病急性并发症,如糖尿病酮症酸中毒的抢救期间采用CSII,有利于血糖的控制;④糖尿病肾移植后,应用CSII理想地控制血糖,有助于预防移植肾再度发生糖尿病肾病;⑤理解力和自觉性高的2型糖尿病患者;⑥不愿意接受多次胰岛素注射的患者;⑦由于生活和饮食习惯,无法使用多次胰岛素注射满意控制血糖的患者;⑧追求更好生活质量的患者;⑨糖尿病患者围手术期的血糖控制;⑩初诊严重高血糖的2型糖尿病患者(如HbA1c>9.0%),应短期胰岛素强化,对远期血糖控制有益;⑪频发低血糖或具有无感知性低血糖的患者;⑫具有黎明现象或Somogyi现象的糖尿病患者。

胰岛素泵治疗的优势包括:更好地改善血糖控制,降低并发症发生的危险;日常生活更加灵活方便;孕前及怀孕期精确控制血糖;可以合理处理黎明现象;减少严重低血糖发生;剂量输注精确。但酒精中毒和有药物成瘾者,精神病或精神异常者禁用,多数2型患者不需要。

胰岛素泵的并发症有几大类:①管路脱落或阻塞,一旦发生可能导致酮症及酮症酸中毒;②脂肪增生或脂肪萎缩(罕见);③安置部位的感染。使用胰岛素泵以后停泵的情况罕见,通常的停泵原因有:价格、穿戴性不佳、不喜欢胰岛素泵、血糖控制不佳及情绪因素(焦虑或抑郁)。

胰岛素泵使用的注意事项:①胰岛素泵内所使用的胰岛素应为短效或速效胰岛素。②胰岛素泵为长期、小剂量的连续皮下注射胰岛素,使用过程有可能出现堵管、漏液等意外情况,应及时处理以避免高血糖,甚至酮症酸中毒出现。应注意定期更换针头和连接管,以防局部感染和堵塞。③应激状态如感染,应适当增加调整基础胰岛素输注率,应激状态逐渐好转,及时降低基础胰岛素注入量,以免低血糖。④月经前增加基础率,月经后可减少基础率。⑤洗澡时应将泵与连接管分离取下,一些患者洗澡后血糖可升高2.8~3.3mmol/L。若发生此种情况,可在洗澡前追加2~3单位胰岛素。⑥对于所有儿童和青少年,尤其是7岁以下的儿童,也可选择胰岛素泵治疗。胰岛素泵在该人群的使用是安全且能够有效控制血糖的,但应考虑佩戴设备所带来的行动上不便及心理上不舒适,以及患者的经济负担。⑦胰岛素泵与每天多次胰岛素注射疗法孰优孰劣暂无定论,因此选用胰岛素泵与否主要取决于患者个体特征及可能的获益。

⑧定期请售后服务点的专业人员检查胰岛素泵的使用情况,定期请内分泌科医生调节胰岛素剂量。

　　c. 人工胰腺:又称闭环胰岛素输注系统(后称"闭环系统"),是近年新兴的血糖控制技术。闭环系统是主要包含三个部分:动态血糖监测系统,胰岛素泵和算法控制器(内置血糖控制算法)。算法控制器将动态血糖监测系统输出的血糖测量值及使用者的进餐时候的碳水化合物摄入量的信息与预测的血糖目标相比较,由此产生一个偏差信号,利用此信号对胰岛素泵输出降血糖药物的量进行调控,使输出降血糖药物的量调整血糖的效果能尽量接近于预设的血糖值。按照是否餐时需人工干预,可分为混合闭环(餐时需患者手动注射胰岛素大剂量)和全闭环;按照激素的使用,可分为单激素闭环(仅使用胰岛素)和双激素闭环(使用胰岛素和胰高血糖素或普兰林肽)。优势:①高效智能控制血糖,预防和延缓并发症发生、发展,节约医疗资源。已有多项研究表明,相较传感器增强泵疗法(胰岛素泵加动态血糖监测),人工胰腺可有效降低患者 HbA1c 水平、缩短低血糖特别是夜间低血糖时间,延长血糖达标时间;②提高睡眠质量与生活质量;③部分人工胰腺搭载于智能手机,可通过手机查看及操作(包括注射大剂量),增加注射隐蔽性,减少患者社会压力;④可远程分享数据给医护人员、家人或监护人,实现远程监控。劣势及未明确之处:①价格昂贵、国内未上市、耗材供应可能不足;②上市时间短,使用者少,潜在的不良反应未研究透彻;③是否能够切实减少患者负担以及提高生活质量还有待研究。

　　6) 胰岛素副作用

　　a. 低血糖:低血糖是 1 型和 2 型糖尿病血糖管理的主要限制因素。血糖浓度为 3.9mmol/L 被认为是非糖尿病患者对降血糖的神经内分泌反应的阈值。因为许多糖尿病患者会出现低血糖负调节反应受损和/或发生无症状性低血糖,所以 3.9mmol/L 是一个独立于低血糖症状的严重程度,具有重要临床意义的阈值。按照严重程度,低血糖可以分为三级:一级低血糖定义为可测量的葡萄糖浓度处于 3.0~3.9mmol/L。二级低血糖指血糖浓度<3.0mmol/L。此时低血糖性神经症状开始出现,需要立即采取行动处理低血糖。三级低血糖被定义为以精神和/或身体功能改变为特征的严重事件,需要他人的帮助才能恢复。

　　低血糖的症状包括颤抖、易怒、混乱、心动过速和饥饿等,同时可能会给糖尿病患者带来不便或恐惧。由于三级低血糖可能被识别或不被识别,并可进展为失去意识、癫痫、昏迷或死亡,应该给予速效葡萄糖或胰高血糖素,可使其逆转。一项大型队列研究表明,在患有 2 型糖尿病的老年人中,三级低血糖病史与更高的痴呆风险相关。

　　低血糖的治疗:对于清醒的血糖<3.9mmol/L 的患者,虽然可选用任何形式的含葡萄糖的碳水化合物,但葡萄糖(15~20g)是治疗首选。治疗 15 分钟后,如果 SMBG 显示为持续低血糖,应该重复治疗。一旦血糖恢复正常,患者可进餐或进食适量小吃,以预防低血糖复发。

　　低血糖意识不清(或低血糖相关的自主神经功能衰竭)会严重影响 1 型糖尿病患者血糖控制和生活质量。病情轻、神志清的低血糖患者可口服含葡萄糖或碳水化合物的食物。病情重、神志不清的患者,予以静脉注射 50%葡萄糖溶液,血糖恢复正常后,可进食淀粉类食物,需密切监测血糖、神志,以防止反复出现低血糖。具有严重低血糖(<3mmol/L)风险的患者应处方胰高血糖素;顽固性低血糖,特别是合并肾上腺皮质功能减退的患者需联合糖皮质激素治疗。

　　低血糖预防是糖尿病管理的关键组成部分。对患者来说,自我血糖监测(SMBG)和连续血糖监测(CGM)是评估治疗和检测早期低血糖的重要工具。患者应了解可能增加低血糖风险的情况,例如禁食检查或程序时、膳食延迟时、饮酒期间和饮酒后、剧烈运动期间和运动后以及睡眠期间。

　　b. 过敏反应:临床可表现为皮疹、血管神经性水肿、紫癜,罕见有过敏性休克,多由于胰岛素制剂不纯所含杂质所致。现用于临床的单组分动物胰岛素和人胰岛素已几乎无过敏反应。若发生过敏者可采用脱敏疗法即正规胰岛素 4U 溶于 40ml 生理盐水中,再稀释至 400ml,0.1ml 中 0.001U 胰岛素,开始皮下注射 0.001U,若无反应每 15~30 分钟加倍注射,以至需要量。若发生过敏性休克,立即以肾上腺素 0.25~1.0mg 肌内注射,继以氢化可的松 100~300mg 溶于 5%葡萄糖水 200~500ml 中静脉滴注。过敏反应常在胰岛素治疗的开始,这些患者亦常有对其他药物过敏的病史。

　　c. 注射部位的萎缩或增生:注射部位皮下脂肪萎缩成凹陷性皮脂缺失,主要见于不纯的动物胰岛素。保证及时更换胰岛素注射部位是避免这种不良反应的主要预防方法。

d. 胰岛素性水肿:糖尿病未控制前常有水钠丢失,细胞外液减少,细胞内葡萄糖减少。血糖控制后4~6天,患者可因水钠滞留而发生水肿,可能与胰岛素促进肾小管重吸收水钠有关。一般在1个月内可自行缓解,严重时可短期适当应用利尿剂。

e. 屈光失常:胰岛素治疗中有时患者出现视物模糊,尤多见于初用胰岛素治疗的患者,主要由于胰岛素治疗使血糖迅速下降,影响晶状体和玻璃体内渗透压,使晶状体内水份逸出而屈光下降,发生远视所致。一般属暂时性,随血糖恢复正常后可迅速消失,不致发生永久性变化,无需配镜矫正。

f. 免疫性胰岛素抵抗:胰岛素治疗的患者发生针对胰岛素明显的免疫性胰岛素抵抗,胰岛素需要量≥200U/d的发生率仅约0.01%,乃由于高滴度的抗胰岛素抗体中和结合了大量胰岛素所致,主要见于牛或猪等动物胰岛素(牛胰岛素与人胰岛素相差3个氨基酸,猪胰岛素与人胰岛素相差1个氨基酸),应用人胰岛素治疗产生抗体的机会很小。处理:更换人胰岛素治疗;口服泼尼松10~20mg,每天3次。约75%的患者在1~2周内胰岛素用量明显减少,获得快速减量,泼尼松减至5~10mg维持,待胰岛素减至最小量时停用泼尼松;加用口服抗糖尿病药物,如二甲双胍或胰岛素增敏剂(罗格列酮等),可减少胰岛素用量。

g. 体重增加:体重增加是胰岛素治疗常见现象,这主要与以下因素有关:①代谢获得较好控制;机体合成代谢增加;②尿糖丢失减少;③患者因害怕低血糖而防御性进食增加;④胰岛素促进机体蛋白质和脂肪合成增加。因此在胰岛素治疗的同时仍应强调科学合理的饮食和适当运动,避免体重明显增加。

h. 低血钾:胰岛素治疗的早期,随着高血糖的降低,细胞利用葡萄糖增加,细胞外钾随之进入细胞内增加,使血钾水平降低,尤其在不能正常进食的患者中。

(2) 非胰岛素药物辅助治疗:需明确任何非胰岛素药物均不能取代胰岛素治疗1型糖尿病。1型糖尿病不能单独采用口服降血糖药物治疗。在胰岛素治疗的基础上,可联合使用以下非胰岛素药物以辅助治疗。二甲双胍:对于1型糖尿病患者,与胰岛素合用可显著减少胰岛素用量、耐受性好,副作用较少,可增加低血糖发生风险。噻唑烷二酮类药物(格列酮类):可轻微改善血糖,但会引起水肿、贫血、绝经后妇女骨质疏松等副作用,一般不作为辅助药物考虑。磺脲类药物(胰岛素促泌剂):因1型糖尿病患者几乎无胰岛功能,该类药物无作用;α-葡糖苷酶抑制剂(阿卡波糖、伏格列波糖等):目前该类药物治疗1型糖尿病的数据较少,有待进一步研究。DPP-4抑制剂类(格列汀类):可以抑制肠道中的GLP-1分解,临床研究表明对于T1D患者,与胰岛素同时使用可以轻度降低HbA1c、不增加低血糖风险,副作用较少,对体重和胰岛素剂量没有影响。GLP-1类(艾塞那肽、利拉鲁肽等):肠道分泌的胰高血糖素样肽-1(GLP-1)的类似物或者受体激动剂,通过抑制胰高血糖素分泌、延迟胃排空以及增加饱腹感降低(餐后)血糖、减少食物摄入以及减重;对于T1D患者,其降血糖作用尚无一致的结论,但可以帮助减重,可能可以减少胰岛素用量,有恶心、呕吐等副作用,可能增加低血糖风险。普兰林肽:除胰岛素外唯一获得美国FDA批准(2005年)治疗T1D的药物,注射剂型,需要每次餐时注射;系胰岛β细胞分泌的Amylin(胰淀素)的类似物,通过抑制胰高血糖素分泌、延迟胃排空以及增加饱腹感降低(餐后)血糖、减少食物摄入以及减重,有恶心、呕吐等副作用,可能增加低血糖发生风险。与单独使用胰岛素相比,在胰岛素治疗中联合钠-葡萄糖协同转运蛋白-2(SGLT-2)抑制剂可以改善HbA1c和体重。SGLT-2抑制剂的常见不良反应为生殖泌尿道感染,罕见的不良反应有酮症酸中毒(主要发生在1型糖尿病患者)。目前,FDA正在考虑双SGLT-1/2抑制剂sotagliflozin,如果得到批准,该药物将是第一个在1型糖尿病中的辅助口服治疗。

(3) 其他治疗

1) 手术治疗:1型糖尿病是胰岛细胞特异性自身免疫病,需终身依赖外源性胰岛素治疗。理论上,胰腺移植和胰岛移植是可部分或完全恢复生理性胰岛素分泌的治疗方法,但手术治疗对1型糖尿病的减少外源性胰岛素的长期效果及安全性仍有待更多的证据积累。

a. 胰腺移植:伴终末期肾脏疾病1型糖尿病患者,患者可能能从胰腺移植中获益。在各种脏器移植中,胰腺移植是仅次于肾脏移植、肝脏移植与心脏移植,占第4位的器官移植。胰腺移植能为糖尿病患者提供具有正常功能的胰腺组织,术后能生理性调节胰岛素的分泌,维持正常血糖,阻止和逆转糖尿病并发症的发生,使患者术后的健康状况明显好转,生活质量大大改善。临床上胰腺移植分为3种类型:①胰肾联合移植:包括分期胰肾移植和同期胰肾联合(simultaneous pancreaskidney,SPK)移植;②肾移植后胰腺

(pancreas after kidney,PAK)移植;③单纯胰腺(pancreas transplantation alone,PTA)移植。

若术后移植功能良好,1年内80%可不依赖胰岛素,5年后约50%的患者仍可保持良好的血糖控制;若移植成功,患者的生活质量常可明显改善。但由于移植者多常伴有晚期并发症,且对移植手术的风险(如移植物的自我消化、感染、瘘管和血栓形成等),移植手术后需长期应用免疫抑制剂等因素,一般不建议对无慢性并发症的糖尿病患者进行胰腺移植。目前随着新型有效免疫抑制剂如环孢霉素的问世、外科手术技术的进步和对排斥反应的早期诊断,移植效果明显提高。胰腺移植成功和有效的标准:停用外源性胰岛素;空腹和餐后2小时血糖正常;糖耐量试验和胰岛素释放试验正常。若术后仍需应用胰岛素,但用量小于原胰岛素用量的25%,属于功能满意,否则为移植失败。

b. 胰岛移植:胰岛移植是将供者胰腺中的胰岛经体外提取和纯化后通过门静脉移植到肝脏,以弥补严重胰岛功能丧失,稳定糖代谢,减少血糖波动。胰岛移植方式更接近生理状态下的胰岛素代谢途径,较胰腺移植具有安全、简单、不良反应轻等优点。目前临床仅对很少部分患者提供了成功的胰岛移植,且远期疗效有限。胰岛移植尚存在许多理论和实践问题没有解决,有待于继续努力,可分为以下类型。①人胰岛同种异体移植:20世纪80年代后期开始了胰岛同种异体移植,从供体分离获得的胰岛通过门静脉输注至应用免疫抑制剂接受肾移植的糖尿病患者的肝脏获得成功,但截至目前移植物仍未获得显著的成功。进入21世纪之后,加拿大艾伯塔大学外科Shapiro医生等采用特殊消化酶(liberase)经导管灌注胰腺,在无异种蛋白环境中分离纯化胰岛,新鲜胰岛经门脉肝内移植,并使用不含糖皮质激素的免疫抑制方案,形成了著名的Edmonton方案,胰岛移植技术再次取得比较大的改进和成功。加拿大Edmonton小组于2000年报道了7例血糖极不稳定的1型糖尿病例移植1年后全部停用胰岛素,引起国际对胰岛移植广泛关注。2001年4月该研究小组再次报道了12例临床移植效果,平均随访10.2个月,11例变为胰岛素不依赖,其中4例葡萄糖耐量正常,5例为IGT,3例呈移植后糖尿病,2例需用口服降血糖药和小剂量胰岛素。但目前这些移植尚是经验性,缺乏更高级别的证据证明患者获益和安全性。②人胰岛自体移植:随着自体移植经验的积累,胰岛自体移植多数在胰腺炎的患者中进行,与同种异体移植一样,通过门静脉将胰岛细胞移植于肝脏。有报告77%患者在胰岛自体移植后不依赖胰岛素,且自体移植少到65 000个胰岛能产生非胰岛素依赖状态,而同种异体移植多于600 000个胰岛常常失败,主要可能由于自体移植无免疫排斥和药物的毒性作用之故。③人胚胎胰岛移植:该方法国内外研究较多,尤其在国内,但临床尚缺乏肯定成功的证据。其方法一般是将几个胎儿胰腺的胰岛分离出来,经过培养和深低温保存,再将所需数量的胰岛细胞混合注射于皮下及肌肉内,亦有移植腹腔内、肝静脉内、脾内和肾包膜内,且通常不用免疫抑制剂。腹腔移植在我国使用较多,其优点是大网膜血管丰富,有利于移植物生长和发育,胰岛素吸收后进入门静脉,比较符合生理状态,且移植手术技术简便、安全。20世纪90年代后期随着胰岛分离技术的改进,胰岛移植部位的改变(采用经门静脉移植于肝内,是比较理想符合生理情况的一种方法)和新型免疫抑制剂的联合应用,1型糖尿病患者胰岛移植1年后胰岛素脱离率达80%,2年后胰岛素脱离率达70%。但目前人胰岛移植仍处于试验阶段,应严格掌握适应证,对那些严重血糖控制不稳定或对低血糖无感知或肾移植后的1型糖尿病患者可考虑采用,但应告知患者及其家属权衡利弊,即使移植成功,仍需长期应用免疫抑制剂,远期效果尚待评价。④异种胰岛移植:猪和乳牛被最常考虑作为异种移植的供体,尤其是猪受到特别的重视。原因可能为:猪的胰岛素与人胰岛素的结构仅相差1个氨基酸,且猪胰岛素已被用于治疗糖尿病达数十年之久;猪是一种杂食动物,其血糖水平与人相似;尤其猪的基因易受人工控制,即可通过转基因猪以在其β细胞上表达一些基因,以助抵抗免疫攻击和促进胰岛素分泌。目前异种胰岛移植仍限于实验研究。

其他器官移植类似,胰岛移植后仍存在受体对胰岛移植物因慢性免疫排斥而导致的胰岛功能随移植时间延长而逐渐降低。目前影响胰岛移植效果的主要因素包括移植胰岛的数量、移植胰岛的质量、移植部位、免疫排斥。随着新型免疫抑制剂的开发及免疫耐受诱导方案的发展,异种胰岛移植也有望成为糖尿病治疗的有效方法。胰岛移植成功是指胰岛移植接受者脱离胰岛素注射治疗或胰岛素用量减少伴脆性糖尿病改善。胰岛移植失败是指胰岛移植后仍无胰岛素分泌,血清空腹C肽<0.3ng/ml或<100pmol/L。未来胰岛移植的前景应是胰岛移植的细胞来源应为同种系,而非异种动物。

2）干细胞治疗：干细胞是一种体内存在的特殊细胞，其具有自我复制能力，同时又可以分化形成各种组织的早期未分化细胞。可定向分化为胰腺内分泌细胞的干细胞主要有胚胎干细胞和成体胰腺干细胞（如胰导管上皮细胞或胰岛内前体细胞）。但目前干细胞移植治疗糖尿病尚存在不少困难，包括干细胞的识别、分离、增殖和定向分化问题。干细胞移植后能否激活沉默基因、启动 DNA 合成、会不会改变染色体的结构，尚待进一步研究，另外，胚胎干细胞有形成畸胎瘤的倾向，需对胚胎干细胞及其衍生细胞移植的安全性作一全面、客观和深入的研究。目前干细胞治疗糖尿病尚处于临床应用前的研究和观察阶段。

3）免疫治疗：大部分的研究试图通过靶向作用于特定分子或通路免疫抑制来阻止 β 细胞破坏。目前尚不能用于临床常规治疗。

4. **综合医学评估和评估伴发病**　糖尿病诊疗应由多学科小组管理，该小组可从初级保健医师、亚专科医师、执业医师、医师助理、护士、营养师、运动专家、药剂师、牙医、足科医生和精神卫生专业人员中抽调人员，建立以糖尿病患者为中心的协作性诊疗，优化患者的健康结局和健康相关的生活质量。1 型糖尿病患者的完整评估应该在首诊时完成，重点筛查糖尿病并发症和潜在的伴发病（如焦虑症、抑郁、男性低睾酮、精神疾病等），制定患者参与的治疗管理计划，制定持续治疗计划。建议 1 型糖尿病患者在诊断后考虑立即筛查自身免疫性甲状腺疾病和乳糜泻。随访时应包括初步全面医疗评估的大部分内容：间隔病史；评估服药行为和不耐受/副作用；体格检查；实验室评估，以评估各项代谢指标的达标情况；评估并发症发生风险，糖尿病自我管理行为、营养、社会心理健康以及是否需要转诊、免疫接种或其他日常健康筛查。

（翁建平）

第三节　2 型糖尿病

【病因与发病机制】

1. **遗传易感性**　多年来，人们已经认识到遗传因素对胰岛素抵抗、胰岛素分泌和 2 型糖尿病的发生、发展起着重要作用。相关证据包括：患者有家族聚集倾向，同卵双生患 2 型糖尿病的倾向性高于异卵双生，在部分人种，如 Pima 印第安人中 2 型糖尿病患病率高。当然，环境因素也起着一定作用。随着饮食和生活方式的改变，近年来 2 型糖尿病的患病率明显增加，即使具有类似遗传背景，但生活在不同地区的人群中 2 型糖尿病的患病风险也不同。因此，糖尿病可以被认为是一种复杂病，传统观点认为具有糖尿病易感遗传因素的人群在不良环境因素的影响下导致血糖升高而发生糖尿病。

通过对 2 型糖尿病遗传方式的研究，发现个体均可能有多个基因参与疾病的发生，但目前仍不明确所涉及的基因数量以及其对 2 型糖尿病发病率的贡献值大小。不同基因以及同一基因不同位点可以相互作用，通过异位显性效应形成 2 型糖尿病的病因，而且不同调控途径的基因在不同个体中各自发挥着一定作用，从而使 2 型糖尿病表现出遗传异质性。其中一些位点对于糖尿病的发生可能必不可少，另一些位点可能不是糖尿病发病所必需，它们在疾病发病中所起的作用也不一样，有些更重要（主效基因效应），有些所起的作用相对较小（微效基因效应）。由此可见，2 型糖尿病遗传学背景相当复杂。

随着人类基因组计划的完成和相关分子生物学技术的发展，2 型糖尿病的基因学研究也得到广泛开展。从功能候选基因研究结果看，涉及 2 型糖尿病的基因包括：①参与胰岛素作用的基因，如胰岛素受体基因、胰岛素受体底物 1 基因、磷脂酰肌醇 3 激酶基因；②参与葡萄糖转运和代谢的基因，如葡萄糖转运子 4 基因、糖原合成酶基因；③抑制胰岛素作用的基因，如 *Ras* 相关鸟苷三磷酸酶家族基因（*Rad*）、细胞浆膜糖蛋白基因（*PC-1*）、α-HS 糖蛋白基因、*TNFα* 基因；④参与胰岛素分泌的基因，如葡萄糖转运子 2 基因、葡萄糖激酶基因、三磷酸腺苷敏感的钾通道（K_{ATP}）*KCNJ11* 和 *SUR1* 基因；⑤前胰岛素原基因和催化前胰岛素原向胰岛素转化的激酶相关基因；⑥β 细胞转录因子相关基因，如 *HNF1α* 和 *IPF1* 基因；⑦肠促胰岛素相关基因，如胰高血糖素样肽-1（GLP-1）和葡萄糖依赖的促胰岛素多肽（GIP）。此外，还有 *TCF7L2* 和编码半胱氨酸蛋白酶 calpain10 的基因。因肥胖、能量平衡调节、脂肪组织发育相关的基因也与 2 型糖尿病具有很强的关联，所以肥胖相关基因也可能涉及 2 型糖尿病的发病，包括：①下丘脑中枢神经递质相关基因,如神经肽 Y(*NPY*)基因、刺鼠相关蛋白(*AgRP*)基因、可卡因和安非他命调节转录物(*CART*)基因、鸦片-促黑素-皮质素原(*POMC*)和其受体基因(*MC4R*);②瘦素及其受体基因;③β₃ 肾上腺素能受体基因;④解偶联蛋白(*UCP*ₛ)基因;⑤过氧化物酶体增殖物激活受体(*PPAR*)基因;⑥脂肪因子相关基因,如脂联素及其受体基因、抵抗素基因、*Vaspin* 基因、*Visfatin* 基因等。尽管功能候选基因研究取得了一定的成果,但由于我们对糖代谢调节的了解还远不够全面,更多的功能基因还没被发现。通过全基因组扫描与疾病连锁分析以定位候选基因,并对这些基因进行序列分析和差异序列的 2 型糖尿病关联分析,将可能为 2 型糖尿病的遗传学研究提供更多的信息。最近,研究者对 21 个与空腹血糖、空腹胰岛素、胰岛 β 细胞功能和胰岛素抵抗相关的全基因组扫描信息进行了 Meta 分析,并对其中 25 个位点进行随访,结果发现 9 个新位点(分别在下列位点内或附近,*ADCY5*、*MADD*、*ADRA2A*、*CRY2*、*FADS1*、*GLIS3*、*SLC2A2*、*PROX1* 和 *C2CD4B*)与空腹血糖相关,1 个新位点(在 IGF-1 附近)与空腹胰岛素和胰岛素抵抗相关,这些位点可能含有影响信号转导、细胞增殖和生长以及葡萄糖敏感性等候选基因。另一个研究对 9 个全基因组关联研究进行了 meta 分析,并对 29 个独立位点进行随访,结果发现 GIPR 位点的变异与 2h PG 相关,同时发现 *ADCY5*(rs2877716)、*VPS13C*(rs17271305)、*GCKR*(rs1260326)、*TCF7L2*(rs7903146)与 2h PG 相关,特别是 ADCY5 与 2 型糖尿病相关。

2. **环境因素** 环境因素是 T2DM 的另一类致病因子,如果说遗传易感性是内因,那么环境致病性则是外因,后者可以促使和/或加速 T2DM 的发生。T2DM 的主要环境致病因素有:①年龄,外周组织对胰岛素的敏感性随年龄增加而减弱,β 细胞功能缺陷也随之加重。国内外糖尿病流行病学资料已证实 T2DM 的累积发病率随年龄增加而增加,特别是 40 岁以上人群,2 型糖尿病患病率显著上升。②营养因素,包括摄入总热卡的量过多和食物结构的不均衡。③肥胖,目前已知,肥胖患者是否发生 T2DM 决定于胰岛素抵抗的程度和 β 细胞的功能。资料表明内脏型肥胖与高游离脂肪酸(FFA)水平相关,后者与胰岛素抵抗和 β 细胞凋亡有关,而且内脏型肥胖比全身性肥胖对于形成胰岛素抵抗更为重要。④缺乏体力活动,无论是中国大庆研究,还是糖尿病预防计划(DPP)和芬兰糖尿病预防研究(DPS)研究,均已证实规律运动锻炼可以减少糖尿病的发生。最近的研究表明运动锻炼可诱导一系列骨骼肌因子的表达与分泌,其生理意义涉及锻炼相关的免疫变化、代谢变化以及锻炼适应后的代谢改变。同时运动锻炼减少肌束间脂肪组织和肌细胞内脂肪沉积,提高骨骼肌胰岛素敏感性。⑤子宫内胎儿发育不良,子宫内胎儿营养不良可致婴儿出生时体重不足,而低体重儿与成年后葡萄糖耐量减退以及其他代谢症候群表现呈负相关。可能的解释是胎儿在宫内长期营养不良使其胰内分泌组织和其他组织受损。由此人们提出节俭基因型假说,认为人类在进化和生存斗争中,为了适应食物不足的恶劣环境,逐渐形成了节约基因。当食物充足时,这些基因仍然发挥作用,使过多的能量堆积而导致肥胖、胰岛素抵抗及胰岛素分泌缺陷。宫内胎儿营养不良而能生存者可能是节俭基因携带者。⑥应激,很多应激因素,如低氧、低血压、心肌梗死、创伤、手术、烧伤、寒冷、败血症可以通过不同的传入信号到大脑,通过下丘脑神经中枢使交感兴奋,升糖激素(肾上腺激素、胰高血糖素、可的松、生长激素等)分泌,导致肝糖生成增加,外周组织葡萄糖利用减弱和胰岛素分泌反应降低,造成应激性高血糖。但也有一些应激(如运动)既可使血糖升高,又可使血糖降低,所以应激对于血糖水平的影响取决于葡萄糖转换率。此外,长期的情绪紧张和快速的生活节奏可以通过上述机制引发应激型高血糖,或与其他危险因子一同促进 T2DM 的显现,流行病学资料已表明情绪应激较多的居民 T2DM 患病率较高;而且实验研究证明应激常伴随胰岛素抵抗,应激消失后胰岛素抵抗可持续 1 周以上。⑦化学毒物,一些化学品或药物可使胰岛素 β 细胞功能减退或者加重胰岛素抵抗,从而促发 T2DM。如喷他咪(pentamidine)、四氧嘧啶(alloxan)、灭鼠优(即 n-3 吡啶甲基 N′-P-硝基苯脲,PNU,一种杀鼠药)、链脲左菌素(streptozotocin)等可引起 β 细胞损害;糖皮质激素、长效生长激素类似物等可加重胰岛素抵抗;吸烟可损伤血管内皮细胞;酗酒可引起脂代谢紊乱而加重胰岛素抵抗等。

3. **胰岛素抵抗** 胰岛素抵抗一般是指机体对胰岛素代谢性效应的抵抗,表现为机体对一定量胰岛素的生物学反应低于正常水平的一种现象,包括胰岛素抑制内源性葡萄糖产生、促进外周组织(骨骼肌、脂肪组织)和肝脏葡萄糖摄取及糖原合成、抑制脂肪组织分解等效应的降低。前瞻性研究显示,胰岛素抵抗在 2 型糖尿病提出前 10~20 年就已经存在,当胰岛 β 细胞功能没有衰退时,可以通过高胰岛素血症来代偿胰岛素抵抗,以致许多有明显胰岛素抵抗的人并未发生 2 型糖尿病。然而,他们发生动脉粥样硬化的危险性已明显升高,甚至与 2 型糖尿病患者相当。

与胰岛素受体基因缺陷而导致极度胰岛素抵抗(临床表现为 DM 和黑棘皮病)不同,绝大多数 T2DM 的肝脏和外围组织胰岛素抵抗的原因并未完全阐明,涉及遗传与非遗传多重因素。1988 年,Reaven 在他描述的"syndrome X"中已认识到 T2DM、肥胖、高血压、脂代谢紊乱、冠心病和胰岛素抵抗的重要联系。随着研究的深入,人们发现中心性肥胖、T2DM、高甘油三酯血症和高血压在发病学上都有着共同的代谢紊乱基础,故称之为胰岛素抵抗综合征或代谢综合征。2001 年美国国家胆固醇计划(NECP)就代谢综合征的最新定义达成共识,诊断代谢综合征必须有下列 5 项中的 3 项:空腹血糖升高(>110mg/dl),腹型肥胖(腰围女性>88cm,男性>102cm),高血压(>130/85mmHg),高甘油三酯血症(>150mg/dl),高密度脂蛋白胆固醇降低(男性<40mg/dl,女性<50mg/dl)。中华医学会糖尿病学分会建议的诊断标准:①腹型肥胖(即中心型肥胖),男性腰围≥90cm,女性腰围≥85cm。②高血糖,空腹血糖≥6.1mmol/L 或糖负荷后 2h 血糖≥7.8mmol/L 和/或已确诊为糖尿病并治疗者。③高血压,血压≥130/85mmHg 及/或已确认为高血压并治疗者。④空腹 TG≥1.70mmol/L。⑤空腹 HDL-C<1.04mmol/L。以上具备 3 项或更多项即可诊断。此综合征的其他组分还包括:慢性低度系统性炎症,高凝状态,氧化应激增加。

4. 胰岛 β 细胞功能缺陷　胰岛素抵抗和胰岛 β 细胞功能是糖尿病发生最基本的两个病理生理机制,传统观点认为机体因存在胰岛素抵抗,胰岛 β 细胞代偿性分泌胰岛素增多而导致功能渐衰退;但最近的研究发现,不健康的生活方式、过多过快的葡萄糖摄入导致胰岛 β 细胞功能衰退,并导致肥胖和胰岛素抵抗。由此可见,胰岛 β 细胞功能衰退是糖尿病发生的核心环节。

胰岛 β 细胞通过分泌胰岛素来调节组织细胞中的能量平衡,血糖升高将刺激胰岛素分泌、胰岛素原生物合成、胰岛素原剪接加工成胰岛素及胰岛 β 增殖速率等过程,当胰岛 β 细胞不能分泌足够胰岛素时,患者将出现糖尿病。2 型糖尿病胰岛 β 细胞功能缺陷主要表现在 3 个方面:

(1) 胰岛素量的缺陷:糖尿病早期患者,空腹和葡萄糖刺激后胰岛素分泌代偿性增多。随着糖尿病病程延长,在葡萄糖毒性(glucotoxicity)、脂毒性(lipotoxicity)、内质网应激(endoplasmic reticulum stress)增加、胰岛淀粉样蛋白沉积和胰岛 α 细胞功能异常、胰岛巨噬细胞 M1 样极化等多重影响下,胰岛 β 细胞凋亡增加,β 细胞总数目减少并发生结构异常,胰岛素分泌量逐渐减少,最终 β 细胞功能衰竭,但会否导致 β 细胞缺失目前尚缺乏有力证据。

(2) 胰岛素分泌模式的缺陷:正常人静脉注射葡萄糖后,在 10 分钟左右出现第一相胰岛素分泌高峰,随后迅速下降,若持续输注葡萄糖,则在随后 90 分钟出现第二相胰岛素分泌高峰。2 型糖尿病患者则表现为葡萄糖刺激的第一相胰岛素分泌缺失或减弱,第二相胰岛素分泌高峰延迟。第一相胰岛素分泌缺失或减弱在疾病早期就可出现,先于空腹高血糖,是引起餐后高血糖的主要原因;第二相胰岛素分泌高峰延迟,并维持在较高浓度而不能恢复到基线水平,以致有些糖尿病患者在此阶段出现餐后低血糖。当胰岛 β 细胞暴露于高血糖环境中,会引起葡萄糖刺激的胰岛素分泌缺陷,即所谓的"葡萄糖毒性"作用。由此人们提出"胰岛 β 细胞去特征化"概念,即急性血糖升高致 β 细胞分泌胰岛素缺陷;"胰岛 β 细胞去分化"概念,即长期慢性血糖升高致 β 细胞胰岛素分泌能力下降;两者共同特点是胰岛 β 细胞功能缺失,而非 β 细胞凋亡,具有可逆性。此时即使采用非糖物质如精氨酸和胰高血糖素刺激,胰岛素分泌仍有受损,表明非糖物质刺激胰岛素分泌受损的基础实际上是葡萄糖潜在的强化作用缺乏。因此,2 型糖尿病葡萄糖刺激的胰岛素分泌缺陷为葡萄糖诱导的胰岛素分泌障碍和葡萄糖强化作用受损。除此之外,胰岛素分泌模式的缺陷还包括胰岛素脉冲样分泌节律的消失和周期的异常(正常人每间隔 10~14 分钟脉冲式分泌胰岛素,周期 1~2 小时)。

(3) 胰岛素质的缺陷:胰岛素原/胰岛素比值的增加。

总之,在遗传易感性和环境因素的作用下,通过胰高血糖素分泌增多、肝糖生成增多、肠促胰素反应降低、神经递质功能障碍、肌肉组织葡萄糖摄取减少、脂解作用增强、肾脏葡萄糖重吸收增加和胰岛素分泌受损等机制,患者出现胰岛素敏感性下降、胰岛素高分泌以及胰岛素脉冲样分泌受损,但此时患者血糖还在参考范围;随病情加重和病程延长,出现第一相胰岛素分泌缺失或减弱,患者也由正常糖耐量进入糖耐量异常;若 β 细胞功能进一步恶化不能代偿时,则发生 2 型糖尿病。可见胰岛 β 细胞功能缺陷对于 2 型糖尿病的发病才是关键。至于胰岛素抵抗与胰岛 β 细胞功能缺陷孰先孰后目前尚不明确,但多数人认为胰岛素抵抗在疾病早期即已存在,在疾病不同阶段两者的严重程度各有不同。

【临床表现】

1. **代谢紊乱症候群**　2 型糖尿病可发生于任何年龄,但多见于成年人,常在 40 岁以后起病,有较强的 2 型糖尿病家族史。大多数患者起病缓慢且隐匿,病情相对较轻,体重超重或肥胖,可伴有高血压、冠心病和脂代谢异常。不少患者因慢性并发症、伴发病或健康体检而发现血糖升高,仅约半数患者出现多尿、多饮、多食和体重减轻。由于 2 型糖尿病患者进餐后胰岛素分泌高峰延迟,在餐后 3~5 小时血浆胰岛素水平仍处于较高水平,部分患者可出现餐前低血糖表现。患者可有皮肤瘙痒,特别是外阴瘙痒。也可因高血糖使眼房水和晶体渗透压改变而导致屈光不正,使视物模糊。极少数因各种应激因素诱发为急性起病,表现为多饮、多尿、酮症。

2. **急性代谢紊乱并发症**　见本章第十节。

3. **感染性并发症**　糖尿病患者由于机体细胞及体液免疫功能减退、血管及周围神经病变等原因而容易并发各种感染,血糖控制差的患者更为常见和严重。糖尿病并发感染可形成一个恶性循环,即感染导致难以控制的高血糖,而高血糖进一步加重感染。感染可诱发糖尿病急性并发症,也是糖尿病的重要死因之一。糖尿病患者常见的感染有尿路感染、肺炎、肺结核、胆道感染、皮肤感染、外耳炎和口腔感染。尿路感染常可导致严重的并发症,如严重的肾盂肾炎、肾及肾周脓肿、肾乳头坏死和败血症;常见的致病菌是大肠杆菌及克雷伯菌。肺炎常见的致病菌包括葡萄球菌、链球菌及革兰氏阴性菌、毛霉菌及曲霉等,呼吸道真菌感染亦多见于糖尿病患者。糖尿病患者结核的发病率显著高于非糖尿病患者,并且非典型的影像学表现在糖尿病患者中更多见。皮肤葡萄球菌感染是糖尿病患者的常见感染之一,常见于下肢。足部溃疡的常见致病菌包括葡萄球菌、链球菌、革兰氏阴性菌及厌氧菌。糖尿病患者中牙周炎的发病率增加,并且导致牙齿松动。外耳炎也常常是被忽略的感染灶。

4. **慢性并发症**　糖尿病的慢性并发症涉及全身各重要组织器官,发病机制十分复杂。与高血糖所致的多元醇旁路的激活、蛋白激酶 C(PKC)激活、蛋白质非酶糖化增加、己糖胺途径激活、氧化应激水平升高、炎性反应途径激活等相互作用有关。当然,除高血糖外,组织器官对于高血糖损害的遗传易感性、胰岛素抵抗以及高血压、脂代谢紊乱、脂肪细胞和骨骼肌细胞内分泌和旁分泌功能异常、高凝状态、吸烟等对病变的发展都有重要影响。它们共同的病理生理表现为血管腔进行性狭窄,引起组织器官血供障碍。这种管腔狭窄与下列病理过程的累积效应相关:①PAS-阳性糖化血红蛋白的异常漏出;②血管细胞外基质的增加、基底膜增厚;③炎性细胞浸润;④内皮细胞、系膜细胞和动脉平滑肌细胞增生和肥大。

现有的证据表明,糖尿病慢性并发症的发生、发展与高血糖密切相关,高血糖状态下,大血管、微血管病变的危险持续存在。与非糖尿病人群相比较,2 型糖尿病人群中动脉粥样硬化的患病率较高,其心脑血管事件发生危险高达正常人群的近 4 倍;而且动脉粥样硬化发病年龄较轻,在糖尿病诊断前,患者的心脑血管事件危险已经是正常人群的 3 倍,甚至在 2 型糖尿病诊断之前 15 年已经倍增。大血管病变主要侵犯主动脉、冠状动脉、脑动脉、肾动脉和肢体外周动脉等,引起冠心病、缺血性或出血性脑血管病、肾动脉硬化、肢体动脉硬化等。肢体外周动脉粥样硬化常以下肢动脉病变为主,表现为下肢疼痛、感觉异常和间歇性跛行,严重供血不足可导致肢体坏疽。目前心血管和脑血管动脉粥样硬化已成为 2 型糖尿病主要死亡原因。随病程延长和血糖控制恶化,微血管病变所致的慢性并发症出现并加重。微血管病变主要表现在视网膜、肾、神经、心肌组织,其中尤以糖尿病肾病和视网膜病为重要。此外,在代谢紊乱和氧化应激、血管性缺血缺氧、神经营养因子缺乏、免疫因素、维生素缺乏、遗传和环境因素等影响下,引起糖尿病神经病变的症状和/或体征,其中以周围神经病变,尤其是远端对称性多发性周围神经病和自主神经病最为常见。

【实验室检查】

1. **尿糖测定**　尿糖阳性是发现糖尿病的重要线索。但尿糖阴性不能排除糖尿病的可能,并发肾小球硬化症时,肾小球滤过率降低,肾糖阈升高,此时虽血糖升高,而尿糖呈假阴性。反之,尿糖阳性也不能诊断糖尿病,当肾糖阈降低(如妊娠),虽然血糖正常,但尿糖可呈阳性。另外,在监测血糖条件不足时,每天4次尿糖定性检查(三餐前和晚上9~10时或分段检查)和24小时尿糖定量可作判断疗效及调整降血糖药物剂量的参考。

2. **血葡萄糖(血糖)测定和葡萄糖耐量试验**　血糖升高是目前诊断糖尿病的主要依据,又是判断糖尿病病情和控制情况的重要指标。抽静脉血,采用葡萄糖氧化酶法测定可用血浆、血清或全血葡萄糖。也可取毛细血管血,用便携式血糖计测定。用于患者作诊断时用静脉血浆测定,空腹血浆葡萄糖(FPG)参考范围为3.9~6.0mmol/L(70~108mg/dl)。当血糖高于参考范围而又未达到诊断糖尿病标准者,须进行口服葡萄糖耐量试验(OGTT)。OGTT应在清晨进行。WHO推荐成人口服75g无水葡萄糖或82.5g含1分子水的葡萄糖,溶于250~300ml水中,5分钟内饮完,2小时后再测静脉血浆葡萄糖(2h PG)。儿童按每公斤体重1.75g计算,总量不超过75g。

由于FPG检测比2h PG便捷且重复性相对优越,故1997年专家委员会认为FPG是比2h PG更值得提倡的指标。2003年,专家们根据随访报告,并考虑到与糖耐量受损(IGT)的可比性,更新IFG的定义为FPG水平≥100mg/dl(5.6mmol/L)且<126mg/dl(7.0mmol/L)。值得注意的是FPG和2h PG只是特定时间点的血糖水平,所以其反映糖尿病慢性高血糖状态的客观性不足,故在糖尿病治疗及并发症防治方面依据点血糖水平缺陷很大。另外,血糖日内和日间波动性、血糖检测的标准化、标本处理(在室温下存放即使仅1~4小时也可致血糖下降3~10mg/dl)、OGTT前准备不当等均可造成FPG或OGTT可重复性差。

3. **糖化血红蛋白A1c和糖化血浆白蛋白测定**　糖化血红蛋白A(GHbA)为血红蛋白中2条β链N端的缬氨酸与葡萄糖非酶促的共价反应而产生(一种不可逆反应)。GHbA,有a、b、c3种,以GHbA1c为主要,正常人GHbA1为8%~10%,GHbA1c为3%~6%。由于红细胞在血循环中的寿命约为120天,因此GHbA1c测定可反映取血前8~12周血糖的总水平。人血浆蛋白(主要为白蛋白)也可与葡萄糖发生非酶催化的糖基化反应而形成果糖胺(fructosamine,FA),参考值为1.7~2.8mmol/L。由于白蛋白在血中浓度稳定,其半衰期为19天,故FA测定可反映糖尿病患者近2~3周内血糖总水平,亦为糖尿病患者近期病情监测的指标。

美国1型糖尿病控制及并发症试验(DCCT)和英国2型糖尿病控制与并发症关系研究(UKPDS)均把其作为糖尿病控制情况的一个监测指标,并充分肯定其在预防并发症发生、发展中的重要作用。因GHbA1c将血糖与并发症风险有机结合起来,故更符合糖尿病的定义。随着GHbA1c测定标准化的开展,无论NGSP(National Glycohemoglobin Standardization Program,%)或IFCC(International Federation of Clinical Chemistry and Laboratory Medicine,mmol/mol),GHbA1c批间和批内的变异系数都较小,比血糖检测的稳定性更好,就个体内变异度而言,GHbA1c优于空腹血糖,前者的日间变异<2%,而后者为12%~15%。GHbA1c浓度在取血后保持稳定,受血液留置时间的影响小,且患者无需禁食;相对于OGTT,影响GHbA1c的因素如血红蛋白病(如血红蛋白S、C、E)很少见,故受到的干扰因素更少;而且GHbA1c与血糖也具有很好的相关性,在ADAG研究中,可以得出A1C与对应的平均血糖值(AG)回归方程,AG(mg/dl)=28.7×GHbA1c-46.7(AGmmol/L=1.59×GHbA1-2.59),特别是GHbA1c对诊断糖尿病的敏感性和特异性高于FBG和2h PG。但HbA1c检测仪器及试剂费用较贵,标准化未完全统一且技术要求高,且存在影响测定结果的因素,如血红蛋白亚型、年龄、红细胞寿命、种族、妊娠、迅速进展的1型糖尿病等。

4. **血胰岛素和C肽测定**　血胰岛素水平测定对评价胰岛β细胞功能和指导治疗有重要意义,其检测方法除放射免疫法(RIA)外,还有酶联免疫吸附法(ELLSA)和化学发光免疫分析法。正常人空腹基础血浆胰岛素水平约为35~145pmol/L(5~20mU/L)。C肽和胰岛素以等分子数从胰岛细胞生成及释放,因C肽清除率慢,肝对C肽摄取率低,周围血中C肽/胰岛素比例常大于5,且不受外源性胰岛素影响,故能较准确反映胰岛β细胞功能。正常人基础血浆C肽水平约为400pmol/L。胰岛β细胞分泌胰岛素功能受许多因素所刺激,如葡萄糖、氨基酸(亮氨酸、精氨酸)、激素(胰升糖素、生长激素)、药物(如磺脲类药物)等,其中以葡萄糖最为重要。正常人口服葡萄糖(或标准馒头餐)后,血浆胰岛素水平在30~60分钟上升至高峰,可为基础值的5~10倍,3~4小时恢复到基础水平,C肽水平则升高5~6倍。静脉葡萄糖耐量试验(IVGTT)可了解胰岛素释放第一时相的情况。

5. 其他　糖尿病控制不良者可有不同程度的高甘油三酯血症和/或高胆固醇血症,高密度脂蛋白胆固醇(HDL-C)降低和低密度脂蛋白胆固醇(LDL-C)升高。如合并高血压、糖尿病肾病、肾动脉硬化,可引起肾功能减退,逐渐出现氮质血症以至尿毒症。合并酮症、酮症酸中毒时,血酮体升高,出现酮尿,并引起电解质、酸碱平衡失调。合并高渗性糖尿病昏迷时,血浆渗透压明显升高。

【鉴别诊断】

肾性糖尿因肾糖阈降低所致,虽尿糖阳性,但血糖、OGTT 及 GHbA1c 正常。甲状腺功能亢进症、胃空肠吻合术后,因碳水化合物在肠道吸收快,可引起进食后 0.5~1 小时血糖过高,出现糖尿,但 FPG 和餐后 2 小时血糖正常。弥漫性肝病患者,葡萄糖转化为肝糖原功能减弱,肝糖原贮存减少,进食后 1/2~1 小时血糖可高于正常,出现糖尿,但 FPG 偏低,餐后 2~3 小时血糖正常或低于正常。急性应激状态时,胰岛素拮抗激素(如肾上腺素、促肾上腺皮质激素、肾上腺皮质激素和生长激素)分泌增加,可使糖耐量减低,出现一过性血糖升高,尿糖阳性,应激过后可恢复正常。某些非葡萄糖的糖尿如果糖、半乳糖也可与班氏试剂中的硫酸铜呈阳性反应,但葡萄糖氧化酶试剂特异性较高,可加以区别。此外,大量维生素 C、水杨酸盐、青霉素、丙磺舒也可引起班氏试剂法的假阳性反应。

【治疗】

1. 基本原则　限于医学水平,目前我们仍然无法治愈糖尿病。因此,糖尿病处理强调早期发现、早期治疗、合理治疗及长期治疗。治疗目标近期为控制糖尿病症状,防止出现急性代谢并发症。远期是通过良好的代谢控制,保持儿童生长发育,预防慢性并发症,提高糖尿病患者的生活质量并延长寿命。目前血糖的控制仍按国际糖尿病联盟(IDF)提出的 5 点要求进行,即糖尿病教育、血糖监测、医学营养治疗、运动治疗和药物治疗。由于 2 型糖尿病的临床危险除微血管并发症引起的一系列问题外,主要在于心血管疾病的高危性。因此,除积极控制高血糖外,应采取纠正脂代谢紊乱、控制血压、减轻体重、抗血小板、戒烟等综合治疗措施。

2. 综合目标管理　DCCT 研究明确表明,强化血糖控制组神经并发症及微血管疾病(视网膜病变和肾脏病变)发病率显著低于常规血糖控制组。糖尿病干预与并发症流行病学(EDIC)研究是 DCCT 的后续随访研究,该研究表明,即使是强化血糖控制组血糖水平已经与常规血糖控制组相同,先前强化血糖控制的益处依然存在。UKPDS 研究显示,强化治疗同样可使 2 型糖尿病的微血管和神经并发症发病率显著降低,强化血糖控制组心血管并发症(包括致死性或非致死性心肌梗死及猝死)减少了 16%(不具有统计学意义,P=0.052),不过,研究没有提示强化降血糖有益于其他血管病变(如:卒中)预后。其后续研究发现,GHbA1c 持续下降可使心血管(CVD)发病率持续降低,例如:GHbA1c 平均每降低 1 个百分点(如:从 8% 降到 7%),CVD 发病率降低 18%(具有统计学意义),与 DCCT-EDIC 研究一样,UDPDS 长期随访研究证明,早期强化血糖控制具有"延续效应",即使是强化血糖控制结束之后,强化血糖控制组微血管并发症长期风险也低于常规血糖控制组,强化血糖控制组心肌梗死(MI)(初始使用磺脲类药物或胰岛素治疗的患者 MI 风险下降 15%,初始使用二甲双胍治疗的患者 MI 风险下降 33%,均有统计学意义)和全因死亡率(磺脲类药物或胰岛素治疗组下降 13%,二甲双胍治疗组下降 27%,均有统计学意义)显著降低。但是,强化血糖控制却提高了严重低血糖症的发病风险(这种现象在 DCCT 中最为明显),并且可导致体重增加。考虑到患者低血糖发生风险的升高,以及使血糖最大限度接近参考值所需付出的巨大努力,或许高估了强化降血糖可能带来的微血管益处。但是,一些经过挑选的患者,特别是那些共病较少和预期寿命较长的患者,在尽可能避免明显低血糖症发生的情况下,可尽量使血糖水平接近正常。

许多流行病学研究和荟萃分析明确表明,GHbA1c 值与 CVD 发病率有直接相关性,不过强化血糖控制是否可以降低 2 型糖尿病患者心血管风险依然不太明确。在过去的 10 年当中,几项历时较长的大型试验旨在对比强化血糖控制与常规血糖控制对已确诊 2 型糖尿病且伴有 CVD 相对高风险者心血管预后的影响。控制糖尿病心血管风险行动(ACCORD)研究共纳入了 10 251 名有 CVD 病史(40~79 岁)或明显 CVD 风险(55~79 岁)的糖尿病患者,随机分为强化血糖控制组(GHbA1c 目标值为<6.0%)或常规血糖控制组(GHbA1c 目标值为 7.0%~7.9%),两组患者都采用多种降血糖药物治疗。该研究的受试者平均年龄为 62 岁,平均病程为 10 年,35% 的患者基线时已经采用了胰岛素治疗。基线时平均 GHbA1c 为 8.1%,

经 12 个月治疗后,强化组和常规组 GHbA1c 平均值分别为 6.4% 和 7.5%。两组患者其他心血管风险因子都得到积极治疗。强化血糖控制组在多种口服降血糖药基础上,还较多地使用了胰岛素,与常规血糖控制组相比,体重显著增加,严重低血糖事件发生率也显著升高。2008 年,由于强化血糖控制组死亡率被发现高于常规血糖控制组(1.41%/年 vs 1.14%/年;HR 1.22[95% CI:1.01~1.46])。类似地,强化组心血管疾病导致的死亡率也高于常规组,根据该研究的安全监督机构的建议,研究者终止了强化降血糖研究。该项研究终止时,强化血糖控制组非致死性心肌梗死发病率下降,先前未发生心血管疾病及 GHbA1c <8% 的患者心血管发病率也显著降低,但总致死率并未减少。在 ACCORD 研究中,强化血糖控制组患者死亡率高于常规血糖控制组的原因很难阐明,给出的各种解释(体重增加、低血糖)都不能很明确地指出高死亡率的原因。

ADVANCE 研究的主要终点包括微血管病变(肾脏病变和视网膜病变)和主要的心血管事件(心肌梗死,卒中和心血管疾病导致的死亡)。强化血糖控制可减少微血管并发症发病率,而大血管并发症发病率并无显著下降。最终,强化组和常规组总死亡率或心血管疾病导致的死亡无差异。

VADT 的主要终点是各种 CVD 相关性事件。研究将控制不良(采用胰岛素或最大剂量口服药物治疗,基线平均 GHbA1c 为 9.4%)的 2 型糖尿病患者,随机分为强化血糖控制组(目标 GHbA1c<6.0%)或常规治疗组,两组间预期的 GHbA1c 目标值差异至少为 1.5%。研究的第 1 年,强化组和常规组的 GHbA1c 水平分别平均达到 6.9% 和 8.4%。两组患者其他 CVD 风险因子都得到积极治疗。结果强化组 CVD 导致的死亡多于常规组,但差距并不明显。亚组分析(post hoc subgroup analyses)提示,强化血糖控制可使基线糖尿病病史在 12 年以下的患者获得心血管益处,而基线病史较长的患者获益较少甚至受到不良影响。其他分析提示,过去 90 天内发生严重低血糖是主要终点事件和 CVD 相关性死亡的强预测因子。

上述证据表明,强化血糖控制被明确证明可以降低 1 型糖尿病和 2 型糖尿病患者微血管和神经并发症。可使糖尿病病程较短、基线 GHbA1c 较低的患者 CVD 获得明显益处。与微血管并发症一样,在大血管疾病发生之前即进行血糖控制,更能使患者获益。对于糖尿病病程较长、有严重低血糖病史、晚期动脉粥样硬化症以及高龄/身体虚弱的患者,过于严格控制血糖可能对患者不利,临床工作中对预期寿命较短或伴有严重心血管疾病的患者,血糖控制目标可适当放宽。

UKPDS 研究显示脂代谢紊乱、高血压、高血糖、吸烟是 2 型糖尿病发生心血管病变的主要危险因素,研究结果在后续众多研究得到证实。临床上 2 型糖尿病患者常伴有高血压、不同程度高甘油三酯血症和/或高胆固醇血症、HDL-C 降低和 LDL-C 升高。因此,在制定 2 型糖尿病治疗方案时,应从患者实际情况出发,以病理生理为基础,采取综合措施以达到综合管理目标。表 27-14 为 2017 版中国糖尿病防治指南推荐的中国 2 型糖尿病综合控制目标。

表 27-14　中国 2 型糖尿病综合控制目标

指标		目标值
血糖/(mmol·L^{-1})★	空腹	4.4~7.0
	非空腹	<10.0
糖化血红蛋白/%		<7.0
血压/mmHg		<130/80
总胆固醇/(mmol·L^{-1})		<4.5
高密度脂蛋白胆固醇/(mmol·L^{-1})	男性	>1.0
	女性	>1.3
甘油三酯/(mmol·L^{-1})		<1.7
低密度脂蛋白胆固醇/(mmol·L^{-1})	未合并动脉粥样硬化性心血管疾病	<2.6
	合并动脉粥样硬化性心血管疾病	<1.8
体重指数/(kg·m^{-2})		<24.0

注:1mmHg=0.133kPa;★毛细血管血糖。

3. 糖尿病教育支持　糖尿病教育是糖尿病医疗工作的重要组成部分,是基础治疗措施之一。它可以丰富患者有关糖尿病的知识,培养患者良好的自我管理习惯,帮助患者在明确诊断时即可开始有效地自我护理,减轻体重,也能加强患者预防和及早发现糖尿病并发症,降低糖尿病治疗费用,从而改善临床指标和生存质量。如果坚持更长时间(包括随访指导),满足患者个人需要和偏好并把社会心理问题考虑在内,效果会更好。

一项成功的教育计划是针对糖尿病个体具体实施,并使其成为治疗的一部分。在美国,就糖尿病教育计划设立了"糖尿病自我管理教育(DSME)国家标准",以指导糖尿病教育的实施。根据美国 DSME,糖尿病教员主要包括护士、营养师、社会工作者、运动生理学家、心理师、药剂师和内科医师,他们均取得相应资质。中国目前尚缺乏该类指引,2007 年中国糖尿病防治指南建议每个糖尿病治疗单位最好有 1 名受过专门培训的糖尿病教育护士,定期开设教育课程。目前认为最好的糖尿病管理是团队式管理,糖尿病管理团队的主要成员包括执业医师(基层医师和/或专科医师)、糖尿病教育者(教育护士)、营养师和患者。必要时还可以增加眼科医生、心血管病医生、肾病医生、血管外科医生、产科医生、足病医生和心理学医生。教育的内容涵盖:①疾病的自然进程;②糖尿病的症状;③并发症的防治,特别是足部护理;④个体化的治疗目标;⑤个体化的生活方式干预措施和饮食计划;⑥规律运动和运动处方;⑦饮食、运动与口服药、胰岛素治疗或其他药物之间的相互作用;⑧自我血糖监测和尿糖监测(当血糖监测无法实施时);⑨血糖结果的意义和应采取的相应干预措施;⑩当发生紧急情况时如疾病、低血糖、应激和手术时应如何应对;⑪糖尿病妇女受孕计划及全程监护。教育和管理的形式可以采取集体教育,如大课堂式、小组式,也可以是个体教育及远程教育。目标是使每位糖尿病患者充分认识糖尿病并掌握糖尿病的自我管理能力。

4. 血糖监测　有关胰岛素治疗的主要临床试验都把 SMBG 当成了多因素干预方案的一部分,这些试验证明了强化血糖控制对于控制糖尿病并发症的益处,说明自我监测血糖是指导血糖控制达标的重要措施,也是减少低血糖发生风险的重要手段。临床实践表明,血糖监测可帮助患者评估治疗效果、血糖控制变异性及血糖是否达标,还有助于预防低血糖、调整用药(特别是餐前胰岛素用量)、医学营养治疗(MNT)及运动治疗方案。

血糖自我监测适用于所有糖尿病患者。采用胰岛素治疗的患者,为了监测和预防无症状性低血糖及高血糖,SMBG 显得尤为重要。为了在不发生低血糖的情况下使 GHbA1c 安全达标,可能需要更频繁地进行 SMBG。不采用胰岛素治疗的 2 型糖尿病患者,尚不清楚 SMBG 的最佳频率和时间安排。一项关于 SMBG 的荟萃分析表明,不采用胰岛素治疗的 2 型糖尿病患者,GHbA1c 下降≥0.4%与特定 SMBG 方案有关。最近,一些试验正在对不采用胰岛素治疗的患者常规进行 SMBG 的临床价值及成本收益比研究。目前临床上血糖监测方法包括利用血糖仪进行的毛细血管血糖监测(包括患者 SMBG 及在医院内进行的床边快速血糖检测)、持续葡萄糖监测(CGM)、HbA1c 和糖化白蛋白(GA)的检测等。血糖监测时间点及频率应个体化。

指尖毛细血管血糖监测是最理想的方法,但条件所限不能查血糖,也可以监测尿糖,但是尿糖监测对发现低血糖没有帮助。在一些特殊的情况下,如肾糖阈增高(如在老年人)或降低(妊娠)时,尿糖监测没有意义。由于 SMBG 的精确性取决于监测手段和监测者本人,因此,开始监测时应由医生或护士对糖尿病患者进行监测技术和监测方法的指导,此后应当定期对患者的监测技术进行评估。为了控制未察觉的低血糖症和/或频繁发生的低血糖事件,持续血糖监测(CGM)是 SMBG 的补充手段。CGM 可用于监测组织液葡萄糖值(与血浆葡萄糖值有良好对应关系),但需要进行校正。如要紧急做出治疗决定时,仍然推荐使用 SMBG。

GHbA1c 可反映过去数月的血糖水平,对糖尿病并发症有较强的预测作用,所有糖尿病患者都应当常规检测 GHbA1c。大约需要每 3 个月检测 1 次,以确定患者血糖是否达标。GHbA1c 检测频率取决于患者临床状况、治疗方法及医生的判断。一些血糖控制较好的患者每年只需检测 2 次 GHbA1c,而血糖控制不稳定或需要严格治疗的患者需要频繁检测 GHbA1c(每 3 个月多于 1 次)。不过,GHbA1c 不能反映血糖即时变化,也不能确定是否发生过低血糖。血糖易于波动的患者(胰岛素严重缺乏的糖尿病患者),SMBG 与 GHbA1c 检测相结合是反映血糖控制水平的最好方法。另外,GHbA1c 检验还可用来检验血糖仪(或患者报告的 SMBG 结果)的准确性及 SMBG 时间安排是否合理。

随着时代的进步,血糖监测也在不断地发展。1995 年出现首个回顾式持续葡萄糖监测,让医患能够通过回顾查看患者的血糖变化模式结合到治疗中,但回顾式 CGM 仅能"盲测",医患无法实时获知血糖数据。2005 年实时持续葡萄糖监测上市,让医患能够实时监测血糖,使患者能够积极参与到自我血糖管理中,但实时式 CGM 仍然需要患者每天若干次指血校准。2014 年瞬感扫描式葡萄糖系统上市,有别于其他的持续葡萄糖监测方式,这一系统无须指尖采血,从而免除了由此带来的痛苦和不便。持续葡萄糖监测血糖通过测定组织间液葡萄糖浓度来间接反映全天血糖水平,可以实时显示即刻血糖值和血糖变化趋势。

5. 医学营养治疗　医学营养治疗(MNT)是所有治疗的基础,患者应当接受个体化的 MNT,由熟悉糖尿病 MNT 的注册营养师指导。其总原则是控制总热量的摄入,并合理均衡各种营养物质。基本目标则取决于患者的体重和血糖控制水平,在尊重个人喜好、文化背景和生活方式的基础上,降低膳食中碳水化合物、饱和脂肪、胆固醇摄入量,必要时限制盐,达到维持血糖、血脂和血压控制的目标,以便维持合理体重,预防和治疗糖尿病慢性并发症。

(1) 计算总热卡:首先是按性别、年龄和身高查表或采用简易公式[理想体重(kg)= 身高(cm)-105(cm)]计算理想体重。再根据体重和活动量计算热卡摄入量。成人热卡摄入估计:基础热量为 22kcal/kg×理想体重+活动所需热量。静息状态,成人热卡摄入为基础热量增加 10%;中等程度活动量,为基础热量增加 20%;活动量大,为基础热量增加 40%。儿童、孕妇、哺乳期女性、营养不良、伴有慢性消耗性疾病者酌情增加,而肥胖者酌减。

(2) 营养素的含量

1) 控制碳水化合物的摄入量仍然是控制血糖水平的关键策略。一般膳食中碳水化合物所提供的热量应占总热量的 55%~60%。与只考虑碳水化合物总摄入量相比,采用血糖生成指数(glycemic index)和生糖负荷(glycemic load)更有助于控制高血糖,故提倡复合碳水化合物,尤其是含高纤维的食物,如蔬菜、豆类、全麦谷物、燕麦和水果,而蔗糖提供的热量不超过总热量的 10%。作为健康食谱的一部分,无/低热量的甜味剂可以用来替代食糖。FDA 批准上市的无营养甜味剂有 5 种,分别是乙酰磺胺酸钾(安赛蜜)、天门冬酰苯丙氨酸甲酯(阿斯巴甜)、纽甜、糖精和三氯蔗糖。低热量甜味剂包括糖醇(多羟基化合物),例如赤藻糖醇、异麦芽酮糖醇、乳糖醇、麦芽糖醇、甘露醇、山梨糖醇、木糖醇、塔格糖(tagatose)及氢化淀粉水解物。对于有饮酒习惯的成年糖尿病患者,每天饮酒应当适度,酒精摄入量限制在成年女性每天 1 份或以下,成年男性每天 2 份或以下(一份标准量为 285ml 啤酒、375ml 生啤、100ml 红酒或 30ml 白酒,约含 10g 乙醇)。

2) 糖尿病患者低脂饮食的主要目的是限制饱和脂肪、反式脂肪及胆固醇的摄入,以降低 CVD 风险,其中饱和脂肪和反式脂肪是血浆 LDL-C 的主要来源。膳食中由脂肪提供的热量不超过饮食总热量的 30%,饱和脂肪摄入量应占饮食总热量的 7% 以下,胆固醇摄入量小于 300mg/d,尽量限制反式脂肪的摄入。食谱中避免或限制肥肉、全脂食品、棕榈油、花生油及油炸食品。

3) 蛋白质应提供饮食总热量的 15%~20%,成人蛋白质需要量为(1.0~1.5g/kg)×理想体重。儿童、孕妇、哺乳期女性、营养不良、伴有慢性消耗性疾病者 1~3g/kg。有微量白蛋白尿的患者每天摄入蛋白量应限制在 0.8~1.0g/kg;有大量蛋白尿的患者蛋白摄入量宜限制在 0.8g/kg 以下。食谱中应富含优质蛋白的食品,如低脂奶制品、鸡蛋、鱼、虾、禽瘦肉、畜瘦肉。

4) 其他。限制摄入含盐量高的食物,例如加工食品、调味酱等,食盐摄入量限制在每天 6g 以内,尤其是高血压患者;水果、豆荚类、扁豆类、根类、茎类、燕麦类和绿叶蔬菜中含有较高的水溶性纤维,推荐每天摄入 20~35g;由于缺乏抗氧剂治疗糖尿病的研究证据,且长期用药存在安全性顾虑,故不推荐常规补充抗氧剂,例如维生素 E、维生素 C 及胡萝卜素;此外,补充铬元素是否能使糖尿病患者获益也尚未得出最终结论,因此,不推荐这些患者补铬。

(3) 合理分配热卡:根据饮食习惯、病情及药物治疗需要,合理分配总热卡和各营养素。许多研究试图找到一个适用于糖尿病患者的营养素最佳搭配方案,但是这种方案不可能存在,因为碳水化合物、蛋白质和脂肪的最佳搭配是因人而异的。

（4）随访调整：在治疗过程中应随访患者并按实际效果做必要调整。对于超重和胰岛素抵抗的患者，坚持热量限制和营养适当的餐饮计划，如体重不下降，应进一步减少饮食总热量，特别是减少碳水化合物和总脂肪尤其饱和脂肪的含量。若患者体型消瘦，在疗程中体重有所恢复，其饮食方案也应做适当调整，以避免体重继续增加。

6. 体育锻炼　运动可增加胰岛素敏感性、改善血糖控制并有利于减轻体重。运动锻炼可分为耐力锻炼和抵抗性锻炼两种，前者对骨骼肌形态学和一系列代谢特别是脂肪酸氧化产生有益作用，包括增强线粒体功能和增加Ⅰ型肌纤维（Ⅰ型肌纤维也称为慢纤维或氧化纤维）；后者与蛋白质合成增加以及Ⅱ型肌纤维增生肥大有关，Ⅱ型肌纤维也称为快纤维或糖酵解纤维，随年龄增长而逐渐萎缩，增加Ⅱ型肌纤维可对葡萄糖代谢产生有益影响。

制定运动方案首先是评估患者身体状况，并根据个人喜好、场地和器械条件等选择适合自己的运动项目，再确定每天或每周的运动时间，建议每周至少进行150分钟中等强度的有氧运动，在耐力锻炼的基础上每周最好进行3次抵抗性运动。运动期间要注意防范低血糖和心脑血管事件的发生。伴有增殖型糖尿病视网膜病变（PDR）或严重非增殖型糖尿病视网膜病变（NPDR）患者，应当避免剧烈的有氧运动或力量训练，因为两者可诱发玻璃体出血或视网膜剥离。发生周围神经病变时，患者痛觉反应迟钝，皮肤破溃、感染和神经性关节病风险升高。研究显示，适度运动不会增加周围神经病变患者发生糖尿病足溃疡的危险性，因此，出现严重周围神经病变时，最好鼓励患者做一些非负重运动，同时应穿合适的鞋，并每天检查以便早期发现损害。自主神经病变可导致运动伤风险升高、心脏对运动的反应能力下降、直立性低血压、体温调节中枢受损、夜视力受损（瞳孔对光反射受损）以及低血糖（胃轻瘫导致胃排空异常），而且糖尿病自主神经病变还与心血管事件有高度相关性，应注意防范。此外，运动可提高尿蛋白排泄率。但是，没有证据表明运动可加快糖尿病肾病的进展速度。

7. 降血糖药物治疗　因生活方式干预的降血糖作用有限，在许多情况下，延期药物治疗是不恰当的。关于如何控制2型糖尿病高血糖，ADA和EASD曾经发布了一项共识声明。这项声明提出了治疗高血糖的重点：刚确诊2型糖尿病即采用二甲双胍结合生活方式干预的治疗方法（MNT和运动治疗），及时加用其他药物（包括早期使用胰岛素治疗），使血糖水平达到并维持在推荐标准（一般情况下<7%）。糖化血红蛋白A1c达到6.5%是被推荐的主要控制目标，但这一目标必须针对患者个体情况而定，需要考虑的众多因素有：机体存在的共病，糖尿病的持续时间，低血糖病史，无意识的低血糖，患者受教育的程度、是否受到鼓励、是否能坚持，患者年龄、有限的寿命以及其他用药情况。治疗策略的制定应当考虑糖尿病的病理生理机制、每种降血糖药物的特点、它们的叠加作用及费用问题。

（1）口服降血糖药物

1）双胍类药物：主要药理作用是通过抑制糖原异生和糖原分解，减少肝脏葡萄糖的输出而降低血糖；也可提高外周组织（如肌肉、脂肪）葡萄糖的运转能力以促进对葡萄糖的摄取和利用，同时降低体重，改善胰岛素敏感性，减轻胰岛素抵抗。许多国家和国际组织制定的糖尿病指南中推荐二甲双胍作为超重和肥胖2型糖尿病患者控制高血糖的一线用药，有些指南还推荐为非肥胖2型糖尿病患者的一线用药。T1DM患者在应用胰岛素基础上，如血糖波动较大，加用双胍类药物也有利于稳定血糖。双胍类药物禁用于糖尿病酮症酸中毒，急性感染，充血性心力衰竭，肝、肾功能不全或有任何缺氧状态存在者。儿童一般不宜服用，除非明确为肥胖T2DM及肯定存在胰岛素抵抗。孕妇和哺乳期女性也不宜用。年老患者慎用，药量酌减，并监测肾功能。准备作静脉注射碘造影剂检查的患者应事先暂停服用双胍类药物。

双胍类药物可单用或联合其他药物使用，目前临床上主要使用的是盐酸二甲双胍，通常500～1 500mg/d，分2～3次口服，最大剂量不超过2g/d。苯乙双胍（降糖灵）现少用。常见不良反应主要为胃肠道反应，如食欲降低、恶心、呕吐、腹泻等，采用餐中或饭后服药或从小剂量开始可减轻不良反应。单独应用极少引起低血糖，与胰岛素或促胰岛素分泌剂联合使用时可增加低血糖发生的危险性。罕见的严重副作用是诱发乳酸酸中毒。

2）磺脲类药物：磺脲类药物（SUs）属于促胰岛素分泌剂，主要药理作用是刺激胰岛β细胞分泌胰岛素,增加体内的胰岛素水平。主要作用靶部位是胰岛 β 细胞膜上 ATP 敏感型钾通道(K_{ATP})。K_{ATP} 是钾离子进出细胞的调节通道,是由 4 个磺脲类受体(SUR)亚单位和 4 个内向整流型钾离子通道(Kir6.2)亚单位构成的八聚体。SUR 有 SUR1 和 SUR2 两个类型,SUR2 又可以分为 SUR2A 和 SUR2B。当血浆葡萄糖水平升高时,葡萄糖被胰岛 β 细胞摄取,β 细胞内 ATP 增多导致 ATP/ADP 比值升高,使 K_{ATP} 关闭,β 细胞膜除极化,激活电压依赖的 Ca^{2+} 通道,引发 Ca^{2+} 内流,细胞内的 Ca^{2+} 水平升高,刺激含有胰岛素的颗粒分泌胰岛素到细胞外,使血糖下降。SUs 与 SUR 结合,也可关闭 K_{ATP},启动胰岛素分泌的链式反应而降低血糖。此外,研究表明 SUs 通过调节脂肪和骨骼肌细胞葡萄糖转运载体 4(GLUT4)的转位作用,使外周组织对胰岛素的敏感性增加,表现为外周组织对葡萄糖的摄取、利用增加,脂肪和糖原合成增加。

SUs 有多种,第一代药物甲苯磺丁脲(tolbutamide,D_{860})、氯磺丙脲(chlorpropamide)等已少用。第二代药物有格列本脲(glibenclamide)、格列吡嗪(glipizide)、格列齐特(gliclazide)、格列波脲(glibornuride)和格列喹酮(gliquidone),格列美脲(glimepiride)等,但也有人将格列美脲划归为第三代(表 27-15)。一般第二代 SUs(如格列苯脲)与 SUR 140kDa 蛋白结合,而格列美脲与 65 kDa 蛋白结合,且结合快,解离也快。SUs 适用于尚存在一定胰岛 β 细胞(30%以上)的 T2DM,不适用于 T1DM、有急性并发症或严重并发症的 T2DM、孕妇、哺乳期妇女、大手术围手术期、儿童糖尿病、全胰腺切除术后以及对 SUs 过敏或有严重不良反应等。

表 27-15　磺脲类药物的主要特点及应用

化学名	每片剂量/mg	剂量范围/(mg·d⁻¹)	服药次数/(次·d⁻¹)	作用时间/h	半衰期/h	肾脏排泄率/%
格列本脲	2.5	2.5~15	1~2	16~24	10~16	50
格列吡嗪	5	2.5~30	1~2	8~12	2~4	89
格列吡嗪控释片	5	5~20	1	24		
格列齐特	80	80~320	1~2	10~20	6~12	80
格列齐特缓释片	30	30~120	1	24		
格列喹酮	30	30~180	1~2	8	1.5	5
格列美脲	1,2	1~8	1	24	5	60

目前临床上应用的 SUs 基本上是第二代格列美脲,治疗应从小剂量开始,于早餐前 1/2 小时一次口服,根据尿糖和血糖测定结果,按治疗需要每隔数天增加剂量 1 次,或改为早、晚餐前 2 次服药,直至病情取得良好控制。格列吡嗪和格列齐特有控释药片,每天服药 1 次,方便患者。应用 SUs 治疗在 1 个月内效果不佳者称为原发性治疗失效,多见于肥胖的 T2DM 患者。如先前能有效地控制血糖,于治疗后 1~3 年失效者,称为继发性治疗失效,其每年发生率为 5%~10%。发生继发性治疗失效时,应检查是否存在可消除的诱因,如应激、饮食治疗依从性差等,应予以纠正;经处理后如病情仍未得到良好控制,可考虑加用二甲双胍、葡糖苷酶抑制剂、胰岛素增敏剂,改用胰岛素或加用胰岛素联合治疗。通常不联合应用 2 种 SUs 制剂。有肾功能轻度不全的患者宜选择格列喹酮。患者依从性差时,建议服用每天 1 次的磺脲类药物。

磺脲类药物如果使用不当可以导致低血糖,特别是在老年患者和肝、肾功能不全者,并有可能在停药后低血糖仍反复发作。严重低血糖或低血糖反复发作可引起中枢神经系统不可逆损害或致死。低血糖昏迷经处理后虽然神志清醒,仍有再度陷入昏迷的可能,应严密观察 1~2 天。磺脲类药物还可以导致体重增加。其他不良反应有恶心、呕吐、消化不良、胆汁淤积性黄疸、肝功能损害、白细胞减少、粒细胞缺乏、再生障碍性贫血、溶血性贫血、血小板减少、皮肤瘙痒、皮疹和光敏性皮炎等。这些不良反应虽少见,但一旦出现,应立即停药,并积极给予相应治疗。

使用 SUs 治疗时可能与其他药物发生相互作用。一些药物如水杨酸类、磺胺类、保泰松、氯霉素、胍乙啶、利血平等,可通过减弱葡萄糖异生、降低磺脲与血浆蛋白结合、降低药物在肝的代谢和肾的排泄等机制,增强 SUs 的降血糖效应。另一些药物如噻嗪类利尿药、呋塞米、依他尼酸(利尿酸)、糖皮质激素等,因抑制胰岛素释放或拮抗胰岛素作用或促进 SUs 在肝降解等,而降低 SUs 的降血糖作用。因普萘洛尔可使格列美脲血药浓度增加 20%,半衰期延长 15%,大剂量阿司匹林可使格列美脲浓度增加 34%。因此,在使用 SUs 治疗时应予注意,以避免出现低血糖或降低疗效等不良反应。

3) α-葡糖苷酶抑制剂:α-葡糖苷酶抑制剂的作用机制是可逆性地抑制小肠 α-葡糖苷酶,进而阻碍糖类分解为单糖(主要为葡萄糖),延缓葡萄糖的吸收,降低餐后高血糖。α-葡糖苷酶抑制剂不刺激 β 细胞分泌胰岛素,但可降低餐后胰岛素,提示可增加胰岛素的敏感性,估计与改善高血糖有关。目前已成为重要的口服治疗糖尿病药物之一,可单独或与其他降血糖药合用,主要用于控制餐后高血糖,并作为糖耐量异常的干预用药。应在进食第一口食物后服用,饮食成分中应有一定量的碳水化合物。本类药在肠道吸收甚微,故无全身毒性不良反应,但对肝、肾功能不全者仍应慎用。不宜用于糖尿病酮症酸中毒、消化性溃疡或部分性小肠梗阻及小肠梗阻倾向的患者,也不宜用于孕妇、哺乳期女性和儿童。现有 3 种制剂:①阿卡波糖(acarbose):主要通过抑制 α 淀粉酶(在降解大分子多糖中起重要作用的酶)起作用,每次 50mg(最大剂量可增加到 100mg),每天 3 次;②伏格列波糖(voglibose):主要通过抑制麦芽糖酶和蔗糖酶起作用,每次 0.2mg,每天 3 次;③米格列醇(miglitol):通过抑制小肠 α 糖苷酶起作用,起步剂量可从 25mg 开始,每天 3 次,逐渐加量至 100mg,每天 3 次。常见不良反应为胃肠反应,如腹胀、排气增多或腹泻,经治疗一段时间后可减轻。单用本药不引起低血糖,但如与 SUs 或胰岛素合用,仍可发生低血糖,若一旦发生,应直接应用葡萄糖以纠正低血糖。

4) 噻唑烷二酮类药物:又称格列酮类,主要通过结合和活化过氧化物酶体增殖物激活受体 γ(PPARγ)起作用。PPARγ 受体被激活后通过诱导脂肪生成酶和与糖代谢调节相关蛋白的表达,促进脂肪细胞和其他细胞的分化、提高靶细胞对胰岛素的反应,从而改善胰岛素敏感性。临床试验显示,噻唑烷二酮类药物可以使 GHbA1c 下降 1%~1.5%,可防止或延缓 IGT 进展为糖尿病。此类药物可单独或联合其他降血糖药物治疗 T2DM 患者,尤其胰岛素抵抗明显者。噻唑烷二酮类药物包括曲格列酮(troglitazone)、罗格列酮(rosiglitazone)、吡格列酮(pioglitazone)、环格列酮(ciglitazone)、恩格列酮(englitazone)等。最早应用于临床的曲格列酮,由于有严重的肝脏毒性,并且有导致肝坏死的报道,故已禁止使用。目前在我国上市的主要有罗格列酮和吡格列酮。罗格列酮用量为 4~8mg/d,每天 1 次或分 2 次。吡格列酮用量为 15~30mg/d,每天 1 次。

噻唑烷二酮类药物的常见副作用是体重增加和水肿,这种副作用在与胰岛素联合使用时表现更加明显。由于存在体液潴留的不良反应,已经有潜在心力衰竭发生危险的患者服用该药物可以导致心力衰竭加重。该类药单独使用时不导致低血糖,但与胰岛素或促胰岛素分泌剂联合使用时可增加发生低血糖的风险。有活动性肝病或转氨酶增高超过参考上限 2.5 倍的患者禁用本类药物。不推荐 18 岁以下患者服用本药。与其他药物一样,妊娠和哺乳期女性应避免服用。此外,近期研究提示此类药物可能增加女性患者发生骨折的风险,特别是罗格列酮。

5) 格列奈类药物:为非磺脲类胰岛素促泌剂,其作用机制与磺脲类药物相似,也作用在胰岛 β 细胞膜上的 K_{ATP},但结合位点是胰岛 β 细胞膜上的 36kD 的受体,这与 SUs 不同,其刺激 β 细胞释放胰岛素的作用依赖于血中葡萄糖水平,而且在动物实验中对大鼠胰岛素原的生物合成无影响。此类药物具有吸收快、起效快和作用时间短的特点,通过刺激早期胰岛素生理性分泌而有效降低餐后血糖,可降低 HbA1c 1.0%~1.5%。临床上主要用于控制餐后高血糖,可单独或与其他降血糖药物联合应用(磺脲类药物除外)。有 2 种制剂:①瑞格列奈(repaglinide),为苯甲酸衍生物,于餐前或进餐时口服,每次 0.5~4mg,从小剂量开始,按病情逐渐调整剂量,不进餐不服药,用药较灵活,最大剂量不应超过 16mg。②那格列奈(nateglinide),为 D-苯丙氨酸衍生物,常用剂量为每次 60~120mg,于餐前口服。格列奈类药物 90% 经胆汁排泄,8% 经肾脏排泄,副作用小。可引发低血糖,但低血糖的发生频率和程度较磺脲类药物少而轻,少数患者有头昏、头疼、乏力、震颤、食欲增加等不良反应。

6) GLP-1 激动剂和 DPP-IV 抑制剂:胰高血糖素多肽-1(glucagon-like peptide 1,GLP-1)与胰高血糖素均来源于前胰高血糖素原(preproglucagon),由位于小肠远端、结肠和直肠等部位的 L 细胞分泌。经血循环中蛋白分解灭活、肝脏代谢和肾脏排泄而清除。GLP-1(1-37)的生物活性甚低,经去除 N 端 6 肽后即为具有高度生物活性的 GLP-1(7-37),血循环中 GLP-1(7-37)主要由二肽基肽酶(DPP-Ⅳ)去除 N 端组氨酸-甘氨酸二肽而很快被灭活,生物半衰期仅为 1~2 分钟。GLP-1 主要作用为刺激胰岛素分泌,这种从肠道释放,刺激胰岛素分泌的活性物质称为肠促胰岛素(incretin)。除 GLP-1 外,葡萄糖依赖性促胰岛素多肽(GIP)亦为肠促胰岛素,由近端小肠(十二指肠)的 K 细胞合成分泌。胰高血糖素多肽-1 刺激葡萄糖依赖性胰岛素和生长抑素分泌,并可能直接作用于 α 细胞或通过胰岛素和生长抑素旁分泌作用于 α 细胞,抑制胰高血糖素分泌,减少肝糖输出。GLP-1 也能诱导胰岛 β 细胞新生和增殖,增加 β 细胞量;有效抑制胃动力和胃排空,减少餐后高血糖;作用于下丘脑腹内侧视旁核和弓状核 GLP-1 受体,增加饱食感,以减少食物摄入;可能还具有模拟胰岛素直接诱导肝脏和肌肉糖原合成及脂肪组织脂肪生成作用。GLP-1 通过上述机制降低血糖,但因生物半衰期较短,限制了其临床作用。近年蜥蜴唾液中提取的天然 GLP-1 类似物 exendin-4 和人工合成的 exendin-4(AC2993)、exenatide 及其长效制剂 exenatide LAR、CJC-1134-PC 和 AVE-0010 等,以及人 GLP-1 的类似物,如 CJC-1131、LY2189265、Semaglutide、Albiglutide、Taspoglutide、liraglutide 等,它们均具有 GLP-1 的生物学效应且抵抗 DPP-Ⅳ 的降解,有些已获临床应用批准,有些正在申请批准中,尚有部分处于研发中。另一类延长体内 GLP-1 生物半衰期的药物是 DPP-Ⅳ 抑制剂,如 vildagliptin、sitagliptin、saxagliptin 和 alogliptin。临床试验已证明这两类药物均能有效降低血糖,目前正在进行相关的治疗策略尝试,如 GLP-1 类似物或 GLP-1 与 DPP-Ⅳ 抑制剂合用、GLP-1 皮下注射泵给药、开发 GLP-1 类似物的口服制剂以及合成小分子胰高血糖素样肽-1 拟肽等。GLP-1、GLP-1 类似物和 DPP-Ⅳ 抑制剂可与二甲双胍、磺脲类药物、噻唑烷二酮类药物、胰岛素等联用。因为 GLP-1 促胰岛素分泌的作用是葡萄糖依赖的,故单独应用不会产生低血糖。最常报告的不良反应事件是剂量依赖性的轻、中度胃肠道反应。

7) SGLT-2 抑制剂:钠-葡萄糖协同转运蛋白-2(SGLT-2)抑制剂作用机制是通过抑制肾小管 SGLT-2,降低肾糖阈,减少尿液中葡萄糖重吸收,促进尿葡萄糖排泄,从而降低血液循环中葡萄糖水平。目前我国批准临床使用的 SGLT-2 抑制剂有达格列净、恩格列净和卡格列净。SGLT-2 抑制剂具有较强的降血糖作用,与其他口服降血糖药物比较,其降血糖疗效与二甲双胍相当,并能减轻体重,总体降低 HbA1c 幅度约 0.5%~1.0%,减轻体重 1.5~3.5kg。在具有心血管高危风险的 2 型糖尿病患者中应用 SGLT-2 抑制剂恩格列净或卡格列净的临床研究结果显示,该药物可使主要心血管不良事件和肾脏事件复合终点发生、发展的风险显著下降,心力衰竭住院率显著下降。SGLT-2 抑制剂单独使用时不增加低血糖发生的风险,联合胰岛素或促胰岛素分泌剂时,可增加低血糖发生风险。SGLT-2 抑制剂在中度肾功能不全的患者可以减量使用。在重度肾功能不全患者中因降血糖效果显著下降不建议使用。常见不良反应为生殖泌尿道感染,罕见不良反应包括酮症酸中毒(主要发生在 1 型糖尿病患者)。可能的不良反应包括罕见的急性肾损伤、骨折风险和足趾截肢(见于卡格列净)。

(2) 胰岛素治疗:胰岛素治疗是控制高血糖的重要手段。1 型糖尿病患者需依赖胰岛素维持生命,2 型糖尿病患者虽然不需要胰岛素来维持生命,但患者出现下列情况仍需要使用胰岛素控制高血糖,如:①经生活方式改变及口服降血糖药治疗未获得良好控制或口服降血糖药失效;②急性代谢紊乱,如糖尿病酮症酸中毒、高渗性高血糖状态和乳酸酸中毒;③合并重症感染、消耗性疾病、视网膜病变、肾病、神经病变、急性心肌梗死、脑卒中;④因存在伴发病需外科治疗的围手术期;⑤妊娠和分娩。

理想的胰岛素治疗应该接近生理性胰岛素分泌的模式,包括基础胰岛素和餐时胰岛素两部分的补充。理想的基础胰岛素的作用应该能覆盖全天 24 小时,无明显峰值,避免空腹和餐前低血糖。理想的餐时胰岛素注射后能在进餐后 30 分钟左右达到峰值,从而通过抑制肝糖输出和促进葡萄糖利用来降低餐后高血糖;此外,理想的餐时胰岛素还能在血糖下降到正常水平时其作用降至基础水平,避免下餐前出现低血糖。根据来源和化学结构的不同,胰岛素可分为动物胰岛素、人胰岛素和胰岛素类似物。根据作用特点的差异,胰岛素又可分为超短效胰岛素类似物(门冬胰岛素、赖脯胰岛素、谷赖胰岛素)、常规(短效)胰岛素、中效胰岛素(NPH)、长效胰岛素、长效胰岛素类似物(甘精胰岛素、地特胰岛素、德谷胰岛素)、预混胰岛素和预混胰岛素类似物。临床试验证明,胰岛素类似物在模拟生理性胰岛素分泌和减少低血糖发生的危险性方面优于动物胰岛素和人胰岛素,包括正规人胰岛素 R 和精蛋白生物合成人胰岛素 N。

胰岛素治疗大体上可以采用以下 4 种方案。①基础胰岛素治疗方案,长效胰岛素类似物(甘精胰岛素或者地特胰岛素)每天 1 次。通常起步是睡前任意时间给予小剂量胰岛素(通常 10 个单位),若空腹血糖水平未达到预期目标,剂量应该每 2~3 天缓慢增加 1~3 个单位。相反,如果空腹血糖降到标准范围以下,应减量。②预混胰岛素治疗方案,以速效胰岛素类似物和鱼精蛋白制成的预混胰岛素(门冬胰岛素或者赖脯胰岛素),通常在早餐和晚餐前各注射 1 次,偶尔也采取只在吃的较多的一餐前注射 1 次的方案,患者可以采用主餐前注射 1 次或者在接下来的那顿正餐开始前增加 1 次注射。早餐前胰岛素的用量是根据餐前胰岛素水平进行调整,晚餐前胰岛素的用量是根据翌日的空腹血糖水平进行调整。比起三短一长的每天 4 次注射,预混胰岛素只需每天 2 次注射。总的来说,如果患者使用每天 1 次的基础胰岛素不能将血糖降到目标水平,便可采用每天 2 次预混胰岛素注射。但使用预混胰岛素之后,患者必须有一个相对稳定的生活方式,同时也增加了患者低血糖的发生率。③"三短一长"的胰岛素治疗方案,速效胰岛素类似物门冬胰岛素或赖脯胰岛素与长效胰岛素类似甘精胰岛素或地特胰岛素组合使用,该方案需要每天注射 4 次,降血糖通常更为有效,并且更有利于用餐时间不固定或者每餐碳水化合物的摄入量不固定患者的调整。大体上,成人餐前胰岛素起步量设置为每顿饭前 5~10 个单位。餐前胰岛素剂量的调整根据餐后 2 小时血糖以及该顿餐前血糖情况综合考虑,通常每 2~3 天增加 2~4 个单位。为了更好地控制糖化血红蛋白和餐前餐后血糖,胰岛素剂量可以缓慢稳步增加。④餐时胰岛素方案,即使用速效胰岛素类似物,但并不同时使用基础或长效胰岛素,这一方案适用于正在接受胰岛素增敏剂(二甲双胍)治疗且空腹血糖升高有了很好控制的患者。糖尿病患者在急性应激时,如重症感染、急性心肌梗死、脑卒中或急症手术等,容易促使代谢紊乱迅速严重恶化,应使用胰岛素治疗,维持血糖水平在 6.7~11.1mmol/L(120~200mg/dl),待病情缓解后再调整糖尿病治疗方案。对于施行择期大手术糖尿病患者,尤其需全身麻醉时,至少在手术前 3 天开始改用胰岛素治疗,手术日及术后早期,按每 2~4g 葡萄糖加入 1U 速效胰岛素维持血糖,待能进食后选用餐前加基础胰岛素皮下注射治疗,但剂量要较术前原剂量减少,并根据血糖测定结果调整胰岛素剂量。

从口服药物转换到胰岛素治疗,若同时加用噻唑烷二酮类或磺脲类口服药会增加患者体重和水肿的发生风险。对于处于危险的患者,噻唑烷二酮类可能会引发或者加重充血性心力衰竭,并且增加男女骨折的发生,建议停用。二甲双胍是唯一具有较明确指征与胰岛素联合使用的口服降血糖药。如果病情已明确需要使用预混或"三短一长"胰岛素治疗时,胰岛素促泌剂应当停用。对于持续餐后高血糖的患者,可以考虑使用普兰林肽。

胰岛素的起始治疗可采用基础胰岛素或预混胰岛素。强化胰岛素治疗方案有餐前加基础胰岛素多次皮下注射、每天 2~3 次预混胰岛素和胰岛素泵持续皮下胰岛素输注(CSII)3 种方案,相比较于每天 2~3 次预混胰岛素和其他胰岛素治疗方案,另两种方案更符合生理性胰岛素替代治疗,尤其是 CSII 还可以根据用餐时间、用餐量、运动多少以及是否外出而变化,为患者带来最大的灵活性。采用强化胰岛素治疗方案,有时早晨空腹血糖仍然较高,其可能的原因有:①夜间胰岛素作用不足;②黎明现象(dawn phenomenon),即夜间血糖控制良好,也无低血糖发生,仅于黎明一段短时间出现高血糖,其机制可能为皮质醇、生长激素等胰岛素拮抗素激素分泌增多所致;③Somogyi 效应,即在夜间曾有低血糖,在睡眠中未被察觉,但导致体内升血糖的激素分泌增加,继而发生低血糖后的反跳性高血糖。夜间多次(于 0、2、4、6、8 时)测定血糖,有助于鉴别早晨高血糖的原因。采用强化胰岛素治疗时,低血糖症发生率可增加,应注意避免、及早识别和处理。2 岁以下幼儿、老年患者、已有晚期严重并发症、预期寿命不长者不宜采用强化胰岛素治疗。

胰岛素的主要不良反应是低血糖。体重增加也是胰岛素治疗的一种潜在副作用,其机理可能是胰岛素使血糖得到更好的控制,从而减少尿中葡萄糖的排泄,并直接促进脂肪组织脂质合成;此外,胰岛素用量增加可能会导致患者出现轻微低血糖,增加饥饿感,使患者摄食增多。胰岛素治疗初期可因钠潴留作用而发生轻度水肿,可自行缓解而无须停药。部分患者注射胰岛素后视物模糊,为晶状体屈光改变,常于数周内自然恢复。胰岛素过敏反应由 IgE 引起,通常表现为局部过敏反应,先在注射部位瘙痒,继而出现荨麻疹样皮疹，可伴恶心、呕吐、腹泻等胃肠道症状；全身性荨麻疹少见；罕见严重过敏反应（如血清病、过敏性休克）。过敏反应的处理措施包括更换胰岛素制剂种属，使用抗组胺药和糖皮质激素，也可采用脱敏疗法，有报道采用胰岛素泵进行脱敏治疗能取得比较好的效果。严重过敏反应者需停止或暂时中断胰岛素治疗。脂肪营养不良是少见的局部不良反应，在注射部位呈皮下脂肪萎缩或增生，停止在该部位注射后可缓慢自然恢复，为防止其发生，应经常更换注射部位。使用高纯度或人胰岛素制剂后则过敏反应和脂肪营养不良甚少发生。

（3）普兰林肽（pramlintide）：是一种胰淀粉素类似物，作用于脑胰淀粉素受体，抑制食物摄取，延缓胃排空，同时通过降低餐后胰高血糖素水平减少肝糖输出。可与二甲双胍、磺脲类药物、餐前胰岛素联用，用于辅助胰岛素治疗 1 型糖尿病，对 2 型糖尿病餐后血糖的控制也有帮助。副作用是轻、中度一过性恶心。

8. 代谢手术治疗　胃肠减肥手术主要包括胃减容术和胃旁路术，前者可限制食物摄取，后者可限制能量摄入。如果作为综合疗法的一部分，代谢手术可有效地减轻严重肥胖患者的体重，一些指南推荐 BMI≥35kg/m^2 的 2 型糖尿病患者可考虑采用手术减肥治疗。我国推荐的代谢手术适应证为年龄在 18～60 岁，一般状况较好，手术风险较低，经生活方式干预和各种药物治疗难以控制的 2 型糖尿病（HbA1c> 7.0%）或伴发疾病并符合以下条件的 2 型糖尿病患者：可选适应证为 BMI≥32.5kg/m^2，有或无合并症的 2 型糖尿病；慎选适应证为 27.5kg/m^2≤BMI<32.5kg/m^2 且有 2 型糖尿病，尤其存在其他心血管风险因素时；暂不推荐为 25.0kg/m^2≤BMI<27.5kg/m^2，如果合并 2 型糖尿病，并有中心型肥胖（腰围男性≥90cm，女性≥85cm）。代谢手术的禁忌证：①滥用药物、酒精成瘾、患有难以控制的精神疾病患者，以及对代谢手术的风险、益处、预期后果缺乏理解能力的患者；②1 型糖尿病的患者；③胰岛 β 细胞功能已明显衰竭的 2 型糖尿病患者；④外科手术禁忌者；⑤BMI<25kg/m^2；⑥GDM 及其他特殊类型的糖尿病。代谢手术可以使 55%～95%（取决于手术方法的不同）的 2 型糖尿病患者高血糖恢复到接近正常或完全正常。一项荟萃分析表明，减肥手术使 78% 的 2 型糖尿病患者完全不依赖药物而血糖正常化，且胃旁路术疗效优于胃减容术。已经接受减肥手术的 2 型糖尿病患者需要终生坚持生活方式支持和医疗监护。代谢手术的术式推荐腹腔镜下袖状胃切除术、胃旁路术、可调节胃束带术和胆胰旁路术。代谢手术成本较高且具有一定风险，近年来与手术有直接关系的并发症发病率和死亡率大幅度下降，目前手术 30 天死亡率为 0.28%，与腹腔镜胆囊切除术 30 天死亡率大致相等。尽管减肥手术可能引起维生素和矿物质缺乏、骨质疏松症等长期不良预后，但手术治疗可降低患者长期死亡率。不过，2 型糖尿病手术治疗改善血糖水平的机制、长期益处和风险及成本收益比，还需要高质量的随机对照试验。

9. 评估患者社会心理　社会心理问题可影响患者及其家庭对糖尿病治疗工作的配合，因此有可能危及患者的健康状况。医生应当及时准确地评估患者的社会心理状况，例如：对疾病的态度、对治疗和预后的期望、情感/情绪、一般的及糖尿病相关的生活质量、资源（财务状况、社会及情感支持）及精神病史。如果患者对治疗依从性太差、抑郁、焦虑或认知功能障碍，应当求助于熟悉糖尿病治疗的心理健康专家。可取的方法是在糖尿病常规医疗工作中加入心理评估和治疗，而不是等到出现严重心理问题时再行处理。更为重要的是，应当把维持患者心理健康当成糖尿病医疗工作的一部分。

10. 其他综合治疗措施和慢性并发症治疗　鉴于 2 型糖尿病的病理生理机制和大量循证医学资料，2 型糖尿病的治疗，除控制高血糖外，也需重视控制血压、纠正脂代谢紊乱、抗血小板等综合治疗。降压、调血脂和慢性并发症治疗另有章节介绍。关于抗血小板药物应用问题，近期临床研究认为阿司匹林作为中-低危糖尿病患者心血管事件一级预防的效果有待进一步论证。2010 年 ADA 指南仅推荐 10 年心血管风险增加>10% 的 2 型糖尿病患者采用阿司匹林进行一级预防，这一人群包括男性>50 岁或女性>60 岁、并伴有至少一项心血管主要危险因素者。

【预防】

1. 无症状人群糖尿病筛查　2 型糖尿病存在一个很长的无症状期，早期诊断和治疗对 2 型糖尿病预后产生重要影响。尽管很多疾病的筛查和诊断手段存在很大区别，而对于糖尿病和糖尿病前期患者来说，两者却是一样。所有超重、肥胖（BMI≥25kg/m^2）、运动不积极、一级亲属患有糖尿病、属于糖尿病高危族群(例如非洲裔美国人、拉丁美洲人、土著美国人、亚裔美国人、太平洋岛民)、分娩体重>9磅婴儿或患有GDM、高血压(≥140/90mmHg或接受降压治疗)、HDL-C<35mg/dl(0.90mmol/L)和/或甘油三酯>250mg/dl(2.82mmol/L)、患有多囊卵巢综合征(PCOS)、先前检出GHbA1c>5.7%或IGT或IFG、伴有其他与胰岛素抵抗相关的临床状况(如重度肥胖、黑棘皮病)、有心血管病史等都应当接受筛查。由于年龄是糖尿病的一个主要的危险因子,因此,没有上述危险因素但年龄超过45岁的人群也应当接受筛查。筛查可单用GHbA1c、FPG或OGTT 2h PG检测,或同时应用。对于糖尿病高危患者,需筛查并治疗心血管危险因子。如果筛选结果正常,应当每3年复查1次,根据筛查结果和当时的危险状况分析决定下一步是否应当提高筛查频率。近十年来,虽然青少年2型糖尿病总体发病率保持较低水平,但青少年(特别是少数族群)2型糖尿病的发病率仍在显著升高。2010年ADA指南推荐超重儿童有下列任何2个危险因素应每3年筛查1次:①一级或二级亲属中有2型糖尿病家族史;②糖尿病高危民族/种族(土著美国人、非洲裔美国人、拉丁民族、亚裔美国人、太平洋岛民);③有胰岛素抵抗或合并胰岛素抵抗的体征(黑棘皮病、高血压、血脂异常或PCOS);④母亲为糖尿病或GDM。

2. 预防2型糖尿病发生　中国大庆研究、瑞典Malmo研究、芬兰DPS、美国DPP以及STOP-NID-DM、DREAM和XENDOS等试验表明,对糖尿病风险增加人群(患有IFG和/或IGT、GHbA1c 5.7%~6.4%)采取干预措施可显著降低糖尿病发病率。这些干预措施包括:①强化生活方式矫正,非常有效,3年糖尿病发生率降低≥58%。②药物预防,二甲双胍、阿卡波糖、奥利司他及噻唑烷二酮类,均不同程度地降低糖尿病发病率。ADA专家组建议糖尿病风险增加人群减体重5%~10%,每天进行30分钟中等强度的运动,对于糖尿病极高危者(同时患有IFG和IGT,且伴有其他危险因子,例如:GHbA1c>6%、高血压、HDL-C偏低、甘油三酯偏高、一级亲属有糖尿病家族史)和60岁以下肥胖者可加用二甲双胍预防糖尿病。

(王佑民)

第四节　糖尿病相关性大血管病变

糖尿病相关性大血管病变多见于中老年2型糖尿病患者,以动脉粥样硬化为主要病理改变,重点包括冠状动脉病变、脑动脉病变和下肢动脉病变等。由于起病缓慢,绝大多数大血管病变早期临床症状阙如或相对较轻,或即使存在严重血管病变,造成远端缺血,但因同时合并糖尿病神经病变,痛觉不敏感,而不易识别及早期诊断;晚期则因受累血管病变广泛,治疗困难,致残、致死率高,严重威胁糖尿病患者的生活质量和生存。以冠心病为例,其占糖尿病患者的全因死亡率达到65%。与微血管病变所不同的是,糖尿病大血管病变的发生、发展虽然也与血糖波动密切相关,但同时受到胰岛素抵抗、血脂和血压等诸多代谢性因素的影响,因此,更强调全面、综合以及全程管理,延缓和降低卒中、截肢等不良事件的发生。本章节将对糖尿病性心、脑血管病变和糖尿病性下肢血管病变进行分别阐述。

【流行病学】

2001年中华医学会糖尿病学会慢性并发症调查组报告,三级甲等医院住院2型糖尿病患者中心血管病发生率为17.1%,脑血管疾病发生率为13.2%。2017年三级甲等医院的数据显示心血管疾病发生率为24.9%,脑血管疾病发生率为19.2%,下肢血管病变发生率为4.0%。上述数据提示糖尿病大血管病变发生率呈明显上升趋势。糖尿病患者发生大血管病变的风险是非糖尿病患者的2~4倍,已成为糖尿病患者致残和致死的主要原因。

与没有发生糖尿病的人群相比,2型糖尿病人群中发生的大血管病变更广泛,也更严重,同时发病年龄也较早。目前,2型糖尿病已经被认为是冠心病和脑卒中的等危症。

【病因】

糖尿病发生动脉粥样硬化的机制相当复杂。除了某些已被人们广泛认知的心血管代谢风险因素,如高龄、男性、肥胖、高血压、血脂异常、高尿酸血症、吸烟、遗传等因素参与致病以外,糖尿病特有的代谢相关危险因素,如高血糖、胰岛素抵抗、血糖波动等也参与其中。这些因素相互联系,彼此协同,或改变脂质氧化或改变血管内皮功能,造成内皮细胞损伤,巨噬细胞和平滑肌细胞增生,脂质沉积,最终导致动脉硬化斑块形成,动脉狭窄、闭塞,斑块亦可破裂、脱落,导致远端栓塞等一系列并发症的发生。

【发病机制】

1. **高血糖**　高血糖是 2 型糖尿病的基本病理生理特征,也是促进动脉粥样硬化的重要始动因素之一。高血糖对动脉粥样硬化的作用主要有以下几个方面:①高血糖与红细胞中的血红蛋白结合,升高糖化血红蛋白浓度,造成非糖化血红蛋白浓度下降,红细胞携氧功能下降,组织缺氧。②高血糖与循环中血浆蛋白质结合,形成大量糖基化终末产物(advanced glycation end products, AGEs),AGEs 直接作用于内皮细胞,引起新生血管增生和血管通透性增加;同时降低内皮细胞一氧化氮的合成及释放,造成内皮细胞舒展功能障碍。③高血糖通过醛糖还原酶途径,促进山梨醇的生成,继而刺激动脉平滑肌细胞和成纤维细胞增生。④高血糖激活蛋白激酶,引起血管众多生理生化改变。⑤高血糖增强氧化应激反应,加速血管病变发展。

2. **慢性炎症反应**　糖尿病状态下,合并高脂血症时,氧化型低密度脂蛋白在动脉壁的沉积,促发炎症反应,耗竭一氧化氮,激活众多炎症因子信号通路,升高如 IL-6 和 TNF-α 等细胞因子,诱导肝脏释放 C 反应蛋白,这些炎症因子增多引起黏附分子表达增加,趋化因子表达随之增加,引起白细胞迁移和黏附,形成泡沫细胞,导致平滑肌细胞增殖和迁移,最终形成动脉粥样斑块。

3. **胰岛素抵抗**　胰岛素抵抗是 2 型糖尿病发生、发展的另一个重要病理生理环节。胰岛素抵抗可增加游离脂肪酸从脂肪细胞向内皮细胞转运,最终造成活性氧增加,损伤血管内皮;胰岛素抵抗可使血压和血脂升高,而高血压和高血脂均为动脉粥样硬化发生的独立危险因素;胰岛素抵抗还可以诱导炎症反应、降低动脉弹性以及凝血功能异常等。

4. **血脂紊乱**　2 型糖尿病常常伴有血脂谱异常,表现为高甘油三酯血症、高低密度脂蛋白血症、高胆固醇血症和或低高密度脂蛋白血症,即使低密度脂蛋白(LDL)水平正常,由于多为小而密 LDL 颗粒,更易在动脉壁沉积,形成斑块,阻碍血流,诱发炎症反应。

5. **纤溶凝血机制异常**　纤溶凝血机制在糖尿病患者当中存在异常,表现为纤溶抑制,处于高凝、高血黏度状态,增加缺血性事件的发生危险。

【临床表现】

糖尿病确诊后,应积极评估糖尿病大血管病变的风险,包括年龄、性别、肥胖、高血压、血脂异常、高尿酸血症、吸烟、家族史等。

1. **心血管系统**　糖尿病患者常合并有高血压,血压高时可出现头晕、头疼等症状,严重时可出现高血压脑病、高血压危象等。发生心脏病变时可出现活动后胸闷、气促;劳力性心绞痛;心律失常或固定心律、心脏扩大等表现。严重者可出现夜间阵发性呼吸困难、端坐呼吸、下肢水肿、颈静脉充盈等急、慢性心功能不全的表现,也可能发生无痛性心肌梗死、恶性心律失常,甚至心源性猝死等。

2. **脑血管系统**　急、慢性神经系统的症状,意识状态的改变或认知功能障碍。如头痛、口舌歪斜、鼻唇沟变浅、失语、一侧肢体功能下降,甚至瘫痪等。严重者可出现剧烈头痛、喷射性呕吐等颅高压表现,惊厥和昏迷等。伴脑萎缩时可出现记忆力差、智力下降和反应迟钝等。

3. **下肢动脉系统**　因下肢动脉狭窄程度、部位以及侧支循环建立与否而表现各异。常表现为患肢皮肤温度降低、皮肤颜色改变、行走时无力、疼痛、间歇性跛行等。随病变发展,可出现静息疼痛等。足背动脉搏动减弱和消失是下肢动脉病变的重要体征。

【辅助检查】

1. **心电图**　静息时心电图对筛查糖尿病心血管疾病价值有限,在胸闷时检查部分患者可出现 ST-T 段改变,可提供部分心肌缺血的临床证据。24 小时动态心电图和运动平板试验可发现部分无症状心肌缺血。

2. **心脏超声**　心脏超声可准确地检测出心脏大小、结构,同时还可通过检测射血分数反映心脏功能。糖尿病大血管病变后期可出现心脏结构和舒缩功能改变,以及节段性室壁运动异常,此时心脏超声检测可敏感地检测出上述改变。

3. 颈动脉内中膜厚度与斑块　动脉内中膜厚度是指动脉壁内膜和中膜厚度之和。在动脉粥样硬化发展过程中,颈动脉内膜是最早受累及的部位,其硬化病变多于冠状动脉和脑血管出现,血管壁内中膜增厚是动脉粥样硬化的早期标志,而斑块形成是动脉粥样硬化的特征。

4. 多普勒踝动脉压/踝肱指数　踝肱指数即踝动脉-肱动脉血压比值(ankle/brachial index,ABI),反映下肢血压和血管状态。数值越小提示下肢缺血越严重。

5. 脉搏传导速度(pulse wave velocity,PWV)　PWV可作为动脉粥样硬化的评估指标。测量可在体表可扪及的体表动脉处测量(如选取颈动脉和股动脉,肱动脉和踝动脉,颈动脉和肱动脉,颈动脉和桡动脉等),测量两处间波动的传导时间和距离,计算出传导速度。肱动脉和踝部动脉间的PWV应<14m/s,大于该值则提示全身动脉僵硬度升高。

6. CT/MRI　CT可早期灵敏地检测出脑出血,表现为高密度影。而MRI则可早期显示出脑梗死,T1呈低信号,T2呈高信号。弥散加权成像(diffusion weighted imaging,DWI)可在更早期显示脑梗死。此外,头部MRA和CTA可准确地显示出头部血管缺血部位和血管狭窄程度。冠脉CTA则可提示冠脉缺血部位和狭窄程度。

7. 冠脉造影　冠状动脉造影是诊断冠心病的金标准。可发现血管受累的部位和狭窄程度。

【诊断】

糖尿病心血管病变诊断主要依赖病史和辅助检查。如病史中出现过心绞痛、心肌梗死,辅助检查中心电图、心脏彩超或运动平板试验提示心肌缺血,或CTA、冠脉造影提示冠脉狭窄时可诊断冠心病。结合糖尿病病史,即可提示存在糖尿病心脏心血管病变。糖尿病心脏大血管病变需与糖尿病心肌病相鉴别。糖尿病心肌病是指糖尿病患者存在心脏结构(如左心房扩大)或功能的改变,常常缺乏高血压和冠脉改变等。

糖尿病患者合并有脑血管意外或者脑血管斑块形成或狭窄时,可诊断糖尿病脑血管病变。糖尿病并发脑血管意外时需要注意与颅内肿瘤、先天性脑血管发育异常等疾病相鉴别。CT、CTA和MRI对上述疾病鉴别具有重要意义。

糖尿病性下肢血管病变可根据患者的症状、体征初步评估出具有高危风险的患者。但糖尿病性下肢血管病变患者中仅有10%～20%有间歇性跛行,因此糖尿病性下肢血管病变诊断主要依赖于动脉体格检查和ABI。ABI小于0.9提示存在动脉病变。对于有临床症状但是ABI正常时应行下肢动脉彩超检查,可显示出血管壁情况、动脉硬化斑块和钙化程度。糖尿病性下肢血管病变应与血栓闭塞性脉管炎、腰骶神经根病变鉴别。血栓闭塞性脉管炎发病较年轻,多存在血栓性浅静脉炎,CTA显示病变段近段和远端血管壁光滑完整。

【治疗】

治疗目标在于系统管理代谢指标,降低心肌梗死、卒中、截肢等不良事件的发生风险。

1. 一般治疗　包括健康教育、低盐低脂饮食、规律运动、戒烟戒酒、控制体重等生活方式干预。

2. 综合治疗

(1) 降血糖药物的选择:尽管已有大量证据表明,严格的血糖控制有益于延缓或防止微血管病变的进展,但是几项大型的临床研究如ADVANCE、ACCORD等并未显示严格的血糖控制能降低心血管疾病的发生风险。也有研究如DCCT研究的延长实验显示,长期严格的血糖控制确实可能获得保护心血管的益处。造成上述研究结果差异的重要原因在于,严格的血糖管理,可能增加低血糖事件的发生,低血糖带来的打击,可能增加已有心脑血管疾病基础患者的不良事件的发生。因此,糖尿病患者的血糖管理应该采用个体化的血糖管理目标。一般建议,糖化血红蛋白宜控制在7%以内,在不发生低血糖前提下,部分患者可将糖化血红蛋白目标设置为6.5%。而对于部分有严重心脑血管病变,期望寿命较短以及低血糖风险较高的患者糖化血红蛋白目标不宜过于严格,可调整为8%甚至以上,否则可能因为低血糖的发生反而增加心血管疾病的发生风险。缺血性脑卒中尚缺乏强化降血糖优于标准血糖管理的证据,因此,糖化血红蛋白的控制目标同样需个体化。无心脑血管并发症者,可参照《中国2型糖尿病防治指南》按照一联、二联、三联和四联原则选择用药。对于有严重心脑血管并发症者,目前倾向于选择对心脑血管和慢性肾脏病变有获益的药物。

从 2008 年开始,每一款新上市的降血糖药物均需评估其对心血管事件的影响。目前尚无证据表明使用 DPP-4 抑制剂可使糖尿病患者有心血管获益。SGLT-2 抑制剂为一类新的降血糖药物,现有的研究表明联合使用恩格列净或卡格列净可降低 2 型糖尿病人群的中风和心血管病事件发生风险。此外,联合使用 GLP-1 受体激动剂利拉鲁肽和索马鲁肽(semalutide)同样也可使 2 型糖尿病患者获得心血管获益。但艾塞那肽周制剂并未观察到心血管获益。需要引起读者注意的是,上述研究大多数均是在二甲双胍基础上联合使用。对于脑卒中患者,降血糖药物是否具有降血糖之外的额外获益尚存在争议。

(2) 降压治疗:糖尿病合并高血压患者,降压目标一般建议控制在 130/80mmHg 以下;老年或伴有严重冠心病的糖尿病患者,降压目标可适当放宽。当糖尿病患者血压≥120/80mmHg 时,即可开始生活方式干预;当血压≥140/90mmHg 时,即可考虑开始使用药物降压;血压≥160/100mmHg 或高于目标血压 20/10mmHg 时,应立即开始药物降压,并可考虑启用联合药物降压方案。

糖尿病降压治疗获益主要来源于血压控制程度。糖尿病患者存在夜间血压升高的特点,可在 24hr 动态血压评估的基础上选择合适的药物,优先选择可平稳控制 24hr 血压药物,以减少血压波动。目前临床上主要使用的五类降压药物包括血管紧张素转换酶抑制剂(ACEI)、ARB、利尿剂、钙通道阻滞剂和 β 受体拮抗剂,均可用于糖尿病患者降压。其中 ACEI 和 ARB 类药物为首选药物。在联合使用时,推荐以 ACEI 或 ARB 类药物为基础的联合用药,单片复方制剂可能更为适宜。

(3) 调血脂治疗:降低胆固醇和 LDL-C 水平可显著降低糖尿病患者发生大血管病变和死亡风险。调血脂治疗的总体原则是以降低 LDL-C 为首要目标,非 HDL-C 为次要目标。调血脂目标应该根据患者动脉粥样硬化心血管疾病(ASCVD)发病风险而确定,ASCVD 发病风险分为极高危组和高危组。极高危组即既往有 ASCVD 病史的糖尿病人群,而高危则为既往无 ASCVD 病史的糖尿病人群。极高危人群的 LDL-C 应控制在 1.8mmol/L 以下,非 HDL-C 控制在 2.6mmol/L 以内;高危人群的 LDL-C 应控制在 2.6mmol/L 以下,非 HDL-C 控制在 3.4mmol/L 以内。

生活方式干预是一切治疗的基础,具体包括减少饱和脂肪酸、反式脂肪酸和胆固醇的摄入;增加植物固醇/甾醇的摄入;减轻体重;增加运动;戒烟、限酒等。调血脂药物首选他汀类。如果空腹甘油三酯≥5.7mmol/L,患者存在患急性胰腺炎的风险,应首选降甘油三酯药物。对于首选他汀类药物降血脂的患者,在他汀类药物应用基础上,若 LDL-C 达标,而甘油三酯仍高(2.3~5.6mmol/L),可在他汀类药物治疗的基础上加用降甘油三酯药物如贝特类(以非诺贝特首选)或高纯度鱼油制剂,并使非 HDL-C 达到目标值。

在使用足量他汀类药物后,若胆固醇仍无法达标,可加用其他调血脂药物,如伊折麦布或 PCSK9 抑制剂(依洛尤单抗和 alirocumab)。需要注意的是,国外有指南认为,目前没有证据表明联合使用他汀类和贝特类药物可减少心血管事件的发生风险,相反可增加肝功能异常和横纹肌溶解的发生风险。此外,联合使用他汀类和烟酸类药物相比单用他汀类药物,也并不能获得额外的获益,所以联合治疗方案在临床应用上不宜作为常规推荐。如果 LDL-C 难以达标,则以将 LDL-C 至少降低基线的 50% 作为替代目标。

(4) 抗血小板治疗:糖尿病合并 ASCVD 者需使用阿司匹林作为二级预防,而其在一级预防中的应用尚有争议,目前推荐在年龄≥50 岁,并且至少有另外 1 项主要危险因素(早发 ASCVD 家族史、高血压、血脂异常、吸烟或慢性肾脏病/蛋白尿)且无出血高风险的人群中应用。在年龄超过 80 岁或者<30 岁人群,或者无症状的外周动脉粥样硬化(狭窄程度<50%)人群中是否使用阿司匹林尚缺乏循证医学证据,需进行个体评估后再考虑是否使用。目前推荐的阿司匹林剂量为 75~150mg/d。

对于部分需要使用阿司匹林而又对阿司匹林过敏的人群,可考虑使用 P2Y12 受体拮抗剂——氯吡格雷(75mg/d)作为二级预防。急性冠脉综合征则需要联合使用 1 种 P2Y12 受体拮抗剂和阿司匹林至少 1 年。非经皮冠脉介入治疗的患者可使用替格瑞洛或氯吡格雷,而经皮冠脉介入治疗患者则可使用替格瑞洛、氯吡格雷、普拉格雷中的一种治疗。目前尚需更多研究观察糖尿病患者发生急性冠脉综合征时使用上述治疗的疗效。

3. 特殊治疗 对于已有严重动脉病变者,介入治疗可有助于改善远端缺血;卒中患者急性期内可考虑溶栓治疗。慢性病变者,可酌情考虑应用其他抗血小板聚集的药物,如西洛他唑;改善微循环的药物,如胰激肽原酶;抗凝药物,如低分子量肝素等。

【预后】

糖尿病大血管病变已成为糖尿病的第1位致残和致死原因,目前在积极有效的干预下,10年内发生心脑血管事件和截肢的风险已得到了很大的改善,同时糖尿病大血管病变引起的致残率和致死率也出现了下降。积极地控制血糖、控制血压、控制血脂可有效地降低糖尿病大血管病变风险。

【展望】

糖尿病大血管病变作为糖尿病患者的主要致残和致死原因,如何有效地降低糖尿病大血管病变的发生率是目前糖尿病防治工作中的重点。随着糖尿病大血管病变发病机制的不断明确和防治策略的不断更新,糖尿病大血管病变的防治也取得了令人可喜的成绩。随着后续新型降血糖药物的应用,糖尿病大血管病变的防治也将有更大的进步。

(周智广　盛志峰)

第五节　糖尿病相关性心力衰竭

心力衰竭(简称心衰)是多种原因导致心脏结构和/或功能的异常改变,使心室收缩和/或舒张功能发生障碍,从而引起的一组复杂临床综合征,主要表现为呼吸困难、疲乏和液体潴留(肺淤血、体循环淤血及外周水肿)。糖尿病是导致心衰的危险因素之一。高血糖、高胰岛素血症和胰岛素抵抗可直接损伤心肌从而引起心衰。Rubler等最早于1972年提出"糖尿病性心肌病"的概念,将其定义为:在糖尿病患者中,不能用冠状动脉粥样硬化性心脏病(简称冠心病)、高血压、心脏瓣膜病及其他心脏病来解释的心肌收缩或舒张功能障碍。同时,糖尿病也被称为冠心病的等危症,通过增加冠心病、慢性肾脏病的发病风险,导致心肌缺血、心肌梗死、高血压从而引起心衰。随着糖尿病前期和糖尿病的发病率、患病率持续上升,糖尿病相关性心衰已成为临床常见问题,患者症状更重、预后更差,应得到更多的关注。目前,临床上仍普遍将糖尿病和心衰当作各自独立的疾病来对待,遵循各自的治疗原则,然而,这两种疾病之间存在相似的病理生理机制,一种疾病及其治疗可能影响另一疾病的进展和预后,须加以综合考虑。

1型糖尿病仅占所有糖尿病的5%~10%,其发病机制与2型糖尿病截然不同,患者以儿童与青少年为主,在此群体中有关心衰的研究数据缺乏。本章节提到的糖尿病相关性心衰主要指2型糖尿病所致的心衰。

【流行病学】

1. 糖尿病患者中心衰的患病率和发病率　75岁以下糖尿病患者的心衰患病率是非糖尿病人群的3倍。Framingham研究显示在45~75岁人群中,在校正其他心血管危险因素后,糖尿病增加心衰发生的相对风险在男性中是2倍,在女性中是4倍。在没有心血管基础疾病的糖尿病患者中,心衰的发病率远高于心梗、卒中等心血管事件。此外,心衰发生风险跟血糖控制情况密切相关,糖尿病患者HbA1c每增加1%,心衰发生风险增加8%~36%。糖耐量异常也是左心室收缩和舒张功能异常发生的独立危险因素。在没有糖尿病的心血管疾病高风险人群中,HbA1c水平与心衰住院风险呈正相关,并且,空腹血糖每升高1mmol/L,心衰住院风险增加1.23倍。

糖尿病患者发生心衰的其他危险因素还包括年龄、糖尿病病程、冠心病、高血压、外周动脉疾病、肾脏疾病、眼底病变、肥胖、胰岛素的使用、缺血性心脏病、外周血管疾病等。

2. 心衰患者中糖尿病的患病率和发病率　在心衰的临床研究中发现,糖尿病患病率在慢性心衰患者中约30%,在急性心衰患者中最高,约40%,明显高于非心衰人群(3%~13%)。心衰患者的高糖尿病患病率,除了因为糖尿病可导致心衰,还因为心衰本身也增加糖尿病发病风险。代谢异常是心衰内在的病理生理表现之一,胰岛素抵抗在心衰患者中的检出率高达60%。非糖尿病心衰患者的糖尿病发病率约21~28/(1 000人·年),明显高于与之年龄相近的普通人群[9.4~10.9/1 000(人·年)]。

心衰患者糖尿病发病风险增加的其他危险因素包括心衰的病程、肥胖、吸烟、利尿剂的使用、NYHA心功能分级等。

【**发病机制**】

由于糖尿病常合并其他心血管危险因素,临床少有绝对单纯的糖尿病性心肌病,限制了与之相关的流行病学、病理生理机制和临床结局研究。目前的研究证据多来自基础研究和小样本临床观察性研究,认为糖尿病导致心衰的机制涉及系统、心肌和细胞/分子多个层面,导致心脏收缩/舒张功能障碍和顺应性减低(图27-4),包括:

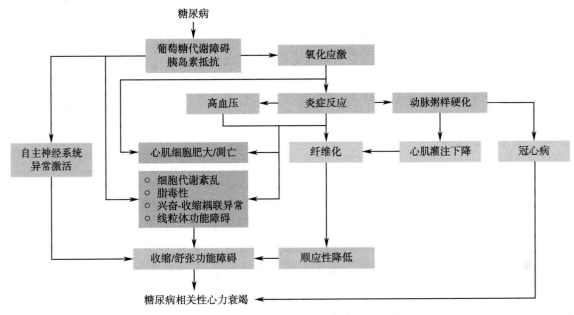

图27-4 糖尿病相关性心力衰竭的病理生理机制

1. **晚期糖基化产物** 升高的血糖导致心肌细胞内外多种物质的糖基化,形成晚期糖基化产物(Advanced glycation end-products,AGEs)。细胞外AGEs可使胶原纤维交联,促进心肌组织纤维化,降低心肌的顺应性及舒张功能。细胞内AGEs主要与心肌细胞的收缩/舒张能力受损和心肌细胞凋亡相关。

2. **心肌脂毒性** 由于糖代谢障碍,心肌的供能更依赖脂肪的β-氧化,而过高的脂肪氧化率可加重细胞代谢紊乱,同时升高的游离脂肪酸堆积在细胞内发挥脂毒性,从而影响心肌细胞的收缩功能,最终导致细胞凋亡。

3. **线粒体破坏和氧化应激** 线粒体可因过多摄取和利用脂肪产生的毒性产物堆积受损,继而产生活性氧自由基(reactive oxygen species,ROS)增加,而ROS进一步加重线粒体破坏,引起Ca^{2+}紊乱、代谢底物异常、细胞凋亡和炎症反应。

4. **炎症反应** 糖尿病患者多伴系统性炎症,心肌组织的巨噬细胞浸润和表达上调的促炎信号通路均提示异常的免疫激活参与纤维化和心室重构。

5. **自主神经系统激活** 交感系统的过度兴奋常出现在糖尿病发病早期,高血糖和胰岛素抵抗可能是驱动因素,其结果是心肌细胞肥大、功能异常和间质纤维化。此外还常伴随肾素-血管紧张素-醛固酮系统的异常激活。

6. **心肌灌注异常** 糖尿病常伴发大血管合并症,内皮功能障碍、异常的一氧化氮代谢和小血管的结构变化均使心肌的灌注阻力升高;微血管灌注不足也是导致心肌纤维化和心室舒张功能下降的重要因素。

【**病理改变**】

糖尿病相关性心衰主要有2种表现型:以向心性左室重构和左室舒张功能障碍为特征的限制型/射血份数保留的心衰(heart failure with preserved ejection fraction,HFpEF);以离心性左室重构和左心收缩功能障碍为特征的扩张型/射血分数降低的心衰(heart failure with reduced ejection fraction,HFrEF)。两者的病理生理改变是独立发生的,其涉及的机制也有所不同。糖尿病相关代谢紊乱,如高血糖、脂毒性、高胰岛素血症与 HFpEF 相关性较强,因此在 2 型糖尿病患者中更常见。而自身免疫的激活更易导致 HFrEF,因此在 1 型糖尿病患者中更常见。

1. 限制型/HFpEF 的病理表现　大体上左室大小正常,伴心室肥厚、僵硬。显微镜下主要表现为心室肌细胞肥大,其肌节排列正常,静息张力升高。细胞外胶原纤维含量略升高,主要分布于心肌细胞间。

2. 扩张型/HFrEF 的病理表现　大体上左室明显扩张,伴室壁厚度下降。显微镜下可见心室肌细胞减少,肌节排列紊乱。细胞外胶原纤维含量较限制型/HFpEF 高,且除心肌细胞间,还可广泛见于心肌细胞坏死处。

除上述表现外,微血管稀疏也是两种表现型常见的共同病理表现;利用 N′-羧甲基赖氨酸进行免疫组化染色,大量心肌微血管的 AGEs 沉积也是糖尿病相关性心衰的典型表现。

【临床表现】

除了糖尿病本身相关的临床表现,与其他病因导致的心衰一样,糖尿病相关性心衰也主要表现为心排出量不足和体、肺循环淤血的症状体征。但是与非糖尿病心衰相比,即使射血分数相同,糖尿病相关性心衰患者的心功能更差,心衰症状和体征更多。临床评估常区分为左心衰竭、右心衰竭和全心衰竭。

1. 左心衰竭　主要表现为肺循环淤血和心输出量降低。不同程度的呼吸困难是左心衰的主要症状,伴有运动耐量下降,表现为劳力性呼吸困难、夜间阵发性呼吸困难、高枕睡眠、端坐呼吸等。不同运动量引起的劳力性呼吸困难预示心衰的程度不同。夜间阵发性呼吸困难与睡眠时迷走神经张力增高、肺小支气管痉挛、卧位时膈肌抬高及回心血量增加有关,患者突然憋醒,伴窒息感并迅速坐起,需 30 分钟或更长时间方可缓解。左心衰加重时,左心室舒张末期压力增加,肺静脉和毛细血管压进一步升高,引起间质性肺水肿,肺顺应性降低,增加气道阻力,加重呼吸困难。急性肺水肿是最严重的呼吸困难状态,表现为严重的呼吸困难,端坐呼吸,频繁咳嗽并咳粉红色泡沫样痰,患者烦躁不安、口唇发绀、大汗、心率增快。

左心衰时心排出量降低、外周组织器官灌注不足可引起乏力等症状,老年人还可出现记忆力减退、焦虑、失眠等。严重时可引起心、脑、肾等重要器官灌注不足,出现心源性休克,表现为意识障碍、四肢厥冷、少尿甚至无尿。心悸可以是心输出量不足的代偿性表现,也可以提示合并心律失常。

体格检查可发现心界扩大、心尖搏动点向左下移位,听诊可闻及舒张期奔马律,其中扩张型/HFrEF 以舒张早期为主,限制型/HFpEF 以舒张晚期为主。左心室扩大时可继发功能性二尖瓣关闭不全,可于心尖部闻及收缩期杂音。肺部啰音是左心衰的主要体征,双肺底部可闻及不同程度的湿啰音,可伴干啰音或哮鸣音,肺水肿时啰音可布满双肺。发绀提示血氧饱和度严重降低,是严重肺水肿或心源性休克的表现。

2. 右心衰竭　体循环淤血为主。右心衰竭引起的体循环静脉压增加,表现为慢性持续性淤血。水肿是右心衰的典型体征,首先出现在身体低垂部位,如站立或坐位时下肢、踝部水肿,长期卧床时骶尾部水肿,晚期出现全身性凹陷性水肿。长期胃肠道淤血,引起食欲缺乏、腹胀、恶心、呕吐等症状。严重的病例可以出现胸腔积液、腹水和肝淤血。肝淤血引起肝功能损害、黄疸以及凝血功能异常,长期肝淤血可导致心源性肝硬化。

右心衰多由左心衰引起,除了查见心界扩大、舒张期奔马律、相对性三尖瓣关闭不全的收缩期杂音等心脏阳性体征,还可有外周凹陷性水肿、腹水、肝大、脾大等体循环淤血的体征。颈静脉充盈、怒张以及肝颈静脉回流征阳性是反映右心房压力增高的客观证据。

3. 全心衰竭　兼有左、右心衰竭的症状和体征。

【辅助检查】

1. 实验室检查

(1) 利尿钠肽:B 型脑利尿钠肽(BNP)或氨基末端 B 型脑利尿钠肽原(NT-proBNP)是心肌分泌的重要肽类激素,心衰时分泌和释放增加。利尿钠肽检测是心衰诊断流程中的必需内容,其诊断价值在 HFrEF 和 HFpEF 患者中没有差异。BNP<35ng/L、NT-proBNP<125ng/L 用于排除慢性心衰的诊断,BNP<

100ng/L、NT-proBNP<300ng/L 用于排除急性心衰的诊断,其阴性预测值高达 0.94~0.98。但是利尿钠肽升高可由多种心脏和非心脏原因均可引起,如老龄、心房颤动、肾功能不全等,其诊断心力衰竭的阳性预测值在非急性发病患者中仅为 0.44~0.57,在急性发病患者中仅为 0.66~0.67。对利尿钠肽水平升高的患者需结合病史仔细分析,并进一步完善心脏评估。利尿钠肽升高的水平也被推荐用于心衰患者病情严重程度和预后评估。

(2) 心肌标志物:心脏肌钙蛋白(cardiac troponin,cTn)升高提示心肌损伤,帮助急性心衰患者的病因诊断(如急性心肌梗死、心肌炎)。其升高也是心衰患者预后不良的标志之一。

(3) 其他:血常规,尿常规,肝、肾功能,电解质是糖尿病心衰患者的常规检查。一方面可辅助鉴别诊断,如肾病性水肿;另一方面可以及时识别心衰的加重因素,如贫血、低蛋白血症、代谢性酸中毒等。

2. **影像学检查**

(1) 心电图:糖尿病相关性心衰的心电图异常表现可有心室肥厚、心房增大、各类心律失常或传导异常等。这些异常表现可增加糖尿病相关性心衰诊断的可能性,但是特异性低。有的心电图异常可以提供其他心衰病因的诊断信息(如心肌梗死、心包炎),有的心电图异常可指导临床治疗方案的制定(如心房颤动需抗凝治疗、心动过缓需考虑起搏器治疗、QRS 波增宽需考虑心脏再同步化治疗等)。

(2) 胸部 X 线:可以提供心影大小、形态,肺淤血/水肿等信息,如心影向左侧或双侧扩大、心胸比>0.5、kerley B 线、蝶翼征等,帮助心衰诊断。同时,可识别肺部疾病或其他引起呼吸困难等疾病。但是 X 线胸片正常不能排除心衰诊断。

(3) 超声心动图:是评估心脏结构和功能的首选方法,提供房室大小、室壁厚度、左右心室收缩和舒张功能、瓣膜结构功能和肺动脉高压等信息,帮助心衰诊断的确立。同时可鉴别先天性心脏病、心脏瓣膜病、心包疾病等结构性心脏病导致的心衰。超声心动图测量左心室射血分数(left ventricular ejection fraction,LVEF)是心衰分类的主要依据,结合心脏形态结构和舒张功能指标将心衰分为 HFrEF 和 HFpEF。LVEF 还是指导 HFrEF 治疗方案制定和预后评估的重要指标。

(4) 心脏磁共振(cardiac magnetic resonance,CMR):CMR 是测量左右心室容积、质量和射血分数的金标准,当超声心动图未能作出诊断时,CMR 是最好的替代方法。CMR 的延迟钆增强、T1 成像技术还能提供心肌组织学特征,评估心肌纤维化、瘢痕的分布和定量特征,帮助鉴别心肌缺血、心肌炎、淀粉样变、结节病等病因导致的心衰。同时,心肌纤维化程度可协助糖尿病相关性心衰患者的风险评估和预后预测。

(5) 冠状动脉造影:糖尿病是冠心病的主要危险因素,该检查用于在有心绞痛症状、合并有症状的室性心律失常或有心脏停搏史、无创检测提示存在心肌缺血的患者中用于排除冠心病、缺血性心肌病的诊断。

(6) 核素心室造影及核素心肌灌注和/或代谢显像:核素心室造影可准确测定左室容量、LVEF 及室壁运动,同样可作为超声心动图未能作出诊断时的替代影像学检查。核素心肌灌注显像可用于心肌缺血的诊断,代谢显像可判断心肌存活情况。

3. **心内膜活检(EMB)** 目前并没有发现糖尿病相关性心衰的特征性心肌病理改变,其心肌纤维的丢失、脂肪浸润和微血管的 AGEs 沉积等改变没有诊断特异性,因此 EMB 对糖尿病相关性心衰没有临床诊断和指导治疗的价值。EMB 仅在经规范治疗病情仍快速进展、临床存在可治疗的特殊病因且只能通过心肌活检明确诊断的患者,如巨细胞性心肌炎、结节病等。

【诊断】

1. **糖尿病心力衰竭的诊断和评估** 糖尿病相关性心衰的诊断,首先是根据病史(糖尿病病史、劳力性呼吸困难、阵发性夜间呼吸困难)、体格检查(肺部啰音、双踝水肿、颈静脉怒张、心界扩大等)、心电图(任何异常)和胸片(心影增大、肺淤血、水肿)判断有无心衰的可能性,进而对怀疑心力衰竭的患者结合利尿钠肽检测和超声心动图,明确心衰诊断,并进行心衰分类;其次,在此基础上完善心衰病因筛查,在排除高血压、冠心病、心脏瓣膜病等其他导致心衰的病因后,结合糖尿病病程和血糖控制情况诊断糖尿病相关性心衰;最后,评估心功能(NYHA 心功能分级、6 分钟步行试验等)、病情严重程度、预后、是否存在并发症及合并症。诊断和评估流程图见图 27-5。

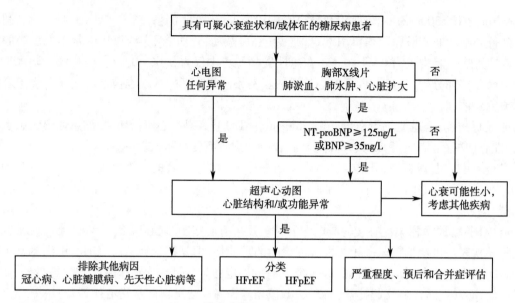

图 27-5　糖尿病相关性心力衰竭诊断流程

2. 心衰的分类

（1）HFrEF 需同时满足以下 2 条。

1）有心衰的症状和/或体征。

2）LVEF<40%。

（2）HFpEF 需同时满足

1）有心衰的症状和/或体征。

2）LVEF≥40%（40%~49% 为 HFmrEF，≥50% 为 HFpEF），LVEF。

3）脑利尿钠肽升高（BNP>35pg/ml 或 NT-proBNP>125pg/ml）。

4）有左心室肥厚和/或左心房增大、或心脏舒张功能异常的客观证据：①左心室肥厚：左心室质量指数≥115g/m²（男性）或 95g/m²（女性）；②左心房增大：左心房容积指数>34ml/m²；③左心室舒张功能异常：主要指标 E/e'≥13、e' 平均值（室间隔和游离壁）<9cm/s；其他间接指标如纵向应变或三尖瓣反流速度。

【鉴别诊断】

由于心衰的症状和体征缺乏特异性，如呼吸困难、乏力、运动耐量降低和液体潴留等，可由多种疾病引起，糖尿病相关性心衰的诊断需和下列情况相鉴别。

1. **老龄/肥胖**　常有乏力、运动耐量降低表现，但是没有夜间阵发性呼吸困难、低垂部位凹陷性水肿等心衰相关的症状、体征，结合超声心动图和利尿钠肽检测可以鉴别。

2. **慢性阻塞性肺疾病（COPD）**　常有吸烟史，可表现为周期性的呼吸困难，常伴随咳嗽、喘息、咳痰，可由环境因素触发。肺功能检测能够帮助诊断 COPD，需要注意的是 COPD 患者可伴有轻度的 BNP 升高。

3. **肺炎**　常伴有发热、咳嗽和咳痰，肺部查体可发现局灶实变体征（语颤增强、可闻及支气管呼吸音），胸片可显示局灶性实变表现，白细胞、中性粒细胞计数、血培养可帮助诊断。

4. **肺栓塞**　常表现为突发胸痛、呼吸困难、咳血。心电图 I 导联呈深 S 波，Ⅲ 导联出现深 Q 波和倒置的 T 波（S I Q Ⅲ T Ⅲ）被认为是肺栓塞特异性心电图表现，其他常见心电图异常包括窦性心动过速、右束支传导阻滞、下壁导联（Ⅱ、Ⅲ、aVF）或者胸前导联（V1~V4）T 波倒置。D-二聚体在参考范围可帮助肺栓塞诊断的排除。CT 肺动脉三维重建、肺通气-灌注扫描可帮助诊断。

5. **心包疾病**　除了心动过速、呼吸困难、外周水肿、乏力等类似心衰的症状外，可伴有典型的胸痛，即胸痛在卧位、深呼吸和咳嗽时加重。心脏听诊可于胸骨左缘或心尖区闻及心包摩擦音。心电图可有电交替、ST 抬高、T 波低平或倒置表现。超声心动图可发现心包积液、心脏压塞、心包纤维素渗出、心包钙化表现。CT 或 MRI 可显示心包增厚。

6. 下肢静脉血栓　下肢水肿常为单侧,典型者可伴有疼痛、皮温升高,D-二聚体多升高,下肢血管彩超或血管造影可发现栓塞部位。

【治疗】

1. 心衰的治疗　糖尿病对于所有的心衰治疗手段都不是禁忌证,心衰药物和器械治疗被临床研究证实在有无糖尿病的心衰患者中同样有效(研究纳入的糖尿病合并心衰患者约占总人数的30%~40%)。因此,针对心衰的治疗方案可以无差别地应用于糖尿病相关性心衰。但是,一些抗心衰药物可能引起代谢异常,需要在血糖管理中特别注意。

(1) HFrEF:慢性 HFrEF 治疗目标是改善临床症状和生活质量,预防或逆转心脏重构,减少再住院,降低死亡率。

1) 一般治疗:一般治疗包括祛除心衰诱因,改善生活方式。适当限钠有助于控制心衰患者的淤血症状和体征。吸烟患者应戒烟。肥胖患者应减轻体重。消瘦者应给予营养支持。鼓励心衰患者进行适当的运动训练。

2) 药物治疗

A. 血管紧张素转换酶抑制剂(angiotensin-converting enzyme inhibitor, ACEI):ACEI 可降低 HErEF 患者的住院风险和死亡率,改善症状及运动能力。所有的 HFrEF 患者都应使用 ACEI,除非有禁忌或不耐受。禁忌证及慎用情况:使用 ACEI 曾发生血管神经性水肿(导致喉头水肿);妊娠;双侧肾动脉狭窄者绝对禁用。以下情况慎用:血肌酐>221μmol/L(2.5mg/dl)或 eGFR<30ml/(min·1.73m^2);血钾>5.0mmol/L;症状性低血压(收缩压<90mmHg);左心室流出道梗阻(如主动脉瓣狭窄、梗阻性肥厚型心肌病)。ACEI 应尽早使用,从小剂量起始,逐渐滴定至可最大耐受剂量或目标剂量,并长期维持,避免突然停药。使用 ACEI 时应注意监测肾功能恶化、高钾血症、低血压、干咳、血管神经性水肿等情况。由于糖尿病可能引起糖尿病肾病及慢性肾功不全,从而导致水钠潴留及高钾血症,故使用时需严密监测血电解质及肌酐。

B. 血管紧张素受体拮抗剂(angiotensin receptor blockers, ARB):对于不能耐受 ACEI 的 HFrEF 患者可使用 ARB。ARB 的应用注意事项与 ACEI 相同。

C. 血管紧张素受体和脑啡肽酶抑制剂(angiotensin receptor neprilysin inhibition, ARNI):ARNI 对于 HFrEF 患者的死亡及住院事件的改善优于 ACEI。对于 NYHA 心功能Ⅱ~Ⅲ级、有症状的 HFrEF 患者,若能够耐受 ACEI/ARB,推荐以 ARNI 替代 ACEI/ARB,以进一步减少心衰的发病率及死亡率。此外,ARNI 还被证实在合并糖尿病的心衰患者中可降低 HbA1c 水平,与依那普利相比较,显著降低启动胰岛素治疗患者的比例。患者由服用 ACEI/ARB 转为 ARNI 前血压需稳定,并停用 ACEI/ARB 36 小时。使用仍应小剂量开始,逐渐滴定至目标剂量,开始治疗后应监测血压、肾功能和血钾,警惕低血压、肾功能恶化、高钾血症和血管神经性水肿等不良反应的出现。

D. β 受体拮抗剂:HFrEF 患者长期使用 β 受体拮抗剂可改善症状及生活质量,降低死亡、住院、猝死风险。病情相对稳定的 HFrEF 患者均应使用 β 受体拮抗剂,除非有禁忌证或不能耐受。禁忌证:心源性休克、病态窦房结综合征、未安置心脏起搏器的二度及以上房室传导阻滞、心率<50 次/min、低血压(收缩压<90mmHg)、支气管哮喘急性发作期。β 受体拮抗剂的使用也应尽早起始,NYHA 心功能Ⅳ级患者应在血流动力学稳定后使用。因 β 受体拮抗剂的负性肌力作用可能诱发和加重心衰,故起始剂量须小,根据血压和心率每隔 2~4 周可剂量加倍,逐渐达到目标剂量或最大可耐受剂量,并长期使用,避免突然停药。静息心率降至 60 次/min 左右的剂量为 β 受体拮抗剂应用的目标剂量或最大耐受剂量。使用 β 受体拮抗剂可能掩盖低血糖症状,但观察性研究发现服用 β 受体拮抗剂的糖尿病患者低血糖及低血糖相关心血管事件的发生率均未明显提高。

E. 醛固酮受体拮抗剂(mineralocorticoid receptor antagonist, MRA):在 ACEI/ARB/ARNI、β 受体拮抗剂的基础上加用 MRA 可降低全因死亡、心血管死亡、猝死及心衰住院风险。对 LVEF≤35%、使用 ACEI/ARB/ARNI 和 β 受体拮抗剂治疗后仍有症状的 HFrEF 患者均应使用;急性心肌梗死后且 LVEF≤40%,有心衰症状或合并糖尿病者推荐使用。禁忌证:肌酐>221μmoL/L(2.5mg/dl)或 eGFR<30ml/(min·1.73m^2);

血钾>5.0mmol/L;妊娠。使用过程中应监测血钾和肾功能。通常 MRA 应与袢利尿剂合用,避免同时补钾及食用高钾食物,除非有低钾血症。螺内酯可引起男性乳房疼痛或乳腺增生症,为可逆性,停药后消失。

F. 伊伐布雷定:伊伐布雷定是首个特异性窦房结起搏电流(I_f)抑制剂,可减慢窦性心律,且没有负性肌力和血管扩张作用,也不影响心脏传导系统。在 NYHA 心功能 Ⅱ～Ⅳ级、LVEF≤35% 的窦性心律心衰患者中,若已使用 ACEI/ARB/ARNI、β 受体拮抗剂、醛固酮受体拮抗剂,且 β 受体拮抗剂已达到目标剂量或最大耐受剂量,心率仍≥70 次/min 者或心率≥70 次/min,对 β 受体拮抗剂禁忌或不能耐受者可加用伊伐布雷定,可减少心血管死亡和心衰恶化住院的相对风险。禁忌证:病态窦房结综合征、窦房传导阻滞、二度及以上房室传导阻滞、治疗前静息心率<60 次/min;血压<90/50mmHg;急性失代偿性心衰;重度肝功能不全;心房颤动/心房扑动;依赖心房起搏。小剂量开始,治疗两周后根据静息心率调整剂量,逐渐增加至患者的静息心率控制在 60 次/min 左右或达到最大剂量。老年伴有室内传导障碍的患者起始剂量要小。心率<50 次/min 或出现相关症状时应减量或停用。对合用 β 受体拮抗剂、地高辛、胺碘酮的患者应监测心率和 Q-T 间期。避免与强效细胞色素 P4503A4 抑制剂(如唑类抗真菌药、大环内酯类抗生素)合用。最常见的不良反应为光幻症和心动过缓,如发生视觉功能恶化,应考虑停药。

G. 洋地黄类药物:洋地黄类药物通过抑制 Na^+-K^+-ATP 酶,产生正性肌力作用,增强副交感神经活性,减慢房室传导。洋地黄类药物可改善心衰患者症状及运动耐量。荟萃分析显示心衰患者长期使用地高辛并不改善死亡率,但可降低住院风险。适用于应用利尿剂、ACEI/ARB/ARNI、β 受体拮抗剂和 MRA,仍持续有症状的 HFrEF 患者。禁忌证:病态窦房结综合征、二度及以上房室传导阻滞患者;心肌梗死急性期(<24 小时),尤其是有进行性心肌缺血者;预激综合征伴心房颤动或心房扑动;梗阻性肥厚型心肌病。用法:地高辛 0.125～0.25mg/d,老年、肾功能受损者、低体重患者可 0.125mg,1 次/d 或隔天 1 次,应监测地高辛血药浓度,建议维持在 0.5～0.9μg/L。不良反应:心律失常(室性早搏,快速性房性心律失常伴有传导阻滞是洋地黄中毒的特征性表现),胃肠道症状,神经精神症状(视觉异常、定向力障碍)。不良反应常出现于地高辛血药浓度>2.0μg/L 时,也见于地高辛血药浓度较低时,如合并低钾血症、低镁血症、心肌缺血、甲状腺功能减退。

H. 利尿剂:利尿剂能够有效消除水钠潴留,改善心衰患者的呼吸困难与水肿。有液体潴留的心衰患者均应早期使用利尿剂。目前暂无相关临床试验研究利尿剂在糖尿病人群中的使用获益有无差别。据荟萃分析显示,噻嗪类利尿剂与袢利尿剂引起的血糖变化差异无统计学意义。有明显液体潴留的患者首选袢利尿剂。噻嗪类利尿剂仅适用于有轻度液体潴留、伴有高血压且肾功能正常的心衰患者,禁用于痛风患者。托伐普坦对顽固性水肿或低钠血症患者疗效更显著,推荐用于常规利尿剂治疗效果不佳、有低钠血症或有肾功能损害倾向患者。应用利尿剂后,需注意监测有无电解质紊乱、低血压、肾功能恶化、高尿酸血症、肝功能损伤等情况。

3) 非药物治疗:植入式心脏复律除颤器(implantable cardioverter-defbrillator,ICD):虽然有研究表明,糖尿病心衰患者发生恶性室性心律失常及心源性猝死的风险是非糖尿病心衰患者的 1.5 倍,但是糖尿病和非糖尿病心衰患者植入 ICD 预防猝死的适应证相同,ICD 预防猝死、降低死亡风险的效果在二者之间没有差异。适应证:在优化药物治疗至少 3 个月,预期生存期>1 年,LVEF≤35%,NYHA 心功能 Ⅱ级或 Ⅲ级的患者中推荐植入 ICD 作为心脏性猝死的一级预防;在慢性心衰伴低 LVEF,曾有心脏停搏、心室颤动或血流动力学不稳定的室性心动过速患者中推荐植入 ICD 作为二级预防。

心脏再同步化治疗(cardiac resynchronization therapy,CRT):糖尿病和非糖尿病心衰患者均存在左右心室间和心室内收缩不同步,左室收缩力或压力上升速度降低,收缩时间延长,加重二尖瓣反流及室壁逆向运动,使心室排血效率下降。CRT 治疗改善左右心室及心室内激动的同步性,能有效缓解心衰症状、降低心衰住院和死亡风险。

CRT 植入的适应证:心衰患者在药物优化治疗至少 3 个月后仍存在以下情况应该进行 CRT 治疗,以改善症状及降低病死率。①窦性心律,QRS 时限≥130m/s,左束支传导阻滞(left bundle branch block,LBBB),LVEF≤35% 的症状性心衰患者;②窦性心律,QRS 时限≥130m/s,非 LBBB,LVEF≤35% 的症状性心衰患者;③需要高比例(>40%)心室起搏的 HFrEF 患者;④对于 QRS 时限≥130ms,LVEF≤35%的心房颤动患者,如果心室率难控制,为确保双心室起搏可行房室结消融;⑤已植入起搏器或 ICD 的 HFrEF 患者,心功能恶化伴高比例右心室起搏,可考虑升级到 CRT。

心脏移植:终末期心衰患者应考虑心脏移植。心脏移植在合并有糖尿病微血管并发症的终末期心衰患者中,有较高的肾功能不全、外周血管疾病、感染发生风险。一项纳入 22 385 例心脏移植术后患者的前瞻性注册研究表明,合并糖尿病是患者心脏移植术后 10 年生存可能性降低的独立危险因素。

(2) HFpEF:目前,尚无确切能改善 HFpEF 患者预后的治疗方法。临床上 HFpEF 的治疗以缓解症状为主,对于有液体潴留患者使用利尿剂。同时强调对心血管(高血压、冠心病、心房颤动等)和非心血管疾病(肾功能不全等)合并症的筛查和评估,并给予相应的治疗,以改善症状和预后。因此,在糖尿病相关性 HFpEF 患者中,控制血糖尤为重要。

2. 降血糖治疗

(1) 药物选择

1) 胰岛素:胰岛素对心衰的安全性有争议,可作为治疗糖尿病合并心衰患者的二线或三线用药,使用胰岛素时应密切监测胰岛素与体重增加和低血糖情况。

2) 二甲双胍:既往认为,心衰患者外周灌注不足处于组织缺氧状态,二甲双胍增加乳酸产生,使乳酸酸中毒的发生风险增加,因而心衰曾被列为其使用禁忌证之一。但是临床观察性研究数据表明,二甲双胍与胰岛素或其他口服降血糖药物相比较(多数为磺脲类药物),显著减少心衰患者的全因死亡率和住院率,而没有明显的乳酸酸中毒发生风险。因此,二甲双胍现被推荐用于心衰高风险或确诊心衰的糖尿病患者中,心衰已不再是二甲双胍的使用禁忌。使用过程中,若出现与乳酸酸中毒相关的紧急情况如心源性休克,应立即停用。

3) 磺酰脲类药物:目前尚没有随机对照研究评估心衰患者使用磺酰脲类药物对临床结局的影响,一些观察性研究对磺酰脲类药物是否增加心衰患者死亡风险的结果存在争议。磺酰脲类药物可作为治疗糖尿病合并心衰患者的二线或三线用药。

4) 噻唑烷二酮类药物:噻唑烷二酮类药物发生液体潴留和水肿的副作用限制其在心衰患者中应用,会增加糖尿病心衰患者发生心衰相关事件的风险,会增加无心衰糖尿病患者的心衰住院发生率。该药目前不推荐用于确诊心衰的糖尿病患者。

5) DPP4 抑制剂:没有证据表明 DPP-4 抑制剂可以使心血管获益。在无心衰的心血管高危者中,沙格列汀被发现会增加心衰住院风险,而阿格列汀和西他列汀不明显增加该风险。DPP-4 抑制剂在心衰患者中使用的风险获益比尚不明确。

6) GLP-1 受体激动剂:GLP-1 受体激动剂可降低糖尿病患者发生主要不良心血管事件和死亡的风险,但对心衰住院风险没有影响,说明它可安全用于有心衰发生风险的糖尿病患者中,但是不能有效预防心衰的发生。在确诊 HFrEF 和近期有心衰失代偿的患者中,GLP-1 受体激动剂应谨慎使用,有限的研究证据未能显示出获益,反而有预后恶化的趋势。缺乏证据指导 GLP-1 受体激动剂在 HFpEF 患者中的使用。

7) SGLT-2 抑制剂:SGLT-2 抑制剂可使心血管获益,降低糖尿病合并心血管疾病或心血管疾病发生高风险者的心衰住院风险,是在其临床试验的心血管安全性评价中的意外发现。作为近年内分泌治疗领域的重大发现,为心衰治疗开辟了新的思路。SGLT-2 抑制剂的心血管保护作用可能与促进尿钠排泄、降低血压、改善血管顺应性和内皮功能有关,更为深入的机制研究正在进行当中。此外,仍在进行中的多项临床研究将进一步探讨 SGLT-2 能否预防心衰的发生、逆转糖尿病导致的心脏重构、在不伴糖尿病的心衰患者中起到治疗作用等问题,结果值得期待。进一步分析发现,SGLT-2 抑制剂在伴或不伴心衰的糖尿病患者中均能减低心衰住院风险。因此,将它作为心衰高风险的糖尿病患者的预防策略之一是合理的,同时它对确诊心衰的糖尿病患者来说也是很好的选择。

(2) 降血糖目标:对于糖尿病相关性心衰患者,降血糖目标宜个体化。综合评估降血糖治疗的风险和潜在获益,应逐渐、适度控制血糖,尽量避免低血糖发生,因其可降低恶性心律失常发生的阈值,增加发生猝死风险。推荐多数糖尿病相关性心衰患者的 HbA1c 控制在 7%~8%,对终末期心衰、不考虑心脏机械辅助和心脏移植的患者,可以放宽目标。

【预后】

糖尿病合并心衰患者的全因死亡、心血管死亡及住院风险分别是非糖尿病心衰患者的 1.28 倍、1.34 倍和 1.35 倍。糖尿病增加心血管死亡和心衰住院风险在 HFpEF 患者中比(HR=2.0)在 HFrEF 患者中(HR=1.6)更显著,但是其增加全因死亡风险的作用在二者之间没有差异。虽然高血糖是心衰发生和预后不良的独立危险因素,强化降血糖治疗虽能显著降低微血管疾病风险,如眼底、肾脏和外周神经病变,却不能降低心衰发生风险。一些观察性研究发现,HbA1c 低于 6% 的心衰患者不良事件发生率增加,在心衰患者中,HbA1c 与死亡率之间呈 U 型曲线关系,HbA1c 在 7%~8% 之间的死亡风险最低。

(张 庆)

第六节 糖尿病相关慢性肾脏病

肥胖人群的增加、饮食结构及生活方式的改变导致全球糖尿病发病率及患病率剧增,目前全球成人糖尿病达 2.85 亿。我国 2013 年全国抽样流行病学调查显示,成人糖尿病患病率高达 10.9%,糖尿病前期患病率为 35.7%,仅次于美国在 2011~2012 年糖尿病患病率(12.3%)。中国已成为目前世界上糖尿患者数最多的国家。中国最新的慢性肾脏病疾病谱变迁的流行病学调查显示,由于肥胖和糖尿病的影响,糖尿病相关慢性肾脏病从 2011 年起就已经超过慢性肾小球肾炎成为非透析慢性肾脏病的第一位病因,而且年轻化趋势更加明显。

随着糖尿病和慢性肾脏病(chronic kidney disease,CKD)患病率的增加,糖尿病合并慢性肾脏病患者越来越多。临床主要有 3 种情况:①糖尿病肾病(diabetic nephropathy,DN),用于描述糖尿病患者的肾脏表现,提示糖尿病与肾脏病的因果关系。1935 年,Paul Kimmelstiel 和 Clifford Wilson 首次报道随着糖尿病病情的进展会逐渐累及肾脏,病理表现为结节性肾脏损害,后被命名为 Kimmelstiel-Wilson 结节;1941 年 Arthur Allen 在 108 例糖尿病患者中确定了这一联系,并命名为糖尿病肾病(DN),泛指病理诊断的糖尿病肾小球病变(diabetic glomerulopathy,DG)。②糖尿病肾脏病(diabetic kidney disease,DKD),指糖尿病引起的慢性肾病,主要包括肾小球滤过率低于 60ml/(min·1.73m²) 和/或尿白蛋白/肌酐比值(ACR)高于 30mg/g 持续超过 3 个月。2007 年美国 KDIKO 组织出版的"糖尿病及慢性肾脏病临床实践指南",建议将糖尿病肾病(DN)改为糖尿病肾脏病(DKD),有利于将糖尿病导致的肾脏疾病和其他慢性肾脏疾病区分开来,该术语仍暗示糖尿病在肾脏疾病中的因果作用。有学者又将其称为糖尿病相关慢性肾脏病。③糖尿病合并慢性肾脏病(CKD with diabetes)。用于描述糖尿病与 CKD 共病的术语,并不暗示糖尿病本身是否是引起 CKD 的病因,使用这个术语可能有助于克服 DN/DKD 领域中的一些概念和实际障碍。

【危险因素与发病机制】

从概念上,DKD 的经典危险因素可分为易感因素(如年龄、性别、种族、家族史、肥胖、高蛋白饮食、高血压、高血糖、吸烟、遗传背景等);始动因素(如遗传背景、肥胖、高血糖、肾毒性因素和急性肾损伤等);进展因素(如种族、遗传背景、高血压、高血糖、吸烟、高蛋白饮食、肾毒性因素和肥胖等)。最突出的公认危险因素是高血糖、高血压和肥胖。

DKD 发生与发展的机制复杂,至今仍未完全明了。目前认为与遗传因素、代谢因素、血流动力学改变、炎症等细胞因子、氧化应激、免疫紊乱及其相互作用的结果。代谢因素包括高血糖、脂代谢紊乱、蛋白代谢异常、代谢综合征、胰岛素抵抗等。长期高血糖带来的高血压、高尿酸及高血脂等一系列代谢异常是造成肾脏血流动力学改变和早期炎症及纤维化的基础,众多细胞因子、炎症介质被释放及过度的氧化应激反应等将在 DKD 发病机制的下游环节发挥重要作用。血流动力学异常包括全身系统性及肾小球内的高灌注、高滤过、高压力及血管活性物质的分泌异常,这些血管活性物质包括肾素-血管紧张素系统、内皮素系统、缓激肽系统、前列腺素系统以及一氧化氮等。由于代谢紊乱和血流动力学变化等导致的氧化应激反应、凝血和纤溶系统激活、缺血性损伤等都参与其病理生理进程。此外,糖基化终末产物(AGEs)途径、醛糖还原酶途径、己糖激酶途径及氧化应激反应,通过激活 PKC 级联、JAK/STAT 信号转导、MAPK、mTOR 和 SMAD 等信号通路,构成复杂的信号调控网络,参与 DKD 的发生和发展。

【临床表现】

DKD 临床上主要表现为肾小球高滤过、持续性蛋白尿、高血压、进行性肾损害,最终进展为终末期肾病(end stage renal disease,ESRD);主要病理特征为肾小球基底膜弥漫性增厚、肾小球系膜扩张、Kimmelstiel-Wilson 结节形成、足细胞足突广泛融合及肾小球硬化,并可见渗出性病变(如肾小球滴和纤维素帽)以及肾小管基底膜增厚、小管上皮细胞萎缩及间质纤维化、不同程度炎症细胞浸润、肾小动脉玻璃样变等。

DKD 的发生与发展是一个慢性的过程,1 型糖尿病和 2 型糖尿病所致 DKD 临床表现不完全一样,2 型糖尿病所致 DKD 临床异质性较强。DKD 早期临床表现不明显,常表现为肾小球高滤过,实验室检查提示肾小球滤过率(GFR)升高,随后逐渐出现微量白蛋白尿、持续性蛋白尿、肾功能下降,最终可进展为 ESRD。2017 年,美国糖尿病学会(ADA)指定的"糖尿病诊疗标准"建议诊断 5 年以上糖尿病病程的 1 型糖尿病,所有 2 型糖尿病及合并高血压的糖尿病患者至少每年进行 1 次微量白蛋白尿和估算 GFR(eGFR)的筛查。

1. **蛋白尿**　微量白蛋白尿(microalbuminuria)是 DKD 早期重要的临床表现,早期常为间歇性,随着疾病进展可表现为持续、大量白蛋白尿。微量白蛋白尿是指尿白蛋白/肌酐比值(ACR)为 30~299mg/g,或尿白蛋白排泄率(AER)20~199μg/min,或 30~299mg/d。大量白蛋白尿(macroalbuminuria)是指尿白蛋白/肌酐比值持续>300mg/g,或尿白蛋白排泄率>200μg/min,或>300mg/d,或是 24 小时尿蛋白定量>0.5g/d。

2. **肾功能不全**　合并大量白蛋白尿的 DKD 常较快进展为肾功能不全以及 ESRD,与其他非糖尿病肾病的 CKD(non-diabetic renal disease,NDRD)比较,具有以下特点:①糖尿病病程往往更长,常在 5 年以上;②常合并糖尿病视网膜病变;③常合并高血压及其他心血管并发症;④即使到达 ESRD,肾脏体积缩小往往相对不明显;⑤蛋白尿水平相对较高;⑥贫血出现得相对较早。

值得一提的是,白蛋白尿阴性而以肾功能下降为主要临床表现的 DKD 患者逐渐受到大家的关注。研究显示,存在一定比例的白蛋白尿阴性的糖尿病患者也会进展为肾功能不全,该类患者被称为白蛋白尿阴性的 DKD(normoalbuminuric diabetic kidney disease,NADKD)。1994 年,Tsalamandria 等人首次报道这一临床观察结果。NADKD 发病机制、临床、肾脏病理均与经典 DKD 不同。单中心研究显示,eGFR<60ml/(min·1.73m²) 的糖尿病患者中,NADKD 比例为 20.5%~63%。这对传统认为的 DKD 演变进程是一大挑战,提示真实的 DKD 发病率可能远超过目前的估计。

3. **DKD 的肾脏病理改变**　糖尿病肾病的病理类型复杂,既往缺少 1 个统一的国际病理分级标准。2010 年,肾脏病理学会研究委员会提出 1 型糖尿病和 2 型糖尿病引起的 DKD 均适用糖尿病肾病病理分级标准,它利用光镜、免疫荧光及电镜从肾小球、肾间质和肾血管 3 方面对肾脏病理改变进行描述和评估。DKD 肾脏病理改变与临床表现及预后的关系尚在探索和研究中。

(1) 光镜

1) 肾小球改变:在 DKD 发展过程中,可见不同程度的系膜扩张和系膜溶解。关于肾脏结构与功能的关系研究显示,在 1 型糖尿病患者中,白蛋白尿、肾小球滤过率、高血压的发生、发展与系膜扩张具有明显的相关性。对于 2 型糖尿病患者来说,肾脏病理与临床和预后异质性更强。但是,肾小球病变和蛋白尿、肾功能一样仍然是 DKD 肾脏预后的独立危险因素。DKD 发展至Ⅲ级病变时可见 K-W 结节的形成,该结节呈同心圆状排列,其内有时可见细小的红细胞碎片,银染显示其呈板层状改变,与糖尿病病程及不良预后相关,故被认为是 DKD 从早、中期转化为更严重阶段的一个标志,最终会进展为弥漫性的球性硬化。在增大的 K-W 结节周围有时可见毛细血管瘤样扩张,这是由于肾小球系膜溶解,肾小球基底膜与肾小球系膜之间的依附关系被破坏的结果。另外在 DKD 进展期也可出现一些渗出性病变,包括肾小囊滴(位于肾小球囊基底膜与壁层上皮之间)及纤维素帽(位于肾小球毛细血管壁基底膜与内皮之间,内含血浆蛋白成分)等。尽管该类病理改变较少见,其临床与预后价值不清楚,但具有较强的诊断特异性。

2) 肾小管及间质改变:在 DKD 早期可见非萎缩肾小管基底膜增厚、灶性肾小管萎缩、局灶性的炎症细胞浸润(包括单核细胞、淋巴细胞、巨噬细胞和浆细胞等)和间质纤维化。随着 DKD 的进展,小管基底膜增厚、萎缩更明显,可见广泛间质纤维化。

3)血管改变:DKD 可出现小动脉玻璃样变和动脉内膜增厚的改变,对 DKD 的诊断也具有较强的特异性。

(2)免疫荧光:免疫荧光染色常为阴性,有时可见 IgG、IgM、C3 等可沿肾小球基底膜、包曼氏囊或肾小球毛细血管祥呈线状沉积,尽管未检测到相应的免疫复合物沉积。有研究显示,IgG、IgM 等免疫球蛋白和补体在肾小球的沉积与 DKD 患者的临床表现和肾脏预后密切相关。

(3)电子显微镜:肾小球基底膜增厚是糖尿病肾病最早可以检出的病理改变,在糖尿病发病 1~2 年、即使是在尚未出现蛋白尿和/或肾功能下降的阶段即可出现。肾脏病理学研究委员会于 2010 年将其归于糖尿病肾病病理 I 级,定义为:GBM 厚度>395nm(女性)或>430nm(男性)。另外,在中晚期 DKD 中,还可见足细胞足突广泛融合、胞浆空泡变或足细胞脱落等。

【诊断与鉴别诊断】

1. **临床诊断**　1 型糖尿病相关的 DKD 自然病史相对比较清楚,Mogenson 于 1987 年将其分为 5 期。2 型糖尿病起病较隐匿,其确切病程往往难以准确获知,其病理生理、临床表现及进展速度与 1 型糖尿病大相径庭,且 2 型糖尿病及其各种并发症的异质性也比较高。但是,目前尚无更好的临床分期确切描述这种异质性,故既往也借用 Mogense 临床分期进行大致描述。

糖尿病视网膜病变常早于 DKD 的发生,而大部分 DKD 患者会伴有糖尿病视网膜病变,是筛查和诊断 DKD 较常用的指标。2014 年,美国糖尿病学会(ADA)与肾脏病基金会(NKF)达成共识,认为 DKD 是指由糖尿病引起的慢性肾脏病,主要包括肾小球滤过率<60ml/($min \cdot 1.73m^2$)或尿白蛋白/肌酐比值>30mg/g 持续超过 3 个月,推荐符合以下任何一项可考虑为 DKD(1 型和 2 型糖尿病均适用):①伴有大量白蛋白尿;②糖尿病视网膜病变伴任何 1 期的慢性肾脏病;③在 10 年以上糖尿病病程的 1 型糖尿病中出现微量白蛋白尿。

2. **病理诊断**　如果患者短期内尿蛋白剧增和/或尿沉渣活动表现(血尿、白细胞尿、管型尿等)、进行性 eGFR 下降,尤其是糖尿病病程较短(<5 年)、不合并糖尿病视网膜病变的患者,如果没有肾穿刺活检的禁忌证,强烈建议行肾脏病理检查明确病因。近来研究显示,糖尿病患者经肾活检证实的 DKD 比例为 6.5%~94.0%,非糖尿病肾病(NDRD)比例为 3.0%~82.9%,而 DKD 合并 NDRD 比例为 4.0%~45.5%。鉴于糖尿病合并 NDRD 较为常见,因此有学者建议准确掌握肾活检禁忌证的同时应放宽糖尿病合并肾损害的肾活检指征,以提高疾病诊断的准确度;同时也可以及时对 NDRD 进行规范治疗以改善患者的预后。

3. **鉴别诊断**　糖尿病合并肾脏损害的患者,在诊断 DKD 时存在下列情况之一者,需排除其他肾脏疾病(如高血压性肾损害、原发性肾小球疾病及肥胖相关性肾病等):①无糖尿病视网膜病变;②GFR 较低或迅速下降;③蛋白尿急剧增多或合并肾病综合征;④顽固性高血压;⑤尿沉渣活动表现;⑥其他系统性疾病的症状和体征;⑦ACEI/ARB 治疗后 1~3 个月内 GFR 下降>30%。由于结节样肾小球硬化在 DKD 病理改变中较为常见,需与特发性结节样肾小球硬化(idopathic nodular glomerulosclerosis,ING)、单克隆免疫球蛋白沉积病(monoclonal immunoglobulin deposition disease,MIDD)、肾脏淀粉样变(amyloidosis)、纤维样肾小球病(fibrillary glomerulopathy,FGN)及Ⅲ型胶原肾小球病(collagen Ⅲ glomerulopathy)等相鉴别。

【治疗】

DKD 的发病率逐年升高,给社会和个人带来巨大的医疗负担,如何优化治疗方案,改善患者预后,提高生存质量是目前医学研究继续攻克的世纪难题和巨大挑战。DKD 的治疗需要根据患者情况予以分阶段治疗:在糖尿病阶段进行 DKD 的一级预防,主要包括预防 DKD 发生的各种危险因素、早期筛查、改变生活方式、控制血糖和血压等;当 DKD 发生以后,早期治疗,出现白蛋白尿或 eGFR 下降的 DKD 患者,予以综合治疗,减少或延缓 ESRD 的发生;针对晚期 DKD 的综合治疗,包括 ESRD 的肾脏替代治疗、防治 ESRD 相关并发症、减少心血管事件及死亡发生风险,改善生活质量、延长寿命。目前用于 DKD 的临床综合治疗如下。

1. **生活方式管理**　生活方式的改善仍然是 DKD 治疗基础,包括饮食结构调整、合理适度运动、戒烟限酒、控制体重、减肥、低蛋白饮食等,有利于减缓糖尿病肾病进展,保护肾功能。

2. 血糖管理

(1) 血糖控制目标:2012 年,美国 KDOQI 制定的《慢性肾脏疾病与糖尿病临床实践指南》推荐,CKD(包括 DKD)患者 HbA1c 控制目标值为 6.5%,但是对于预期寿命有限或者存在低血糖风险的患者控制目标可以放宽为 7%。

(2) 治疗药物的选择:临床上常用的口服降血糖药(OADs)包括:①促胰岛素分泌剂,如磺脲类、格列奈类药物。②双胍类,如二甲双胍;③胰岛素增敏剂,如噻唑烷二酮类药物。④α-葡糖苷酶抑制剂,如阿卡波糖。⑤二肽基肽酶 4(DDP-4)抑制剂及胰高血糖素样肽-1(GLP-1)受体激动剂;人 GLP-1 类似物利拉鲁肽和度拉糖肽被证实具有肾脏获益,且其获益与 HbA1c 降低关系不大,这种获益多系非血糖依赖性效应。⑥钠-葡萄糖协同转运蛋白-2(sodium-dependent glucose transporters 2,SGLT-2)抑制剂。SGLT-2 抑制剂在存在 CKD 高危风险且肾功能受损的 2 型糖尿病患者中的肾脏获益已得到大型研究或其二次分析的证实。目前在我国被批准临床使用的 SGLT-2 抑制剂为达格列净、恩格列净和卡格列净,这 3 个品种均显示了降血糖、减重、心血管保护及肾脏保护的类效应。然而,当 GFR<60ml/(min·1.73m^2)时应注意大多数口服降血糖药物需酌情减量或停药。

由于 DKD 患者临床情况高度个体化,临床上很难给出一个统一的胰岛素推荐方案。但使用胰岛素时应注意个体化和合并症、并发症,建议血糖控制适当放宽,以避免发生低血糖。

3. 肾素-血管紧张素系统(RAAS)阻断剂治疗　2012 年美国 KDIGO 指南指出:对于正常血压和正常白蛋白尿的糖尿病患者不推荐使用 ACEI 或 ARB 对 DKD 进行治疗以及预防;对于血压正常,但尿白蛋白/肌酐比值>30mg/g 的糖尿病患者建议使用 ACEI 或 ARB。2017 年,ADA 指南也提出对于微量白蛋白尿 DKD 患者,尤其是合并大量白蛋白尿和/或 eGFR<60ml/(min·1.73m^2)的 DKD 患者,强烈建议启用 RAS 抑制剂(包括 ACEI 和 ARB)治疗。尽管指南积极推荐 RAS 抑制剂在 DKD 中的治疗,值得注意的是:①ACEI/ARB 禁用于伴有双侧肾动脉狭窄的患者。②血清肌酐≤265μmol/L 的患者应用 ACEI/ARB 类药物是安全的,肌酐>265μmol/L 时应用 ACEI/ARB 类药物是否有肾脏获益尚存争议。③用药初期两个月,每 1~2 周应监测血肌酐和血钾;用药 2 个月内血清肌酐升高幅度>30%常提示肾缺血,应停用该类药物;如出现高钾血症,也应停用该类药物并及时治疗;需要强调的是,近年来国内外研究及指南均不建议 ACEI 和 ARB 联合治疗。2013 年两个大型随机对照试验,PRONEDI 以及 VA NEPHRON-D 均得出 ACEI 与 ARB 联合使用在减少蛋白尿及改善肾脏预后方面并不比单药治疗优越,而高血钾及急性肾损伤发生率却显著增加。

4. 血压管理

(1) 血压控制目标值:关于 DKD 合并高血压的降压目标值,2012 美国 KDIGO 制定的 CKD 高血压治疗临床实践指南推荐:AER<30mg/d 的 CKD 患者减压目标为≤140/90mmHg,而 AER>30mg/d 的 CKD 患者降压目标为≤130/80mmHg。

(2) 降压药物选择:ACEI 或 ARB 在糖尿病肾病中有控制血压、降低蛋白尿、延缓肾功能不全进展的作用,被推荐作为治疗糖尿病肾病的一线药物。为了有效控制血压,当 ACEI 或 ARB 降压效果不理想时,可联合使用钙通道阻滞剂(CCB)、噻嗪类利尿药或袢利尿药。如此联用不仅能增强疗效,还能有效减少副作用;如果血压仍不能有效控制,可再加用 β 受体拮抗剂等降压药物。

5. 血脂管理　对于非透析 DKD 患者,推荐降低低密度脂蛋白胆固醇(LDL-C)作为调血脂治疗首要目标。治疗目标:LDL-C 水平降至 2.6mmol/L 以下(并发有 ASCVD 病史或 eGFR<60ml/(min·1.73m^2)等极高危患者,LDL-C 水平降至 1.8mmol/L 以下)。建议首选他汀类药物进行降血脂治疗,他汀品种和用量需考虑 eGFR。值得注意的是,DKD 患者是他汀类相关肌病的高危人群,在肾功能进行性减退或 eGFR<30ml/(min·1.73m^2)时,应避免大剂量应用,中等强度他汀治疗 LDL-C 不能达标时,可联合应用伊折麦布等;如果以甘油三酯升高为主时可首选贝特类降血脂药,贝特类降血脂药会增加 DKD 患者发生肌炎、横纹肌溶解或肝脏损害风险,同时不改善心血管事件结局,故仅推荐用于严重的高甘油三酯血症(甘油三酯>5.7mmol/L),目的是降低胰腺炎发生风险,但在 eGFR<30ml/(min·1.73m^2)时禁用。特别严重的混

合性血脂紊乱一般建议采用单药治疗。

6. 肾脏替代治疗 2015年的欧洲肾脏最佳实践（European Renal Best Practice）发布糖尿病合并 CKD3b 期[eGFR<45ml/（min·1.73m²）]及更高阶段患者管理的临床实践指南。指南中对于肾脏替代治疗方面主要提到几点：①糖尿病本身对于 ESRD 患者透析方式的选择无特殊影响，尚无足够的研究证明血液透析和腹膜透析这两种方式中其中某一种方式更优于另一种；②临床医生应该客观无偏倚地向患者解释各种透析方式的利弊，给患者选择的权力；③糖尿病合并 ESRD 患者启动透析治疗的指征和时机应与非糖尿病的 ESRD 患者一样（1A），即当患者出现明显尿毒症症状时启动透析治疗；④对适合肾移植的患者应给予教育和建议。

7. 尚在研究中的药物 如盐皮质激素受体拮抗剂 Finerenone、趋化因子 CCL-2 抑制剂 NOX-E36、趋化因子受体拮抗剂 CCX140-B、内皮素 A 拮抗剂阿曲生坦等。

总之，随着对 DKD 发病机制的不断深入探索，DKD 的预防及治疗都取得了较大的进展，在未来可能会有更多有效的防治措施应用于临床，改善患者的预后。

（刘 芳）

第七节 糖尿病神经病变

糖尿病神经病变是糖尿病在神经系统发生的多种病变的总称，是最常见的糖尿病慢性并发症之一，比糖尿病视网膜病变、糖尿病肾病发病率高，症状出现早。尽管临床上对此认识已久，但至今关于其病因、发病机理尚未完全阐明。病变可累及中枢神经及周围神经，以后者多见。糖尿病周围神经病变（diabetic peripheral neuropathy，DPN）是指周围神经功能障碍，包含脊神经、颅神经及自主神经病变，其中远端对称性多发性神经病变（distal symmetric polyneuropathy，DSPN）和糖尿病自主神经病（diabetic autonomic neuropathy，DAN），特别是心血管自主神经病（cardiovascular autonomic neuropathy，CAN）是迄今为止研究最多的神经病变类型。本篇主要阐述 DSPN 和 DAN。

糖尿病神经病变与糖尿病肾病、视网膜病变被人们习惯称为"三联病症"，DPN 属于糖尿病神经病变范畴，是糖尿病最常见的慢性并发症之一。目前，国际上统一将 DPN 定义为"在排除其他原因的情况下，糖尿病患者出现周围神经功能（感觉和运动）障碍相关的症状和/或体征"。任何年龄均可发病，性别差异不大。根据周围神经受累的部位不同，DPN 主要分为 DSPN、近端运动神经病变、局灶性单神经病变（或称为单神经病变）、非对称性的多发局灶性神经病变、多发神经根病变和 DAN，其中 DSPN 和 DAN 最为常见。50% 的 DPN 患者可无症状。吸烟、40 岁以上及血糖控制不佳的糖尿病患者更易发生 DPN。部分患者在诊断糖代谢异常之前即已经出现周围神经病变的表现。10%~15% 新确诊的 2 型糖尿病（T2DM）患者有 DSPN，病程 10 年以上的则高达 50%。56% 伴有自主神经功能损害，可累及心血管、消化、呼吸、泌尿生殖等系统，也可出现体温调节、泌汗异常及神经内分泌障碍。CAN 是目前研究最多、与临床最相关的 DAN，使患者不能感知心肌缺血，从而缺失保护性反应，易发展为无痛性心肌梗死，甚至猝死。虽然 CAN 在新诊断的 T1DM 患者中患病率很低，但随病程增加患病率显著升高，糖尿病病程 20 年的 T1DM 患者 CAN 患病率达 30%，病程 15 年的 T2DM 患者高达 60%。

【病因与发病机制】

1. 代谢异常

（1）多元醇途径激活：高糖被醛糖还原酶转化为山梨醇，再经山梨醇脱氢酶催化生成果糖。神经组织内不含果糖激酶，造成山梨醇和果糖的大量堆积，细胞出现继发性的渗透失衡，导致神经细胞肿胀、变性，甚至坏死。周围神经组织细胞渗透压失衡还会引起胞内肌醇含量减少，Na^+-K^+-ATP 酶活性降低，导致能量生成底物减少，ATP 产量减少，细胞代谢减弱，轴流运输及轴突生长障碍，神经传导速度减慢。高血糖竞争性地抑制一种特异性的钠依赖载体（此载体可调控肌醇运输系统），使细胞摄取肌醇减少，Na^+-K^+-ATP 酶功能缺损又可使上述钠依赖载体活性下降，进一步减少肌醇摄取，形成恶性循环。另外，依赖 Na^+ 梯度的其他生命活动也发生障碍，Na^+-K^+-ATP 酶活性降低，引起许多生化和生理学异常，这些异常影响所有底物和代谢产物通过细胞膜。后期代谢和电解质不平衡最终导致周围神经结构改变,发生临床糖尿病神经病变。施万细胞与有髓鞘及无髓鞘的神经轴突有密切的解剖学关系,它促使髓磷脂合成,可以对郎飞氏结的质量供应还有作用,因此施万细胞的损害会导致脱髓鞘,减慢神经的传导速度和轴索毁坏。

(2) 晚期糖基化终产物:蛋白质、脂质或核酸等大分子物质在没有酶参与的条件下,自发地与葡萄糖或其他还原单糖反应,生成稳定的共价化合物,该反应过程称非酶糖基化反应,所形成的不可逆聚合物称晚期糖基化终末产物(advanced glycation endo- products,AGEs)。沉积于神经组织的 AGEs 修饰细胞骨架蛋白、髓鞘蛋白及基质蛋白等,从而破坏神经结构。节段性脱髓鞘的严重程度和范围与高血糖的水平和持续时间相关,高血糖状态可引起半长期的蛋白质普遍糖基化,AGEs 能够与细胞表面的 AGE 受体(RAGE)结合,可破坏髓鞘的完整性,影响神经组织的微管蛋白,影响微管依赖性神经结构与功能,如细胞支架作用,轴流转运和神经递质的分泌,从而参与糖尿病神经病变。此外,AGEs 可修饰血浆蛋白产生配体,与位于巨噬细胞、平滑肌细胞、血管内皮细胞及施万细胞上的 RAGE 结合,诱导细胞内活性氧簇(ROS)明显增多,从而造成氧化应激损伤,引起周围神经损伤。

(3) 脂质代谢障碍:脂肪酸合成途径的第一阶段是辅酶 A 的乙酰化,乙酰化必需醋硫激酶,其酶的活性在糖尿病时是低下的,约降低 30%,而在施万细胞内积存着过量的脂质,反映施万细胞内脂质代谢异常也是引起神经损害的因素。此外,在高血糖和高血脂的情况下,施万细胞可出现内质网应激,并伴随钙稳态失衡。脂质与 ROS 或过氧化物反应能够产生具有细胞毒性的脂质过氧化物。氧化后的低密度脂蛋白(ox-LDL)能够与神经细胞表面的受体结合,进而在细胞内产生、释放具有损伤作用的甘油三酯和游离脂肪酸,启动炎症信号途径,导致 NADPH 氧化酶激活,并耗竭 NADPH,产生超氧自由基,引起神经细胞损伤。

2. 氧化应激损伤　氧化应激损伤在 DPN 的发病机制中扮演重要角色。糖尿病高血糖状态下,一方面机体对自由基清除能力下降;另一方面,游离自由基大量产生。葡萄糖自身氧化、小分子抗氧化物缺失、氧化还原平衡紊乱及抗氧化酶的损伤都可能引起氧化应激。此外,多元醇途径激活、ACE 及一氧化氮堆积等也可引起神经元及其组成细胞的氧化应激。氧化应激可直接引起神经元 DNA、蛋白质和脂质损害,阻碍轴索运输和信号转导,还可导致许多神经营养因子减少,从而减弱受损神经纤维的再生能力,在多个环节上导致 DPN 发生。

3. 炎症反应　糖尿病患者循环血液中前炎性因子增多,周围神经处于炎症增强的状态。其中包括炎症细胞因子、黏附分子和趋化因子,比如肿瘤坏死因子(TNF-α)、白细胞介素(IL-6、IL-8)、单核细胞趋化因子蛋白-1 等促炎因子堆积,既可直接损伤神经细胞,同时激活花生四烯酸途径、环加氧酶(COX-2)、丝裂原活化蛋白激酶(MAPK)等,造成神经传导速度受损、神经供血变少、轴突末梢变性,甚至神经细胞死亡。

4. 血管损伤　糖尿病患者的微血管病变几乎可发生于所有的脏器,微血管病变与血糖控制水平有关,提示血糖控制不良是糖尿病神经病变发生的病理基础,而微血管病变则可能是糖尿病神经病变恶化的重要原因。这些病变可引起毛细血管的通透性异常和某些物质中渗漏至血管周围(正常情况下,完整的血管—神经障碍可防止这种渗漏)。渗漏的物质中,毒性化学物质进入神经内膜间隙,使神经元和施万细胞与毒性化学物质的接触,损害了后者的结构与功能的完整性,导致脱髓鞘与神经元终止,Gasser 指出由于缺血可能出现蚁走感觉等。长期的高糖刺激还可造成动脉粥样硬化、管腔狭窄,致使远端末梢循环供血不足,神经滋养血管(vasanervorum)出现低灌注和神经内膜缺氧,进而发生神经变性坏死。此外,糖尿病患者周围神经髓鞘蛋白结合的 IgG 和 IgM 增加,血浆蛋白长期不断地蓄积于血管壁,可以逐渐使血管闭塞而加重神经损害。

5. 静脉血气变化　糖尿病周围神经病变患者中 2,3-磷酸甘油酸(2,3-DPG)降低,静脉血氧分压(PvO_2)及氧饱和度(SvO_2)增高,二氧化碳(PvCO_2)下降。其机理可能为:糖尿病周围神经病变患者常伴随自主神经损害,当支配末梢组织微循环的高感神经受损害和/或功能异常可导致血管钙缩功能失调,加之微血栓形成,微循环淤血或动脉硬化,均可使动静脉短路,而引起上述结果。动静脉短路可使末梢组织与血液间的物质交换减少,组织摄氧减少;导致血氧亲和力增高,红细胞向血组织释氧减少;引起血流动力学异常,引起神经疼痛、水肿和骨关节病。组织缺氧和红细胞释氧异常可致组织慢性缺氧,促成或加重大小血管损害,使周围神经病变进一步恶化。

6. 其他因素

(1) 胰岛素:胰岛素是一种潜在的神经营养因子,胰岛素受体广泛存在于外周感觉、运动神经元和施万细胞膜上,长期慢性的胰岛素信号途径异常,影响 PI3K/Akt 途径调节线粒体代谢和氧化磷酸化能力,从而对神经元线粒体的功能产生影响,但是关于胰岛素参与 DPN 发生的具体机制及下游通路还有待进一步研究。

(2) 神经生长因子:神经生长因子是周围神经功能重要的调节物质,糖尿病状态下施万细胞分泌的神经生长因子减少,引发 P 物质、降钙素基因相关肽等神经肽缺乏,影响神经正常生理功能或损伤后的修复再生,导致神经传导速度下降和神经病变症状。

(3) 非编码 RNA:近年来,随着基因组学的发展,越来越多的非编码 RNA 及相关修饰与 DPN 的发生密切相关。比如 Liu 等人研究证实 miR-146a 能够通过恢复神经传导速度、降低炎性反应强度延缓 DPN 进程。miR-106 被证实可通过调控 12/15-脂氧合酶介导神经元内氧化/硝化应急的进程,从而调控 DPN 的进展。随着更多的非编码 RNA 在 DPN 中的作用被证实,不仅有助于阐明 DPN 的发生机制,也为其治疗提供了更多潜在的靶点。

(4) 维生素缺乏:有学者总结外国专家研究结果:认为糖尿病神经病变的多发性神经炎,有类似维生素 B 缺乏时的表现,从而可见血中维生素 B 浓度低、尿中维生素 B 排泄量少等,有时也考虑维生素 B 代谢障碍为其原因,有学者认为维生素 B 缺乏的人易患糖尿病。

糖尿病周围神经病变目前比较受重视的发病机制有 2 种:一种认为,与多元醇代谢的激活和糖尿病神经病变的发生和发展有密切关系。由于长期血糖升高,激活了多元醇代谢途径,使细胞内山梨醇增多,抑制了肌醇摄取,导致 Na^+-K^+-ATP 酶活性下降,神经细胞水肿、坏死,神经纤维脱髓鞘,轴索变性以及神经传导速度减慢。另一种认为,高血糖可引起神经周围滋养血管的管壁狭窄,基膜增厚,血管内皮细胞肿胀导致循环障碍。另外糖尿病患者的血液呈高黏状态及血小板高聚集,易形成血栓,这些变化引起神经内膜缺血缺氧而影响神经功能。至于糖尿病周围神经病变的病理改变主要表现在神经组织和神经滋养血管两方面。神经组织病变特征是阶段性脱髓鞘,突变性,髓鞘再生,可形成洋葱皮分层样结构。

糖尿病自主神经病变的确切发病机理未明,现代医学认为可能与微血管病变引起自主神经营养失调和脂肪、糖、蛋白质的代谢紊乱有关。高血糖和血糖波动可引起自主神经损害,使神经传导速度变慢,调节功能失常。当骶副交感神经、胸腰交感神经、骶躯体神经受到损害时,可出现泌尿生殖系统损害而发生性功能障碍和神经源膀胱。皮肤交感神经受累时,患者即可发生汗液排泄异常,使微动脉丧失对外界环境变化的敏捷反应,从而出现糖尿病排汗和体温调节异常。

7. 中医观点　中医认为糖尿病神经病变发病机理十分复杂,但总的来说与消渴病日久,五脏气血阴阳亏虚、络脉瘀滞,气、血、津液升降出入失常,气、血、营卫功能失和有关,具体机制有所不同。

【临床表现】

1. 糖尿病远端对称性多发性神经病变　隐袭起病,由远端向近端缓慢逐渐进展。25%的 DSPN 患者以疼痛为首发症状,可以有多种疼痛感表述,如烧灼样、针刺样、电击样或撕裂样疼痛,伴有感觉异常,如麻木、瘙痒或蚁爬感等,以不同方式合并表现,夜间加重为其特点。可伴有痛觉过敏,穿袜子、穿鞋子或盖被子时接触皮肤而感到异常剧痛或针刺感、瘙痒不适。非疼痛的麻刺感和感觉减退也为 DSPN 常见的主诉,感觉障碍常以下肢远端更为明显,表现为手套、袜套样感觉障碍。早期即可有腱反射减低或消失,尤以踝反射为著。可伴有自主神经受损表现,大部分患者运动受累较轻,早期肌无力和肌萎缩通常不明显。

2. 糖尿病自主神经病变

(1) 心血管系统

1）心率：快而固定的心率是糖尿病心脏自主神经病变的典型表现。静息状态一般在 90~100 次/min 或以上；而且这种快的心率相对固定，心率的加快不受休息、睡眠的影响，在各种刺激下心率的变化均明显比正常人少。当正常人由卧位变为立位时心率一般增加 15 次/min 以上，但糖尿病内脏自主神经病患者往往达不到此值，常在每分钟 10 次以下。由于心率加快，患者多表现出心悸、头晕、阵发性出汗等。因不少患者同时伴有冠状动脉的改变，因此主诉胸闷者也很多。有的患者甚至因心悸、胸闷而影响睡眠，反过来又加重心悸、胸闷症状。患者心率常对压眶反射的反应也明显减弱，或表现为夜间心率减慢不明显。其他尚多伴气短、乏力、懒动等。

2）血压：主要表现为直立性低血压，即体位由卧位改变为站立时收缩压下降值超过 30mmHg，多伴头昏、视力障碍、站立不稳，甚至眩晕、晕厥乃至癫痫样发作，平时患者也有疲乏、无力等症状。同时可伴其他脏器自主神经病或周围神经病的临床症状。但临床有直立性低血压而无任何症状的患者也不少见。糖尿病自主神经病变常导致卧立位压差增加，通常大于 30mmHg，患者常在由卧位到立位时出现头昏、眩晕，甚至晕倒。

3）无痛性心肌梗死：无痛性或"哑"型心肌梗死的发病率在糖尿病患者中远较非糖尿病患者高（42%：6%），这可能由于传入神经的失神经作用而致无疼痛感觉。自主神经损伤可加重心肌缺血，常无心绞痛发作，甚至导致严重的心律失常、心力衰竭等。

（2）消化系统

1）食管：主要表现为安静时食管下段括约肌张力减低甚至消失，而在吞咽时食管及咽部蠕动减少，甚至食管球部蠕动消失；或者表现为阶段性蠕动障碍。临床多无症状，有症状者可表现为吞咽困难（咽下困难）、胸骨后不适、胃部灼烧感等。此外，尚可有病理状态的胃食管反流，或食管自主收缩频率增加，多源性非传导收缩频繁，或食管上端括约肌压力降低、松弛不全。临床除上述症状外，还可有恶心、呕吐、吞咽缓慢等。发病率占糖尿病患者的 40%~50%。

2）胃：主要表现为胃轻瘫，胃动力障碍，排空延迟，但不伴有机械性梗阻。发病率占糖尿病患者的 10%~65%。胃动力障碍表现为：①近端胃张力收缩减弱，容纳舒张功能下降。②胃窦收缩幅度降低、频率减小。③胃推进性蠕动减慢或消失。④胃固体或液体排空延迟。⑤消化间期移行性复合运动Ⅲ相阙如或幅度明显下降。⑥幽门功能失调，紧张性和时相性收缩频率增加。⑦胃电节律紊乱。⑧胃扩张的感觉阈值降低，造成餐后运动失常。常见临床症状有早饱感，餐后上腹部不适，上腹部疼痛，厌食，胃部灼烧感，恶心或/和呕吐。尚可合并慢性胃炎、胃及十二指肠溃疡等。临床症状可呈慢性反复发作，进而导致患者体重下降。部分患者胃部可引出击水声。由于胃排空延迟，导致餐后血糖上升缓慢，容易发生低血糖。尚可形成糖尿病性卓-艾综合征。X 线表现胃内容物滞留增多，胃肠蠕动减弱，排空延迟。

3）胆囊：表现为胆囊增大，收缩功能不良尤其脂肪餐后收缩功能差，常伴胰腺外分泌功能不足，并发胆囊炎、胆结石比非糖尿病者多见。糖尿病胆囊自主神经功能受损是导致并发胆石症和胆囊炎的原因之一。有报道胆囊收缩功能不良者 80%伴周围神经病变。

4）小肠：主要是近端小肠蠕动紊乱，其中腹泻是最常见的症状，又称作糖尿病腹泻。其临床特点是没有脂肪痢的腹泻。无痛性腹泻，大量水样便，每天 4~10 次多见，甚者每天腹泻 20 余次，常在食后尤其是夜间发生，可持续数小时至数周，能自动缓解，间断性发作，可伴大便失禁尤其夜间大便失禁。大多数患者营养状况不受腹泻的影响，体重不减轻，腹泻期间一般不会出现低血糖。腹泻之后多伴随便秘。糖尿病性腹泻不伴脓血便，常伴周围神经病变或其他自主神经病变的临床表现。胰腺外分泌功能正常，小肠活检正常，X 线可见小肠曲内径改变伴膨胀、节段性黏膜肿胀、皱褶变粗。其机制是糖尿病肠道自主神经病变，造成食糜在小肠迅速通过及小肠的低张力状况所致。发病率从 0.001%到 10%不等。

5）大肠：主要表现为便秘，由自主神经受损所致的结肠无张力所致。偶尔可见在巨大、松弛、扩张的结肠中有大量粪便，类似肠梗阻。检查可发现胃结肠对进食的反应消失。

6）直肠、肛门：糖尿病神经病变可表现为肛门括约肌失控，睡眠时表现尤为突出，伴腹泻者大便失禁。

（3）泌尿生殖系统：主要表现为小腹胀痛，尿频、尿急、尿痛而排尿无力，甚至尿失禁或尿潴留，称为神经源性膀胱。由于长期有残余尿,增加导致尿路感染,可发展为慢性肾炎,终致肾功能减退或衰竭、性功能减退,甚至不育症。

(4) 颅神经病变:糖尿病累及颅神经的视、动眼及外展神经,表现为视力障碍、复视或眼睑下垂、眼肌外斜等。

(5) 出汗异常:表现为足、腿乃至躯干下部出汗减少甚至无汗,而上半身尤其面部及胸部出汗过多。出汗过多常发生在吃饭或饮热水时,有的可在开始嚼食尤其美味食品后几秒钟即面部大汗淋漓,表现为味觉性出汗。报道约 6.3% 的糖尿病性神经病变患者有出汗过多。其原因可能与支配汗腺的催汗纤维的传出途径障碍有关。出汗异常的一个危险性在于肾上腺素能对抗胰岛素的作用减少,易发生胰岛素过量及低血糖;大量出汗而其他交感神经兴奋的症状缺乏致使低血糖不易被发现。但糖尿病性出汗异常与低血糖出汗有明显的不同。

(6) 血管运动异常:表现为皮肤温度异常最为常见。正常人交感神经兴奋时皮肤血管收缩,利于保温;反之皮肤血管扩张利于散热。皮肤温度从头到足逐渐下降,保持恒定的梯度,一般额头较足趾高 4~5℃。糖尿病患者此种梯度可不明显甚至倒转。有一部分患者感觉四肢发冷尤其足冷,皮肤温度也明显降低。可能是由于糖尿病自主神经功能障碍而致血管的收缩舒张功能障碍所致。

(7) 低血糖:糖尿病自主神经病变患者可能丧失早期交感反应,因而不能察觉低血糖,甚至无症状而进入低血糖昏迷。有的患者低血糖时没有交感反应,而主要表现为中枢神经系功能障碍,如语言不利、偏瘫、精神及神志异常等,尤其是慢性低血糖的糖尿病自主病变患者更易出现此种情况。

【辅助检查】

1. **生化检查**   常规进行血糖、血脂相关检查,包括空腹血糖、葡萄糖负荷后 2h 血糖、糖化血红蛋白(HbA1c)水平的测定以及 TG、TC 和 HDL-C 水平检测等。此外,还可根据患者症状选择性地进行外周血常规,肝、肾功能,肿瘤筛查,免疫指标,免疫固定电泳,甲状腺功能,维生素全套检测等用于进行鉴别诊断。

2. **电生理检查**   采用肌电图测定糖尿病患者运动和感觉神经传导速度可早期检出或周围神经病变,运动和感觉神经传导速度减慢是糖尿病周围神经病变的早期特征,下肢较上肢、远端较近端更为明显。

3. **震颤量阈值测定**   振震颤量阈值的测定通常采用 C128 音叉,用被检查的特定部位感到振动的阈值与检查者手所感觉的余振时间的差值来判定,由于不太准确,所以最好用电气 C128 音叉变更振幅的半定量方法测定。振颤觉异常不是单一神经障碍,而是大经神经和小经神经 2 者混合性障碍,可敏锐地反映代谢异常引起的血糖值的变化,对于血糖控制较神经传导速度有良好的相关性。血糖控制两周可见大幅度改善。

4. **高频超声及超声弹性成像技术**   由于超声显像技术的不断发展,高频超声对 DPN 的形态学研究提供了新方法,并且在诊断 DPN 方面具有重要的价值。由于大多数的周围神经纤细且位置表浅,高频超声具有短波长的特点,因此高频超声可以较清晰显示周围神经的走行及形态,同时具有较高空间分辨率。近年来超声弹性成像技术已得到广泛重视和迅猛发展。与常规超声反应声阻抗差异不同的是,超声弹性成像技术主要用于探测组织硬度。该技术逐步开始应用于评价神经弹性。有研究显示,神经弹性与其病理学改变密切相关,糖尿病患者周围神经的病理学改变会导致神经肿胀、变硬。因此,超声弹性成像技术可能对 DPN 具有一定的早期诊断价值。

5. **角膜共聚焦显微镜(CCM)**   CCM 是以激光为光源,在眼部局麻状态下,通过连续共焦断层扫描技术于活体角膜中央获取角膜各层组织和细胞图像的一种新型检查方式。该技术能够在早期观察角膜分配纤维的结构变化,发现 DPN 患者的小纤维神经病变及严重程度,对角膜小神经纤维的损伤程度进行评估。

6. **皮肤温度感觉测定仪**   可以检测患者皮肤对寒热温度的感知能力,也有利于判断周围神经病变是否存在。

7. **心血管系统自主神经功能的检查**   常用的方法有休息时心率、深呼吸时心搏间距变化测定、乏氏动作反应指数测定、立卧位心搏间距(立卧差)测定、30/15 比值的测定、卧立位血压改变测定、握拳升压试验等。

8. 消化系统自主神经病变的检查　主要有胃肠测压术、X线钡餐、超声检查等。

9. 泌尿系统自主神经病变的检查　糖尿病神经源膀胱B超检查膀胱残余尿有利于诊断。

【诊断】

1. 糖尿病远端对称性多发性神经病变　参照《中国2型糖尿病防治指南》2017年版,DSPN的诊断标准为:①明确的糖尿病病史。②诊断糖尿病时或之后出现的神经病变。③临床症状和体征与DPN的表现相符。④有临床症状(疼痛、麻木、感觉异常等)者,5项检查(踝反射、针刺痛觉、振动觉、压力觉、温度觉)中任1项异常;无临床症状者,5项检查中任2项异常,临床诊断为DPN。⑤排除以下情况,其他病因引起的神经病变,如颈腰椎病变(神经根压迫、椎管狭窄、颈腰椎退行性变)、脑梗死、格林-巴利综合征;严重动静脉血管性病变(静脉栓塞、淋巴管炎)等;药物尤其是化疗药物引起的神经毒性作用以及肾功能不全引起的代谢毒物对神经的损伤。

2. 糖尿病自主神经病变的诊断　临床主要依据明确糖尿病史、糖尿病神经病变、症状及体征、自主神经病变,需做相应系统的自主神经功能检查。

【鉴别诊断】

1. 糖尿病远端对称性多发性神经病变

(1) 与糖尿病周围血管病变鉴别:二者皆可表现为肢体麻木、冷凉、疼痛等,但糖尿病周围神经病变可见肢体麻木、疼痛症状,疼痛多为闪电痛、刺痛、烧灼痛,并可伴有四肢冷凉,皮肤蚁行感、袜套感,晚期肌肉可发生萎缩,以致肢体废用,丧失工作和生活能力,神经传导速度常提示神经元受损,肌电图提示异常。而糖尿病周围血管病变典型表现为间歇性跛行,疼痛症状较为突出,可表现为夜间静息痛,抬高肢体加重,下垂肢体减轻,伴有肢端皮肤颜色改变,桡动脉或足背动脉搏动微弱,甚或无脉,血管彩色多普勒检查、下肢血流图检查等示动脉粥样硬化斑块形成,血管狭窄,血流量不足则可以确诊。另外,糖尿病脑血管病变也可表现为肢体麻木,甚至肢体冷凉、疼痛、肌肉萎缩,但糖尿病脑血管病变多表现为单侧肢体麻木,脑CT检查和经颅彩色多普勒检查有利于确诊。

(2) 表现为肢体麻木、疼痛、无力的患者需进行下列鉴别诊断。

1) 吉兰-巴雷综合征(Guillain-Barré syndrome,GBS):急性起病,病前多有呼吸道或胃肠道感染史,临床症状多在2~4周达到高峰;常表现为对称性肢体和延髓支配肌肉、面部肌肉无力,可伴有感觉异常和自主神经功能障碍,运动障碍重,感觉障碍轻,四肢腱反射减低或消失;严重者出现颈肌和呼吸肌无力,导致呼吸困难,危及生命。实验室检查常有脑脊液蛋白定量增高,细胞数正常或轻度增高。

2) 中毒性末梢神经炎:患者一般有药物中毒或农药接触史,且其疼痛症状较糖尿病神经病突出。

3) 肌肉病:多数有肌肉萎缩(少数不伴肌肉萎缩),肌无力以近端无力常见,没有感觉障碍,可通过肌酶测定、肌电图检查等进行鉴别。

4) 颈椎、腰椎病:腰骶神经根神经丛分布区的疼痛和感觉障碍,伴或不伴肌肉无力和萎缩,可以是糖尿病性神经根神经丛病,较为少见。神经根型颈椎、腰椎病具有较典型的神经根症状(手臂、下肢的麻木、疼痛),其范围与脊神经所支配的区域一致,臂丛牵拉试验或直腿抬高试验阳性,MRI检查所见与临床表现相符。

5) 其他各种原因所致的慢性周围神经病:包括CIDP、营养缺乏、异常球蛋白血症、肝功能不全、肾功能不全、甲状腺功能减退症、恶性肿瘤、结缔组织病、感染性疾病及遗传病等。需通过选择不同的实验室及其他检查进行鉴别。

2. 糖尿病自主神经病变　糖尿病心血管系统自主神经病变应与窦性心律失常、冠心病等相鉴别。后二者不伴自主神经系统的相应检查异常,冠心病心律失常在经过适当的药物治疗后相对容易恢复。

糖尿病胃肠自主神经病变应与其他原因所致的胃肠梗阻、消化道炎症等相鉴别。长期腹泻应与慢性炎症性肠病相鉴别。大便检验、消化道钡餐检查可有助诊断。

糖尿病神经源膀胱应与前列腺增生相鉴别。直肠肛门指诊和B超检查有助于确诊。

糖尿病排汗功能障碍,应与甲状腺功能亢进、低血糖、妇女更年期综合征汗出异常相鉴别。甲状腺功能亢进可表现为颈前瘿肿、突眼、震颤、急躁、心悸等症状,甲状腺功能检查可以有助诊断。低血糖汗出,多为冷汗出,常有饥饿感、心慌、头晕,化验血糖呈低值。妇女更年期综合征多为烘热、汗出,可伴有性格改变、情绪波动、月经失调、雌激素化验异常等。

【治疗】

1. 基础治疗　糖尿病神经病变的基础治疗包括饮食治疗、运动疗法、心理治疗等。饮食方面,各种绿色蔬菜富含维生素和多种微量元素,应适当多吃。水果在血糖控制较好的情况下,也应该在饭间,如午睡后、晚睡前吃点,这样有利于保持营养全面而均衡。运动方面,一般鼓励适当多运动,但应以量力而行为原则,可以练习气功、太极拳等。心理调摄方面,应保持乐观的情绪。合理安排饮食,保持营养均衡和全面。适当运动,培养良好的生活方式。

2. 现代医学治疗

(1) 病因治疗

1) 控制血糖:国外有大量研究提示血糖控制不佳是糖尿病神经病变发生的主要病因。因此首先应重视积极控制糖尿病。

2) 神经营养和修复:B_{12} 后可使 DN 患者受伤的轴突细胞再生。此外,近期研究证实大剂量维生素 B_1 及其衍生物对 DN 的发生具有一定的预防作用。

(2) 针对发病机制治疗

1) 抗氧化应激:通过抑制脂质过氧化,增加神经营养血管的血流量,增加神经 Na^+-K^+-ATP 酶活性,保护血管内皮功能。常用药物为 α-硫辛酸。

2) 改善微循环:周围神经血流减少是导致 DPN 发生的一个重要因素。通过扩张血管、改善血液高凝状态和微循环提高神经细胞的血氧供应,可有效改善 DPN 的临床症状。常用药物为前列腺素 E_1、贝前列素钠、西洛他唑、己酮可可碱、胰激肽原酶、钙通道阻滞剂和活血化瘀类中药等。

3) 改善代谢紊乱:通过抑制醛糖还原酶、糖基化产物、蛋白激酶 C、氨基己糖通路、血管紧张素转换酶而发挥作用。常用药物为醛糖还原酶抑制剂,如依帕司他。

(3) 疼痛治疗

1) 抗惊厥药:已用于同行神经病变治疗,包括普瑞巴林、加巴喷丁、丙戊酸钠和卡马西平等。目前常用的为加巴喷丁和普瑞巴林,普瑞巴林可以作为初始治疗药物改善症状。

2) 抗忧郁药物:包括度洛西汀、阿米替林、丙米嗪和西肽普兰等。度洛西汀和文拉法临床可有效缓解 DPN 患者疼痛,且不良反应较轻。度洛西汀可以作为疼痛的初始治疗药物。

3) 阿片类药物(曲马多和羟考酮)和辣椒素:由于具有成瘾性,发生其他并发症的风险也较高,阿片类药物曲马多不推荐作为治疗 DSPN 疼痛的一、二线药物,一般使用非阿片类药物达不到止痛作用且剧烈疼痛时才考虑使用。

(4) 自主神经病变治疗:有效的管理血糖、早期预防危险因素和生活方式的改变可改善糖尿病自主神经病变,但具体受累系统还需对症治疗以改善生活质量。

1) 皮肤疼痛及其浅表感觉异常:首选控制血糖,其次采取下列措施:神经细胞膜稳定剂,如苯妥英钠每次 100mg,每天 3 次;卡马西平每次 200mg,每天 4 次。上述两药原是抗癫痫药,但有止痛效果,一般数天内能止痛,应注意药物的依赖性和毒副作用,如恶心、呕吐、厌食等。饭后服用可减少毒副作用,一般止痛后即停服。或阿米替林 25mg,每天 2~3 次,口服。均有一定疗效。

2) 腹泻明显:可选用止泻药物,如次碳酸铋,0.2~0.3g/次,每天 3 次,口服。或复方苯乙哌啶,2mg/次,每 6 小时 1 次,口服。其他,如鞣酸蛋白、氢氧化铝凝胶及中成药人参健脾丸、附子理中丸等也可选用。

3) 便秘明显:可选用果导片(酚酞片),每次 50~200mg,睡前口服,也可采用中药缓泻药如通便灵、麻子仁丸、大黄片等。

4) 恶心、呕吐、吞咽困难、胃潴留明显:可选用维生素 B_6,10~20mg/次,每天 2~3 次,口服。近年来采用甲氧氯普胺,5~10mg/次,每天 3~4 次,口服,有较好疗效。应配合少量多次饮食,以保证营养。

5) 肌肉瘫软无力较重:可试用胎盘组织液,2mg/次,每天 1 次,肌内注射。也可试用加兰他敏注射液,2.5~5mg/次,每天 1 次。剂量应由小到大,有心绞痛、心动过缓及支气管哮喘者禁用。

6）排尿困难、残余尿量多、尿潴留：早期采取定时排尿并用按摩压迫下腹局部，如耻骨上按摩的方法帮助排尿，可对病情有一定缓解。对严重排尿障碍可用新斯的明 0.5mg，肌内注射；也可用氨甲酰胆碱 2.5mg，皮下注射。此药有拟乙酰胆碱作用，直接作用于胆碱受体或促进副交感神经末梢释放乙酰胆碱而发生作用。可刺激膀胱、肠壁平滑肌收缩而促进排尿。必要时用导尿，保留尿管，但应防止感染。对残余尿多、滴尿明显者，可用防止感染的药物，如诺氟沙星等。

7）汗腺调节功能障碍：病情轻者一般不用特殊治疗。若肢体多汗明显，可用 3%～5%的福尔马林局部搽用。精神紧张时出汗较多，可用镇静药如安定或氯氮䓬。餐后汗液分泌过多，大汗淋漓，可用抗胆碱能药物如阿托品、普鲁苯辛饭前半小时口服，效果较好。但对青光眼患者禁用。顽固性多汗者可行交感神经封闭术。

8）深部疼痛和肌肉痛的治疗：也可用苯妥英钠和卡马西平治疗，无效时可试用杏帕明和阿米替林，它们原是抗抑郁药，但具有抗胆碱能作用，能扩张血管。杏帕明常用剂量 25mg，每天 3 次（开始小剂量 12.5mg，每天 2～3 次，以后逐渐增加），应注意避免与单胺氧化酶抑制剂（MAO）合用。阿米替林的常用剂量为 25～100mg，睡前服，严重心脏病、青光眼、前列腺增生、尿潴留者禁用，也不宜与 MAO 合用。

9）直立性低血压的治疗：首先要嘱咐患者在改变体位时不能太突然，以慢动作为主，睡眠时抬高头部；平时穿棉套袜最好包至大腿根部；避免应用利尿剂、血管扩张剂、镇静剂和抗抑郁药（如杏帕明和阿林等），并保证水、电解质平衡，防止脱水，必要时可用如下药物：

A. 9-α 氟氢可的松：每天 0.1～0.4mg，可增加 β 受体兴奋性，增加血浆肾素活性和醛固酮的分泌，通过阻止 α₂ 受体的神经外摄取作用，提高肾上腺素能受体周围去甲肾上腺素浓度，增加机体去甲腺素的加压作用，对心肾功能不全应注意避免肺水肿，还会引起卧位高血压和低血钾。B. 吲哚美辛：能抑制前列腺合成，减弱外周血管扩张，当 9-α 氟氢可的松效果不佳时可用吲哚美辛。常用剂量 50mg，每天 3 次。C. 肾上腺素能受体激动剂：如四氧胺福林，能对直立性低血压引起的软弱、无力、视物模糊有较好的效果。D. 生长抑素：有增强内脏血管收缩的作用，对治疗直立性低血压有良好的效果。常用剂量为 250μg，按体重用药量为 3.5μg/kg，早餐前注射，一般能有效控制 1 天的直立性低血压现象。毒副作用有头晕、腹痛、腹泻等。由于生长抑素在体内半衰期仅为 1～2 分钟，因此静脉滴注效果为佳。E. 胰岛素：胰岛素能增加毛细血管的通透性及减少血容量。患者注射短效胰岛素后，如在胰岛素高峰时直立性低血压比较严重，可以换中、长效胰岛素。

10）膀胱病变的治疗：尿潴留易导致尿路感染，并使血糖不易控制，发生磺脲类继发性失效，严重者可导致肾乳头坏死而危及生命。因此，一旦出现尿潴留，可用患者排尿间隔时间延长，并且排尿量多或尿意丧失来判断。除嘱咐患者 3～4 小时排尿 1 次外，可用手在耻骨联合上加压，帮助排去潴留尿。严重者可用胆碱神经能激动剂氯贝胆碱，氯贝胆碱 10mg/片，舌下给药，每天 2 次，或 5mg 皮下注射。毒副作用主要有出汗、心悸等。上述办法无效可采用导尿，男性患者可考虑切除膀胱颈，以解除膀胱的阻力。另外，要检查尿常规和尿培养，发现膀胱炎必须及早治疗。

3. 中医治疗 根据中医辨证分型，应用益气活血养阴的中药方剂，疏通经络，活血化瘀，改善络脉痹阻、麻木疼痛等症状。另外，对于糖尿病周围神经病变肢体冷凉、麻木、疼痛，有灼热感甚者。可用活血通络等中药，水煎适当温度下外洗。并可配合针刺、艾灸等疗法，改善临床症状。

【展望】

糖尿病神经病变是糖尿病患者的常见并发症，其发病机制迄今尚未完全阐明。但近年来国内外研究表明，代谢异常及血管损伤为其发病的重要因素。糖尿病神经病变常可使患者致残，且生活质量下降。所以糖尿病神经病变的早期诊断、早期预防很重要。该病至今尚无特异性病因治疗，仍以严格饮食控制，合理应用降血糖药物，良好控制血糖，改善糖尿病病情为基本原则，并辅以各种药物对症治疗。目前西药治疗糖尿病神经病变虽有一定的疗效，但同时存在着许多副作用，对症治疗也只能部分解决暂时性的问题。相比之下，中医的整体调节和宏观辨证论治，可以作用于神经病变致病因素的众多环节，其疗效可以肯定，可改善患者的生活质量，解除精神负担，也可能在更高层次上发挥作用。所以，中医治疗糖尿病神经病变的前景是可喜的。因此，加强以中医药防治糖尿病神经病变的研究，深入探讨中药复方的作用机制,发挥中医多种疗法的优势,如针灸、推拿、按摩、气功乃至中药外洗、敷贴、耳穴等方法,可为防治糖尿病神经病变提供多渠道的治疗方法,并且可扩大中医干预治疗该病的范围。

(郭立新)

第八节　糖尿病视网膜病变

糖尿病引起的眼部并发症很多,有白内障、青光眼、眼球运动神经麻痹以及视神经病变等,但以糖尿病视网膜病变(diabetic retinopathy,DR)最为常见,危害也最大。糖尿病视网膜病变是工作年龄段成年人致盲的主要原因之一。在青少年中,86%的失明是糖尿病视网膜病变所致;在成年人中,1/3 法定失明的原因是糖尿病视网膜病变。糖尿病患者致盲危险性比正常人高 25 倍。在首诊的 2 型糖尿病患者中,21%有视网膜病变,70%的 2 型糖尿病患者最终将出现增殖性视网膜病变,致盲率极高。因此,对糖尿病视网膜病变进行流行病学调查、早期筛查、预防及干预治疗是提高糖尿病患者生存质量的重要环节。

【流行病学】

国内外多项流行病学调查显示,糖尿病视网膜病变的患病率差异较大。据不同研究结果显示,糖尿病患者视网膜病变患病率为 24%~37%,新诊断糖尿病患者视网膜病变患病率为 3%~13%,糖耐量异常者视网膜病变患病率为 2%~8%。这主要与采用不同的调查对象有关。Gabir 等对 Pima 印第安人的研究得出糖尿病视网膜病变的患病率在 IGT 人群中是 1.2%,在 IFG 人群中是 3.7%,在糖尿病人群中是 19.2%。Giuffre 等调查意大利 40 岁以上人群显示糖尿病视网膜病变患病率为 34.1%,增殖期糖尿病视网膜病变患病率为 4.5%。Rnma 等调查印度 20 岁以上人群显示糖尿病视网膜病变患病率为 17.6%。丹麦的一项调查显示糖尿病视网膜病变患病率为 31.5%。

我国以人群为基础的糖尿病以及糖尿病前期患者糖尿病视网膜病变患病率的研究较少。2011 年,首都医科大学附属北京同仁医院内分泌科(北京市糖尿病防治办公室)根据 2010 年"昌平区卫生与人群健康状况调查"的资料,采用从 166 万昌平区常住自然人群中随机抽样 18~79 岁的 8 155 例健康受试者,进行 OGTT 和糖化血红蛋白(hemoglobinA1c,HbA1c)及彩色眼底照相检查。得出糖尿病和糖尿病前期患者的糖尿病视网膜病变患病率分别为 9.9%和 1.2%。新诊断糖尿病患者糖尿病视网膜病变患病率(2.7%)明显低于已知糖尿病患者(18.6%)。本研究中糖尿病患者糖尿病视网膜病变患病率显著低于西方国家有关数据。本研究以 OGTT 为诊断标准,糖尿病患者中超过半数(54.4%)为新诊断糖尿病,可能成为导致总体糖尿病视网膜病变患病率较低的原因之一。

【诊断】

当糖尿病患者血糖到达一定的阈值时,易发生微血管并发症,糖尿病视网膜病变的发生风险显著增加。糖尿病视网膜病变的发生风险即作为糖尿病的诊断标准。许多研究一直致力于寻找一个理想的血糖阈值来预测发生糖尿病视网膜病变的风险。国外几项较大规模、有代表性的研究的结果均显示空腹血糖在 6.8~7.2mmol/L 之间与 2 小时血糖≥11.1mmol/L 有良好的相关性,同时在预测糖尿病视网膜病变上有着相同的价值(相似的敏感性和特异性)。1999 年,WHO 将糖尿病的诊断标准确定为空腹血糖≥7.0mmol/L 和/或 2 小时血糖≥11.1mmol/L。目前我国糖尿病的诊断标准都是沿用国外的标准。

2011 年,北京同仁医院内分泌科采用昌平区常住自然人群的流行病学调查数据,采用 OGTT 和眼底照相的方法得出糖尿病相应的血糖切点分别是 FPG 7.2mmol/L,2h PG(OGTT 2 小时血糖)10.7mmol/L 和 HbA1c 6.4%;以上结果均接近于 1999 年 WHO 糖尿病诊断标准。因此,中国人群以糖尿病视网膜病变出现为切点的糖尿病诊断标准与西方人群并没有人种差异,建议使用 1999 年 WHO 糖尿病诊断标准。

【危险因素】

糖尿病视网膜病变的主要危险因素包括糖尿病病程、高血糖、高血压和血脂紊乱,其他相关危险因素还包括糖尿病合并妊娠(不包括妊娠糖尿病)。另外,缺乏及时的眼底筛查、吸烟、青春期发育和亚临床甲减也是糖尿病视网膜病变的相关危险因素,常被忽略。而遗传是糖尿病视网膜病变不可干预的危险因素。2 型糖尿病患者也是其他眼部疾病早发的高危人群,这些眼病包括白内障、青光眼、视网膜血管阻塞及缺血性视神经病变等。

微动脉瘤可作为鉴别糖尿病视网膜病变与糖尿病合并其他眼底病变的指标。糖尿病视网膜病变常与糖尿病肾病同时伴发。糖尿病视网膜病变合并微量白蛋白尿可作为糖尿病肾病的辅助诊断指标。糖尿病视网膜病变尿液特异性蛋白也可预测糖尿病肾病的进展。

【发病机制】

高血糖可以产生多种生化缺陷,影响许多细胞信号的表达,包括刺激对视网膜病变相关的生长因子的表达。对视网膜病变生化分子机制的研究,将来有可能会开发出一系列新的治疗方法来治疗视网膜病变。目前可以特异性改善视网膜病变生化缺陷的治疗药物均未上市,正在研究之中的如蛋白激酶 C 抑制剂、血管内皮生长因子抑制剂、色素上皮源性因子及许多其他的因子也许会被证实可作为新的治疗药物。

1. 多元醇途径的增加　多元醇途径包括两步,在醛糖还原酶和 NADPH 作用下将葡萄糖还原成山梨醇,紧接着就是在山梨醇脱氢酶和 NAD^+ 的作用下将山梨醇氧化成果糖。山梨醇的异常积聚到一定程度时将会造成组织的损伤,引起视网膜血管系统的结构改变。多元醇途径在糖尿病并发症中所起的作用有可能极大程度上取决于其物种、部位和具体组织。虽然动物实验数据极有力地证实了醛糖还原酶在视网膜病变发病早期就发挥了作用,但是人体内的多元醇途径抑制实验却得到了不一致的结果。长期应用醛糖还原酶抑制剂的有效性还需在今后的研究中加以试验和证实。

2. AGE 生成增加　高级糖基化终末化产物(AGE)生成增加与血糖控制不良有关,这些化合物在 DNA、脂肪和蛋白质中的含量反映了一种病理生理的调节,这种调节导致机体在细胞和分子水平上的功能障碍。葡萄糖源性的 AGE 已经可以被认为是糖尿病所致的肾、神经、视网膜和血管并发症的原因。

AGE 在糖尿病并发症中的潜在重要性已在动物模型中得以体现,此实验证实用结构上完全不相关的两种 AGE 抑制剂(氨基胍和 OPB9195)可以部分阻断糖尿病视网膜、肾和神经微血管病变的结构和功能上改变的产生。维生素 B_6,一种 AGE 抑制剂,在实验性糖尿病中可以成功地抵御视网膜血管损伤而起到保护作用。动物模型和初步的临床实验研究同样也证实了 AGE 抑制剂匹马吉定(pimagedine)和交联阻断剂 ALT711 可以降低高级糖基化的病理影响程度。

3. 氨基己糖途径　体内外试验表明,通过氨基己糖途径转化的葡萄糖量的增加可能会产生胰岛素抵抗、诱发糖尿病的血管并发症以及诱导生长因子的合成。在正常生理条件下,约只有 3% 的葡萄糖通过氨基己糖途径进行转化。此途径的限速酶是谷氨酰胺-6-磷酸-果糖酰胺转移酶(GFAT)。在高糖血症条件下,通过氨基己糖途径的葡萄糖量增加,将使葡萄糖胺水平升高,这可能会造成骨骼肌和脂肪细胞的胰岛素抵抗。

在糖尿病患者中,2 型糖尿病患者 GFAT 活性的增加与 HbA1c 水平密切相关,并且在糖尿病肾病患者中可以发现其 GFAT 达到了一个更高的水平以及 GFAT 表达异常调节。虽然有资料显示 GFAT 在大多数组织中均有表达,甚至与糖尿病晚期并发症发展有关。氨基己糖途径可能参与了糖尿病视网膜神经退行性病变。

4. PKC 活性的增加　蛋白激酶 C 家族是一组结构相关的庞大的酶家族,其功能需要磷脂酰丝氨酸/二酰基甘油(DAG)/游离脂肪酸和/或钙离子与镁离子的参与而激活。目前已分离出的 12 种 PKC 同工酶中,有 9 种可被脂类第二信使 DAG 激活,这表明改变后的 DAG-PKC 途径也许在糖尿病并发症中起了很重要的作用。PKC-β 同工酶已被证实与视网膜并发症有特异性相关。在实验性糖尿病模型中 PKC-β 同工酶的激活已被证实可导致视网膜和肾血流异常。这就导致了 PKC-β 同工酶特异性抑制剂的开发。一种 PKC 抑制剂 ruboxistaurin 已经进行了Ⅲ期临床试验治疗严重的增殖期视网膜病变及糖尿病黄斑水肿,可预防视网膜血流缓慢、减少了由激光介导的主干静脉闭塞引起的视网膜新生血管形成。虽然视网膜病变病程的进展及需要局部光凝治疗的终点事件在统计学上并未显示出明显的益处。但其却显示出了对于中度的视力丧失有效这一趋势。

5. 氧化应激　视网膜在氧化应激中最容易受损伤。氧化应激的增加可以改变循环中血细胞与视网膜毛细血管内皮细胞的相互作用,从而破坏了复杂的视网膜微血管的组织结构。抗氧化的保护性酶,如超氧化物歧化酶(SOD)的活性受损在糖尿病中可能也是一种氧化应激的原因。证据表明,在由包括 VEGF 在内的一些生长因子导致的有丝分裂级联反应与活性氧簇密切相关。另外,高级糖化终产物通过缺氧诱导因子-1(HIF-1)的激活而调节 VEGF 的表达。

6. 细胞因子的作用   VEGF 作为一种血管源性因子可以刺激内皮细胞外基质的减少、移行、增生和形成血管。现已证实,在糖尿病患者的视网膜和玻璃体中 VEGF 水平增高,并与缺血视网膜的氧化应激有关。VEGF 也在早期对糖尿病视网膜病变的发展起到很重要的作用,因此它最初曾被称为"血管渗透因子"。这些结果理论上提示,运用抗血管生成制剂,如 VEGF 抑制剂来调节眼内血管生成反应,它潜在的益处将是巨大的。除了 VEGF,其他血管源性因子包括胰岛素样生长因子-1(IGF-1)、转化生长因子-2(TGF-2)、碱性成纤维细胞生长因子(bFGF 或 FGF-2)、血小板源性生长因子(PDGF)、肝细胞生长因子/散落因子(HGF/SF)、胎盘生长因子(PIGF)和血管生成素-2(Ang-2)与视网膜新生血管形成的关系均有报道。

7. 高血糖记忆   随着糖尿病控制与合并症试验(DCCT)和英国糖尿病前瞻性研究(UKPDS)的发表,通过控制血糖来阻止微血管并发症的效果最终得以确定。可是,这些研究依旧未阐明一些矛盾现象,还需要对糖尿病并发症的病理生理做进一步研究。其中一个矛盾现象被称为"高血糖记忆",这就是血糖恢复正常后仍然存在高血糖导致的微血管改变的持续进展。在 DCCT 研究结束后,原常规治疗组与原强化治疗组对视网膜病变和肾病的发生与严重程度影响的后续效应可达 4 年,尽管这 4 年两组几乎已经是同样的糖化血红蛋白值。有趣的是,企图运用胰腺移植来达到血糖正常化的方法也未能有效阻止视网膜病变患者的病程。其他研究表明,病前的血糖(HbA1c)和第一次就诊时血糖也影响视网膜病变的发展。这些研究提示在糖尿病开始阶段达到最佳血糖水平是至关重要的,因为 HbA1c 水平在糖尿病第一年就与以后背景型视网膜病变的发展密切相关了。

【病理与临床表现】

1. 非增殖期糖尿病视网膜病变(NPDR)   眼底表现主要有微血管瘤,出血,视网膜水肿,硬性、软性渗出物以及视网膜内微血管异常(IRMA)等。这些病变在疾病开始阶段,好发于后极部视网膜,即黄斑与视神经乳头附近的上下血管弓之间的区域,以后可扩展到周边。各种病变如下。

(1)微血管瘤:呈红色小点,边缘清楚,大小为 $15 \sim 50\mu m$,常发生于无血管灌注区边缘,多数为血管壁薄膨出及内皮细胞增殖,周细胞数减少。微血管瘤由视网膜毛细血管壁的局部变薄弱引起,在薄弱处,血管壁向外膨出而成瘤样扩张。

正常人的视网膜毛细血管有衬在血管内壁的内皮细胞与围绕在外的周细胞,两者的比例为 1:1,周细胞可能具有支撑血管的作用(图 27-6,见文末彩图)。糖尿病患者视网膜毛细血管的周细胞数明显减少,可能导致微血管瘤的形成。微血管瘤因失去正常视网膜毛细血管的屏障功能,血管内的血浆可渗漏到组织中,引起组织水肿、增厚。如果病变恰在黄斑中心,就可出现视力下降。

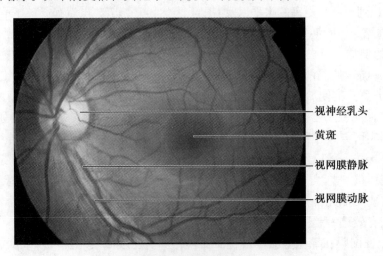

图 27-6   正常眼底图
眼(视神经乳头在黄斑的左侧)视网膜呈橘红色,反光较强,视神经乳头中央有一小的生理凹陷;(杯/盘约 0.3),黄斑区较周围视网膜色暗,中央凹陷处可见亮反光点,黄斑反光晕轮清晰可见,视网膜动静脉管径比例为 2:3。

（2）出血：呈红色圆形小点，位于视网膜中层，火焰状出血表示位于浅层。出血是可以慢慢吸收的，通常需要数周或数月，多数较大的点片状出血表示病变在发展。视网膜出血都能吸收，时间由数天至数周不等。但由于原发病变的存在，还可不断产生。

眼底镜下出血与微血管瘤都表现为红色小点，其区别在于出血病变边缘较模糊，血管瘤边界清楚（图27-7，见文末彩图）；出血可被吸收而渐消失，血管瘤则在较长时间内持续存在。最好的鉴别方法是做荧光血管造影，血管瘤表现为充盈荧光素的亮点，出血则因遮蔽了位于其后的脉络膜荧光而出现暗点。视网膜上的小出血一般不影响视力，但如恰好位于黄斑，尤其在中心凹时，可使视力严重下降并出现自觉暗点。

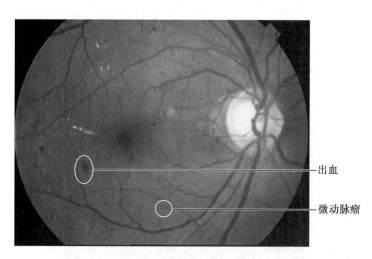

　　　　　　　　出血

　　　　　　　　微动脉瘤

图 27-7　糖尿病视网膜病变（轻度非增殖期）眼底图
右眼底（视神经乳头在黄斑的右侧）可见很多小的红点（微血管瘤）及
小的出血片和少量的黄色渗出。

新生血管可引起大量出血，视网膜前出血可呈舟状，可见液平面，很有特点，或出血至玻璃体内，引起骤然失明。

（3）视网膜水肿：液体积聚在视网膜层间，特别在外丛状层，呈灰白色外观增厚，可持很长时间。合并脂性渗出或组织退行性变。

（4）硬性渗出：即脂蛋白沉积在视网膜外丛状层。是血管内的血浆物质渗漏到周围组织中，经过一段时间水分渐被吸收，留下黄白色颗粒状的脂蛋白。表现为黄白色有光泽边缘不规则，呈围绕渗出血管的环状或成簇状分布，或融合成板块状。可经历数月或数年甚至永久不退，小的渗出不在中心区对视力影响不大，硬性渗出如位于黄斑中心凹附近，由于血管渗出导致的视网膜水肿与增厚，则极大损害视力，是激光治疗的指征。

（5）软性渗出（棉毛斑）：它比硬性渗出大，可大于半个视盘（视神经乳头）盘径（1个视盘直径为1.5mm），呈白色或灰白色，边缘不清楚的斑，它表明神经纤维层缺血性梗塞坏死，常见于视盘周围。病理学上它们并非渗出，是由终末小动脉和毛细血管阻塞引起，内皮细胞和周细胞全部丧失，丝棉斑可历经数周或数月完全吸收，但闭塞血管永不开放。棉毛斑的出现提示视网膜已有缺血改变。

（6）静脉扩张和串珠状：静脉普遍扩张是视网膜病变的早期表现之一，血流量增加可导致静脉扩张。晚期静脉变得不规则，收窄扩张或迂曲可形成腊肠或串珠样外观，可合并大片无灌注区。静脉串珠状改变是重度非增殖期视网膜病变的表现（图27-8，见文末彩图）。

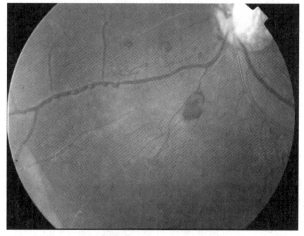

图 27-8　糖尿病视网膜病变眼底图
眼底静脉呈"串珠状"。

（7）视网膜内微血管异常（IRMA）：视网膜内微血管扩张或新生血管或血管短路均包括在内，常见于无灌注区或棉毛斑周围，为代偿血管阻塞而在视网膜内形成的短路或新生血管，IRMA 的出现预示要很快进入增生期。如进一步发展，长到视网膜表面就形成视网膜上新生血管，此时病变进入增殖期。故 IRMA 的出现提示病变已是增殖前期或属于重度非增殖期视网膜病变。

2. 增殖期糖尿病视网膜病变　眼底出现新生血管，提示病变进入增殖期视网膜病变（图 27-9，见文末彩图）。新生血管分为两种，新生血管长在视盘上或 1 个视盘直径范围内，称视盘新生血管（NVD），表示眼内病变缺血比较严重。另一种为新生血管长在视网膜上，叫视网膜新生血管（NVE），NVD 来自供应盘周的动脉，长在视盘表面，常合并周围大片无灌注区。新生血管可进一步引起纤维膜增生及牵拉性视网膜脱离。这些是眼底常出现的基本病变。

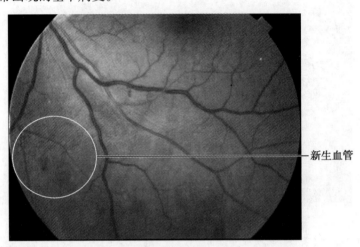

——新生血管

图 27-9　增殖期糖尿病视网膜病变眼底图
眼底新生血管形成

视网膜上的新生血管常位于毛细血管无灌注区的外围，如球状丝网。这些壁薄脆弱的新生血管因屏气、咳嗽或玻璃体牵拉，致血管破裂而出血。血液先积聚在玻璃体与视网膜之间，因受两层界膜的限定而成舟形，可随体位的变动而改变。积血可穿破玻璃体后界膜进入到玻璃体中，使原来透明的玻璃体变为混浊。黄斑区视网膜前出血或玻璃体内的出血都可使患眼视力明显下降。出血后随着时间的推移，血液逐渐吸收，视力也逐渐好转。但由于新生血管的存在，反复出血不可避免。

新生血管逐渐被纤维胶质组织伴随而成纤维血管膜，牵拉视网膜脱离原来位置而产生牵引性视网膜脱离，视力明显下降。视网膜缺血产生的新生血管因子还随眼内液体流动到前部的虹膜，刺激虹膜新生血管形成和纤维血管膜的形成。覆盖房角小梁网，使房水通过小梁网流出的阻力增加致眼内压升高；纤维膜的收缩，还使虹膜与周边部的角膜相互粘连，进一步关闭房角，完全阻断了房水的外流，眼内压力上升到难以控制的地步。患眼不但丧失了视力，还因高眼压导致剧烈疼痛，有时不得不考虑摘除眼球来解除症状。

由新生血管引起的玻璃体积血、牵引性视网膜脱离及虹膜红变导致的新生血管青光眼是糖尿病患者失明的主要因素。因此，密切关注新生血管形成，及时进行必要的治疗是目前防治糖尿病视网膜病变失明的重要措施。

3. 糖尿病黄斑水肿　黄斑区是眼内中心视物最敏感的部位，此区虽然只有 1.5mm 大小，人们做精细的工作、阅读、辨认颜色，全仰仗此区。在患有视网膜病变时，黄斑区有渗出、水肿、出血、微血管瘤等多种病变，这些病变与整个视网膜病变程度相一致。糖尿病视网膜病变中，9%~10% 均有不同程度的黄斑病变。如糖尿病性视网膜病变进入增生期，则 70% 均可见黄斑病变。

糖尿病性黄斑病变可有糖尿病视网膜病变的表现，如出血、微血管瘤、硬性渗出和 IRMA，与视网膜水肿和后遗症有关。它是视网膜病变中对视力影响最大的因素。是成人发病的糖尿病患者最常见、最主要的病变。此时，不影响绝大部分视网膜，只是邻近视力中央的外周网膜水肿变厚、脂质斑块沉积。年轻的患者的水肿常与无灌注区的面积、广泛的毛细血管渗漏、较少的渗出有关。此时黄斑病变常与增生型病变有关。视力良好的黄斑病变患者 3 年视力丧失的危险性是 24%。

【诊断与分级标准】

了便于开展糖尿病视网膜病变的筛查,需要有统一的诊断与分级标准。统一的标准有利于学术交流与讨论中达成共识,也有利于评价各种治疗。从内分泌科筛查发现威胁视力的视网膜病变,特别是从防盲的角度考虑,推荐使用 2002 年国际眼病学会制定的糖尿病视网膜病变分级标准,该标准将糖尿病黄斑水肿纳入到糖尿病视网膜病变中进行管理。糖尿病视网膜病变的国际临床分级标准(2002 年)见表27-16。糖尿病黄斑水肿的分级(2002 年)见表 27-17。

表 27-16　糖尿病视网膜病变的国际临床分级标准(2002 年)

病变严重程度		散瞳眼底检查所见
无明显视网膜病变		无异常
非增殖期视网膜病变(NPDR)	轻度	仅有微动脉瘤
	中度	微动脉瘤,存在轻于重度 NPDR 的表现
	重度	出现下列任何一个改变,但无 PDR 表现 (1) 在 4 个象限中都有超过 20 处视网膜内出血 (2) 在 2 个以上象限中有静脉串珠样改变 (3) 在 1 个以上象限中有显著的视网膜内微血管异常
增殖期视网膜病变(PDR)		出现以下 1 种或多种改变:新生血管形成、玻璃体积血或视网膜前出血

表 27-17　糖尿病黄斑水肿分级(2002 年)

病变严重程度	眼底检查所见
无明显糖尿病黄斑水肿	后极部无明显视网膜增厚或硬性渗出
有明显糖尿病黄斑水肿	后极部有明显视网膜增厚或硬性渗出
轻度	后极部存在部分视网膜增厚或硬性渗出,但远离黄斑中心
中度	视网膜增厚或硬性渗出接近黄斑但未涉及黄斑中心
重度	视网膜增厚或硬性渗出涉及黄斑中心

【筛查与随访】

糖尿病视网膜病变(包括糖尿病黄斑水肿)的患者可能无明显临床症状。因此,从防盲角度来说,定期做眼底检查尤为重要。2 型糖尿病在诊断前常已经存在一段时间,诊断时视网膜病变的发生率较高。因此,2 型糖尿病患者在确诊后应尽快进行首次眼底检查和其他方面的眼科检查。

1. 免散瞳眼底照相　在没有条件全面开展由眼科医生进行眼部筛查的情况下,由内分泌科经培训的技术人员使用免散瞳眼底照相机,拍摄至少两张以黄斑及视神经乳头为中心的 45°角的眼底后极部彩色照片,进行分级诊断,是可行的糖尿病视网膜病变筛查方法。

对于筛查中发现的中度及中度以上的非增殖期视网膜病变者应由眼科医生进行进一步分级诊断。

(1) 初筛:2 型糖尿病患者应在明确诊断后短期内由经培训的专业人员进行首次散瞳后的眼底筛查。而 1 型糖尿病患者在发病后的 5 年内应进行筛查。

(2) 随访:无糖尿病视网膜病变患者推荐每 1~2 年行 1 次检查;轻度非增殖期视网膜病变患者每年1 次检查,中度非增殖期病变患者每 3~6 个月 1 次检查;重度非增殖期病变患者每 3 个月 1 次检查。

有糖尿病的妇女如果准备妊娠,应做详细的眼科检查,应告知妊娠可增加糖尿病视网膜病变的发生危险和/或使其进展。怀孕的糖尿病患者应在妊娠前或第 1 次产检、妊娠后每 3 个月及产后 1 年内进行眼科检查。指南不适用于妊娠糖尿病患者,因为妊娠糖尿病患者发生视网膜病变危险并不增高。

对于有临床意义的黄斑水肿应每 3 个月进行复查。

2. 眼底荧光血管造影　除眼底镜检查或免散瞳眼底照相外,在糖尿病视网膜病变的诊断与治疗过程中,还常做眼底荧光血管造影检查。荧光血管造影不仅可用来区别出血与微血管瘤,还可了解微血管瘤的数量及分布范围。微血管的多少在一定程度上反映出视网膜病变的严重性。更重要的是当黄斑出现水肿时,它能显示渗漏血管所在,指导激光治疗。荧光血管造影的另一个重要价值在于显示视网膜的无灌注区域,有时从眼底检查来看像是正常的视网膜,荧光造影下却发现大片视网膜都无毛细血管灌注,这些病例很快会因视网膜的缺血而产生新生血管,应及时做激光治疗。荧光血管造影检查更是发现新生血管的重要手段,也是区别新生血管与非新生血管的重要方法。

3. 光学相干断层成像　推荐采用光学相干断层成像(optical coherence tomography,OCT)评估视网膜厚度和视网膜病理变化,发现糖尿病黄斑水肿。OCT 是 20 世纪末问世的一种快速、非接触、无创伤、可重复的视网膜检查仪,用于观察黄斑区视网膜的断面,如视网膜有无水肿和增厚等。在糖尿病黄斑水肿中,与眼底荧光照影检查相结合,已广泛用于诊断、随访及评估药物或手术对黄斑水肿的治疗效果。

关于远程医疗在糖尿病视网膜病变筛查和管理中的作用目前仍有争议,多项研究得出的结论并不一致。

4. 其他检查　当眼屈光中间质变混浊,视网膜不可见时,B 超检查主要可用来发现玻璃体出血与牵引性视网膜脱离。其他糖尿病视网膜病变的检查方法还有多焦点视网膜电图电生理仪、微视野仪、玻璃体荧光测定等。北京同仁医院内分泌科也尝试用功能核磁成像测定早期视网膜功能改变。

【治疗】

1. 综合控制糖尿病　良好地控制血糖、血压和血脂可预防或延缓糖尿病视网膜病变的进展。

(1) 控制血糖,使之长期保持达标。英国糖尿病前瞻性研究(UKPDS)证实通过严格控制 2 型糖尿病患者的血糖水平,可使失明的危险下降 25%。美国糖尿病控制与合并症试验(DCCT)也证实通过对 1 型糖尿病患者进行强化治疗,可使糖尿病视网膜病变发生的危险减少 76%。

(2) 控制血压,血压<130/80mm/Hg。UKPDS 证实血压每下降 10/5mmHg,视敏度恶化的风险减少 47%。

(3) 糖尿病患者通常伴有血脂异常,特别是 2 型糖尿病。伴视力减退的黄斑水肿的一个重要临床特点是含有脂蛋白的硬性渗出物,这正是慢性水肿的体征。早期研究证实降血脂药对白蛋白渗出率有明显益处,但是血脂异常对糖尿病视网膜病变进展的影响仍有争议。然而,非诺贝特可减缓糖尿病视网膜病变进展、减少激光治疗需求。这提示,非诺贝特可能有降低甘油三酯以外的作用。

视网膜病变不是使用阿司匹林治疗的禁忌证,阿司匹林对视网膜病变没有疗效,但也不会增加视网膜出血的风险。

2. 内科药物治疗　轻中度的非增殖期糖尿病视网膜病变患者在控制代谢异常和干预危险因素的基础上,可进行内科辅助治疗和随访。这些辅助治疗的循证医学证据尚不多。目前常用的辅助治疗包括:抗氧化、改善微循环类药物,如羟苯磺酸钙。活血化瘀类中成药复方丹参、芪明颗粒和血栓通胶囊等也有糖尿病视网膜病变辅助治疗的相关报道。

突发失明或视网膜脱离者需立即转诊眼科。伴有任何程度的黄斑水肿、重度非增殖性糖尿病视网膜病变及增殖性糖尿病视网膜病变的糖尿病患者,应转诊到对糖尿病视网膜病变诊治有丰富经验的眼科医生。

(1) 改善微循环类药物

1) 羟苯磺酸钙:化学名为 2,5-二羟基磺酸钙。它能降低血液的高黏滞性,增强红细胞的柔韧性,降低红细胞的高聚性。能抑制血小板聚集因子的合成和释放,抑制二磷酸腺苷引发的血栓形成。能减轻或阻止视网膜微血管的渗漏,减少血管活性物质的合成,从而抑制血管活性物质的作用,预防血管内皮细胞收缩和间隙形成,阻止微血管基底膜增厚。其确切的作用机制还不清楚。羟苯磺酸钙口服量为每次 500mg,每天 2~3 次,3 个月为一疗程,亦可长期服用,特别是早期糖尿病视网膜病变患者,对晚期眼底病变则效果较差。少数患者服药后有胃肠道不适,并不影响继续服用,可自行缓解。偶有皮肤过敏反应,如瘙痒等。

2）胰激肽原酶：胰激肽原酶曾称为胰激肽释放酶，属于丝氨酸蛋白酶类，在生物体内以酶原形式存在。它能使激肽原降解成激肽，激肽作用于血管的平滑肌，使小血管和毛细血管扩张，增加毛细血管血流量；它还能激活纤溶酶，降低血黏度，并促使血管内皮细胞产生前列腺环素，抑制血小板聚集。目前，胰激肽原酶已成为国内预防和治疗早期糖尿病视网膜病变的常规用药之一，但至今还没有确切的临床试验证据证明其疗效。

（2）转酮醇酶激活剂：该类药物可以激活转酮醇酶，使因糖酵解途径受到抑制而增多的中间代谢产物 3-磷酸甘油醛和 6-磷酸果糖转变为 5-磷酸果糖和其他糖。此酶需要硫胺素作为辅助因子。研究发现，应用苯磷硫胺可预防人类非增殖性视网膜病变及实验性视网膜病变的主要结构损伤"无细胞毛细血管"的发生。苯磷硫胺作为非处方药及糖尿病患者预防和早期治疗的辅助用药已在德国及许多东欧国家上市使用多年，目前还没有在我国上市。

（3）抗氧剂：大量的过氧化物本身就能抑制内皮细胞的关键酶，其中两种重要的酶是内皮型一氧化氮合酶和前列腺素合酶。这两种酶在糖尿病患者和动物中都受到抑制。用右旋-α-硫辛酸治疗大鼠实验性糖尿病视网膜病变 30 周后发现，糖尿病大鼠组无细胞毛细血管的数量比无糖尿病组明显增加。

3. 非增殖型糖尿病视网膜病变的眼科治疗原则 主要是治疗糖尿病及定期检查眼底。糖尿病治疗包括严格控制血糖、血压等综合控制指标。至于定期检查眼底的时限，轻度非增殖期糖尿病视网膜病变，可每年查 1 次，观察它的进展。中度非增殖期病变半年复查 1 次。伴有临床有意义的黄斑水肿（clinically significant macular edema，CSME）可能需要激光治疗。

临床有意义黄斑水肿的含义，按早期糖尿病视网膜病变治疗研究（ETDRS），定为黄斑中心凹及其周围 500μm（相当于 1/3 视盘直径）内的视网膜有水肿、增厚或有硬性渗出或者是黄斑区视网膜水肿、增厚的范围超过一个视盘直径，并且至少有部分已进入中心凹周围 1 500μm 区域内，这时需做局部激光光凝治疗。治疗后视网膜水肿及渗出逐渐减少以至完全吸收，视力可能提高。术后观察 3 个月，如水肿仍然存在，可考虑再次治疗。对增殖性视网膜病变伴有临床有意义黄斑水肿的，同样也需做黄斑区的局部激光光凝治疗。

近年来，黄斑水肿的治疗有很大的发展。除传统的激光治疗外，更有局部药物及玻璃体手术等方法。玻璃体腔内注射抗 VEGF 抗体适用于威胁视力的糖尿病性黄斑水肿。局部药物包括糖皮质激素及抗 VEGF 抗体玻璃体腔内注射。它们都能使黄斑水肿明显减轻，视力有所提高。不过激素的副作用较多，如眼内压增高及白内障加速发展等。另外还有玻璃体腔注射的并发症，如眼内感染、玻璃体出血、视网膜脱离等。

对于糖尿病黄斑水肿，抗 VEGF 注射治疗比单纯激光治疗更具成本效益；但在增殖性糖尿病视网膜病变治疗中，抗 VEGF 治疗结果并不理想。

4. 增殖性视网膜病变的眼科治疗原则 按美国多中心糖尿病治疗研究报道，增殖期视网膜病变尚未出现高危因素前，即视盘或视网膜上的新生血管尚未达到一定范围或不伴有玻璃体出血时，不需立即做全视网膜光凝。不过根据我国国情，患者因交通不便或因经济条件等因素不能密切观察随访时，对部分重度非增殖期或增殖前期病变，根据实际情况也可考虑全视网膜光凝治疗。

全视网膜光凝治疗后仍然需要密切随访。如新生血管未完全隐退，可于 4 个月后补充治疗。增殖型视网膜病变同时伴有临床有意义黄斑水肿的，应先治疗黄斑水肿，再做全视网膜光凝。如先做全视网膜光凝，可使黄斑水肿加重而致视力下降。可选用药物，如前述的抗 VEGF 抗体玻璃体腔注射，减轻全视网膜光凝对黄斑的不利影响。全视网膜光凝的并发症有夜盲、视野缩小、色觉障碍、脉络膜及视网膜的渗出或脱离、眼内压增高及黄斑中心凹的意外损伤等。

晚期病例有玻璃体积血或牵引性视网膜脱离时，玻璃体手术是公认的唯一的治疗方法。切除玻璃体积血后，术中即做眼内全视网膜光凝以防止再出血。如无眼内激光设备，术后尽早做经瞳孔的激光治疗。

【展望】

全视网膜光凝应用于治疗糖尿病视网膜病变新生血管和重度黄斑水肿仍然是最有循证医学证据的治疗措施。但轻、中度非增殖期视网膜病变不适合示激光光凝治疗。抗血管内皮生长因子治疗是目前治疗黄斑水肿的一线治疗方法。雷珠单抗等抗 VEGF 抗体是有效的抗血管生成剂玻璃体腔注射对糖尿病黄斑水肿是有效的。激素类药物玻璃体腔注射或其缓释剂植入物对糖尿病黄斑水肿也是有效的,但尚需要大样本随机双盲对照研究进行验证。牵引性视网膜脱离和玻璃体出血是玻璃体切除术的首选。

最近,多能干细胞技术的进步使得将这些细胞移植到有视网膜变性的动物后能够恢复视网膜功能。基于移植的感光细胞置换可能是恢复视网膜功能的一种有吸引力的策略。虽然这些初探性研究为人类视网膜疾病提供了新的治疗途径,但距离临床应用尚有很远的路要走。

最后,糖尿病学家和眼底科医生之间的有力的沟通对于阻止这种破坏性糖尿病并发症的进展至关重要。

（杨金奎）

第九节　糖 尿 病 足

糖尿病足(diabetic foot,DF)是糖尿病患者,尤其是老年糖尿病患者最严重且痛苦的慢性并发症之一,是糖尿病患者非创伤性截肢的主要原因,也是导致糖尿病患者因病返贫、因病致贫的一种并发症。1999年,世界卫生组织(WHO)和国际糖尿病足工作组(International Working Group on the Diabetic Foot,IWGDF)将其定义为糖尿病患者由于合并下肢远端神经异常和下肢远端外周血管病变而导致的足部感染、溃疡和/或深层组织破坏;随着人们对糖尿病足认识的深入,IWGDF 在 2020 年重新对其进行了定义,即初诊糖尿病或已有糖尿病病史的患者,足部出现感染、溃疡或组织的破坏,通常伴有下肢神经病变和/或周围动脉病变。

DF 在临床上常表现为感染、疼痛、行走困难,甚至发展为坏疽和截肢,导致患者生活质量明显下降,严重影响患者身心健康。DF 预后非常差,84% 的 DM 相关下肢肢体截肢都和 DF 相关,是非创伤性截肢的最主要原因,有报道全世界每 20 秒就有 1 例 DF 患者截肢,截肢后其 5 年死亡率可高达 60%,近年来在我国大多数地区采取多学科协作(multi-disciplinary team,MDT),其在 DF 治疗中取得了较好效果,大大降低了我国糖尿病足患者的截肢率和死亡率。

【流行病学】

确切的 DF 患病率和发病率的数据很有限,Meta 分析发现,全球 DF 患病率为 6.3%,男性高于女性,2型糖尿病高于 1 型糖尿病。不同国家、地区之间 DF 患病率差距极大,介于 1.5%~16.6%。

2003 年,中华医学会糖尿病学分会糖尿病足与周围血管病变学组组织了国内第 1 次跨地区的多中心前瞻性的足病调查,结果显示我国 DF 患者多为高龄、文化程度低、收入低者;多已合并大血管及微血管病并发症。糖尿病足溃疡(diabetic foot ulcer,DFU)患者中以神经性溃疡较常见,其预后优于血管性因素所致的 DF;混合性 DF 预后较差;医疗花费大,以药品花费最多;北方地区的 DF 患者年龄轻,糖尿病病程长,足病病程短。影响南北方 DF 严重程度的共同因素为踝肱指数(ankle-brachial index,ABI)。2009 年,中华医学会糖尿病学分会糖尿病足与周围血管病变学组与中华医学会创伤学分会组织修复专业委员会合作,在中国 14 个省市的 17 家三甲医院进行住院患者慢性皮肤溃疡的流行病学调查,结果发现:住院患者的慢性皮肤溃疡的流行率为 1.7%,导致慢性皮肤溃疡的主要原因由 1996 年的创伤和感染(67.48%)转变为糖尿病(男 31.3%,女 35.3%)和创伤(男 26.4%,女 19.2%),而 1996 年糖尿病性慢性皮肤溃疡仅占4.91%,提示目前我国慢性皮肤溃疡的病因与发达国家相似;2010 年,中华医学会糖尿病学分会糖尿病足与周围血管病变学组与中华医学会创伤学分会组织修复专业委员会再次合作,探讨我国糖尿病足的年发病率。结果发现,我国糖尿病患者糖尿病足溃疡的年发病率为 8.1%,糖尿病足溃疡患者的足溃疡年发病率为 31.6%,糖尿病足溃疡患者的年死亡率为 14.4%,而导致足溃疡发生的危险因素包括肾病、胰岛素水平以及 HDL 水平的降低。2018 年,中华医学会糖尿病学分会糖尿病足与周围血管病变学组与中华医学会创伤学分会组织修复专业委员会第三次合作,再次对中国 11 个省市的 17 家三甲医院进行住院患者慢性皮肤溃疡的流行病学调查,结果再次证实我国慢性皮肤溃疡的主要原因已从创伤转向慢性疾病,导致慢性皮肤溃疡的主要原因仍然是糖尿病或感染,其次是压力溃疡、创伤和医源性伤口。

DF 的主要不良结局是截肢和死亡。关于我国 DF 截肢(趾)率的问题,四川大学华西医院糖尿病足诊治中心回顾性分析 2005~2011 年住院的 685 例 DF 患者临床资料,发现总截肢率为 11.4%,其中大截肢率为6.0%,小截肢率为5.4%;糖化血红蛋白水平、ABI、既往截肢(趾)史以及糖尿病足Wagner分级是截肢的独立危险因素。空军总医院报告该院自2001~2015年1771例DF患者总截肢率为18.24%,其中大截肢率为2.32%,小截肢率为15.92%;截肢患者血糖控制更差、炎症指标更高、营养学指标更差,合并下肢血管病率更高。对天津地区245例接受过截趾的病例随访5年,第1、3、5年累计新发DFU的发生率分别是27.3%、57.2%和76.4%,再截趾率分别是12.5%、22.3%和47.1%,死亡率分别是5.8%、15.1%和32.7%。我国2010年多中心糖尿病截肢率调查收集了39家医院共1684例患者截肢数据,其中475例是因DF截肢,占28.2%,占非创伤性截肢的39.5%;而中华医学会糖尿病学分会足病与周围血管病变学组与中华医学会创伤学分会组织修复专业委员会合作,探讨我国糖尿病足溃疡的截肢率及其影响因素,结果发现我国糖尿病足溃疡患者截肢(趾)的总截肢率为19.03%,其中大截肢率为2.14%,小截肢率为16.88%;截肢年发病率为5.1%,糖尿病足溃疡患者大截肢的危险因素包括WBC的升高和既往足溃疡史,小截肢的危险因素包括糖尿病病程的延长、WBC的升高、足溃疡感染、足畸形、血管重建手术史及餐后血糖水平的降低。因此,为了降低糖尿病足溃疡患者的截肢(趾)率,应该对糖尿病患者进行良好的代谢控制;对于诊断了足溃疡的患者,严密的监督以及积极的足病治疗可能会改善其预后。

2017年全球糖尿病医疗费用高达7270亿美元,其中中国为1100亿美元。在发达国家,DF占用了12%~15%的糖尿病医疗卫生资源;而在发展中国家,则高达40%,故DF导致巨大的社会和家庭的经济负担。美国糖尿病医疗费用的三分之一用于DF患者。此外,DF加重糖尿病患者的医疗经济负担,贫穷也与DF发生有关,不卫生的习惯导致感染性足病。延迟就诊在我国较为普遍,尤其在偏远经济不发达地区。

我国2004年多中心调查显示,DFU患者平均住院天数为25天,次均总费用为14906元;2012年再次多中心调查显示,DFU患者住院费用高于2004年,日均住院费用升高,但住院天数缩短,经过消费价格指数校正后,两组住院费用差异无统计学意义。我国2010年多中心糖尿病截肢率调查说明,糖尿病病程大于20年的患者住院天数最长(42天),住院费用最多(34253元);随着Wagner分级的增加,住院天数无明显增加,但住院费用却明显增加;小截肢患者与大截肢患者比较,住院时间平均少3天,住院费用平均低10000元;二次或多次截肢及死亡患者不但住院时间明显延长,医疗费用显著增加。

由于目前资料主要源于我国城市大医院的资料,估计有较大的偏差。但多数糖尿病患者病程短、控制不佳,这意味在10年、20年后,糖尿病并发症才是中国卫生系统的巨大挑战。

【发病机制】

糖尿病足是由各种危险因素,如糖尿病周围神经病变、下肢血管病变(包括下肢动脉病变与静脉疾病)、糖尿病隐性皮肤损害、外周血与足病皮肤组织干细胞降低、足畸形、外伤及足部皮肤对感染抵抗力降低等共同作用的结果。

糖尿病周围神经病变(diabetic peripheral neuropathy,DPN)是DF最重要的致病因素之一。而导致糖尿病神经病变发生的机制主要有以下4种,即细胞内终末期糖基化产物水平增加、蛋白激酶C活化、己糖胺通路活化及多元醇通路激活。而糖尿病神经病变主要表现为运动、自主和感觉神经病变,运动神经病变可使机体运动协调性发生变化,导致足部畸形、Charcot氏足、锤状趾和爪形趾的产生,触发足部肌肉萎缩从而导致足部解剖结构发生改变,进而引起骨髓炎的发生;感觉神经病变的发生使得足部感觉缺乏,结果糖尿病患者失去了足的自我保护作用,足容易受到反复损伤,足部皮肤完整性受到破坏,为病原微生物的入侵提供了通路,从而使得伤口经久不愈,导致慢性溃疡发生;自主神经病变发生会造成足部皮肤干燥、皲裂及局部动静脉短路等,可促使或加重足病的发生、发展。目前研究显示,中国2型糖尿病患者DPN患病率为8.4%~61.8%,合并DPN的DFU患病率达5%~7.5%;DPN伴感觉缺失的患者发生DFU风险增加7倍;有45%~60%的DFU主要是因为神经病变所致,其中单纯性神经性溃疡占32.5%,同时因神经病变和缺血因素所致者占45%。

糖尿病性下肢血管病变包括下肢动脉病变(lower extremity artery disease,LEAD)和下肢慢性静脉病变(chronic lower extremity venous disease,CLVD),是DF最重要的致病因素之一。在我国根据ABI检查,在50岁以上的患者中LEAD的患病率高达21.20%。严重周围动脉病变的患者可以出现间歇性跛行的典型症状,但大多数合并严重周围动脉病变的患者可以无此症状而发生足溃疡,或在缺乏感觉的足受到损伤以后,缺血性病变加重了足病变,导致下肢缺血性溃疡和截肢(趾)。

感染是 DF 发生的重要因素之一,DF 患者容易合并感染,感染又是加重 DFU 甚至是导致患者截肢(趾)的因素。DFU 合并的感染,大多是革兰氏阳性菌和革兰氏阴性菌甚至合并有厌氧菌的混合感染。

此外,尚有许多因素参与 DF 的发生,如糖尿病皮肤组织的"隐性损害"、既往溃疡或截肢史、足底压力改变、关节运动受限、下肢水肿、足部胼胝形成、肾脏损害、视网膜病变导致视力减退、血糖控制不佳、糖尿病病程长、增龄以及经济水平差等是重要发病诱因;而卫生保健水平差与文化水平低也是足溃疡发生的重要危险因素。

【临床表现】

糖尿病足的临床表现多种多样,从足部皮肤完整到全足坏死。

1. **高危足**　具有严重神经病变或/和血管病变、截肢(趾)史或畸形足等表现,但足部皮肤完整患者的足称为高危足。感觉神经病变者其临床可表现为下肢及足部的麻木、刺痛或疼痛以及痛觉过敏,尤其是夜间的疼痛;足部皮肤感觉迟钝、严重减退甚至感觉缺失;自主神经病变者可表现为双下肢及足部毳毛脱落或消失,足部皮肤少汗、干燥脱屑、皲裂,足背静脉扩张、皮温升高以及足底红斑等;运动神经病变者可表现为小腿、足部肌肉萎缩,步态异常、关节活动受限(主要是第一跖趾关节以及踝关节和距下关节)以及骨/关节畸形,常见为锤状趾(图 27-10,见文末彩图)、跗外翻(图 27-10,见文末彩图)、爪形趾(图 27-11,见文末彩图)、重叠趾(图 27-12,见文末彩图)、跖骨头突出(图 27-12,见文末彩图)、下垂足、马蹄足、弓形足、沙尔科关节以及先天或后天足外科手术所致畸形(图 27-13,见文末彩图)等,除以上病变外,一些皮肤或其附属器的改变,如病理性指甲等,可表现为趾甲畸形、嵌甲、甲变形、甲肥厚等;沙尔科关节(图 27-14,见文末彩图)。

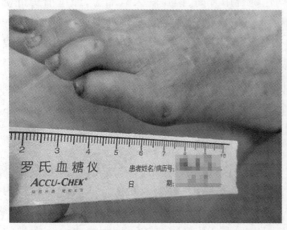
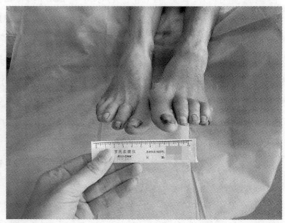

图 27-10　锤状趾、左足跗外翻

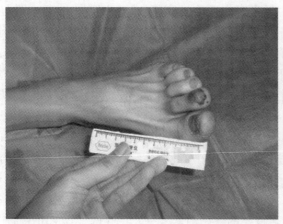
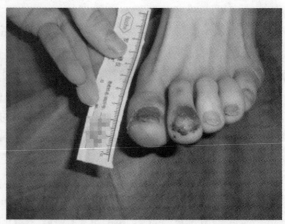

图 27-11　爪形趾、趾间肌萎缩

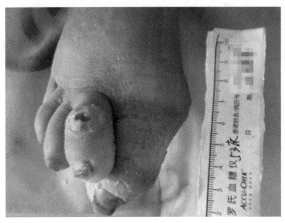
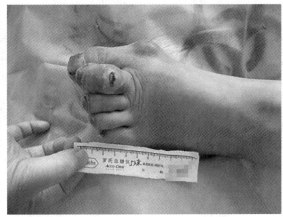

图 27-12　重叠趾、第一跖骨头突出

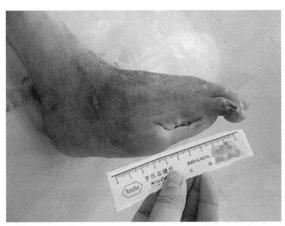
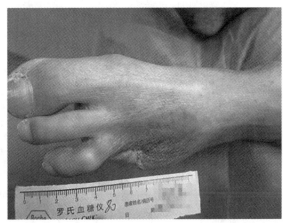

图 27-13　足外科手术所致畸形
患者左右足第四、五截趾术后足畸形。

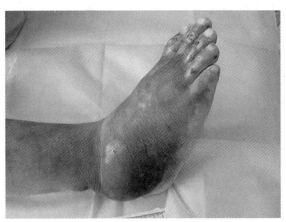
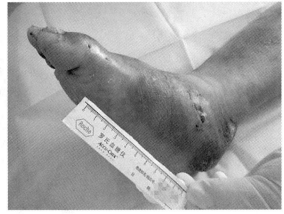

图 27-14　沙尔科关节
特征性的足弓损坏，摇椅底状足。

　　作为糖尿病周围神经病变最严重的并发症之一，是 DFU 发生的重要的高危因素，早期识别可帮助有效防止 DFU 的发生：急性期患足通常有红肿热痛的征象，患侧与对侧皮温差常大于 2℃，随着病变的进展急性期症状消失，继而出现特征性的足弓损坏，形成摇椅底状足；查体见踝反射、针刺痛觉、振动觉、压力觉、温度觉等出现异常。

严重血管病变者其临床可表现为主诉行走时下肢无力,大腿或小腿肌肉疼痛及间歇性跛行。查体见皮肤温度降低,足背动脉搏动明显减弱或消失,改变下肢体位时足部皮肤颜色发生变化,如下肢上抬时皮肤苍白下垂时紫红且患肢疼痛加剧,提示足部循环不良(图27-15,见文末彩图);下肢尤其是膝关节以下毛发脱落、皮下脂肪萎缩、趾甲增厚、体位性皮肤发红等体征,应考虑患者合并慢性闭塞性动脉病变。肢端皮肤溃疡、剧烈疼痛、瘀点或瘀斑、小腿腓肠肌部位压痛以及体位性水肿等提示肢端严重缺血;而下肢水肿,足背发红或足底红斑、色素沉着、浅表静脉曲张、皮肤温度增高者等则可提示下肢静脉功能不全的可能(图27-16,见文末彩图)。

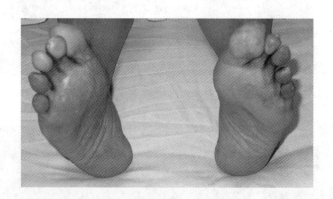

图 27-15 缺血足
平卧时足趾皮肤青紫,上抬时皮肤苍白,疼痛加剧。

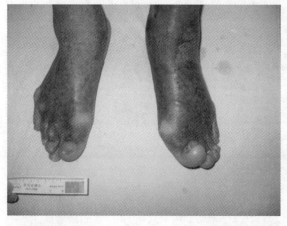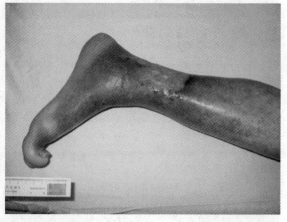

图 27-16 双下肢静脉功能不全
膝以下皮肤色素沉着,以内踝部位为明显,双小腿轻度凹陷性水肿,皮温升高,肢体下垂时皮肤颜色变红,随时间延长变为紫红色,平卧时肢体皮肤颜色有所消退,但不能恢复正常,抬高肢体15度时约30秒皮肤颜色恢复正常;双足趾畸形,足趾上翻,趾间皮肤相互挤压,右足第三趾压迫第二趾;左侧内踝部皮肤溃疡,拇趾外翻。

2. 糖尿病神经性足溃疡   糖尿病神经性溃疡临床表现为具有典型的神经损害症状,足部皮肤破溃,溃疡形成,溃疡可仅位于皮肤表浅,或者全层皮肤,也可深达肌肉甚至累及骨骼,伴骨髓炎形成;溃疡周围皮肤发红,皮肤温度升高,可有分泌物,伴或不伴异味;足背或胫后动脉搏动正常(见图27-17、图27-18,见文末彩图)。

3. 糖尿病缺血性足溃疡   糖尿病缺血性足溃疡的临床表现为足部皮肤破溃,溃疡形成,溃疡可仅位于皮肤表浅,或者全层皮肤,也可深达肌肉甚至累及骨骼,伴骨髓炎形成;溃疡周皮肤颜色正常或发黑,皮肤温度降低,可有分泌物,伴或不伴异味;严重者可形成坏疽;足背或胫后动脉搏动消失(见图27-19、图27-20,见文末彩图)。

【辅助检查】

1. 神经系统   临床上,可以通过查体以判别患者有无神经损害,如发现患者足底或足趾出现胼胝;足部皮温正常或者偏高;足部皮肤干燥、汗液减少以及足畸形,如锤状趾、爪形趾、沙尔科关节等者,常提示下肢神经病变,详见表27-18。

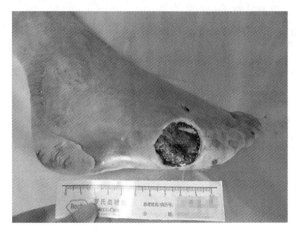

图 27-17　神经性足溃疡

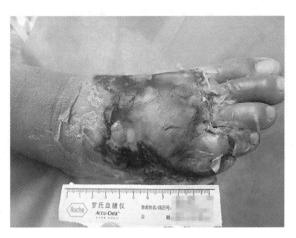

图 27-18　神经性足溃疡伴严重感染

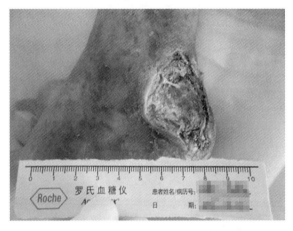

图 27-19　左足跟缺血性溃疡

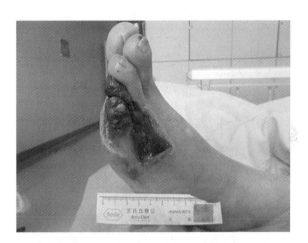

图 27-20　左足缺血性坏疽

表 27-18　糖尿病神经病变的症状和体征

症状	体征
微小感觉神经纤维病变	烧灼痛、皮肤感觉过敏（如蚁行感）、感觉异常（如麻木）、刺痛、痛觉/温度觉消失、溃疡伤口疼痛、内脏疼痛消失
大感觉神经纤维病变	本体感觉消失、震动觉消失、踝反射减弱或消失、神经传导速度减慢
自主神经病变	心律失常、心率变异性降低、严重时可导致心脏骤停、猝死、直立性低血压、异常出汗或无汗、胃轻瘫、神经性腹泻或便秘、尿潴留、性功能障碍（如男性勃起功能障碍、女性性冷淡等）

此外，临床上可以利用临床筛查工具对其进行综合筛查、评价，如：

（1）大头针、10g 尼龙丝、128Hz 音叉、皮温计、叩诊锤等简单工具；

（2）震动感觉阈值（VPT）测定：需要专用的测定仪器，有条件地开展；

（3）肌电图：可进行四肢神经感觉性（SNCV）和运动性神经传导速度（MNCV）测定：并非筛查必须，需要专科医师做，需要有条件者做。

对于糖尿病患者，建议每年进行一次神经病变筛查，如诊断糖尿病神经病变，则建议每 3~6 个月进行一次评估，以评价其是否好转或者进展。

每种筛查工具反映的神经功能，见表 27-19。

2. 血管系统

（1）动脉系统：LEAD 常见的筛查方法包括间歇性跛行评分问卷、全面的动脉体格检查及踝肱指数（ABI）检查。全面的动脉体格检查包括听诊颈动脉、股动脉有无杂音，触摸足背动脉（dorsalis pedis，DP）、胫后动脉（posterior tibial，PT）搏动，必要时触摸腘动脉搏动等。胫前、胫后动脉搏动检查以及股动脉杂音

表 27-19　下肢感觉筛查工具的对应神经功能

受累神经	工具				
	Tip-therm 仪或用热水或冷水温度差	大头针	10g 尼龙丝	128Hz 音叉或震动感觉阈值测定仪	叩诊锤
感觉神经	冷觉、温觉	痛觉	触觉	震动觉	踝反射（运动）
神经纤维	C、Aδ	C	Aα、β	Aα、β	Aα
髓鞘	无髓、薄髓	无髓	有髓	有髓	有髓

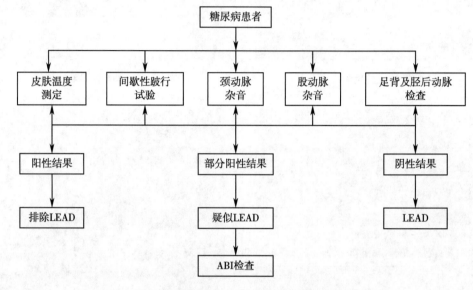

图 27-21　糖尿病性 LEAD 的筛查路径（通过临床动脉体格检查）

的听诊对于筛查无症状性 PAD 可以提供有价值的信息。详见图 27-21。

　　ABI 具有价格低、简便、可重复性高的特点，因此常被作为 LEAD 筛查的工具。但 ABI 具有一定的局限性，如受侧支循环影响，常规静息状态下检查 ABI 并不能预测运动时血供，对动脉硬化、钙化患者准确性降低，不能可靠预测缺血程度。

　　ABI 参考值定义为 1.00~1.40，0.91~0.99 为临界状态，ABI>1.30 或更高通常提示由于糖尿病导致的血管硬化，动脉弹性受损，ABI≤0.90 被定义为 ABI 异常的可接受截点。ABI 0.71~0.90 为轻度动脉病变，ABI 0.41~0.70 为中度动脉病变，ABI<0.40 为重度动脉病变。建议对于 2 型糖尿病患者应该至少每年进行 1 次 ABI 筛查以早期发现 LEAD 患者。详见图 27-22。

　　此外，下肢动脉彩超也是检查糖尿病性 LEAD 的手段之一。动脉彩超为无创伤性检查，费用较 CTA 等则相对低廉，如果下肢症状、体征与 LEAD 相符，但 ABI 并不低于 0.9，而出现"假性高压"，此时彩超可以显示动脉管壁情况，如增厚、动脉硬化斑块及钙化程度，如管腔狭窄、彩色血流明显充盈缺损或动脉已经闭塞，则即可诊断 LEAD。详见图 27-22。

　　其他有关下肢动脉血管的检查尚包括节段性压力测定、脉搏容量记录、连续多普勒超声、踏车运动试验伴或不伴 ABI 检测和 6 分钟步行试验、双功超声、计算机断层扫描血管造影、核磁共振血管成像和下肢血管造影等。

　　（2）静脉系统：CLVD 的主要辅助检查包括：①D-二聚体检测，适用于筛查急性 DVT 患者；②无创静脉检测法，临床上常用的方法包括体积描记检测、手持式连续波多普勒、多普勒超声、下肢动态。

　　临床上对于出现下肢水肿和不适的糖尿病患者，应该常规进行 CLVD 的筛查。伴有 CLVD 发病危险因素（如女性、增龄、静脉曲张家族史、便秘、肥胖、妊娠、既往小腿损伤及久站和久坐的工作环境等）的糖尿病患者应该每年至少筛查 1 次。

　　对于有足溃疡、坏疽的糖尿病患者，不论其年龄，应该进行全面的静脉病变检查及评估。具体筛查路径见图 27-23。

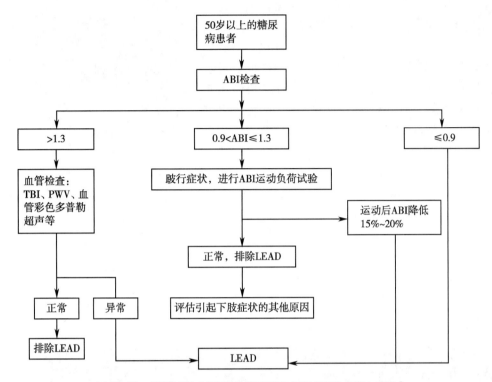

图 27-22 糖尿病性 LEAD 的筛查路径［通过踝肱指数(ABI) ］

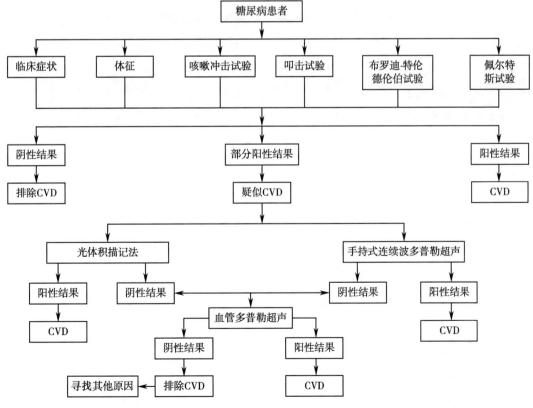

图 27-23 糖尿病患者合并下肢静脉功能不全的筛查流程

3. 糖尿病足压力检测 对于高危足,尤其是伴有足畸形的患者,如果在有条件的单位应该进行足底压力检测。通过足底压力测试系统测量运动过程中足底各区域的压力分布、接触面积和时间变化等情况,获得足着地冲量、压强变化率、足的稳定性等足的动态信息,为进一步评价和治疗提供了依据。患者在测试跑道上自然行走后,传感器和计算机自动获取患者足底压力数据,从而了解患者足弓类型、足底压力分布特点、足部内外翻情况和其他生物力学指标;系统还能自动生成 D3D(dynamic-3-dimensional)矫正鞋垫制作方案,从而有利于降低溃疡的复发。见图 27-24。

4. X 线检测 对于糖尿病高危足或者糖尿病足患者,应该常规进行双足 X 线片检查。X 线片检查可以发现糖尿病足患者是否并发慢性骨髓炎、骨质疏松、神经性关节病及其他骨关节疾病;足部血管是否钙化,直接涉及对其病情评估、治疗方案确定、愈后预判,预防再次出现溃疡等。因此,一般的糖尿病足患者均需要进行足部及踝关节的 X 线照片检查,以诊断或排除相关病变。详见图 27-25。

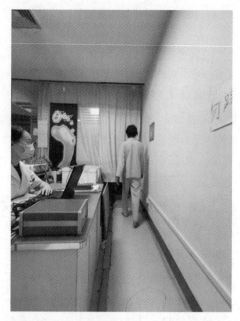

图 27-24 糖尿病高危足患者足底平板压力测试

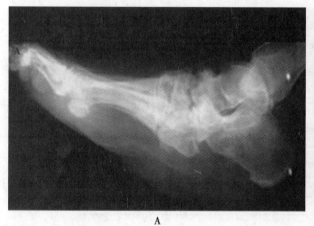

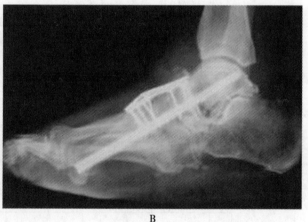

A

B

图 27-25 糖尿病足 X 线图

A 图可见舟骨、距骨骨质增生、增厚、硬化,骨腔不规则,有大小不等的死骨,死骨周围包壳骨生成,使骨轮廓变粗,外形不规则。B 图有手术后的金属内置物,结合手术病理结果,诊断为舟骨、距骨慢性骨髓炎。

5. 溃疡合并感染(diabetic foot infection,DFI)的检查

(1)炎症标志物的检测:对所有 DFI 患者均需进行血清炎症标志物的测定,但任一炎症标志物均不能单独用于 DFI 的诊断。目前常用的血清炎症标志物包括血白细胞计数(WBC)及分类、超敏 C 反应蛋白(hsCRP)、红细胞沉降率(ESR)及降钙素原(PCT)等。

在 DFI 患者中,白细胞计数的升高常不明显,故白细胞计数及分类正常不能作为排除 DFI 的依据,若白细胞水平显著升高常提示严重感染。ESR 对于 DFI,特别是骨髓炎的诊断及预后判断有一定价值,国外研究报道 ESR>70mm/h 多考虑骨髓炎。hsCRP 可以作为感染的敏感指标和评价感染预后的指标,同样适用于 WBC 计数不高,无发热的患者。PCT 较 WBC、ESR 及 CRP 对于 DFI 的诊断具有更高的灵敏度及特异度,可以帮助临床医生区分感染和非感染糖尿病足溃疡以及区分软组织感染和骨受累。但大多数 DFI 属于慢性局部皮肤软组织感染,因此 PCT 通常无法区分感染或非感染,只有严重 DFI 合并系统感染时才可能升高。

(2)溃疡创面微生物培养:临床上要求对于所有糖尿病足患者,应用抗生素治疗之前应该进行溃疡创面微生物培养。进行创面微生物培养时应该注意:标本的采集要求在感染创面清除坏死组织或清创后和抗生素使用之前,标本采集后立即送检;临床上常用的标本采集方法主要有棉拭子蘸取创面分泌物及刮匙、探针、无菌针等深部组织取材、脓液抽吸法等;采集标本时要求用无菌盐水拭去表面渗出物,尽可能抽吸或将棉拭子深入创面,紧贴创面"新鲜边缘"或溃疡基底部抽取脓液,或剪取一定的组织送检。

对于培养结果的解释需考虑多方面的因素。例如,定植菌与致病菌的区分,抗生素的使用、取材不当、标本送检不及时等对结果的影响。临床表现具备下列 4 项中的两项或两项以上,可考虑为定植菌:创面无感染体征;细菌菌落计数小于 10^5copies/g 组织;组织病理学检查可见创面组织结构完好、正常,无炎性细胞浸润;革兰氏染色发现不存在白细胞吞菌现象。如果创面有感染体征,多次培养仍为定植菌,组织病理学检查可见创面组织结构有破坏,有炎性细胞浸润,革兰氏染色发现存在白细胞吞菌现象,应考虑定植菌已成为致病菌。

（3）影像学检查:影像学检查可以帮助临床医生更好地了解软组织及骨骼有无感染及感染的程度,主要检查方法包括足部照片、超声、MRI 及放射性核素显像。

对所有 DF 患者,建议常规进行足部 X 线平片检查。足部照片简便易行、花费低,作为评估 DFI 的首选影像学检查。照片主要用于确定是否存在骨异常(畸形,破坏)、软组织气体和/或异物。骨髓炎在照片上的表现为骨膜反应、骨组织的破坏、骨皮质受侵袭、死骨的形成、骨硬化,且常伴随软组织的肿胀。但 X 线片难以在骨髓炎早期做出准确诊断。超声检查相对方便、价廉,但对于 DFI 的评估价值有限,不推荐在 DF 患者中常规进行超声检查,但可用于检测软组织积液、腱鞘炎、关节积液。MRI 被认为是评估软组织感染及骨髓炎最有效的成像技术,MRI 对于骨髓炎诊断的敏感性为 90%～93%,特异性为 75%～79%,但缺点是易受金属制品影响、不适用于装有心脏起搏器者。放射性核素检查包括骨扫描、白细胞标记(^{99}锝或^{111}铟)或人类免疫球蛋白 G(HIG)或粒细胞抗 Fab(抗原结合)片段标记(^{99}锝或^{111}铟)影像,常用于骨髓炎的诊断。

6. 神经性关节病检查 沙尔科骨关节病神经性关节病的诊断主要依靠影像学检查。X 线几乎可以作为神经性关节病所有病程中的首选检查方法,典型者表现为骨量减少,关节周围软骨下骨折,半脱位或脱位;融合期会出现早期愈合征象,骨折碎片吸收,新生骨形成及大块骨块融合、硬化;重建期患足畸形明显,力线紊乱,关节融合,骨赘或游离体形成,软骨下骨硬化,关节出现纤维性强直。但在早期阶段 X 线常为阴性结果。详见图 27-26。

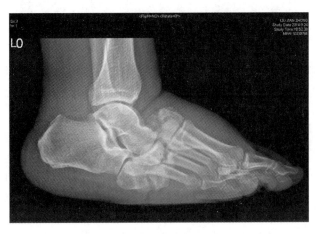

图 27-26 沙尔科骨关节病 X 线图
左足诸跗骨碎裂,并跗骨间关节关系紊乱、距舟关节脱位,左足周围软组织肿胀。

在一个临床被怀疑有骨髓炎的患者,X 线检查的阴性结果并不能说明该患者没有该症,三相骨扫描或核磁共振平扫或用对比剂的扫描则可有效地排除该症。MRI 可以早期发现病变,可以显示炎症和水肿范围,还可以发现韧带损伤情况;而 CT 能更好显示骨及关节破坏情况,可以显示微小的硬化、破坏或融合情况,适合于 MRI 检查有禁忌的患者。

骨密度测定评估糖尿病合并神经性关节病发病及骨折危险性很有意义。骨密度可以通过双能 X 线骨密度仪或跟骨超声测量。骨密度与神经性关节病病理类型有关,如关节脱位更好发于正常骨量的患者,而骨折更多见于骨密度减小的患者。

【诊断】

1. 糖尿病足的诊断 糖尿病足的诊断相对简单,即糖尿病患者由于局部神经异常和下肢远端外周血管病变相关的足部感染、溃疡和/或深层组织破坏;但临床上要重视其鉴别诊断,如静脉功能不全性溃疡、类脂渐进性坏死、天疱疮、结核性寻常狼疮病变、糖尿病伴脂膜炎、肢端恶性黑素瘤、足部皮肤恶性肿瘤、慢性溃疡恶性变等,只要详细地询问病史及查体,并做好必要的实验室及辅助检查,是不难做出鉴别诊断的。

2. 糖尿病足的分级、分期 糖尿病足一旦诊断,临床上要予以分级评估。临床上以 Wagner 分级系统和 TEXAS 分级和分期临床应用最广,具体见表 27-20、表 27-21。

表 27-20 糖尿病足的 Wagner 分级

分级	临床表现	分级	临床表现
0 级	高危足,有发生足溃疡危险因素存在,但无溃疡	3 级	深部溃疡,伴有脓肿或骨髓炎
1 级	皮肤表浅溃疡,无感染	4 级	局限性坏疽(如趾、足跟、足背)
2 级	较深的溃疡,常合并软组织炎,无脓肿或骨的感染	5 级	大部分或全足坏疽

表 27-21 糖尿病足的 TEXAS 分级分期

分级	临床表现	分期	临床表现
1	足部溃疡病史	A	无感染无缺血
2	表浅溃疡	B	合并感染
3	溃疡深达肌腱	C	合并缺血
4	溃疡累及关节	D	合并感染和缺血

【评估】

科学的评估对制定正确的治疗方案及预后判断有重要意义。DFU 的治疗目的是减少心脑血管事件发生,降低死亡率;促进溃疡愈合,降低截肢率,保护肢体功能,提高患者生活质量。因此,为了达到这些目的,对于每例足溃疡患者都必须进行全身状况与足部状况的评估。

1. 全身状况评估 对于高危足患者,需科学评估其全身状况,是否高龄、糖尿病病程长短及有无吸烟等,既往是否曾患糖尿病足溃疡和/或经历截肢(趾),血糖、血压、血脂控制情况,全身营养状态,有无糖尿病血管并发症如微血管并发症,包括肾脏损害、眼底视网膜病变以及神经病变和/或大血管并发症如冠状动脉粥样硬化性心脏病、LEAD 及脑血管疾病,是否存在透析治疗等,从而指导患者戒烟,给予营养支持,合理控制血糖、血压以及严格的调血脂治疗,可以降低心血管事件的发生及防止足溃疡发生;对于足溃疡患者,由于合并多种慢性并发症,临床医师除了对 DFU 创面进行准确的分期分级评估之外,还应评估患者全身炎症反应、循环代谢状态、血管状态、认知状态、社会及家庭支持等,制定综合有效的治疗方案,以促进足溃疡早期愈合。

2. 心理状况评估 DFU 会引起患者情绪困扰和生活质量降低,而心理因素又会影响 DFU 的发生、发展和愈合。在临床诊疗中,应该将 DFU 的心理问题筛查与干预提前到高危足患者;对足溃疡的治疗应以恢复患者社会和家庭功能为导向;应该提高患者对疾病的认知,降低对截肢的恐惧,提高对溃疡危险因素的认识,提高减压依从性,降低复发风险。临床上应由具有抑郁症和糖尿病足溃疡诊断和治疗资格的专业人员进行筛选和评估,但由于该类人才较少,因此最好建立包括精神、心理医师的多学科团队进行评估。

临床上常用的评估抑郁的工具是 PHQ-9,PHQ-9 在综合医疗机构就诊患者抑郁的筛查中具有很好的敏感性和有效性。总分反映患者有无伴有抑郁并反映其严重程度。总分 0~4 分为正常;5~9 分为轻度抑郁;10~14 分为中度抑郁;15~19 分为中重度抑郁;20~27 分为重度抑郁。临床上常用的评估焦虑障碍的工具可选择 GAD-7。总分反映患者有无伴焦虑并反映其严重程度。总分 0~4 分为没有广泛性焦虑;5~9 分为轻度广泛性焦虑;10~14 分为中度广泛性焦虑;15~21 分为重度广泛性焦虑。

3. 局部状况评估 对于足溃疡患者,足部评估包括足部血供状况、溃疡大小、深度,溃疡有无合并感染以及感染的严重程度等。合并严重缺血的足溃疡,应该积极地改善血供,为溃疡清创创造条件;如果供血良好而感染严重,在彻底有效清创的前提下积极控制感染;对于神经性足溃疡且感染较轻的患者,可给予减压鞋垫或/和减压鞋穿戴,以促进溃疡的早日愈合。

(1) 感染评估:对足溃疡的评估需准确反映溃疡的部位、大小、深度、颜色、组织坏死情况、创面分泌物、溃疡周围炎症反应的范围、骨暴露或骨探查情况,特别要重视深部潜行的窦道或组织间隙的探查,必要时采用 B 超或 MRI 检查方法,将有助于提高评估准确度;特别是需要警惕坏死性肌筋膜炎、肌筋膜室综合征及骨筋膜室综合征的发生,以早期诊断,早期治疗,减少截肢及患者死亡。

(2) 血管评估:根据患者溃疡的发生特点,以及 ABI、血管彩超结果进行评估,将足溃疡大体规划为神经性足溃疡、血管性足溃疡以及神经-血管性足溃疡,从而对患者的愈合做出较好的预判,制定出行之有效的诊疗策略,最大限度地挽救患者的肢体功能,并减少心脑血管事件的发生。

【预防与治疗】

糖尿病足的治疗首在预防,处理需多学科协作。

1. 糖尿病足的预防 糖尿病患者及家属应定期接受糖尿病足预防及护理方面的教育,并将其转换为有效的行动(如主动戒烟等),从而预防足溃疡的发生;筛查糖尿病足的高危因素,如糖尿病周围神经病变、周围动脉病变、肾脏损害、眼底视网膜病变和足部畸形等,以及足溃疡病史、截肢史患者并加以早期干预,将糖尿病足扼制于危险期。具体措施包括:

(1) 预防糖尿病足的关键点:定期检查患者是否存在糖尿病足的危险因素;识别出这些危险因素;指导患者及其家属和有关医务人员进行足的保护;穿着合适的鞋袜;去除和纠正容易引起溃疡的因素。

(2) 糖尿病患者及其家属应该做到以下几点:每天检查双足,特别是足趾间;定期洗脚,用干布擦干,尤其是擦干足趾间;洗脚时的水温要合适,低于 37℃;不宜用热水袋、电热器等物品直接保暖足部;避免赤足行走;避免自行修剪胼胝或用化学制剂来处理胼胝或趾甲;穿鞋前先检查鞋内有否异物或异常;不穿过紧的或毛边的袜子或鞋;足部皮肤干燥可以使用油膏类护肤品;每天换袜子;不穿高过膝盖的袜子;水平地剪趾甲;由专业人员修除胼胝或过度角化的组织;一旦有问题,及时找到专科医师或护士诊治。

(3) 控制血糖、血压、调血脂、戒烟等,阻止或延缓糖尿病大血管及微血管并发症的发生,其具体控制目标见表 27-14。

(4) 糖尿病神经病变的处理:良好的代谢控制(血糖、血压、血脂)是治疗 DPN 的基础,其具体控制目标见表 27-14,鼓励患者戒烟及长时间有氧运动;给予 α-硫辛酸抗氧化应激、前列腺素及前列腺素类似物制剂和胰激肽原酶改善微循环;给予醛糖还原酶抑制剂改善神经营养代谢;给予甲基维生素 B_{12} 营养神经及神经修复等,以缓解损伤的周围神经。

(5) 糖尿病性 LEAD 的处理:糖尿病性 LEAD 的规范化管理包括:一级预防——防止或延缓 LEAD 的发生;二级预防——缓解症状,延缓 LEAD 的进展;三级预防——血运重建,减少截肢和心血管事件发生。糖尿病合并 LEAD 三级预防的基础包括纠正不良生活方式,如戒烟、控制体重和严格控制血糖、血压、血脂。其具体措施如下。

加强糖尿病患者教育可以预防 LEAD 发生。此外,心理干预可以改善 LEAD 患者的步行行为,增加无痛性行走距离,提高患者的生活质量;生活方式的改善在预防和延缓糖尿病性 LEAD 有着重要的作用:如戒烟可以延缓 LEAD 的发生,延缓下肢动脉旁路术失败的风险及延长患者性命;有计划的辅导性锻炼是 LEAD 有效的治疗方法之一,可以增加步行距离,改善生活质量;良好的代谢控制(血糖、血压、血脂)是治疗 LEAD 的基础,其具体控制目标见表 27-14;对于已经诊断的 LEAD 患者,在没有禁忌证的前提下,可给予抗血小板(阿司匹林或氯吡格雷等)、抗凝(肝素、低分子量肝素及口服抗凝血药物如华法林、利伐沙班等)及扩血管药物(西洛他唑、脂微球前列地尔注射液、贝前列素钠、盐酸沙格雷酯、萘呋胺、丁咯地尔和己酮可可碱等)治疗,延缓 LEAD 的进展;对于严重肢体缺血患者,在上述治疗的基础上,及时的血运重建如外科旁路术和腔内手术是主要治疗手段,是改善症状和保肢的措施之一,也可同时给予高压氧治疗,高压氧治疗能够降低大截肢率,但不能促进糖尿病下肢难愈合溃疡的愈合,因此高压氧治疗在临床上选择应该慎重;对于"无治疗选择"的患者,可以给予自体造血干细胞治疗,能减少心血管事件发生和降低截肢率。

对于 CLVD,其治疗目的是预防继发性并发症的发生和疾病的进展,包括预防深部静脉血栓形成、早期肺动脉栓塞和晚期的深静脉血栓后遗症;预防下肢静脉淤血性溃疡的发生以及预防截肢;改善 CLVD 患者的症状、促进 VLU 的愈合。其治疗原则应基于患者的 CEAP 分级:针对有症状但无明显静脉体征的患者(C0~C1 级),可采取生活方式改变,结合加压和药物治疗,早期处理,及时消除症状;针对已出现明显症状和体征的患者(C2~C6 级)应根据病因(E)、解剖定位(A)、病理生理(P)分级,通过手术联合加压或药物治疗等综合手段,将患者的 CEAP 分级降低,长期采用加压和药物治疗,巩固术后疗效,延缓疾病进程。加压治疗是基础,临床上常用的压力治疗方法包括弹力袜、非弹力和弹力绷带以及间歇性气压装置,加压治疗不但可改善患者的临床症状及生活质量,显著提高 VLU 的愈合率及降低愈合溃疡的复发率,且还能防止 DVT 的形成及降低 PTS 的患病率。目前常用于治疗 CLVD 的药物如七叶树籽萃取物、黄酮类(芦丁、地奥司明、橙皮苷及微粒纯化黄酮类)等天然药物以及萘醌腙和羟苯磺酸钙等的合成药物。

2. 糖尿病足溃疡的治疗　糖尿病足溃疡治疗的目的是控制感染,促进溃疡愈合,降低截肢率,保护肢体功能以及减少心脑血管事件发生,延迟生命。因此,其具体方法包括:

(1) 足溃疡感染的处理:DFI 的治疗包括全身治疗及局部治疗,推荐内科治疗与外科治疗相结合,抗菌药物的使用不能代替清创,彻底清创是成功治疗 DFI 的基础。

因此 DFI 治疗的总原则包括:抗菌药物治疗要建立在充分有效清创的基础之上;存在感染临床表现的 DFI,必须使用抗菌药物;在使用抗菌药物之前应该进行创面病原菌培养及药敏试验,细菌培养方法可选择严格清创后的棉拭子及病理组织培养;抗菌药物的选择推荐降阶梯原则,即对于 DFI,尤其是严重足感染,根据当地(或医院)的细菌谱及细菌耐药情况,结合患者感染分级,经验性地应用相对广谱的抗菌药物治疗,直到病情缓解,然后再结合微生物检查结果,调整抗菌药物治疗。抗生素的替换根据治疗后的临床判断,若临床效果明显,即使药敏试验结果对该抗生素耐药,也应该持续使用该抗生素,若临床效果不明显或者无效,且药敏试验结果对该抗生素耐药,则根据药敏试验结果替换抗生素。对于未合并骨髓炎的足溃疡感染,抗生素治疗疗程 1~2 周,合并骨髓炎的感染,抗生素治疗疗程至少 4~6 周。如同时合并严重缺血,抗生素使用时间还需要适当延长 1~2 周。但是,如果及时手术去除感染的骨组织,抗生素使用可以减少到 2 周。

(2) 足溃疡创面的清创:对于神经性足溃疡与神经缺血性足溃疡患者,可给予彻底而有效的清创术,但对于缺血性足溃疡,应该首先开通患者血管,改善血供后,再进行清创治疗,否则会导致肢体坏死进一步加重甚至导致截肢。清创是指利用外力去除溃疡创面(或邻近病灶)的坏死和感染失活组织,以及去除嵌入伤口的外来物质,有助于脓性分泌液排出、暴露细菌可能定植的位置从而控制感染或降低感染风险,从而使得溃疡创面清洁并出现有活力的组织,使慢性伤口转化为急性或亚急性伤口从而加速愈合。

1) 神经性溃疡的清创:神经性溃疡的清创方式主要以物理清创为主,早期若不合并严重感染时,可采用打磨、剪刀、手术刀等器械,对过度角化的皮肤组织进行彻底的清除,留下一个相对正常组织的基底,随后进行减压治疗。若神经性溃疡进一步发展,形成窦道合并深部组织感染,需使用超声清创等物理清创方法,彻底扩创去除较明显坏死组织,并根据感染程度、渗液清创、创面边缘皮肤条件选择不同的敷料清创治疗。

2) 缺血性溃疡的处理:缺血性溃疡的处理应尽避免盲目扩创。轻度缺血性溃疡以物理清创为基石,可联合自溶性清创及酶学清创;中度缺血性溃疡的清创方式仍以物理清创为主,自溶性及酶学清创为辅,但需注意清创过程中保护溃疡边缘,切勿将溃疡边缘一次性去除,从而导致溃疡坏死面积进一步扩大可能,影响愈合;对于重度缺血性溃疡者,应完善缺血状况评估,及时行下肢血运重建手术。在血运状况改善前,建议加强内科改善循环药物治疗,溃疡局部可使用碘伏纱布、含银藻酸钙敷料暂时处理,为进一步治疗提供机会。

3) 神经-缺血性溃疡:神经-缺血性溃疡的清创原则是充分扩创及引流,尽可能去除失活组织。若溃疡存在潜行窦道及瘘管,可使用无菌探针探查溃疡是否已经深及骨、关节及腱鞘。如检查发现骨质外露或深达骨质,应考虑骨髓炎存在,强调在清创时对于脓性渗出物、溃疡深部组织应反复进行病原学培养。

(3) 足溃疡创面的修复:在足溃疡创面经过改善血管、局部彻底清创以及抗生素治疗后,需要采用有效的方法促进肉芽生长、上皮爬行,最终促进溃疡愈合。具体的治疗措施包括:选择溃疡局部负压吸引治疗(NPWT,包括真空辅助闭合及真空封闭引流)或改良负压吸引治疗(缓慢滴注的负压吸引治疗,NPWTi),可促进肉芽生长和足溃疡的愈合;当溃疡创面有新鲜肉芽组织,感染基本控制,可以选择生长因子和/或自体富血小板凝胶治疗,可加速肉芽生长和足溃疡的愈合。当溃疡肉芽生长到一定程度且周边有上皮爬行时,可选择适当的敷料和/或脱细胞真皮基质、皮肤替代物以及脱细胞生物羊膜治疗,促进溃疡愈合。对于缺血性足溃疡患者而言,足溃疡创面高压氧治疗,有助于降低大截肢率,但并不能促进创面愈合。

(4) 足溃疡患者营养状况的评估及处理:通过采用营养风险筛查工具(NRS2002)来评估住院糖尿病高危足患者以及DF患者的营养状况,目前我国已经较普遍使用。而营养状况处理的总体目标是通过健康的饮食及运动习惯,强调各类营养丰富的食物合理搭配,以改善整体健康状况,特别强调:第一,达成个体化的血糖、血压、血脂及白蛋白的控制目标;第二,达到并保持体重目标值;第三,促进DFU的愈合。如果营养不良或营养风险大于3分,则建议患者每天能量和蛋白质摄入量为热卡30~35kcal/(kg·d),蛋白质1.25~1.5g/(kg·d)以及足够的维生素和矿物质。此外,在足部溃疡患者中,微量元素缺乏的患病率很高,尤其是维生素C和锌缺乏,延迟创面愈合。因此,临床上应该注意补充微量元素。

(5) 转诊或会诊:一旦出现以下情况,如患者皮肤颜色急剧变化、局部疼痛加剧并有红肿等炎症表现、新发生的溃疡、原有的浅表溃疡恶化并累及软组织和/或骨组织、播散性的蜂窝组织炎、全身感染征象、骨髓炎等,应该及时转诊给糖尿病足专科或请血管外科、骨科、创面外科等相关专科会诊。及时转诊或多学科协作诊治可提高溃疡愈合率,降低截肢率和减少医疗费用。

(冉兴无)

第十节 糖尿病性高血糖危象

糖尿病性高血糖危象是糖尿病的急性并发症,也是内科常见急症之一,包括糖尿病酮症酸中毒(DKA)和糖尿病高渗性昏迷(HHS),在1型糖尿病和2型糖尿病中均可发生,一旦发生,死亡率较高,应积极治疗。

【病因与发病机制】

高血糖危象的主要诱因有胰岛素治疗中断或不适当减量和感染,其他诱因包括饮食不当、创伤或手术、一些严重疾病,某些药物也能诱发高血糖危象,如糖皮质激素、噻嗪类利尿剂、拟交感神经药物及第二代抗精神病药,有时也可无明显诱因。

DKA和HHS作为两种糖尿病的急性并发症,发病机制既有相似又有不同。首先,两者的相似之处在于血中胰岛素有效作用的减弱,同时多种升糖激素(胰高血糖素、儿茶酚胺、糖皮质激素、生长激素等)升高,由于这些激素水平的变化导致肝、肾葡萄糖生成增加、外周组织对葡萄糖利用降低而导致血糖升高和尿糖排出增加,并使得细胞外渗透压发生变化和引起渗透性利尿,从而使机体脱水,失钠、钾及其他电解质成分。其次,两者的不同之处在于,DKA时,胰岛素作用明显减弱和升糖激素作用增强,共同使脂肪组织分解为游离脂肪酸而进入血液循环,并在肝脏氧化分解产生酮体,包括β-羟丁酸、乙酰乙酸和丙酮,从而造成酮血症及代谢性酸中毒;HHS时,可能由于血浆胰岛素相对不足,虽不能使胰岛素敏感组织有效利用葡萄糖,却能抑制脂肪组织分解,不产生酮体,但目前相关研究证据尚不充分。

【临床表现】

DKA 常呈急性发病,在发病前数天,糖尿病控制不良的症状就已存在,但糖尿病酮症酸中毒的代谢改变常在短时间内形成,有时所有症状可骤然发生,无任何先兆;而 HHS 发病缓慢,历经数日到数周。DKA 和 HHS 的临床表现有多尿、多饮、多食、体重减轻、呕吐、腹痛、脱水、乏力、意识模糊,最终陷入昏迷。DKA 患者常见症状为恶心、呕吐和弥漫性腹痛,但 HHS 患者罕见;与 DKA 相比,HHS 失水更为严重、神经精神症状更为突出。

体格检查可发现有皮肤弹性差、Kussmaul 呼吸(DKA)、心动过速、低血压、精神改变,最终昏迷(更常见于 HHS)。HHS 还可表现为局灶神经症状(偏盲和偏瘫)及占位性表现(局灶性或广泛性)。

【实验室检查】

对于临床考虑 DKA 或 HHS 的患者,首要的实验室检查应包括血糖、尿素氮/肌酐、血清酮体、电解质(血钠、氯、钾、HCO_3^-)、血浆渗透浓度、尿常规(尿糖、尿酮体)、血气分析、血常规(白细胞计数)。若怀疑合并感染还应进行血、尿、粪便或咽部的细菌培养。糖化血红蛋白检测有助于判断近期病情控制情况。

【诊断】

临床上对原因不明的恶心、呕吐、酸中毒、失水、休克、昏迷的患者,尤其是呼吸有酮(烂苹果味)、血压低而尿量多者,不论有无糖尿病病史,均应想到有 DKA 或 HHS 的可能。早期诊断是决定治疗成败的关键,应立即检测血糖、血酮、尿糖、尿酮,同时抽血查尿素氮/肌酐、电解质、血气分析等以肯定或排除该病。

【鉴别诊断】

①其他类型糖尿病性昏迷:低血糖昏迷、乳酸酸中毒;②其他疾病所致昏迷:脑血管意外、中枢感染等。根据临床表现特征、精细的体格检查和及时的实验室检查,鉴别不难。

【临床处理】

DKA 和 HHS 的治疗原则:尽快补液以恢复血容量、纠正脱水状态,降低血糖,纠正电解质及酸碱平衡紊乱,积极寻找和消除诱因,防治并发症,降低病死率。主要治疗方法包括补液、胰岛素、补钾、补碱、并发症治疗。

1. **补液治疗**　DKA 和 HHS 均伴严重脱水,其中 HHS 脱水更为严重,为迅速扩充血管内外容量和恢复肾脏有效灌注,并使胰岛素的生物效应充分发挥,必须从一开始就补液。因低渗、等渗及高渗液体对严重脱水患者进行补液治疗的效果差异并不显著,且低渗液体会引起利尿;胶体或晶体溶液治疗对于降低病死率无显著差异,且胶体液的成本较高;因此对严重脱水患者,需采用等渗晶体迅速补充血浆及细胞外液容量。开始治疗时因血糖已高,不能给予葡萄糖液,当 DKA 患者血糖降至 11.1mmol/L 或 HHS 患者血糖降至 16.7mmol/L 左右时方可改用 5% 葡萄糖液,并在葡萄糖液内加入速效胰岛素。建议初始补液速度:第 1 小时 1 000~1 500ml(视脱水程度可酌情增加至 2 000ml);第 2 小时 1 000ml;第 3~5 小时 500~1 000ml/h;第 6~12 小时 250~500ml/h。

2. **胰岛素治疗**　小剂量胰岛素治疗方案有便捷、有效、安全的优势,较少引起脑水肿、低血糖、电解质紊乱,且血清胰岛素浓度可较为恒定,这一血清胰岛素恒定浓度可有抑制脂肪分解和酮体生成的最大效应,且有相当强的降低血糖效应,而促进钾离子转运的作用较弱。一般连续静脉输注胰岛素 0.1U/(kg·h),重度患者则以 0.1U/kg 静脉输注后以 0.1U/(kg·h)输注。若第 1 小时内血糖下降不足 10%,则以 0.14U/kg 静脉输注后继续以先前速度输注。当 DKA 患者血糖达到 11.1mmol/L 或 HHS 患者达到 16.7mmol/L,可减少胰岛素输入量至 0.02~0.05U/(kg·h)。当急性状态缓解,患者可进食时,应开始常规皮下注射胰岛素方案,已确诊糖尿病的患者可给予起病前的胰岛素治疗剂量,未用过胰岛素者,起始可给予 0.5~0.8U/(kg·d)胰岛素方案,在停止静脉输入胰岛素前 1~2 小时进行胰岛素皮下注射。若患者无法进食,推荐持续静脉注射胰岛素及补液治疗。

3. **补钾治疗**　高血糖危险患者体内有不同程度的缺钾,但由于失水量大于失盐量,且可能合并代谢性酸中毒,治疗前的血钾水平不能真实反映体内缺钾程度。随着胰岛素的使用、酸中毒的纠正、补液扩容等治疗均使血钾浓度下降。如治疗前血钾水平已低于正常,开始治疗时即应补钾;如治疗前血钾正常,每小时尿量在 40ml 以上,可在补液和胰岛素治疗的同时即科室补钾,若每小时尿量少于 30ml,宜暂缓补钾,待尿量增加后再补;如治疗前血钾水平高于正常,暂不应补钾,1 小时内复查血钾。

4. 补碱治疗　DKA 时酸中毒主要由酮体中酸性代谢产物引起,经输液和胰岛素治疗后,酮体水平下降,酸中毒可自行纠正,一般不必补碱。严重酸中毒未能通过输液和应用胰岛素纠正,可能会影响心血管、呼吸和神经系统功能,应给予相应治疗,但补碱不宜过多、过快,因补碱过多、过快极易产生不利影响,包括脑脊液反常性酸中毒加重、组织缺氧加重、血钾下降和反跳性碱中毒等。临床上补碱指征为血 pH<7.0。应采用等渗碳酸氢钠(1.25%~1.4%)溶液。给予碳酸氢钠 50mmol/L,即将 5%碳酸氢钠 84ml 加注射用水至 400ml 配成 1.25%等渗溶液,一般仅给 1~2 次,直至 pH>7.0。

5. 并发症治疗

(1) 严重感染:是本症常见诱因,亦可继发于本症之后。因高血糖危象可引起低体温和血白细胞数升高,故不能以有无发热或血象改变来判断,应积极处理。

(2) 低血糖:输注胰岛素最常见的并发症为低血糖。许多低血糖患者并不会出现出汗、精神紧张、疲劳、饥饿等交感神经兴奋症状,即未觉察性低血糖,这会使高血糖危象缓解后糖尿病的治疗更为复杂。

(3) 低血钾:低血钾是高血糖危象治疗中最常见电解质紊乱。虽然 DKA 及 HHS 患者入院时血钾通常是增高或正常的,但经胰岛素治疗及纠正酸中毒后,血钾会急剧下降。严重的低钾血症可导致神经肌肉功能障碍、心律失常。为防止低钾血症的发生,当血钾降至 5.5mmol/L 后,尿量>40ml/h 的前提下,应开始补钾。

(4) 脑水肿:病死率极高,应着重预防、早期发现和治疗。其临床表现有头痛、意识障碍、昏睡、躁动、二便失禁、视神经乳头改变、心动过缓、呼吸骤停。脑水肿发生机制尚不完全清楚,常与脑缺氧、补碱不当、血糖下降过快等有关。如经治疗后,血糖有所下降,酸中毒改善,但昏迷反而加重,或虽然一度清醒,但烦躁、心率快、血压偏高、肌张力增高,应警惕脑水肿的可能。可给予地塞米松治疗。当血浆渗透压下降过程中出现的可给予白蛋白。临床慎用甘露醇。

(5) 血栓形成:高血糖危象导致的炎症及高凝状态是 DKA 及 HHS 发生心脑血管血栓形成的主要原因。弥散性血管内凝血等血栓形成机制是造成高血糖危象预后不良的主要原因之一。低分子量肝素可预防血栓形成,对于血栓形成的高危患者可预防性使用。然而,目前尚无数据证明其安全性及有效性。

【学科新进展】

高血糖危象胰岛素治疗方案,以前推荐首剂静脉注射胰岛素 0.1U/kg,随后以 0.1U/(kg·h)速度输注胰岛素,而最近的随机对照研究显示初始不需静脉注射胰岛素,而给予 0.14U/(kg·h)。

胰岛素静脉输注亦可。这种小剂量胰岛素疗法通常使血糖以 2.8~4.2mmol/L 的速度下降,能获得与大剂量胰岛素治疗相似的效果。治疗期间必须床旁监测患者血糖,如患者第 1 小时血糖下降不足 10.0%或不足 2.8~4.2mmol/L,则需增加胰岛素剂量 1U/h。当 DKA 患者血糖降到 11.1mmol/L,HHS 患者的血糖降到 16.7mmol/L 时,即应减慢胰岛素的滴注速度至 0.02~0.05U/(kg·h),同时应不断调整胰岛素用量及葡萄糖浓度,以使血糖维持在上述水平,直至高血糖危象表现得到解除。

(毕宇芳)

第十一节　糖尿病相关性低血糖

低血糖症是糖尿病治疗中常见的问题,常见于降血糖药物引起,亦有可能因饮食减少或运动过量引起,通常依据 Whipple 三联征进行诊断,包括低血糖症状、血糖水平降低、补充葡萄糖以后症状缓解。正常人动脉血糖低于 4.6mmol/L 时会抑制内源性胰岛素的分泌;低于 3.8mmol/L 时升糖激素释放;2.8~3.2mmol/L 时出现低血糖症状,自主神经症状包括肌肉颤动、心悸、焦虑、出汗、饥饿感等,神经组织糖缺乏时可出现神志改变、认知障碍等;2.4~3.0mmol/L 时出现神经生理障碍;低于 3.0mmol/L 时可见广泛的脑电图异常;低于 2.8mmol/L 时认知障碍难以完成复杂任务;低于 1.5mmol/L 时出现严重的神经组织糖缺乏,如神志改变、认知障碍、抽搐、昏迷等。对于非糖尿病个体而言,低血糖时血糖调节机制完整,因此低血糖切点定在≤2.8mmol/L;而糖尿病患者存在血糖调节机制缺陷,包括内源性胰岛素分泌失调、胰高血糖素反应缺陷、自主神经反应衰竭等,极易出现无意识性低血糖造成不良后果,因此低血糖切点定在≤3.9mmol/L。老年糖尿病患者不仅对低血糖症状感知的阈值下降,而且严重低血糖的阈值亦高于年轻人,使其感知范围压缩,需在临床工作中小心谨慎。

【流行病学】

在糖尿病控制与合并症试验(DCCT)研究中,胰岛素强化治疗组严重低血糖的发生率高于常规治疗组的3倍。退伍军人糖尿病试验(the Veterans Affairs Diabetes Trial,VADT)显示,接受标准糖尿病管理的患者轻度低血糖发生频率为每年每例患者1.5次,显著低于接受强化治疗的患者(每年每例患者16.5次)。同一研究中,严重低血糖的总体发病率为每年每例患者0.02次。另外,回顾性研究显示,严重低血糖的年发生率范围在(15~73)/100人不等。

2型糖尿病患者低血糖发生率也会因治疗方式的不同而存在差异。接受胰岛素治疗相较于口服降血糖药治疗患者的低血糖发生率更高。一项纳入超过1 000例门诊2型糖尿病的横断面研究显示,单纯接受饮食干预的患者的低血糖发生率为12%,单纯接受降血糖药治疗的患者的低血糖发生率为16%,而接受胰岛素治疗患者的低血糖发生率为30%。此外,仅在使用胰岛素的患者中观察到严重低血糖症状。英国莱斯特大学和莱斯特医院的研究人员回顾了一系列关于2型糖尿病患者低血糖发生频率的研究,共纳入532 542例患者,近一半患者经历过轻度低血糖事件,6%的患者经历过严重低血糖事件,轻度低血糖的发生频率为19次/(人·年),重度低血糖的发生频率为0.8次/(人·年)。在胰岛素使用者中,轻度低血糖患病率50%,发生频率为23次/(人·年),重度低血糖患病率为21%,发生频率为1次/(人·年)。在降血糖方案中包括磺脲类药物的患者中,轻度低血糖患病率达30%,发生频率为2次/(人·年),严重低血糖患病率5%,发生频率为0.01次/(人·年)。

严重低血糖发生率在Edingburgh系列研究中为0.73,在Taydide系列研究中为0.35,在VA Pump系列研究中为0.1,在VA Coop系列研究中为0.03。

低血糖时,肾上腺素分泌的阈值与HbA1c呈正线性相关。相同HbA1c时,1型糖尿病比2型糖尿病肾上腺阈值低。因此,HbA1c越低,自主神经衰竭越明显。上述各种危险因素或直接或间接地导致神经内分泌失调,最终导致糖尿病患者预后不良。病程可引起胰岛β细胞功能衰竭,与HbA1c、外源性胰岛素一起引发神经内分泌失调;而年龄既可引起胰岛β细胞功能衰竭,又可引起中枢对低血糖的敏感性下降,两者均可引发神经内分泌失调。

ADA在《糖尿病患者低血糖定义及报导》声明中阐述,内源性胰岛素缺乏、低血糖病史、过度的降血糖治疗、近期中等强度以上的运动、睡眠、肾功能不全等均是低血糖危险因素。

【风险与危害】

在控制糖尿病患者心血管疾病风险性行动(Action to Control Cardiovascular Risk in Diabetes,AC-CORD)研究中,强化治疗组的低血糖发生率高,年增长2%~3.5%,死亡率增加的原因包括严重低血糖、体重增加、治疗方法的选择、快速降低或接近正常HbA1c。在VADT研究中,强化治疗组的低血糖发生率高于常规治疗组,并且随病程延长而增长,严重低血糖增加大血管发生风险,更是显著增加心血管死亡发生风险。

内源性胰岛素分泌失调、胰高血糖素反应缺陷、自主神经反应衰竭使新近低血糖发作反复,使得感知阈值下调,没有低血糖前期症状,迅速进入昏迷,因此出现无意识性低血糖,预后不佳。其诱发因素有神经系统病史、强化血糖控制、服用某些心血管药物如降压药等。

心脏自主神经病变导致心肌细胞体积、心肌纤维密度、线粒体体积均下降,大血管供血减少,进而影响微循环血供,在出现低血糖时进一步使心肌血供减少,从而诱发心肌缺血。低血糖使心肌血供降低,葡萄糖摄取率进一步降低,从而诱发心肌缺血事件。对于正常人而言,缺血导致缺氧,使糖原酵解升高、脂肪酸代谢下降,能量供给平衡,预后良好;而对于2型糖尿病患者而言,缺血导致缺氧,不能进行糖摄取,使糖原酵解没有升高、脂肪酸代谢也没有下降,能量供给失去平衡,预后不良。严重低血糖除对心脏有不良影响之外,还可引起TIA发作,甚至脑梗死,造成不可逆损害。

此外,低血糖对于眼睛、肾脏、精神负担、其他方面均有不良作用。低血糖显著减少玻璃体中的葡萄糖水平,加剧视网膜的损伤。严重低血糖可引起眼压突然下降,造成动脉破裂、出血。急性低血糖可减少肾血流22%,肾小球滤过率降低19%,从而造成肾功能不全。对低血糖的恐惧、应激和焦虑、低血糖影响糖尿病生活中各个方面,包括工作、驾驶、旅行等,都进一步加重自主神经衰竭。

因此,Philp E Cryer 提出"一次严重的医源性低血糖或由此诱发的心血管事件可能会抵消一生维持血糖在参考范围所带来的益处"。

【病因】

低血糖症是糖尿病治疗中常见的问题,通常与胰岛素或口服降血糖药物过量有关,亦见于 2 型糖尿病早期餐前反应性低血糖、糖尿病肾病肾功能减退、剧烈运动、过量饮酒、饥饿或进食减少、合并其他疾病如严重肝病或恶性肿瘤等。

许多降血糖药与低血糖的发生相关,对 2 型糖尿病患者平均随访 6.5 年的研究显示,降血糖药引起的低血糖中,胰岛素占 48%、磺脲类药物+二甲双胍占 17%、磺脲类药物占 13%、胰岛素+二甲双胍占 7%、饮食不当占 7%、胰岛素+磺脲类药物占 5%、二甲双胍占 3%。

低血糖症最常见于使用胰岛素的患者,UKPDS 研究发现,在新诊断为 2 型糖尿病的非肥胖人群中,使用磺脲类药物或胰岛素进行强化治疗的患者 6 年内低血糖累积发生率最高,分别为 45% 和 76%。据统计,胰岛素治疗的 1 型糖尿病患者每周至少发作 1~2 次轻度或无症状性低血糖症,10 次有症状的低血糖症,25% 的患者可发生夜间无症状低血糖症,每年至少经历 1 次严重低血糖。低血糖造成 2%~4% 的 1 型糖尿病患者死亡。采用胰岛素控制血糖达标的 2 型糖尿病患者接近 80% 经历过低血糖。VADT 项目组的 Stephen N Davis 也强调"医源性低血糖是糖尿病强化降血糖治疗的主要限制因素"。Meta 分析结果显示,长效胰岛素类似物的使用可降低 2 型糖尿病患者所有低血糖事件,而速效胰岛素类似物可降低 2 型糖尿病患者夜间低血糖的发生。

一些胰岛素促泌剂,如磺脲类和氯茴苯酸类药物,尤其是血浆半衰期较长药物容易导致患者低血糖的发生风险升高。不同促泌剂的低血糖发生率存在差异。传统磺脲类药物低血糖发生率相对较高。在 UKPDS 研究中,氯磺丙脲组低血糖事件年发生率为 1.0%,格列本脲组为 1.4%。来自于 216 项对照试验和队列研究的 Meta 分析,采用 2 次系统回顾分析,发现使用磺脲类药物(尤其是格列本脲)治疗的患者低血糖发生率显著高于使用二甲双胍或噻唑烷二酮类(TZD)药物。此外,使用磺脲类药物联合其他药物治疗的患者,其低血糖的发生率显著高于使用二甲双胍或磺脲类药物单药治疗的患者。因此,对于低血糖高危人群,推荐使用低血糖风险较小的药物。目前临床应用的 DPP4 抑制剂和 GLP-1 受体激动剂,其对胰岛素的刺激和对胰高血糖素的抑制作用是葡萄糖依赖的,因此低血糖的发生风险较小。

可能引起低血糖的药物有:①降血糖药物,胰岛素、磺脲类药物、格列奈类药物、消渴丸、噻唑烷二酮类药物;②其他药物,乙醇、血管紧张素转换酶抑制剂、喷他脒、戊烷脒、奎宁、丙吡胺、氯喹、β肾上腺素能受体拮抗剂、阿司匹林、氯霉素、青霉胺、单胺氧化酶抑制剂、链脲菌素、甲苯达唑、利多卡因、舍曲林、环丙沙星、百日咳疫苗、对乙酰氨基酚、Vacor、利托君、沙丁胺醇、异烟肼、苯海拉明、司来吉兰、秋水仙碱、喹诺酮类抗生素等。

【分类】

美国糖尿病学会(ADA)建议糖尿病低血糖的分类如下:

1. **严重低血糖**　与严重认知功能障碍相关的低血糖症需要外部援助。

2. **临床症状明显的低血糖**　提示存在严重、有临床意义的低血糖。低血糖浓度≤3.9mmol/L。

3. **无症状性低血糖症**　患者不伴有典型低血糖症状,但血浆葡萄糖≤3.9mmol/L 和/或餐后≤5.0mmol/L。

4. **可疑低血糖症**　糖尿病患者存在典型低血糖症状,但无血浆葡萄糖测定。

5. **假性低血糖症**　糖尿病患者存在低血糖症状,但血糖水平≥3.9mmol/L。

【治疗】

治疗包括两方面:一是解除低血糖症状,二是纠正导致低血糖症的各种潜在原因。

1. 对于糖尿病相关性低血糖,应及时停用降血糖药物或相关药物。

2. 对于轻、中度低血糖或神志清楚患者,口服糖水、含糖饮料或进食糖果、饼干、面包、馒头等即可缓解。

3. 对重度低血糖和疑似低血糖昏迷的患者,应及时测定毛细血管血糖,甚至无须血糖结果,及时给予50%葡萄糖 40~60ml 静脉注射,血糖上升不明显或数分钟后未清醒者,可重复注射一次,继以 5%~10%葡萄糖液静脉滴注,直至患者能够进食。神志不清者,切忌喂食以免窒息。

4. 在低血糖发作至血糖完全恢复正常的一段时间内,患者是否遗留脑损害主要与昏迷时间和低血糖的持续时间有关,需要持续补充葡萄糖促进脑功能恢复。Ohyama 等发现,尽管胰岛素有速效、中效、长效、预混之分,但低血糖的恢复时间仅与使用的胰岛素剂量存在正相关关系,即恢复时间(小时)= 0.045×胰岛素剂量(U)。如果血糖恢复而意识仍未恢复,必须按照急性脑病进行重症监护和抢救,头部降温、静脉输注 20%甘露醇和/或地塞米松等。

5. 对于顽固性低血糖,可以使用肾上腺皮质激素,如氢化可的松 200~300mg/d,血糖稳定以后逐渐减量并停药。

6. 对于病情严重者,可以使用胰高血糖素 1mg 皮下注射,特别是使用了胰岛素或者磺脲类药物的糖尿病患者。

【预防】

1. 制定适宜的个体化血糖控制目标。

2. 对患者和家属进行糖尿病教育,使他们充分认识到低血糖的危害和防治的重要性,能够识别低血糖,掌握必要的防治知识和具体措施。发生轻度低血糖时,能够自行处理,避免严重低血糖症的发生。对外出旅游和出差的患者要备有病情卡片、专用的防治药盒、血糖仪等,有条件者可携带口服葡萄糖液和注射用胰高血糖素及说明书,以便昏迷时其他人员能够及时救助。

3. 充分认识引起低血糖的危险因素　①定时定量进餐,如果进餐量减少应相应减少药物剂量;②运动前应增加额外的碳水化合物摄入;③乙醇能直接导致低血糖,避免酗酒和空腹饮酒。

4. 调整降血糖方案　降血糖的基石(BASE)是警惕低血糖(beware hypoglycemia)、安全平稳(safe & steady)、早期(early),要合理使用胰岛素或胰岛素促分泌剂。

定期监测血糖,将 SMBG 作为血糖管理的一部分,可以及时发现无症状性低血糖,尤其在血糖波动大、环境、运动等因素改变时要密切监测血糖。

低血糖是糖尿病潜在的严重并发症,严重低血糖发作会给患者带来巨大负担,某些降血糖药物(如胰岛素促分泌剂和胰岛素治疗)可能会增加患者发生低血糖的风险,导致反复发作的躯体和心理疾病,并影响患者的血糖控制。低血糖发作还可能会导致患者发生心血管死亡、心肌梗死、心律不齐、自主神经系统功能异常和心肌缺血。患者对低血糖发作以及治疗相关风险的恐惧可能会导致患者停止降血糖治疗,这是患者达到血糖控制的重大障碍。预防低血糖就需要减少危险因素,及时调整治疗方案。教育糖尿病患者正确识别低血糖的症状和体征、加强自我血糖监测以及理解保持血糖控制的重要性是非常必要的、个体化治疗是避免低血糖的关键,调整降血糖药物的剂量以确保疗效最大化,同时良好的监测确保低血糖风险最小化,尤其是对胰岛素治疗的患者。

(李　强)

参 考 文 献

[1] 童国玉,大龙. 糖尿病肾病国内外临床指南和专家共识解读. 中国实用内科杂志,2017,03:32-37.

[2] 刘子瑜,严晋华,徐芬,等. 肠道菌群:1 型糖尿病预测及防治的潜在靶点. 中华糖尿病杂志,2019,11(3):153-156.

[3] 贺小宁,张雅雯,阮贞,等. 中国 2 型糖尿病患者慢性并发症患病率与次均医疗费用研究. 中华内分泌代谢杂志,2019,35(3):200-205.

[4] 许樟荣. 2017 美国糖尿病学会有关《糖尿病神经病变立场声明》的解读,中华糖尿病杂志,2017,9(3):206-208.

[5] 黄旭升. 糖尿病周围神经病基层诊治管理专家指导意见(2019 年). 中华全科医师杂志,2019,18(6):519-528.

[6] 张圆,袁慧娟,赵志刚. 糖尿病神经病变研究进展. 中华糖尿病杂志,2018,10(4):295-299.

[7] 袁玉松,徐海林,芦浩等. 糖尿病周围神经病变进展. 中华肩肘外科电子杂志,2019,7(1):87-92.

［8］ 徐波,杨彩哲,吴石白,等. 糖尿病足患者截肢相关危险因素分析. 中华内科杂志,2017,56(1):24-28.

［9］ 许樟荣,冉兴无. 糖尿病创面的内科诊治. 郑州:郑州大学出版社,2019.

［10］ 冉兴无. 警惕糖尿病足溃疡的诊断陷阱. 中华糖尿病杂志,2017,9(07):409-411.

［11］ PERKOVIC V,JARDINE M J,NEAL B,et al. Canagliflozin and Renal Outcomes in Type 2 Diabetes and Nephropathy. N Engl J Med,2019,380(24):2295-2306.

［12］ BHATT D L,STEG P G,MILLER M,et al. Cardiovascular Risk Reduction with Icosapent Ethyl for Hypertriglyceridemia. N Engl J Med,2019,380(1):11-22.

［13］ WIVIOTT S D,RAZ I,BONACA M P,et al. Dapagliflozin and Cardiovascular Outcomes in Type 2 Diabetes. N Engl J Med,2019,380(4):347-357.

［14］ HERNANDEZ A F,GREEN J B,JANMOHAMED S,et al. Albiglutide and cardiovascular outcomes in patients with type 2 diabetes and cardiovascular disease(Harmony Outcomes):a double-blind,randomised placebo-controlled trial. Lancet,2018,392(10157):1519-1529.

［15］ DAVIES M J,D'ALESSIO D A,FRADKIN J,et al. Management of hyperglycaemia in type 2 diabetes,2018. A consensus report by the American Diabetes Association(ADA)and the European Association for the Study of Diabetes(EASD). Diabetologia,2018,61(12):2461-2498.

［16］ CESARMAN-MAUS G,RUIZ-ARGUELLES G J. News in the Indications of Direct Oral Anticoagulants According to the American College of Chest Physicians 2016 Guidelines. Curr Drug Metab,2017,18(7):651-656.

［17］ NEAL B,PERKOVUIC V,MATTHEWS D R,et al. Rationale,design and baseline characteristics of the CA Nagliflozin cardio Vascular Assessment Study-Renal(CANVAS-R):A randomized,placebo-controlled trial. Diabetes Obes Metab,2017,19(3):387-393.

［18］ IPP E,GENTER P,CHILDRESS K. Semaglutide and Cardiovascular Outcomes in Patients with Type 2 Diabetes. N Engl J Med,2017,376(9):890-891.

［19］ BACKHOLER K,PETERS S,BOTS S H,et al. Sex differences in the relationship between socioeconomic status and cardiovascular disease:a systematic review and meta-analysis. J Epidemiol Community Health,2017,71(6):550-557.

［20］ NEAL B,PERKOVIC V,MAHAFFEY K W,et al. Canagliflozin and Cardiovascular and Renal Events in Type 2 Diabetes. N Engl J Med,2017,377(7):644-657.

［21］ COSENTINO F,GRANT PJ,ABOYANS V,et al. 2019 ESC Guidelines on diabetes,pre-diabetes,and cardiovascular diseases developed in collaboration with the EASD. Eur Heart J,2019,40(39):3215-3217.

［22］ Dunlay SM,Givertz MM,Aguilar D,Allen LA,Chan M,Desai AS,et al. Type 2 Diabetes Mellitus and Heart Failure,A Scientific Statement From the American Heart Association and Heart Failure Society of America. J Card Fail,2019,25:584-619.

［23］ Jia G,Whaley-Connell A,Sowers JR. Diabetic cardiomyopathy:a hyperglycaemia- and insulin-resistance-induced heart disease. Diabetologia,2018,61:21-28.

［24］ Marwick TH,Ritchie R,Shaw JE,Kaye D. Implications of Underlying Mechanisms for the Recognition and Management of Diabetic Cardiomyopathy. J Am Coll Cardiol,2018,71:339-351.

第二十八章　肥　胖　症

肥胖症(obesity)是以体内脂肪过度蓄积而致体重超标和/或脂肪分布异常为特征的慢性代谢性疾病,由包括遗传因素和环境因素在内的多种因素相互作用所引起。肥胖症患者的一般特点为脂肪细胞体积和/或数量增加,体脂占体重的百分比(体脂%)异常升高,并且常常具有腹部脂肪积聚过多的特点,后者被称为"中心型"或"腹型"肥胖。肥胖症与高血压、冠心病、2型糖尿病、血脂异常、睡眠呼吸暂停、胆囊炎、胆结石、骨关节疾病、某些癌症和多种心血管疾病等的发生具有密切的关系,而腹型肥胖与代谢心血管疾病的关系尤为密切。当前肥胖已经成为世界性的公共卫生问题。截至2015年,全球有6亿成年人为肥胖,世界卫生组织(WHO)明确认定肥胖症已是全球最大的慢性疾病,中国是全世界肥胖患病率升高速度最快的国家之一。WHO估计,肥胖可以缩短期望寿命5~20岁,全球大约13%人口的死亡可以归因于肥胖。

【流行病学】

近几十年间,肥胖症的患病率在世界范围内迅速增长。全球疾病负担研究显示,截至2015年,全球范围内共有约6.037亿成人(>20岁)为肥胖,总体患病率为12.0%。美国超重和肥胖患病率最高,大约60%的成年人超重而三分之一的成年人达到肥胖水平。欧洲的肥胖患病率在成年人中大约为20%,在青少年中也达到了10%。经济转型引起的膳食结构改变和体力活动减少是发展中国家肥胖症发病率迅速升高的主要原因。随着我国经济的迅速发展,超重和肥胖发生率也同时迅速增长。中国疾病预防控制中心进行的研究显示,从2004~2014年,国人肥胖症的患病率增长了3倍多,腹型肥胖症的患病率增长了50%以上。2004年,肥胖症的患病率为3.3%,腹型肥胖为25.9%,而到2014年,则分别激增为14.0%和31.5%。我国人群超重和肥胖症患病率的总体规律是北方高于南方,大城市高于中小城市,中小城市高于农村,经济发达地区高于不发达地区,如北京居民的肥胖患病率是海南居民的6倍。

同时肥胖症的发生显示出年轻化趋势。据北京地区调查,在1985~1995年,7~16岁的肥胖症青少年总人数增长了3倍。一些多发于成年人的疾病越来越多地在儿童中发病,如2型糖尿病、高血压、高脂血症、胆囊疾病、非乙醇性脂肪肝(NASH)和睡眠呼吸暂停。一些因素会影响BMI相关的健康危险。例如,腹型肥胖的患者比梨形肥胖(下半身肥胖)的患者更容易罹患2型糖尿病、高血压、血脂异常和缺血性心脏病。腰围与腹部脂肪量高度相关,因此经常被用来作为腹型肥胖的代用指标。流行病学数据显示腰围值与机体患代谢性疾病的风险相关。对于西方人,男性腰围>102cm,女性腰围>88cm是腹型肥胖的切点值,而在我国则分别为男性90cm和女性85cm。肥胖相关慢性代谢病的另一个危险因子是成年期的体重增加。不论男女,从18~20岁体重增长≥5kg,会增加患2型糖尿病、高血压等代谢性疾病的发生风险,其危险度与体重增长量相关。BMI相关健康危险还受种族影响,比如相同的BMI,东南亚人群患糖尿病的风险比白种人高。

【病因】

本质上,只有机体能量摄入超过能量消耗才会发生肥胖。机体能量和物质代谢受到多重机制的调控,肥胖的发生是遗传、环境、内分泌调节异常、炎症、肠道菌群等多种因素交互作用的结果。传统上,人们把肥胖症按其病因分为原发性和继发性。原发性肥胖又称为单纯性肥胖,是各种肥胖症中最常见的一种。继发性肥胖是由于各种疾病导致的肥胖,占肥胖人群的2%~5%。虽然同样具有体内脂肪沉积过多的特征,但继发性肥胖以原发疾病的临床症状为主要表现,肥胖只是这类患者的重要症状之一。药物性肥胖也属于继发性肥胖,系药物不良反应。如长期应用肾上腺皮质激素类药物可以使患者形成继发性肥胖。

1. **遗传因素** 肥胖症有家族聚集倾向。父母体重均正常者,其子女肥胖的概率约为10%。而父母之一或双亲均肥胖者,其子女发生肥胖的概率分别增至50%和80%。但至今未能够确定其遗传方式和分子机制。亦不能完全排除共同饮食、活动习惯的影响。大部分原发性肥胖为多基因遗传,是多种微效基因作用叠加的结果。目前在欧裔人群中已定位了50余个与肥胖有关的遗传位点,部分位点在亚裔人群中得到验证,如体脂量和肥胖症相关基因(*FTO*)、黑皮素4受体基因(*MC4R*)等。

少数单基因遗传病可以导致肥胖,如Laurence-Moon-Biedl综合征和Prader-Willi综合征等经典的遗传综合征。新近发现了数种单基因突变引起肥胖,如瘦素基因(*OB*)、瘦素受体基因(*LEPR*)、阿片-促黑素-促皮质素原基因(*POMC*)、激素原转换酶基因(*PCI*)、黑皮素4受体基因(*MC4R*)及过氧化物酶体增殖物激活受体γ基因(*PPARγ*)等。但上述单基因肥胖症极为罕见。对绝大多数人类肥胖症来说,并未发现具有单一致病原因,因而单纯性肥胖被认为是复杂的多基因遗传与环境因素综合作用的结果。

(1)单基因导致的肥胖症:虽然科学家已克隆出多个与食欲及体重调节有关的基因,但单基因导致的肥胖症仍十分罕见。单基因肥胖的常见特点是早发性极度肥胖,个体出生后2~3周即开始表现嗜食和体重明显增加,成年后BMI一般都>40kg/m²。下面列举了部分单基因突变导致的肥胖。

1)瘦素基因(*OB*):人的*OB*基因定位于第7号染色体长臂(7q31.3),在人类基因组中为单拷贝,全长约20kb,含有3个外显子,外显子全长4 240bp。*OB*基因只在脂肪组织中表达,其编码产物由167个氨基酸残基组成,是一种分泌性蛋白即瘦素(leptin)。瘦素基因突变与肥胖的关系是在对2个源自巴基斯坦的特别肥胖的表亲的研究中被揭示的。这对表亲存在瘦素基因398位点单核苷酸缺失,导致瘦素编码区的移码突变使瘦素合成提前终止。另外,还有3例严重肥胖者被发现是瘦素基因单核苷酸颠换突变造成的,患者血循环瘦素水平很低。这3个人中有2个是成人,男女各一,都有高胰岛素血症。男性患者同时又存在下丘脑性性腺功能减退症和交感神经系统功能异常;女性患者有原发性闭经。瘦素治疗能够成功逆转瘦素缺乏患者的肥胖。重组人瘦素治疗能使患者12个月内每个月体重减少1~2kg。

2)瘦素受体基因(*LEPR*):人的瘦素受体基因(*LEPR*)定位于第1号染色体短臂(1p31),其编码产物瘦素受体属于类细胞因子受体家族,共有6种,即Ra、Rb、Rc、Rd、Re和Rf,它们是*LEPR*基因转录后通过不同剪切而生成。这些受体广泛分布于脑、心、肝、肾、肺、脾、胰腺、睾丸和脂肪组织中。有报道3个特别肥胖的有血缘关系的姐妹血清瘦素水平明显升高,经检测为瘦素受体基因突变所致。这一突变导致受体蛋白被截短,使其跨膜和膜内域缺失。姐妹3人都有低促性腺激素性性腺功能减退症,无第二性征发育,生长停滞和继发性甲状腺功能减退。

3)激素原转换酶1基因(*PC1*):人激素原转换酶1基因(*PC1*)定位于第5号染色体长臂(5q15221),全长3.3kb,其编码产物是一种含有753个残基的蛋白酶,在神经内分泌组织中特异性表达,属于丝氨酸蛋白酶家族,其功能是将激素原(pro-hormone)转化为激素,因此称为激素原转化酶1(pro-hormone convertase,PC1)。激素原转换酶1基因突变是在对1位43岁的肥胖女性的检测中发现,基因突变导致她的PC1自身催化裂解能力丧失。患者儿童期严重肥胖,成年后出现糖耐量受损,餐后低血糖,低血浆皮质醇水平和低促性腺激素性性腺功能减退症。

4)阿片-促黑素细胞皮质素原基因(*POMC*):*POMC*基因定位于人类第2号染色体短臂(2p23.3),其编码的蛋白质是一种前激素原。该蛋白质在前转变素酶1(proconvertase1,PC1)的作用下分解成促肾上腺皮质激素(adrenocorticotropic hormone,ACTH)和促黑素细胞激素(α-melaocyte-stimulating hormone, α-MSH），后者在下丘脑与黑皮素 4 受体（melanocortin 4 receptor，MC4R）结合。研究发现 *POMC* 基因突变导致患者完全失去合成 α-MSH 和 ACTH 的能力。*POMC* 基因突变个体除了具有早发性严重肥胖表型，还表现为色素形成改变和肾上腺皮质功能不全。

5）黑皮素 4 受体基因（*MC4R*）：人 *MC4R* 基因定位于基因组第 18 号染色体长臂（18q22），该基因主要在下丘脑神经细胞中表达，是瘦素介导的食欲调节途径中最末端的基因，由 POMC 衍生的 α-MSH 在下丘脑与其受体 MC4R 结合，产生包括调节食欲在内的生理效应。黑皮素 4 受体基因（*MC4R*）突变是最常见的单基因导致肥胖的原因。*MC4R* 突变可显性遗传或隐性遗传，而其他单基因突变导致的肥胖都是隐性遗传。*MC4R* 突变儿童的肥胖程度和进食增加的程度和 MC4R 信号转导受损的程度有关，但 *MC4R* 突变的成人不能从表型上与其他肥胖的个体区分。

6）*TrkB* 基因：周围神经系统神经元的存活与分化依赖于神经营养因子，神经营养因子由靶组织分泌，其信号转导通过激活 Trk 家族的酪氨酸激酶受体实现。一名有多种发育缺陷和严重肥胖的 8 岁的男孩被报道存在神经营养因子受体 *TrkB* 错义突变。这个突变明显损害了受体自体磷酸化和有丝分裂原激活蛋白（MAP）激酶的信号转导，导致过食-肥胖综合征。

7）*SIM1* 基因：*SIM1* 基因定位于人类第 6 号染色体长臂，即 6q16.3-q21。该基因编码序列共 9.5kb，由 8 个外显子组成。*SIM1* 基因编码一种与室旁核和视上核形成相关的转录因子。*SIM1* 基因突变可能通过刺激进食改变能量平衡。有文献报告，在一位高度肥胖的婴儿身上，发现 1 号和 6 号染色体的平衡易位。此突变导致了 *SIM1* 基因的中断。

（2）多基因导致的肥胖：Bochukova 等人在 300 名患有严重早发性肥胖症的患者身上发现了罕见突变，涉及包括 *SH2B1*（已知参与瘦素和胰岛素的信号作用）在内的几种基因的缺失。这些患者很多还同时患有神经发育异常。Walters 等人在 31 名患有一种以前未被识别出的极端肥胖症的患者的染色体 16p11.2 上识别出至少 593 个千碱基对的缺失。

（3）存在肥胖表型的遗传综合征：有大约 30 种遵循孟德尔遗传的疾病的临床表现中有肥胖，并经常还包括智力发育迟缓，畸形和器官特异性发育异常。近年来，基因定位技术帮助发现了导致这些多效综合征的基因突变。然而，大多数突变基因编码的蛋白功能不明。Prader-Willi 综合征包括肥胖、智力发育迟缓、身材矮小和继发性性腺功能减退症。

2. 环境因素　环境因素是肥胖症患病率增加的主要原因，主要是饮食热量摄入增多和体力活动减少。久坐生活方式、体育运动少、体力活动不足使能量消耗减少。饮食习惯不良，如进食多、喜甜食或油腻食物使摄入能量增多。

饮食摄入量超过消耗量是导致肥胖的主要原因。而饮食构成也有一定影响。限制总能量以及糖类和脂肪摄入是控制体重的基本措施。与我国传统的膳食模式相比，很多城市，尤其在大城市的人们摄入富含高能量的动物性脂肪和蛋白质增多，而谷类食物减少，富含膳食纤维和微量营养素的新鲜蔬菜和水果的摄入量也偏低，造成这些地区肥胖的流行。进食行为也是影响肥胖症发生的重要因素。不吃早餐常常导致其午餐和晚餐时摄入的食物较多，使得全日摄入食物总量增加。进食的速度过快也可能导致肥胖。缓慢进食时，传入大脑摄食中枢的信号可使大脑做出相应调节，较早出现饱足感而减少进食。而进食过快则使这种保护性调节减弱。进食行为不良，如经常性地暴饮暴食、夜间加餐是许多人发生肥胖的重要原因。

文化因素可以通过饮食习惯和生活方式影响肥胖症的发生。全球肥胖症患病率的普遍上升与社会环境因素的改变密切相关。经济发展和现代化生活方式对进食模式有很大影响。在中国，随着家庭成员减少、经济收入增加和购买力提高，食品生产、加工、运输及贮藏技术有改善，可选择的食物品种更为丰富，在外就餐和购买现成的加工食品及快餐食品的情况增多。这些因素均使肥胖的发生机会增高。根据联合国粮食及农业组织估计，欧洲成年居民的日均能量摄入，在 1961 年为 2 300kcal，1998 年增加到 2 800kcal，而到了 2015 年已经超过 3 000kcal。

此外，多种环境内分泌干扰物对肥胖有促进作用，包括双酚 A（BPA）、邻苯二甲酸、二噁英类似物及多氯联苯等，其机制与类雌激素样作用有关。

3. 节俭基因和表型节俭假说 遗传和环境因素如何引起脂肪积聚一直未能明确。但流行病学资料显示,有特定基因背景的人当暴露于现代的生活方式后,更容易增加体重和发生肥胖相关疾病。例如:城市化的 Pima 人(生活在美国亚利桑那州)饮食中的脂肪含量从传统饮食的 15% 增长到 50%,而且体力活动较生活在墨西哥北部的 Pima 人明显减少。这种生活方式的改变,导致城市化的 Pima 人群中肥胖和 2 型糖尿病的流行。与之相类似,澳大利亚土著居民接受现代生活方式后,体重明显增加,2 型糖尿病和高甘油三酯血症发病率增高。1962 年,Neel 提出节俭基因(thrifty gene)假说解释这一现象,认为具有节俭基因的个体在食物短缺的情况下能有效利用能源生存下来,从而在人类长期进化过程中能更好地适应自然选择而具有生存优势。但是,在营养状况大大改善甚至相对过剩的现代社会,节俭基因成为肥胖和 2 型糖尿病的易患基因。潜在的节俭基因(腹型肥胖易感基因),包括 β_3-肾上腺素能受体基因、激素敏感性脂酶基因、*PPARγ* 基因、*PC-1* 基因、胰岛素受体底物-1 基因(*IRS-1*)、糖原合成酶基因等,这些基因异常的相对影响未明。

流行病学研究发现,胎儿期母体营养不良或低出生体重儿在成年期容易发生肥胖症及其他代谢性疾病。基于这一现象,Hales 和 Barker 共同提出"节俭表型学说":母体宫内不良环境影响胎儿生长和发育,进而导致内分泌代谢系统的永久性改变,形成节俭表型,从而引起其成年后胰岛素抵抗相关疾病的发生。与节俭基因假说相比,节俭表型学说强调的是个体早期发育过程对营养环境的高度敏感,而不是数代累积的遗传选择。

4. 内分泌调节异常 下丘脑是机体能量平衡调节的关键部位,下丘脑弓状核(ARC)有各种食欲调节神经元。外周循环中参与能量代谢调节的重要激素包括瘦素、脂联素、胰岛素、胃促生长素、胰高血糖素、生长激素、甲状腺素、肾上腺素等。神经-内分泌调节中任何环节的异常均可导致肥胖。

5. 炎症 营养-能量过剩可诱导机体应激产生代谢性炎症反应,长期的低水平炎症导致免疫-代谢失衡,促进免疫代谢性疾病的发生。巨噬细胞、树突状细胞、肥大细胞、嗜酸性粒细胞和淋巴细胞等免疫细胞参与了代谢炎症的发生和发展;多种细胞因子(如 IL-1、IL-6 等)、脂肪因子(如 TNF 等)和激素(如胰岛素等)在启动炎性基因和调控炎症过程中起了重要作用,而肝细胞、脂肪细胞、胰岛细胞和神经元等是代谢炎症导致代谢紊乱的主要执行者。

6. 肠道菌群 人体肠道菌群是一个定植在人体肠道中的复杂的生态系统,人的胃肠道中可检测到 9 个细菌门,其中厚壁菌门、拟杆菌门、放线菌门占优势。人体肠道细菌大致分为 3 类,即有益菌、有害菌和中性菌。有益菌(益生菌)主要是各种双歧杆菌、乳酸杆菌等,抑制致病菌群的生长,分解有害、有毒物质。有害菌数量一旦失控,会引发多种疾病。中性菌具有双重作用,如大肠埃希菌、肠球菌等,在正常情况下对健康有益,一旦增殖失控或从肠道转移到身体其他部位,就可能引发多种疾病。肥胖相关的肠道菌群组成模式的变化,尤其是在门水平上的组成[通常以厚壁菌门/拟杆菌门的比值(F/B)来反映],仍存在着不同意见,但是肥胖和非肥胖人群的肠道菌群种类和数量均存在显著差异,肠道菌群基因丰度低的人与基因丰度高的人相比,更容易发展成为全身性肥胖、胰岛素抵抗、脂代谢紊乱以及更为明显的慢性炎症表型。肠道菌群可能通过调节肠道激素、内源性大麻素系统以及胆汁酸和支链氨基酸的代谢调节肥胖和代谢性疾病的产生,也可以通过细菌移位激活固有免疫而引发宿主的慢性轻度炎症反应。利用益生元、益生菌、肠道菌群移植等手段来干预肠道菌群能够减轻体重,改善代谢性炎症和胰岛素抵抗,减轻代谢紊乱。但是目前有关肥胖及代谢性疾病相关肠道菌群结构和组成方式变化的研究仍然存在着很多不一致的地方,肠道菌群在肥胖及慢性代谢病发病机制中的作用有待深入研究。

【病理生理】

1. 进食调节 能量平衡由一个复杂的生理系统调节,神经系统和内分泌系统是最重要的两个调节系统。外周器官传导信号至大脑进行整合。下丘脑是控制能量代谢最重要部位,影响下丘脑食欲中枢的信号包括传入神经信号(以迷走神经最为重要,传入来自内脏的信息,如胃肠膨胀程度等)、激素信号(如瘦素、胰岛素、各种肠肽等)以及代谢产物(如葡萄糖)等。上述信号传入中枢神经系统,经过整合后通过神经-体液途径传出信号到靶器官,调控胃酸分泌量、胃肠排空速率、产热等,最终保持个体近期或长期能量平衡。下丘脑弓状核有两套相互平衡的进食调节神经元。激活神经肽 Y(NPY)/刺鼠相关蛋白(AGRP)

神经元,分泌 NPY 和 AGRP 能促进食欲;与之相反,激动前 POMC/可卡因和可卡因苯丙胺相关性转录肽(CART)神经元分泌 POMC 和 CART 则可抑制食欲。NPY/GABA 神经元通过 GABA 来抑制 POMC/CART 神经元。从 NPY/AGRP 和 POMC/CART 神经元发出的促进或抑制食欲的信号会被送到其他脑细胞核,最终会影响进食量和能量消耗。

参与进食量调节的主要周围器官是胃、肠、胰腺和脂肪组织。胃和十二指肠分泌的胃饥饿素在餐前增加,餐后降低。体内调节能量摄入的因子包括:①减少摄食的因子,肾上腺素能受体、多巴胺、血清素、胰高血糖素样多肽-l(GLP-l)和瘦素等。②增加摄食的因子,去甲肾上腺素能受体、神经肽 Y、胃生长激素释放素(ghrelin)、增食因子(orexin)、甘丙肽(galanin)、内源性大麻素(endocannabinoid,CB)等。③代谢产物如血糖、脂肪酸等。胰岛素通过弓状核能产生抑制食欲的作用。PYY3-36 由胃肠道在进食后分泌,可能有抑制食欲的作用。胰高血糖素样肽由肠道 L 细胞分泌,有抑制胃肠排空及抑制食欲的作用。饱感由胆囊收缩素(CCK)和瘦素介导。

最近的研究表明,内源性大麻素系统,特别是大麻醇-1(CB1)受体和它的内源性配体花生四烯乙醇胺和花生四烯酸参与了进食的调节。RNA 干扰降低 CB1 受体表达,可导致大鼠摄食不足和体重减轻。选择性 CB1 受体拮抗剂可减少摄食和体重。因此,大麻素系统对动物和人类摄食行为的调节有重要作用。

2. 能量消耗的调节   日常总能量消耗(TEE)的组成包括静息能量消耗(REE)(大约占 TEE 的70%),体力活动所致能量消耗(大约占 TEE 的20%)和食物热效应(TEF)(约占 TEE 的10%)。REE 代表吸收后静息条件下正常细胞和器官功能的能量消耗。体力活动中的能量消耗包括意志活动所致能量消耗,比如运动,和非意志活动所致能量消耗,比如自发性肌肉收缩、保持姿势等。TEF 代表在消化、吸收和进餐后交感神经系统兴奋所消耗的热量。静息能量消耗(REE)又称为静息代谢率(resting metabolic rate,RMR),是清醒静息状态下维持机体细胞、器官正常功能和稳态所需的能量消耗,RMR 受遗传因素、性别、年龄、身体组分、激素状态等多种因素影响。RMR 与身体组分中的瘦体重(freefat mass)密切相关。肥胖人群每千克体重的 RMR 低于正常体型人群,而腹型肥胖人群每千克体重的 RMR 比非腹型肥胖者低。在减重过程中,RMR 随着体重减轻而降低,而且低于根据身体组分(脂肪组织质量和瘦体重)变化预计的能量消耗改变。也就是说,如果能量消耗与体重下降成正比,那么体重下降10%,能量消耗也下降10%。实际上,体重减少10%伴随着能量代谢降低可达20%~25%。体重减轻后能量消耗的不均衡减少被称为适应性产热。适应性产热是神经-内分泌-免疫网络调节反应的结果,被认为是人类在进化过程中发展出的一种优势选择。调定点理论认为每个个体都有一个根据遗传以及早期营养状况自我定义的最佳体重,且习惯于生活在这个体重下。当体重和体脂含量偏离这个调定点,机体就会通过调节新陈代谢来促使身体组分回到原始调定点来对抗体重减轻。经典的内分泌激素可以通过下丘脑的神经元影响个体摄食行为,也可以通过交感神经直接支配机体的代谢组织,如棕色脂肪组织(brown adipose tissue,BAT)和骨骼肌,控制其代谢活性,影响能量消耗,进而参与体重的调节。

甲状腺激素在调节机体产热和能量代谢方面发挥着重要的作用。三碘甲腺原氨酸(T_3)抑制下丘脑腹内侧核腺苷酸活化蛋白激酶(AMPK)活性,增强交感神经活性,促进白色脂肪棕色化,同时增加 BAT 产热,引起 RMR 增加和体重减轻。棕色脂肪细胞表达大量脱碘酶,甲状腺素(T_4)可以在脱碘酶的作用下能转化为 T_3,进而与核受体结合促进解偶联蛋白 1 基因(*UCP1*)转录,使 BAT 产热增加。

生长激素通过作用于下丘脑弓状核 AGRP 和 NPY 神经元,抑制前阿黑皮素(POMC)神经元的活性,进而促进摄食增加;其也可通过调节瘦素敏感性或交感神经系统来影响能量消耗。

雌激素有两种经典的雌激素受体(estrogen receptor,ER),即 ERα 和 ERβ。雌激素对代谢的调节作用被认为主要是通过 ERα 介导的。雌激素作用于下丘脑室旁核的 ERα,抑制 AMPK 通路,增加 UCP1 mRNA 表达,增强 BAT 的产热效应。另一方面,雌激素激活 ERα,降低脂蛋白脂肪酶活性,增加 β 肾上腺素受体活性,提高交感神经兴奋性,使白色脂肪棕色化和 BAT 的产热效应增加。在下丘脑弓状核,雌激素作用于 POMC 神经元调节食物摄入。雄激素可增加脂肪组织 UCP1 表达,促进 BAT 活化和白色脂肪棕色化。

3. 脂肪组织在体重调节中的作用　　人体脂肪组织分为两种：白色脂肪组织和棕色脂肪组织。白色脂肪含单房脂滴，是成年个体脂肪的主体，其所含细胞质和线粒体较少。白色脂肪组织的功能主要是储存热量，具有保温和保护内脏器官、调节脂肪酸的释放或储存以维持能量稳态以及分泌生物活性物质如瘦素、脂联素、炎性因子等作用。含多房脂滴的棕色脂肪主要分布在肩胛内侧或肾周，其线粒体表达丰富的解耦联蛋白 1（uncoupling protein 1，UCP1），并有丰富的血管和神经支配。棕色脂肪可将化学能转化为热能以维持体温，同时可减轻肥胖和改善代谢异常。寒冷或激动 β_3 肾上腺素能受体能刺激白色脂肪中出现 UCP1 阳性细胞，其形态类似于棕色脂肪细胞，具有多房脂滴和丰富的线粒体，被命名为米色脂肪或"棕色化"细胞。

（1）脂肪组织的能量储存作用：脂肪组织的主要作用是储存甘油三酯作为将来的能量来源。脂肪细胞中大部分的甘油三酯来源于乳糜微粒和极低密度脂蛋白（VLDL），这些甘油三酯来源于饮食和肝脏。血浆甘油三酯被脂蛋白脂肪酶（lipoprotein lipase，LPL）水解，后者是脂肪细胞从血液循环中摄取甘油三酯的关键调节者。脂蛋白脂酶由脂肪细胞合成，被运输到内皮细胞的胞膜内表面。LPL 与乳糜微粒和 VLDL 相互作用，从血浆甘油三酯中释放脂肪酸，后者被附近的脂肪细胞摄取。血浆游离脂肪酸可不经过 LPL 被直接摄取。

甘油三酯的储存和脂肪分解的平衡由复杂的激素和神经机制调节。要成为能量代谢的底物，脂肪细胞中的甘油三酯必须被激素敏感脂酶（HSL）水解为脂肪酸。这些脂肪酸会被脂肪细胞释放入循环。血浆脂肪酸的半衰期只有 3~4 分钟。在静息条件下，脂肪组织的脂肪酸释放速度比脂肪酸氧化速度快。血浆中多余的脂肪酸提供了氧化的底物，以供能量不足时使用，比如运动时。不能马上氧化的血浆脂肪酸会被重新酯化为甘油三酯，储存到脂肪组织、肌肉和肝脏。这些脂肪酸是肝脏 VLDL 甘油三酯合成的主要前体。VLDL、甘油三酯被肝脏分泌后重新分布到全身，依赖于脂肪特异性因素，比如 LPL 的活性。

胰岛素和皮质醇是调节 LPL 活性和表达主要激素。胰岛素和儿茶酚胺是循环中影响脂肪分解的主要激素。胰岛素通过级联反应使活性 HSL 去磷酸化而失活，抑制脂肪分解，而儿茶酚胺刺激脂肪分解。胰岛素还通过别的机制刺激甘油三酯在脂肪细胞中的储存。这些机制包括抑制脂肪分解，刺激脂肪细胞分化和促进葡萄糖吸收。库欣综合征患者的临床表现支持了皮质醇对于脂肪分布的重要性。皮质醇的肥胖促进作用包括皮质醇与胰岛素协同催化 LPL 在脂肪组织中的产生。睾酮、生长激素、儿茶酚胺、肿瘤坏死因子（TNF）和其他相关的细胞因子抑制 LPL 的活性。

胰岛素分泌受血糖水平严格的反馈调节，但胰岛素和儿茶酚胺的浓度不受脂肪分解和脂肪酸水平的调节。虽然脂肪酸水平可以影响葡萄糖刺激胰岛素释放，但在胰岛素释放和脂肪分解率间没有反馈机制。胰岛素和儿茶酚胺以剂量-反应的方式精细调节脂肪分解，且没有游离脂肪酸水平对胰岛素，儿茶酚胺分泌的严格调节，由此可以解释不同个体间游离脂肪酸浓度在很大的生理范围内变化。在肥胖人群，特别是腹型肥胖人群中，由于脂肪分解速率加快导致血浆游离脂肪酸释放增多，使循环中游离脂肪酸浓度升高。血浆中游离脂肪酸水平的升高会导致肝脏及肌肉胰岛素抵抗形成。

肥胖时脂肪组织扩充包括脂肪细胞肥大和脂肪细胞增殖 2 种基本方式。一定程度的脂肪扩充对机体是一种保护机制，可防止过多的游离脂肪酸（FFA）沉积到外周组织如肝脏和血液中。获得性或遗传性脂肪细胞储能障碍导致脂质外溢至其他组织，是造成代谢异常的重要病理机制。但细胞内脂滴过度扩大促进活性氧产生，导致内质网应激和脂质外溢。

健康脂肪组织中的免疫细胞以 M2 巨噬细胞为主。与 M1 巨噬细胞作用相反，M2 巨噬细胞可分泌抗炎因子，有利于正常脂质代谢和线粒体功能，起到抗肥胖的作用。长期营养过剩导致脂肪细胞肥大可因血管供应相对不足而出现低氧、脂肪细胞坏死、使得巨噬细胞 M1 极化增加，M2 细胞减少，发生慢性不可逆的炎症反应，导致脂肪组织功能障碍，形成病理性脂肪扩张。

（2）脂肪组织的内分泌调节作用：近年来研究表明，作为一种高度分化的细胞，脂肪细胞不仅具有储存能量的功能，同时还是一个活跃的内分泌器官，能分泌数十种脂肪细胞因子、激素或其他调节物，包括肿瘤坏死因子 α（TNF-α）、血浆纤溶酶原激活物抑制因子 1（PAI-1）、血管紧张素原、瘦素、抵抗素（resistin）、脂联素（adiponectin）和游离脂肪酸（FFA）等，在机体代谢及内环境稳定中发挥重要作用。脂肪组织中的其他细胞,如内皮细胞,巨噬细胞和前体脂肪细胞都参与内分泌调节。

1) 瘦素:主要是由白色脂肪组织分泌,且只有在成熟的脂肪细胞中才有表达。瘦素受体广泛分布于体内,在脑、心、胎盘、肝、肾、胰、脾、肌肉、胸腺、前列腺、卵巢、小肠、结肠、肾上腺中都发现了其 mRNA 的表达。瘦素对食欲和能量消耗均有调节作用。脂肪组织分泌的瘦素在血液中以单体形式存在,然后在脑脉络丛内的受体介导的转运机制作用下进入脑脊液,随脑脊液流入第三脑室,然后,通过室管膜层扩散入下丘脑,与室旁核和弓形核上的受体结合,调节下丘脑的饱食中枢从而抑制摄食。瘦素通过作用于下丘脑的受体,增加交感神经系统的活性,使外周去甲肾上腺素的释放增加,后者激动脂肪细胞膜上的 β_3 受体,使脂肪细胞内解偶联蛋白(UCP)的表达增加,于是大量能量转变为热能释出。瘦素还可以直接作用于脂肪组织,抑制脂肪细胞脂质合成。

BMI 和体脂含量与血浆瘦素水平有直接关系。大部分人类肥胖者血清瘦素水平高于正常人,但脑脊液瘦素浓度与血清瘦素浓度比值小于正常人,这提示多数个体存在瘦素抵抗性。瘦素抵抗的可能原因有瘦素穿过血-脑屏障的转运障碍、血循环中出现瘦素抗体或瘦素拮抗物;下丘脑瘦素信号系统与其他体重调节因子之间失衡等。

2) 抵抗素:抵抗素是一种由脂肪细胞分泌的激素,因其具有抵抗胰岛素的作用,故命名抵抗素。抵抗素可通过作用于胰岛素信号转导途径引起胰岛素抵抗(IR)。肥胖者血浆抵抗素水平明显高于瘦者。中和抵抗素可减少肥胖和胰岛素抵抗大鼠的高胰岛素血症,抵抗素因此被认为是连接肥胖和糖尿病的激素。

3) 脂联素:是脂肪细胞分泌最多的蛋白。与脂肪细胞分泌的其他产物不同,血清脂联素在肥胖和胰岛素抵抗时水平降低。低血清脂联素血症,胰岛素抵抗和高胰岛素血症之间有很密切的关系。提高胰岛素敏感性的干预措施,比如减轻体重或使用噻唑烷二酮,与升高脂肪组织脂联素表达和血浆浓度有关。注射重组脂联素可以降低肥胖或糖尿病模型大鼠血浆葡萄糖浓度和改善胰岛素抵抗。

4) 内脏脂肪素(visfatin):是一种新的脂肪细胞因子,主要由内脏脂肪组织分泌,其水平与内脏脂肪数量呈正相关而与皮下脂肪无关。内脏脂肪素具有多种生物学活性,如模拟胰岛素样的降血糖作用、参与炎症应答、调节脂代谢等作用。其表达随肥胖程度的升高而升高。内脏脂肪素与胰岛素有共同的特性,不论在体内或体外。它对培养的细胞有胰岛素样作用,并能降低大鼠的血糖水平。内脏脂肪素能结合并激活胰岛素受体,虽然和胰岛素的作用方式不同。在同样的浓度,内脏脂肪素和胰岛素有相似的激活胰岛素信号转导的作用。但是内脏脂肪素在血浆中的浓度比胰岛素低很多(10%)。

5) 肿瘤坏死因子-α:脂肪细胞分泌肿瘤坏死因子-α(TNF-α),TNF-α 在肥胖个体增大的脂肪细胞中表达增高。然而血浆 TNF-α 的水平通常比可检测到的水平低,提示 TNF-α 有旁分泌而非内分泌作用。TNF-α 对脂肪细胞的作用之一是干扰胰岛素的信号转导。因此,TNF-α 也是胰岛素抵抗的重要影响因子。

6) 白介素-6:脂肪组织分泌的白介素-6(IL-6)占循环中 IL-6 的 30%。脂肪组织的 IL-6 分泌量以及血清 IL-6 的含量与体脂量、BMI 呈正相关。IL-6 能够诱导脂肪组织分解,促进脂质氧化,抑制胰蛋白酶的活性,从而对抗胰岛素的作用。肥胖患者 IL-6 的增高参与了系统性的炎症和胰岛素抵抗的形成。

【临床表现】

肥胖症可见于任何年龄和性别,多有进食过多和/或运动不足病史,常有家族史。其临床表现随病因而不同,继发性者有原发病的各种临床表现。脂肪分布有性别差异。男性主要表现为苹果形肥胖(脂肪主要分布在腰部以上),也称为腹型或中心型肥胖;女性主要表现为梨形肥胖(脂肪分布在腰部以下,如下腹、臀、大腿),更年期后则脂肪分布与男性相似。苹果形肥胖者发生代谢综合征的危险性较大,而梨形肥胖者减肥更为困难。

与肥胖症密切相关的一些疾病有心血管疾病、高血压、糖尿病等(表 28-1)。肥胖的并发症有睡眠呼吸暂停综合征、静脉血栓等。此外,肥胖症恶性肿瘤发生率升高。因长期负重易患腰背痛、关节痛、水肿。皮肤皱褶处易擦破,合并真菌或化脓性感染。

表 28-1 肥胖者发生肥胖相关疾病或症状的相对危险度*

危险性显著增高(相对危险度>3)	危险性中等增高(相对危险度 2~3)	危险性稍增高(相对危险度 1~2)
2 型糖尿病	冠心病	女性绝经后乳腺癌,子宫内膜癌
胆囊疾病	高血压	男性前列腺癌,结肠直肠癌
血脂异常	骨关节病	生殖激素异常
胰岛素抵抗	高尿酸血症和痛风	多囊卵巢综合征
气喘	睡眠呼吸综合征	生育功能受损
睡眠呼吸综合征		背下部疼痛麻醉并发症

注:*相对危险度是指肥胖者发生上述肥胖相关疾病的患病率是正常体重者对该病患病率的倍数。

1. 内分泌和代谢疾病

(1) 代谢综合征:是多种代谢成分异常聚集的病理状态,这些成分聚集出现在同一个体中,使患心血管疾病的风险大为增加。肥胖症是代谢综合征的主要临床特征。代谢综合征与胰岛素抵抗密切相关,肥胖、腰围超标和缺少体力活动是促进胰岛素抵抗进展的重要因素。

(2) 2 型糖尿病:肥胖与 2 型糖尿病高发密切相关。据 NHANES Ⅲ 的数据,美国 2/3 以上 2 型糖尿病患者的 BMI≥27.0kg/m²。患糖尿病的危险度与 BMI 线性相关:糖尿病患病率在 BMI 为 25~29.9kg/m² 时是 2%,在 BMI 为 30~34.9kg/m² 是 8%,在 BMI>35kg/m² 是 13%。在任何给定的 BMI 值,患糖尿病的风险与腹部脂肪重量、腰围、或者腰臀比呈正相关。糖尿病的风险也与成年期体重增加正相关。年龄在 35~60 人群中,现有体重较其 18~20 岁时体重增长 5~10kg 的人比体重变化<2kg 的人患糖尿病的风险大 3 倍。我国 24 万人群调查数据的汇总分析显示,BMI≥24kg/m² 者 2 型糖尿病患病率为 BMI<24kg/m² 以下者的 2 倍,BMI≥28kg/m² 者 2 型糖尿病患病率为 BMI<24kg/m² 以下者的 3 倍。

(3) 血脂异常:肥胖与几种血清脂类异常相关,包括高甘油三酯血症,高密度脂蛋白(HDL)胆固醇水平降低以及小而致密的低密度脂蛋白 LDL 颗粒比例增加。这种关联在腹型肥胖者中更明显。此外,大多数研究表明,肥胖症中总胆固醇和低密度脂蛋白胆固醇血清浓度升高。来自 NHANES Ⅲ 的数据显示,在男性中高胆固醇血症的患病率[总胆固醇>240mg/dl(6.21mmol/L)]随 BMI 增加而增加。相比之下,女性高胆固醇血症的患病率在 BMI 为 25.0~27.0kg/m² 时达最高,之后不再随 BMI 增加而升高。

2. 心脑血管疾病

高血压与 BMI 线性相关。在 NHANES Ⅲ 中,肥胖人群高血压发病率约为 40%,较非肥胖人群(约 15%)高 2 倍多。高血压的风险也随体重的增加而增加。Framingham 研究显示,体重每升高 10%,血压升高 6.5mmHg。我国的流行病学研究显示,BMI≥24kg/m² 者的高血压患病率是 BMI 在 24kg/m² 以下者的 2.5 倍,BMI≥28kg/m² 者的高血压患病率是 BMI 在 24kg/m² 以下者的 3.3 倍。男性腰围达到或超过 85cm,女性腰围达到或超过 80cm,其高血压患病率是腰围正常者的 2.3 倍。

患冠心病的风险在所谓的 BMI 正常参考值范围(男性 23.0kg/m²,女性 22.0kg/m²)已开始增长。肥胖尤其是腹型肥胖者患冠心病的风险显著增加。在任何 BMI 水平,腹部脂肪增加均会增加冠心病风险。肥胖者缺血性中风的风险大约是非肥胖者的 2 倍,且随 BMI 的增长递增。深静脉血栓和肺栓塞发生的风险也随肥胖增长,特别是腹型肥胖人群。

3. 消化系统疾病

(1) 胃-食管反流病(GERD):和肥胖的关系还不明确,因为来自不同研究的结果不一致。部分大型流行病学研究中发现,肥胖者胃-食管反流症状多于瘦者。有报道显示胃-食管反流病与 BMI 显著相关,但也有报道否认这种关联。

(2) 胆结石:肥胖者胆结石的患病率是非肥胖者 4 倍,腹部脂肪堆积者的危险性更大。症状性胆结石的风险与 BMI 呈线性相关。美国护士健康研究发现,有症状的胆结石的年发病率在 BMI 大于 30.0kg/m² 的女性中为 1%,在 BMI 大于 45.0kg/m² 的女性中为 2%。肥胖患者的胆汁中胆固醇过饱和及其胆囊活动减少,可能是形成胆结石的原因。但体重快速减轻亦可导致患胆结石的风险增加。

（3）胰腺炎：由于肥胖患者胆结石发病率增加，其胆结石性胰腺炎的发病率也随之增加。有研究表明患胰腺炎的肥胖者比瘦者更易发生重症胰腺炎，死亡率也较高。据推测，肥胖患者的脂肪在胰周和腹膜后的沉积，使其更易发生胰周脂肪坏死和随之而来的局部及全身并发症。

（4）肝病：肥胖是非酒精性脂肪肝炎（NASH）的重要危险因素。肥胖可导致一系列肝脏异常，包括肝大，肝生化检验异常，脂肪肝，脂肪性肝炎，肝纤维化和肝硬化。流行病学研究表明，肥胖患者约75%有脂肪肝，约20%有脂肪性肝炎，约2%有肝硬化。

4. 呼吸系统疾病　肥胖常伴有低通气，称肥胖低通气综合征（obesity hypoventilation syndrome，OHS）。研究表明，OHS患者的肺总量比单纯肥胖者少20%，最大通气量低于40%，吸气肌肌力降低40%；与正常人相比，OHS患者的胸壁、肺的顺应性显著降低，呼吸功增加250%，并伴有CO_2生成的增加。肥胖增加了对胸壁和胸廓压力，后者能降低呼吸顺应性，增加呼吸做功，限制通气和限制肺底通气量。OHS患者对高碳酸血症或低氧血症（或两者都有）的反应性降低，同时肺泡通气减少，潮气量下降，吸气力量不足和横膈升高导致了通气浅而不充分。患者躺下时症状加重。匹克威克综合征是肥胖低通气综合征的严重形式，以狄更斯作品《匹克威克外传》中主角的名字命名，此症候群包括极度肥胖、不规则呼吸、嗜睡、发绀、继发性红细胞增多症、右心室功能障碍。

肥胖还可导致阻塞性睡眠呼吸暂停。阻塞性睡眠呼吸暂停是由于某些原因而致上呼吸道阻塞，睡眠时有呼吸暂停，伴有缺氧、鼾声、白天嗜睡等症状的疾病。BMI>30kg/m²，腹型肥胖和颈过粗是导致阻塞性睡眠呼吸暂停患者的常见体质特点。

5. 肌肉骨骼疾病　超重和肥胖者关节负重增加，因此患骨关节炎的危险增加。膝关节最常累及，因为在活动中膝关节负重比其他骨关节多很多。在女性中，体型大小和骨关节炎之间的相关性较男性显著。高尿酸血症和痛风也与肥胖有关联。但体重增加与尿酸水平上升的关系还不十分清楚，可能与肥胖引起的代谢变化（内源性核酸分解代谢产生嘌呤并合成尿酸较多）和饮食因素（含嘌呤较多的动物性食品）有关。

6. 癌症　超重和肥胖增加了罹患癌症的风险。根据一项对90多万美国成年人的前瞻性研究，14%死于癌症的男性和20%死于癌症的女性有超重或肥胖。不论在男性或女性中，结肠癌、直肠癌、肝癌、胆囊癌、胰腺癌、肾癌、非霍奇金淋巴瘤和多发性骨髓瘤的死亡率与BMI明显相关。男性死于前列腺癌、胃癌和女性死于乳腺癌、子宫癌、子宫颈癌、卵巢癌的危险度会伴随BMI的增加而增长。

7. 女性泌尿生殖系统疾病　肥胖者血液循环中的性激素平衡被破坏，尤其是腹部脂肪过多的女性常有排卵异常、雄激素过多，往往伴有生殖功能障碍。表现为月经不规则、闭经及不孕。部分患者出现多囊卵巢综合征。怀孕的肥胖女性患妊娠糖尿病和高血压、分娩并发症，其婴儿有先天性畸形的风险增加。此外，肥胖还使女性患尿失禁的风险增加。极端肥胖患者明显的体重减轻可以解除尿失禁。

8. 神经系统疾病　如前所述，肥胖增加缺血性脑卒中的发生风险。与此同时，肥胖也与特发性颅内高压（ⅡH）有关。此综合征的临床表现有头痛、视觉异常、耳鸣、第Ⅷ对脑神经麻痹。当极度肥胖的ⅡH患者减轻体重后，其颅内压及很多临床体征和症状都可得到减轻，提示肥胖和ⅡH之间有因果关系。

9. 其他　超重和肥胖同白内障发病率增加有关。此外，超重和肥胖导致的社会和心理问题也不容忽视。肥胖者面对来自社会和环境的偏见和压力，容易产生自卑感，在社交中受到排斥。受到中、高等教育的年轻女性更易受这种心理影响，造成心理问题。暴饮暴食是肥胖患者中常见的一种心理病态行为。其主要特点是常常出现无法控制的食欲亢进，大多发生于傍晚或夜间，在夜里醒来后想吃东西。还有人为了怕发胖，在大量进食美餐后自行引吐，这些与肥胖相伴的心理变化都有害于身心健康。

【诊断】

肥胖的诊断通常采用人体体质学指标（体重指数、腰围等）。目前尚无关于肥胖症的统一诊断标准，临床常用以下指标。

1. 体重指数（BMI）　是临床上判断肥胖最常用的指标，由体重（kg）除以身高（m）的平方得到，即BMI=体重/身高²（kg/m²）。大多数个体的体重指数与身体脂肪的百分含量有明显的相关性，能较好地反映机体的肥胖程度。但在具体应用时还应考虑到其局限性，如对肌肉很发达的运动员或有水肿的患者，体重指数值可能过高估计其肥胖程度。老年人的肌肉组织与其脂肪组织相比肌肉组织的减少较多,体重指数可能过低估计其肥胖程度。WHO 定义的肥胖标准见表 28-2。

表 28-2　WHO(1997)成年人 BMI 标准及相关疾病危险

分类	体重指数/(kg·m^{-2})	肥胖相关疾病危险性
体重过低	<18.5	低(但其他疾病危险增加)
正常	18.5~24.9	平均水平
超重	≥25	
肥胖前期	25~29.9	增加
Ⅰ度肥胖	30~34.9	中度增加
Ⅱ度肥胖	35~39.9	严重增加
Ⅲ度肥胖	≥40	极为严重增加

2003 年 4 月,国家卫生和计划生育委员会疾病控制司根据 1990 年代以来我国 13 项大规模流行病学调查结果,制定了《中国成人超重和肥胖症预防控制指南(试用)》,以 BMI 值 24kg/m^2 为中国成人超重的界限,BMI 值 28kg/m^2 为肥胖的界限,即 BMI 在 18.5~23.9kg/m^2 为正常,24.0~27.9kg/m^2 为超重,≥28.0kg/m^2 为肥胖。

2. **理想体重(IBW)**　理想体重(kg)= 身高(cm)-105 或 IBW(kg)=[身高(cm)-100]×0.9(男性)或×0.85(女性)。理想体重±10% 为正常,超过理想体重 10.0%~19.9% 为超重,超过理想体重 20.0% 以上为肥胖。

3. **腰围(WC)**　受试者站立位,双足分开 25~30cm,使体重均匀分配;腰围测量髂前上棘和第 12 肋下缘连线的中点水平。国人以男性腰围≥90cm、女性腰围≥85cm 作为中心型肥胖的切点。腰围是衡量脂肪在腹部蓄积(即中心型肥胖)程度的常用指标,也是 WHO 推荐用于评价中心型肥胖的首选指标,与 CT 测量的内脏脂肪含量有显著相关性。

4. **CT、MRI**　CT 和 MRI 直接测定皮下脂肪厚度或内脏脂肪量是评估体内脂肪分布最准确的方法。腹内脂肪面积是诊断中心型肥胖最精确的方法,以腹内脂肪面积 100cm^2 作为判断腹内脂肪增多的切点,但无法作为常规检查。其他测量身体脂肪含量的方法还有身体密度测量法、生物电阻抗测定法、双能 X 线(DEXA)吸收法测定体脂总量等。

【鉴别诊断】

应尽可能明确肥胖是原发的还是继发的,根据原发病的临床表现和实验室检查特点进行鉴别诊断。药物导致的继发性肥胖有服用抗精神病药、糖皮质激素等用药史。

1. **询问病史**　在病史询问过程中探寻引起肥胖的病因,如肥胖开始的时间,出生时体重,是否有肥胖家族史,是否使用过能引起肥胖的药物,有无头部外伤及疾病史,是否于急、慢性疾病的恢复期、大手术或分娩后,近期是否有生活方式、饮食习惯的变更,诸如终止体育锻炼、职业变换、迁居、营养条件的改善等。有无精神刺激史。自幼肥胖者常为单纯性或遗传性肥胖,成人起病或病史较短者可能为继发性肥胖。

注意肥胖的伴随症状,如高血压、糖尿病、月经失调等。这些情况既可为引起继发性肥胖的基础疾病的表现,也可为单纯性肥胖的合并症。内分泌肥胖多以原发病的主诉来诊。下丘脑性肥胖可有头痛、尿崩、溢乳、食欲亢进以及颅神经损害症状;遗传性肥胖常有性器官发育不全、智力低下;糖尿病常有口渴、多尿及多饮;甲状腺功能减退症常有食欲减退和体重增加。

2. **体格检查**　检测血压,注意身高、体重、肌肉发达情况、有无水肿及先天畸形。注意体型及脂肪分布特点,如果女性呈男性化或男性呈女性化脂肪分布者可能有性腺功能减退;中心型肥胖者有皮质醇增多症(库欣综合征)的可能;下半身脂肪异常增加而上半身脂肪萎缩可能是进行性脂肪萎缩。观察记录第二性征发育情况。先天性卵巢发育不全症、先天性睾丸发育不全症,并可伴有第二性征发育不良,生殖器官发育障碍。注意有无中枢神经及精神障碍,下丘脑肥胖可有视野缺损及颅神经损害表现。精神障碍伴低血糖表现可能为胰岛素瘤。有智力低下表现的可见于 Laurence-Moon-Biedl 综合征等。

3. 辅助检查

(1) X 线检查:头颅平片及蝶鞍分层片,可发现较大垂体瘤、脑瘤及颅骨内板增生。怀疑脑瘤者行气脑或脑血管造影。怀疑肾上腺肿瘤者可行腹膜后充气造影或血管造影检查。胰腺、卵巢也可行 X 线检查。

(2) CT 和磁共振检查(MRI):头颅及全身 CT 或 MRI 检查可发现垂体瘤、其他颅内肿瘤以及肾上腺、胰腺、卵巢等部位肿瘤,为目前常用的无创伤性检查。

(3) B 超检查:对肾上腺、胰腺、甲状腺、性腺肿瘤或囊肿的诊断有帮助。

(4) 放射性核素检查:主要用于内脏器官肿瘤性疾病的诊断,如肾上腺或甲状腺肿瘤。

(5) 其他:染色体检查可检出遗传性疾病。视野检查有助于发现下丘脑垂体病变。

4. 内分泌功能检查

(1) 下丘脑-垂体-甲状腺轴检查:有基础代谢率(BMR)、甲状腺吸^{131}I 率,血清蛋白结合碘(PBI)、血清总 T_3、总 T_4、游离 T_3(FT_3)、游离 T_4(FT_4),了解甲状腺功能状态及检出甲状腺功能减退(甲减)。TSH、TSH 兴奋试验及 TRH、TRH 兴奋试验用于鉴别甲减发生的部位。

(2) 下丘脑-垂体-肾上腺轴功能检查:尿 17-羟、17-酮及尿游离皮质醇测定;血浆皮质醇测定,主要检出皮质醇增多症患者。血浆 ACTH、ACTH 兴奋试验,主要鉴别皮质醇增高是原发于肾上腺抑或是继发于垂体及下丘脑。小剂量(2mg/d)、大剂量(8mg/d)地塞米松抑制试验,前者用于鉴别单纯性肥胖与皮质醇增多症;后者用于鉴别皮质醇增多症为原发于肾上腺肿瘤(ACTH 非依赖的库欣综合征)或继发于垂体及下丘脑病变(库欣病)。

(3) 下丘脑-垂体-性腺轴功能检查:血清睾酮、雌二醇测定用于检出性功能减退。LH、FSH 测定及 LHRH 兴奋试验,若血 LH、FSH 升高,表明性功能减退原发于性腺病变;若降低表明性功能减退继发于下丘脑或垂体。注射 LHRH 后,FSH、LH 升高则病变在下丘脑,FSH、LH 无反应则病变在垂体。

(4) 胰岛功能检查:怀疑糖尿病、胰岛 β 细胞瘤时可测定空腹血糖、血清胰岛素及 C 肽、糖基化血红蛋白、血清果糖胺。也可选用葡萄糖耐量试验、饥饿试验、D860 试验等。

5. 常见的继发性肥胖

(1) 库欣综合征:又称皮质醇增多症。中心型肥胖,常有满月脸、水牛背,内脏脂肪明显增加而四肢相对较瘦,血皮质醇和 24 小时尿游离皮质醇水平增高。

(2) 下丘脑性肥胖:脂肪分布以面、颈部及躯干部显著,皮肤细嫩,手指尖细,常伴有智力减退、性腺发育不良、尿崩症、甲状腺及肾上腺皮质功能不全等,头颅 CT 或 MRI 及内分泌功能测定有助于明确诊断。

(3) 原发性甲状腺功能减退:常伴基础代谢率明显降低,体重增加多为中度,多有黏液性水肿。甲状腺功能测定可鉴别。

(4) 多囊卵巢综合征:女性患者除肥胖外,常有多毛,毛发呈男性化分布,月经稀发或闭经。B 超或可见多囊卵巢,实验室检查血清睾酮或游离睾酮水平升高,可有雄烯二酮、脱氢表雄酮水平升高,常有 LH/FSH>30。

(5) Laurence-Moon-Biedl 综合征:为常染色体隐性遗传病,婴儿期出现症状体征,肥胖、智力低下、视网膜色素变性、多指(趾)或并指(趾)畸形、生殖器发育不良。

(6) Prader-Willi 综合征:染色体 15q11.2-q12 缺失所致。表现为生长发育迟缓、身材矮小、手足小、智力低下。婴儿期喂养困难,语言发育差。儿童期因食欲旺盛和嗜睡导致肥胖。双额径窄,杏仁样眼睛,外眼角上斜,斜视。上唇薄,齿裂异常,小下颌,耳畸形。性腺发育不良,性功能减退,男性隐睾。

6. 肥胖相关慢性并发症的评估

单单依赖 BMI 及 WC 等体质学检查虽然可以一定程度上评估肥胖的严重程度,但无法衡量肥胖对身体的损害,所以对于肥胖患者并发症的评估是至关重要的。肥胖症的并发症主要包括代谢综合征、2 型糖尿病、血脂异常、高血压、非酒精性脂肪性肝病、多囊卵巢综合征、女性不育、男性性腺功能低减、睡眠呼吸暂停综合征、哮喘/气道高反应性、骨性关节炎、压力性尿失禁、胃食管反流病、抑郁等。可首先通过病史及查体初步了解相关并发症情况，进而结合辅助检查明确诊断。

【治疗】

肥胖治疗的关键在于维持能量负平衡。营养、运动、心理及行为干预是综合治疗的基础，应该贯穿始终。同时，针对患者制定个体化的减重方案，大多数情况下需要在以上基础治疗的同时采用减重药物或手术治疗。继发性肥胖则需要针对病因进行治疗，在减重治疗的同时必须对各种并发症及伴发病给予相应治疗。

1. 治疗性生活方式改变

（1）医学营养治疗：医学营养治疗是减重的重要基础。对于轻度和中度肥胖可以取得一定疗效。营养治疗包括限制总能量摄入和调整供能营养素在能量供给中的比例。一般来说需要限制能量摄入，每天能量负平衡500~700kcal。常常需要限制糖和脂肪的摄入量，同时供给充足的必需氨基酸、维生素、矿物质等，同时要予以足量蛋白质供给，以减少减重造成的蛋白质丢失。

首先，要确定合适的热量摄入，每天所需总热量＝理想体重（kg）×每千克体重所需热量（kcal/kg）（表28-3）。

表 28-3　成人每天热量供给量表/（kcal·kg^{-1}）

体型	卧床	轻体力劳动	中体力劳动	重体力劳动
消瘦	20~25	35	40	40~45
正常	15~20	30	35	40
超重或肥胖	15	20~25	30	35

其次，需确定适当的营养素分配比例，在平衡膳食方案下，供能营养素的分配原则是蛋白质占总热量的15%~20%，脂肪占<30%，碳水化合物占50%~55%，其中蛋白质应以优质蛋白为主（>50%），如蛋、奶、肉、鱼及大豆蛋白质。同时摄入足够新鲜蔬菜（400~500g/d）和水果（100~200g/d）；避免油煎食品、方便食品、快餐、巧克力和零食等；适当增加膳食纤维、非吸收食物及无热量液体以满足饱腹感。

中国超重/肥胖医学营养治疗专家共识（2016年版）推荐了5种常用的减重膳食，包括限制热量平衡膳食（calorie restrict diet，CRD）、低热量膳食（low calorie diet，LCD）、极低热量膳食（very low calorie diet，VLCD）、高蛋白质膳食（high protein diet，HPD）及轻断食膳食（intermittent fasting）等。

1）限制能量平衡膳食（calorie-restricted diet，CRD）：在限制能量摄入的同时保证基本营养需求，其宏量营养素的供能比例应符合平衡膳食的要求。CRD目前主要有3种类型：在目标摄入量基础上按一定比例递减（减少30%~50%）；在目标摄入量基础上每天减少500kcal左右；每天供能1 000~1 500kcal。CRD的脂肪供能比例应与正常膳食（20%~30%）一致，适当提高蛋白质供给量比例（1.2~1.5g/kg，或15%~20%），以保证在减重过程中维持氮平衡。不同来源蛋白质的减重效果可能不同，有研究发现大豆蛋白的减脂作用优于酪蛋白，且其降低血液中总胆固醇和低密度脂蛋白胆固醇的作用也更明显。碳水化合物的供给量一般为40%~55%，需按照蛋白质、脂肪的摄入量来确定。碳水化合物应以淀粉类复杂碳水化合物为主，保证膳食纤维的摄入量25~30g/d。严格限制简单糖（单糖、双糖）食物或饮料的摄入。现有研究表明，在CRD减重过程中采用营养代餐作为支持措施的模式比单纯的膳食支持和教育模式能更有效地降低患者的体重。

2）低能量膳食（low calorie diet，LCD）：在满足蛋白质、维生素、矿物质、膳食纤维和水这5大营养素的基础上，适量减少脂肪和碳水化合物的摄取，将正常自由进食的能量减去30%~50%的膳食模式。通常需要在医生监督下进行。

3）极低能量膳食（very-low calorie diet，VLCD）：通常指每天只摄入400~800kcal（1kcal＝4.2kJ）能量，主要来自蛋白质，而脂肪和碳水化合物的摄入受到严格限制。机体处于饥饿状态，因其能引起体重减少、痛风发生风险增加以及电解质平衡紊乱等不良反应并不作推荐。该方法必须在医生严格指导下进行，预防并发症的发生。

4）高蛋白质膳食（high protein diet, HPD）：高蛋白质膳食是蛋白质的供给量一般为占供热比的20%以上，或至少在 1.5g/kg 体重以上，但一般不超过每天总能量的 30%[或 2.0g/（kg·d）]的膳食模式。对于单纯性肥胖以及合并高甘油三酯血症和/或高胆固醇症者高蛋白膳食较正常蛋白膳食更有利于减轻体重以及改善血脂紊乱，并有利于控制减重后体重的反弹。合并慢性肾病患者应慎重选择高蛋白饮食。

5）轻断食模式（intermittent fasting）：也称间歇式断食，较为常用的为 5+2 模式，即 1 周中 5 天相对正常进食，其他 2 天（非连续）则摄取平常的 1/4 能量（女性 500kcal/d，男性 600kcal/d）的膳食模式。该模式尚可改善肥胖个体的胰岛素抵抗和慢性炎症状态，有研究表明可以延缓糖尿病前期进展为 2 型糖尿病。

（2）体力活动和体育运动：运动与医学营养治疗相结合并长期坚持，可以预防肥胖或使肥胖患者体重减轻。值得注意的是，肥胖是运动损伤的高危因素，不恰当的运动可能造成患者关节、肌肉、骨骼的运动损伤，对患者长期生活质量产生不良影响。必须进行教育并给予指导，运动方式和运动量应适合患者具体情况，注意循序渐进，伴有心脑血管并发症或慢性呼吸系统疾病或并发症的患者更应慎重，根据实际情况制订个体化运动处方。

运动对减重的影响取决于运动方式、强度、时间、频率和总量。2013 年美国关于成年人肥胖管理指南推荐，增加有氧运动（如快走）至每周 150 分钟以上（每天 30 分钟以上，每周的大多数天）；推荐更高水平的身体活动（每周 200~300 分钟），以维持体重下降及防止减重后的体重反弹（长期，1 年以上）。有氧运动（运动强度为 50%~85%最大心率）对于减轻体重和减少腹部脂肪效果明显优于抗阻运动，抗阻运动对提高瘦体重更有效，与抗阻运动比较，有氧结合抗阻减肥效果更明显。想在一般推荐采用有氧运动结合抗阻运动的模式预防与治疗超重或肥胖；与单纯饮食或运动相比，饮食结合运动的减重效果更加显著。

（3）认知-行为及心理干预：是通过调整超重和肥胖患者的生活环境及心理状态，帮助患者理解和认识体重管理、肥胖及其危害，从而做出行为改变。包括自我监控、控制进食、刺激控制、认知重建和放松技巧等技术。

认知-行为干预配合体力活动和饮食调整，能够明显降低体重，且超过 6 个月的行为干预比低于 6 个月的效果更明显。行为干预对减重后体重的维持也有明显作用。

肥胖本身可以导致多种心理问题，肥胖者常见的心理因素如压力、沮丧、抑郁容易导致过度进食，并引发罪恶感而陷入恶性循环中。精神-心理支持是减重过程中不可缺少的重要一环，需要医务人员能识别干扰减重管理成功的心理或精神疾病，必要时请专科医师进行治疗。

2. 药物治疗　药物治疗并非减重治疗的首选项，但是很多情况下单独生活方式干预不能取得满意效果或起效较慢时常常需要药物治疗。《肥胖的药物管理：美国内分泌学会临床实践指南（2015）》建议 BMI ≥30kg/m² 的患者或 BMI ≥27kg/m² 伴有高血压、高血脂、2 型糖尿病和阻塞性睡眠呼吸暂停的患者可应用减肥药。中华医学会内分泌学分会肥胖学组建议 BMI ≥28kg/m² 或 BMI ≥24kg/m² 且存在肥胖合并症的患者经过 3~6 个月的单纯控制饮食和增加活动量处理仍不能减重 5%，甚至体质量仍有上升趋势，可考虑启用药物辅助治疗。《欧洲实践指南：初级医疗中成年人肥胖的管理（2019）》则建议对于 BMI ≥30kg/m² 或 BMI ≥27kg/m² 且存在肥胖合并症的患者，可以在生活方式改变的基础上启动药物治疗。

到目前为止，美国食品药品监督管理局（FDA）共批准了 5 种减肥药物，包括氯卡色林、芬特明/托吡酯、纳曲酮/安非他酮复方、利拉鲁肽、芬特明和奥利司他。欧洲药品管理局（EMA）批准用于肥胖治疗仅有 3 种药物，即奥利司他、利拉鲁肽和安非他酮/纳曲酮。而目前在中国大陆地区获准用于减重的药物仅有奥利司他一种。利拉鲁肽虽然作为降血糖药上市，但是未申请减重适应证。

为保证药物的安全性，应用减肥药物的前 3 个月至少每个月评估 1 次药物的有效性和安全性，之后至少每 3 个月评估 1 次。如果 3 个月内体质量下降≥5%，建议继续服药；如果 3 个月内体质量减轻<5%或服药期间出现安全性和耐受性问题，则建议停药或换药。

奥利司他是一种强效的选择性胰腺脂肪酶抑制剂，可降低肠道对脂肪的吸收，剂量为 120mg/次，3 次/d，餐前服用。主要不良反应是胃肠排气增多，油性大便或脂肪泻，大便次数增多和大便失禁。长期服用该药物需适当补充脂溶性维生素（维生素 A、D、E、K）和胡萝卜素，以预防脂溶性维生素缺乏。

某些治疗 2 型糖尿病的药物兼有减重作用。《中国 2 型糖尿病合并肥胖综合管理专家共识》指出,降血糖同时减轻或不增加体重的降血糖药物主要有 GLP-1 受体激动剂(GLP-1RA)、二甲双胍、α-葡糖苷酶抑制剂、DPP-4 抑制剂和钠-葡萄糖协同转运蛋白 2(sodium-glucose cotransporter-2,SGLT-2)抑制剂。其中,GLP-1RA 可显著减轻患者体重,但是剂量一般大于降血糖剂量。如利拉鲁肽在北美推荐减重剂量为 3.0~4.2mg 皮下注射,每天 1 次;而降血糖常规剂量仅为 0.6~1.8mg,每天 1 次。二甲双胍、大剂量阿卡波糖(300mg/d)有一定的减重作用,SGLT-2 抑制剂也有一定减重作用。

3. 外科治疗　目前,减重代谢外科被广泛接受的手术方式包括腹腔镜胃袖状切除术(laparoscopic sleeve gastrectomy,LSG)、腹腔镜 Roux-en-Y 胃旁路术(laparoscopic Roux-en-Y gastric bypass,LRYGB)、胆胰转流十二指肠转位术(biliopancreatic diversion with duodenal switch,BPD/DS),其中前两种更为常用。

中国肥胖和 2 型糖尿病外科治疗指南(2019)》建议单纯肥胖患者手术适应证如下:①BMI≥37.5kg/m²,建议积极手术;32.5kg/m²≤BMI<37.5kg/m²,推荐手术;27.5kg/m²≤BMI<32.5kg/m²,经改变生活方式和内科治疗难以控制,且至少符合 2 项代谢综合征组分,或存在合并症,综合评估后可考虑手术。②男性腰围≥90cm、女性腰围≥85cm,参考影像学检查提示中心型肥胖,经多学科综合治疗协作组(MDT)广泛征询意见后可酌情提高手术推荐等级。③建议手术年龄为 16~65 岁。而对于肥胖的 T2DM 患者手术适应证:①T2DM 患者仍存有一定的胰岛素分泌功能。②BMI≥32.5kg/m²,建议积极手术;27.5kg/m²≤BMI<32.5kg/m²,推荐手术;25kg/m²≤BMI<27.5kg/m²,经改变生活方式和药物治疗难以控制血糖,且至少符合 2 项代谢综合征组分,或存在合并症,慎重开展手术。③对于 25kg/m²≤BMI<27.5kg/m² 的患者,男性腰围≥90cm、女性腰围≥85cm 及参考影像学检查提示中心型肥胖,经 MDT 广泛征询意见后可酌情提高手术推荐等级。④建议手术年龄为 16~65 岁。对于年龄<16 岁的患者,须经营养科及发育儿科等 MDT 讨论,综合评估可行性及风险,充分告知及知情同意后谨慎开展,不建议广泛推广;对于年龄>65 岁患者应积极考虑其健康状况、合并疾病及治疗情况,行 MDT 讨论,充分评估心肺功能及手术耐受能力,知情同意后谨慎实施手术。

手术禁忌证包括:①明确诊断为非肥胖型 1 型糖尿病。②以治疗 T2DM 为目的的患者胰岛 β 细胞功能已基本丧失。③对于 BMI<25.0kg/m² 的患者,不推荐手术。④妊娠糖尿病及某些特殊类型糖尿病患者。⑤滥用药物或酒精成瘾或患有难以控制的精神疾病。⑥智力障碍或智力不成熟,行为不能自控者。⑦对手术预期不符合实际者。⑧不愿承担手术潜在并发症风险者。⑨不能配合术后饮食及生活习惯的改变,依从性差者。⑩全身状况差,难以耐受全身麻醉手术者。

在术式选择方面,由于 LSG 是以缩小胃容积为主的手术方式,通过切除胃底和胃大弯,保持原胃肠道解剖结构,可改变部分胃肠激素水平,对肥胖患者的糖代谢及其他代谢指标改善程度较好,因此适用于绝大多数合并代谢综合征的单纯肥胖患者。LSG 术后最常见的并发症为胃食管反流病(gastroesophageal re-flux disease,GERD),而术前合并 GERD 的患者术后可能导致症状加重,故术前须进行充分评估。LRYGB 是同时限制摄入与减少吸收的手术方式,除减重效果显著外,可改善糖代谢及其他代谢指标。LRYGB 对于 T2DM 缓解率较高,可能与其改变胃肠道激素分泌和十二指肠旷置对胰岛细胞功能的影响有关。对于合并中重度反流性食管炎或代谢综合征严重的肥胖患者或超级肥胖患者可考虑优先选择 LRYGB。

【预防】

肥胖症的发生与遗传及环境有关,环境因素的可变性为预防肥胖提供了可能性。应做好宣传教育工作,鼓励人们采取健康的生活方式,尽可能使体重维持在参考范围内。应早期发现有肥胖趋势的个体,并对个别高危个体进行个体化指导。预防肥胖应从儿童时期开始,尤其是加强对青少年的健康宣教。

对肥胖及其慢性并发症的防治可以分为 3 个阶段:①一级预防,即预防超重和肥胖的发生,其主要手段包括健康教育;营造健康的生活环境;促进健康饮食习惯和规律的体力活动等。②二级预防,对于已经发生超重和肥胖的患者,预防体重进一步增加和肥胖相关的并发症的发生;其主要手段包括通过 BMI 和腰围进行肥胖筛查;肥胖的诊断和并发症评估;采用生活方式及行为干预,必要时使用减重药物治疗。

③三级预防,即通过减重治疗消除或改善肥胖相关并发症并预防疾病的进展;主要手段包括生活方式、行为干预及减重药物和手术治疗。

(曾天舒)

参 考 文 献

[1] 中国超重肥胖医学营养治疗专家共识编写委员会.中国超重/肥胖医学营养治疗专家共识(2016年版).中华糖尿病杂志,2016,8(9):525-540.

[2] 中华医学会内分泌学分会.中国2型糖尿病合并肥胖综合管理专家共识.中华内分泌代谢杂志,2016,32(8):623-626.

[3] 中华医学会外科学分会甲状腺及代谢外科学组,中国医师协会外科医师分会肥胖和糖尿病外科医师委员会.中国肥胖和2型糖尿病外科治疗指南(2019版).中国实用外科杂志,2019,39(4):301-306.

[4] NCD RISK FACTOR COLLABORATION(NCD-RISC).Worldwide trends in body-mass index,underweight,overweight,and obesity from 1975 to 2016:a pooled analysis of 2416 population-based measurement studies in 128.9 million children,adolescents,and adults.Lancet,2017,390(10113):2627-2642.

[5] GARVEY WT,MECHANICK JI,BRETT EM,et al.American Association of Clinical Endocrinologists and American College of Endocrinology comprehensive clinical practice guidelines for medical care of patients with obesity.EndocrPract,2016,22(Suppl3):1-203.

[6] DURRERSCHUTZ D,BUSETTO L,DICKER D,et al.European practical and patient-centred guidelines for adult obesity management in primary care.Obes Facts,2019,12(1):40-66.

第二十九章　脂代谢异常

脂类是人体内一大类重要的有机化合物,包括脂肪和类脂。血浆脂类简称血脂,血脂含量与全身脂类相比只占小部分,但其代谢非常活跃。肠道吸收的外源性食物酯类、肝合成的内源性脂类及脂肪组织贮存的脂肪动员都必须先经血液再到其他组织。因此,血脂水平可反映全身脂类代谢状态。脂类不溶于或微溶于水。血液中的脂类必须与特殊的蛋白质即载脂蛋白结合形成脂蛋白才能被运输至组织进行代谢。所以血脂代谢也就是血浆脂蛋白代谢。目前普遍采用"血脂异常"这一名词,实质也就是"异常血浆脂蛋白血症"。

【病因与发病机制】

脂质来源、脂蛋白合成、代谢过程关键酶异常或降解过程受体通路障碍等均可导致血脂异常。按照病因可将血脂异常分为原发性血脂异常和继发性血脂异常。

1. **原发性血脂异常**　是遗传与环境因素相互作用的结果。大部分原发性血脂异常存在单一或多个基因突变,环境因素包括不良饮食习惯、运动不足、肥胖、增龄、吸烟及酗酒等。家族性异常脂蛋白血症由基因缺陷所致。家族性脂蛋白脂酶(LPL)缺乏症和家族性 Apo C2 缺乏症可造成 CM、VLDL 降解障碍。家族性高胆固醇血症的基因突变包括编码 LDL 受体基因的功能缺失型突变、编码与 LDL 受体结合的 *Apo B* 基因突变、分解 LDL 受体的前蛋白转化酶枯草溶菌素 9(PCSK9)基因的功能获得型突变、转运 LDL 受体到细胞膜表面的 LDL 受体调整蛋白基因突变等。80%以上家族性高胆固醇血症是单一基因突变所致。LDL 受体基因的功能缺失型突变是家族性高胆固血症的最常见病因。家族性高 TG 血症通常是参与 TG 代谢的 LPL、*Apo C2* 或 *Apo A5* 基因突变导致,表现为重度高 TG 血症(TG>10mmol/L)。

2. **继发性血脂异常**　甲状腺功能减退症、库欣综合征、肝肾疾病、系统性红斑狼疮、骨髓瘤、多囊卵巢综合征、过量饮酒等通过不同机制影响脂质或脂蛋白的合成、转运或代谢等环节而导致血脂异常。某些药物长期应用可引起继发性血脂异常,如噻嗪类利尿剂、非选择性 β 受体拮抗剂、长期大量使用糖皮质激素等。

【临床表现】

血脂异常可见于不同年龄、性别的人群。血脂水平随年龄而升高,至 50~60 岁达到高峰,其后趋于稳定或有所下降。中青年女性血脂水平低于男性,但绝经期后显著升高,常高于同龄男性。明显血脂异常患者常有家族史。血脂异常常无明显症状和体征。

1. **黄色瘤、早发性角膜环和眼底改变**　黄色瘤是一种异常的局限性皮肤隆起,由脂质局部沉积引起,颜色可为黄色、橘黄色或棕红色,多呈结节、斑块或丘疹形状,质地柔软,最常见于眼睑周围。血脂异常患者可出现角膜环,位于角膜外缘呈灰白色或白色,由角膜脂质沉积所致,常发生于 40 岁以下。严重的高 TG 血症可出现脂血症眼底改变。

2. **动脉粥样硬化**　脂质在血管内皮下沉积引起动脉粥样硬化,导致心脑血管和周围血管病变。某些家族性血脂异常可于青春期前发生冠心病,甚至心肌梗死。严重的高 TC 血症可出现游走性多关节炎。当 TG>5.6mmol/L 时,除导致 ASCVD 风险外,急性胰腺炎发生风险也增高。

【辅助检查】

血脂异常通过实验室检查进行诊断及分型。基本检测项目为血浆或血清胆固醇、TG、LDL-C 和 HDL-C,Apo A、Apo B 对预测 ASCVD 有一定意义。

多种因素可对血脂指标产生影响,因此在检验血脂前需注意以下事项:①采血前 2 周内保持相对稳定的饮食与运动习惯,采血前数日不宜大量饮酒;②采血前 24 小时内不宜剧烈运动;③采血前 12 小时内不进食任何食物。采血前晚可少量饮水(一般不超过 500ml),但当日晨起不宜大量饮水(服药时可少量饮水);④采血前一般无需停用日常服用的治疗药物,但应告知医生所用药物的种类与剂量;⑤采血前至少静坐休息 5 分钟,采血时一般取坐位;⑥若需自行送检血标本,应在采血后尽快送往化验室。送标本途中避免剧烈摇动试管,避免暴露于过冷或过热的环境中。

血脂筛查的重点人群:①有血脂异常、冠心病或动脉粥样硬化家族史,尤其是直系亲属中有早发冠心病或其他动脉粥样硬化病史;②有 ASCVD 病史;③有多项 ASCVD 危险因素(高血压、糖尿病、肥胖、过量饮酒以及吸烟史);④有皮肤或肌腱黄色瘤。

【诊断与鉴别诊断】

1. **诊断**　详细询问病史,包括饮食和生活习惯、引起继发性血脂异常的相关病史、引起血脂异常的用药史以及家族史。体格检查需注意有无黄色瘤、角膜环和脂血症眼底改变等。

血脂异常的诊断采用《中国成人血脂异常防治指南(2016 年修订版)》关于我国血脂合适水平及异常分层标准(表 29-1)。

表 29-1　血脂异常的诊断及分层标准

单位:mmol·L⁻¹

分层	TC	LDL-C	HDL-C	非 HDL-C	TG
理想水平		<2.6		<3.4	
合适水平	<5.2	<3.4		<4.1	<1.7
边缘升高	5.2~6.19	3.4~4.09		4.1~4.89	1.7~2.29
升高	≥6.2	≥4.1		≥4.9	≥2.3
降低			<1.0		

2. **正确看待化验单中血脂的参考值**　多数医院化验单均会注明各项血脂指标的参考值范围,其实所谓的参考值并无太大意义。各项血脂参数都在参考值范围内就是正常的概念是错误的,因为具有不同心血管风险时的合适血脂范围是不同的。要正确看待检验单上的参考值,建议各家医院标出不同心血管风险时的合适血脂范围,便于医师及时发现和治疗血脂异常。不同个体相对安全的胆固醇水平是不同的,举例来说,如果较年轻、不吸烟、不肥胖、父母没有心血管疾病、高血压和糖尿病,其 LDL-C 只要不超过 4.1mmol/L 即可(当然低一些会更好);若患者已经发生冠心病,并且合并糖尿病,其 LDL-C 最好降到 1.8mmol/L 以下。因此不应认为血脂化验单上各项指标均在参考范围内就不需要治疗,需要根据是否有发生心血管风险来判断。

血脂管理上区分理想 LDL-C 值与目标 LDL-C 值很重要。理想 LDL-C 值是指为了将个人发生心血管病的风险降到最低所需要维持的 LDL-C 值,强调的是个人终其一生持续维持的管理策略。依照现有流行病学及基因学证据推论出的理想 LDL-C 值应该是<2.59mmol/L,尤其是高危人群;至于 LDL-C 值在 2.59~3.37mmol/L 则是低危人群或没有心血管病危险因素者可接受的理想 LDL-C 值。目标 LDL-C 值则是指个人已经有一定的心血管病发病风险时,为降低风险而须达到的 LDL-C 值。目标 LDL-C 值推论自临床随机对照研究,现行的血脂管理指南都有相关的建议。举例来说:对已经罹患心血管病、需要做二

级预防的人群而言,指南建议的目标 LDL-C 值可能低于理想 LDL-C 值,如有 ASCVD 的患者 LDL-C 要降到<1.8mmol/L。

3. **鉴别诊断**　鉴别原发性血脂异常和继发性血脂异常。继发性血脂异常多存在原发病的临床表现和病理特征。对家族性异常脂蛋白血症可进行基因诊断。

【治疗】

血脂异常治疗的主要目的是防治 ASCVD。临床上应根据个体 ASCVD 总体风险的分层来决定治疗措施及血脂的目标水平。

LDL-C 为调脂治疗的首要干预靶点。非 HDL-C 可作为次要干预靶点。由于缺乏足够的心血管终点研究证据,HDL-C 水平升高仅仅可以用于心血管危险评估,不建议作为治疗和管理的靶标。

治疗性生活方式改变是血脂异常治疗的基础措施。他汀类药物是目前调脂治疗的首选药物。

1. **加强医护人员和患者的教育**　首先,医生应转变观念,控制血脂异常可有效减少心血管事件。加强医生对指南的认识和理解,提高实际运用能力;再者,加强患者的教育。让患者了解血脂异常的危害、调脂的时机以及治疗目标和获益等问题,让患者了解血脂异常的管理是一件长期的事情,不能期望短期内治愈。

2. **根据 ASCVD 危险程度决定干预策略**　依据 ASCVD 发病风险采取不同强度干预措施是防治血脂异常的核心策略。ASCVD 总体风险是多种危险因素复杂交互作用的结果。全面评价 ASCVD 总体风险是制订血脂异常个体化干预策略的基础。

进行危险评估时,已诊断 ASCVD 者为极高危人群;符合以下条件之一者为高危人群:①LDL-C≥4.9mmol/L;②1.8mmol/L≤LDL-C<4.9mmol/L 且年龄≥40 岁的糖尿病患者。不具有上述情况的个体,在决定是否需要调脂治疗前,应根据 LDL-C 或 TC 水平、有无高血压及其他 ASCVD 危险因素进行未来 10 年间 ASCVD 总体发病危险评估,并按照 ASCVD10 年总体发病危险进行危险分层,将<5%,5%~9% 及≥10% 分别定义为低危、中危及高危。

2017 年《AACE/ACE 血脂异常管理与 ASCVD 预防指南》中甚至分出了超高危人群:极高危人指除有明确的 ASCVD,还伴有以下任何一种情况:①LDL-C<1.8mmol/L,仍有不稳定心绞痛在内的进展性疾病;②伴有 2 型糖尿病,慢性肾病 3 期或 4 期,或杂合子家族性高胆固醇血症;③伴有早发心脑血管疾病(男<55 岁,女<65 岁)。当然不是所有专家都接受这种分类,但足可见大家对血脂异常管理的重视。

此外,对 ASCVD 10 年发病危险为中危且年龄低于 55 岁的人群,建议进行 ASCVD 余生危险评估,以便对高危个体早期干预。上述人群中,如存在以下危险因素≥2 项,其 ASCVD 余生危险为高危:①收缩压≥160mmHg 或舒张压≥100mmHg;②非 HDL-C≥5.2mmol/L;③HDL-C<1.0mmol/L;④BMI≥28kg/m²;⑤吸烟。

3. **LDL-C 作为首要干预靶点**　LDL-C 升高是导致 ASCVD 发病的关键因素。降低 LDL-C 水平是改善动脉粥样硬化、减少 ASCVD 发病率、致残率及致死率的有效措施。随着 LDL-C 降低,CVD 风险呈剂量依赖性的降低;LDL-C 降低越多,心血管风险降低越明显。LDL-C 每降低 1.0mmol/L,可使每年平均心血管事件风险减少 1/5,冠心病死亡风险降低 20%,其他心脏性死亡风险降低 11%,全因死亡风险降低 10%。且不论基线 LDL-C 水平如何,LDL-C 每降低 1mmol/L,减少心血管事件风险相似。与 LDL-C 降低相关的获益,并非他汀治疗所特有。降低 LDL-C 的获益与降低方式无关。LDL-C 降幅决定 CVD 风险下降程度,与方式无关,且 CVD 下降与 LDL-C 降低持续时间相关;降低 LDL-C 1mmol/L 获益与 LDL-C 基线无关;早期降低 LDL-C 获益是后期降低 LDL-C 获益的 3 倍。因此,降低 LDL-C 水平是防控 ASCVD 的首要干预靶点。

由于高 TG 血症时残粒脂蛋白水平升高,增高动脉粥样硬化风险,非 HDL-C 应作为次要干预靶点。非高密度脂蛋白胆固醇(非 HDL-C)是指除 HDL 以外其他脂蛋白中含有的胆固醇总和,计算公式如下:非 HDL-C=TC−HDL-C。非 HDL-C 作为 ASCVD 及其高危人群防治时调脂治疗的次要目标,适用于 TG 水平在 2.3~5.6mmol/L 时,LDL-C 不高或已达治疗目标的个体。

根据 ASCVD 总体危险分层,设定调脂治疗干预靶点的达标值(表 29-2)。针对 LDL-C 基线值较高不能达标者,LDL-C 至少应降低 50%。极高危人群即使 LDL-C 基线水平在达标值以内,仍应将 LDL-C 进一步降低 30%。

表 29-2　不同 ASCVD 危险人群中 LDL-C/非 HDL-C 治疗达标值

单位:mmol·L⁻¹

危险等级	LDL-C	非 HDL-C
低危、中危	<3.4	<4.1
高危	<2.6	<3.4
极高危	<1.8	<2.6

4. 治疗性生活方式干预　生活方式的调整是基石,如何强调都不为过。无论是否选择药物治疗,都必须坚持生活方式干预。

(1) 饮食控制:改善饮食结构,根据患者血脂异常的程度、分型以及性别、年龄和劳动强度等制订食谱。减少总能量摄入(每天减少 300~500kcal)。在满足每天必需营养和总能量基础上,限制胆固醇摄入量(<300mg/d),补充植物固醇(2~3g/d)。限制饱和脂肪酸摄入量(占总能量比例一般人群<10%,高 TC 血症<7%),脂肪摄入优先选择富含 n-3(ω-3)多不饱和脂肪酸的食物。摄入碳水化合物占总能量 50%~60%,补充可溶性膳食纤维(10~25g/d)。

(2) 控制体重:肥胖是血脂代谢异常的重要危险因素。争取逐渐减少体重至理想状态。减少每天食物总能量(每天减少 300~500kcal),改善饮食结构,增加身体活动,可使超重和肥胖者体重减少 10% 以上。维持健康体重(BMI 20.0~23.9kg/m²),有利于血脂控制。

(3) 增加运动:每天 30 分钟中等强度代谢运动,每周 5~7 天。对于 ASCVD 患者应通过运动负荷试验充分评估运动的安全性。

(4) 其他:戒烟、限盐、限制饮酒、禁烈性酒。

5. 药物治疗　在生活方式调整的基础上,如有必要应及时加用调脂药物,特别是他汀类药物,并根据血脂目标和副作用适时调整药物剂量和种类。非他汀类药物如依折麦布与 PCSK9 抑制剂,可作为他汀类药物的重要补充。

(1) 他汀类药物:他汀类药物竞争性抑制体内胆固醇合成限速酶(HMG-CoA 还原酶)活性,减少胆固醇合成,同时上调细胞表面 LDL 受体,加速 LDL 分解代谢,还可抑制 VLDL 合成。可显著降低血清胆固醇、LDL-C 和 Apo B,也在一定程度上降低 TG,并轻度升高 HDL-C。

汀类药物在人类 ASCVD 防治史上具有里程碑式的意义。他汀类药物降低冠心病死亡率和患者总死亡率。他汀治疗后,LDL-C 每降低 1mmol/L,心血管事件相对危险降低 20%。他汀治疗也能使基线胆固醇不高的高危人群受益。58 项他汀类药物临床试验(治疗组 76 359;安慰剂 71 962)结果显示,LDL-C 降低幅度越大、时间越长,心脏事件减少越多,即他汀类药物需要长期应用。他汀类药物适用于高胆固醇血症、混合性高脂血症和 ASCVD。目前国内临床常用的他汀类药物和每天剂量范围:洛伐他汀(lovastatin,10~80mg),辛伐他汀(simvastatin,5~40mg),普伐他汀(pravastatin,10~40mg),氟伐他汀(fluvastatin,10~40mg),阿托伐他汀(atorvastatin,10~80mg),瑞舒伐他汀(rosuvastatin,10~20mg)。不同种类与剂量的他汀类药物降 TC 幅度存在较大差别。

高强度他汀(LDL-C 降幅≥50%):阿托伐他汀 40(80)mg 或瑞舒伐他汀 20(40)mg;中等强度他汀(LDL-C 降幅 30%~50%):阿托伐他汀 10(20)mg,氟伐他汀 80mg,洛伐他汀 40mg,匹伐他汀 2~4mg,普伐他汀 40(80)mg,瑞舒伐他汀(5)10mg,辛伐他汀 20(40)mg。他汀建议每天服用 1 次,可在任何时间段,但晚上服用时 LDL-C 降幅稍有增加。取得预期疗效后应坚持长期服用。如应用他汀类药物后出现不良反应,可更换他汀种类、减少剂量、隔日服用或更换非他汀类药物。

关于他汀类药物剂量的问题。临床研究和真实世界研究都证明:中等强度他汀类药物可使我国大多数患者降血脂达标。2016 年 DYSIS-CHINA 研究显示在中国患者中,大剂量他汀治疗并不能提高 LDL-C

达标率;同时,大剂量他汀治疗显著增加不良事件。目前尚无中国人群高强度他汀治疗的安全性数据,基于以上原因国内外权威血脂指南/共识均不推荐亚裔患者使用大剂量他汀。

由于他汀的广泛使用,应关注其安全性问题。常见问题如下:

1)他汀类药物强化降血脂可能导致肌酶升高:他汀类药物剂量增加,肌病发生风险增加。SEARCH试验中辛伐他汀用药剂量为80mg的患者中有52例发生肌病,而剂量为20mg的患者中仅1例发生肌病。此外,大剂量组中有22例出现横纹肌溶解,20mg剂量组则均未出现。患者在服药第1年内发生肌病和横纹肌溶解风险最高,上述风险在老年人和女性患者中更高。2011年FDA建议:限制使用大剂量辛伐他汀。在新诊断患者中不应启动辛伐他汀80mg治疗,包括已服用小剂量辛伐他汀的患者;辛伐他汀80mg应限于已服用该药12个月,且无肌病证据患者。同时,FDA建议:在服用胺碘酮、维拉帕米和地尔硫草的患者中,辛伐他汀剂量不应超过10mg;在服用氨氯地平的患者中,辛伐他汀剂量不应超过20mg。

2)大剂量他汀类药物增加新发糖尿病风险:2009年,Swapnil等荟萃分析显示在纳入的5个他汀类药物研究中,糖尿病风险增加13%。2010年,Sattar和Preiss等在Lancet发表的荟萃分析显示在13个他汀类药物研究中(共91 140名受试者),平均随访4年,与安慰剂和标准治疗比较,大剂量他汀类药物治疗增加了9%新发糖尿病风险,特别是老年患者。2011年,Preiss等在JAMA上发表的一项荟萃分析显示与中等剂量的他汀类药物相比,大剂量他汀类药物增加新发糖尿病风险,但同时显著减少新发心血管疾病的风险。

目前缺乏确切的理论来解释大剂量他汀与糖尿病风险增大之间的关系。在大剂量他汀类药物治疗中,应注意到心血管风险的不断减小可能伴随糖尿病风险的增大。另一方面,这些结果的公布不应使心脏病患者或存在心脏病高危因素的人群远离他汀类药物。心脏病患者、有既往卒中史或存在心脏病高危因素的人群仍然可以从他汀类药物中获益。

3)他汀的肝脏毒性:他汀类致转氨酶升高的发生率并不高。对一些活动性肝病患者,他汀类药物不能使用。但对非酒精性脂肪肝病(NAFLD)和非酒精性脂肪性肝炎(NASH)的患者,使用小剂量及中剂量的他汀类药物是安全的。

开他汀类药物治疗开始前进行转氨酶检查,此后有临床指征再行监测。对他汀类药物所致无症状性转氨酶增高,轻度增加无须停药;对出现肝功能不全患者,应立即停药并交由肝病科处理。

4)他汀类药物对认知的影响:他汀类药物潜在的非严重性和可逆性认知方面的副作用,如记忆丧失、意识模糊等。停用他汀类药物治疗后是可逆的,这种影响与年龄显著相关。发生这一损害的时间高度可变,从开始使用他汀类药物1天到几年不等。

总的来说,大多数患者对他汀类耐受性良好。少数接受大剂量治疗患者可出现转氨酶升高、肌痛、肌炎、血清肌酸激酶升高,极少数可发生横纹肌溶解而致急性肾衰竭。长期应用他汀类药物有增加新发糖尿病的风险。他汀类药物不宜与环孢霉素、雷公藤、环磷酰胺、大环内酯类抗生素以及吡咯类抗真菌药(如酮康唑)等合用。儿童、孕妇、哺乳期女性和准备生育的女性不宜服用。

同时,在临床工作中,LDL-C降幅大小并非绝对,个体化降血脂治疗可能更为重要。在他汀类药物治疗时,特别是强化降血脂时,药物的效益-风险比亦值得考虑。

(2)肠道胆固醇吸收抑制剂:依折麦布口服后被迅速吸收,结合成依折麦布-葡萄糖甘酸,作用于小肠细胞刷状缘,抑制胆固醇和植物固醇吸收。依折麦布单药治疗可使高胆固醇血症患者的LDL-C降低15%~22%。与他汀类联合治疗可使LDL-C水平降幅增加15%~20%。适用于高胆固醇血症和以胆固醇升高为主的混合性高脂血症,单药或与他汀类药物联合使用。IMPROVE-IT研究与SHARP研究显示,与单用他汀类药物相比,联合应用依折麦布和他汀类药物所产生的心血管获益幅度相同,亦即在LDL-C降幅相同的情况下,联合应用他汀类药物和依折麦布或单用他汀类药物具有等效性。依折麦布与他汀类药物联合使用可进一步降低急性冠脉综合征(ACS)患者心血管事件风险。推荐剂量为10mg,每天1次。依折麦布可与任何种类、剂量的他汀类药物同时使用。该药耐受性良好,没有报道重大的不良反应,最常见的不良反应是转氨酶中度升高和肌痛,停药后恢复。妊娠期和哺乳期女性禁用。

(3)普罗布考:普罗布考渗入到LDL颗粒核心中影响脂蛋白代谢,促进LDL通过非受体途径清除,降低胆固醇和 LDL-C,明显降低 HDL-C。适用于高胆固醇血症。常用剂量为 0.5g,口服,每天 2 次。常见不良反应为恶心,偶见 Q-T 间期延长。室性心律失常、Q-T 间期延长、低血钾者禁用。

(4) 胆酸螯合剂:属碱性阴离子交换树脂,在肠道内与胆汁酸不可逆结合,阻断胆酸的肠肝循环,促使胆汁酸随粪便排出,减少胆固醇的重吸收。适用于高胆固醇血症和以胆固醇升高为主的混合性高脂血症。主要制剂及每天剂量范围:考来烯胺(4~16g),考来替哌(5~20g),考来维仑(1.875~4.375g)。与他汀类药物联用可明显提高调脂效果。常见不良反应为恶心、呕吐、腹胀、腹痛、便秘。可干扰其他药物的吸收,如叶酸、地高辛、贝特类、他汀类、抗生素、甲状腺素、脂溶性维生素等。此外,此类药可升高某些患者循环 TG 水平。异常 β 脂蛋白血症和血清 TG>4.5mmol/L 为绝对禁忌证。

(5) 贝特类药物:激活过氧化物酶体增殖物激活受体 α(PPAR)α 和 LPL,降低血清 TG、升高 HDL-C 水平,促进 VLDL 和 TG 分解以及胆固醇的逆向转运。适用于高 TG 血症和以 TG 升高为主的混合性高脂血症。临床常用主要制剂:非诺贝特(0.1g 每天 3 次或微粒型 0.2g,每天 1 次);苯扎贝特(0.2g,每天 3 次或缓释型 0.4g,每晚 1 次)。常见不良反应与他汀类药物类似。贝特类能增强抗凝药物作用,联合使用时需调整抗凝药物剂量。禁用于肝、肾功能不全者以及儿童、孕妇和哺乳期妇女。

(6) 烟酸类药物:烟酸也称维生素 B₃,其调脂作用可能与抑制脂肪组织中酯酶活性、减少游离脂肪酸进入肝脏、减少 VLDL 分泌有关。大剂量使用时可降低胆固醇、LDL-C 和 TG,升高 HDL-C。适用于高 TG 血症和以 TG 升高为主的混合性高脂血症。烟酸有普通和缓释 2 种剂型,以缓释型较常用。推荐剂量为 1~2g 每天睡前 1 次,建议从小剂量(0.375~0.5g/d)开始,4 周后增至推荐剂量。烟酸类衍生物阿昔莫司 0.25g,每天 1~3 次,餐后口服。烟酸常见不良反应包括面部潮红、瘙痒和胃肠道症状,偶见肝功能损害、高尿酸血症等。慢性活动性肝病、活动性消化性溃疡和痛风者禁用,糖尿病患者一般不宜使用。

(7) 高纯度鱼油制剂:鱼油主要成分为 n-3 长链多不饱和脂肪酸,包括二十碳五烯酸(EPA)和二十二碳六烯酸(DHA)等,其调脂机制尚不清楚,降低 TG 和轻度升高 HDL-C,对胆固醇和 LDL-C 无影响。适用于高 TG 血症和以 TG 升高为主的混合性高脂血症。常用剂量为 0.5~1g,每天 3 次口服。不良反应少见。有出血倾向者禁用。

(8) 新型调脂药物

1) Apo B100 合成抑制剂:米泊美生是针对 Apo B mRNA 的反义寡核苷酸,通过抑制 Apo B 转录减少 VLDL 合成和分泌,可使 LDL 降低 25%。2013 年美国食品药品监督管理局(FDA)批准其单独或与其他调脂药物联合用于治疗 HoFH。常见不良反应为注射局部肿痛、瘙痒。

2) 前蛋白转化酶枯草溶菌素 9(PCSK9)抑制剂:通过抑制 PCSK9 阻止 LDL 受体降解,从而促进 LDL-C 的清除。PCSK9 单抗单独或与他汀类药物联合使用均明显降低血清 LDL-C(40%~70%),同时改善 HDL-C、LP(a)等指标。FOURIER 研究显示,应用 PCSK-9 抑制剂降低 1mmol/L 的 LDL-C 所产生的心血管获益幅度与他汀相同。在 LDL-C 降幅相同的情况下,PCSK-9 抑制剂或他汀降低心血管事件的疗效具有生物学等效性。此外,PCSK-9 抑制剂与他汀联用可进一步降低 LDL-C 和 ASCVD 风险。PCSK-9 抑制剂在我国已上市,具有我国自主知识产权的国产 PCSK9 抑制剂也已进入临床试验阶段。此类药物价格昂贵,需经皮下注射给药,通常隔 1 周注射 1 次。因为其不干扰口服药物的药代动力学或药效动力学,所以不会与口服吸收的药物相互反应。最常报道的副作用是注射部位的瘙痒和流感样症状。

3) 微粒体 TG 转移蛋白抑制剂:洛美他派于 2012 年被 FDA 批准上市,主要用于治疗 HoFH,可使 LDL-C 降低达 40%。不良反应发生率较高,主要包括转氨酶升高和脂肪肝。

(9) 中药:中医认为高脂血症的主要病机是脾、肾、肝等脏腑功能紊乱,导致气机郁滞、痰浊化生、瘀阻脉络。治疗基本原则是化痰、活血、理气。具有调脂作用的中药有山楂、苦丁、绞股蓝、菖蒲等,可选用具有降血脂作用的中成药。中药可与其他调脂药物联用。

6. 调脂药物的选择　先评估患者总体心血管风险;识别风险水平的 LDL-C 目标值(TG≥5.6mmol/L 时,需立即启动非诺贝特治疗,预防急性胰腺炎);计算达到目标值需要降低 LDL-C 的百分率;选择一种能达到降低幅度的他汀类药物和平均剂量;个体对他汀类药物治疗的反应不同,因此,可能需要调整剂量;

如果最大可耐受剂量的他汀类药物不能达到目标值,则考虑药物联用。当然,选择药物有通用的标准,诸如患者的临床情况、并用的药物、药物耐受性、当地用药传统、药品价格等因素,在决定药物和剂量的最后选择时可能起主要的作用。

首选他汀类药物降低 LDL-C,并且坚持长期使用。需要注意的是,尽管我们强调 LDL-C 达标的重要性,但并不是他汀类药物剂量越大越好。他汀类药物剂量加倍,而疗效(如 LDL-C 的降低)并没有等比例增加(仅增加 6%~7%)。目前单用强化他汀降血脂所能达到的水平是 LDL-C<1.81mmol/L,但 80mg/d 阿托伐他汀已使患者发生不良反应的危险性增加;且强化降血脂不能带来更高的临床获益(发生主要冠心病事件风险的降低),故要达到更低的 LDL-C 水平,势必进一步加大他汀类药物剂量,或联合用药,不良反应风险肯定明显增加,可能会抵消心血管事件方面的获益。此外,在临床应用中,剂量加大,费用必然增加,可能有很多患者不能长期坚持。

他汀是血脂异常干预中的基石药物。然而,患者个体间对他汀类药物的反应有很大差异,使用同等剂量的他汀类药物,有些患者的 LDL-C 变化很小。对他汀类药物反应的不良因素包括外在因素和内在因素,前者如依从性不好、饮食、治疗时间、同时使用的其他药物等,后者则主要由患者的基因型决定。在临床实践中,医务人员或许需要基于个体化患者对药物的应答(如副作用、耐受性、LDL-C 水平)调整他汀类药物治疗的强度。由于遗传学背景的差异,我国人群对于大剂量、高强度他汀类药物治疗的耐受性和安全性较差,发生肝毒性、肌肉毒性的风险明显高于欧美国家患者。中等强度他汀类药物治疗已可使大多数患者 LDL-C 达标,故不推荐我国患者常规选择大剂量高强度他汀类药物治疗。同时,在使用他汀类药物过程中,还要关注他汀类药物对血糖和认知的影响。

此外,血脂异常患者很多为高龄,在高龄人群中使用他汀类药物时要注意:①在虚弱人群中,应密切监测他汀类药物的肌肉副作用,并且他汀类药物不应与贝特类药物联用,调脂目标和血脂测定频率均可降低要求;②在痴呆人群中,调脂目标和血脂测定频率均可降低要求,应考虑对非动脉粥样硬化痴呆的个体进行适宜的他汀类药物治疗,在没能得到充分照顾的晚期痴呆老年患者中,应审慎选用药物治疗;③在临终关怀患者中,通常不需要调脂治疗,并且可考虑撤除原治疗。

总体上,他汀类药物总体安全性好。部分患者和医务人员对他汀类药物所致轻度转氨酶可能过于关注和反应过度;他汀类药物增加新发糖尿病的风险远远小于它们减少 ASCVD 事件的效果。他汀类药物对横纹肌的不良反应应当重视,但引起横纹肌溶解症极少见;他汀类药物引起老年性痴呆的证据不足;他汀类药物不增加患癌症风险。

不能耐受他汀类药物或不能耐受实现 LDL-C 治疗目标所需他汀剂量的用药方案:①更换他汀品种;②减低他汀剂量;③隔日服药;④联合或更换其他调脂药物(依折麦布、贝特类、烟酸、PCSK9 等);⑤强化生活方式治疗。

7. 联合用药选择　他汀类药物存在"6"定律,即他汀类剂量加倍,LDL-C 降幅仅增加 6%,同时随着剂量的加大,药物的副作用和费用随之增加;同时,即使他汀使 LDL-C 水平达标,仍存在发生严重大血管事件的残留风险。高 TG 和低 HDL-C 水平均为独立于 LDL-C 的心血管事件预测因子。在他汀类药物治疗基础上加用其他种类的调脂药,可进一步降低 LDL-C 水平,纠正高 TG 和低 HDL-C 水平也是毋庸置疑的。

虽然很多患者用单药治疗可达到 LDL-C 目标值,但很大一部分高危患者或 LDL-C 水平极高的患者需要额外的治疗。还有一些患者不耐受他汀类药物或不能耐受较大剂量他汀类药物。在这些情况下,应当考虑联合治疗。

(1) 他汀类药物与依折麦布:高胆固醇血症患者如对中等强度他汀类药物治疗血脂不达标或不耐受,可考虑联合应用依折麦布,在他汀类药物治疗基础上可使 LDL-C 进一步下降 18%,且不增加他汀类药物的不良反应。ASCVD 极高危患者采用本方案可降低心血管事件风险。

(2) 他汀类药物与 PCSK9 抑制剂联合:尽管 PCSK9 抑制剂尚未在中国上市,他汀类药物与 PCSK9 抑制剂联合应用已成为欧美国家治疗严重血脂异常,尤其是家族性高胆固醇血症(FH)的联合方式,可较任何单一的药物治疗带来更大程度的 LDL-C 水平下降,提高达标率。FH 尤其是 HoFH 患者,经生活方式加最大剂量调脂药物（如他汀+依折麦布）治疗,LDL-C 水平仍>2.6mmol/L 的 ASCVD 患者加用 PCSK9 抑制剂,组成不同作用机制调脂药物的三联合用。

2018 年美国心脏学会(AHA)与美国心脏病学会(ACC)共同制定的降胆固醇治疗临床实践指南:极高危 ASCVD 患者,可在他汀类基础上加用非他汀类药物将 LDL-C 降低至 1.8mmol/L 以下。极高危患者包括既往多次发生严重 ASCVD 事件史者或发生过一次严重心血管事件且并存多种高危因素者。极高危患者经过最大耐受剂量他汀治疗后 LDL-C 仍不能降至 1.8mmol/L 以下,加用依折麦布是合理的。极高危患者经过最大耐受量他汀与依折麦布联合治疗后 LDL-C 仍高于 1.8mmol/L 者,加用 PCSK9 抑制剂是合理的。

（3）他汀类药物与贝特类药物:他汀类药物与贝特类联用能更有效降低 LDL-C 和 TG 水平,同时升高 HDL-C,尤其适用于高危心血管病患者他汀治疗后仍存在 TG 或 HDL-C 控制不佳者。他汀与非诺贝特联用可使高 TG 伴低 HDL-C 血症患者心血管获益。由于他汀类药物和贝特类药物代谢途径相似,联用时发生不良反应概率增加。应从小剂量开始,可采用晨服贝特类药物,晚服他汀类药物的方式,并严密监测肌酶和转氨酶。

8. 其他治疗措施

（1）脂蛋白血浆置换:是 FH(尤其是 HoFH)的重要辅助治疗措施,可使 LDL-C 降低 55%~70%。最佳治疗频率为每周 1 次。也用于极个别对他汀类药物过敏或不能耐受的严重难治性高胆固醇血症者。该治疗价格昂贵,有创且存在感染风险。

（2）手术治疗:对极严重的高胆固醇血症,如 HoFH 或对药物无法耐受的严重高胆固醇血症患者,可考虑手术治疗,包括部分回肠末段切除术、门腔静脉分流术和肝移植等。

9. 特殊人群血脂异常的管理

（1）糖尿病:糖尿病合并血脂异常主要表现为 TG 升高、HDL-C 降低、LDL-C 升高或正常。调脂治疗可以显著降低糖尿病患者发生心血管事件的危险。糖尿病患者血脂异常应按照 ASCVD 危险评估流程进行危险分层干预管理,并根据心血管疾病危险程度确定 LDL-C 达标值。40 岁及以上糖尿病患者血清 LDL-C 水平应控制在 2.6mmol/L 以下。用药首选他汀类药物。如合并高 TG 伴或不伴低 HDL-C 者可采用他汀类与贝特类药物联合应用。

（2）高血压:调脂治疗能够使多数高血压患者获益,特别是在减少冠心病事件方面。他汀与降压药联合应用,使心血管危险下降更为显著。中等危险的高血压患者均应启动他汀治疗,根据不同危险程度确定调脂达标值。

（3）代谢综合征:代谢综合征是一组以肥胖、高血糖、高血压以及血脂异常(高 TG 血症和/或低 HDL-C 血症)集结发病的临床症候群。代谢综合征患者是发生心血管疾病的高危人群。代谢综合征的主要防治目标是预防 ASCVD 以及 2 型糖尿病,对已有 ASCVD 者要预防心血管事件再发。原则上应先启动生活方式治疗,如果不能达标,则应针对各个组分采取相应药物治疗。代谢综合征血脂代谢紊乱的治疗目标是 LDL-C<2.6mmol/L、TG<1.7mmol/L、HDL-C≥1.0mmol/L。

（4）慢性肾脏疾病(CKD):CKD 常伴随血脂代谢异常并促进 ASCVD 的发生。在可耐受的前提下,推荐 CKD 患者接受他汀类治疗。治疗目标:轻、中度 CKD 者 LDL-C<2.6mmol/L,非 HDL-C<3.4mmol/L;重度 CKD、CKD 合并高血压或糖尿病者 LDL-C<1.8mmol/L,非 HDL-C<2.6mmol/L。推荐应用中等强度他汀类药物治疗,必要时联合胆固醇吸收抑制剂。

CKD 患者是他汀类药物引起肌病的高危人群,发病风险与他汀类药物剂量密切相关,故应避免大剂量应用。中等强度他汀类药物治疗 LDL-C 不能达标时,推荐联合应用依折麦布。贝特类药物可升高肌酐水平,在中、重度 CKD 患者中与他汀类药物联用时,可能增加肌病发生风险。

【随访】

调脂治疗一般是长期的,甚至是终生的。不同个体对同一治疗措施或药物的疗效和副作用差异很大,应严密监测血脂水平及其他相关指标。非药物治疗者,开始 3~6 个月应复查血脂,如达标则继续非药物治疗,但仍需每 6~12 个月复查 1 次。首次服用调脂药物者,应于用药 6 周内复查血脂、转氨酶和肌酸激酶；如血脂达标且无不良反应，逐步减为每6~12个月复查1次；如血脂未达标且无不良反应，每3个月复查1次；如治疗3~6个月血脂仍未达标，应调整药物剂量或种类，或联合应用不同作用机制的调脂药物。每次调整药物种类或剂量均需在6周内复查血脂、转氨酶和肌酸激酶。

【预防和预后】

血脂异常的预防措施主要包括普及健康教育，提倡均衡饮食，增加体力活动及体育运动，预防肥胖，避免不良生活习惯，并与肥胖症、糖尿病、心血管疾病等慢性病防治工作的宣教相结合。经积极的综合治疗，本病预后良好。

（严　励）

参　考　文　献

[1] 诸骏仁,高润霖,赵水平,等.中国成人血脂异常防治指南(2016年修订版).中国循环杂志,2016,31(10):937-953.

[2] CATAPANO AL,GRAHAM I,DE BACKER G,et al. 2016 ESC/EAS guidelines for the management of dyslipidaemias. Eur Heart J,2016,37(39):2999-3058.

[3] JELLINGER PS,HANDELSMAN Y,ROSENBLIT PD,et al. American Association of Clinical Endocrinologists and American College of Endocrinology guidelines for management of dyslipidemia and prevention of atherosclerosis. Endocr Pract,2017,23(Suppl 2):1-87.

[4] CHOLESTEROL TREATMENT TRIALISTS'(CTT)COLLABORATION,FULCHER J,RACHEL O,et al. Efficacy and safety of LDL-C lowering therapy among men and women: meta-analysis of individual data from 174,000 participants in 27 randomised trials. Lancet,2015,385(9976):1397-1405.

[5] EUROPEAN ATHEROSCLEROSIS SOCIETY(EAS)AND THE EUROPEAN FEDERATION OF CLINICAL CHEMISTRY AND LABORATORY MEDICINE(EFLM)JOINT CONSENSUS INITIATIVE,NORDESTGAARD BG,ANNE L,et al. Fasting is not routinely required for determination of a lipid profile:clinical and laboratory implications including flagging at desirable concentration Cutpoints-A joint consensus statement from the European atherosclerosis society and European federat. Clin Chem,2016,62(7):930-946.

第三十章 高尿酸血症与痛风

高尿酸血症与痛风是嘌呤代谢碍所致的一组异质性慢性代谢性疾病,其临床特点为高尿酸血症,绝大多数无症状,而痛风为反复发作的急性痛风性关节炎、尿酸性肾脏病变及尿路结石和痛风石形成等。严重者呈关节畸形及功能障碍、肾功能不全。我国最新的流行病学调查发现在成人中高尿酸血症为最常见的代谢疾病。本病常伴有肥胖、2 型糖尿病、血脂紊乱、高血压等代谢综合征的特征及动脉硬化和冠状动脉粥样硬化性心脏病(冠心病)等心血管疾病。按病因可分为原发性和继发性两大类,本处重点讨论原发性高尿酸血症与痛风。

【流行病学】

近年来,因饮食结构和生活方式改变、医疗卫生条件改善以及人均寿命增加,高尿酸血症和痛风的患病率在全球呈上升趋势。2018 年全国内分泌年会报道,男性血尿酸>420μmol/L 的成人患病率为 23.38%,女性血尿酸>360μmol/L 为 10.55%,总体患病率为 16.85%。由此可见,高尿酸血症已成为我国最常见的代谢疾病,且男性明显高于女性。荟萃分析显示我国痛风患病率为 1.1%。在欧美等发达国家的高尿酸血症患病率为 2%~18%,痛风患病率为 0.13%~1.4%。男性痛风的患病率高于女性,其患病率随年龄的增长而升高,1999 年美国在>75 岁的老年男性中调查显示痛风的患病率高达 4.1%。在女性,雌激素有促尿酸排泄的作用,雌激素水平降低与血尿酸浓度升高有关,因此痛风多发生于绝经后。

酗酒及暴饮暴食被公认为与痛风相关。近年来研究显示大量进食肉类、海产品及大量饮酒会增加男性的痛风患病率,而进食富含嘌呤的蔬菜和中度饮酒对痛风的患病率并无影响。进食乳制品、维生素 C 及咖啡(包括不含咖啡因的咖啡)与血尿酸浓度及痛风的患病率降低相关。此外,血清铁和铅的负荷、海拔高度的增加也可能使高尿酸血症和痛风的发生风险增加。

高尿酸血症和代谢综合征的各组成成分——高血压、肥胖、血脂紊乱及胰岛素抵抗、高血糖都有密切联系。研究显示高尿酸血症的发病通常早于糖尿病、肥胖及血脂紊乱。高尿酸血症患者代谢综合征的患病率明显高于血尿酸浓度正常者。心血管疾病风险增加的男性,若同时合并痛风,未来发生 2 型糖尿病的风险会明显增加。美国卫生专业人员随访研究发现肥胖、体重增加和高血压都是痛风发生的独立危险因素。反之,有研究表明血尿酸水平和高血压的发病呈正相关。因此,高尿酸血症也被认为是代谢综合征的重要组成部分,与代谢综合征其他组成部分的发病机制可能有相同之处。

一般认为,高尿酸血症和痛风性关节炎与糖尿病、高血压及心血管事件共存或伴随疾病。此外,有研究认为血尿酸水平和慢性肾脏疾病的患病率呈正相关。虽然血尿酸水平不能预测慢性肾脏疾病的进展,但其慢性肾脏疾病发生风险增加。对于肾功能正常的人群,高尿酸血症是微量蛋白尿和肾功能不全的独立预测因子。

【病因】

高尿酸血症和痛风可分为原发性和继发性两类。在排除其他疾病的基础上,由于先天性嘌呤代谢紊乱和/或尿酸排泄障碍所引起的高尿酸血症或痛风,称为原发性高尿酸血症或痛风;继发于其他代谢性疾病、肾脏病变所致的尿酸排泄减少、骨髓增生性疾病所致的尿酸生成增多,某些药物抑制尿酸的排泄等原因导致的高尿酸血症或痛风,称为继发性高尿酸血症或痛风。高尿酸血症的病因分类详见表30-1。

表30-1　高尿酸血症的病因分类

病因			尿酸代谢紊乱	遗传特性
原发性	原因未明	尿酸排泄正常	产生过多和/或肾脏清除减少	多基因遗传
		尿酸排泄增多	产生过多;有/无肾脏清除减少	多基因遗传
	酶缺陷	PRPP 合成酶活性增加	产生过多	X 染色体伴性遗传
		PRPPAT 增多或活性增高	产生过多	X 染色体伴性遗传
		HRPT 部分缺乏	产生过多	X 染色体伴性遗传
		黄嘌呤氧化酶活性增高	产生过多	X 染色体伴性遗传
继发性	嘌呤生成增多	HPRT 完全缺乏	产生过多,如 Lesch-Nyhan 综合征	X 染色体伴性遗传
		葡糖-6-磷酸酶缺乏	产生过多和肾脏清除减少,糖原贮积症Ⅰ型(von-Gierke 病)	常染色体隐性遗传
		核酸转换增多	产生过多,如慢性溶血性贫血、红细胞增多症、骨髓增生性疾病及放疗或化疗时	
	肾脏排泄尿酸减少		肾脏清除减少,如肾功能减退。由于药物(噻嗪类利尿药、呋塞米、乙胺丁醇、吡嗪酰胺、烟酸、乙醇、环孢素等)中毒或内源性代谢产物抑制尿酸排泄和/或在吸收增加	

注:PRPP,磷酸核糖焦磷酸;PRPPAT:磷酸核糖焦磷酸酰基转移酶;HPRT:次黄嘌呤-鸟嘌呤磷酸核糖转移酶。

【发病机制】

尿酸是嘌呤分解代谢的最终产物,主要由肾脏随尿液排出体外。尿酸有两种存在形式,一为烯醇式,一为酮式。尿酸的烯醇式具有酸性,主要以其钠、钾等盐类形式排泄于尿中。健康成年人体内尿酸含量约为 1.1g,其中约15%存在于血液中,血液中尿酸经肾小球滤过后,98%~100%在近端肾小管重吸收。调控肾小管重吸收的主要是位于近端肾小管的尿酸阴离子转运蛋白6-1(UAT-1)和有机阴离子转运蛋白(OATs)。高尿酸血症的发生是一个复杂的过程,涉及遗传因素、环境因素如饮食两个最主要方面。基因学方面已发现某些位点如 SLC2A9、ABCG2、PDZK1 等与尿酸转运有关,蛋白质 GCKR、AICF、IGF-1R 等与其代谢通路有关,甚至发现肠道尿酸排泄减少也与高尿酸有关。无论机制如何,一旦机体的尿酸清除能力不足以代偿血中尿酸的升高就会发生高尿酸血症。长期高尿酸会造成靶器官损伤。

痛风是一种结晶沉积性疾病。尿酸钠盐(monosodium urate, MSU)在体温 37℃、pH7.4 时,溶解度为 380~420μmol/L。血液或关节滑囊液中 MSU 的浓度超过饱和状态,或影响尿酸溶解度的因素,如雌激素水平下降、尿酸与血浆蛋白结合减少、局部温度和 pH 降低等,促使 MSU 析出形成结晶沉淀。是痛风形成的基础(痛风结节活检、关节液偏光镜检查,均可发现 MSU 结晶)。促进晶体形成和抑制晶体形成的各种组织因子之间的平衡决定了 MSU 晶体最终是否在某一特定组织形成,但是目前对这些组织因子了解甚少。研究者只是在骨关节炎的患者观察到各种组织因子相互作用的最终结果是趋于形成结晶,不仅是 MSU 结晶,还包括磷酸钙盐结晶。

痛风的临床表现与沉积在关节和软组织的 MSU 结晶的形成和清除密切相关。MSU 结晶最初容易沉积在软骨和纤维组织内,这些组织内炎性介质相对较少,因此,MSU 结晶的沉积可以在很长一段时间内不引起任何临床症状。MSU 结晶一旦从沉着部位落入关节腔或滑液囊,便迅速被单核细胞和巨噬细胞吞噬,诱发多种炎性因子释放各种炎性介质,发生中性粒细胞的浸润,从而造成关节红肿热痛的急性炎症反应。但受累部位和急剧程度因人而异。近年来一些研究表明受累程度与单核吞噬细胞的状态有关。分化的巨噬细胞可安全地处置炎性 MSU 结晶,肿瘤坏死因子在巨噬细胞吞噬 MSU 结晶过程中有重要意义。巨噬细胞的非炎症性清除 MSU 可解释无症状性高尿酸血症和痛风急性发作后又自然缓解的现象。

MSU 长期大量聚集形成痛风石,痛风石为痛风的特征性损害。该结石中含有 MSU 微结晶呈放射状排列的单核心炎症反应,为条纹状沉淀,外面包有上皮细胞和巨噬细胞的异物肉芽肿,有时呈多核心,其间有透明结晶间质,且含有蛋白质、脂肪和多糖成分。目前对痛风石内各种组织的相互作用以及痛风石对软骨和骨骼的损害机制尚不明确,研究者推测痛风石可能是通过低度炎症反应对软骨和骨骼造成持续性的损害。

痛风发生的 4 个阶段改变:无症状高尿酸,无 MSU 沉积;MSU 结晶沉积,无痛风症状;MSU 结晶沉积伴急性痛风;进展性慢性关节炎及其他靶器官损伤等。高尿酸引起的血管、肾脏、心肌等损伤的机制包括氧化应激、使低密度脂蛋白氧化、激活肾素血管紧张素醛固酮系统、促进炎症反应、促进血小板聚集等。

由于尿液 pH 呈酸性,尿酸盐易形成晶体,并聚集成结石,可导致阻塞型泌尿系统疾病。痛风患者尿液 pH 较低,尿酸盐大多转化为尿酸,而尿酸比尿酸盐溶解度更低,易形成纯尿酸结石,X 线常不显影,少部分与草酸钙、磷酸钙等混合可显示结石阴影。但目前研究发现即使泌尿系统内未形成 MSU 结晶,高尿酸血症也可引起肾小球硬化、肾间质纤维化等病变。

【临床表现】

高尿酸血症仅极少数发展至痛风,具体机制不明。一般认为,当高尿酸血症发展形成组织器官的临床病变,如关节炎、肾结石时才被称为痛风。原发性痛风常有家族遗传史,较多患者伴有肥胖、2 型糖尿病、血脂紊乱、高血压、动脉硬化、和冠心病等。

其临床自然病程可分为 4 个阶段:无症状期、急性痛风性关节炎期、间歇性和慢性痛风性关节炎期。

1. 痛风

(1) 无症状期:仅有血尿酸持续性或波动性增高。从血尿酸增高到出现症状可长达数年至数十年,但并不是所有血尿酸升高的患者都会发生痛风性关节炎,进展为痛风或肾脏病变的概率和血尿酸值或高尿酸血症持续时间成正比。绝大部分高尿酸血症可持续终身而不出现症状,最终有 5%~10% 高尿酸血症的患者发展为痛风。仅有血尿酸增高而从未发生过痛风性关节炎或尿酸性尿路结石称为无症状高尿酸血症。

(2) 急性痛风性关节炎期:痛风性关节炎是原发性痛风的最常见首发症状,常发生于 40~60 岁的男性及 >60 岁的女性。25 岁前发病的痛风性关节炎应考虑是特殊类型的痛风可能性较大。原发性急性痛风性关节炎典型的临床表现如下。

1) 诱因:关节局部的损伤,如扭伤、鞋过紧、长途步行及外科手术、饱餐、饮酒、食物过敏、进食高嘌呤食物、过度疲劳、受凉、感染等均可能为诱发因素。

2) 起病急骤:典型发作起病急骤,夜间易犯。多数患者发病前无先兆症状或仅有疲乏、全身不适、关节刺痛等。

3) 关节疼痛:是急性关节炎期主要的临床表现。初次发病时绝大多数仅侵犯单个关节(85%~90%),其中以第一跖趾关节最为常见(50%~70%),其他受累关节根据发生频率依次为足背、踝、膝、指、腕等关节。文献报道初次发作即为多关节受累仅为 3%~14%,且多为老年患者。发作时受累关节及周围软组织呈暗红色,明显肿胀,局部发热,刀割样疼痛剧烈难忍,常有关节活动受限。还可伴有痛风性滑囊炎、肌腱炎和腱鞘炎。

4) 持续时间:急性关节炎的发作多呈自限性。持续时间从数小时至数日不等,但初次发作持续时间通常不超过 2 周。急性关节炎发作缓解后,患者症状全部消失,关节活动完全恢复正常,一般无明显后遗症。少数患者局部皮肤可遗留有不同程度的色素沉着。受累关节局部皮肤可出现瘙痒和脱屑为本病特征性表现。

5) 全身表现:可伴有低热、头痛、乏力等症状。不合并感染时一般不发热,应与感染性关节炎鉴别。

(3) 间歇期:两次痛风性关节炎发作间期称为间歇期。多数患者初次发作后于 6 个月至 2 年内症状复发,其后每年发作数次或数年发作 1 次。少数患者终身只发作 1 次或相隔多年后再发。通常病程越长,发作越多。起病越缓,症状越重,累及关节越多,缓解越慢。但间歇期患者症状仍能完全缓解,无关节红、肿、热、痛、活动受限等症状。此期也无痛风石形成的临床体征,但痛风的影像学改变可进行性发展。

(4) 慢性痛风性关节炎期:未经治疗或治疗不当的患者,其急性关节炎反复发作逐渐进展为慢性关节炎期。文献报道从痛风性关节炎初次发作进展到慢性关节炎期平均为 11.6 年。此期特点为痛风性关节炎频繁发作且发作之后疼痛不能完全缓解,多关节受累及肉眼可见的痛风石形成。受累的关节以踝、膝、第一跖趾关节最为常见,严重者可累及肩、髋、骶髂、胸锁、下颌等关节及肋软骨,患者有肩背痛、胸痛、肋间神经痛、坐骨神经痛等表现,少数可发生腕管综合征。尿酸盐沉积在软骨、滑膜、肌腱和软组织中形成痛风石,痛风石的形成是进入慢性关节炎期的重要标志。痛风石的形成率和高尿酸血症的严重程度及持续时间有关,肾脏的严重病变和利尿药的运用会增加痛风石的形成率。痛风石可见于关节内、关节周围、皮下组织及内脏器官等。以耳廓及跖趾、指间、掌指、肘等关节较常见,亦可见于尺骨鹰嘴滑车和跟腱内,少数在眼睑、主动脉、心瓣膜、心肌等。痛风石隆起于皮下,外观为芝麻大到鸡蛋大的黄白色赘生物,表面菲薄,经皮肤破溃排出白色粉末状或糊状物,可检出含白色粉末状的尿酸盐结晶,所形成的溃疡不易愈合,由于尿酸有抑菌作用,因此继发感染少见。痛风石形成于关节内,可造成关节软骨及骨质侵蚀破坏、增生、关节周围组织纤维化,出现持续关节肿痛、强直、畸形,甚至骨折。

2. 其他靶器官损伤及伴发病

(1) 肾脏病变:临床上长期痛风的患者约 1/3 有肾脏损害,表现为以下 3 种形式。

1) 尿酸钠盐肾病:为尿酸盐结晶在肾间质组织沉积所致。早期可仅有间歇性蛋白尿和镜下血尿,随着病程进展,蛋白尿逐渐转为持续性,肾脏浓缩功能受损,出现夜尿增多、等渗尿等。晚期发展为慢性肾功能不全。部分患者以痛风性肾病为最先的临床表现,而关节症状不明显,易与肾小球肾炎和原发性高血压肾损害等相混淆。

2) 尿酸性肾石病:以尿酸性肾脏结石为首发表现。细小泥沙样结石可随尿液排出,较大结石常引起肾绞痛、血尿及尿路感染。10%~40% 的痛风患者在痛风性关节炎首次发作前有 1 次或多次的肾绞痛发作。

3) 急性尿酸性肾病:多见于继发性高尿酸血症,主要见于肿瘤放疗化疗后,由于大量尿酸盐结晶堵塞肾小管、肾盂甚至输尿管所致。表现为突然出现少尿、无尿及迅速发展的氮质血症,甚至出现急性肾衰竭而死亡。

继发性痛风的临床表现常较原发性者严重,一般病程不长,肾石病多见,关节症状多不典型,常被其原发病的症状所掩盖而不易识别,须引起注意。

(2) 其他病变:肥胖、高血压、血脂紊乱、糖尿病、脂肪肝、阻塞性睡眠呼吸暂停低通气综合征等多种疾病与高尿酸血症、痛风并存,同时代谢综合征人群发生动脉粥样硬化相关疾病、心功能不全甚至肿瘤的风险更高,这些情况均有或可能无相应临床表现,应该高度重视。

【辅助检查】

1. 高尿酸血症及痛风的检查

(1) 实验室检查

1) 尿酸测定:①血尿酸测定,推荐尿酸酶法。痛风性关节炎急性发作期血尿酸值常升高,但少数患者发作时血尿酸测定值正常。由于尿酸主要由肾脏排出体外,当肾小球滤过功能受损时,尿酸即潴留于血中,故血尿酸不仅对诊断痛风有帮助,而且是诊断肾损害严重程度的敏感指标。检测时应在清晨空腹抽血测定血中尿酸,即空腹 8 小时以上。进餐,尤其是高嘌呤饮食可使血尿酸偏高。在抽血前 1 周,停服影响尿酸排泄的药物。抽血前避免剧烈运动,因剧烈运动可使血尿酸增高。由于血尿酸有时呈波动性,一次检查正常不能排除高尿酸血症,必要时应反复进行。②尿尿酸测定,留取 24 小时尿采用尿酶法检测。正常水平为 1.2~2.4mmol(200~400mg),>3.6mmol(600mg) 为尿酸生成过多型,仅占少数;多数 <3.6mmol(600mg),为尿酸排泄减少型;实际上不少患者同时存在生成增多和排泄减少两种缺陷。通过尿尿酸测定,可初步判定高尿酸血症的分型,有助于降尿酸药物的选择及鉴别尿路结石的性质。

2）尿液检查：痛风患者的肾脏是最易受损害的器官之一，主要为肾间质损害，临床表现为夜尿增多、多尿，尿液检查可发现尿比重降低、等张尿，也可间歇出现少量蛋白尿和镜下血尿。一些特殊蛋白，如 α_1 微球蛋白、尿清蛋白等在肾脏特别是近端肾小管轻度受损时即可出现显著的变化，早于血肌酐和尿素氮升高，因此，尿液检查特别是特殊蛋白的测定有助于发现痛风患者的早期肾损伤。此外，由于尿酸在碱性环境下溶解度高，所以尿液的 pH 的动态监测对指导临床治疗有很大帮助。

3）关节液及痛风石检查：急性关节炎期，行关节穿刺抽取关节液，在偏振光显微镜下，关节液中或白细胞内有负性双折光针状尿酸盐结晶，阳性率约为 90%。穿刺或活检痛风石内容物，亦可发现同样形态的尿酸盐结晶。此项检查具有确诊意义，应视为痛风诊断的金标准。

4）其他：痛风性关节炎急性发作期可有血白细胞计数升高，红细胞沉降率增快、C 反应蛋白升高。

（2）影像学检查

1）X 线检查：急性关节炎期可见关节周围软组织肿胀。慢性关节炎期可见关节间隙狭窄、关节面不规则、痛风石沉积，典型者骨质呈虫噬样或穿凿样缺损、边缘呈尖锐的增生强化，可见骨皮质翘样突出，严重者出现脱位、骨折。由于尿酸结石透光，X 线上不显影。但如果钙化，肾区或相应部位可见结石阴影。长期慢性痛风患者的腹部 X 线可见肾脏影缩小，此时常有明显的肾功能损害。

2）超声、CT 及 MRI 检查：由于大多尿酸性尿路结石 X 线检查不显影，可行肾脏超声检查。肾脏超声检查可了解肾损害的程度。在疾病早期对关节积液敏感度高，并能鉴别软组织损伤及骨损伤。高频传感器超声波仪诊断远节跖骨疾病有很大价值，可清楚显示关节的解剖结构，关节面伸屈肌腱、骨边缘、关节周围软组织、趾甲及血管的病变、尿酸盐的沉积等。B 超关节腔内出现典型的"暴雪征"及双轨征有诊断价值。CT 能清楚显示骨质侵蚀和灰度不等的斑点状痛风石影像。若双能 CT 示关节或周围尿酸盐沉积有诊断价值。在 MRI 的 T1 或 T2 的影像中痛风石呈低至中等密度的块状阴影。在痛风累及脊柱时尤其适用 MRI 检查。CT 和 MRI 联合检查可对多数关节内的痛风石做出准确诊断。有研究显示在 X 线片结果为阴性时，MRI 和超声可发现细微的关节破坏性病变，且 MRI 较超声的敏感性更高。超声检查、CT 及 MRI 对疾病进展的监测等可能有一定价值。

2. 其他靶器官损伤及伴发病的检查 除了前述的尿蛋白（肾小管、肾小球蛋白）等，肾功能的评估、代谢综合征等相关疾病的评估均需依据患者的情况作个体化检查。

【诊断】

1. 高尿酸血症与痛风

（1）高尿酸血症：日常饮食、非同日两次血尿酸>420μmol/L 为高尿酸血症。由于血尿酸受多种因素影响，存在波动性，应注意结果解读。

（2）痛风性关节炎：迄今，国内一般推荐 2015 年美国风湿病学会（ACR）与欧洲抗风湿病联盟（EULAR）制定的痛风诊断标准（表 30-2），当表中评分≥8 分，即诊断为痛风。有症状的关节或滑囊或痛风石中存在 MSU 结晶仍是诊断的金标准。同时应与风湿热、创伤性关节炎、假性痛风等相鉴别。

（3）痛风间歇期：此期为急性痛风性关节炎反复急性发作之间的缓解状态，通常无任何不适或仅有轻微的关节症状。因此，此期诊断必须依赖过去的急性痛风性关节炎发作的病史及高尿酸血症。

（4）慢性痛风性关节炎：慢性期痛风为病程迁延多年，持续高浓度的血尿酸未获满意控制的后果，痛风石形成或关节症状持续不能缓解是此期的临床特点。结合 X 线或结节活检查找尿酸盐结晶，不难诊断。此期应与类风湿关节炎、银屑病关节炎、骨肿瘤等相鉴别。

表 30-2　2015 年美国风湿病学会（ACR）/欧洲抗风湿病联盟（EULAR）痛风分类标准

步骤	标准	评分
第一步：纳入标准（只在符合本条件情况下才采用下列的评分体系）	至少 1 次外周关节或滑囊发作性肿胀，疼痛或压痛	
第二步：充分标准（如果具备本条，则可直接分类为痛风而无需下列其他要素）	有症状的关节或滑囊中存在单钠尿酸盐晶体（如在滑液中）或痛风石	

续表

	步骤	标准	评分
临床症状	发作曾累及关节/滑囊[a]	累及踝关节或中足(作为单关节或寡关节的一部分发作而没有累及第一跖趾关节)	1
		累及第一跖趾关节(作为单关节或寡关节发作的一部分)	2
	关节炎发作特点(包括以往发作) (1)受累关节"发红"(患者自述或医师观察到) (2)受累关节不能忍受触摸、按压 (3)受累关节严重影响行走或活动障碍	符合左栏1个特点	1
		符合左栏2个特点	2
		符合左栏3个特点	3
	发作或曾经发作的时序特征(无论是否抗感染治疗,符合下列2项或2项以上为1次典型发作) (1)达到疼痛高峰的时间<24h (2)症状在≤14d内缓解 (3)发作间期症状完全消退(恢复至基线水平)	1次典型的发作	1
		典型症状反复发作(即2次或2次以上)	2
	痛风石的临床证据即透明皮肤的皮下结节有浆液或粉笔灰样物质,常伴有表面血管覆盖,位于典型的部位,关节、耳廓、鹰嘴黏液囊、指腹、肌腱(如跟腱)	存在	4
实验室检查	血尿酸:通过尿酸酶方法测定 理想情况下,应该在患者没有接受降尿酸治疗的时候和症状发生4周后进行评分(如发作间期),如果可行,在这些条件下进行复测。并以最高的数值为准	血尿酸<240μmol/L	-4
		血尿酸240~360μmol/L	0
		血尿酸360~480μmol/L	2
		血尿酸480~600μmol/L	3
		血尿酸≥600μmol/L	4
	有症状关节或滑囊进行滑液分析(需要有经验的检查者进行检测)	单钠尿酸盐阴性	-2
影像学检查	尿酸盐沉积在(曾)有症状的关节或滑囊中的影像学证据:超声中"双轨征"[b]或双能CT显示有尿酸盐沉积	存在(任何1个)	4
	痛风相关关节损害的影像学证据:双手和/或足在传统影像学表现有至少1处骨侵蚀	存在	4

第三步:评分标准(不符合"充分标准"情况下使用以下标准)

注:a.症状发作是指包括外周关节(或滑囊)的肿胀、疼痛和/或压痛在内的有症状时期;b.透明软骨表面不规则的回声增强,且与超声波束的声波作用角度相独立(注意:假阳性的"双轨征"可能出现在软骨表面,改变超声束的声波作用角度时会消失);c.在关节或关节周围的位置存在颜色标记的尿酸盐,使用双能CT扫描获取影像,在80kV和140kV扫描能量下获取数据,使用痛风特异性软件应用2个材料分解算法分析颜色标记的尿酸盐,阳性结果被定为在关节或关节周围的位置存在颜色标记的尿酸盐,应排除甲床、亚毫米波、皮肤、运动、射束硬化和血管伪影造成的假阳性;d.侵蚀被定义为骨皮质的破坏伴边界硬化和边缘悬挂突出,不包括远端指间关节侵蚀性改变和鸥翼样表现。

2. 其他靶器官损伤及伴发病的诊断　并发或伴发肾脏病变时按急性肾损伤或慢性肾脏病相关指南进行诊断。其他并发或伴发疾病也应做出相应诊断。

【鉴别诊断】

1. 无症状性高尿酸血症与痛风间歇期　前者无关节炎急性发作病史而后者有,据此可鉴别。鉴别两者的意义在于明确两者概念不同,临床处理原则有别。

2. 急性痛风性关节炎的鉴别诊断　根据典型的临床表现急性痛风性关节炎不难作出诊断,当病变累及踝、膝关节时,往往被忽略,而易误诊为其他疾病,需仔细询问病史、全面查体。必要时进行关节滑液检查,有无尿酸盐结晶,可达到早期正确诊断。由于本病有时不够典型,需与下列疾病鉴别。

(1) 急性蜂窝织炎及丹毒:急性痛风性关节炎发作时,关节周围软组织常呈明显红肿,若忽视了关节本身的症状,极易误诊为急性蜂窝织炎或丹毒。蜂窝织炎局部皮下软组织肿胀明显,但肿胀范围不以关节为中心,关节疼痛、肿胀和触痛往往不明显。丹毒为链球菌感染所致,沿淋巴管走行,局部皮肤为鲜红色,周围边界清楚,累及关节时关节处压痛并非最重处。急性蜂窝织炎及丹毒病情严重时可有高热、寒战、血白细胞计数升高;应用抗生素治疗有效。滑液中无尿酸盐结晶,血尿酸不高,不经治疗症状不会自行消失,对秋水仙碱无效,据此可与痛风性关节炎相鉴别。

(2) 创伤性关节炎:创伤与劳累诱发痛风发作时,易误诊为创伤性关节炎。创伤性关节炎常有较重的受伤史,血尿酸水平不高,滑囊液检查无尿酸盐结晶,滑液中可无致病菌,因创伤可有红细胞及白细胞增高。

(3) 化脓性关节炎:5%的痛风性关节炎急性期可有血白细胞升高、发热,特别是痛风结石伴有破溃时易误诊为化脓性关节炎,但本病多见于负重关节并伴有高热、寒战;关节穿刺可有脓性渗出液,滑膜液中含大量白细胞,培养可发现致病菌,多为革兰氏阳性球菌;滑囊液及滑囊分泌物中无尿酸盐结晶发现,血尿酸正常。

(4) 假性痛风:是因钙盐沉积,关节内的纤维软骨和透明软骨出现关节软骨钙化,此钙盐是以二羟焦磷酸钙(CPPD)为主。假性痛风多发于老年男性,有遗传史,好侵及大关节,而痛风常易侵及手足小关节。假性痛风多发性关节受累是以膝关节最为常见,其次为其他大关节,常对称发病。假性痛风的急性发作酷似痛风,血尿酸增高或正常,但关节腔积液内含 CPPD 结晶,在偏振光显微镜下可确诊。X 线表现为对称性关节软骨钙化。

3. 慢性痛风性关节炎的鉴别诊断

(1) 类风湿关节炎:多见于女性,一般上肢症状重于下肢症状,多发性、对称性、游走性的小关节疼痛及梭形肿胀,罕见单个急性关节炎,这与痛风性关节炎的单侧、不对称性相鉴别。X 线表现关节间隙变窄甚至关节面融合,但无骨皮质的缺损性改变;血尿酸正常、类风湿因子阳性、关节液无尿酸盐结晶发现。

(2) 风湿性关节炎:除了多关节炎、游走性、对称性关节疼痛外,还应具备心脏、皮肤损害等风湿热的表现,很少累及跖趾关节,血尿酸正常。

(3) 骨性关节炎:是由于创伤、肥胖、代谢及遗传等因素造成的累及全身关节的退行性病变。患者多为老年女性;全身关节皆可累及,但以远端指间关节,第一掌指关节、跖趾关节、颈腰椎最为常见;受累关节有晨僵、钝痛、活动后加重;X 线可有关节面的硬化、变形、关节边缘增生,骨赘剥离及软骨下囊变,与痛风的骨皮质虫蚀形成翘突样改变不同;关节液及滑膜检查无尿酸盐结晶,无血尿酸升高,无尿酸结石形成。

(4) 银屑病性关节炎:常为不对称性累及远端指间关节,伴关节破损残废及骨质吸收,约 20% 的患者伴有轻度高尿酸血症,有时还与痛风并存,很难鉴别。累及趾(指)关节远端,髋关节也常受累,关节间隙变宽,X 线末节呈宽帽状。其主要区别是约 80% 的银屑病关节炎有指甲或趾甲异常改变。其次是指骨 X 线有"套叠"现象,长骨有绒毛状骨膜炎改变,还可出现不典型的脊柱炎伴非边缘性及边缘性韧带骨赘。此外,亦是最重要的即无尿酸盐结晶沉积为鉴别的依据。

(5) 强直性脊柱炎:当慢性痛风累及大关节并有功能障碍时,有时与强直性脊柱炎混淆。后者是一种原因不明的以中轴关节慢性炎症为主的全身性疾病。好发于青年男性,是对称性的几乎全部骶髂关节受累。患者常有厌食、乏力、贫血、发热、盗汗等全身症状,而痛风患者则常缺乏全身症状。血清学检查强直性脊柱炎 HLA-B27 为阳性,而无血尿酸水平升高。强直性脊柱炎典型的 X 线片改变为相邻椎体间韧带骨化形成竹节样改变,骶髂关节侵蚀、硬化及关节间隙增宽/变窄或部分强直,亦与痛风的改变有区别。

(6) 血管性疾病:少数痛风患者因跖趾关节肿痛伴间歇性跛行,易被误诊为闭塞性脉管炎或血栓性静脉炎。血栓闭塞性脉管炎病变主要累及中小动脉,有足背动脉或胫后动脉搏动减弱或消失,出现缺血性疼痛,患肢皮温降低,远端可有坏死,而不单纯累及关节,血管造影或彩色多普勒容易发现血供障碍。

【治疗】

1. 无症状性高尿酸血症

（1）一般治疗

1）健康教育:是贯穿整个疾病过程的重要环节。患者应了解高尿酸血症及痛风的基本常识,做好自我保健。需长期保持血尿酸达标。预防痛风发生。尽量避免发生靶器官损伤。必须告知患者伴发病如心血管病、糖尿病等防治甚至更重要。

2）生活方式干预:饮食治疗,应采用低热能、低嘌呤膳食,保持理想体重。鼓励食用蔬菜、低果糖水果、谷类、奶制品、鸡蛋等。避免食用高嘌呤食物,含嘌呤较多的食物包括动物内脏、沙丁鱼、蛤、蚝等海产品及浓肉汤,其次为鱼虾类、肉类、豌豆及啤酒、黄酒、白酒等。限制食用肉类、红酒、果酒。可适当食用豆制品。每日饮水量应在 2 000ml 以上。

3）运动治疗:非痛风发作期可按心血管病防治要求进行运动治疗,但不能因此诱发痛风急性发作。注意依据自身骨关节及心血管等情况选择合理运动方式。

4）戒烟:吸烟或被动吸烟可能增加高尿酸或痛风的风险。

5）避免诱因:避免暴食酗酒、受凉受潮、过度疲劳、精神紧张。穿鞋要舒适、防止关节损伤。慎用影响尿酸排泄的药物,如某些利尿药、小剂量阿司匹林等。

（2）降尿酸药物

若生活方式干预血尿酸水平>420μmol/L,应启动降尿酸药物治疗;若血尿酸水平≥540μmol/L,生活方式干预与降尿酸药物同时进行;若血尿酸水平≥480μmol/L 且伴靶器官损伤或其他心血管疾病或代谢综合征,也应生活方式干预与降尿酸药物同时启动。

血尿酸水平控制目标:一般为<420μmol/L;伴靶器官损伤或上述伴发病时<360μmol/L;已患或确诊心血管疾病者<300μmol/;不建议血尿酸水平降至<180μmol/L。

经典降尿酸药物分为 2 类,抑制尿酸生成药和促进尿酸排泄药,两者均有肯定的疗效。近年有新型机制的降尿酸药物。

1）抑制尿酸生成药:①别嘌醇,通过抑制黄嘌呤氧化酶使尿酸生成减少,通常作为痛风开始长期降尿酸治疗的首选。为避免用药后血尿酸迅速降低诱发急性关节炎,应从 50~100mg/d 开始,每隔几周增加 50~100mg,至血尿酸水平达到治疗目标为止（<300μmol/L）,最大剂量不超过 900mg/d。肾功能损害者应根据肾功能状况调整药物剂量（表 30-3）,老年人应谨慎用药并应减少每日用量。主要药物不良反应包括胃肠道反应,皮疹,药物热,骨髓抑制,肝、肾功能损害等,偶有严重的毒性反应。用药期间应定期检查血象及肝、肾功能。特别提示:因黄种人可能发生超敏反应（3%~8%）,因此用药前应检查 HLA-5801,若阳性应禁用。现有研究证据显示别嘌醇可能对心血管及心功能有益。如果没有禁忌,该药应作为首选。②非布司他,新型选择性黄嘌呤氧化酶抑制剂。初始剂量 20~40mg/d,2~5 周后血尿酸不达标者,逐渐加量,最大剂量是 80mg/d。因其主要通过肝脏清除,在肾功能不全和肾移植患者中具有较高的安全性,轻中度肾功能不全（G1~3 期）患者无需调整剂量,重度肾功能不全（G4~5 期）患者慎用。不良反应包括肝功能损害、恶心、皮疹等。基于获益与风险考虑,欧美不推荐在合并心血管疾病尤其老年心血管病患者使用该药,因为使用后可能使心血管疾病风险增加。

表 30-3　肾功能不全时别嘌醇的剂量调整

类别		别嘌醇的常用剂量
肾小球滤过率/（ml·min⁻¹·1.73m⁻²）	>60	200~300mg/d
	45~60	100~200mg/d
	30~45	50~100mg/d
	15~30	50~100mg/隔天
透析患者		50~100mg/周

2）促尿酸排泄药物：苯溴马隆通过抑制肾小管尿酸转运蛋白-1（URAT-1），抑制肾小管尿酸重吸收而促进尿酸排泄，降低血尿酸水平。成人起始剂量是 $25\sim50$mg/d，$2\sim5$ 周后根据血尿酸水平调整剂量至 75mg/d 或 100mg/d，早餐后服用；可用于轻、中度肾功能异常或肾移植患者，eGFR $20\sim60$ml/（min·1.73m^2）患者推荐 50mg/d；eGFR<20ml/（min·1.73m^2）或尿酸性肾石症患者禁用。服用时须碱化尿液，将尿液 pH 调整至 $6.2\sim6.9$，心肾功能正常者维持尿量 2 000ml 以上。不良反应有胃肠不适、腹泻、皮疹和肝功能损害等。该药因严重肝毒性事件，欧美禁用，似乎我国不同，因此仍有应用。

3）新型降尿酸药物：包括尿酸酶和选择性尿酸重吸收抑制剂。①尿酸酶：将尿酸分解为可溶性产物排出。包括拉布立酶（rasburicase）和普瑞凯希（pegloticase）。拉布立酶是一种重组尿酸氧化酶，主要用于预防和治疗血液系统恶性肿瘤患者的急性高尿酸血症，尤其适用于放化疗所致的高尿酸血症。使用拉布立酶可诱发抗体生成而使疗效下降。普瑞凯希是一种聚乙二醇重组尿酸氧化酶，适用于大部分难治性痛风，可用于其他药物疗效不佳或存在禁忌证的成年难治性痛风患者。普瑞凯希的主要不良反应包括严重心血管事件、输液反应和免疫原性反应。已患心血管疾病或葡糖-6-磷酸酶缺乏者禁用，后者会出现溶血等风险。②选择性尿酸重吸收抑制剂：RDEA594（lesinurad）通过抑制 URAT1 和有机酸转运子 4（OAT4）发挥疗效，用于单一足量使用黄嘌呤氧化酶抑制剂仍不能达标的痛风患者，可与黄嘌呤氧化酶抑制剂联合使用。服药的同时加强水化，服药前需评估肾功能，G3b～5 期患者不建议使用。

（3）碱化尿液治疗：接受降尿酸药物，尤其是促尿酸排泄药物治疗的患者及尿酸性肾石症患者，推荐将尿 pH 维持在 $6.2\sim6.9$，以增加尿中尿酸溶解度。尿 pH 过高增加磷酸钙和碳酸钙等结石形成风险。

1）碳酸氢钠：适用于慢性肾功能不全合并高尿酸血症和/或痛风患者。起始剂量 $0.5\sim1.0$g 口服，3 次/d，与其他药物相隔 $1\sim2$ 小时服用。主要不良反应为胀气、胃肠道不适，长期应用需警惕钠负荷过重及高血压。

2）枸橼酸盐制剂：包括枸橼酸氢钾钠、枸橼酸钾和枸橼酸钠，以前者最为常用。枸橼酸盐是尿中最强的内源性结石形成抑制物，同时可碱化尿液，增加尿尿酸溶解度，溶解尿酸结石，并防止新结石的形成。枸橼酸氢钾钠的起始剂量是 $2.5\sim5.0$g/d，服用期间需监测尿 pH 以调整剂量。急性肾损伤或慢性肾衰竭（G4～5 期）、严重酸碱平衡失调及肝功能不全患者禁用。

（4）联合使用降尿酸药：目前尚缺乏权威指南或足够的循证医学证据，但临床可能不少见。经过生活方式及最大耐受量的一种降尿酸药治疗一定疗程（3 个月以上），血尿酸仍不达标，可考虑用两种不同机制降尿酸药物联合治疗，但必须注意安全性。

（5）降尿酸治疗初期痛风急性发作的预防：由于血尿酸水平波动易诱发痛风急性发作，痛风患者初始降尿酸治疗时应使用药物预防痛风发作。首选口服小剂量秋水仙碱，推荐剂量 $0.5\sim1.0$mg/d，轻度肾功能不全无需调整剂量，定期监测肾功能；中度肾功能不全患者剂量减半，0.5mg 口服，隔日 1 次或酌情递减；重度肾功能不全或透析患者避免使用。秋水仙碱无效时采用 NSAID，使用时关注胃肠道、心血管、肾损伤等不良反应。对于有冠心病等慢性心血管疾病者，应权衡利弊，慎重选用 NSAID。秋水仙碱和 NSAID 疗效不佳或存在使用禁忌时改用小剂量泼尼松或泼尼松龙（≤10mg/d），同时注意监测和预防骨质疏松等不良反应。预防治疗维持 3～6 个月，根据患者痛风性关节炎发作情况酌情调整。

无痛风发作病史的高尿酸血症患者接受降尿酸治疗时不推荐使用预防痛风发作药物，但应告知有诱发痛风发作的风险。一旦发生急性痛风性关节炎，应及时治疗，并且考虑后续预防用药的必要性。

2. 痛风 原发性痛风缺乏病因治疗，因此不能根治。治疗痛风的目的是：①迅速控制痛风性关节炎的急性发作；②预防急性关节炎复发；③纠正高尿酸血症，以预防尿酸盐沉积造成的关节破坏及肾脏损害；④手术剔除痛风石，对毁损关节进行矫形手术，以提高生活质量。治疗流程见图 30-1。

（1）急性痛风性关节炎期的治疗：目标为立即采用药物加非药物的治疗尽快终止发作；尽早开始搜索、评估并且控制痛风可能的伴发疾病，如糖尿病、高血压、血脂紊乱和心血管疾病等。

非药物治疗包括抬高患肢，冰袋等冷敷受累关节，避免受累关节的创伤及剧烈活动，但鼓励受累关节的适度活动。药物治疗即持续 $1\sim2$ 周的缓解关节疼痛和抗炎治疗。急性痛风性关节炎治疗的药物包括以下几种。

1）非甾体抗炎药（NSAID）：是急性痛风性关节炎最常用的一线药物，建议早期、足量使用。包括吲哚美辛、双氯芬酸钠等非选择性环氧化酶抑制药，亦可选用选择性的环氧化酶抑制药，如依托考昔、美洛昔康等。若患者无禁忌证，起始剂量为所选药物的最大剂量，症状缓解后 24 小时内迅速减量至小剂量维

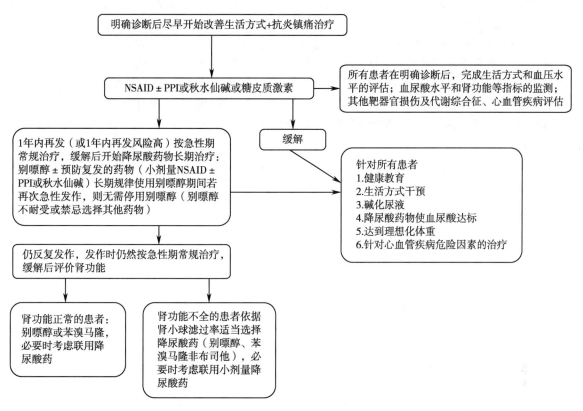

图 30-1　原发性痛风的治疗流程

NSAID,非甾体抗炎药;PPI,质子泵抑制药。

持。最常见的不良反应是胃肠道症状,也可能加重肾功能不全,影响血小板功能等。活动性消化性溃疡、肾功能不全、心力衰竭和口服抗凝药的患者禁用。在老年患者及发生胃肠道溃疡、出血风险较高的患者,应同时使用胃黏膜保护药,如质子泵抑制药(PPI)。目前研究显示选择性和非选择性的环氧化酶抑制药对症状的缓解无显著差异,选择性的环氧化酶抑制药胃肠道耐受性较好,药物不良反应更少,但在有明确缺血性心脏病、脑血管病变和外周血管病变的患者应该避免使用选择性非甾体抗炎药。eGFR<30ml/(min·1.73m^2)时禁用。

2)秋水仙碱:可抑制炎症细胞趋化,对控制炎症、止痛有特效,大部分患者于用药后 24 小时内疼痛可明显缓解。首剂 1mg 口服,1 小时后追加 0.5mg,12 小时后改为 0.5mg,1~3 次/d。当出现下列 3 种情况时需停药:①疼痛、炎症明显缓解;②出现恶心呕吐、腹泻等;③24 小时总量达 6mg。因静脉应用秋水仙碱死亡率高达 2%,在英国已禁止静脉使用秋水仙碱。需要指出的是秋水仙碱治疗剂量与中毒剂量十分接近,除胃肠道反应外,可有白细胞减少、再生障碍性贫血、肝细胞损害、脱发等,有肝、肾功能不全者慎用,应依据 eGFR 减少其用量,最大量 0.5mg/d,甚至隔日 0.5mg。慢性肾脏病 G5 期或透析者禁用。秋水仙碱是 CYP3A4 和 P 糖蛋白的底物,因此使用酮康唑、环孢素、克拉霉素及钙通道阻滞剂、他汀类药物者应慎用或减量。目前没有大样本的随机对照试验比较秋水仙碱和非甾体抗炎药对急性痛风性关节炎的疗效,且秋水仙碱应用限制更多。

3)糖皮质激素:镇痛效果与 NSAIDS 相当,但能更好地缓解关节活动痛。主要用于严重急性痛风发作伴有较重全身症状。秋水仙碱、NSAIDS 治疗无效或使用受限的患者以及肾功能不全患者。全身给药时,口服泼尼松 0.5mg/(kg·d)连续用药 5~10 天停药,或者 0.5mg/(kg·d)用药 2~5 天后逐渐减量,总疗程是 7~10 天。不宜口服用药时,可考虑静脉使用糖皮质激素。使用糖皮质激素应注意预防和治疗高血压、糖尿病、水钠潴留、感染等不良反应,避免使用长效制剂。急性发作仅累及 1~2 个大关节,全身治疗效果不佳者,可考虑关节腔内注射短效糖皮质激素,避免短期内重复使用。也可使用长效糖皮质激素关节腔内注射。

4)联合用药:对于严重疼痛(疼痛评分 VAS>7)或累及 ≥2 个大关节,建议使用 2 种或以上药物,如

NSAIDS+秋水仙碱、秋水仙碱+糖皮质激素(口服或关节腔内注射或静脉使用)。基于安全性考虑不建议NSAIDS+糖皮质激素全身联用,但可考虑口服 NSAID+糖皮质激素关节腔内注射。

5)难治性痛风:在此狭义地指在规范化治疗前提下,痛风发作≥2 次/年或者前述药物不耐受或有禁忌时,可选择聚乙二醇重组尿酸氧化酶普瑞凯希。昂贵的生物制剂白介素-1(IL-1)受体拮抗剂,现美国已批准用于治疗痛风,但国内未上市;肿瘤坏死因子-α(TNF-α)受体拮抗剂依那西普(etanercept)也是一种选择。

6)对症止痛:前述方法疗效不佳等可考虑阿片类镇痛药,适时使用,也可选择其他止痛方法。

7)降尿酸药物的使用:若发作前已使用或正在使用降尿酸药物,无需停用;若未使用者,则待发作缓解后 2~4 周启动降尿酸治疗。

(2)间歇期的治疗:根据痛风情况,使血尿酸水平维持在目标范围以内。

(3)高尿酸相关性靶器官损伤及伴发病的治疗

1)高尿酸相关性肾病:eGFR<30ml/(min·1.73m^2)时降尿酸药物首选非布司他,起始剂量为 20mg/d,最大剂量为 40mg/d。

2)慢性尿酸盐肾病:使血尿酸控制达标;水化治疗,每日液体入量 3 000ml,保持尿量达到 80~100ml/(m^2·h);按照相应急性肾损伤治疗。

尿酸性肾石症:使血尿酸控制达标。由泌尿外科协作制定结石的治疗方案。

3)痛风石:血尿酸<300μmol/L 有利于痛风石缓解、缩小。对于较大痛风石,压迫神经或破溃,经久不愈者或影响生活质量时可考虑手术治疗。

4)伴发病:代谢综合征、动脉粥样硬化症、相关疾病、阻塞性睡眠呼吸暂停等均应给予积极治疗,这些疾病的治疗有助于延长患者寿命等,因此十分重要,其治疗价值甚至超过高尿酸血症及痛风的治疗。

【预后】

如能及早诊断,遵循医嘱,大多数患者不会发生脏器损害。慢性期患者经过治疗,痛风石可能缩小或溶解,关节功能可以改善,肾功能障碍也可以改善。30 岁以前出现初发症状的患者,预示病情严重。发生尿酸性或混合性尿路结石者可并发尿路梗阻和感染。尿酸盐肾病主要表现为肾小管间质病变,也可影响肾功能。伴发高血压、糖尿病或其他肾病者如未经治疗可进一步导致尿酸盐排泄障碍,这不仅能加速关节内病变的病理进程,同时也使肾功能进一步恶化而危及生命。其伴发的动脉粥样硬化相关疾病是寿命的主要决定因素。

【展望】

1. 新型药物的应用　国外已获准上市,我国大陆尚不能获得的 IL-1 受体拮抗剂阿纳白介素(anakinra)、卡那单抗(canakinumab)、利拉西普(rilonacept)以及 TNF-α 受体拮抗剂依那西普等昂贵生物制剂,如果价格下调同时可以获得,对传统痛风药物不耐受或有禁忌的患者是十分期盼的。

2. 新型药物的研发　不论高尿酸血症还是痛风,特殊人群(如严重肝功能不全、严重肾功能不全、已患心血管病、妊娠期等)相关药物的研发、长效制剂的研发等也是未来的关注点。

(童南伟)

参 考 文 献

[1] 高尿酸血症相关疾病诊疗多学科共识专家组. 中国高尿酸血症相关疾病诊疗多学科共识专家共识. 中华内科杂志,2017,56(3):235-248.

[2] NEOGIT,JANSEN TL,DALBETH N,et al. 2015 Gout classification criteria:an American College of Rheumatology/European League Against Rheumatism Collaborative Initiative. Ann Rheum Dis,2015,67:2557-2568.

[3] BORGHI C,TYKARSKI A,WIDECKA K,et al. Expert consensus for the diagnosis and treatment of patient with hyperuricemia and high cardiovascular risk. Cardial J,2018,25(5):545-564.

[4] MIRMIRAN R,BUSH T,CERRA M,et al. Joint clinical consensus statement of the American College of Foot and Ankle Surgeons and the American Association of Nurse Practioners:etiology,diagnosis,and treatment consensus for gouty arthritis of the foot and ankle. J Foot Ankle Surgery,2018,57:1207-1217.

[5] WHITE WB,SAAGKG,BECKER MA,et al. CARES Investigators. Cardiovascular safety of febuxostat or allopurinol in patients with gout. N Engl J Med,2018,378(13):1200-1210.

第三十一章　低血糖症与胰岛素瘤

　　低血糖症是一组由多种原因引起的血糖浓度过低所致的临床综合征,病因包括药物性、肝源性、胰岛源性、胰外肿瘤、肾源性、内分泌性、过度消耗及摄入不足、其他原因等,临床上主要呈交感神经受刺激及中枢神经系统受低血糖影响的多种表现。由于中枢神经系统不能合成及储存糖原,因此在正常情况下血糖是维持中枢神经系统代谢的主要能源。短暂低血糖可引起脑功能障碍,长期严重低血糖可造成脑死亡。

　　胰岛素瘤,为胰岛 β 细胞肿瘤,临床特点是功能性分泌多量胰岛素而使空腹低血糖以及由于多次低血糖发作而导致中枢神经损害,为临床上低血糖的主要病因之一。胰岛素瘤是胰腺神经内分泌肿瘤中比较常见的一种,大多数是良性肿瘤,手术切除后可痊愈。

　　这一类疾病的病因谱广,如果没有及时诊治将造成脑功能受损,因此预防和纠正低血糖是临床需要解决的一个重要问题。不仅在西方发达国家倍受重视,在我国等发展中国家也逐渐成为代谢性疾病防治的重要任务之一。因此,内分泌代谢病专科高级医师应该熟练掌握低血糖症的临床特点、诊治规范,特别是胰岛素瘤的诊断与治疗。

　　国际糖尿病联盟、美国糖尿病学会、加拿大糖尿病学会、英国糖尿病学会等众多组织先后制定的糖尿病指南中均阐述了低血糖症的诊断与治疗。美国内分泌学会还特别发布了成人低血糖症诊断与治疗的临床指南,凸显出对这一疾病的高度重视。值得强调的是,中华医学会糖尿病学分会制定的糖尿病防治指南,其中也特别列出低血糖症一章,对于更好地规范中国内分泌代谢病科医师的临床诊治行为提供了重要的依据。

　　Nicholis 于 1902 年首先在尸检中发现胰岛素瘤,临床表现为胰岛素过多或低血糖综合征。Roscose Graham 于 1920 年首先用切除胰岛素瘤治疗"自发性低血糖"获得成功。Wilder 于 1927 年首次报道了 1 例具有高胰岛素血症和低血糖并伴有肝和淋巴结转移的恶性胰岛素瘤。胰岛素瘤是一种少见的神经内分泌肿瘤。1/3 患者有糖尿病家族史,约 2%先后或同时发生低血糖,且以反复发作的空腹时低血糖症为特征。病程可从 2 周至 14 年,平均为 2.8 年,长期反复出现低血糖可造成中枢神经系统严重损害。早期手术切除肿瘤可治愈,但对未及时明确诊断,反复发作,终因病情加重,在数天或数年后死亡。这些肿瘤多是良性的,有 10%~15%的恶性肿瘤可以转移。

　　低血糖症(hypoglycemia)是指一组由于多种原因引起的血糖浓度低于正常所致的临床综合征,临床上主要呈交感神经受刺激及中枢神经系统受低血糖影响的多种表现。

　　无症状性低血糖(hypoglycemia unawareness)是指机体对低血糖的感觉能力下降或缺失,其危险性在于低血糖发生时无任何警示症状,直至意识障碍甚至昏迷方知发生低血糖,易使患者脑组织受到重创。

　　正常人在血糖下降至 2.8~3.0mmol/L(50~55mg/dl)时,胰岛素分泌受到抑制,升高血糖激素的分泌被激活。在胰岛素诱发的急性低血糖过程中,出现自主神经功能亢进症状的血糖阈值约为 3.0mmol/L

（55mg/dl），出现因神经低血糖所致脑功能障碍表现的血糖阈值约为 2.8mmol/L（50mg/dl）。

胰岛素瘤（insulinoma）为胰岛 b 细胞肿瘤，亦称为内源性高胰岛素血症，占胰岛细胞肿瘤的 70%～75%，大多数为良性。

【分类与病因】

1. 低血糖症的分类　方法很多，按照病因可分为器质性及功能性；按照发病机制可分为血糖利用过度和血糖生成不足；通常，根据临床特点把低血糖症分为空腹低血糖和餐后低血糖比较实用，并且有助于找寻病因（表 31-1）。

表 31-1　低血糖的分类及病因

分类		病因
空腹低血糖	药物性	使用胰岛素、促胰岛素分泌剂、乙醇、苯甲酸、加替沙星、喷他脒、奎宁、消炎痛、胰高血糖素（内镜检查时）、水杨酸、普奈洛尔、青蒿素、胰岛素样生长因子-1 等
	肝源性	（1）严重肝损害：重症肝炎、肝硬化晚期、肝癌、肝淤血（心力衰竭）、胆管性肝炎等 （2）肝酶系异常：糖原累积病、半乳糖血症、遗传性果糖不耐受、果糖 1,6-二磷酸酶缺乏、糖异生酶类缺乏、糖原合成酶类缺乏等
	胰腺源性	（1）胰岛素瘤：如腺瘤、癌 （2）胰岛 β 细胞增生：胰管细胞新生胰岛 （3）α 细胞分泌胰高血糖素过少或不足
	胰外肿瘤	（1）中胚层肿瘤：纤维肉瘤、平滑肌肉瘤、间皮细胞瘤、横纹肌肉瘤、脂肪肉瘤、神经纤维瘤、网状细胞肉瘤等 （2）腺癌：肝细胞癌、胆管细胞癌、胃癌、盲肠及结肠癌、胰腺癌、肺癌、乳癌等
	肾源性	肾性糖尿；肾衰竭晚期（非透析引起）
	内分泌性	垂体前叶功能减退；肾上腺皮质功能减退；甲状腺功能减退；多腺体功能减退
	过度消耗及摄入不足	长期饥饿；剧烈运动；透析失糖；哺乳、妊娠；慢性腹泻、吸收不良、长期发热
	其他	自身免疫性低血糖；酮症性低血糖
餐后低血糖（反应性）		滋养性低血糖：胃大部切除、胃肠运动功能异常综合征；2 型糖尿病早期
		原因不明的功能性低血糖

2. 胰岛素瘤的分类　胰岛素瘤为胰岛 b 细胞肿瘤，亦称为内源性高胰岛素血症，占胰岛细胞肿瘤的 70%～75%。大多数为良性，恶性者占 10%～16%。电镜下可见胰岛素瘤细胞内有典型的 β 颗粒和异型颗粒，根据细胞内所含颗粒情况通常可分为 4 型（表 31-2）。

表 31-2　胰岛素瘤的分类

分型	电镜所见	醛-硫堇染色	免疫组织学检查
Ⅰ 型	细胞内含有典型的 β 颗粒	+	+
Ⅱ 型	同时含有典型的 β 颗粒和异型颗粒	+	+
Ⅲ 型	仅有异型颗粒	−	+
Ⅳ 型	无颗粒	−	−

【流行病学】

由于低血糖症发病率较低，特别容易由多种原因引发，加之早期临床症状隐匿，不易发现，因此普通人群流行病学方面资料较少，在各地所报道的低血糖发病率也不一，发病率的高低主要与社会经济和卫生普及程度有关。美国、欧洲的发病率占急症病例的 0.5% 以下,新加坡的药物性低血糖发生率占就诊人数的 0.4%~0.8%。

胰岛素瘤可发生于任何年龄,但多见于青年、中年,约 74.6% 的患者发生于 20~59 岁,15 岁以下儿童比较少见。男性多于女性,男女之比为 1.4~2.1:1。本病的确切发病率不很清楚,国外一些作者报道,其发病率占 1/1 000~1/800,Mayo 医院的材料为 1/234;尸检的发病率从 1/63~1/8 000 不等。

【危险因素】

①胰岛素或类似物质过多;②胰高血糖素、肾上腺素、皮质醇等升糖激素不足;③迷走神经过度兴奋;④糖摄入不足和/或吸收严重不足;⑤肝糖原储存、分解不足;⑥葡萄糖异生减少;⑦组织消耗能量过多。

【分子生物学】

1. **基因突变**　Reg 基因编码 1 种含有 166 个氨基酸残基的蛋白质,在胰岛 β 细胞凋亡和 1 型糖尿病 β 细胞破坏的过程中表达增加。

11 号染色体的杂合性缺失与胰腺内分泌肿瘤的发生有关。多发性内分泌腺瘤病 I 型的致病基因为 MEN1 基因,定位于染色体 11q13,为肿瘤的抑制基因。散发性胰腺内分泌肿瘤 11q13 杂合性缺失大约是 40%。在肿瘤进展过程中,鼠的第 9 号染色体和第 16 号染色体高频率的杂合性缺失,与人类基因组的 3q、3p21、6q12、15q24 和 22q 具有同源性,提示这些位点可能隐藏了重要的肿瘤抑制基因。

第 3 号染色体短臂包含重要的涉及人类致癌基因的肿瘤抑制因子,包括 VHL 和 FHIT 基因。FHIT 基因定位于染色体 3p14.2,在人类许多肿瘤中作为肿瘤抑制因子发生改变,如胰腺、肺、结肠等。亦有研究证明在染色体 3p 上存在其他的肿瘤抑制因子。

2. **原癌基因**　目前检测出几种致癌基因,包括 K-ras、N-ras、erbB-2、erbB-3、c-myc、c-fos、c-jun,并分析了转化生长因子-α(TGF-α)、表皮生长因子(EGF)、胰岛素、EGF-受体、p53 和抗转移基因 nm23-H。免疫组化结果提示,具有正常内分泌功能的胰腺显示对 c-myc 中度免疫反应和胰岛素强反应,其他参数反应为阴性。良性胰岛 β 细胞增生显示对 N-ras 和 TGF-α 中度阳性反应,对 EGF-受体弱阳性反应,对 c-myc 和胰岛素强阳性反应。而恶性胰岛素瘤、c-myc、TGF-α、N-ras、K-ras 和 p53 均中度到强阳性反应。分子生物学研究提示,K-ras 基因 12 号密码子是比较活跃的突变点。肿瘤的恶性进展伴随多基因损害的累积,myc、TGF-α 和 ras 基因的活化可能是胰岛素瘤进展的早期事件。

3. **细胞凋亡**　Fas 系统可介导细胞凋亡作用。Fas 抗原属于肿瘤坏死因子(TNF)受体家族的成员,Fas 配体(FasL)可触发表达 Fas 的细胞自杀机制使其发生凋亡。Fas 与 Fas 配体的相互作用介导了细胞的凋亡,这是 CD4$^+$T 细胞破坏(MHC),人类主要组织相容性抗原复合物级分子阴性的胰岛 β 细胞的机制。用特异性的引物对 Fas 抗原的反转录聚合酶链反应的产物进行序列分析,可证实在 MIN6N8 细胞和胰岛细胞中存在 Fas 分子转录。在 MIN6N8 细胞培养系中加入 γ-干扰素(IFN-γ)、肿瘤坏死因子-α、白细胞介素-1 及三者联合均不能提高 Fas 分子表达。Fas 分子在胰岛 β 细胞小量表达,但 Fas 分子在体外不介导胰岛细胞凋亡。

【病理学】

1. 低血糖反复发作或持续时间比较长时,中枢神经系统的神经元出现变性与坏死性改变,脑水肿伴弥漫性出血灶和节段性脱髓鞘。肾上腺髓质和皮质增生。

2. 胰岛素瘤多数为单发,约占 90% 以上,少数为多发性。瘤体一般较小,直径在 1~2.5cm 者占 82% 左右。位于胰腺头部者占 18%,体部占 35%,尾部占 36%,异位胰岛素瘤的发生率不足 1%。

肉眼观察胰岛素瘤表面光滑,呈圆形或椭圆形,偶为不规则形。一般呈粉红色或暗红色,边界清楚,质略硬。肿瘤细胞富含胰岛素,大约每克瘤组织含 10~30IU,多者达 100IU(正常胰腺组织每克含胰岛素 1.7IU)。

镜下观察:瘤细胞呈多角形,细胞界限模糊,胞浆稀疏较透亮;细胞呈核圆形或椭圆形,大小一致,染色质均匀细致,核仁一般不易见到;瘤细胞成团排列,与毛细血管关系密切,呈小结节或岛状;瘤细胞亦可呈腺腔样排列,呈菊形团状,腺腔内有时可见红染分泌物,细胞多为柱状,核在基底部;瘤细胞还可呈片状分布。瘤细胞在电镜下可见其分泌颗粒具有 β 颗粒特征。

【血糖调节】

血糖是指血液中的葡萄糖,人体组织主要依靠血糖供应能量。在正常情况下,血糖的来源和去路是保持动态平衡的,维持在比较狭窄的范围内。该平衡被破坏时可导致高血糖或低血糖,后者是由于多种原因引起的血葡萄糖浓度过低综合征。

1. 血糖的整体代谢与平衡　人体糖代谢可根据进食情况可以分为若干阶段,通常分为空腹状态和餐后状态。

(1) 空腹状态:空腹状态,亦称吸收后状态,是指无食物消化吸收的一段时间,即进餐后 5~6 小时至下次进餐前的一段时间,通常指晚餐后至次日清晨早餐前的一段非进食时间(10~14 小时)。吸收后状态的内生性葡萄糖生成和利用相等,糖的利用主要发生在脑组织,大约消耗 60% 的葡萄糖。

血糖主要来源于食物、糖原分解、葡萄糖异生,后者主要在肝脏中进行。禁食 5~6 小时以上的血糖水平主要依靠肝糖原分解维持,生成的葡萄糖主要供应脑组织利用。空腹状态的血浆葡萄糖浓度相对稳定,此时葡萄糖的生成和利用率相等。

糖原分解可维持正常血糖水平 8~10 小时,此后主要依靠糖异生来维持。短期禁食时,肾脏生成的葡萄糖约占总生成量的 25%,肾脏的糖生成受到胰岛素的抑制,儿茶酚胺促进肾脏的糖生成,肾脏的糖异生的主要原料是乳酸、谷氨酸和甘油醇。禁食 3 天以后,血糖全部来源于糖异生。

(2) 餐后状态:餐后状态,亦称进食状态,是指开始进餐直至进餐后碳水化合物被消化吸收的一段时间。

进食后从胃肠道吸收的碳水化合物及其他营养物质进入血液循环,葡萄糖的吸收率是空腹状态下内源性葡萄糖生成率的 2 倍以上,餐后葡萄糖的吸收速度和吸收量与进食量、食物中的碳水化合物比例、食物的可消化性与可吸收性、肠道的吸收能力等诸多因素有关。

进餐时,食物中的碳水化合物经消化酶作用转变为葡萄糖,大部分在小肠上段吸收进入门静脉,血浆葡萄糖浓度上升。此时,糖原分解和糖异生受到抑制,肝脏、肌肉、脂肪等外周组织利用葡萄糖增多,因此正常人的血糖仍然维持在空腹状态时的水平。

2. 血糖浓度的调节

(1) 激素的调节:激素是维持血糖稳定的最重要调节因素,包括降糖激素与升糖激素,其对糖代谢的调节过程又极其复杂,还受血中葡萄糖水平的直接影响。

1) 降糖激素的调节:降血糖激素包括胰岛素、GH、IGF、amylin 等,其中胰岛素是糖代谢中最重要的降糖激素。胰岛素刺激肝脏和外周组织摄取、储存和利用葡萄糖,增加糖原的合成;抑制糖原的分解,抑制或减少葡萄糖异生,减少内源性葡萄糖的生成。空腹状态下,胰岛素抑制肝糖生成,调节血浆葡萄糖浓度。进食以后,外源性葡萄糖进入血液循环,血糖升高,刺激胰岛 β 细胞分泌胰岛素,促进组织对葡萄糖的利用。

GH 可促进 IGF-1 生成、促进糖利用,因此在急性使用外源性 GH 时发挥胰岛素样降血糖的作用。IGF-1 可作用于 IGF-1 受体和胰岛素受体,增加糖的利用。Amylin 具有增加糖利用作用,可降低餐后血糖。

2) 升糖激素的调节:升糖激素主要包括胰高血糖素、肾上腺素、生长激素、皮质醇。

胰高血糖素由胰岛 α 细胞分泌,在血中葡萄糖浓度降低时促进肝糖原和脂肪分解,糖异生增多,葡萄糖生成迅速增多,血糖上升。胰高血糖素升高血糖的作用迅速,但作用短暂。

肾上腺素通过 β_2 肾上腺素受体促进糖原分解和肝糖异生,直接升高血糖;通过 α 肾上腺素受体促进肝糖生成,但该作用较弱。通过 α 肾上腺素受体拮抗胰岛素的分泌,通过 β 肾上腺素受体刺激胰高血糖素的释放,从而间接升高血糖。在生理情况下,肾上腺素刺激胰高血糖素分泌的作用很弱。

生长激素具有类胰岛素作用,降低血糖,数小时后又升高血糖,因此具有双向作用。

糖皮质激素可调节肾上腺素 β 受体与 G 蛋白偶联,从而活化腺苷环化酶,促进 β 受体磷酸化,从而升高血糖水平。

(2) 神经系统的调节:低血糖抑制胰岛素分泌,刺激胰高血糖素、肾上腺素、生长激素、皮质醇等激素的释放,同时也刺激交感神经、副交感神经节后神经元释放去甲肾上腺素、乙酰胆碱。低血糖时胰岛素和胰高血糖素水平的变化不受中枢神经系统的影响,但是去甲肾上腺素、肾上腺素、生长激素、皮质醇的分泌则受到下丘脑和垂体的调节。

(3) 葡萄糖生成的自身调节:高血糖抑制而低血糖刺激葡萄糖的生成。葡萄糖生成的调节包括激素依赖性和非激素依赖性两种途径。肾上腺髓质在无神经支配条件下,当局部的糖浓度下降时,可通过旁分泌和自分泌调节,释放较多的儿茶酚胺。骨骼肌含有所有的一氧化氮合成酶亚型,构成了局部血液供应、离子交换、信号转导、葡萄糖与氧化还原反应的调节网络。

【临床表现】

1. **症状**　临床表现因不同病因、血糖下降程度和速度、个体反应性和耐受性而表现多样化。如果血糖中等程度下降,但是下降迅速,则交感神经兴奋症状突出而无神经低糖表现;如果血糖下降缓慢,则以脑功能障碍症状为主。

(1) 交感神经过度兴奋症状:因释放大量肾上腺素,临床上多表现为出汗、颤抖、心悸、饥饿、焦虑、紧张、软弱无力、面色苍白、流涎、肢凉震颤、血压轻度升高等。

(2) 神经低糖症状:葡萄糖为脑部主要来源,但是脑细胞贮存糖量有限,每克脑组织为 $2.5 \sim 3.0 \mu mol$,仅能维持脑细胞活动数分钟。因此,一旦发生低血糖即可出现脑功能障碍症状。

受累部位从大脑皮质开始,表现为精神不集中、头晕、迟钝、视物不清、步态不稳;也可能出现幻觉、躁动、行为怪异等精神失常表现;顺延波及皮质下中枢、中脑、延髓等,表现为神志不清、幼稚动作、舞蹈样动作,甚至表现为阵挛性、张力性痉挛,锥体束征阳性,乃至昏迷、血压下降。

应仔细记录任何症状病史,包括具体症状、与进餐相关的时间、持续时间、加重或减轻的任何因素等。

2. **既往史**　采集病史时应注意询问:降糖药物及其他药物服用史、饮酒史、肝病史、肿瘤病史、肾病史、内分泌疾病史、未进食、运动、腹泻、长期发热、哺乳、妊娠、胃部手术史等。上述病史可以提示一些病因诊断,对患者进行准确的诊断分类有重要价值,例如有胃大部切除病史患者需要考虑是否合并滋养性低血糖等。

3. **体格检查**　低血糖症的体征没有特异性。心率增快、收缩压升高最为常见,其他体征包括意识模糊、定向力和识别力丧失、肌张力下降、瞳孔散大、锥体束症阳性、各种反射消失等。

4. **脑损害分期**　1951 年 Himwich 按照脑损害程度对低血糖症进行分期,至今仍有极大的临床指导意义。

【辅助检查】

1. **血浆胰岛素测定**　在低血糖发作同时抽血测定胰岛素水平以证实胰岛素不适当分泌过多。当血浆葡萄糖浓度降至低血糖水平时,胰岛素分泌不能降至非常低的水平是内源性高胰岛素血症的主要病理生理学特征。低血糖是低葡萄糖生成率而非高葡萄糖利用率的结果。血浆胰岛素、C 肽和胰岛素原在正常血糖条件下获得的参考值可能并不是总高,但在低血浆葡萄糖浓度时基本上总是不适当地相对升高。

(1) 胰岛素释放指数:该指数对于确定胰岛素不适当分泌更有意义,胰岛素释放指数 = 血浆胰岛素

（μU/ml）/血浆葡萄糖（mg/dl）。胰岛素正常分泌者该比值<0.3，器质性胰岛素不适当分泌过多性低血糖症>0.4，特别是胰岛素瘤患者该比值明显增高。

（2）胰岛素释放修正指数：适用于一些血糖很低而胰岛素不是很高的患者确定胰岛素不适当分泌，胰岛素释放修正指数=血浆胰岛素（μU/ml）×100/（血浆葡萄糖-30）（mg/dl）。胰岛素正常分泌者该比值<50μU/mg，肥胖者<80μU/mg，器质性胰岛素不适当分泌过多性低血糖症>80μU/mg，特别是胰岛素瘤患者该比值明显增高。

（3）低血糖时血浆胰岛素值：胰岛素≥18mmol/L（3μU/ml）时敏感性为98%，特异性为60%，该值≥6μU/ml时其敏感性和特异性均提高。

2. 血胰岛素原/总胰岛素　胰岛素正常分泌者该比值<15%，器质性胰岛素不适当分泌过多性低血糖症>15%，特别是胰岛素瘤患者该比值明显增高。胰岛素原≥5pmol/L时，敏感性为100%，特异性为41%~78%。而胰岛素原≥27pmol/L时，敏感性和特异性升至100%。

3. 5小时葡萄糖耐量试验　一般情况下，3小时葡萄糖耐量试验对于确定是否存在空腹低血糖并无帮助，但将糖尿量试验延长至5小时，对餐后低血糖就具有诊断价值，可动态了解糖负荷情况下血糖和胰岛素的变化。

4. 诱发试验　诱发试验阳性者可考虑为高胰岛素血症性低血糖，特别是胰岛素瘤。

（1）饥饿和运动试验：晚餐后禁食，次日清晨开始测定血糖、胰岛素。如果没有明显的低血糖，则继续禁食并密切观察，每4个小时或者出现低血糖症状时测血糖、胰岛素。如果仍然不出现低血糖，则在禁食后12、24、36、48、60、72小时各做2小时运动直至低血糖发作。如果禁食以后血糖<2.8mmol/L，胰岛素释放指数>0.4，应考虑为胰岛素不适当分泌过多，胰岛素瘤患者明显升高。如果禁食72小时仍无发作，则本病可能性小。

（2）胰高血糖素试验：空腹快速静脉注射胰高血糖素0.03mg/kg，总量≤1mg，测定3小时血糖、胰岛素，如果低血糖时胰岛素>150μU/ml考虑为胰岛素不适当分泌过多，胰岛素瘤患者多在注射后5分钟血清胰岛素升高至160mU/L以上或者在30、40、60分钟时胰岛素分别较注射前增加60、40、20mU/L。

另外一种方法是注射胰高血糖素30分钟后测定血浆β-羟基丁酸盐，如果血浆β-羟基丁酸盐≤2.7mmol/L、血浆葡萄糖浓度在低值基础上增加超过1.4mmol/L（25mg/dl）则为不适当高胰岛素水平的证据。

（3）亮氨酸试验：在10分钟内口服亮氨酸（150mg/kg），测定3小时血糖、胰岛素，如果低血糖时胰岛素>40μU/ml考虑为胰岛素不适当分泌过多，胰岛素瘤患者明显升高。或在30分钟内静脉注射亮氨酸200mg/kg，如果血葡萄糖降低1.39mmol/L（25mg/dl）以上，血浆胰岛素增加30mU/L以上，或在30、60、90分钟时血浆胰岛素分别增加20、15、10mU/L，强烈提示胰岛素瘤的诊断。

5. C肽抑制试验　空腹时静脉注射普通胰岛素（0.1U/kg），抽血测定血C肽水平，如果注射胰岛素以后的C肽水平与基线时C肽水平相比下降<50%考虑为胰岛素瘤。

6. 抗胰岛素抗体与抗胰岛素受体抗体　血浆中存在抗胰岛素抗体提示既往使用过胰岛素或自身免疫性胰岛素综合征。此外，机体产生的自身抗胰岛素抗体可兴奋胰岛素受体而引起严重的低血糖症。

7. 血浆磺脲类药物及其尿中代谢产物测定　测定血浆磺脲类药物或尿中代谢产物可协助诊断确定磺脲类药物诱发的高胰岛素血症的诊断。

8. 先天性代谢疾病伴低血糖症的诊断试验

（1）血糖指数：是指碳水化合物使血糖升高的能力。直链淀粉对血糖和血胰岛素所引起的反应弱而慢，支链淀粉可使血糖、胰岛素和胰高血糖素明显升高。

（2）果糖耐量试验：口服果糖200mg/kg以后，正常人的反应与糖耐量试验相似，遗传性果糖不耐受症可出现低葡萄糖血症、低磷血症及果糖尿症。

（3）肾上腺素试验：注射肾上腺素后血糖不超过30%者考虑为糖原贮积病Ⅰ型。

（4）缺血运动乳酸试验：将上臂缠以血压计袖带，然后加压至200mmHg，令患者做抓握动作，持续1分钟，测定试验前后的血乳酸值。正常人试验后血乳酸升高3倍以上，糖原贮积病Ⅲ型、Ⅴ型以及乳酸生成障碍性疾病不增加。

（5）可乐定治疗试验：怀疑糖原贮积病时，用可用可乐定0.15mg/d治疗，数月后可增高身高。

（6）其他试验：血、尿及脑脊液氨基酸组分分析可诊断氨基酸代谢病。

9. 铬粒素A 血清中铬粒素A升高，可考虑为胺前体摄取和脱羧（APUD）肿瘤、中肠来源的类癌。

10. 其他APUD激素和代谢物测定 尿5-羟吲哚乙酸(5-HIAA)、胃液中胰岛素、胰岛素原、胃泌素等指标的测定有助于诊断。

11. 影像学检查 B超可作为胰岛素瘤筛选检查，但阳性率较低，现在可采用内镜超声。核素扫描的检出率甚低，可使用标记单克隆抗体或γ探针进行扫描。双向CT动脉和实质对比技术可改善CT的敏感性。亦可使用MRI进行胰岛素瘤的定位检查。PET结合放射示踪剂如^{68}Ga-DOTA-(Tyr3)-奥曲肽可能成为首选方法。

12. PTPVS测定 胰岛素瘤体积较小、不易被发现时可经皮肝门静脉插管，分段取门脉血标本测定胰岛素，有助于肿瘤定位。此外，在手术中做胰管插管，分段取血标本测定胰岛素浓度，亦有助于肿瘤定位。

【诊断与鉴别诊断】

1. 有无低血糖症的确定 低血糖的诊断主要依靠症状和发作时测定的低血糖浓度。通常情况下可依据Whipple三联征确定：①低血糖症状；②发作时血糖低于2.8mmol/L；③补充葡萄糖以后低血糖症状迅速缓解。

血糖测定是诊断低血糖的重要依据，如果患者在低血糖症状发作时血糖浓度>3.9mmol/L可排除低血糖的诊断。少数患者为未察觉的低血糖，或由于低血糖呈发作性，应多次检查空腹、发作时、甚至5小时糖耐量试验以确定低血糖症的存在。

临床上对于不同情况有不同的定义：低血糖症是指患者静脉血糖浓度<3.0mmol/L(55mg/dl)，并伴有相应低血糖的症状和体征；低血糖是指患者静脉血糖<2.8mmol/L(50mg/dl)，但无相应的低血糖症状和体征；低血糖反应是指患者静脉血糖≥3.0mmol/L(55mg/dl)，但存在低血糖的症状和体征。

2. 低血糖症类型的确定 低血糖症确诊后应首先详细询问病史，低血糖是发生在空腹还是餐后。空腹低血糖除药物引起的以外，一般是由于进行性疾病所引起，应做各种相关的检查确定病因。餐后低血糖一般很少伴发严重疾病，病情可自行缓解，无不良后果。

3. 低血糖症病因的确定 回顾病史、查体结果和所有可用的实验室数据，寻找可能原因的线索。常见的低血糖原因包括特发性功能性低血糖症、药源性低血糖症、肝源性低血糖症、胰岛素瘤、胰岛素自身免疫性综合征、伴肿瘤的低血糖症等。在临床上，可根据图31-1进行低血糖症的诊断与病因诊断。

特发性功能性低血糖症多见于神经质的女性，症状多而体征少，特点是早发反应性低血糖，表现为轻度交感神经症状、持续不足30分钟、可自行缓解，血糖略降低，胰岛素水平正常或略高，激发、抑制试验正常。

药源性低血糖症多见于老年人和长病程使用药物的患者，特别是过量使用胰岛素或促胰岛素分泌剂、水杨酸类、β受体拮抗剂或激动剂、单胺氧化酶抑制剂、三环类等药物，同时活动量大、饮食不配合易发生。

肝源性低血糖症多见于肝病患者，如晚期肝硬化、广泛性肝坏死、严重的病毒性或中毒性肝炎、肝淤血、中度脂肪肝、弥漫性肝癌、肝糖原累积症等，在摄入不足、消耗过大等情况下易发生。

胰岛素瘤常于清晨或半夜及空腹5小时后发作，早期多表现为交感神经兴奋症状，随着病程延长可

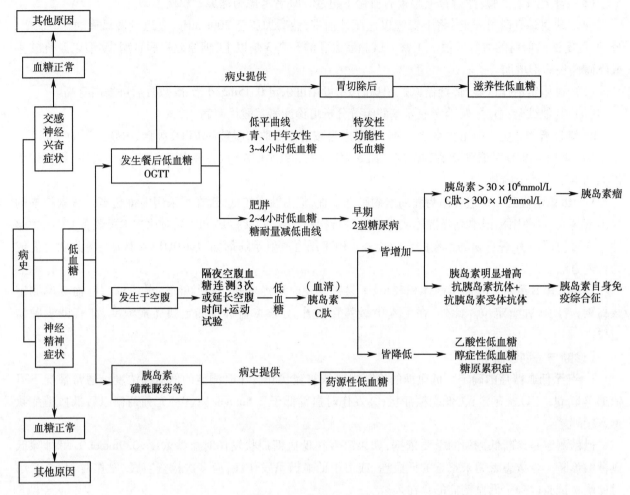

图 31-1　低血糖症的诊断程序

表现为脑功能障碍。血胰岛素、胰岛素原、诱发试验、C 肽抑制试验均呈现自主性胰岛素不适当分泌过多。β-羟丁酸水平被抑制。CT、MRI 等影像学检查有助于肿瘤的定位。

胰岛素自身免疫性综合征多见于女性,多伴有其他自身免疫病,部分患者因患有甲亢而使用甲巯咪唑或丙硫氧嘧啶史。糖耐量减低,发作时呈现与饮食无关的严重低血糖症,未使用过胰岛素的患者血中抗胰岛素抗体阳性,血中胰岛素、C 肽水平极高。

伴肿瘤的低血糖症病情严重,多见于饥饿时或呈现自主性,不易用多次进食防止。发作时血糖较低,但胰岛素亦低。

4. 低血糖症的鉴别诊断　低血糖症时出现的自主神经症状和中枢神经症状以及精神异常的症状,为非特异性的表现,应和癫痫、精神分裂症、脑血管病变等进行鉴别。

低血糖还应排除检验误差及血液标本放置过久引起的血糖分解,常见于白细胞增高或红细胞增高的患者,特别是白细胞计数>100×10^9/L 者。

最新国际低血糖研究小组指出血糖小于 3.0mmol/L(55mg/dl)是重要的临床指标,应纳入评价降糖药物治疗糖尿病的临床试验报告。血糖小于 2.8mmol/L(50mg/dl)可出现葡萄糖利用障碍、意识障碍等症状。在 2 型糖尿病中,血糖浓度和心律失常相关。在 Accord 研究中,血糖浓度小于 2.8mmol/L(50mg/dl)与 2 型糖尿病心血管风险相关。但在 origin 研究和 nice-sugar 研究中,血糖浓度小于 3.0mmol/L(55mg/dl)与死亡率有关。因此国际低血糖研究小组指出血糖浓度小于 3.0mmol/L(55mg/dl)和小于 2.8mmol/L(50mg/dl),这两个数值在临床上都很重要。

【治疗】

1. 低血糖症发作时的紧急处理

（1）轻症患者，一般经口喂食糖水、糖果、饼干等食物即可缓解，不需额外处理。

（2）重症患者，特别是低血糖昏迷患者，应立即做快速血糖测定，如果血糖降低应立即补充葡萄糖，同时抽血做有关的检查并进行后续处理。

1）立即静脉注射50%葡萄糖溶液60~100ml，多数患者能立即清醒，继而进食。未恢复意识者可反复注射直至清醒。

2）意识恢复者也应继续观察数小时至数天，直至病情完全稳定为止。对于糖尿病患者，应警惕由于降血糖药物所引起的低血糖症，可继续静脉滴注5%~10%葡萄糖溶液，根据血糖情况调整治疗速度和治疗时间。

（3）经过静脉注射葡萄糖后血糖仍没有升高或神志仍不清者，可使用氢化可的松100mg静脉推注，视病情可再使用100mg加入葡萄糖溶液500ml中缓慢滴注，全天总量在200~400mg为宜。或皮下、肌肉、静脉注射胰高血糖素0.5~1.0mg，一般20分钟就可见效，但仅能维持1~1.5小时。

（4）如果血糖恢复正常以后患者意识仍未恢复超过30分钟者为低血糖后昏迷，必须按照低血糖症合并脑水肿进行综合性急救处理：给予静脉输注20%甘露醇40g（在20分钟内输完），和/或糖皮质激素（如地塞米松10mg），并维持血糖在参考范围内。

2. 病因治疗

（1）对于特发性功能性低血糖症患者应加强宣传教育，少食多餐，低糖、高蛋白、高脂、高纤维饮食，尽量避免吸收快的碳水化合物，必要时可使用抗焦虑药、抗胆碱药（如溴丙胺太林等）。

（2）对药源性低血糖患者避免使用容易导致低血糖的药物，如大剂量使用胰岛素或促胰岛素分泌剂、水杨酸类、β受体拮抗剂、β受体激动剂、单胺氧化酶抑制剂等药物。

（3）对肝源性低血糖症患者应积极治疗原发病，同时注意纠正低血糖，避免摄入不足、消耗过大。

（4）对胰岛素瘤患者应尽量进行肿瘤切除术。未找到肿瘤者可从胰尾开始向胰头逐渐分段切除，同时监测血糖，直至血糖上升为止。不能手术或者手术没有成功者可使用二氮嗪25~200mg，口服，每天2~3次，儿童剂量为12mg/（kg·d）。二氮嗪可直接作用于胰岛β细胞抑制胰岛素的释放、增加肾上腺素的分泌、抑制肌肉中磷酸二酯酶的活性。对二氮嗪无效的患者可使用生长抑素，亦可抑制胰岛素的分泌。不能手术的腺癌患者可使用链脲佐菌素和氟尿嘧啶。

（5）对胰岛素自身免疫综合征患者可使用糖皮质激素或其他免疫抑制剂，部分患者可自愈。

（6）对伴肿瘤的低血糖症应尽量手术切除肿瘤，低血糖发作时可摄食或持续静脉滴注葡萄糖，亦可使用大剂量糖皮质激素或静脉滴注胰高血糖素。

3. 饮食 少食多餐，低糖、高蛋白、高纤维、高脂肪饮食，减少对胰岛素分泌刺激。

4. 预防

（1）在临床实践中，很多低血糖症发作是由药物导致的，应加强基层医生培训和糖尿病患者的健康教育，要求患者及家属掌握必需的低血糖防治知识和具体的防治措施，提倡科学饮食、合理用药和少饮酒。

（2）在低血糖症状出现时，尽快测定血糖，以便及时进行处理。

（3）对于老年人、盲人及其他残疾人、外出旅游或出差患者，应备有病情卡片，以备在昏迷等意外情况下别人能够提供帮助。

（4）充分认识反复、严重的低血糖发作或持续时间比较长可引起不可逆性脑损害，应尽早识别、及时处理。

5. 其他新技术 早期检查可以对患者的预后做出提示。一旦当血糖降至<1.5mmol/L（并非血糖的绝对值），患者是否出现等电电位与患者是否发生脑损害有关。如不出现脑电静息，脑组织就不会出现坏死性改变。在等电位脑电图出现之前，可先出现宽大、高波幅δ波。

连续血糖监测系统(CGMS)是目前发现未觉察低血糖的重要方法,低血糖指数(LBGI)与 M 值相似,通过对血糖测定值进行相应的数学处理,综合分析血糖低值发生的频率和程度。可根据 LBGI 将糖尿病患者分为低风险、中等风险、高风险 3 组,其在未来半年内相应的 SH 事件分别是 0.6、2.3、5.2($P <$ 0.001)。LBGI 及既往 SH 发生史可以解释40%的 SH 变化,而年龄、HbA1c、病程等均不是有力的预测因素。血糖监测每天 4 次以上,应均匀分布在全天,否则将高估或低估 SH 的风险。HypoMon 是一种新的非侵入性低血糖监测装置,通过测量人体生理参数(皮肤电阻、心率、心率调整 Q-T 间期等)的变化监测低血糖。

阻断突触前谷氨酸终端可以预防低血糖性神经元死亡,另外,应用谷氨酸受体拮抗剂预防性治疗可以减少低血糖性神经元死亡,但这些治疗在已经发生低血糖后再给予效果并不理想,而且如谷氨酸受体拮抗剂这一类药物本身就存在神经毒性。电压敏感性钙通道阻滞剂是无效的,甚至是有害的。低温保护对低血糖性脑损害的作用甚微。

6. **展望**　低血糖症与胰岛素瘤的诊断与治疗较前有巨大进步,但是仍未令人满意。主要问题有:缺乏早期发现方法;缺乏微小肿瘤的定位方法;治疗手段较少。

另外,特别在发展中国家,广大内科、急诊科、普外科等相关科室的医师队伍亟待建设,众多接诊医师的诊断和治疗不规范,患者及家属缺乏低血糖症的防治知识,这些都是低血糖症患者预后较差的重要原因。

因此,我们面对的几个重要挑战有:①争取开展早期发现患者的新筛查技术;②开发价格低廉安全有效的新治疗方法;③推广规范诊断,特别是低血糖症病因技术规范;④培训专科医师队伍;⑤建设区域性的专科诊疗中心;⑥及时更新和推广我国的专家共识性文件。

【总结】

详细病史及典型的临床症状对于低血糖症与胰岛素瘤的临床诊断并不困难,但实际上从症状出现到确定诊断往往历经数月甚至数年,延迟的主要原因在于缺乏对本病的认识,病史询问简单草率,遗漏患者的病史特点,加上部分患者具有不典型的临床表现、辅助检查出现其他异常时容易混淆诊断。因此,早期诊断的关键是对于低血糖症和胰岛素瘤的警惕,尤其是出现下列情况时:①原因不明的意识紊乱;②食欲极佳或不能解释的体重迅速增加;③发作时抽搐或暂时性神经系统功能紊乱;④没有饮酒却出现急性酒精中毒样发作;⑤频繁发作的癫痫,尤其是出现在清晨、空腹、体力活动时。及时测定血糖及其他辅助检查是确定诊断的依据。

过去认为低血糖症与胰岛素瘤的发病率低,属于少见病。近年来随着众多研究结果的公布,发现低血糖症与胰岛素瘤已成为严重威胁人们身心健康的公共卫生保健问题。正如美国糖尿病学会(ADA)前任主席 Philp E Cryer 教授所言:"一次严重的医源性低血糖或由此诱发的心血管事件可能会抵消一生维持血糖在参考范围所带来的益处"。因此内科、急诊科、普外科临床医师,特别是内分泌代谢病科医师,应在临床实践过程中率先使用规范的低血糖症与胰岛素瘤相关概念和诊断术语,提高低血糖症与胰岛素瘤的诊断意识,缩短患者首发症状至确诊的时间,减少误诊、漏诊的发生,并积极推动低血糖症与胰岛素瘤的早期诊断和筛查技术,规范低血糖症与胰岛素瘤的治疗方法,使我国相关患者能够得到早期诊断和正确治疗。

（李　强）

参 考 文 献

[1] 陈家伦. 临床内分泌学. 上海:上海科学技术出版社,2018.

[2] 廖二元. 内分泌代谢病学. 3 版. 北京:人民卫生出版社,2018.

[3] DIABETES CANADA CLINICAL PRACTICE GUIDELINES EXPERT COMMITTEE, YALE JF, PATY B, et al. Hypoglycemia. Can J Diabetes,2018,42 Suppl 1:S104-S108.

[4] INTERNATIONAL HYPOGLYCAEMIA STUDY GROUP. Glucose concentrations of less than 3. 0mmol/L (54mg/dl) should be reported in clinical trials:a joint position statement of the American Diabetes Association and the European Association for the Study of Diabetes. Diabetologia,2017,60(1):3-6.

［5］ INTERNATIONAL HYPOGLYCAEMIA STUDY GROUP. Hypoglycaemia,cardiovascular disease,and mortality in diabetes:epidemiology,pathogenesis,and management. Lancet Diabetes Endocrinol,2019,7(5):385-396.

［6］ MATEJ A,BUJWID H,WROŃSKI J. Glycemic control in patients with insulinoma. Hormones(Athens),2016,15(4):489-499.

［7］ KITTAH NE,VELLA A. Management of endocrine disease:Pathogenesis and management of hypoglycemia. Eur J Endocrinol,2017,177(1):R37-R47.

［8］ SALEHI M,VELLA A,MCLAUGHLIN T,et al. Hypoglycemia After Gastric Bypass Surgery:Current Concepts and Controversies. J Clin Endocrinol Metab,2018,103(8):2815-2826.

［9］ LI X,ZHANG F,CHEN H,et al. Diagnosis of insulinoma using the ratios of serum concentrations of insulin and C-peptide to glucose during a 5-hour oral glucose tolerance test. Endocr J,2017,64(1):49-57.

［10］ CENSI S,MIAN C,BETTERLE C. Insulin autoimmune syndrome:from diagnosis to clinical management. Ann Transl Med,2018,6(17):335.

［11］ ISMAIL AA. The insulin autoimmune syndrome(IAS)as a cause of hypoglycaemia:an update on the pathophysiology,biochemical investigations and diagnosis. Clin Chem Lab Med,2016,54(11):1715-1724.

第三十二章 水、电解质代谢和酸碱平衡失调

第一节 概　述

水、电解质代谢紊乱和酸碱平衡失常在临床上十分常见。正常情况下,机体体液及组分的变化相对恒定,外界环境的某些变化、许多器官系统的疾病及一些全身性的病理过程,都可以引起或伴有水、电解质代谢紊乱和酸碱平衡失常;外界环境的某些变化,某些医源性因素如药物使用不当,也常可导致水、电解质代谢紊乱和酸碱平衡失常。如果得不到及时的纠正,水、电解质代谢紊乱和酸碱平衡失常本身又可使全身各器官系统特别是心血管系统、神经系统的生理功能和机体的物质代谢发生相应的障碍,严重时可导致死亡。

在 150 年前,法国生理学家 Bernard 首次使用“内环境”(internal environment)一词,来描述机体细胞周围的体液成分。

1915 年,美国生理学家 Cannon 证明,当人体受到创伤、手术打击后机体通过神经-内分泌系统来自动调节各种生理反应达到平衡,提出了内环境稳定(即“内稳态”)的概念。

1976 年,Moore 将从创伤到康复的内环境自动趋向稳定的过程分为四个阶段来反映机体激素水平、能量代谢、营养状态和水电解质平衡的变化过程。

近年的研究进一步明确人体内环境受内分泌、神经递质、器官功能的调控而得以稳定。当人体受到创伤、手术、感染等外来侵害后,出现失血、组织低灌注、细胞损伤、重要器官功能障碍等,使机体内环境受到破坏。此时机体会立即作出一系列自身保护反应,如体液由血管外转移到血管内以维持血容量,血流的重新分布以保证心脑等重要器官的血供,肺及肾功能代偿以维持酸碱平衡等,力图恢复内环境的稳定,同时炎性反应、炎症介质、细胞因子也随之增高,这一方面是机体的保护性反应;另一方面会导致血管渗透性增加,组织灌注进一步减少,有害代谢产物的产生等,加重内环境的紊乱。此外患者原有的状况如营养不良、饥饿、失水等,因创伤后精神处于高度紧张状态,创伤前存在的心、肾等器官功能障碍等也可使机体内环境继续发生紊乱。因此在外科患者的治疗过程中,维持内环境稳定的因素甚多且复杂。

一、水、电解质代谢紊乱和酸碱平衡失常分类

水是人体内含量最多的物质。电解质溶于水时可解离成带电荷的离子。体内电解质包括各种无机物、一些低分子有机物和蛋白质。体液主要由水和电解质组成,还有极少数溶解质不能解离,如尿素、葡萄糖等属于非电解质。成年男性体液约占体重的 60%,分细胞内液和细胞外液,分别占体重的 40% 和 20%。后者又分别为组织间液和血浆,分别占体重的 15% 和 5%。组织间液中有极少量分布于一些

密闭的腔隙,如胸膜腔、腹膜腔、关节腔和颅腔等,称为第三间隙。体液含量与性别、年龄、胖瘦等有关。新生儿体液含量占体重的 70%～80%,婴儿为 65%,两岁以上逐渐接近成人。60 岁以上体液含量约下降 10%。

体液中阳离子总数和阴离子总数相等,从而保持体液电中性。细胞外液主要阳离子是 Na^+,主要阴离子是 Cl^- 和 HCO_3^-。组织间液和血浆的电解质相似,主要区别是后者蛋白质含量较高。当体液中某种离子浓度发生变化时,其他离子也发生相应的变化,以维持溶液的电中性。体液内溶质分子个数总量的浓度称为渗透浓度(osmolarity)。单位是 mmol/L。临床上以渗透浓度反映渗透压。细胞内外液尽管各种溶质浓度有很大差异,但渗透压保持相等,当两者出现不平衡时,主要由水的移动来调节。血浆渗透浓度参考范围为 280～310mmol/L,低于 280mmol/L 为低渗,高于 310mmol/L 为高渗。由于尿素氮能自由通过细胞膜,不能构成细胞外液的有效渗透压,因此在计算时亦可省略尿素氮,称为血浆有效渗透压,其含量占总渗透压比例的 50%,是维持血浆渗透压平衡的主要因素。

正常状态下,机体有一套调节酸碱平衡的机制,使血液酸碱度恒定在 pH 7.35～7.45 之间。疾病过程中,尽管有酸碱物质的增减变化,一般不易发生酸碱平衡紊乱,人体仍极力使血液 pH 恒定在这狭小的范围内。尽管机体对酸碱负荷有很大的缓冲能力和有效的调节功能,但很多因素还是可以引起酸碱负荷过度或调节机制障碍,而导致体液酸碱度稳定性破坏,这种稳定性破坏称为酸碱平衡紊乱。体内酸性或碱性物质过多,超出机体的调节能力,或者肺和肾功能障碍使调节酸碱平衡的功能障碍,均可使血浆中 HCO_3^- 与 H_2CO_3 浓度及其比值的变化超出参考范围而导致酸碱平衡紊乱,如酸中毒或碱中毒。

1. **水钠代谢失常**　①失水:高渗性失水、等渗性失水、低渗性失水;②水过多和水中毒;③低钠血症;④高钠血症。

2. **钾代谢失常**　①钾缺乏和低钾血症;②高钾血症。

3. **镁代谢失常**　①低镁血症;②高镁血症。

4. **钙磷代谢失常**　①高钙血症;②低钙血症;③低磷血症;④高磷血症。

5. **酸碱平衡失常**　①代谢性酸中毒;②代谢性碱中毒;③呼吸性酸中毒;④呼吸性碱中毒;⑤混合型酸碱平衡障碍。

二、水、电解质代谢紊乱和酸碱平衡失常的调节

(一) 水、电解质代谢的调节

体液容量和分布、电解质浓度、渗透压和酸碱平衡由神经-内分泌系统调节,对维持细胞和肾脏的正常生理功能具有重要作用。临床各科水、电解质和酸碱平衡紊乱均十分常见,可单独存在或继发于其他疾病,严重时危及生命。这些紊乱可为单一的,也可几种类型紊乱合并存在,相互影响。有效预防、早期识别和及时治疗水、电解质和酸碱平衡紊乱,每个医师都应熟练掌握。

水、电解质的平衡,受神经系统和某些激素的调节,而这种调节又主要是通过神经,特别是一些激素对肾脏处理水和电解质的影响而得以实现,来维持体液的平衡,保持内环境稳定。

1. **渴感的作用**　下丘脑视上核侧面有口渴中枢。使这个中枢兴奋的主要刺激是血浆晶体渗透压的升高,因为这可使口渴中枢的神经细胞脱水而引起渴感。渴则思饮,饮水后血浆渗透压回降,渴感才消失。此外有效血容量的减少和血管紧张素 II 的增多也可以引起渴感。

2. **抗利尿激素的作用**　抗利尿激素(antidiuretic hormone,ADH)主要是下丘脑视上核神经细胞分泌并在神经垂体贮存的激素。ADH 能提高肾远曲小管和集合管对水的通透性,从而使水的重吸收增加。促使 ADH 释放的主要刺激是血浆晶体渗透压的增高和循环血量的减少。当机体失去大量水分而使血浆晶体渗透压增高时,便可刺激下丘脑视上核或其周围区的渗透压感受器而使 ADH 释放增多,血浆渗透压可因肾重吸收水分增多而有所回降;大量饮水时的情况正好相反,由于 ADH 释放减少,肾排水增多,血浆渗透压乃得以回升。血量过多时,可刺激左心房和胸腔内大静脉的容量感受器,反射性地引起 ADH 释放减少,结果引起利尿而使血量回降。反之,当失血等原因使血容量减少时,ADH 可因容量感受器所受刺激减弱而释放增加,尿量因而减少而有助于血容量的恢复。此外,动脉血压升高可通过刺激颈动脉窦压力感

受器而反射性地抑制 ADH 的释放;疼痛刺激和情绪紧张可使 ADH 释放增多;血管紧张素Ⅰ增多也可刺激 ADH 的分泌。

3. 醛固酮的作用　醛固酮(aldosterone)是肾上腺皮质球状带分泌的盐皮质激素。醛固酮的主要作用是促进肾远曲小管和集合管对 Na^+ 的主动重吸收,同时通过 Na^+-K^+ 和 Na^+-H^+ 交换而促进 K^+ 和 H^+ 的排出,所以说醛固酮有排钾、排氢和保钠的作用。随着 Na^+ 主动重吸收的增加,Cl^- 和水的重吸收也增多,可见醛固酮也有保水作用。醛固酮的分泌主要受肾素-血管紧张素系统和血浆 Na^+、K^+ 浓度的调节。当失血等原因使血容量减少,动脉血压降低时,肾入球小动脉管壁的牵张感受器就因入球小动脉血压下降和血容量减少而受到刺激,近球细胞的肾素分泌才增多。同时由于肾小球滤过率也相应减少,流经致密斑的 Na^+ 亦因而减少,这也可使近球细胞的肾素分泌增多。另一种完全相反的见解是,远曲小管起始部分肾小管液 Na^+ 浓度的增加,可刺激致密斑而使近球细胞分泌肾素增多。目前这两种看法尚未能统一。肾素增多后,血管紧张素Ⅰ、Ⅱ、Ⅲ便相继增多,血管紧张素Ⅱ和Ⅲ都能刺激肾上腺皮质球状带使醛固酮的合成和分泌增多。此外,近球细胞处的小动脉管内有交感神经末梢支配,肾交感神经兴奋时能使肾素的释放量增加。肾上腺素和去甲肾上腺素也可直接刺激近球细胞,使肾素释放增加。血浆 K^+ 浓度升高或 Na^+ 浓度降低可直接刺激肾上腺皮质球状带使醛固酮分泌增多;反之,当血浆 K^+ 浓度降低或 Na^+ 浓度升高时,醛固酮的分泌减少。

4. 第三因子的作用　有人在用狗做的实验中观察到,当细胞外液容量增加时,血浆中出现一种抑制肾小管重吸收 Na^+,从而导致尿钠排出增多性质未明的物质,称为利钠激素(natriuretic hormone,NH)或第三因子。但这方面还有许多问题有待阐明。有些资料也未能证实这种物质的存在。

5. 心房利钠因子的作用　心房利钠因子(atrial natriuretic factor,ANF)也被称为心房利钠多肽(atrial natriuretic polypeptide,ANP),已经证明它是一种多肽。ANP 主要存在于哺乳动物,其中也包括人心房肌细胞的胞浆中。ANP 已经分离提纯,并且已能人工合成,其氨基酸序列亦已确定。从动物心房肌获得的这类多肽称为心钠素(cardionatrin)或心房肽(atriopeptin),而从人类心房肌所得者称为人心房利钠多肽(human atrial natriuretic polypeptide,hANP),而 ANP 则是它们的通称。急性的血容量增加可使 ANP 释放入血,从而引起强大的利钠和利尿作用。血容量增加可能是通过增高右心房压力,牵张心房肌而使 ANP 释放的。反之,限制钠、水摄入或减少静脉回心血量则能减少 ANP 的释放。已经证明,一些动物的动脉、肾、肾上腺皮质球状带等有 ANP 的特异受体,ANP 是通过这些受体作用于细胞膜上的鸟苷酸环化酶,以细胞内的环鸟苷酸(cGMP)作为第二信使而发挥其效应的。ANP 对水、电解质代谢有如下的重要影响:①强大的利钠、利尿作用,其机制在于抑制肾髓质集合管对 Na^+ 的重吸收。ANP 也可能通过改变肾内血流分布、增加肾小球滤过率而发挥利钠、利尿的作用。②拮抗肾素-醛固酮系统的作用,实验证明,ANP 能抑制体外培养的肾上腺皮质球状带细胞合成和分泌醛固酮;体内试验又证明 ANP 能使血浆肾素活性下降,有人认为 ANP 可能直接抑制近球细胞分泌肾素。③ANP 能显著减轻失水或失血后血浆中 ADH 水平增高的程度,ANP 及其与肾素-醛固酮系统以及 ADH 之间的相互作用,对于精密地调节水、电解质平衡起着重要作用。ANP 还有舒张血管、降低血压的作用。根据其释放、对远隔器官的作用以及在肝、肾、肺等器官中降解等特点,已公认 ANP 为一种新的激素,因此心脏除了是泵血器官以外,同时也是一个内分泌器官,这是内分泌学的一个新的突破。

6. 甲状旁腺激素的作用　甲状旁腺激素能促进肾远曲小管的集合管对 Ca^{2+} 的重吸收,抑制近曲小管对磷酸盐的重吸收,抑制近曲小管对 Na^+、K^+ 和 HCO_3^- 的重吸收。甲状旁腺激素还能促进肾小管对 Mg^{2+} 的重吸收。关于 Mg^{2+} 重吸收的部位,尚无一致的看法。有人报道 Mg^{2+} 在近曲小管和髓袢升支被重吸收,而一些报道则认为 Mg^{2+} 主要在髓袢特别是髓袢升支的粗段被重吸收,而近曲和远曲小管基本上不能重吸收 Mg^{2+}。甲状旁腺激素的分泌主要受血浆 Ca^{2+} 浓度的调节:Ca^{2+} 浓度下降可使甲状旁腺激素的分泌增加,反之则甲状旁腺激素的分泌减少。

(二)酸碱平衡的维持

正常人的体液保持着一定的 H^+ 浓度,即是保持着一定的 pH(动脉血浆的 pH 为 7.35~7.45),以维持正常的生理和代谢功能。人体在代谢过程中,既产酸也产碱,故体液中 H^+ 浓度经常发生变动。但人体能对体液的缓冲系统、肺的呼吸和肾的调节起作用,使血液内 H^+ 浓度仅在小范围内变动,保持血液的 pH 在 7.35~7.45。

血液中的 HCO_3^- 和 H_2CO_3 是最重要的一对缓冲物质。HCO_3^- 的参考值平均为 24mmol/L,H_2CO_3 平均为 1.2mmol/L,两者比值 $HCO_3^-/H_2CO_3 = 24/1.2 = 20/1$。血浆内的碳酸浓度是由以物理状态溶解的 CO_2 及与水生成碳酸的量所决定。因体液中 CO_2 主要是以物理溶解状态存在,H_2CO_3 量很微小,可略而不计。故 H_2CO_3 可改用二氧化碳分压(PCO_2)及其溶解系数(0.03)算出。PCO_2 参考值为 40mmHg,即 $H_2CO_3 = 0.03×40 = 1.2$。这样 $HCO_3^-/H_2CO_3 = HCO_3^-/0.03×PCO_2 = 24/1.2 = 20/1$。只要 HCO_3^-/H_2CO_3 的比值保持为 20/1,则血浆的 pH 仍能保持为 7.40。就酸碱平衡的调节而言,肺的呼吸可以排出 CO_2 和调节血液中的呼吸性成分,即 PCO_2,也即调节血中的 H_2CO_3。因此,机体的呼吸功能失常,既可直接引起酸碱平衡紊乱,又可影响对酸碱平衡紊乱的代偿。肾的调节作用是最主要的酸碱平衡调节系统,能排出过多的酸性和过多的碱性物质,以维持血浆 HCO_3^- 浓度的稳定。肾功能不正常,既能影响酸碱平衡的正常调节,也能引起酸碱平衡紊乱。肾调节酸碱平衡的机理是:①H^+-Na^+ 的交换;②HCO_3^- 的重吸收;③分泌 NH_3 与 H^+ 结合成 NH_4^+ 排出;④尿的酸化而排出 H^+。

三、水、电解质代谢和酸碱平衡失调的防治

体液代谢和酸碱平衡失调常是某一原发病的伴发现象或结果,应及时采取措施以预防这类失调的发生。

首先要治疗原发病,以控制体液继续丧失。若患者有明显血容量不足时,应首先补充血容量;然后要明确水电解质和酸碱平衡失调的性质及程度,采用估计或计算的方法确定补液量。补液总量包括当日需要量、前一日的额外丧失量和以往的丧失量。

（一）生理需要量

禁食患者要补充当日需要量。外科需禁食的患者按成人 50kg 体重计算,每天的生理需要量为:①成人每天需水量为 30~40ml/kg,因此每天需水量为 1 500~2 000ml;②晶体需要量为氯化钠 4.5g,氯化钾 3~4g。

（二）额外丧失量

外科患者的体液额外丧失较多,主要原因有:①消化液额外丧失,如呕吐、腹泻等;②发热、出汗等的丧失;③内在性失液的估计,如组织间隙或腹腔的渗出等,一般补给平衡盐水。气管切开的患者,每天自呼吸蒸发的水分比正常多 2~3 倍,计 1 000ml 左右。均需在补液时增加补给。

（三）已往丧失量

包括患者入院时已经存在的各种缺水、缺钾、酸碱平衡失调等。以往的丧失量不宜在 1 日内补足,而应于 2~3 日,甚至更长时间内分次补给,以免过多的液体进入体内,造成不良后果。

体液代谢和酸碱平衡失调的治疗应随失调的类型而定。总的治疗原则是解除病因、补充血容量和电解质及纠正酸碱平衡失调等。必须强调指出,各种输液、补充电解质或调整酸碱的计算公式,只是作为决定补液的量和质的一种参考,而不应视为一种绝对的法则。只要原发疾病能够解除,体液的继续丧失得到控制或补偿,又能补充液体使血容量和体液的渗透压有所恢复,机体自身具有的调节能力便能使体液代谢和酸碱平衡逐渐恢复。因此,在治疗过程中,应该密切观察病情的变化,及时调节用药种类、输液速度和输液总量。

第二节　水、钠代谢失常

一、水的正常代谢

人体为了调节体温、排出代谢废物及维持机体内环境稳定,需要足够的水分供应。人体每天需要的

水量,在非工作或非显性出汗状态下,通常为1.5~2.5L,绝大部分为饮水及食物中所含的水,仅少量水分来源于体内代谢过程产生的内生水(约300ml/d)。水的排泄主要依赖于抗利尿激素、醛固酮和肾的调节,汗液及呼吸也起部分调节作用:每天从肾脏排出量(800~1 000ml)、皮肤排出量(500ml)、肠道排出量(100~150ml)及呼吸道排出量(350ml)。

水在体内的分布主要是指细胞内、外液及血管内、外液的分布状况,正常人体液的含量介于总体重的45%~75%。不同年龄和性别,这些间隙的相对容量有一定差别。成年男性,水约占总体重的60%,细胞外液占20%,细胞外液中约25%在循环系统(血浆占体重的5%),75%在血管外(组织间液占体重的15%)。

水的代谢调节主要通过口渴感觉、抗利尿激素以及肾脏来调节,汗腺及呼吸也起部分调节作用。当渗透压增高时,刺激传入大脑,即产生渴感,渴望饮水。相反,当血浆晶体渗透压降低时,则渴感抑制而不思饮水。渴感刺激也可引起AVP的释放,促使肾脏重吸收水分;反之,抑制渴感随即抑制AVP的分泌,排尿增加。此外,渴感还受细胞外液容量、条件反射等影响。当血容量降低到5%~10%时,有效循环血量明显下降(如出血、腹泻等)而引起渴感。所以临床上出现无法解释的渴感常是内出血的一个重要信号。渴感也可出现于大脑皮质功能紊乱的患者。机体水排泄的调节由肾脏完成,主要受血管升压素(AVP)调控。血浆渗透压上升2%以上或循环血容量下降10%以上即可通过相应的感受器,刺激AVP分泌增加,后者使远端小管和集合管重吸收水增加,肾脏排水减少,并作用于口渴中枢使水摄入增加。

二、钠的正常代谢

钠的需要量可以在5~15g/d范围内波动。在无高血压病史的成人,每天摄入氯化钠的最大量为6g。而有高血压家族史者,每天饮食中的氯化钠以不超过3g为宜。正常成人每天需要钠量一般为100~170mmol/L(1g氯化钠中含17mmol钠)。

健康成年男性体内总钠量平均为60mmol/kg体重。其中50%存在于细胞外液,10%以下在于细胞内液,40%在骨骼中,10%以下在骨细胞内液中。血浆钠浓度为137~145mmol/L,约占总体钠的11.2%。组织间液和淋巴液钠为140mmol/L,占总体钠的29%。这两部分细胞外液的钠在生理和临床上都具有重要意义。细胞外液的钠离子主要担负维持细胞外液渗透压的作用,而钾离子在细胞内液中起同样作用。细胞外液的钠离子能预防因细胞内蛋白质产生的胶体渗透压而致的细胞水肿,因细胞内液的蛋白浓度高于细胞外液。因此,细胞外液钠离子浓度的任何改变可致细胞内、外液体积的显著变化。在正常情况下,细胞内、外液的电解质梯度是靠有生物活性的细胞膜来维持,以保持细胞内、外液间的渗透压相对平衡。

在正常情况下,每天滤过肾小球的钠量很大,但滤过钠的99.9%被重吸收,其中约65%以等渗形式被近曲小管重吸收。尿Na^+的排泄主要受醛固酮调节,后者使远端肾小管和集合管重吸收,水钠增多,肾脏排泄水钠减少。水和Na^+平衡的调节相对独立而又互有影响,血Na^+浓度变化可引起血浆渗透压和循环容量变化,从而启动水平衡调节机制。

三、失水

失水是指体液丢失所造成的体液容量不足。根据水和电解质(主要是Na^+)丢失的比例和性质,临床上常将失水分为高渗性失水、等渗性失水和低渗性失水3种。

【病因】

1. 高渗性失水(hypertonic dehydration) 水摄入减少或完全抑制是主要原因。

(1)水摄入不足:①昏迷、创伤、拒食、吞咽困难,沙漠迷路、海滩、地震等致淡水供应断绝;②脑外伤、脑卒中等致渴感中枢迟钝或渗透压感受器不敏感。

(2)水丢失过多

1)经肾丢失:①中枢性尿崩症、肾性尿崩症、非溶解质性利尿药;②糖尿病酮症酸中毒、非酮症糖尿病高渗性昏迷、高钙血症等致大量水分从尿中排出;③长期鼻饲高蛋白流食等所致的溶质性利尿(鼻饲综合征);④医源性失水:使用高渗葡萄糖溶液、甘露醇、山梨醇、尿素等脱水药物所致溶解性利尿,特别是对昏迷的患者,若过度使用脱水疗法,又忽略了水的补充,会使患者陷入严重的缺水状态,由于渗透压增高时脑细胞干缩,血液黏滞性增加,易形成脑血栓。

2) 肾外丢失:①高温环境、剧烈运动、高热等大量出汗;②烧伤开放性治疗丢失大量低渗液;③哮喘持续状态、过度换气、气管切开等肺呼出的水分增多(2~3倍)。

3) 水向细胞内转移:剧烈运动或抽搐后,细胞内乳酸增加、小分子增多,使细胞内渗透压增高,促使水向细胞内转移,可发生短暂的高钠血症,血浆 Na^+ 可超过 150mmol/L。

2. 等渗性失水（isotonic dehydration）

(1) 消化道丢失:呕吐、腹泻、胃肠引流(减压、造瘘)或肠梗阻等致消化液丢失。

(2) 皮肤丢失:大面积烧伤、剥脱性皮炎等渗出性皮肤病变;汗液为低渗的,约含 0.25% 的氯化钠,但在高温环境中工作或高热大量出汗时,氯化钠的含量可接近细胞外液的浓度,则可发生缺钠性失水。

(3) 组织间液贮积:胸、腹腔炎性渗出液的引流,反复大量放胸、腹水等。

3. 低渗性失水（hypotonic dehydration）

(1) 补充水分过多:高渗性或等渗性失水时,补充过多水分。

(2) 肾丢失:①过量使用噻嗪类、依他尼酸、呋塞米等排钠性利尿药;②肾小管中存在大量不被吸收的溶质(如尿素),抑制钠和水的重吸收;③失盐性肾炎、急性肾衰竭多尿期、肾小管酸中毒、糖尿病酮症酸中毒;④肾上腺皮质功能减退症。

【临床表现】

1. 高渗性失水

(1) 轻度失水:失水多于失钠,细胞外液容量减少,渗透压升高。口渴为早期症状,发生口渴时已失水约相当于体重的 2%~3%,因渴感中枢兴奋而口渴,刺激 AVP 释放,水重吸收增加,尿量减少,尿比重增高,可达 1.023~1.035。如同时伴有多饮,一般不造成细胞外液容量不足和渗透压异常;如伴有渴觉减退,可因缺乏渴感而发生高渗性失水。

(2) 中度失水:如口渴严重,发生口干、下咽困难、声音嘶哑,则失水量达体重的 4%~6%,醛固酮分泌增加和血浆渗透压升高;有效循环容量不足,心率加快;皮肤干燥、弹性下降;进而因细胞内失水,工作效率下降、乏力、头晕、烦躁。

(3) 重度失水:如出现嗜睡、幻觉、谵妄、定向力失常、晕厥和脱水热,其失水量达体重的 7%~14%。当失水量超过 15% 时,可出现高渗性昏迷、低血容量性休克、尿闭及急性肾衰竭。

2. 等渗及低渗性失水　等渗性失水时,有效循环血容量和肾血流量减少而出现少尿、口渴,严重者血压下降,但渗透压基本正常。低渗性脱水的早期即发生有效循环血容量不足和尿量减少,但无口渴;严重者导致细胞内低渗和细胞水肿。临床上,依据缺钠的程度大致分为轻、中、重 3 度。

(1) 轻度失水:当每公斤体重缺钠 8.5mmol/L(血浆钠 130mmol/L 左右)时,血压可在 100mmHg 以上,患者有疲乏、无力、尿少、口渴、头晕等。尿钠极低或测不出。

(2) 中度失水:当每公斤体重缺钠 8.5~12.0mmol/L(血浆钠 120mmol/L 左右)时,血压降至 100mmHg 以下,表现为恶心、呕吐、肌肉挛痛、手足麻木、静脉下陷及直立性低血压,尿钠测不出。

(3) 重度失水:当每公斤体重缺钠在 12.8~21.0mmol/L(血浆钠 110mmol/L 左右)时,血压降至 80mmHg 以下,出现四肢发凉、体温低、脉细弱而快等休克表现,并伴有木僵等神经症状,严重者出现昏迷。

【诊断与鉴别诊断】

根据病史(钠摄入不足、呕吐、腹泻、多尿、大量出汗等)可推测失水的类型和程度,如高热、尿崩症应多考虑为高渗性失水;呕吐、腹泻应多考虑为低渗性或等渗性失水;昏迷、血压下降等提示为重度失水,但应做必要的实验室检查来证明。

1. 高渗性失水　中、重度失水时,尿量减少;除尿崩症外,尿比重、血红蛋白、平均红细胞比容、血钠(>145mmol/L)和血浆渗透浓度(>310mmol/L)均升高。严重者出现酮症、代谢性酸中毒和氮质血症。根据体重的变化和其他临床表现,可判断失水的程度。

2. 等渗性失水　血钠、血浆渗透压正常;尿量少,尿钠少或正常。

3. 低渗性失水　血钠(<130mmol/L)和血浆渗透浓度(<280mmol/L)均降低,至病情晚期尿少,尿比重低,尿钠减少;血细胞比容(每增高 3%约相当于钠丢失 130mmol/L)、红细胞、血红蛋白、尿素氮均增高,血尿素氮/肌酐(单位均为 mg/dl)比值>20∶1(参考值为 10∶1)。

【治疗】

严密注意每天的出入水量,监测血电解质等指标的变化,积极治疗原发病。避免不适当的脱水、利尿、鼻饲高蛋白饮食等。已发生失水时,应根据失水的类型、程度和具体情况,决定补充体液的种类、途径和速度。治疗的目的首先是补充有效血容量,然后是尽可能使体内水钠平衡恢复正常。注意患者的心肾功能,并密切观察治疗反应,及时调整治疗方案。

1. 补液种类　高渗、等渗和低渗性失水均有失钠和失水,仅程度不一,均需要补钠和补水。一般来说,高渗性失水补液中含钠液体约占 1/3,等渗性失水补液中含钠液体约占 1/2,低渗性失水补液中含钠液体约占 2/3。

(1) 高渗性失水:补水为主,补钠为辅。经口、鼻饲者可直接补充水分,经静脉者可补充 5%葡萄糖溶液、5%葡萄糖氯化钠溶液或 0.9%氯化钠溶液。适当补充钾及碱性液。

(2) 等渗性失水:补充等渗溶液为主,首选 0.9%氯化钠溶液,但长期使用可引起高氯血症酸中毒。因为正常细胞外液的钠、氯比值是 7∶5,0.9%氯化钠溶液 1 000ml+5%葡萄糖溶液 500ml+5%碳酸氢钠溶液 100ml 的配方更符合生理需要。

(3) 低渗性失水:补充高渗液为主。宜将上述配方中的 5%葡萄糖 500ml 换成 10%葡萄糖液 250ml,必要时可再补充适量的 3%~5%氯化钠液。补液量可按氯化钠 1g 含 Na^+17mmol 折算。但补充高渗液不能过快,一般以血钠每小时升高 0.5mmol/L 为宜。补钠量可参照下述公式计算:①补钠量 =(125mmol/L-实测血清钠)×0.6×体重(kg);②补钠量=(142mmol/L-实测血清钠)×0.2×体重(kg)。

2. 补液量　主要依据已经丢失和继续丢失的液体量决定。已经丢失液体量的估算可根据体重和血细胞比容的变化求得,并参照临床表现的严重程度。一般情况下,体重的下降即为细胞外液的丢失量。当没有红细胞丢失(如出血、溶血)且血浆渗透压正常时,丢失的为等渗液体,主要来自细胞外液,故血细胞比容的上升比例与细胞外液量的下降比例相等。但当有血浆渗透压明显变化时,红细胞容积发生变化并影响血细胞比容,且丢失液体种类不同对细胞外液容量的影响也不同,故血细胞比容的变化不能准确反映细胞外液量的变化,此时补液量的计算可参见"低钠血症"和"高钠血症"相关内容。

已经丢失液体量:

(1) 依据失水程度估算:轻度失水相当于体重的 2%~3%,中度失水相当于体重的 4%~6%,重度失水相当于体重的 7%~14%,更重者可达 15%以上。

(2) 依据血细胞比容估算:适用于估计低渗性失水的失水量。失水量(ml)= 目前血细胞比容-原来血细胞比容/原来血细胞比容×体重(kg)×0.2×1 000,如原来血细胞比容值不知道,可用参考值代替,男性和女性分别为 0.48 和 0.42,式中 0.2 为细胞外液占体重的比例。

3. 补液方法

(1) 补液途径:尽量口服或鼻饲,不足部分或中、重度失水者需经静脉补充。

(2) 补液速度:一般先快后慢。重症者开始 4~8 小时内补充液体总量的 1/3~1/2,其余在 24~28 小时补完。具体的补液速度要根据患者的年龄、心、肺、肾功能和病情而定。

(3) 注意事项:①记录 24 小时出入水量。②密切监测体重、血压、脉搏、血清电解质和酸碱度的变化。当有效血容量不足引起尿量减少或代谢性酸中毒时,可表现为高钾血症;但随着容量补足,尿量增多和代谢性酸中毒的纠正,导致尿 K^+排泄增多、细胞外 K^+内移可出现低钾血症,应注意补钾。③宜在尿量>30ml/h 后补钾,一般浓度为 3g/L,当尿量>500ml/d 时,日补钾量可达 10~12g。④急需大量快速补液时,宜鼻饲补液,经静脉补充时宜监测中心静脉压(<20mmH$_2$O 为宜)。

四、水过多和水中毒

水过多(water excess)是水在体内过多潴留的一种病理状态。若过多的水进入细胞内,导致细胞内水过多则称为水中毒(water intoxication)。水过多和水中毒是稀释性低钠血症的病理表现。

【病因与发病机制】

多因水调节机制障碍,而又未限制饮水或不适当的补液引起。

1. 抗利尿激素代偿性分泌增多　其特征是毛细血管静水压升高和/或胶体渗透压下降,总容量过多,有效循环容量减少,体液积聚在组织间隙。常见于右心衰竭、缩窄性心包炎、下腔静脉阻塞、门静脉阻塞、肾病综合征、低蛋白血症、肝硬化等。

2. 抗利尿激素分泌失调综合征(SIADH)　常见于:①创伤、大手术、急性感染、失血、休克、疼痛、恐惧等急性应激状态时,ADH 分泌增多;②肺部疾病:如肺炎、急性支气管哮喘、肺不张、脓胸、气胸、肺结核、急性呼吸功能衰竭等,可能因肺静脉回流减少,刺激容量感受器,引起 ADH 分泌增多,又兼呼吸性酸中毒时,肾脏代偿性回收碳酸氢钠及氯化钠增多,肾远曲小管和集合管回收的水亦增多,引起水中毒;③神经系统:如脑膜炎、脑炎、脑脓肿、蛛网膜下腔出血、垂体术后或精神病患者;④药物:如环磷酰胺、氯磺丙脲、溴隐亭、长春碱、长春新碱等药物;⑤异位产生或外源性 ADH 过多(催产或治疗尿崩症)。

3. 肾排泄水障碍　多见于急性肾衰竭少尿期、急性肾小球肾炎等致肾血流量及肾小球滤过率降低,而摄入水分未加限制时,水、钠滤过率低而肾近曲小管重吸收增加,水、钠进入肾远曲小管减少,水的排泄障碍(如补水过多更易发生),但有效循环血容量大致正常。

4. 内分泌功能异常　①肾上腺皮质功能减退时,有效循环容量减少,致使 ADH 分泌增多;②甲状腺功能减退时,心脏的输出量及肾小球滤过率都下降,只是 ADH 分泌增加及尿量减少,往往导致水中毒,只要供给甲状腺制剂,就可以好转。

5. 渗透阈重建　肾排泄水功能正常,但能兴奋 ADH 分泌的渗透阈降低(如孕妇),可能与人绒毛膜促性腺激素分泌增多有关。

6. 原发性饮水过多症　常见于精神焦虑的中年女性、精神病患者、丘脑下部结节病。口渴、饮水过多、尿多,由于肾脏排水功能良好,故血浆 Na^+ 浓度正常或稍微减少。

【临床表现】

1. 急性水过多和水中毒　起病急,神经精神表现突出,如头痛、精神失常、定向力障碍、共济失调、癫痫样发作、嗜睡与躁动交替出现以至昏迷,也可呈头痛、呕吐、血压增高、呼吸抑制、心律缓慢等颅内压增高表现。

2. 慢性水过多和水中毒　轻度水过多仅有体重增加;当血浆渗透浓度低于 260mmol/L(血钠 125mmol/L)时,有疲倦、表情淡漠、恶心、食欲减退等表现和皮下组织肿胀;当血浆渗透浓度降至 240~250mmol/L(血钠 115~120mmol/L)时,出现头痛、嗜睡、神智错乱、谵妄等神经精神症状;当血浆渗透浓度降至 230mmol/L(血钠 110mmol/L)时,可发生抽搐或昏迷。血钠在 48 小时迅速降至 108mmol/L 以下可致神经系统永久性损伤或死亡。

【诊断和鉴别诊断】

依据病史,结合临床表现及必要的实验室检查,一般可作出诊断,并作出以下判断:①水过多的病因和程度(体重变化、出入水量、血钠浓度等);②有效循环血容量和心、肺、肾功能状态;③血浆渗透压。

应注意与缺钠性低钠血症鉴别。水过多和水中毒时尿钠一般大于 20mmol/L,而缺钠性低钠血症的尿钠常明显减少或消失。

【治疗】

积极治疗原发病,记录 24 小时出入水量,控制水的摄入量和避免补液过多可预防水过多的发生或其病情的加重。

1. 轻症水过多和水中毒　限制进水量,使入水量少于尿量。适当服用依他尼酸或呋塞米等袢利尿剂。

2. 急重症水过多和水中毒　保护心、脑功能,纠正低渗状态(如利尿脱水)。

(1) 高容量综合征:以脱水为主,减轻心脏负荷。首选呋塞米或依他尼酸等袢利尿药,如呋塞米 20~60mg/d。急重症者可用 20~80mg,每 6 小时静脉注射 1 次;依他尼酸 25~50mg,用 25% 葡萄糖溶液 40~

50ml 稀释后缓慢静脉注射,必要时 2~4 小时后重复注射。有效循环血容量不足者要补充有效循环血容量。危急病例可采用血液超滤治疗,用硝普钠、硝酸甘油等保护心脏,减轻其负荷。明确为抗利尿激素分泌过多者,除病因治疗外,可选用利尿剂、地美环素或碳酸锂治疗。

（2）低渗血症:特别是已出现精神症状者应迅速纠正细胞内低渗状态,除限水、利尿外,应使用 3%~5%氯化钠,一般剂量为 5~10ml/kg,严密观察心肺功能变化,调节剂量及滴速,一般以分次补给为宜。同时用利尿剂减少血容量。注意纠正钾代谢失常及酸中毒。

五、低钠血症

血钠参考值为 142mmol/L(135~145mmol/L)。低于 135mmol/L 为低钠血症(hyponatremia)。如果血钠低于 120mmol/L,而且发展快,是危险信号。血浆钠浓度是血浆渗透压的主要决定因素,所以低钠血症通常就是低渗透压的反映,故又称低渗状态或低钠性低渗综合征。血浆渗透压降低将导致水向细胞内转移,使细胞内水量过多,这是低钠血症产生症状和威胁患者生命的主要原因。

【病因】

1. **假性低钠血症**   见于高脂血症和高蛋白血症。实际上只有当血清脂质和蛋白质浓度很高时,例如血清甘油三酯>17mmol/L 或血清总蛋白 100g/L 时,才使血钠浓度明显下降。

2. **失钠性低钠血症**   钠丢失后血浆容量减缩,这时机体对钠丢失的反应是刺激渴感和 AVP(ADH)分泌,使水潴留和血浆容量再扩张,因而发生低钠血症。机体往往牺牲体液的渗量,以保持血容量而防止循环衰竭,所以属于低渗性低钠血症。钠丢失可由以下原因所致。

（1）胃肠道消化液丧失:这是钠丢失最常见的原因。消化液的钠离子浓度,除胃液略低外,其他各消化液均与血浆钠含量接近,故腹泻、呕吐,胃肠、胆道、胰腺造瘘以及胃肠减压都可丢失大量消化液而发生缺钠。

（2）皮肤水盐的丢失

1）大量出汗:汗液中氯化钠含量为 10~40mmol/L。在显性出汗时,汗液中含钠量可以增高到接近细胞外液的浓度。因此,高热患者或高温作业大量出汗时,可以丢失大量氯化钠。

2）大面积Ⅲ度烧伤:可丢失大量水分和电解质及蛋白质类物质。

3）胰腺纤维性囊肿:除有家族史、胰酶缺乏及阻塞性肺气肿、双侧支气管肺炎外,多伴有汗液中氯化钠浓度增加。

（3）体腔转移丢失见于:①小肠梗阻,大量小肠液积蓄在小肠腔内。②腹膜炎、弥漫性蜂窝组织炎、急性静脉阻塞(如门静脉血栓形成)等。③严重烧伤,烧伤后48~72 小时,可从烧伤皮肤丢失水和钠盐,烧伤皮肤下层亦积蓄多量水和钠盐。

（4）肾性失钠

1）慢性肾脏疾病:一般说来,尿毒症患者尿丢失钠并不多。但有些患者尿钠可以排出增多。可能是由于慢性肾衰竭患者肾小管对 ALD 反应不敏感所致。

2）失盐性肾病:可以是先天性或获得性,后者多见于慢性肾盂肾炎,主要是肾小球-肾小管对钠的滤过与重吸收的失平衡。肾小管对 ALD 不敏感和钠重吸收功能的缺陷造成尿中钠盐的丢失。尿钠一般在 80~120mmol/L,患者每天需补钠 150~300mmol 才能维持平衡。此外,其他肾小管病变如 Fanconi 综合征、远端肾小管性酸中毒也可导致尿钠排泄过多。尿路阻塞缓解后、肾移植后亦可致尿钠排出增多。

3）肾上腺皮质功能减退:如 Addison 病、希恩病及其他原因引起的肾上腺皮质功能减退时,尿钠排出增多。

4）AVP(ADH)分泌异常综合征:指在非高渗状态或无血容量减少情况下的 AVP 分泌增加。在某些病理情况下,AVP 不适当释放引起的水潴留和低血钠,可继发 ALD 分泌减少或停止。继而引起血容量增加,尿钠排出增加。低血钠的部分原因是血液稀释,部分原因是尿钠丢失所致。

5）糖尿病酮症酸中毒:随着大量葡萄糖、酮体高渗性利尿,伴尿钠大量丢失。

6）利尿剂:碳酸酐酶抑制剂、噻嗪类、依他尼酸(利尿酸)、呋塞米(速尿)都能使大量钠离子从尿中排出。

（5）腹水引流：腹水所含钠的浓度一般与血浆相近，甚至高于血浆，在原有低血钠状态和肝肾功能差的患者反复进行腹腔穿刺或一次放水量过多时，容易发生急性低钠血症，重者可引致昏迷、死亡。

3. 稀释性低钠血症　本症系指由于体内水分潴留，总体水量过多，总体钠不变或有轻度增加，而引起低血钠。总体水增多是由于肾脏排水能力障碍，细胞外液容量正常或增加，血液稀释。因血容量可略增加，尿钠多不降低，常>20mmol/L，所以促进了低钠血症的形成。偶尔肾稀释功能虽正常，但由于摄入水量过多，来不及排出，导致总体液量增加，而发生低钠血症，如精神性多饮、AVP 不适当分泌综合征。其他，如应激反应、手术后、黏液性水肿等都可使肾脏排水功能减退。肝硬化腹水所致低钠血症亦可为稀释性。

4. 低血钠伴总体钠增高　原发因素是钠潴留，如果水潴留>钠潴留，将引起渐进性血钠降低。因其为渐进性，常可在一种较低渗状态下维持新的平衡。细胞外液的水过量合并细胞内水过量，往往有低血钾、低蛋白血症及血细胞比积降低，尿量不多，尿钠常<20mmol/L，尿钾高，尿比重增高，Uu/UmOsm（尿尿素/尿渗透压）>1。这类低钠血症的常见原因有以下几种。

（1）充血性心力衰竭：本症发生水钠潴留及血容量增加的原因还未完全阐明。心输出量下降，肾血流量下降，肾脏潴留液体，RAA 系统及 AVP 被激活，肾小管腔和组织间隙之间渗透梯度增加，血容量扩大使静脉血回流增加等均可能引起水钠潴留。

（2）肝功能衰竭：失代偿期肝硬化患者常伴水钠潴留，通常是由于门静脉高压、淋巴漏出、低蛋白血症而致腹水及水肿，继发 ALD 和 AVP、血管活性物质和皮质酮增加，肾血流量与 GFR 降低，亦促进水钠潴留。

（3）慢性肾衰竭：肾脏正常每天钠排出量变动范围很大（0～500mmol/d）。中度肾功能不全时，即使在摄盐减少或失钠的情况下，肾小管亦不能发挥其最大钠重吸收功能，尿中每天排钠 25～30mmol。肾功能不全末期，这种肾脏对尿钠的调节能力进一步减退，每天尿钠多固定在 30～70mmol。此时，肾脏不能针对血钠变化迅速调整钠排出量，易引起水肿、低血钠、高血压和充血性心力衰竭。

（4）肾病综合征：本征水肿形成的机制十分复杂。现认为，低蛋白血症仅为一始动因素。随后，涉及多种体液因子及肾内水盐代谢调节机制，其中肾排钠障碍是造成肾病性水肿的关键原因。

5. 无症状性低钠血症　也称特发性低钠血症，常见于严重慢性肺部疾病、恶病质、营养不良等血钠均偏低，可能由于细胞内外渗透压的平衡失调，细胞内水向外移动，引起体液稀释。细胞脱水使 AVP 分泌及饮水增加，肾小管水重吸收增加，使细胞外液在较低渗状态下维持新的平衡。

6. 脑性耗盐综合征　本征由于下丘脑或脑干损伤引起，其机理主要是下丘脑与肾脏神经联系中断，致使远曲小管出现渗透性利尿，患者血钠、血氯、血钾均降低，而尿中含量增高。

【临床表现】

1. 无口渴　低钠血症的症状常常是非特异性的，并易为原发病所掩盖。缺钠时细胞内、外液均呈低渗状态，故无口渴症状。低钠血症的症状取决于血钠下降的程度及速度。一般患者易疲乏、表情淡漠、纳差、头痛、视物模糊，并有肌肉痛性痉挛、肌阵挛、运动失调、腱反射减退或亢进。严重时发展为谵妄、惊厥、昏迷，以至死亡。这类患者往往并发明显的血容量不足，容易发生循环系统症状，表现为脉细速，静脉充盈时间延长，常发生直立性低血压。

2. 恶心和不适　低钠血症的症状主要是由于低渗状态引起的。当血浆渗透压下降至形成跨血脑屏障的渗透梯度时，即导致水分进入脑细胞及其他细胞。低钠血症的神经症状与其他代谢性脑病的症状相似。一般说来，当血浆钠降至 125mmol/L 以下时，患者开始感到恶心和不适；至 115～120mmol/L 时，出现头痛、嗜睡和反应迟钝；至<115mmol/L 时，常出现抽搐及昏迷。定位性神经症状不常见，低钠血症性脑病是可以完全恢复的，但如低钠血症时间过长或血浆钠浓度急剧降低，可导致永久性的神经系统损伤及死亡。

3. 临床分度　由于细胞外液容量缩减的主要是水和钠，血液的有形成分并未丢失损耗，因此血液浓缩常明显，红细胞计数、血红蛋白、血浆蛋白及血细胞比积均可增高。按缺钠程度，临床表现可分为以下 3 度：①轻至中度（缺钠 0.5g/kg），尿钠与尿氯含量减少或阙如，但肾性失钠者除外。患者表现倦怠、淡漠、无神、直立性低血压或起立时昏倒等。②中至重度（缺钠 0.5～0.75g/kg），尿中无氯化物。患者除上述症状外,尚有恶心、呕吐,收缩期血压降至 12.0kPa(90mmHg)以下。③重度(0.75～1.25g/kg),除以上症状外,患者可以呈木僵状态、抽搐、最后昏迷。这类情况多见于胃肠道严重丢失水、钠病例。在 12 小时内出现者均有意识障碍或癫痫样发作,血清钠为 115mmol/L 左右,血浆渗透浓度在 240mmol/L 左右,死亡率高达 50%。而有症状的慢性低钠血症者,血钠可为 115mmol/L,血浆渗透浓度在 220mmol/L 左右,死亡率 12%。

【诊断和鉴别诊断】

1. **病史诊断**　根据失钠病史(呕吐、腹泻、利尿剂治疗、AVP 不适当分泌综合征等)和体征(如血容量不足或水肿)可以提供诊断的重要线索。

2. **实验诊断**　实验室检查包括血浆渗透浓度,尿渗透浓度,血 Na^+、K^+、Cl^-、HCO_3^-,尿素及葡萄糖等有助于诊断。早期血清钠接近正常,而至后期则下降显著。以缺水为主的失水和以缺钠为主的失水虽然都有失水,但临床表现、生化检验及治疗各有不同特点和侧重点(见表 32-1)。

表 32-1　缺水与缺钠脱水的比较

项目	缺钠脱水	缺水
口渴	不明显	明显
皮肤充实度	减退	正常
脉率	增快	正常
血压	降低	正常
痛性肌痉挛	有或严重	无
尿量	无明显变化	<500ml/d
尿浓度	无明显变化	高度浓缩
血清蛋白	增加	正常
血红蛋白,血细胞比容	增加	正常
血尿素氮(BUN)升高	正常或高值	正常或高值
血 Na^+、Cl^-	降低	升高
死亡原因	循环衰竭	高渗状态
治疗	补充盐	补充水

3. **鉴别诊断**　如果血浆渗透浓度正常或升高,应考虑假性低钠血症。如果血浆渗透浓度降低,测定尿渗透浓度有助于诊断。尿渗透浓度<100mmol/L,比重<1.003 表明 AVP 几乎完全受抑制,多见于精神性烦渴和重建渗透稳态。

尿钠有助于鉴别胃肠、皮肤、水肿状态等和肾性失钠疾病。血浆渗透浓度减低,尿钠<15mmol/L,多见于胃肠丢失、利尿后期、烧伤、水肿状态、皮质醇缺乏等。尿钠>22mmol/L,多见于服用利尿剂早期、肾上腺皮质功能不全、失盐性肾炎、渗透性利尿。血浆渗透浓度正常或增加,尿钠>20mmol/L,多见于 AVP 不适当分泌综合征、精神性烦渴、慢性肾衰竭、重建渗透稳态。

【治疗】

通常根据上述失钠病史、有无血容量不足、水肿体征及血浆渗透浓度、尿渗透浓度和尿钠量分成以下三种类型的治疗。

1. **失钠性低钠血症(失钠性低渗综合征)**　常见原因为胃肠道、皮肤及肾性失钠,引起血容量不足及末梢循环衰竭。除治疗病因外,应行补钠治疗。轻度一般可用口服法补给,中至重度患者采取静脉补给,通常用下列公式计算:

(1) 补钠公式:缺钠(补钠)数(mmol)=(140-实测血钠 mmol/L)×0.6×体重(kg)

例如:男性年轻腹泻患者,体重55kg,血清 Na^+ 125mmol/L,根据病史符合失钠性低钠血症的诊断。补钠总量应为(140-125)×55×0.6=495mmol。495/17(lg NaCl=17mmol Na^+)=29g NaCl。折合为0.9%、3%及5% NaCl溶液,分别为3 200ml、905ml及580ml。一般按公式补钠,系按体重60%(女性为50%)的体液计算,包括细胞内、外液来补钠。在第1个24小时内,可先用计算量的1/3~1/2补给较为安全,然后根据效果如血压、皮肤弹性、神志、血浆渗透压、尿渗透压、血钠、尿钠浓度来判断,再补给剩余量及继续补给量,特别是对有心肺疾病及老年患者应密切观察病情变化。

(2) 液体选择:对重症失钠患者,用高渗盐水比用生理盐水为好,其优点是能迅速提高细胞外液渗透压,减少输入液体,并使细胞内水转移至细胞外,于是细胞内、外渗透压可同时提高。但此例年轻腹泻患者,可能同时并发有失水,故补给0.9% NaCl液3 200ml。在应用方程式计算补钠量时,有几点值得注意:

1) 公式只是一种估算方法,为了判断疗效,须作动态观察。

2) 方程式不包括可能存在的等渗液丢失。例如,腹泻患者可以丢失5L等渗液,后因饮水及生理上保留3L水而成为低钠血症。用公式估算的 Na^+ 量只有3L游离水,仍欠缺2L等渗的 Na^+ 和水。

3) 血清钠测定值在轻度或中度缺钠的患者或在较早期时,可以正常或低于正常,所以血清钠不一定能反映出当时体内钠缺少的总量。估计缺钠程度时,不能单纯依靠血清钠值,还需结合有无循环衰竭、神经系统症状及失钠的病史等综合分析。

4) 如果有缺钾,须同时补钾。 K^+ 进入细胞内, Na^+ 离子从细胞内外移,有利于补充细胞外液 Na^+ 离子及提高血浆渗透压。

5) 如在烧伤及其他患者给糖及胰岛素时,血清钠可有所提高。

6) 为避免过多氯的输入,部分等渗盐水可加1/6M乳酸钠或碳酸氢钠,也有利于纠正同时存在的代谢性酸中毒。

7) 如果患者已发生循环衰竭,表示缺钠严重,除补给盐水外,应及时补给胶体溶液(如血浆),积极扩容。此时不宜单独给升压药或血管扩张药。因为在细胞外液已明显减少情况下,无论是何种血管活性药均无效,反而加重组织缺氧,使病情加重。但在补充钠盐及血浆后,则升压药又可起辅助作用。

2. 稀释性低钠血症(稀释性低渗综合征)　本症的主要原因是肾脏排泄水的功能障碍,导致水潴留,因而治疗要点在于控制水的摄入量,配合利尿,逐渐纠正细胞外液低渗状态。

(1) 限制水的摄入量:如果患者无症状,适当限制水摄入量即可。但是,心力衰竭、肝硬化腹水及肾病综合征产生低钠血症或低渗状态的原因往往是多方面的。这类患者体内并不缺钠,有时甚至是钠和水分过多,且往往是水潴留多于钠潴留,而致细胞外液的增加超过钠的增加,尿钠<20mmol/L。这种低钠血症往往不易纠正,给予钠盐反而致口渴,增加饮水,以致补充的钠重吸收而加重水肿;过分限制水摄入又使患者不能耐受。强效利尿剂可起到暂时缓解的作用。部分病例可进行腹膜透析,排出过多水分。

患者每天摄水量原则上应少于尿量与不显性失水量,形成一定程度的水负平衡。具体根据患者体重、血清钠、渗透压的变动调整治疗措施。但是对出现中枢神经系统症状的重症患者,可选用高渗盐水滴注,并根据有无周围水肿加用利尿剂,以帮助排出过多的水分。呋塞米(速尿)的作用为抑制髓袢升支厚壁段氯化钠的主动转运(吸收),降低肾髓质的高渗状态,使肾皮质至髓质逐渐增高的溶质渗透梯度消失,肾组织各段均接近血浆渗透压,尿液不能浓缩,从而排出水分,纠正低钠血症。

(2) 排水量的计算:一般根据以下公式,即需排出的水量=总体水量(TBW)-[(TBW×测得血浆渗透浓度)÷270]。

上式中,TBW=体重(kg)×0.6,(女性×0.5);270为使血浆渗透浓度升至270mmol/L的标准。

例如:一水肿并低钠血症患者,体重70kg,血清钠120mmol/L,血糖108mg/dl,要求排出的水量是:70×0.6-[(70×0.6)×246/270]=42-38.3=3.7kg。血浆渗透浓度(间接推算)=2×血清钠(120)+血糖浓度(108/18)=246mmol/L。血浆渗透浓度计算方法亦可采用其他计算公式或直接测得。

以上所测得的3.7kg值即患者体内总溶质和TBW的比例要维持在所期望的渗透浓度270mmol/L时,需要排出的多余的水分量。此值为大概估算参考值。

3. 无症状性低钠血症　常见于一些慢性消耗性疾病的晚期,如肺结核、恶性肿瘤等。患者虽有摄入量减少,但并无明显失钠病史,细胞内、外液均呈低渗状态,血清钠可以降至 125mmol/L 以下,而无低血钠症状。一般无需补钠治疗。低钠性低渗状态有时尚合并其他电解质紊乱,须作相应处理。

六、高钠血症

血清钠高于 145mmol/L 为高钠血症(hypernatremia)。高钠血症即代表高钠性高渗状态,因为 Na^+ 是有效的渗透分子。高渗状态还可由高血糖、高尿素及其他外源性因素(如甘露醇、甘油等)引起。

【病因】

高钠血症较为少见。本症的发生主要是由治疗上的失误造成的。

1. 水摄入不足　见于水源断绝、患者极度衰弱无人帮助进水,或吞饮障碍(如上消化道炎症或肿瘤)等情况。在完全断水情况下,例如在沙漠中或矿井意外事故时,1 天内即可出现明显的脱水症。

2. 水丢失过多

(1) 尿崩症:本症部分病例与遗传因素有关,部分病例是由于创伤、肿瘤、感染及不明原因使下丘脑的神经束受损所致。这种患者如强迫禁饮或因渴感丧失,未适当补充水分,则容易发生高钠血症。肾性尿崩症,本症是一种遗传性疾病。可显示不同程度的尿浓缩功能缺陷,尿渗透压远较血浆者渗透压低,用加压素治疗无效。有的病例在新生儿期即出现症状,有的则症状轻微。严重患儿除表现多尿外,往往有脱水、体重不增加、生长受阻、发热、便秘,常伴有智力缺陷(可能由于脱水、高血钠所致脑损害)或同时伴先天性脑畸形。

(2) 渗透性利尿:水和溶质被大量排出,水丢失又多于钠丢失,可以发生高钠血症。

(3) 婴儿腹泻、呕吐:早年报道较多,现因重视替代治疗已少发生。

(4) 溶质摄入过多:高蛋白含盐饮食能引起渗透性利尿。牛乳含钠、钾和蛋白质为人乳的 3 倍,若未经适当稀释而喂养 2 个月以内的婴儿易发生高钠血症。吞饮大量海水亦可致渗透性利尿,因为海水含钠 450~500mmol/L、氯 500~550mmol/L、镁 50mmol/L 和硫 25mmol/L。另外,在心脏停搏或乳酸酸中毒时使用大量高碳酸氢钠治疗者亦可引起医源性高钠血症。

(5) 尿浓缩功能障碍:肾脏排水多于排钠。

3. 钠排泄障碍

(1) 肾上腺皮质功能亢进:患者常有血钠浓度增高。

(2) 尿崩症伴渴感减退症:患者一方面缺乏 AVP,肾脏不能适当地调节水的排泄,另一方面,口渴感觉减退或消失,不能随时增减饮水量以满足机体需要。在禁饮时尿渗透压不升高或上升甚微,常有严重脱水、高血钠、体液高渗,出现高渗症候群的表现。这种患者的治疗比较困难,如用加压素治疗,由于患者缺乏灵敏的口渴感觉,容易因饮水过量引起水潴留、低渗状态,甚至水中毒。渴感中枢的功能和 β 肾上腺素受体有关,而 β 受体兴奋是通过 cAMP 而发挥效能的。氯磺丙脲有促进腺苷酸环化酶的作用,使 cAMP 增加,故可用于改善渴感中枢的功能,一般可用 250mg/d 治疗。

(3) 渴感减退(特发性高钠血症)伴 AVP 释放"阈值升高"症候群:本征分泌 AVP 的能力并未丧失,但是,AVP 释放的"渗透压阈值"提高,只有当体液达到明显高渗状态时才释放 AVP,因而体液一直处于高渗状态。此症候群又被称为特发性高钠血症。本症的发病机理还不完全明了。也有人认为,可能是由于渴感减退合并部分性尿崩症所致。有时下丘脑功能紊乱如严重精神刺激后,也可发生本症。高血钠并非单纯由于渴感减退所致,因为单纯渴感减退者给予适量饮水可使血钠维持正常。而本症患者在饮水利尿后,高血钠依然存在,说明高血钠在未达到严重程度时,不能有效地促进 AVP 的释放。本症患者有慢性高钠血症,渴感减退,无多饮多尿,脱水不明显,有时可出现周期性瘫痪,血清钾正常,但总钾量减少,可能因高钠导致细胞内钾移至细胞外液中,而后被排出体外。患者可因高渗导致神经精神症状,智力、记忆力减退,或伴有发作性精神错乱。禁饮时尿液可呈高渗,说明仍有 AVP 释放,但渗透压感受器的阈值升高。诊断可参考以下标准:①持续高钠血症;②无明显脱水体征;③机体仍有 AVP 分泌能力;④肾小管对 AVP 仍有反应性。治疗上,用氯磺丙脲可减少尿量,改善渴感。氢氯噻嗪(双氢克尿噻)也可改善症状。

【临床表现】

口渴是早期的突出症状,是细胞内失水的临床重要标志。尿量明显减少,脉率及血压变动少。重者眼球凹陷、恶心、呕吐、体温升高,婴儿可出现高热、肌无力、肌电图异常,晚期可出现周围循环衰竭。

高钠性高渗状态的症状主要是神经精神症状。早期表现为嗜睡、软弱无力及烦躁,渐发生为易激动、震颤、动作笨拙、腱反射亢进、肌张力增高,进一步发展可出现抽搐、惊厥、昏迷及死亡。血钠超过158mmol/L时,惊厥发生率高达71%,严重者可引起不可逆性神经损害。

【诊断与鉴别诊断】

从病史中可以了解到缺水或失水过多,或摄入钠盐过多的病史,结合口渴、口腔黏膜干燥、尿量减少、尿渗透浓度及尿比重增高或过去有多尿症而现在尿量减少,能较快地作出临床初步诊断。但对意识不清或已昏迷的患者,如果不能获得确切病史,有时会造成诊断上的困难(特别是昏迷患者,由于长期灌注高蛋白高浓度的流质饮食而发生溶质性利尿所造成的高渗综合征)。因此,须考虑到各种原因引起的高渗综合征的鉴别及其相互关系。在这种情况下,血钠和血浆渗透浓度、尿渗透浓度测定有助于诊断。血清钠升高的幅度对判断高渗状态和程度是一个重要指标。血清 Na^+ >150mmol/L 时即应有所警惕。血红蛋白的明显升高往往反映血液浓缩的存在,但在早期由于细胞内液外溢补充了细胞外液,往往无血液浓缩现象。高钠血症患者(Na^+ >150mmol/L),血浆渗透浓度>295mmol/L 时,应测定尿渗透浓度,如果尿渗透浓度<800mmol/L,则表示可能 AVP 的释放或其效应有部分缺陷。这类患者给予 AVP 5 单位皮下注射,可见尿渗透压提高。如果是钠负荷增多,或不显性失水增多患者,其尿浓缩能力正常,尿渗透压应>800mmol/L,并且不受 AVP 的影响。如果尿渗透浓度比血浆渗透浓度低(尿渗透浓度<300mmol/L,比重≤1.001,就必然存在中枢性或肾性尿崩症。这两种疾病可借助对 AVP 反应鉴别。中枢性尿崩症注射 AVP 后,至少可使尿渗透浓度增加50%,并使尿量显著减少,而肾性尿崩症则少有反应。

老年患者因渴感减退,反应迟钝,不能补足不显性失水,可造成或加重高钠血症。因老年人 GFR 下降、尿浓缩能力减退,尿渗透浓度亦下降。尿渗透浓度虽然与高血钠无直接关系,但低的尿渗透浓度通过降低肾脏保留水的能力而间接促进高钠血症的发展。

【治疗】

高钠性高渗状态的治疗,根据病因为失水、低渗液体丢失,或钠中毒而治疗有所不同。失水的治疗原则是早期应补充足量的水分以纠正高渗状态,然后再酌量补充电解质;钠中毒则需要补水利钠;低渗液体丢失则需要及时纠正循环衰竭,再酌情给予低渗盐水。另一个重要原则是纠正高钠血症不能操之过急,补液过速、降低高渗状态过快,可能引起脑水肿、惊厥、神经损害,甚至死亡。为了减少发生脑水肿的危险,血浆钠浓度每8小时内降低应少于15mmol/L,即每小时减低少于2mmol/L 为宜。

1. **脱水型**　迅速纠正病因。失水量可按下列公式估算,总体水(TBW)分别以男、女体重60%和50%计算,即实际 TBW=正常 TBW×[正常 Na^+ mmol/L]/[测得血 Na^+ mmol/L];水缺乏=0.6×体重(kg)×{1-[140mmol/L]/[测得血 Na^+ mmol/L]}。

估算水的正平衡是使血浆 Na^+ 浓度恢复至140mmol/L 所需的量,不包括另外等渗液的欠缺。这些推算公式都不是精确的计算,而且血清钠参考值所取的数值也不同,因此计算数值可能有些出入,但能大致反映机体缺水的量,对治疗补液量有参考价值。另外,计算补液时还应包括每天生理必须补充的液体,约为1 500ml,以及目前继续额外丢失的液量。如果不知道原有体重而只知道现有的体重,则可以按另一计算公式推算,男性所需水量=4×体重(kg)×欲降的钠量(mmol/L);女性所需水量=3×体重(kg)×欲降的钠量(mmol/L)。所补液体经口服或静脉滴注,以等渗葡萄糖为首选,或用等渗盐水与5%葡萄糖液,按1:3或1:1的比例混合配方静脉滴注。口服或鼻胃管灌注的优点是水分一般能较快吸收,比较安全。但在重度脱水或急需补液扩容量时,或患者有明显呕吐、梗阻、腹泻时,则必须静脉补液。中度(失水占体重的5%,失水为4 000~5 000ml)、重度(10%,8 000~10 000ml)失水时,应在开始的4~8 小时内补充所计算液量的1/3~1/2,剩余的液量可以在24~48 小时内继续补充。同时应密切观察临床的变化,根据补液后的反应,包括尿量是否增多,血清钠是否下降,尿渗透浓度、尿比重是否降低等,综合判断补液量是否充足。

不能机械地按计算数字补液方案。补液不宜过量、过速,否则会引起脑水肿。脑细胞新溶质的消除需要一定时间,故快速补液仅适用于有严重症状者。

2. **低渗液丧失型**　低渗液丧失指水丢失多于钠丢失。细胞外液容量减缩远远超过细胞内液,丢失液约 2/3 是水,1/3 是等渗液。丢失的水来自细胞内、外液,对血容量影响小,而占 1/3 的等渗液则来自细胞外液,所以较同样容量的纯水丧失而言,对血容量的影响更为严重。由于同时有钠离子丢失,所以体液渗量增加与容量丧失不成比例。故于计算纯水丢失的公式不适用于此类型,须从临床体征,如直立性低血压、休克、少尿或无尿等作出判断。如果有低血压,又有钠轻度升高(≤160～170mmol/L),提示除脱水外,合并有低渗液丧失。血容量减缩使 GFR 降低,AVP 分泌增加,结果尿钠减少,一般在 10mmol/L 左右。对于这种类型失钠引起的细胞外液容量减缩远较高渗状态本身的威胁为大。如果患者血压过低,则开始治疗时应使用等渗盐水,当有严重循环衰竭时,可给予血浆和其他扩容剂。在这种情况下,最迫切的是需要恢复组织灌注,输给等渗生理盐水能获得最满意的效果。这种溶液也能够降低血浆钠浓度,因为该溶液对高钠血症患者来说是低渗的。一旦组织灌注充足,循环衰竭纠正后,可考虑给予低渗盐水液(1:1 的 5% 葡萄糖溶液和 0.9% 氯化钠溶液),其中葡萄糖的作用可以省略不计,因为它在非糖尿病患者体内迅速代谢为二氧化碳和水。因此,5% 葡萄糖溶液虽有 278mmol/L 的渗透浓度,但在体内与游离水是等值的。

3. **钠中毒**　钠中毒使细胞外液容量扩张,导致肺水肿。治疗上可使用呋塞米(速尿)、依他尼酸钠(利尿酸钠)利钠,但这种利尿剂的排水作用强于利钠,故应及时补水,以免失水而加重高渗状态。补液量可参照下列公式估算:过剩盐量 = 0.6×体重(kg)×[测得血 Na^+ - 140(mmol/L)];缺水量(ml) = 过剩盐量/140 = [测得血 Na^+ - 140(mmol/L)]×体重(kg)×4。

这种血容量扩张的钠中毒患者,如果单纯用水降低血浆钠浓度,将会促使心力衰竭的发生。因此,治疗以消除过多的钠为宜。肾功能正常时,Na^+ 离子可以迅速随尿液排出。肾衰竭或不全的患者,可以采用血液或腹膜透析治疗,借助高渗葡萄糖透析液透析,来校正高钠性脱水状态。透析速度应进行监察调整,以防止血浆 Na^+ 浓度降低过快而发生脑水肿。

第三节　钾代谢失常

正常成年男性体内钾总量为 50～55mmol/kg;女性由于脂肪较多,体钾总量相对减低,体内钾总量为 40～50mmol/kg。其中 98% 分布在细胞内,2% 分布在细胞外液,血清仅占总量的 0.3%,正常血清浓度为 3.5～5.5mmol/L。成人每天约需钾 0.4mmol/kg,即 3～4g 钾。肾脏是排钾的主要器官,尿钾 85%,粪和汗液分别排钾 10% 和 5%。肾有较好的排钠功能,但保钾能力差,即使不摄入钾,每天仍排钾 30～50mmol,尿钾排出量受钾的摄入量、远端肾小管钠浓度、血浆醛固酮和皮质醇的调节。

细胞内液的钾为细胞外液的 30～50 倍,与钠主要为细胞外液阳离子的情况恰好相反。钠、钾在体液中的这种分布是由细胞膜 Na^+-K^+-ATP 酶来维持的。应用 β 肾上腺素能受体拮抗剂如普萘洛尔(心得安)时,拮抗肾上腺素的作用或用 GH 释放抑制因子或减少胰岛素分泌都能影响细胞对钾的摄取。在病理情况下,输注葡萄糖、肾上腺素或胰岛素,使血钾进入细胞内,致使血钾降低而诱发周期性瘫痪;在严重创伤、烧伤、感染或饥饿引起细胞和蛋白质分泌旺盛时,都可导致大量钾进入细胞外液;血 pH 每降低 0.1,血浆钾浓度升高 0.1～1.7mmol/L,故缺钾患者合并酸中毒时,血浆钾可正常或升高。一旦酸中毒得到纠正,血浆钾也随之明显降低,而出现低钾血症。但有机酸生成过多所致代谢性酸中毒如乳酸酸中毒、酮症酸中毒则不会导致血浆钾浓度明显升高,其发生机制尚不清楚,可能与酮症酸中毒时 β-羟丁酸进入细胞有关;剧烈运动后,血钾可高达 6mmol/L,休息后可恢复,当处理不当,如给予肾上腺素能受体拮抗剂,则可导致血浆钾浓度的急剧升高。

钾的生理作用如下:

1. **维持细胞新陈代谢**　钾与细胞新陈代谢、蛋白质、糖代谢及酶的活动密切相关。细胞内多种酶的活动必须有钾的参与,如三羧酸循环中羟化酶与含巯基酶等。糖原生成时需要量为 1g∶钾 0.15mmol,合成蛋白质1g∶钾0.45mmol(氮1g∶钾2.7~3.0mmol)。在创伤、感染、应激时,钾释出增加,当组织修复时需要量增多。

2. 调节渗透压、酸碱平衡　细胞内钾(150mmol/L)是维持细胞内渗透压的基础。当输给高渗溶液,细胞外产生高渗状态,细胞内钾及水分即转移至细胞外,以使细胞内、外渗透压达到平衡。钾离子还能通过细胞膜与细胞外 H^+、Na^+ 进行交换以调节酸碱平衡,钾代谢紊乱常导致水及酸碱平衡紊乱。

3. 保持神经肌肉的应激性　钾代谢紊乱与神经、肌肉、心脏应激性改变密切相关。神经肌肉的应激性只有当血钾浓度保持在一定的范围内才能正常,这是钾的主要生理功能。神经冲动传导至神经-肌接头处使神经末梢释放乙酰胆碱产生电生理活动,骨骼肌和心肌细胞的应激性和细胞的静息电位与这种电生理活动有关。而细胞内、外钾浓度的比例是产生静息膜电位的重要决定因素。静息膜电位主要是细胞内钾顺其浓度梯度扩散到细胞外产生的。静息膜电位是产生动作电位的基础,而神经与肌肉活动又必须有动作电位发生,故细胞内、外钾浓度改变可影响神经、肌肉的兴奋性(应激性)。这种膜兴奋性以静息电位与阈电位间电位差来表示。因此,任何能改变其中一种电位的因素都能影响其兴奋性。如存在严重低血钾时,可能发生弛缓性瘫痪;高钾血症时,则降低膜电位的幅度,初期使细胞兴奋,严重时静息电位低于阈电位,因而不再被兴奋,出现肌肉瘫痪。若累及心肌、呼吸肌则可能发生心搏骤停及呼吸肌麻痹而致命。除骨骼肌改变外,心脏传导纤维也可受累,引起心电图改变和致命性心律失常。钙、钠、镁、氢离子改变也可影响钾对神经肌肉细胞的作用,通常神经肌肉兴奋性与细胞外钾浓度成正比,与钙、镁、氢离子成反比,但也有复杂的动态变化。

钾的摄入和排泄:普通膳食每天可供钾 50~100mmol(2~4g),每天摄入 50~75mmol 则足够维持生理需要,饮食中钾的90%由小肠吸收。钾可以通过尿液、粪便和汗液排出体外,以前者为主。调节尿钾排泄量的主要部位为远曲小管的远端,尿钾排量主要取决于该部分肾小管细胞钾的分泌量及其细胞内钾的浓度。

一、钾缺乏症和低钾血症

通常当血清 K^+ <3.5mmol/L 称为低钾血症(hypokalemia),严重低血钾可降至 2.0mmol/L 以下。造成低钾血症的主要原因是体内总钾量丢失,称为钾缺乏症(potassium deficiency)。但是血清钾测定不能反映全身总体钾和细胞内外钾的分布情况。临床上,体内总钾量不缺乏,也可因稀释或转移到细胞内而导致血清钾降低;反之,虽然钾缺乏,但如血液浓缩,或钾从细胞内转移至细胞外,血钾浓度又可正常甚至升高。故了解细胞内外钾的相互转移因素甚为重要。

【病理生理】

1. 缺钾性代谢性碱中毒　缺钾时细胞内外 Na^+、K^+ 相互转移,通常是 3 个 K^+ 从细胞内向细胞外转移,而有 2 个 Na^+ 和 1 个 H^+ 进入细胞内;结果细胞外 H^+ 的浓度降低,故易产生缺钾性代谢性碱中毒。

2. 肾脏功能改变　慢性缺钾时肾脏功能和组织学都可有明显改变,后者表现有间质性肾炎伴不同程度肾小管损害及间质纤维化,近曲小管上皮细胞出现空泡变性、萎缩,小管细胞破坏及刷状缘损害。电镜下见间质纤维组织增生,肾小管基底膜增厚、排列不规则及线粒体肿胀。

3. 心肌功能改变　低血钾时心肌细胞对 K^+ 的通透性降低,Na^+ 流入超过 K^+ 流出,使细胞内电位的负性减少,起搏细胞的自律性增加,并可抑制心肌传导及产生反激动,导致各种心律失常,以房性、房室交接处或室性期前收缩常见。

【病因和发病机制】

1. 摄入过少　长期禁食、偏食、厌食,每天钾的摄入量<3g,并持续 2 周以上。

2. 排出增加

(1) 消化道失钾:正常情况下,分泌到胃肠道的消化液约 6 000ml/d,其中含钾 5~10mmol/L。长期大量呕吐、腹泻、胃肠引流及造瘘等可致失钾过多。

(2) 肾脏失钾:观察比较同一日的血、尿钾量,是鉴别肾性或肾外性失钾的重要依据。

当血钾<3.0mmol/L,而尿钾排泄量>20mmol/d 时,应考虑为肾性;相反,由于摄入过少或胃肠道、皮肤丢失引起者,则尿钾排泄量常<20mmol/d。

1) 醛固酮和醛固酮样作用物质分泌增多:①原发性醛固酮增多症;②继发性醛固酮增多症:如肾动脉狭窄,低血容量状态,恶性高血压,分泌肾素的肿瘤包括肾小球旁器肿瘤、Wilm 瘤、卵巢癌等;③Cushing综合征;④先天性肾上腺增生症:可分泌非醛固酮的盐皮质激素;⑤肾上腺酶缺陷:11β-羟类固醇脱氢酶缺陷,皮质醇向脱氢皮质醇的转化障碍,前者与醛固酮受体结合并发挥醛固酮的作用,故称为假性醛固酮增多症。

2) 远端肾小管液中不被重吸收的阴离子增多使管腔侧的负电位下降,K^+ 分泌增多:如代谢性碱中毒和 II 型肾小管性酸中毒时肾小管液中 HCO_3^- 浓度升高;糖尿病酮症酸中毒时,尿中酮体升高;应用大剂量青霉素等。

3) 远端肾小管液流量增加或 Na^+ 浓度升高:前者由于肾小管液 K^+ 浓度降低,K^+ 重吸收减少;后者 Na^+ 重吸收增多,使肾小管管腔负电位升高,促进 K^+ 的分泌。如应用利尿剂、渗透性利尿、失盐性肾病、急性肾衰竭多尿时、肾梗阻解除的早期及其他原因引起的肾小管浓缩功能损伤和多尿。

4) 其他:应用两性霉素 B、氨基糖苷类抗生素、顺铂等,低镁血症。Liddle 综合征系肾小管 Na^+ 通道缺陷使其处于激活状态,Na^+ 重吸收和 K^+ 分泌增多,同时引起容量过多和高血压,肾素和醛固酮的分泌均受抑制。Bartter 综合征和 Gitelman 综合征,两者均系肾小管缺陷引起 Na^+ 重吸收减少和容量不足,血压正常或降低。前者起病年龄较早,病情重,为常染色体隐性遗传;后者起病年龄较晚,病情较轻,为常染色体隐性或显性遗传。

(3) 其他原因所致的失钾:如大面积烧伤、放腹水、腹腔引流、腹膜透析、不适当的血液透析等。

3. 钾向细胞内转移　分类对比见表 32-2。

表 32-2　钾向细胞内转移的分类对比

分类	机制	临床情况
胰岛素过多	由于细胞内 Na^+ 亲和力增加,使 Na^+-K^+-ATP 酶活性增加	见于胰岛素剂量过大,用于治疗高钾血症时
碱中毒	缓冲时,K^+ 跨细胞膜内移	与失钾性缺钾比较,其作用较小
$β_2$ 受体激动	刺激 cAMP 合成,使 Na^+-K^+-ATP 酶活性增加	见于哮喘、早产儿、应激状态等急性重症疾病
家族性高血钾性周期性麻痹	发作时,在除极过程肌细胞对 Na^+ 的渗透性增加,K^+ 向细胞内移	高糖类摄入、饮食过饱、运动、应用胰岛素等可诱发
甲状腺性周期性瘫痪	Na^+-K^+-ATP 酶量增加,肌细胞 Na^+ 的渗透性增加	高糖类摄入、饮食过饱、运动、应用胰岛素等可诱发
钡剂	竞争性阻滞细胞膜 K^+ 通道	导致可溶性钡中毒
合成代谢剂	细胞内 K^+ 不平衡	见于静脉营养支持治疗、巨幼红细胞性贫血治疗

【临床表现】

临床表现和细胞内、外钾缺乏的严重程度相关,更主要的是取决于低钾血症发生的速度、时限以及病因。由于失水和其他电解质紊乱、pH 改变与缺氧等,常影响钾缺乏症的临床表现,故同时了解体液容量,血、尿电解质、酸碱度及渗透压状况对判断病情具有重要意义。

1. 神经肌肉系统　当血清 K^+<3.0mmol/L 时可出现肌无力,<2.5mmol/L 时可以出现软瘫,以四肢肌肉受累多见,当骨骼肌及呼吸肌受累时,则出现呼吸困难和吞咽困难,腱反射减弱或消失。

2. 消化系统　轻度缺钾仅有食欲缺乏,轻度腹胀、恶心、便秘;严重低血钾通过自主神经引起肠麻痹而发生腹胀或麻痹性肠梗阻;可有肠管黏膜下组织水肿。

3. **心血管系统**　轻度低钾血症多表现窦性心动过速、房性及室性期前收缩。重度低钾血症可致室上性或室性心动过速及心室颤动等严重心律失常。低血钾可加重洋地黄中毒,故更易出现心律失常。

4. **泌尿系统**　长期低钾可引起缺钾性肾病和肾功能障碍,肾小管上皮细胞变性坏死,尿浓缩功能减退,出现多尿,尤其是夜尿增多。低血钾可导致肾小管细胞氨生成增加,伴发代谢性碱中毒,可诱发肝病患者的肝性脑病。

5. **内分泌代谢**　长期缺钾可使儿童生长受阻,伴低钾的矮小症,血压不高者可能为儿童 Batter 综合征,血压高者可能为儿童原发性 ALD 增多症。低血钾还可使糖耐量减退。

6. **中枢神经系统**　萎靡不振、反应迟钝、定向力障碍、嗜睡或昏迷。

【诊断与鉴别诊断】

反复发作的周期性瘫痪是转移性低钾血症的重要特点,但其他的低钾血症均缺乏特异的症状和体征。有引起低钾血症的可疑病史,并伴有乏力、麻痹、心律失常等表现时应及时测定血钾,特异心电图表现有助于诊断。由于血钾水平和体内总钾含量不一定呈平行关系。如钾缺乏时可因血液浓缩和酸中毒而使血钾增高。因此需作出钾缺乏程度和临床危险性判断,有无合并因素加重低钾危险性。

病因鉴别诊断常较复杂,有赖于详细的病史采集、体检和必要的实验室检查。需详细了解有关药物应用史,如利尿剂、泻药等;饮食情况;尿量和粪便的情况;有无引起低钾血症的相关疾病。分下列 4 个步骤:①是否为转移性低钾血症。②是否有 K^+ 摄入不足。③尿 K^+ 测定,以区别肾性和非肾性原因。须注意的是,其他原因引起血钾下降时,尿 K^+ 排泄减少需 24~72 小时的反应期。呕吐引起低钾血症时,尿 K^+ 多降低,但同时引起代谢性碱中毒时,尿 K^+ 可不降低。④高血压、血浆肾素和醛固酮、酸碱平衡状态和阴离子间隙测定对鉴别诊断有重要的意义。

【治疗】

首先应除去可能致病的因素及积极抢救重症患者。在治疗中,应注意其他电解质、酸碱平衡失调及心、肾功能。在血容量减少、周围循环衰竭、休克致肾功能障碍时,除非有严重心律失常或呼吸麻痹等紧急情况,应待补充血容量、排尿达到 30~40ml/h 后,继续观察 6 小时,给予补钾。

1. **补钾量**　参照血清钾水平,大致估计补钾量:①轻度缺钾,血清钾 3.0~3.5mmol/L,可补充钾 100mmol(相当于氯化钾 8.0g);②中度缺钾,血清钾 2.5~3.0mmol/L,可补充钾 300mmol(相当于氯化钾 24g);③重度缺钾,血清钾 2.0~2.5mmol/L,可补充钾 500mmol(相当于氯化钾 40g)。但每天补钾以不超过 200mmol(氯化钾 15g)为宜。

2. **补钾种类**　最好是饮食补钾。鼓励患者进食含钾丰富的水果、蔬菜和肉类。药物补钾:①氯化钾,含钾 13~14mmol/g,最常用。②枸橼酸钾,含钾约 9mmol/g。③醋酸钾,含钾约 10mmol/g,枸橼酸钾和醋酸钾适用于伴高氯血症者(如肾小管酸中毒)的治疗。④谷氨酸钾,含钾约 4.5mmol/g,用于肝衰竭伴低钾血症者;对肝性脑病患者,如同时合并低氯性碱中毒,同时补给盐酸精氨酸有助于低氯性碱中毒的纠正。⑤L-天冬氨酸钾镁溶液:含钾 3.0mmol/10ml,镁 3.5mmol/10ml,对"顽固性"不易纠正的低血钾者,应考虑合并低血镁,应同时测定血镁或同时进行实验性治疗。有研究发现,噻嗪类利尿剂所致的低钾血症,经较低剂量的钾镁合剂治疗即可纠正其低钾血症并维持血镁浓度正常。

3. **补钾方法**

(1) 途径:轻者可口服氯化钾,每天 3~6g,为减少胃肠道反应,可将氯化钾溶于果汁或牛奶中餐后服用,或改用氯化钾控释片,或改为枸橼酸钾口服。还有研究发现经雾化吸入补钾也能达到静脉补钾的效果,且能及时缓解呼吸肌麻痹。并鼓励进食高钾的食物。缺钾较重与不能口服或出现严重心律失常、神经肌肉症状者,可静脉补钾。绝对禁止氯化钾静脉推注。

(2) 速度:补液速度一般每小时不超过 1g 氯化钾,稀释至 30~40mmol/L,严重者每小时可补 2g。快速补钾应在心电图监护下进行。

(3) 浓度:如以常规静脉滴注法补钾,静脉液体以含钾 20~40mmol/L 或氯化钾 1.5~3.0g/L 为宜。对需要限制补液量及/或不能口服补钾的严重低钾患者,可采用精确的静脉微量输注泵,以较高浓度的含钾液体进行深静脉穿刺或插管微量匀速输注。

4. 注意事项

（1）补钾时必须检查肾功能和尿量，每天尿量>700ml，每小时>30ml 则补钾安全。如患者同时服用保钾利尿剂，补钾时尤应密切观察。

（2）低钾血症时将氯化钾加入生理盐水中静脉滴注，如血钾已基本正常，将氯化钾加入葡萄糖溶液中补充有助于预防高钾血症和纠正钾缺乏症，如停止静脉补钾 24 小时后的血钾正常，可改为口服补钾（血钾 3.5mmol/L，仍缺钾约 10%）。

（3）除非在严重缺钾时，如严重心律失常、肠麻痹、呼吸肌麻痹，通常补钾都采取缓慢静脉滴注的方法。对每小时输注较高浓度钾溶液的患者，应进行持续心电监护和每小时测定血钾，避免严重高血钾和心脏停搏。

（4）钾进入细胞内缓慢，细胞内外钾平衡时间约需 15 小时或更久，故应特别注意输注中和输注后的严密观察，防止发生一过性高钾血症。

（5）难治性低钾血症需注意纠正碱中毒和低镁血症；低血钾患者如静脉滴注葡萄糖加胰岛素或碳酸氢钠可加重低血钾，因而非必须情况时不宜采用，必须应用时，应同时补钾；补钾后可加重原有的低血钙而出现手足搐搦，应及时补给钙剂。

二、高钾血症

血清钾>5.5mmol/L 时称为高钾血症（hyperkalemia）。血钾增高并不能反映机体总体钾的增高，但因为检测手段的限制，目前临床上仍以血清钾结合心电图、病史等来判断是否存在高钾血症。

【病理生理】

血钾升高本身通常无特殊病理改变，但可影响细胞电生理而发生肌肉瘫痪和突然严重的心律失常和心脏停搏而致死亡。

细胞的静息电位由其内、外液钾浓度比值决定。高血钾可降低跨膜细胞电位，开始兴奋，最终复极受阻，因而发生弛缓性肌肉瘫痪。

高血钾时，静息膜电位降低，故使 0 位相与 1 位相上升速度减慢，室内传导延缓。当传导变慢时，心脏各部分细胞活动情形不一，可出现室性期前收缩，严重者最后发生室性心动过速、心室颤动，最后达到不能兴奋而发生心脏停搏。

【病因与发病机制】

1. 摄入过多 进食过多高钾食物，含钾高的药物包括一些中药、青霉素钾盐、库存血，补钾过多。肾脏功能正常时排钾机制完善，故单纯钾摄入过多不易引起高钾血症。

2. 肾排钾减少

（1）肾小球滤过率下降：见于急、慢性肾衰竭。急性肾衰竭少尿或无尿期，肌酐清除率<10ml/min 常伴有严重的高血钾，除肾小管流量锐减影响钾排泄外，由肾衰竭引起的代谢性酸中毒亦加重高钾血症。慢性肾衰竭晚期可发生高血钾，其程度取决于钾摄入量、尿量及肾脏代偿功能情况，部分患者还可能由于低血浆肾素、低血浆醛固酮（ALD）所致。但当伴有代谢性酸中毒、K^+ 摄入较多或原发病中远端肾小管和集合管 K^+ 分泌功能受损明显者，高血钾可在肾衰竭的早期出现。

（2）肾小管分泌钾减少

1）盐皮质激素缺乏：醛固酮（ALD）缺乏见于 Addison 病和选择性 ALD 过少症，常伴有特发性无症状的高血钾。

2）肾小管对 ALD 不敏感：某些疾病如系统性红斑狼疮、淀粉样变性、慢性间质性肾病及某些先天性肾疾病，肾小管对 ALD 的敏感性下降，肾排钾功能障碍，从而使血钾升高。假性 ALD 过少症的原因是肾小管对 ALD 不敏感，多发生在儿童，特别是新生儿。

3）减少钾排泄的药物：①应用保钾性利尿剂；②血管紧张素转换酶抑制剂；③其他：非甾体抗炎药、环孢素等。血容量不足，酸中毒以及高渗状态均可加重高血钾的发生。

3. 细胞内钾移至细胞外 当组织损伤、缺氧或使用某些药物时，可导致细胞内钾移至细胞外液引起高钾血症。分类对比见表 32-3。

表 32-3 细胞内钾移至细胞外的分类对比

项目	机制	临床情况
胰岛素缺乏	由于细胞内 Na^+ 亲和力下降,使 Na^+-K^+-ATP 酶活性下降	见于糖尿病,尤其肾衰竭和/或低 ALD 血症时
酸中毒	缓冲时,跨细胞阳离子改变	见于无机酸中毒,如肾衰竭
$β_2$ 受体拮抗	拮抗 $β_2$ 受体,抑制 Na^+-K^+-ATP 酶	见于肾衰竭、心肺旁路手术、应用 β 受体拮抗剂
运动过度	反复发生动作电位时 K^+ 丢失	见于激烈运动、重症疾病
家族型高钾性周期性瘫痪	发作时除极过程肌细胞 Na^+ 渗透性增加	摄入钾、寒冷运动后休息等诱发
应用洋地黄	抑制 Na^+-K^+-ATP 酶	严重中毒或过量时诱发
应用琥珀酰胆碱(肌肉松弛剂)	使肌细胞除极持续延长	见于神经肌肉疾病、烧伤等
应用阳离子氨基酸	阳离子进入细胞内促使 K^+ 外逸	见于肝、肾功能衰竭,糖尿病

【临床表现】

高钾血症的临床表现不具有特征性,往往不易引起注意。当血钾升高到一定程度时可引起严重的心律失常而威胁生命。因此对于少尿、无尿及用保钾利尿剂的患者,应高度警惕本病的发生。

1. **神经肌肉系统** 因影响神经肌肉复极过程。早期常有肢体异常、麻木感觉、极度疲乏、肌肉酸痛、肢体苍白和湿冷等类似缺血现象。严重者可出现吞咽、发音及呼吸困难,甚至上行性瘫痪、松弛性四肢瘫痪。腱反射可能消失,通常不累及脑神经支配肌肉。中枢神经系统可表现为烦躁不安、昏厥和神志不清。

2. **心血管系统** 主要表现为心肌收缩功能降低,心音低钝,可使心脏停搏于舒张期;出现心率减慢、室性期前收缩、房室传导阻滞、心室颤动及心跳停搏。心电图的特征性变化有助于诊断。当血清 K^+ > 5.5mmol/L 时,先是 Q-T 间期缩短,T 波变得高尖对称,基底狭窄而呈帐篷状。至 7~8mmol/L 时,P 波振幅降低,P-R 间期延长,以至 P 波消失。至 9~10mmol/L 时,室内传导更为缓慢,QRS 变宽、R 波振幅降低、S 波加深,与 T 波直线相连、融合。至 11mmol/L 时,QRS 波群、S-T 段和 T 波融合而成双相曲折波形。最后至 12mmol/L 时,一部分心肌可先被激活而恢复,一部分尚未除极,极易引起折返运动形成室性异源搏动、心动过速、扑动、心室颤动,乃至心脏停搏而致死。这是引起猝死的主要原因,故高钾血症是内科急症之一。将高钾血症的严重程度分为:①轻度,血清 K^+ 5.5~6.5mmol/L,而心电图正常;②中度,血清 K^+ 6.5~7.5mmol/L,间或心电图显示 T 波变高变尖,或两者同时存在;③重度,血清 K^+ > 7.5mmol/L,心电图 P 波消失,QRS 波增宽,心室率不规则等。

血压早期升高,晚期降低,出现血管收缩等缺血症状,如皮肤苍白、湿冷、麻木、酸痛等。

3. **其他表现** 高钾血症者多数有少尿或尿毒症临床表现,此见于急性或慢性肾衰竭的患者。高血钾可使乙酰胆碱释放增加,故引起恶心、呕吐、腹痛等消化道症状。血钾过高可使肾素降低、皮质酮增高、胰岛素增加,机体为避免因胰岛素增加而造成低血糖,故胰高血糖素分泌同时增加。

【诊断与鉴别诊断】

有导致血钾增高和/或肾排钾减少的基础疾病,血清 K^+ > 5.5mmol/L 即可确诊。临床表现仅供参考,心电图所见可作为诊断、病情判定和疗效观察的重要指标。诊断和鉴别诊断的步骤如下:①排除假性高血钾,常见原因一是严重血小板增多症和白血病时,血液在凝固过程中大量 K^+ 从细胞内释放。二是抽血过程中反复压迫血管和血细胞通过针尖时遭破坏,引起溶血。②判断高钾血症对机体影响的严重程度,包括症状、血 K^+ 浓度和心电图改变。但心电图表现与血 K^+ 浓度常不平行,且严重心律失常可突然发生,以前可无任何特殊的心电图改变。③原发病诊断。寻找有无 K^+ 摄入过多、药物引起尿 K^+ 排泄减少、容量不足和少尿等因素。尿 K^+ 排泄减少是高钾血症尤其是慢性患者的主要原因,其中药物引起者最为常见。醛固酮测定对诊断醛固酮减少症有确诊作用。

【治疗】

1. 对抗钾的心脏抑制作用

(1) 注射钙盐:这种治疗并不只限于低血钙患者,只要患者有严重的心律失常,即使血钙正常,也应立即注射钙剂。钙离子的疗效迅速,当发生严重心律失常时应立即在心电监护下 3~5 分钟内静脉注射 10%葡萄糖酸钙 20~30ml(溶于 25%葡萄糖溶液 40ml 内),在数分钟内即可见效。不过持续时间不长,故必须继续在 1L 葡萄糖溶液中加入 10%葡萄糖酸钙溶液 20~40ml 静脉滴注。并观察心电图改变,如心电图恢复,但血钾仍未恢复,仍须以 10%葡萄糖酸钙作预防治疗。钙离子只是暂时对抗 K^+ 的心脏毒性,并不能降低血钾浓度,故仅为一种短时的急救药物,必须使用其他方法来降低血钾。

(2) 碳酸氢钠或乳酸钠

1) 作用机制:①碱化细胞外液,使 K^+ 进入细胞内;碳酸氢钠是一种安全的碱化剂,但不能和葡萄糖酸钙混合使用,否则会形成碳酸钙沉淀,失去两者各自作用发生危险;②Na^+ 对 K^+ 的拮抗作用,增加细胞兴奋性而使心率加快;③高渗性利尿作用,增加远端小管中钠的含量和 Na^+/K^+ 交换,增加尿钾的排出量;④Na^+ 增加血浆渗透压,扩容,起到稀释性降低血钾的作用;⑤Na^+ 有抗迷走神经的作用,可提高心率。

2) 方法:最常用的是 5%碳酸氢钠液 60~100ml(36~60mmol),急重症患者可在 5 分钟之内直接静脉注射。需要时于 15~30 分钟后重复 1 次,或在第一次注射后继续静脉滴注 5%碳酸氢钠 125~250ml,每分钟 15~45 滴,以免矫正过度而抑制呼吸。待心电图好转后,恢复正常窦性心律,QRS 波群变窄,T 波高尖程度减退,即可减量或停用。应注意乳酸钠或醋酸钠需在肝内代谢成碳酸氢钠,故肝病患者慎用。关注患者心功能,以免因大量钠离子进入体内引起水钠潴留而加重心力衰竭。

(3) 高渗葡萄糖及胰岛素:高钾血症应及时静脉注射 25%~50%葡萄糖溶液 60~100ml,约每 2~3g 糖加胰岛素 1U,继以静脉滴注 10%葡萄糖溶液 500ml,内加胰岛素 15U,可促使将细胞外的钾转移至细胞内。葡萄糖加胰岛素的疗效可维持数小时。同时还要注意当使用高渗葡萄糖刺激胰岛素的分泌后,有可能会引起低血糖,故在静脉注射高渗葡萄糖后,应维持静脉注射 5%~10%葡萄糖溶液一段时间。

(4) 高渗盐水:本法用于治疗肾上腺皮质功能减退伴高血钾者最为适宜。对少尿、无尿者有引起肺水肿的危险,故少采用。

(5) 选择性 β_2 受体激动剂:可促进钾转入细胞内,如沙丁胺醇 10~20mg 雾化吸入,20 分钟起效,90~120 分钟内使血 K^+ 下降 0.6~1.0mmol/L,心动过速时慎用。

2. 促进排钾

(1) 利尿剂:选用排钾利尿剂,如呋塞米、依他尼酸和噻嗪类利尿剂。对心力衰竭或其他水肿状态的患者则具有排钠消肿的双重效果。

(2) 阳离子交换树脂及山梨醇:因为胃肠道内含有丰富的钾离子,该树脂能与钾离子结合而随树脂排出体外。本法效果较差且较慢,所以对严重的急性血钾升高不能迅速奏效,只作为一种继续防治措施。常用为聚苯乙烯磺酸钠树脂(kayexalate)。用时先清洁灌肠后,将树脂 40g 置于 200ml 20%山梨醇中作保留灌肠。也可口服,10~20g,每日 2~3 次。

(3) 透析疗法:适用于慢性肾衰竭伴急重症高钾血症者,血液透析为最佳,也可使用腹透。无论是血液透析还是腹膜透析都需经过一段时间才能将血钾降至安全范围,故遇到急性血钾上升时,应先用快速降血钾方法纠正心律失常,再行透析治疗。

3. 减少钾的来源　①停止高钾饮食或含钾药物;②供给高糖高脂饮食或采用静脉营养,以保证足够热量,减少分解代谢所释放的钾;③清除体内积血或坏死组织;④避免应用库存血;⑤控制感染,减少细胞分解。

严重高钾血症时出现危及生命的紧急情况,应作紧急处理。主要是静脉推注钙剂拮抗 K^+ 的心脏毒性;应用碱剂、葡萄糖-胰岛素溶液、β_2 受体激动剂;当严重心律失常甚至心脏停搏时,可紧急安装心脏起搏器或电除颤;呼吸肌麻痹时可进行呼吸肌辅助治疗。

第四节 镁代谢失常

1. 体内镁的总分布 正常成人体内镁的总量约为 1 000~2 000mmol,骨骼占最多(57%),软组织次之(40%),细胞外液只占 1%,故血镁浓度不一定能准确反映体内镁量是否缺乏。正常血清镁浓度为 0.75~1.25mmol/L,除了血液中含镁外,以消化液含镁量较高,如胃液、胆汁、胰液及肠液,含镁量可高达 2.9~3.9mmol/L。因此,短时间大量丧失或长期小量丢失消化液是发生镁缺乏症的常见原因,如在出血性坏死性肠炎、吸收不良综合征、胃肠及胆道手术以及胃肠道抽吸时,若不及时补充镁,则容易引起症状性镁缺乏症。

2. 体内镁的代谢 大部分从粪便排出,少部分从肾脏排出。镁主要被空肠和回肠吸收,结肠也具有部分吸收镁的能力。吸收的镁绝大部分由肾脏排出,其中绝大部分又被肾小管重吸收,每天仅有 3%~5% 的镁从尿中排出。此外,镁也从汗液排泄。人在高温环境下生活数日,经汗液排泄的镁量可占总排镁量的 10%~15%,最高时可达 25%。

一、低镁血症

血清镁<0.75mmol/L 时称为低镁血症(hypomagnesemia),镁缺乏症在患者中占 9%~12%。显著性低镁血症往往伴有血钾和血钙减低。

【病理生理】

1. 镁与心脏病 镁在心脏生理中有重要作用:①镁对维持正常心肌细胞结构是必需的。动物实验表明,低镁膳食引起鼠的心肌退行变性、坏死及瘢痕形成。②心肌收缩需要线粒体内氧化磷酸化供给能量,而镁是这一过程的重要辅酶。它存在于肌凝蛋白中,直接影响 ATP 酶的活性,参与 ATP 水解释放能量;同时,肌浆网释放和回收钙的过程也需要镁参加,才能完成肌原纤维的收缩。③镁在维持心肌细胞膜对各种离子的选择性通透方面起着一定作用,对心肌细胞动作电位舒张期除极化时的钙及钠离子内流具有阻断作用,故可影响心肌动作电位的某些时相。当灌注液缺镁时可使狗的心房、心室肌动作电位延长、窦性心律增快。④镁对心电图改变和心律失常的发生具有重要影响。长期严重缺镁的患者即使心脏正常,也可诱发心律失常。血清镁浓度与致命性心律失常的发生呈负相关,而且急性心肌梗死后的第 1 天的血清镁下降最明显,恶性心律失常的发生率也最高。缺镁诱发心律失常可能与其引起细胞内缺钾,减低静息膜电位,使之接近阈电位,而影响心肌细胞的电稳定性,并促进折返现象发生有关;缺镁还可使 Q-T 间期延长,这些均有利于诱发心律失常。长期大量嗜酒所致酒精性心肌病常伴有低镁血症,心肌及骨骼肌均缺镁。⑤镁与冠心病的关系也受到重视。一些报告指出,软水地区的含镁较低,冠心病发病率及心脏猝死率较高,患者心肌含镁量显著降低而钾含量不减少。镁对家兔实验性动脉粥样硬化具有保护作用,并有降低血脂作用,研究显示缺镁除可导致脂代谢紊乱外,还促进血小板激活,并缩短血小板的寿命,增加Ⅲ因子水平,影响前列腺素的作用,Manthey 等研究 6 种微量元素结果表明,只有缺镁是严重冠心病发病的风险因素。

2. 镁与钙和钾 镁与钙对神经肌肉之兴奋性具有复杂的相互关系。缺镁或缺钙均可导致神经兴奋性增高和神经肌肉传递加快。然而,两者之间也有相互拮抗的一面。大剂量或高浓度的镁对神经肌肉接头有箭毒样作用,使肌肉松弛,这可能是由于镁干扰了运动神经末梢释放乙酰胆碱所致。缺镁常合并有缺钾,这是由于缺镁使肾脏保钾能力减低,尿中排钾增加所致;同时,缺镁可使细胞膜 Na^+-K^+-ATP 酶失活,钠泵作用减退,使细胞内钾外流而丢失,引起细胞内缺钾。其次,低血镁常合并低血钙,是由于低镁血症时靶器官-甲状旁腺细胞中腺苷酸环化酶活性降低,分泌 PTH 减少,使肾脏重吸收钙和骨骼的钙动员减少所致。

【病因】

1. 摄入不足 长期禁食、饥饿、蛋白热量不足的营养不良都能发生镁缺乏症。孕妇及婴儿往往因生理需要增加,可导致镁相对不足。

2. 胃肠道吸收不良　乃因肠内胰酶活性减低、胆盐减少及小肠壁病损等原因,引起消化障碍或吸收缺陷,导致营养物质难以吸收。

3. 体液丢失　严重腹泻导致镁丢失过多,吸收减少,可使肠道排镁增加达 3mmol/L。镁的吸收较慢、肠道内镁通过时间与肠道镁的浓度成比例,因此在慢性腹泻、肠道切除和肠道旁路形成术后,食物通过时间缩短,易形成镁缺乏。

4. 经肾脏丢失　利尿剂、肾衰竭、肾小管酸中毒、原发性醛固酮增多症、抗利尿激素分泌异常综合征、糖尿病酮症酸中毒治疗后、各种原因引起的高钙血症(静脉内注射钙剂、甲状旁腺功能亢进、骨转移癌)、急性或慢性酒精中毒及药物中毒(庆大霉素、顺铂等)等,都能影响肾小管对镁的再吸收,从尿中丢失大量的镁,从而发生低镁血症。

5. 镁再分布　甲状腺功能亢进程度相关的低镁血症,则是由于镁在体内的再分配而非缺乏。甲状旁腺手术后的低镁血症,也是镁随钙盐一起进入骨内再分配所致。饥饿后重新摄取饮食,静脉营养给镁不足时都能因 Mg^{2+} 被再生的组织摄取而发生低镁血症。

【临床表现】

1. 神经精神症状　缺镁早期表现常有厌食、恶心、呕吐、衰弱及淡漠;缺镁加重则发生神经肌肉失常及行为异常,如纤维震动、震颤、共济失调、眩晕、抽搐、肌肉痉挛和强直、眼球震颤、吞咽障碍,反射亢进,偶有减弱。这些症状可单独或同时存在,易受声、光和机械刺激而被诱发。偶尔伴发热、大汗、惊厥或昏迷。患者常有明显的痛性腕足痉挛,亦可仅有 Trousseau 征或 Chvostek 征阳性。有时出现奇异动作,如面部皮肤收缩、皱眉、手足徐动甚至舞蹈样活动,这些征象可在无症状者中突然发生。可有抑郁、妄想、淡漠、不安、焦躁、激动、幻觉、神志混乱及定向力消失。

2. 心脏症状　镁也是钙的抑制剂,缺镁可增加缓慢钙离子流,并因此而促进心律失常的发生,如频发房性或室性早搏、多源性房性心动过速、室性心动过速及心室颤动,心脏猝死。应当指出,镁缺乏引起的心律失常往往对一般抗心律失常药物有对抗性,而难以控制症状,但在补镁治疗后常消失。

低镁血症时对有心脏病曾发生过心力衰竭患者,容易诱发心力衰竭或加重洋地黄中毒。缺镁时,即使给予少量洋地黄也易引起心律失常。此外,缺钾引起的室性心律失常也可因同时缺镁而加剧。

3. 其他症状　缺镁可引起贫血。其特征为红细胞寿命缩短、网织红细胞及球形红细胞增多及骨髓红细胞增生。

【实验室检查】

实验室检查有低血镁、或肌肉镁含量减低,用 ^{28}Mg 作动态实验,可交换的 ^{28}Mg 减少,脑脊液中镁浓度降低(参考范围为 1.2~1.5mmol/L)、红细胞内镁含量降低。常伴有低血钾和低血钙。低钙不能用 VD 或 PTH 纠正。镁缺乏症可发生代谢性酸中毒。血清无机磷水平一般减低,偶可升高。镁缺乏时有低尿镁(<1mmol/L)和低尿钙,但在肾失镁过多者则尿镁增多。

【诊断】

根据病史及症状体征,特别是有长期禁食、饥饿、小肠吸收不良、腹泻、肠瘘、多尿等失镁情况时,应考虑到缺镁的可能。

血清镁浓度<0.75mmol/L。有时血清镁虽在 0.75mmol/L 以上,仍不能否定低镁血症。因其受酸碱度、蛋白和其他因素变化的影响。

根据病史和临床判定有缺镁,而血镁正常,应作尿镁排泄量测定。如 24 小时尿镁排泄量低于 1.5mmol,则诊断为镁缺乏症。

静脉内镁负荷试验有助于诊断。Thoren 报告,正常人每公斤体重给予 0.125mmol 镁负荷时,则负荷量的 80% 以上于 24h 以内由尿排泄,48 小时完全排出。在镁缺乏症时,负荷镁的 40% 以上在体内保留。一般是在 12 小时内静脉滴注含有 30mmol 硫酸镁的葡萄糖液 500ml,然后收集 24 小时尿液测定尿镁排泄量,若体内有>50%的镁保留则为缺镁,若<30%可排除缺镁。也可在 1~2 小时内静脉滴注含有 20mmol 镁的葡萄糖液 400ml,收集 16 小时尿液测定镁含量,如尿镁为输入量的 20%左右表示有缺镁;若为输入的 70%可排除缺镁。本试验在有肾功能不全、心脏传导障碍或呼吸功能不全时忌用。

有手足搐搦,而血钙正常。给予钙剂治疗无效者,应考虑有低镁血症的可能。

低钾血症经补钾治疗后症状恢复不明显时,应考虑同时患有镁缺乏症的可能。

【鉴别诊断】

由于低镁血症无特异性症状,且常并发低钙血症或低钾血症,故当临床诊断为常见的低钙血症或低钾血症时,应考虑可能合并存在低镁血症。此外,首先应予鉴别:各型手足搐搦(低钙血症、碱中毒等)、甚至全身性痉挛或癫痫、自主神经性肌张力障碍(vegetativedystonia)、某些甲状腺功能减退症、某些精神症状群。

【治疗】

镁缺乏症应补充镁盐。由于缺镁量难以判断,故一般是根据经验来估计替代治疗。一般每公斤体重丢失 $0.5~1.0$ mmol 时应予治疗。肾脏的保镁功能较差,即使在缺镁状态下补充的镁仍有 50% 可以从尿中排泄,因此补充的镁量要高于推测丢失量的 2 倍左右。应当注意,补镁治疗要使体内镁缓慢恢复正常,一般至少需要治疗 $4~5$ 天。同时应注意纠正低钙和低钾血症。肾功能有损害、GFR 减低时应慎重,镁用量要小,并监测血镁水平,以防发生镁中毒的危险。

1. **预防** 对依靠口外营养、静脉营养的及经胃肠道或肾脏失镁者以及哺乳期的妇女和小儿,每天给镁 $5~25$ mmol,足以防止缺镁。能口服者可口服葡萄糖酸镁,不能口服者可用 10% 硫酸镁肌内注射或加入体液中静脉滴注。如无特殊需要,一般成人可按每千克体重每天给镁 0.2 mmol 即可。应随时测血镁,以免过量。肾功能不良者给镁须慎重。

2. **已有缺镁症状者** 如肾功能良好,可每天给镁 $25~50$ mmol,加入体液内,经静脉缓慢滴入。须不断地监护生命体征及心电图变化,测定血镁,随时调整剂量,症状控制后须减量。

3. **发生危象(抽搐、心律紊乱)的处理** 须立即经静脉给镁 $8~16$ mmol(50% 硫酸镁 $4~8$ ml),加入 5% 葡萄糖或生理盐水 $100~500$ ml 中,在 $10~15$ 分钟内静脉滴注,治疗过程中须监护心电,反复测定血镁。病情好转后,仍需按 24 小时内,每千克体重给镁 0.5 mmol,经静脉滴注或 10% 硫酸镁肌内注射(每 6 小时肌内注射硫酸镁 2g)。第 2 天症状得到控制后,可按 24 小时内,每千克体重给镁 0.2 mmol,以 10% 硫酸镁 10ml 肌内注射(约含镁 4mmol),每天 3 次。能口服时,则改为口服葡萄糖酸镁 $1.5~2$ g,每天 3 次。

4. **禁忌** 切忌用 50% 硫酸镁静脉注射,以免引起呼吸抑制或心脏停搏。如使用 10% 硫酸镁静脉注射,则注入速度每分钟不宜超过 1ml,勿大于 0.15 g/min。

二、高镁血症

血清镁 >2 mmol/L 时称为高镁血症(hypermagnesemia),较少见,肾功能损害是发生高镁血症的最主要病因,但大多数引起症状的高镁血症均与使用含镁药物有关。

【病理生理】

过量的镁主要对心血管系统和神经系统产生影响。在神经方面,可阻断神经传导及在末梢神经部位阻断乙酰胆碱释放,减低神经肌肉接头的冲动传导,并使突触后膜反应性减低和轴索兴奋阈值增高,从而使神经肌肉功能减低。在循环系统方面,主要引起心脏的兴奋传导障碍和抑制细胞膜的兴奋性。

【病因】

1. **摄入过多** 在无肾功能不全的成人和新生儿用镁盐灌肠引起高镁血症。在巨结肠和肠梗阻时,用镁盐灌肠甚至发生致死性高血镁。因硫酸镁可以降低中枢性神经的兴奋性,扩张血管,降低血压,故先兆子痫或子痫常常接受硫酸镁治疗。但治疗子痫常常用量较大,镁的最适宜浓度为 $2.0~3.5$ mmol/L,引起高镁血症并不少见。

2. **排泄受阻**

(1) 肾功能不全:镁的排泄量与肌酐清除率相关。大多数晚期肾功能不全患者的尿镁排泄减少,但失盐性肾病镁排泄可正常或增加。

(2) 慢性肾衰竭:随着慢性肾衰竭的加重,高血镁的程度和发生率亦随之增加。有人认为 GFR $<$ 30ml/(min·1.73m^2)是发生高血镁的阈值,此时自尿中排出的镁约为 60mg/d。慢性肾衰竭患者口服硫

酸镁后迅速出现嗜睡,进而发生昏迷。慢性肾衰竭时体内总镁量增加,骨内镁含量超过66%是肾性骨病的原因之一。红细胞内镁升高,且与血镁相关。对慢性肾衰竭时肠道镁吸收的意见不一。

（3）急性肾衰竭:急性肾衰竭少尿期血镁可发生轻度增高,在多尿期常自行恢复。但如摄入镁盐或合并酸中毒时血镁可明显升高。横纹肌溶解、氮质血症和酸中毒是促发高镁血症的原因。

3. **其他**　在锂盐治疗过程中、大手术后、伴骨骼受累的肿瘤、甲状腺功能减退症、甲状旁腺功能亢进症伴肾损害、垂体性矮小、乳-碱综合征及病毒性肝炎等患者,在无肾功能不全时,可有血镁轻度升高。如在严重的低钠血症时,镁在近曲小管的重吸收增加,尿镁减少,血镁增加,但很少引起严重的高镁血症。因细胞内液的镁明显高于细胞外液,因此在大面积组织破坏时可发生严重的高镁血症。

【临床表现】

通常血浆镁浓度>2mmol/L时,才会出现镁过量的症状和体征。

1. **神经肌肉系统**　高镁血症可阻断神经传导,阻断乙酰胆碱在神经末梢的释放,使神经肌肉接头传导障碍。血镁2.5~5.0mmol/L时,可出现嗜睡、木僵、精神错乱、肌无力、四肢软瘫,因呼吸肌麻痹可出现呼吸衰竭;超过5mmol/L时可出现严重的中枢神经抑制,出现麻醉状态,随意肌麻痹、反射减退、肌无力、呼吸抑制和昏迷。

2. **心血管系统**　血镁中度上升(2mmol/L)时可引起直立性低血压和心动过缓。随着血镁浓度升高,可发生心电图改变。血镁浓度2.5~5.0mmol/L时出现P-R间期延长和室内传导阻滞,伴有QRS时限增宽和Q-T间期延长,P波低平;如超过7.5mmol/L时可发生完全性传导阻滞,并可抑制心脏收缩而致心脏停搏。

3. **消化系统**　可阻断胃肠道平滑肌肌层神经元兴奋传导,从而导致植物神经功能障碍,出现恶心、呕吐,肠蠕动减弱而发生腹胀。

【诊断与鉴别诊断】

血清镁在1.5mmol/L左右常无临床症状,而在2mmol/L以上时,出现症状则诊断为症状性高镁血症。高血镁最常见于尿毒症患者,且其早期表现常与尿毒症相似而易被忽略,故在尿毒症时应加以重视。所有急性肾功能不全者均应测定血镁,在慢性肾功能不全者亦最好定期检测。当肾功能不全患者出现神经肌肉症状及心电图示传导障碍,而不能用血钾、钙、磷异常解释时,应想到本症。

【治疗】

肯定高血镁的诊断,即应停止镁制剂的摄入和治疗其原发病因。对肾功能正常者可给予利尿剂,以促进尿镁的排泄。如有脱水,应予以纠正,但对尿少患者应防止发生水过多的危险。

1. 对肾功能不全的患者,使用镁剂应特别小心。

2. 纠正脱水,应用排钠利尿剂,促进镁自尿中排出。

3. 对血清镁>2.5mmol/L的有症状患者和>4mmol/L的所有患者,应积极进行治疗。静脉注射10%葡萄糖酸钙10~20ml(钙100~200mg)或10%氯化钙5~10ml缓慢静脉注射可迅速改善毒性作用,于30秒左右可见症状有暂时性改善,但作用时间短暂。如注射后2分钟仍未见效,应重复治疗。

4. 严重病例可进行透析治疗。

第五节　酸碱平衡失常

（一）酸碱平衡调节

人体为了能正常进行生理活动,血液的氢离子浓度必须维持在一定的参考范围内,而氢离子浓度的正常依赖于体内的酸碱平衡调节功能。主要通过体液缓冲系统调节、肺调节、肾调节和离子交换调节等4组缓冲对来维持及调节酸碱平衡。

1. **体液缓冲系统**　体内有3种缓冲系统,均为弱酸和其盐的组合:碳酸氢盐(H_2CO_3-BH_2CO_3)、磷酸盐(NaH_2PO_4-Na_2HPO_2)和血红蛋白、血浆蛋白系统。

2. **肺的调节作用**　体液缓冲系统最终须依赖肺呼出CO_2或肾排出某些酸性物质以维持酸碱平衡,所以肺功能在调节酸碱平衡过程中至关重要。

3. 肾脏调节作用

（1）NaHCO₃ 的再吸收：正常情况下，血液中的 NaHCO₃ 由肾小球滤出，在肾小管重吸收，这一过程通过 Na⁺ 与 H⁺ 的交换进行。肾小管上皮细胞内，血液中的 CO_2 与 H_2O 结合生成 H_2CO_3，游离后产生 HCO_3 和 H^+，后者与肾小管中的 Na^+ 交换。

（2）分泌可滴定酸：尿液中可滴定酸主要由 NaH_2PO_4-Na_2HPO_4 缓冲组合。正常肾远曲小管通过排泌 H^+ 与 Na_2HPO_4 的 Na^+ 交换产生 NaH_2PO_4 排出体外，完成尿液酸化。

（3）生成和排泌氨：肾远曲小管产生氨（NH_3），产生的氨弥散到肾小管滤液中与 H^+ 结合成 NH_4^+，再与滤液中的酸基结合生成酸性铵盐排出体外。肾脏通过这个机制排出强酸基，起到调节血液酸碱度作用。铵的排泌率与尿中 H^+ 浓度成正比。NH_4^+ 与酸基结合成酸性铵盐时，滤液中的 Na^+、K^+ 等被替代，与肾小管中的 HCO_3^- 结合成 $NaHCO_3$，$KHCO_3$ 等被回收至血液中。每排泌 1 个 NH_3 就带走滤液中 1 个 H^+，从而促使肾小管细胞排泌 H^+，增加 Na^+、K^+ 的重吸收。

（4）离子交换和排泌：肾远曲小管同时排泌 H^+、K^+。K^+ 和 H^+ 与 Na^+ 交换，如 K^+ 排泌增加，H^+ 的排泌减少，反之亦然，肾脏通过这一交换机制来参与保持酸碱平衡的稳定。

4. 离子交换　除了上述 3 种调节酸碱平衡机制外，HCO_3^- 和 Cl^- 均可透过细胞膜自由交换，当体内酸性物质增加 HCO_3^- 进入红细胞量增多时，Cl^- 即被置换而排出。这样红细胞血红蛋白就可以多携带 CO_2 至肺泡排出，多余的 Cl^- 可通过肾脏排出。

其中，以体液缓冲系统的反应最迅速，几乎立即起反应，但只能起短暂的调节作用。肺的调节略缓慢，其反应较体液缓冲系统慢 10~30 分钟。离子交换再慢些，约 2~4 小时起作用。肾脏的调节开始最迟，往往需要 5~6 小时以后，可是调节作用最持久（可达数天），作用亦最强。

（二）常用酸碱平衡指标

1. 酸碱度　酸碱度（pH）是一项血液酸碱度的指标，pH 是血液内氢离子浓度（H^+）的负对数值，参考值为 7.35~7.45，平均 7.40。pH 增高（>7.45）提示碱血症（alkalemia）；pH 减低（pH<7.35）则为酸血症（acidemia）；pH 正常只说明血液中的酸碱度在参考范围内，不能排除酸碱的平衡失调可能，因为代谢性酸（碱）血症和呼吸性碱（酸）血症或代谢性酸、碱血症同时存在时，pH 可正常。单凭一项 pH 仅能说明是否有酸或碱血症，只有结合其他酸碱指标，如二氧化碳分压（PCO_2）、碳酸氢盐（HCO_3^-）、缓冲碱（BE）等及生化指标（如钾、氯、钙），才能正确判断是酸中毒、碱中毒还是复合型酸碱平衡紊乱。

2. 标准碳酸氢盐与实际碳酸氢盐　标准碳酸氢盐（SB）或标准碳酸氢根（SBC）是指血浆在标准条件下（38℃，PCO_2=5.33kPa，血红蛋白完全氧合时）所测得的碳酸氢盐（HCO_3^-）浓度，因它不受呼吸因素影响，故反映了体内 HCO_3^- 储备量的多少，是代谢性酸碱失衡的定量指标。增加提示代谢性碱中毒，减低说明存在代谢性酸中毒。实际碳酸氢盐（AB）或实际碳酸氢根（SB）是血浆中的实测 HCO_3^- 含量（血气分析报告中的 HCO_3^- 即指 AB，它同时受呼吸与代谢两种因素的影响）。正常情况下，AB=SB。AB>SB 提示呼吸性酸中毒；AB<SB 提示呼吸性碱中毒。AB=SB 且两值均增加，提示失代偿性代谢性碱中毒。AB=SB，且两值均减低，提示失代偿性代谢性酸中毒。正常人的 AB 与 SB 值相同，均为 22~27mmol/L。

3. 缓冲碱　缓冲碱（BB）是指血中能作为缓冲的总碱量，包括开放性缓冲阴离子（HCO_3^-）及非开放性缓冲阴离子（包括血浆蛋白、血红蛋白、磷酸盐等）两部分，是反映代谢性酸碱失衡的较好指标。因 BB 包括了全部缓冲阴离子的总量，故 BB 减少而 AB 正常时，说明 HCO_3^- 以外的缓冲阴离子减少，常提示血浆蛋白、血红蛋白含量过低。全血缓冲碱（BBb）的参考值为 45~55mmol/L，血浆缓冲碱（BBp）的参考值为 41~43mmol/L。

4. 碱剩余　碱剩余（BE）是指在温度为 37~38℃，CO_2 分压为 5.33kPa（40mmHg）的标准条件下滴定血标本，使其 pH 等于 7.40 所需酸或碱的量。BE 为正值时，表示 BB 有剩余，提示存在代谢性碱中毒；BE 为负值时，表示 BB 不足，提示存在代谢性酸中毒。目前认为，BE 和 HCO_3^- 对判断代谢性酸中毒的价值相同。必须指出，呼吸性酸中毒与呼吸性碱中毒在经过肾脏的代偿后，通过 HCO_3^- 的重吸收增加或减少，而出现正值增高或负值增高,故在判断慢性呼吸性酸碱失衡时应予以注意。例如,慢性呼吸性酸中毒患者出现正值 BE 时,虽表示同时存在代谢性碱中毒,但往往亦表示为呼吸性酸中毒已有了代偿。

5. 二氧化碳结合力　二氧化碳结合力(CO_2CP)指将采取的静脉血标本,在室温下分离出血浆,用正常人肺泡气(CO_2 分压为 5.33kPa 或 40mmHg)平衡后,所测得的血浆 CO_2 含量。它表示来自碳酸氢盐和碳酸的 CO_2 总量,故同时受代谢和呼吸性因素的影响。其数值的减少可能是代谢性酸中毒,亦可能是代偿后的呼吸性碱中毒,而增高可能是代谢性碱中毒,亦可能是代偿后的呼吸性酸中毒,因此不能单凭 CO_2CP 一项指标来判断酸碱中毒的类型。CO_2CP 可用两种单位来表示。若以容积%(Vol%)来表示,则参考值为 50Vol%~70Vol%,平均参考值为 58Vol%;若以 mmol/L 来表示,则参考值为 23~31mmol/L,平均参考值为 27mmol/L。两种单位可相互交换,即 Vol% 数值除以 2.2,即得 mmol/L 的数值。

6. 二氧化碳总含量　二氧化碳总含量(TCO_2)是指在 37~38℃时,与大气隔绝条件下,所测得的 CO_2 含量。它包括血浆内 HCO_3^- 等所含的 CO_2 和物理溶解的 CO_2(即 PCO_2)。参考值为 24~31mmol/L。

7. 二氧化碳分压　二氧化碳分压(PCO_2)是指溶解于动脉血中的二氧化碳所产生的压力,参考值为 4.6~6.0kPa(35~45mmHg),平均参考值为 5.33kPa(40mmHg)。应注意,PCO_2 既反映通气、换气功能,又反映酸碱状态,因此在判断其意义时,切勿把酸碱失衡的代偿性变化误作为呼吸功能障碍的表现。如误将代谢性酸中毒时的 PCO_2 代偿性降低看作是原发性通气过度引起的呼吸性碱中毒而加以纠正。

8. 阴离子隙　阴离子隙(anion gap,AG)是近年来倍受重视的酸碱指标之一。阳离子主要有 Na^+、K^+、Ca^{2+}、Mg^{2+} 等,其中 Na^+ 占 140mmol/L(140mEq/L),为可测定性阳离子。细胞外液阴离子主要有 Cl^-、HCO_3^-、SO_4^{2-}、PO_4^{3-}、有机酸、带负电荷的蛋白质等,其中 Cl^- 与 HCO_3^- 为可测定阴离子,血液中 UA 与 UC 之差值即为 AG,正常 AG 值为 8~16mmol/L,平均为 12mmol/L。机体为了保持电中性,细胞外液阴、阳离子总量必须相等,故 $Na^++UC=(Cl^-+HCO_3^-)+UA$,亦即 $Na^+-(Cl^-+HCO_3^-)=UA-UC=AG$。临床上即采用 Na^+、Cl^- 与 HCO_3^- 3 个测定值按上式来计算 AG,但实际上 AG 反映的是 UA 与 UC 含量的变化。在一般情况下,UC 含量较稳定,故 AG 高低主要取决于 UA 含量的变化。

AG 增高常见于:①肾功能不全导致的氮质血症或尿毒症引起磷酸盐和硫酸盐的潴留;②严重低氧血症,各种原因的休克时,组织缺氧引起乳酸堆积;③糖尿病时体内乙酰乙酸、β 羟丁酸、丙酮酸等的堆积;④饮食过少致饥饿性酮症酸中毒。

AG 增高常反映有机酸中毒或高 AG 代谢性酸中毒及其程度,故按 AG 是否增高可将代谢性酸中毒分为高 AG 代谢性酸中毒(或正常血氯性代谢性酸中毒)及正常 AG 代谢性酸中毒(或高血氯性代谢性酸中毒),这种分类方法有利于寻找代谢性酸中毒病因而进行相应处理。含有高 AG 代谢性酸中毒的双重失衡和三重失衡(代谢性酸中毒+代谢性碱中毒+呼吸性酸中毒或呼吸性碱中毒)病例,若不结合增高的 AG 而单用血气分析结果来判断,易将其中的一些双重失衡和三重失衡误诊为单纯型失衡和双重失衡。

一、代谢性酸中毒

代谢性酸中毒(metabolic acidosis)是指体内非挥发性酸性物质产生过多,肾脏酸性物质排出过少或经胃肠道丢失的碳酸氢盐(HCO_3^-)过多所造成的一种酸碱平衡紊乱类型,可分为高阴离子间隙(AG)代谢性酸中毒及正常 AG 代谢性酸中毒两类。

【分类】

典型的代谢性酸中毒,是指动脉血浆 H^+ 浓度增高(pH>7.35)和血浆 HCO_3^- 浓度降低(<22mmol/L),即失代偿性酸中毒。代谢性酸中毒主要包括 3 种类型:

1. 正常 AG 代谢性酸中毒　一般均伴有高氯血症,如肾小管酸中毒(renal tubular acidosis,RTA)及肠道丢失 HCO_3^- 过多引起的酸中毒。

2. 高 AG 代谢性酸中毒　一般也伴有高氯血症,主要有尿毒症性酸中毒(uremic acidosis),以及乳酸酸中毒、酮症酸中毒或甲醛中毒引起的代谢性酸中毒等。

3. 混合性代谢性酸中毒　即正常 AG 代谢性酸中毒和高 AG 代谢性酸中毒混合存在,其综合结果为高 AG 的代谢性酸中毒,如肾小管酸中毒伴有酮症酸中毒等。

【病因】

1. 高 AG 代谢性酸中毒　主要因非挥发性物质产生过多及酸性物质排出减少所致。

（1）乳酸、酮体等非挥发性物质产生过多

1）乳酸酸中毒：临床上，常将因脏器、组织和细胞供氧减少（如低氧血症、休克、心跳呼吸骤停、重度贫血、一氧化碳中毒等）及氧耗过多（癫痫发作、抽搐、剧烈运动、严重哮喘等）造成乳酸产生增加所致的酸中毒称为 A 型乳酸酸中毒。将因为细胞内代谢异常不能有效利用氧以致乳酸清除不良（如肝功能不全，败血症，恶性肿瘤，使用双胍类药物、水杨酸与甲醇、乙二醇及慢性酒精中毒）而引起的乳酸酸中毒称为 B 型乳酸酸中毒。此外，饮食中硫胺缺乏、遗传性丙酮酸脱氢酶缺乏等也可造成乳酸酸中毒。空肠回肠吻合术、小肠切除术后或肠内大量乳酸杆菌生长时，产生大量 D 型乳酸，人体内不能将其转换为丙酮酸，故往往于进食大量碳水化合物时诱发 D-型乳酸酸中毒。

2）酮症酸中毒：饥饿、高脂饮食、胰岛素缺乏或胰高血糖素分泌增加时，脂肪酸氧化增强，肝脏线粒体内可产生乙酰乙酸、β-羟丁酸及丙酮。此生酮过程需依赖肉碱脂酰转移酶 I 及 β-羟-β-甲戊二酰辅酶 A（HMG-CoA）合成酶及裂解酶调节。大量的酮体排出消耗碱储备，导致酮症酸中毒。

（2）酸性物质排出减少：肾衰竭（尤其是合并感染）、腹泻及其他导致循环衰竭时，蛋白质代谢所产生的硫酸、磷酸等可滴定酸在体内蓄积，总酸排泄减少而致酸中毒。

2. 正常 AG 代谢性酸中毒　主要原因是肾脏排 H^+ 障碍、胃肠道丢失 HCO_3^- 过多及使用含盐酸药物过多。

（1）肾脏排 H^+ 障碍

1）Ⅰ型肾小管性酸中毒（RTA）：因远端肾单位酸化能力缺陷，H^+ 排泄不足而产生酸中毒。常见于原发性甲旁亢、自发性或家族性高钙血症、甲状腺炎、干燥综合征、类风湿关节炎及自身免疫性肝炎等疾病；维生素 D 中毒及应用 FK506 时，其特征为正常 AG 性，高血氯低血钾性代谢性酸中毒，尿 pH>5.5。

2）Ⅱ型 RTA：由于近端肾小管对 HCO_3^- 的重吸收减少致泌 H^+ 不足而产生的酸中毒。常见于先天性肝豆状核变性、半乳糖血症、先天性果糖不耐受症、维生素 D 缺乏所致的继发性甲旁亢以及使用过期庆大霉素、磺胺类药物或四环素等抗生素。其特征为血 AG 正常，血氯升高而血钾下降，伴肾素和醛固酮升高。

3）Ⅳ型 RTA：引起的代谢性酸中毒常见于 Addison 病、肾上腺肿瘤、原发性醛固酮缺乏、DM、肾小管间质性病变等。亦可见于使用某些药物（如螺内酯、氨苯蝶啶）等情况，其发病往往与醛固酮减少致 H^+ 净排泄量减少有关，正常 AG 型高血氯高血钾性代谢性酸中毒为其特点。

（2）胃肠道丢失 HCO_3^- 过多（胰瘘、胆汁引流、胃肠减压及严重腹泻时）可致代谢性酸中毒。

（3）大量应用盐酸精氨酸、稀盐酸、氯化铵等含盐酸药物，H^+ 负荷伴随 Cl^- 而增加，同时血浆 HCO_3^- 浓度相应降低也可导致正常 AG 代谢性酸中毒。

【临床表现】

患者发生代谢性酸中毒时，一般可出现乏力、食欲缺乏、恶心和呕吐等症状。心血管系统受损主要表现为心律失常、心肌收缩力减弱、血压降低，甚至休克；神经系统受损则表现为乏力、嗜睡，甚至昏迷。

代谢性酸中毒的代偿，可通过肺的过度通气降低 PCO_2，以及通过肾的 NH_3 合成和尿 NH_4^+ 的排除受限。故患者常有呼吸加快，重症患者呼吸深大，呈 Kussmaul 呼吸，偶有哮喘。

代谢性酸中毒还可以引起蛋白分解增多和合成下降、负钙平衡、骨质病变、肌肉病变、高钾血症、贫血、蛋白营养不良、发育障碍等其他代谢紊乱和多个系统病变。

【诊断】

有上述病因可循者，血气分析见血 pH 及 HCO_3^- 下降，BE 负值增加是代谢性酸中毒的典型表现。排除呼吸因素，CO_2CP 降低，AG>16mmol/L 可诊断为代谢性酸中毒。代谢性酸中毒的诊断和鉴别诊断可分为 4 个步骤。①明确代谢性酸中毒的存在，即 pH 下降而 HCO_3^- 也相应下降；②判断呼吸代偿是否完全，如 PCO_2 至预计值，表明同时存在呼吸性酸碱失衡；③检测 AG，确定为 AG 正常抑或 AG 升高的代谢性酸中毒；④如果 AG 升高，做进一步鉴别。

对于高 AG 代谢性酸中毒者，可根据有无糖尿病、缺氧、营养不良、肾脏疾病、消化道疾病等，选择血糖、血酮、血乳酸、尿素氮、肌酐等检查来协助诊断。

对于正常 AG 代谢性酸中毒者,可寻找有无肝、肾疾病导致的低蛋白血症及应用过多含氯化物、卤素族离子等药物史来判断。

【治疗】

1. **危及生命的紧急处理**　如有机酸中毒等的特殊治疗。严重呼吸、循环和中枢神经系统抑制时的呼吸和循环支持,严重心律失常的紧急处理。

2. **纠正酸中毒**　一般应根据原发病病因、发病缓急和酸中毒严重程度而定。AG 正常或轻度升高时,酸中毒主要因 HCO_3^- 的净丢失所致,故需补碱。AG 明显增高时,若属于乳酸和酮体等积累所致,因可代谢生成 HCO_3^-,且补碱可引起一系列不良反应,故仅 pH<7.2 时才予补碱;若属于其他不能转化为 HCO_3^- 的酸性物质积累所致,仍需补碱。

(1) HCO_3^- 缺失量计算:下列公式可简单估算 HCO_3^- 缺失量:HCO_3^- 缺失量(mmol)=(24-实际血浆 HCO_3^- 浓度)×0.6×体重(kg)。公式中 0.6 为液体占体重的比例。临床治疗时还应结合 HCO_3^- 的继续丢失量来调整。

(2) 碱性药物的种类和选择原则:临床应用的碱性药物包括碳酸氢钠、乳酸钠、三羟甲基氨基甲烷(THAM)、枸橼酸和枸橼酸钾。碳酸氢钠最常用,能直接补充 HCO_3^-,故起效快。5% 碳酸氢钠为高渗,1.25% 者为等渗。如患者无体液过多,且碳酸氢钠需求量大者,应给予等渗溶液,以避免高渗和高钠血症。乳酸钠、枸橼酸钠及其盐需经肝脏代谢生成 HCO_3^-,肝功能损害时禁用;而乳酸钠在乳酸酸中毒时也禁用。临床应用的乳酸钠为 11.2% 高渗溶液,主要用于伴严重高钾血症尤其是有室性心律失常时。3.64% THAM 为等渗溶液,可直接与 H^+ 结合,并可进入细胞内纠正细胞内酸中毒。

3. **碱性药物的补充**

(1) AG 正常或 AG 升高但非有机酸增多引起者:慢性患者 pH>7.2 时,可给予口服碳酸氢钠 1.0~3.0g/d,分 3 次服用。急性患者、慢性患者 pH<7.2 时,首选静脉输注碳酸氢钠。剂量根据计算所得 HCO_3^- 缺失量并考虑到继续丢失量,12~24 小时内输注,使血浆 HCO_3^- 提高至 16mmol/L 以上。HCO_3^- 每升高 1mmol/L 需 5% 碳酸氢钠 1ml/kg。肾小管酸中毒者常应用枸橼酸及其盐溶液。

(2) 有机酸增多引起的高 AG 代谢性酸中毒:因原发病不同而采取不同的方法。

1) 糖尿病酮症酸中毒:补液及小剂量胰岛素治疗是关键。多需补钾,而补碱宜慎重。一般当动脉血 pH<7.1~7.0 或血 HCO_3^-<5mmol/L、CO_2CP 4.5~6.7mmol/L 时,可给予小量的 1.25% 碳酸氢钠。当血 pH>7.1 或 HCO_3^->10mmol/L,CO_2CP 11.2~13.5mmol/L 可停止补碱,因过多过快补充碳酸氢钠溶液可致脑脊液 pH 反常性降低,血红蛋白的氧亲和力上升而加重组织缺氧。

2) 乳酸酸中毒:原则是针对病因治疗,如纠正缺氧、改善循环功能和肝功能等。对急性严重 A 型乳酸酸中毒者要避免使用缩血管药物。当血 pH<7.1,HCO_3^-<8mmol/L 时可给予碳酸氢钠液。一般在 30~40 分钟内将 pH 提高至维持血 HCO_3^- 8~10mmol/L、血 7.1<pH<7.2 即可,不必彻底纠正。B 型乳酸酸中毒以治疗病因为主。

3) D-乳酸酸中毒:通过限制碳水化合物饮食及增加静脉内营养素供应量纠正。效果不佳时,可予肠道吸收差的抗生素口服,如克林霉素(300mg,3 次/d)、四环素(500mg,3 次/d)、万古霉素(125mg,4 次/d)、新霉素(500mg,3 次/d)以改变肠道菌群。严重者亦可应用碳酸氢钠纠正。

4) 甲醇、乙二醇中毒:可尽早选用血液透析或腹膜透析。血[HCO_3^-]<15mmol/L 时必须进行血液透析,并在透析液内加入乙醇 0.6g/kg,以竞争肝内乙醇脱氢酶。不具备透析条件者,可留置胃管抽吸胃液,并予碳酸氢钠纠正。

【注意事项】

轻度酸中毒(pH>7.2),一般不需补碱,或仅予口服碳酸氢钠 1~2g,每天 3 次即可。对严重消化性溃疡患者要注意观察病情变化。重度酸中毒者多需用碳酸氢钠将血 pH 提高至 7.20 左右,可先给予计算量的 1/3~1/2,再依据临床表现及所查的血气分析结果进一步调整;不宜过快将血 pH 纠正至正常,纠正过快易使代偿性呼吸加快机制受抑,PCO_2 增加,因 CO_2 透过血脑屏障能力较 HCO_3^- 快,因此可加重中枢神经系统症状；pH升高过快，使血氧解离曲线左移，组织供氧减少，加重机体缺氧；过多补碱，还可使Na⁺潴留，心脏负荷过重，可致肺水肿；此外，高浓度碳酸氢钠可导致高渗血症，加重中枢神经系统症状。

二、代谢性碱中毒

代谢性碱中毒（metabolic alkalosis）是指体内酸性物质经胃肠、肾脏丢失过多，或从体外进入体内的碱过多而导致的原发性血 HCO_3^- 升高和pH升高的一种酸碱平衡紊乱。

【病因】

根据对氯化物治疗反应性，可分为对氯化物反应性代谢性碱中毒及对氯化物耐受性代谢性碱中毒两种。

1. 对氯化物反应性代谢性碱中毒 补充 Cl^- 能纠正代谢性碱中毒。其原因主要有：

（1）丢失过多，见于严重呕吐、胃肠减压（致大量盐酸丢失）或先天性高氯性腹泻（因肠道吸收 Cl^- 障碍或分泌 HCO_3^- 障碍至 Cl^- 丢失），小肠黏膜腺瘤病也可出现类似情况。原发性及继发性醛固酮增多症可促使肾小管分泌 H^+ 和 K^+，重吸收 Na^+ 增加。此外，噻嗪类及袢利尿剂使尿 K^+ 排泄增加，HCO_3^- 生成过多，同时引起醛固酮分泌，进一步加重 H^+ 及 K^+ 排泄，HCO_3^- 生成及 Na^+ 重吸收均增多。当血钾下降时，H^+ 进入肾小管细胞内增多，分泌增加，也使 HCO_3^- 重吸收增多。

（2）不吸收性阴离子进入体内过多，主要见于大量口服及输入碱性药物碳酸氢钠，乳酸、枸橼酸在体内过多或羧苄青霉素钠盐等不吸收阴离子可促使 H^+ 分泌增加。

2. 对氯化物耐受性代谢性碱中毒 补充 Cl^- 不能纠正代谢性碱中毒，主要见于原醛、库欣综合征、肾动脉狭窄、肾素瘤等所致的盐皮质激素过多，促使 H^+ 及 K^+ 分泌，HCO_3^- 产生过多。Bartter综合征为家族性常染色体隐性遗传疾病，以低钾低氯性代谢性碱中毒及高肾素血症，而血压正常为特征，而Liddle综合征为家族性常染色体显性遗传疾病，本病伴低醛固酮血症、低钾血症、代谢性碱中毒及高血压。

【临床表现】

代谢性碱中毒抑制呼吸中枢，使脑血流减少，导致缺氧。临床表现为烦躁不安、严重者引起昏迷。组织中的乳酸生成明显增多，游离钙下降，常出现神经肌肉兴奋性增高（如手足搐搦、喉头痉挛等），血 K^+、Mg^{2+}、Ca^{2+} 浓度下降，有时伴室上性及室性心律失常或低血压。

【诊断与鉴别诊断】

根据病史及实验室结果，一般不难作出诊断。血pH及 HCO_3^-、BE正值增高为代谢性碱中毒的典型表现。代谢性碱中毒的诊断和鉴别诊断可分为4个步骤：①明确代谢性碱中毒的存在，即血pH及 HCO_3^- 均升高；②判断呼吸代偿是否完全，如 PCO_2 未上升至预计值，表明存在呼吸性酸碱失衡；③观察肾功能，肾功能下降提示可能存在碱剂补充过多或胃液丢失等；④如肾功能正常，且代谢性碱中毒持续存在，则观察有效血容量状态，并结合尿 Cl^- 和血肾素-醛固酮浓度等，作出原发病诊断。

尿电解质、pH、血管紧张素、醛固酮、促肾上腺皮质激素、皮质醇测定等有助于明确病因。尿 Cl^- <10~15mmol/L 为 Cl^- 敏感性碱中毒，主要见于呕吐、胃肠减压，氯摄入减少等。尿 Cl^- >20mmol/L 为 Cl^- 耐受性代谢性碱中毒，常见于肾衰竭、严重低钾血症或盐皮质激素过多等。

【治疗】

1. 纠治原发病 如停止补碱，避免过度利尿，及时纠正呕吐，补充血容量。对肿瘤引起的原发性醛固酮增多症等及时手术切除。

2. 纠正引起肾脏 HCO_3^- 重吸收和/或再生成增多的因素 对氯化物反应性代谢性碱中毒，给予足量0.9%氯化钠溶液补充血容量即可纠正代谢性碱中毒。伴低钾血症时，给予氯化钾。利尿剂引起者，氯化钠治疗常无效，应同时给予氯化钾纠正低钾血症。存在充血性心力衰竭、肾功能减退时，可给碳酸酐酶抑制剂，以抑制肾小管分泌 H^+，但可引起尿 K^+ 排泄增多。

3. 补酸 当严重代谢性碱中毒，血pH>7.6、伴显著通气（PCO_2>60mmHg）、对氯化钠和补钾治疗反应不佳时,应考虑补酸。①0.1M 稀盐酸:浓度为 100mmol/L。HCO_3^- 的分布容积约为体重的 50%,1mmol HCO_3^- 需 1mmol H^+ 中和,故血 HCO_3^- 下降 1mmol/L,需 H^+ 0.5mmol/kg,即需 0.1mol/L HCl 5ml。稀盐酸起效最快,但可引起溶血,故应经中心静脉输注。计算求得的补充量于 12~24 小时内补充完,并每 4~6 小时随访血气和电解质。如 PCO_2 显著升高,滴速应减慢,以免引起严重的呼吸性酸中毒。当 pH<7.5 时,停止补酸。②氯化铵:血 HCO_3^- 下降 1mmol/L,需氯化铵 0.044g/kg,可口服或稀释为 0.9% 溶液,分 2~3 次静脉滴注。严重肝病时禁用。③盐酸精氨酸:适用于肝功能不全时,但肾功能减退时禁用,因可引起与血 pH 下降不平衡的严重高钾血症,系促进 K^+ 释出细胞外所致。

4. 血液透析　当应用上述治疗代谢性碱中毒仍难纠正,有明显容量过多尤其是肾功能显著减退时,可考虑作血液透析。采用低 HCO_3^- 和高 Cl^- 透析液。

三、呼吸性酸中毒

呼吸性酸中毒(respiratory acidosis)通常指因肺通气或换气功能障碍、CO_2 潴留、血 PCO_2 上升和 pH 降低所致的酸碱平衡紊乱。

【病因】

按起病急缓可分为急性及慢性呼吸性酸中毒 2 种。

1. 急性呼吸性酸中毒　①呼吸中枢抑制:应用麻醉药、镇静药、吗啡、β 受体拮抗剂;脑血管意外;中枢神经系统感染;颅脑外伤和肿瘤。②神经肌肉系统:药物过量、严重低钠血症等电解质紊乱、重症肌无力危象和 Guillain-Barré 综合征等。③人工呼吸机应用不当:主要见于 CO_2 产生突然增加,如发热、躁动、败血症等,或肺泡-通气量下降如肺功能急剧恶化而未及时调整呼吸机参数。④气道梗阻或肺实质病变:气道异物、喉头水肿、重症哮喘、有毒气体吸入、急性呼吸窘迫综合征、急性肺水肿、广泛而严重的肺实质或间质炎症。⑤胸廓胸膜病变:胸廓外伤、气胸、血胸、大量胸腔积液等,引起肺扩张受限。

2. 慢性呼吸性酸中毒　①呼吸中枢抑制:主要见于长期应用镇静药、慢性酒精中毒、脑肿瘤、睡眠呼吸障碍等。②气道和肺实质病变:慢性阻塞性肺疾病、哮喘、肺间质纤维化和肺气肿等。③胸廓胸膜病变:胸廓畸形、胸膜增厚等。

【临床表现】

与起病速度和严重程度、原发病及低氧血症的程度有关。急性起病时,在呼吸器官有病状态下则可能有呼吸加深加快、发绀及心跳加快等表现。若呼吸中枢受抑制,就可能无此表现。此外,可因电解质紊乱(如高钾致心室颤动)或因脑水肿而出现神志障碍,甚至脑疝。慢性呼吸性酸中毒可引起心律失常、心输出量降低、左心及右心功能不全,呼吸深度、节律改变,伴头痛、烦躁、嗜睡、昏迷等神经系统症状。

【诊断】

根据病史及血 pH(减低)及 PCO_2(升高)可作出诊断,结合血 HCO_3^- 检测可明确是否存在代谢性因素。肺功能测定有助于确定肺部疾病;详细询问用药史,测定血细胞比容,检查上呼吸道、胸廓、胸膜和神经肌肉功能,有助于原发病病因判断。

【治疗】

原则是排出 CO_2,纠正缺 O_2。

1. 急性呼吸性酸中毒的治疗　原则包括清理呼吸道,保持其通畅,必要时气管插管及切开,神经肌肉病变可选用非侵入性机械通气。吸 O_2(氧浓度 30%~40%),保持 PaO_2 80mmHg 左右,潮气量太小者可以呼吸机控制呼吸或适当选用烟酸二乙胺、洛贝林等呼吸兴奋剂。有脑水肿者行降颅压处理。高钾血症多于纠正呼吸性酸中毒后恢复,如血钾明显升高,应按高钾处理。

若出现严重心律失常,高钾血症,或血 pH<7.15,可酌情小量给予碳酸氢钠静脉滴注,但需注意肺水肿、脑水肿。THAM(三羟甲基氨基甲烷)不含 Na^+,适用于心力衰竭患者,但需注意有可能产生呼吸抑制。

2. 慢性呼吸性酸中毒的治疗

(1) 控制感染:给予强力的广谱抗生素,待周身情况好转、肺部啰音减少、痰量减少、脓痰消失后可停药。

（2）清除 CO_2 积聚，改善缺氧情况：可采用吸氧（氧浓度 30%~40%，使 PaO_2>60mmHg，常用 Venturi 面罩及鼻导管法，前者较后者更好）、排出 CO_2（抗感染、祛痰、扩张支气管、补充有效血容量、改善循环）等治疗。必要时可使用呼吸兴奋剂及行气管插管，机械辅助呼吸。

一般不主张使用碱性药物，因通气未改善时，使用碱性药物将使 PCO_2 升高更明显，且增加肾脏重吸收 HCO_3^- 的负担，并使氧离曲线左移，加重组织缺氧。

四、呼吸性碱中毒

呼吸性碱中毒（respiratory alkalosis）通常指因肺通气量增加，导致 CO_2 大量呼出，使血 PCO_2 下降，pH 上升的酸碱平衡紊乱。

【病因】

呼吸中枢受刺激：①中枢神经系统的外伤或疾病，如脑血管意外、脑炎、脑外伤等；②药物中毒，如水杨酸中毒的早期，因水杨酸在血中的浓度过高，刺激呼吸中枢，引起过度通气；③肝昏迷；④革兰氏阴性菌败血症；⑤过度通气综合征：癔症、焦虑等；⑥体温增高：因感染或特殊传染病，或外界气温高引起体温增高时，常伴有过度通气。

偶尔，呼吸性碱中毒亦可由肺炎、肺栓塞、哮喘、肺水肿、间质纤维化、机械通气、肝衰、妊娠、含孕酮药物、甲亢及严重甲低等引起。

【临床表现】

急性呼吸性碱中毒可出现口角周围感觉异常，手足发麻、搐搦等低钙血症表现，且往往伴有呼吸困难及意识改变，但发绀可不明显。有基础心脏病的患者可出现心律失常。应用麻醉药或呼吸机正压通气时可出现血压下降。有些患者可表现为胸闷、胸痛、口干、气胀等。慢性呼吸性碱中毒常见于持续性低氧血症，常伴血 K^+ 降低和 Cl^- 升高，一般神经系统症状不如急性者突出。

【诊断】

根据病史，患者有呼吸加快、换气增加及 PCO_2 下降、pH 升高可判断为呼吸性碱中毒，测定血 HCO_3^- 检测可明确是否存在代谢性因素。应尽可能作出原发病诊断。

【治疗】

主要是病因治疗（心理疏导，改善缺 O_2）。吸入含 5% CO_2 的氧气或以纸袋套住口鼻再度吸入其呼出的 CO_2。必要时可静脉注射 10% 葡萄糖酸钙缓解低钙血症症状。对持续时间较长患者，可试用 β 肾上腺素能受体拮抗剂减慢呼吸。严重者可试用镇静药物，如用安定抑制呼吸再辅以人工呼吸。

五、混合型酸碱失衡

因为疾病复杂及治疗的影响，在某些患者可出现双重及三重酸碱失衡，其关键仍在于原发病的治疗及原发性酸碱失衡的纠正。

【病因和分类】

1. **代谢性酸中毒和呼吸性酸中毒** 常见于心肺骤停、慢性阻塞性肺疾病合并循环衰竭、严重肾衰竭合并呼吸衰竭、药物和 CO 中毒、腹泻或肾小管酸中毒时由于低钾（高钾）致呼吸肌麻痹。

2. **代谢性碱中毒和呼吸性碱中毒** 多见于肝性脑病时出现过度通气、呕吐、胃肠引流、应用利尿剂、严重低钾血症、碱剂补充过多等。

3. **代谢性碱中毒和呼吸性酸中毒** 常见于急性呼吸衰竭时应用利尿剂、胃肠引流、呕吐等。

4. **代谢性酸中毒和呼吸性碱中毒** 常见于危重患者如高热、休克、败血症、急性肺水肿、低氧血症等，在呼吸性碱中毒的基础上出现循环衰竭引起的乳酸酸中毒或肾衰竭引起的代谢性酸中毒。

5. **代谢性酸中毒和代谢性碱中毒** 肾功能衰竭肾衰竭、酮症酸中毒本身引起代谢性酸中毒，而呕吐、腹泻引起严重低钾血症、容量不足等则导致代谢性碱中毒。心肺复苏和酮症酸中毒、乳酸酸中毒时补碱过多。

6. **混合性代谢性酸中毒** 多种因素同时引起代谢性酸中毒。

7. 混合性代谢性碱中毒　不同的因素同时引起原发性血 HCO_3^- 升高。

8. 三重混合性酸碱平衡紊乱　系混合型代谢性酸碱平衡紊乱合并呼吸性酸中毒或呼吸性碱中毒。

【临床表现】

主要为原发病表现。酸碱平衡紊乱的表现取决于各种因素作用后对血 pH 和 PCO_2 的综合影响；可出现 PCO_2 极度升高或降低、pH 极度升高或降低引起的相关表现。同时伴随的电解质紊乱也常较单纯性酸碱平衡紊乱更为明显。

【诊断】

关键是弄清由哪些单纯性酸碱失衡组成。pH 正常并不代表酸碱平衡正常，可能存在相互抵消的多种单纯型酸碱平衡紊乱。

1. 详细询问病史和体格检查　病史包括过去疾病史，呕吐、腹泻及其他体液丢失情况，饮食和相关药物应用史，误服毒物史，近期和目前治疗情况。体检应着重了解容量状况、循环和呼吸情况、抽搐等。应注意代偿性因素和原发致病因素。

2. 必要的非电解质生化检查往往能提示酸碱失衡的原因　如血糖、尿糖、酮体的检测，能提示是否有糖尿病酮症酸中毒。血乳酸升高，提示有组织灌注不足。肌酐增高提示肾功能有问题。

3. 血浆电解质含量的测定及 AG 的计算　有助于诊断。在高 AG 代谢性酸中毒，血浆 HCO_3^- 下降值与 AG 升高值相等；而其他任何单纯型酸碱平衡紊乱时，HCO_3^- 的变化均伴有 Cl^- 的变化，故 AG 无显著变化。但严重碱中毒尤其是代谢性碱中毒时，蛋白质所带的负电荷增多，故 AG 轻度升高；而酸中毒时，AG 轻度下降。因此在高 AG 代谢性酸中毒，HCO_3^- 和 AG 两者的变化值相差 5 以上，提示合并其他类型酸碱平衡紊乱。

4. 电解质中 K^+ 和 Cl^- 的变化对诊断常有重要帮助　代谢性酸碱平衡紊乱对 K^+ 影响较大，高 AG 代谢性酸中毒对 K^+ 影响则较小，血 K^+ 下降和 HCO_3^- 升高提示代谢性碱中毒，而血 K^+ 升高和 HCO_3^- 下降提示代谢性酸中毒。酸碱失衡诊断明确而无相应血 K^+ 变化常提示 K^+ 代谢紊乱。血 Cl^- 的变化因水代谢或酸碱平衡紊乱引起，而酸碱平衡紊乱对血 Na^+ 无明显影响，故血 Cl^- 和 Na^+ 不平衡提示存在酸碱平衡紊乱。血 Cl^- 上升比例高于血 Na^+，提示正常 AG 代谢性酸中毒或呼吸性碱中毒；血 Cl^- 下降比例高于血 Na^+，提示代谢性碱中毒或呼吸性酸中毒。

【治疗】

目的是使机体酸碱代谢恢复正常，主要是针对各种单纯型酸碱平衡紊乱来采取相应治疗，以使血 pH 较快恢复到安全范围。但须注意各种治疗之间的相互影响，避免在就诊一种酸碱平衡紊乱的同时引起或加重另一种酸碱平衡紊乱。相互抵消的混合型酸碱平衡紊乱，处理应较为缓和，对代谢性因素的纠正应先于呼吸性的因素。

六、水、电解质代谢和酸碱平衡失调的诊断和防治注意事项

水、电解质平衡是细胞正常代谢的必须条件，是维持人体生命及各脏器生理功能的必须条件。但这种平衡可能由于手术、创伤、感染等侵袭或错误的治疗措施而遭到破坏，如果机体无能力进行调节或超过了机体可能代偿的程度便会发生水与电解质紊乱。水与电解质平衡紊乱不等于疾病本身，她是疾病引起的后果或同时伴有的现象。讨论和处理水与电解质平衡紊乱问题，不能脱离原发疾病的诊断和治疗。这些代谢紊乱使原有病情更加复杂。在诊疗过程中，要特别注意下述几点：

1. 应详细分析病史、体征和实验室检查结果，做到正确诊断，早期预防。

2. 水、电解质代谢和酸碱平衡失常的性质与类型往往变化迅速，故应严密观察病情变化，仔细分辨、识别、区分哪些表现属于原发性的、哪些是继发性紊乱；是单一性的或是复合性的；是显性的或是潜在性的。分清缓急、主次、轻重，给予恰当而及时的处理，并随时调整治疗方案。

3. 严密监视心、肺、肾、循环功能和体重的变化。定期查 K^+、Na^+、Cl^-、CO_2CP、BUN、肌酐、24 小时尿

离子和动脉血气分析。详细记录出入水量。

4. 检测指标的分析应充分结合临床,必要时立即复查或追踪观察。

(李艳波)

参 考 文 献

[1] 朴镇恩. 酸碱失衡与水电解质紊乱诊断治疗学. 北京:科学出版社,2017.

[2] 王辰,王建安. 内科学 7 年制规划教材. 3 版. 北京:人民卫生出版社,2015.

[3] 葛均波,徐永健,王辰. 内科学. 9 版. 北京:人民卫生出版社,2018.

[4] PANDIT JJ,ALLEN C,LITTLE E,et al. Does amifostine reduce metabolic rate? Effect of the drug on gas exchange and acute ventilatory hypoxic response in humans. Pharmaceuticals(Basel),2015,8(2):186-195.

[5] WEISBERG LS. Lactic Acidosis in a Patient with Type 2 Diabetes Mellitus. Clin J Am Soc Nephrol,2015,10(8):1476-1483.

[6] LAMBA TS,SHARARA RS,SINGH AC,et al. Pathophysiology and Classification of Respiratory Failure. Crit Care Nurs Q,2016,39(2):85-93.

[7] MORALES-QUINTEROS L,CAMPRUBÍ-RIMBLAS M,BRINGUÉ J,et al. The role of hypercapnia in acute respiratory failure. Intensive Care Med Exp,2019,7(Suppl 1):39.

第三十三章　多囊卵巢综合征

多囊卵巢综合征(polycystic ovary syndrome,PCOS)是育龄女性常见的内分泌代谢异常综合征,以雄激素过多及长期无排卵为特征,常伴有高血脂、糖尿病、心血管疾病和心理障碍。此外,由于长期受雌激素刺激而无孕酮的周期性调节,PCOS 女性的子宫内膜高度增生,内膜癌变的概率较普通女性高出 4 倍以上。因此,PCOS 已经成为影响女性身心健康和生命质量的最常见和最重要的疾病之一。PCOS 在青春期下丘脑-垂体-卵巢轴成熟时开始出现临床表型,但起源可能在更早的时期,甚至可能在子宫内就开始了,影响女性一生健康。因此,需要长期甚至终身医疗和保健。PCOS 的病因尚未阐明,随着基础研究和临床实践的深入,目前认为 PCOS 是一种具有遗传易感性,并受多种环境因素影响的复杂疾病,其临床异质性极强。

PCOS 患者存在多种近期和远期的健康风险,涉及生殖、内分泌和代谢失调、心血管疾病风险、慢性炎症、肿瘤防控以及心理健康调整等多学科问题,极大影响社会经济的发展。以美国为例,每年为 PCOS 及其相关疾病治疗支付的费用高达 43 亿 6 千万美元。因此,要加强对 PCOS 早期诊治和相关疾病的预防研究。目前对 PCOS 处理的策略已从以往主要关注其生殖异常,发展到根据不同表型患者的不同需求进行更个体化的,有针对性的,兼顾代谢紊乱、未来心血管疾病发生风险及肿瘤发生风险的防治。

现代医学对 PCOS 的认识已有百余年的历史,大致可分为 3 个阶段。1884 年 Chereau 对硬化囊性卵巢进行了描述,1935 年 Stein 和 Leventhal 两位学者发现双侧卵巢呈多囊改变的女性临床表现多为功能失调性子宫出血、闭经或月经稀发、不孕、多毛和肥胖等,并将其称为 Stein-Leventhal 病,后来称其为 Stein-Leventhal 综合征,这是第 1 个阶段。这一阶段诊断依据集中在多囊卵巢的形态学特征上。此后,1962 年 Goldzicher 和 Green 分析了有关 PCOS 的研究报道,提出了 PCOS 的概念和诊断标准,即黄体生成素/卵泡刺激素(LH/FSH)>3,雄激素水平上升,卵巢体积>6ml,卵巢被膜下有 10 个以上直径<10mm 的卵泡呈串珠状排列。1970 年 Yen 对 PCOS 的发病机制提出肾上腺初现过度学说,PCOS 研究出现高潮,提出了性腺轴变化和 PCOS 的关系,这是第 2 个阶段。1980 年后至今为第 3 个阶段,随着胰岛素抵抗学说的日益形成,Burghen 等提出 PCOS 患者中存在胰岛素抵抗(IR)和高胰岛素血症(HI)者,促排卵药效果不明显。1990 年美国国立卫生研究院(NIH)在马里兰召开会议,提出 PCOS 的主要诊断是临床和生化方面显示高雄激素性月经失调,69%出现高胰岛素血症/胰岛素抵抗,62%起病于初潮,而 LH/FSH 比值升高者和多囊卵巢者各占 55%和 50%。会议提出了 PCOS 的 NIH 诊断标准,高雄激素症状(临床高雄激素或生化高雄激素)与稀发排卵是诊断 PCOS 的 2 个必需条件,同时需排除导致高雄激素或排卵障碍的其他原因。2003 年美国生殖医学会(ASRM)和欧洲人类生殖和胚胎学会(ESHRE)在鹿特丹举行了一次会议,会议提出将稀发排卵,高雄激素血症或相关的生化表现,卵巢多囊 3 项中任意 2 项符合并排除其他相关疾病的即可诊断 PCOS 的鹿特丹诊断标准。为规范化临床诊治和管理 PCOS 患者,中华医学会妇产科学分会内分泌学组分别于 2011 年、2018 年相继颁布和再次修订了国内 PCOS 诊疗指南,旨在对中国 PCOS 的诊断依据、诊

断标准和治疗原则方面给出指导意见。关于 NIH 和 ESHRE/ASRM 诊断标准和最新的国内 PCOS 指南将在本章的 PCOS 诊断部分予以介绍。

【流行病学】

国外的资料显示根据不同的诊断标准 PCOS 在育龄女性中的患病率一般为 5%~12%，不同地域、民族、人种、年龄的发病情况和临床表现并不相同。研究显示，当年龄、身高、体重均相匹配时，拉丁美洲的 PCOS 患者比其他种族的胰岛素抵抗（IR）严重，生活在英国的印度和巴基斯坦女性的 PCOS 和 IR 发生率比其他种族的发生率高。环境对同一人种的患病率也有影响，据报道，墨西哥女性 PCOS 发病率为 6.0%，而美籍墨西哥女性则高达 12.8%。目前可以检索到的文献中，大多数被调查的对象选择的是育龄期女性，而关于青少年 PCOS 患病率的研究较少。近期有研究指出根据鹿特丹标准，青少年 PCOS 患病率为 11.04%，根据美国国立卫生研究院（NIH）标准为 3.39%，而基于高雄激素协会（AES）的标准则为 8.03%。可见 PCOS 在人群中的患病率不仅与不同的年龄阶段及不同时期的诊断标准差异密切相关，还需要在相同诊断标准下的来自各地区大样本的调查结果。

PCOS 在我国有着庞大的患者群，文献报道生育期女性发病率为 10%~15%，占不育患者的 30%~40%，但仅见个别有关群体患病情况的报道。根据 2006 年中国卫生统计提供的数据，推算全国范围内仅 25~34 岁患 PCOS 的女性可能高达 433 万~1 300 万。我国山东大学陈子江教授等通过对济南和烟台地区汉族育龄女性 PCOS 患病情况的研究显示：汉族女性 PCOS 的患病率为 6.46%，检出的 PCOS 患者中稀发排卵、多囊样卵巢、高睾酮血症、临床高雄（mF-G≥6 多毛和痤疮）分别占 89.4%、72.94%、57.65%、38.8%（1.18% 和 38.8%），不孕占 7.06%，肥胖占 8.23%。35 岁以下的育龄女性是 PCOS 患者的主要群体，PCOS 患者的稀发排卵、高雄激素征象、卵巢多囊表现等临床特征随年龄增长而变化。

40%~60% 的 PCOS 患者合并肥胖，肥胖在 PCOS 的发生发展中占据不可忽视的地位，PCOS 可加剧肥胖状态，肥胖也可能加重患者的临床症状，形成恶性循环。近年来，国内超重和肥胖人群明显增多，儿童肥胖亦呈现流行趋势。数据显示，目前国内大城市中超重率和肥胖率分别高达 30% 和 12.3%，儿童肥胖率已达 8.1%，使 PCOS 的发病进一步增加。

需要指出的是多囊卵巢（polycystic ovary，PCO）与 PCOS 是两个不同的概念。PCO 只是一个形态上的特征，提示卵巢对慢性无排卵的反应，起因于卵泡发育不充分或排卵失败。PCO 也可出现于青春期的早、中期阶段，少数纵向研究表明，在月经初潮后 2~4 年 PCO 很常见，正常女性中约有 20% 有 PCO，而 PCO 中仅 5%~10% 可发展为临床所见的 PCOS。只有 PCO 而无月经紊乱或雄激素过高症的女性表现虽然与正常女性相似，但她们在人工助孕，如体外受精和宫腔内人工授精周期中表现出对促性腺激素存在过度反应。

【病因】

PCOS 的病因迄今未明，目前认为其发病与遗传、环境因素均有一定的关系。

1. PCOS 发病的发育起源学说　研究表明，青春期表现出的卵巢多囊性改变和高雄性激素血症（HA）可能起源于儿童时期，甚至胎儿时期过度暴露于雄激素。基于临床观察和动物实验的结果，有学者据此提出了遗传与环境因素相互作用的发育起源学说，认为 PCOS 是因青春期或青春期之前由遗传决定的卵巢雄激素分泌过多所引起。HA 引起下丘脑-垂体轴释放过多的 LH，并导致中心型肥胖，进而诱发 IR。HA 和 IR 的程度又进一步受到遗传因素和环境因素尤其是肥胖的影响。这一学说同时认为，尽管 PCOS 是一种复杂的高度异质性的内分泌紊乱性疾病，但其绝大部分临床和生化的特征可基于雄激素生成的异常来解释。胎儿雄激素过多，负反馈作用于下丘脑-垂体轴，影响 LH 的生成，进而影响内脏脂肪的分布，在成年后出现 PCOS 的临床症状。近期有国外研究指出，经基因工程技术敲除获得的全身都缺乏雄激素受体（ARs）的小鼠及大脑中不含 ARs 的小鼠均不会发展为 PCOS，但如果仅敲除小鼠卵巢中的 ARs，仍然可发展为 PCOS。这对 PCOS 的研究提供了一个新的观点，即大脑在 PCOS 起源中起着关键作用，强烈支持 PCOS 神经-内分泌-雄激素驱动的分子机制。

2. PCOS 的遗传学因素　PCOS 是一种复杂的遗传性疾病，是遗传与环境交互作用的结果。PCOS 患者有明确的家族聚集性，Vink 等学者观察了 1 332 例单卵双胎和 1 873 例双卵双胎或非孪生姐妹，总

PCOS 遗传率为 72%，单卵双胎者的关联系数为 0.71，双卵双胎或非孪生姐妹的关联系数为 0.38。1968 年国外学者 Cooper 等认为 PCOS 有常染色体显性遗传的部分特征，并且受到环境因素的影响，由于 PCOS 诊断标准的不同、不同种族和地域间发病率的差异、典型临床特征的缺乏、研究的设计和样本量大小的差异以及环境因素对表型的影响等，难以获得一致的研究结果。大量细胞遗传学分析未能证实 PCOS 存在普遍的核型异常。因此，总体上认为染色体的数量和结构与 PCOS 的发病关联不大。但随着遗传学技术的长足进步，我们汉族 PCOS 人群以及欧洲 PCOS 人群的 GWAS 测定结果提示 PCOS 属于复杂的多基因遗传疾病。对 PCOS 相关基因的研究主要是基于对候选基因的连锁分析。目前 PCOS 涉及的候选基因有 70 多种，这些候选基因反映了对 PCOS 病因学的认识现状，主要包括以下基因：①与甾体激素合成和作用相关的基因，如胆固醇侧链裂解酶 *11A1* 基因（*CYP11A1*）、*CYP17A1*、*CYP21A2*、性激素结合球蛋白（SHBG）基因、*DENNDIA* 基因等；②与性腺激素作用和调节相关的基因，如 LH 及其受体基因、卵泡抑素基因、*FSHβ* 基因、雄激素受体（*AR*）基因、多巴胺受体基因等；③与胰岛素作用相关的基因，如胰岛素（*INS*）基因的 VNTR 序列、胰岛素受体（*INSR*）基因的 D19S884 区域、胰岛素受体底物（*IRS*）基因、钙蛋白酶（*CAPN-10*）基因、脂联素基因、抵抗素基因、过氧化物酶体增殖物激活受体 γ（*PPAR-γ*）、*FBN3* 基因等；④主要组织相容性位点基因及炎症相关基因，如 *HLA-DQA* 基因、*TNF-α* 及其受体 Ⅱ 基因、*IL-6* 基因等。其他作为 PCOS 发病的候选基因还有钙激活酶基因、维生素 D 受体基因、*KCNJll* 基因等。虽然目前尚未发现确切的 PCOS 致病基因，但这些研究工作为寻求 PCOS 的致病基因提供了依据，对 PCOS 的诊断、细化分型及下一步的风险预测模型构建提供了依据。

　　3. PCOS 的环境因素　PCOS 患者临床表型的高度异质性及不同的内分泌特征提示：除遗传因素外，其他因素也可能对 PCOS 的形成产生作用，这些因素可能包括环境影响，如肥胖、精神紧张和/或激素暴露等情况。Abbott 曾提出假设：PCOS 是一种遗传学决定的卵巢功能失调状态，以雄激素过多为特征，其异质性以这种失调与其他基因或环境间的相互作用为基础。最新的研究认为 PCOS 是原发性雄激素分泌异常与腹部脂肪、肥胖和胰岛素抵抗相互作用的结果。肥胖尤其是腹型肥胖在北美及北欧 PCOS 患者中非常多见，在其他地区及种族背景则相对少见。目前仍不明确肥胖与 PCOS 的因果关系。学者提出了内脏脂肪和雄激素过量分泌恶性循环的假说。认为内脏脂肪的生成可以通过自分泌、旁分泌和内分泌介质（例如下调脂联素的水平，上调肿瘤坏死因子（TNF）、白介素-6 和瘦素的水平）直接促进卵巢和/或肾上腺过量分泌雄激素。内脏脂肪还可以通过诱导胰岛素抵抗和高胰岛素血症来间接促进卵巢和/或肾上腺过量分泌雄激素。雄激素过量促进腹部内脏脂肪的生成。

　　近年的研究表明，人类的生活环境中存在大量暴露于内分泌干扰物（environmental endocrine disruptors，EED）的机会，很多 EED 如多氯联苯、邻苯二甲酸酯（PAEs）、双酚 A（BPA）、糖基化终末产物（AGEs）等具有类似雌激素或雄激素的结构和功能，被称为环境激素。环境激素通过模拟或拮抗内源性雌激素的生理和生化作用，破坏激素受体或干扰内源性雌激素的产生，影响内分泌和生殖系统的正常功能。EED 可作用于下丘脑-垂体性腺轴中的任何环节，干扰机体内自然激素的合成、分泌、转运、结合、作用和消除等过程，导致女性受体 PCOS 的发病率增加，尤其是二噁英及 BPA 与 PCOS 的发病密切相关。实验和流行病学证据均支持 EED 的暴露在 PCOS 生理病理中的作用，BPA 是 SHBG 的配体，升高的 BPA 会减少雄激素与 SHBG 的结合，使循环中游离的有生物活性的雄激素增高，产生高雄激素的症状。PAEs 可诱导排卵异常，可能会导致卵子成熟障碍，也能作用于窦卵泡，抑制卵泡的生长和成熟。在工业化程度越来越高的今天，EED 充斥在生活的每一个角落，与人类的生活密不可分，人们应对 EED 的污染高度警惕。

　　4. PCOS 的表观遗传学因素　研究表明，PCOS 可能是遗传因素和环境因素共同作用的结果，而表观遗传变化是导致 PCOS 发病的潜在机制。与 PCOS 发病相关的表观遗传修饰主要包括：①DNA 甲基化，甲基化水平异常与诸多复杂的内分泌疾病以及各种癌症的发生有关。有研究发现，PCOS 患者中 *LHCGR* 与 *INSR* 基因甲基化的改变均会导致雄激素升高，而对 PCOS 患者皮下脂肪组织中的 *INSR* 基因甲基化水平进行检测，发现在肥胖患者中该基因甲基化水平升高，同时表达量降低，该结果或许可以解释肥胖 PCOS 患者胰岛素抵抗更为严重的原因。②组蛋白修饰，指组蛋白在相关酶作用下发生甲基化、乙酰化、磷酸化、腺苷酸化、泛素化、ADP 核糖基化等修饰的过程。相关研究显示组蛋白修饰过程与 DNA 甲基化之间有紧密的联系,启动子区域的甲基化,可以引起组蛋白修饰发生变化,从而引起核染色质和组织特异性基因表达,由此推测,组蛋白修饰与 PCOS 的发生具有一定的联系。③基因组印迹,是亲本来源不同而导致等位基因表达差异的一种遗传现象。目前对基因组印迹与 PCOS 发生的相关性的了解多基于 DNA 甲基化的间接证据,要找到两者相关性的直接证据仍需要大量的实验加以验证。④非编码 RNA 调控(LncR-NAs),PCOS 患者的卵丘细胞中 LncRNA 异常表达,可能影响卵母细胞发育,是 PCOS 发生的原因之一。

【病理生理】

HA 与 HI 是 PCOS 的两大核心的病理生理改变,PCOS 的病理生理改变目前尚不确切。已有研究认为 HA 和 IR 相互促进,导致 HI-IR-HA 的恶性循环是其典型的病理生理特征。

1. **胰岛素抵抗**　IR 是指胰岛素的外周靶组织对内源性或外源性胰岛素的敏感性和反应性降低,导致生理剂量的胰岛素产生低于正常的生理效应。机体为克服 IR 而产生代偿性高胰岛素血症,因而出现空腹和糖负荷后高胰岛素血症。研究显示,44%~70% 的 PCOS 患者合并 IR,以 IR 为中心的代谢紊乱是 PCOS 患者重要的病理生理改变。值得注意的是,PCOS 肥胖患者及非肥胖患者均存在胰岛素抵抗。IR 具有组织特异性、选择性、异质性和时相性,在肌细胞可引起其对胰岛素介导的葡萄糖摄取和处置能力减低,但对动脉平滑肌细胞、内皮细胞则呈相反作用,刺激其增殖;可刺激卵巢的卵泡膜细胞,使其产生过多的雄激素,参与 PCOS 的发病机制。

近年来的研究认为,PCOS 患者 IR 的主要原因是胰岛素受体后缺陷,指胰岛素与受体结合后信号向细胞内传递所引起的一系列代谢过程:信号传递/放大蛋白质-蛋白质交联反应,磷酸化与脱磷酸化以及酶促级联反应等多种效应的异常,包括胰岛素作用底物基因突变和葡萄糖转运蛋白结构异常等。胰岛素受体底物(IRS)的异常磷酸化也参与 PCOS 的 IR 形成,IRS 异常磷酸化影响 PI3K 的激活,使胰岛素对靶细胞的葡萄糖跨膜转运过程受损。许多脂肪细胞因子如瘦素、脂联素也相继被发现与 IR 有关。瘦素与胰岛素之间具有双向调节作用,胰岛素可刺激体外培养的脂肪组织瘦素 mRNA 表达,瘦素则可干扰胰岛素信号通路,而加重 IR。脂联素通过干预机体糖脂代谢途径,参与了 IR 的发生发展过程,低脂联素血症的程度与 IR 及高胰岛素血症具有显著相关性。另有研究发现 PCOS 患者 IR 与血中炎性介质水平如为血清 C 反应蛋白(CRP)、IL-6 及 TNF-α 浓度升高有关,这些炎症因子可通过干扰胰岛素信号通路重要分子的表达及活性而引起 IR。IR 可以引起高雄激素血症,而且两者相互影响,加重病情发展。IR 还增加 PCOS 患者早期妊娠丢失的风险,并与 PCOS 代谢异常的发生率增加关系密切,如代谢综合征、心血管疾病、血脂异常等。

2. **高雄激素血症**　女性血液循环中的雄激素主要有硫酸脱氢表雄酮(DHEAS)、脱氢表雄酮(DHEA)、雄烯二酮(A)、睾酮(T)及双氢睾酮(DHT)等,这些雄激素主要是来自卵巢卵泡膜细胞的产物和肾上腺皮质醇合成过程的中间产物。PCOS 女性过高的雄激素主要来源于卵巢,卵泡膜细胞在 LH 的作用下生成雄激素,而过高的雄激素又可促进 LH 的释放,从而形成 PCOS 高雄激素血症的恶性循环之一,这一过程同时受到一系列局部生长因子、激素及细胞因子的旁分泌/自分泌调节。除雄激素生成过多之外,雄激素的敏感性提高、效应性增强、清除率下降也可导致 PCOS 患者出现功能性的雄激素过高。已有报道指出,PCOS 患者可有 5α-还原酶和芳香化酶活性的异常而非表达水平的异常。而雄激素受体(AR)异构体的多态性与组织对雄激素的敏感性改变也有一定关系。多项证据表明,雄激素通过 AR 的作用在 PCOS 的发病机制中起着重要的作用,大脑 AR 阻断小鼠可免除 DHT 诱导的 PCOS 多种特征性改变,包括肥胖、内脏脂肪增加、血脂异常以及肝脂肪变性。但值得注意的是,仅大脑 AR 阻断小鼠模型仍可表现部分代谢特征,如高血糖和脂联素水平降低,这意味着大脑外也存在部分 AR 介导的 PCOS 靶点。有研究发现,睾丸间质细胞分泌的一种蛋白质即胰岛素样因子 3(INSL3),这是一种与卵巢雄激素合成相关的激素。女性主要由卵巢卵泡膜细胞分泌少量该激素,属于胰岛素/松弛素超家族成员。PCOS 患者特别是非肥胖的 PCOS 患者血清中 INSL3 水平明显升高,与总睾酮、游离睾酮、LH 水平以及卵泡数目呈正相关。INSL3 可能从两方面促进卵巢雄激素的高度表达,协同 LH 促进雄激素的合成与分泌和诱导 P450c17 的活化。

3. **促性腺激素动力学改变**

(1) 促性腺激素释放激素(GnRH)脉冲释放异常:GnRH 通过垂体-下丘脑门脉系统进入垂体前叶,

激活 LH 和 FSH 的合成与释放。受 GnRH 脉冲式分泌的影响,LH 和 FSH 也是脉冲式释放的,GnRH 脉冲频率高有利于 LH 的释放,而其脉冲频率低则有利于 FSH 的释放。PCOS 促性腺激素的不协调分泌发生率为 35%~90%,主要表现为 GnRH 脉冲过快,导致 LH 脉冲频率与振幅升高,而 FSH 水平相对不足。

（2）LH 水平异常:PCOS 患者普遍存在 LH 升高,且部分患者的 LH 与 FSH 的比值升高。PCOS 患者的 LH 一方面直接作用于卵泡膜细胞产生雄激素,另一方面促进卵巢分泌胰岛素生长因子 1(IGF-1),从而增加了雄激素分泌。高水平的 LH 同时抑制 FSH 的功能,使颗粒细胞过早黄素化,小窦状卵泡发育停滞,加之雄激素水平较高,最终导致卵巢多囊样改变。

（3）单纯促卵泡激素假说:尽管上升的 LH 加剧了 PCOS 患者的雄激素水平,而高雄激素与无排卵有关,但还是有学者认为导致无排卵的最直接原因是 FSH 不足,又称为 FSH 假说。PCOS 患者的卵泡不能充分成熟,被俘获的卵泡其颗粒细胞数量少,芳香化酶活性低导致 E_2 合成减少,抑制 FSH 分泌,使其低于阈值水平,无法达到触发 LH 峰的水平。这种负反馈抑制可通过补充外源性 FSH 和抑制雌激素水平或效能来得以克服和治疗,诱导卵泡的继续发育。

4. 卵巢及子宫异常　PCOS 患者无排卵可能根源于卵泡发育早期异常,卵泡发育早期卵母细胞与颗粒细胞间正常协调关系改变,出现颗粒细胞异常增殖与卵母细胞生长不对等。PCOS 也可起源于肾上腺疾病,当机体受到强烈刺激时,其网状带分泌过多雄激素,在卵巢外转化为雌激素,并反馈性地引起促性腺激素释放激素-促性腺激素(GnRH-Gn)释放节律紊乱,使得 LH/FSH 比值升高,继发引起卵巢雄激素生成增多,从而导致 HA。HA 引起卵巢被膜纤维化增厚、抑制卵泡发育和排卵,造成多囊卵巢和无排卵。有学者认为,PCOS 患者的卵巢颗粒细胞和卵泡膜细胞的血管内皮生长因子(VEGF)的表达增加,而 VEGF 的升高可能与 LH 脉冲式分泌的增加有关。VEGF 在卵巢内异常高表达、分泌并释放入血,可能是 PCOS 的发病机制之一,推测这些发现可能是卵巢间质血管化增加的基础。由于长期的雌激素刺激和慢性不排卵,子宫内膜可出现不同程度的增生,包括单纯性增生、复杂性增生,甚至不典型增生,从而增加了子宫内膜癌的发病率。近期研究显示,血清抗米勒管激素(anti-Mullerian hormone,AMH)可引起患者卵泡数目增多。AMH 是生长中的窦前或小的窦状卵泡颗粒细胞的唯一分泌产物,可能对卵泡的成熟过程起抑制作用。有报道称,体外培养的无排卵 PCOS 患者的 AMH 的分泌比正常女性高 75 倍。

目前尚缺乏一个确切的病理生理机制能囊括上述的发现或学说,但可以认为遗传因素是各种相关异常机制的基础或者遗传给予了易患 PCOS 的体质,在多种因素的引发下出现 PCOS。

【临床表现】

1. PCOS 的临床特征　PCOS 具有极强的临床异质性,可有一系列临床及生化特征的综合表现。特征性的临床表现包括月经不规律、稀发排卵或无排卵、不孕、多毛、高雄激素血症、肥胖、胰岛素抵抗、B 超下卵巢呈多囊样改变等。PCOS 的状态可以持续女性的一生,不同年龄段有不同表现。

（1）月经不规律和排卵功能障碍:月经不规律和排卵功能障碍都是 PCOS 的重要诊断特征,月经不规律反映了排卵功能障碍,但规律的月经周期也可以发生排卵功能障碍。由于青春期女性下丘脑-垂体-卵巢轴尚在发育阶段,在月经初潮后第 1 年激素反应不符合成人模式,直至初潮 2 年后 80% 的月经周期才在 21~45 天内,因此在月经初潮后的第 1 年内,月经不规律可视为青春期的过渡,是一种正常现象。此后月经不规律可表现为:①初潮后 1~3 年内,月经周期<21 天或>45 天;②初潮 3 年后至围绝经期,月经周期<21 天或>35 天或每年月经周期数<8 次;③初潮 1 年后,任何一次月经周期>90 天;④15 岁或乳房发育 3 年后出现原发性闭经。多达 70% 至 80% 的 PCOS 患者存在排卵功能障碍,因此,PCOS 患者多合并不孕症。1990 年 NIH 会议上提出,62% 的 PCOS 发病于初潮时。因此,对青春期月经正常而有高雄激素现象者,应及早了解是否有排卵异常,从而考虑患有 PCOS 可能。

（2）多毛、痤疮、脂溢性皮炎和秃顶:多毛、痤疮、雄激素性脱发是典型的高雄激素血症临床表现,部分合并肥胖的患者可能出现黑棘皮病。与具有正常卵巢的女性相比,PCOS 患者上述皮肤损害的发生率提高,多毛可出现在周身各部位,特别是男性型黑粗毛,但需考虑种族差异,汉族人群常见于上唇、下腹部、大腿内侧等,乳晕、脐部周围可见粗毛也可诊断为多毛。现在临床上被广泛认可的是改良 Ferriman-Gallwey(mFG)多毛评分法,根据种族差异,白种人和黑种人女性的 mFG 得分>3,汉族女性的 mFG 得分>5

代表体毛生长异常。但下列几点应引起重视:目前缺乏大样本人群的正常参照值;多毛症的评估相对主观化;需注意的是,在接受全面的内分泌评估之前,许多患者的多毛症状已经过治疗;青春期患者多毛症的表现率明显偏低。相对于青春期痤疮,PCOS患者痤疮为炎症性皮损,主要累及面颊下部、颈部、前胸和上背部。在中国女性中连续3个月出现多处痤疮,即反映雄激素水平增高。但痤疮、脂溢性皮炎、秃顶能否作为PCOS的特征性表现仍存在分歧,因为目前尚缺乏上述表型在雄激素过高患者中的确切发生率。然而从总体而言,具有雄激素过高的临床证据是PCOS患者的一个重要特征。

(3) 多囊卵巢:多囊卵巢(PCO)是超声检查对卵巢形态的1种描述,经阴道或直肠B型超声检查是PCOS形态学诊断的金标准。PCO超声相的定义为:一侧或双侧卵巢内直径2~9mm的卵泡数≥12个,和/或卵巢体积≥10ml(卵巢体积按0.5×长径×横径×前后径计算)。需注意的是,有10%~30%的PCOS女性经阴道或直肠超声检查不符合PCOS;另一方面,超声检查显示正常女性8%~25%有典型的PCOS改变,服用避孕药女性中也有14%女性呈现PCOS的超声图像。有报道表明,常规腹腔镜取卵巢皮质活检,发现无排卵的PCOS女性小的窦前卵泡密度值为卵巢正常女性的6倍,初级卵泡数量明显增多,原始卵泡比例相应减少。组织学研究表明,卵泡周围的膜细胞增生并黄素化是PCOS患者卵巢组织学最突出的表现之一,增生的卵泡膜细胞产生大量雄激素,使患者血清学呈现高雄激素特征。同时高胰岛素血症使PCOS患者的窦前卵泡对FSH敏感性升高,卵泡过早在高LH水平影响下,卵泡内颗粒细胞增殖停止。多囊卵巢典型的组织学表现为卵巢对称性增大,多为正常的2~5倍,卵巢表面多隆起,凹凸不平,呈灰白色,质稍硬。切面可见卵巢白膜明显增厚,一般为均匀性增厚,增生的白膜内胶原纤维粗大,呈板层状包绕卵巢,显微镜下可见白膜纤维化,白膜下有见许多闭锁卵泡和处于不同发育期的卵泡,但缺乏优势卵泡。卵巢内有多个大小不等的囊腔,囊壁较薄,内含清亮液体。卵泡膜内层细胞显著增生,黄素化,一般无黄体,白体较多,无成熟卵泡生成及排卵迹象。

(4) 代谢症候群:肥胖在PCOS女性中很常见(40%~60%),而IR和HI占有更大比例(40%~80%)。IR不仅是绝大多数肥胖PCOS患者的特征,体型较瘦的患者同样可有这一表现。如前所述,PCOS患者IGT和糖尿病的发生率较年龄、体重及种族相近的正常女性增高。在北美,40%的肥胖PCOS患者在40岁之前可发展为2型糖尿病。

(5) 其他:由于子宫内膜组织长期受到雌激素刺激,而缺乏孕激素对增殖的抑制,PCOS患者子宫内膜增生和内膜癌症的发生率增高。卵巢癌和乳腺癌的发生率也可能增加。

2. 女性各期的PCOS临床演变

(1) 胎儿期和儿童期:胎儿卵巢的发育始于妊娠中期,此时卵巢充满了始基卵泡。此后,卵泡迅速发育、成熟,逐步形成初级卵泡、次级卵泡和窦状卵泡,但不能继续发育至成熟。在新生儿和儿童期一直维持着卵泡活动的这种模式。一些有卵巢多囊性改变的女孩可有PCOS的临床表现。胎儿期的一些因素可能使以后发生PCOS的危险增加。如胚胎期暴露于过多雄激素环境可能使一些个体将来易于出现PCOS的临床表现。胎儿生长受限(fetal growth retardation,FGR)的女孩在青春期前肾上腺来源雄激素水平增高,在青春期后排卵率远较胎儿期生长正常的女孩低。FGR影响青春期女孩的卵泡发育,稀发排卵和无排卵率较高。研究还发现,有FGR的女孩在青春期存在相对的HI、HA和FSH分泌增加(卵巢对FSH反应性降低)。胎儿期发育会影响肾上腺功能的初现,有FGR的患者在青春期前或青春期早期肾上腺功能初现效应放大,脱氢表雄酮分泌增多,由此扩大的雄激素池可能参与启动一系列生理学变化。儿童期体重增加过快对PCOS发生的影响与FGR相似。

(2) 青春期前:是PCOS患者开始显现其特征的阶段。阴毛早现是可发现的第一个临床征象。肾上腺功能初现是指肾上腺皮质青春期发育的启动,肾上腺来源的雄激素随之增加,包括脱氢表雄酮和雄烯二酮,促进阴毛初现。阴毛早现通常定义是8岁以前出现阴毛,是肾上腺功能初现提早的临床表现。这时肾上腺来源的雄激素相对于生理年龄增多,但与身高年龄和阴毛的分期相应。阴毛早现的女孩,一般情况下并不伴有性早熟,青春期的所有事件似乎都正常,最终身高也不受影响。因此,曾认为阴毛早现没有临床意义,无需特殊处理。但有研究表明,存在阴毛早现的女孩在青春期后,约45%有PCOS的临床特征和其激素特征。

（3）青春期：是 PCOS 发展较明显的阶段。PCOS 起病隐匿，其改变常与正常青春期发育相伴随，PCOS 在青春期的临床表现大部分可能会被认为是青春发育过程中的正常表现。轻度的多毛和无排卵可在青春期持续数年，也常被视为正常发育过程的一部分。临床上大部分 PCOS 患者常追述其症状起源于青春期早期，提示 PCOS 可能与启动和调节青春期的某些因素异常表达或反应有关。有研究报道，青春期月经稀发的女孩如伴有临床和生化的高雄激素表现，45%~57% 是 PCOS，因此对月经稀发的青春期女孩应行激素检测及胰岛素抵抗、卵巢超声影像学等相关检查。PCOS 患者无排卵月经失调大部分始于初潮，平均初潮年龄与正常对照者相仿。初潮后无排卵与 PCOS 的长期无排卵是否具有相同的机制，目前尚不清楚。但从临床上无法区分 PCOS 与初潮后的不规则出血，因此，不建议对青春期女孩仅依据月经异常诊断 PCOS。2018 年 PCOS 评估和管理国际循证指南指出，超声检查不应被用于月经初潮 8 年以内的青春期 PCOS 诊断，因为在此期间卵巢尚未发育成熟，多囊卵巢形态发生率较高。

此外，还需要关注肥胖问题。PCOS 女性中 20%~50% 有肥胖。与同样肥胖但无 PCOS 者相比，PCOS 患者的脂肪更呈向心性分布、腰臀比增加即男性型分布。肥胖可能促进或放大与 PCOS 有关的功能异常。青春期女孩中，超重者 HA 明显多于体重正常者，这种现象在青春早期更明显。有阴毛早现史、PCOS 家族史的肥胖女孩是发生 PCOS 的高危人群，值得严密观察。

PCOS 内分泌异常的核心是卵巢产生过多的雄激素。拟诊为 PCOS 的青少年中普遍存在游离睾酮升高、SHBG 降低、总睾酮可能正常。值得一提的是，与成年患者相似，青春期 PCOS 有高雄激素者也可对糖负荷表现出胰岛素的异常反应，对其进行 24 小时胰岛素分泌模式的评估显示，其释放水平高于正常女性。这些有高雄激素血症的女性，其血脂谱显示低密度脂蛋白胆固醇与高密度脂蛋白胆固醇的比值增高。结果提示，这些少女在其生殖活动的早期就已存在长期健康危险因素。多毛是 PCOS 女性最显著的临床征象，但女性发生多毛的原因很复杂。多毛与否不仅与雄激素种类、代谢清除率、SHBG 的含量有关，还与个体毛囊对雄激素的敏感性及受雄激素影响时间的长短等有关。因此，有雄激素水平升高者可能无多毛，雄激素水平并不高者亦可能有多毛。多毛还与种族及遗传因素有关。一般来说，我国女性体毛较少。单独根据多毛一项尚不足以诊断 PCOS。PCOS 女性面部多毛可以发生在脸颊、唇上和颏下延伸到颈部的区域，而阴毛常常向脐部过度生长，形成类似男性的菱形分布。

（4）育龄期：除上述特征仍持续外，还增加了对生殖的影响，表现为生育力低。PCOS 患者自然流产率高，总体上生育力较低，但是这些患者的不孕相对比较容易治疗。一项研究发现，虽然 PCOS 患者中 70% 曾因不孕问题就诊，但其中仅 24% 的患者最终无子女。无排卵是 PCOS 女性不能妊娠的主要原因，自然流产率高也是影响生育的一个重要因素。自然流产率高的机制目前仍然不清楚，可能与 HI 和卵巢的多囊性改变有关。此外，多项研究提示 PCOS 女性发生妊娠糖尿病（GDM）的比例较非 PCOS 者高。PCOS 与 GDM 的影响是双方面的，在有 GDM 史的女性中发生 PCOS 比例亦高。2006 年对 PCOS 妊娠结局的荟萃分析显示，与正常女性相比，PCOS 患者的 GDM 发生率增加。总之，PCOS 女性出现妊娠并发症和新生儿并发症的危险升高，需要在孕前、产前和产时加强监护以降低这些危险。

（5）围绝经期和绝经后：针对 PCOS 女性在围绝经期及绝经后其临床演变的研究，文献报道较少。瑞典学者曾报道，很多 PCOS 患者在年龄增长过程中月经周期自然地接近正常。值得关注的是，月经周期发展为正常者中 90% 与体重降低无关。Elting 等对未做过手术的 PCOS 患者进行研究，发现这些女性的年龄与月经周期长度呈负相关。以上研究提示，自然状态和手术干预后的月经有随着年龄的增长而自然演变为正常的相同趋势。PCOS 女性在年龄增长过程中，尤其是到生育晚期时开始出现规律排卵，其原因尚不清楚。

【辅助检查】

1. 激素检测　血清雄激素浓度升高，睾酮及其相关代谢中间物质雄烯二酮、脱氢表雄酮（DHEA）、硫酸脱氢表雄酮（DHEAS）均增加，其中睾酮可表现为游离睾酮增加而总睾酮正常。尿 17-羟皮质类固醇（17-OHCS）正常，尿 17-酮皮质类固醇（17-KS）可升高。雌激素失去月经周期性变化，E_1 增加，E_2 波动小，$E_1/E_2>1$。20%~35% 的 PCOS 患者可伴有血清催乳素（PRL）水平轻度增高。AMH 水平较正常明显增高，LH 水平多数增高，FSH 则多在卵泡早期水平，LH/FSH≥2.5。目前多数学者认为 LH/FSH 比值异常增高是 PCOS 的特征。

2. **内分泌功能试验**　主要有地塞米松抑制试验、人绒毛膜促性腺激素(hCG)兴奋试验和 ACTH 兴奋试验。前者的方法为口服地塞米松 0.5mg,每 6 小时 1 次,共 4 次,如服药后血清 DHEAS 或尿 17-KS 被抑制至正常内水平,可排除肾上腺增生或肿瘤。hCG 兴奋试验原理为注射 hCG 可诱导卵巢合成雄激素,注射后血清雄激素可升高。ACTH 兴奋试验则可促使肾上源性雄激素、DHEAS 和尿 17-KS 增高,而病变在卵巢者无反应。

3. **卵巢检查**　常用的是 B 超检查,超声检查前应停用性激素类药物至少 1 个月,月经周期的第 3~5 天(月经规律者)或无优势卵泡状态下行超声检查。稀发排卵患者若有卵泡直径>10mm 或有黄体出现,应在以后的月经周期进行复查。无性生活者可选择经直肠超声检查或腹部超声检查,其他患者应选择经阴道超声检查。Belosi 等认为超声检测指标对 PCOS 的诊断具有基础性价值,特别是当卵巢间质与卵巢整体面积比(S/A)>0.34 时,诊断 PCOS 灵敏度和特异度可达 96.3%、97%。

4. **垂体和肾上腺的 CT、MRI 等影像学检查**　有助于 PCOS 与高催乳素血症、库欣综合征、先天性肾上腺皮质增生、肾上腺肿瘤等疾病鉴别诊断。

【诊断】

1. **病史**　青春期女性已经有性征发育而表现为原发闭经或初潮 2~3 年后月经仍无规律且伴有明显的高雄激素的症状和体征时应考虑是 PCOS。成年后,长期无排卵、月经不规律伴 HA,尤其可追溯至青春期者也应考虑是 PCOS。

2. **诊断标准**　PCOS 的诊断以围青春期发作的月经问题伴随有临床或生化的 HA 为基础,具体的诊断标准有争议,目前主要有美国国立卫生研究院(NIH)和 ESHRE/ASRM 诊断标准。

(1) 美国国立卫生研究院(NIH)标准:1990 年 NIH 在马里兰召开了 PCOS 的会议,对 PCOS 的诊断等未达成完全一致意见。但在诊断标准及相关疾病等方面有共识,建议 PCOS 的诊断标准为:①月经异常和无排卵。②临床或生化显示 HA。③无高 PRL 血症或甲状腺疾病。④无迟发的先天性肾上腺增生症(非典型 CAH)。⑤无库欣综合征,而且必须鉴别相关疾病。先天性多毛,有过多的毛发生长,无生化显示的 HA;PCO,超声上显示 PCO,即卵巢周边有≥10 个的小囊泡且每个直径<10mm,伴有基质增生卵巢囊性增大,没有月经异常或化妆品综合征。

(2) 人类生殖与胚胎学会(ESHRE)和美国生殖医学学会(ASRM)诊断标准:NIH 诊断标准未将超声显示 PCOS 列入标准,毕竟 PCOS 女性很大部分有卵巢呈多囊形态且很客观,这引起了很大的争议。为此又出现了 ESHRE/ASRM 诊断标准。2003 年 4 月一些专家在荷兰鹿特丹举行有关 PCOS 会议,制定了诊断标准称为 ESHRE/ASRM 诊断标准。会议认为患者如有以下 3 项中的 2 项即可诊断为 PCOS:超声上显示 PCOS;临床或生化有 HA;月经紊乱伴无排卵。另外,强调代谢因素不作为诊断 PCOS 的必要条件。与 NIH 比较,ESHRE/ASRM 多了以下情况:HA 和 PCO,但有正常的排卵功能,有人称之为轻微的 PCOS;排卵失调和 PCO,但无 HA 的临床或生化证据。

(3) 2006 年美国雄激素学会(AES)重新制定了诊断标准,强调临床或生化的高雄激素特征是必需的,不排卵/月经稀发和多卵巢两者有一,即可诊断 PCOS。

(4) 中国诊断标准:2018 年 1 月中华医学会妇产科学分会内分泌学组组织国内相关专家结合循证医学证据、我国人群特点及临床诊疗经验制定中国诊疗指南。育龄期及围绝经期 PCOS 的诊断:

1) 疑似 PCOS:月经稀发或闭经或不规则子宫出血是诊断的必需条件。另外再符合下列 2 项中的 1 项:①高雄激素临床表现或高雄激素血症;②超声下表现为 PCO。

2) 确诊 PCOS:具备上述疑似 PCOS 诊断条件后还必须逐一排除其他可能引起高雄激素的疾病和引起排卵异常的疾病才能确定 PCOS 的诊断。

3) 青春期 PCOS 的诊断:对于青春期 PCOS 的诊断必须同时符合以下 3 个指标,包括:①初潮后月经稀发持续至少 2 年或闭经;②高雄激素临床表现或高雄激素血症;③超声下卵巢 PCO 表现。同时应排除其他疾病。

上述 4 种诊断方法的比较见表 33-1。

表 33-1　PCOS 诊断标准的比较

标准名称	诊断标准
NIH 标准	同时具备下述 2 项 (1) 月经异常或无排卵 (2) 有临床和/或生化的高雄激素血症,并且排除高催乳素血症、甲状腺疾病、非经典型/迟发型先天性肾上腺增生以及库欣综合征
ESHRE/ASRM 标准	下述 3 项中需具备 2 项 (1) 月经紊乱伴随少排卵或无排卵 (2) 临床或生化的雄激素过高症 (3) 超声观察到多囊卵巢(一侧或双侧卵巢有 12 个以上直径为 2~9mm 的卵泡,和/或卵巢体积>10ml),并且排除其他病因(先天性肾上腺增生、分泌雄激素的肿瘤、库欣综合征、高催乳素血症等)
AES 标准	具备第(1)条,第(2)和(3)具备 1 项即可,同时排除其他病因(如先天性肾上腺增生、分泌雄激素的肿瘤、库欣综合征、高催乳素血症等) (1) 临床或生化的雄激素过高症 (2) 月经紊乱伴随少排卵或无排卵 (3) 超声观察到多囊卵巢
中国诊断标准	疑似 PCOS:具备第(1)条,(2)和(3)具备 1 项即可 (1) 月经稀发或闭经或不规则子宫出血 (2) 高雄激素临床表现或高雄激素血症 (3) 超声下表现为 PCO 确诊 PCOS:具备上述疑似 PCOS 诊断条件,且必须逐一排除其他可能引起高雄激素的疾病(如库欣综合征、非经典型先天性肾上腺皮质增生、卵巢或肾上腺分泌雄激素的肿瘤等)和引起排卵异常的疾病(如功能性下丘脑性闭经、甲状腺疾病、高催乳素血症、早发性卵巢功能不全等) 青春期 PCOS:具备下述 3 项,同时应排除其他疾病 (1) 初潮后月经稀发持续至少 2 年或闭经 (2) 高雄激素临床表现或高雄激素血症 (3) 超声下卵巢 PCO 表现

3. **诊断方法**　PCOS 诊断主要根据患者的临床表现结合必要的实验室和辅助检查确定,同时应对患者的心血管、IGT 及糖尿病等风险予以评估。图 33-1 为 PCOS 初筛流程。

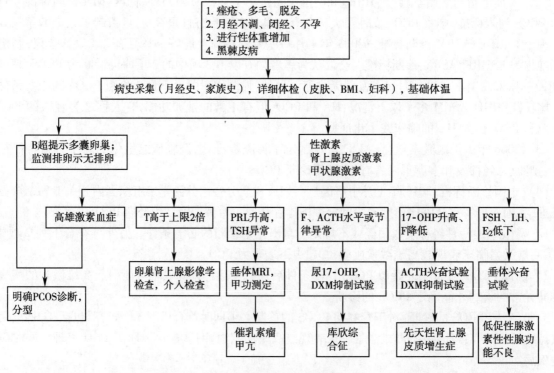

图 33-1　PCOS 的初筛流程

【鉴别诊断】

PCOS 需要与临床表现类似的疾病鉴别。

1. **库欣综合征** 是由多种病因引起的以高皮质醇血症为特征的临床综合征。约 80% 的患者会出现月经周期紊乱,46% 有 PCO,并常出现多毛体征。可通过测定皮质醇节律、24 小时尿游离皮质醇及 1mg 地塞米松抑制试验进行筛查,若午夜 1mg 地塞米松抑制试验发现次日晨血皮质醇 $<1.8\mu g/dl$(50nmol/L) 可以除外皮质醇增多症,异常者再使用经典法地塞米松抑制试验确诊。肾上腺超声、颅脑 CT 或 MRI、核素肾上腺扫描等或可找出占位病变,更可鉴别。

2. **非经典型先天性肾上腺皮质增生(NCCAH)** 占高雄激素血症女性的 1%~10%。临床主要表现为血清雄激素水平和/或 17α-羟孕酮、孕酮水平的升高,部分患者可出现超声下的 PCOM 及月经紊乱。根据血基础 17α-羟孕酮水平 ≥6.06nmol/L(即 2ng/ml) 和 ACTH 刺激 60 分钟后 17α-羟孕酮反应 ≥30.3nmol/L(即 10ng/ml) 可诊断 NCCAH。

3. **卵巢或肾上腺分泌雄激素的肿瘤** 患者快速出现男性化体征,血清睾酮或 DHEA 水平显著升高,如血清睾酮水平高于 5.21~6.94nmol/L(即 150~200ng/dl) 或高于检测实验室上限的 2.0~2.5 倍,可通过超声、MRI 等影像学检查协助鉴别诊断。

4. **功能性下丘脑性闭经** 通常血清 FSH、LH 水平低或正常、FSH 水平高于 LH 水平,雌二醇相当于或低于早卵泡期水平,无高雄激素血症,在闭经前常有快速体质量减轻或精神心理障碍、压力大等诱因。

5. **高催乳素血症** 主要表现为溢乳及月经失调,也可有多毛、痤疮及 PCO 等表现,血清 PRL 水平升高较明显,而 LH、FSH 水平偏低,有雌激素水平下降或缺乏的表现,垂体 MRI 检查可能显示垂体占位性病变。

6. **早发性卵巢功能不全(POI)** 主要表现为 40 岁之前出现月经异常(闭经或月经稀发),促性腺激素水平升高(FSH>25U/L),可伴有不孕、多毛、肥胖等,患者会出现类似围绝经期的症状。

7. **甲状腺疾病** 根据甲状腺功能测定和抗甲状腺抗体测定可诊断。建议疑似 PCOS 的患者常规检测血清促甲状腺素(TSH) 水平及抗甲状腺抗体。

PCOS 尚需与其他引起高雄激素血症的疾病鉴别,表 33-2 为引起高雄激素的主要疾病。

表 33-2 引起高雄激素的主要疾病

分类	疾病
卵巢源性雄激素增多	(1) PCOS
	(2) 卵巢男性化肿瘤:如卵泡膜细胞瘤、颗粒细胞瘤、门细胞瘤、睾丸母细胞瘤及残余的肾上腺细胞瘤等
	(3) 卵泡膜细胞增殖症
肾上腺源性雄激素增多	(1) 库欣综合征
	(2) 先天性肾上腺皮质增生,以先天性 21-羟化酶和 11β-羟化酶缺乏症常见
	(3) 肾上腺肿瘤
药物因素	如服用雄激素、孕激素、糖皮质激素、二氮嗪、苯妥英钠、米诺地尔等药物
其他疾病	(1) 甲状腺功能减退症:一般为全身性分布,以背部最明显,多见于幼年型甲状腺功能减退症患者
	(2) 高催乳素血症:催乳素细胞腺瘤等原因导致过多的催乳素可刺激肾上腺雄激素分泌增加
	(3) 妊娠期多毛:大量的绒毛膜促性腺激素使卵巢极度黄素化或刺激门细胞分泌雄激素所致
	(4) 绝经后多毛:绝经后 FSH 和 LH 的升高以及垂体功能的紊乱使卵巢和肾上腺分泌雄激素增多
	(5) 特发性多毛症和先天性多毛症:前者乃因皮肤的 5α-还原酶活性增强,使皮肤或毛囊对雄激素的敏感性增强所致。后者罕见,为常染色体显性遗传病
	(6) 肢端肥大症、松果体瘤、神经性厌食、迟发性皮肤卟啉病等也可引起多毛

【治疗】

PCOS 作为慢性内分泌代谢性疾病,自青春期发病影响女性一生,虽难以根治但可有效控制,需要根据女性各个生理阶段进行对症处理,改善生活质量,并进行远期并发症的预防及长期管理。由于临床表现存在显著异质性、患者主诉及需求各异以及代谢紊乱程度不同,应将预防与治疗相结合,提倡综合性、个体化和系统性治疗。

1. 治疗目的 改善体脂分布,尽量达到健康体重,调节月经,降低雄激素水平,助孕,降低心血管疾病发生风险,避免高胰岛素血症引起严重后果;保护子宫内膜。在 PCOS 的治疗上因缺乏明确的发病机制,以对症治疗为主。

2. 一般治疗

(1) 建立和推广 PCOS 的一级预防体系:2018 国际指南强调在应在所有 PCOS 女性中推广健康的生活方式。生活方式干预是 PCOS 患者首选的基础治疗,尤其是对合并超重或肥胖的 PCOS 患者。研究表明,对于肥胖性 PCOS 患者,仅单纯的体重减轻就可明显改善 PCOS 者的内分泌和代谢指标,50% 的 PCOS 患者可以自行恢复排卵和受孕。生活方式干预应在药物治疗之前和/或伴随药物治疗时进行,包括饮食控制、运动和行为干预 3 部分的综合疗法。行为干预包括对肥胖认知和行为两方面的调整,主要为设定目标、自我监控、对刺激的控制、解决问题能力改善、持续评估及监测、自信的建立等,行为干预能使传统的饮食控制或运动的措施更有效。还可通过各级卫生保健系统,以科普宣传、现场指导、网络咨询等方式对患者进行知识普及和行为干预。研究显示,健康的生活方式不仅有助于控制体重,而且可增加胰岛素的敏感性,从而降低血液中胰岛素水平,改善过多的胰岛素导致的促性腺激素分泌功能亢进,也能够增加性激素结合蛋白及胰岛素样生长因子结合蛋白含量,从而使患者雄激素代谢正常,进而有效恢复排卵及规律月经周期。此外,戒烟、限酒、改变久坐不动等生活方式对于 PCOS 治疗也非常重要。总之,生活方式的改变,可改善患者下丘脑-垂体-卵巢轴的亢进状况,提高患者的生育能力,并可改善与 PCOS 密切相关的低密度脂蛋白和高密度脂蛋白及甘油三酯水平。

(2) 避免 EED 的吸入:前面谈及的 EED 包括雌激素、甲状腺素、雄激素、糖皮质激素、胰岛素和肾上腺皮质激素干扰物,其作用具有延时性,即生物在胚胎、幼年时所造成的影响可能到成年或晚年才会显露出来。此外,餐饮中塑料制品、炒菜的油烟、建筑和装饰过程中的有机气味,都可导致 PCOS 的某些症状出现。预防 EED 的吸入也是预防 PCOS 的重要措施。

3. 药物治疗

(1) 调整月经周期:主要针对于月经紊乱以及自发月经周期大于 2 月的无生育要求患者,对于月经稀发但有规律排卵的患者,如无生育或避孕要求,周期长度短于 2 个月,可观察随诊,无需用药。根据不同的生理阶段及体内性激素水平,可考虑应用不同用药方案。

1) 周期性孕激素疗法:可以作为青春期、围绝经期 PCOS 患者的首选,也可用于育龄期有妊娠计划的 PCOS 患者。一般用法为地屈孕酮 10~20mg/d、黄体酮 100~200mg/d、醋酸甲羟孕酮 10mg/d,每周期 10~14 天。但此法无降低雄激素、治疗多毛及避孕的作用。

2) 短效复方口服避孕药(COC):COC 有良好的周期调控作用,同时能够抑制子宫内膜增生,降低循环中游离的雄激素,可作为有避孕要求的育龄期 PCOS 患者的首选。最新指南指出,考虑到静脉血栓等不良反应,达英-35 不被推荐为 PCOS 患者的一线用药,更推荐使用最低有效雌激素剂量,如 0.02~0.03mg 炔雌醇。用药时需注意 COC 的禁忌证。

3) 雌孕激素周期序贯治疗:胰岛素抵抗严重,雌激素水平较低、子宫内膜薄,单一孕激素治疗后子宫内膜无撤药出血反应的 PCOS 患者需要采取雌孕激素序贯治疗。

(2) 抗雄激素药物

1) 短效复方口服避孕药(COC):COC 中的有效成分包括乙炔雌二醇(EE)和孕激素,可降低 LH 的分泌,抑制卵巢和肾上腺雄激素的产生,促进肝脏合成雄激素结合蛋白,从而降低游离的雄激素水平。建议 COC 作为青春期及育龄期 PCOS 患者高雄激素血症及多毛、痤疮的首选治疗。治疗痤疮一般 3~6 个月起效,而治疗多毛需服药至少 6 个月才起效。重度痤疮的 PCOS 患者还需配合皮肤科相关治疗。

2）螺内酯（安体舒通）：螺内酯作为一种雄激素拮抗剂，主要是通过抑制卵巢 P450c17α 羟化酶活性而拮抗雄激素生成，可直接抑制 5α-还原酶的活性。适用于 COC 治疗效果不佳、有 COC 禁忌或不能耐受 COC 的高雄激素患者。用法为每天剂量 50~200mg，推荐剂量为 100mg/d，至少使用 6 个月才见效。不良反应为月经过多、月经不规律、乳痛、头痛、性欲减退，育龄期患者在服药期间建议采取避孕措施。螺内酯还可能导致低血压、多尿、血钾过多等。

3）促性腺激素释放激素：临床上将 GnRH-a 和 COC 联合应用，可增高 SHBG 的产生，降低游离雄激素，同时补充 GnRH-a 引起的雌激素过度缺乏的状态。治疗卵巢性高雄激素目前临床应用多为亮丙瑞林（leuprorelin，为 GnRH 类似物）3.75mg 或戈舍瑞林 3~6mg 皮下注射，每个月 1 次，连用 6 个月。

4）氟他胺：非甾体的抗雄激素制剂，可通过抑制双氢睾酮与雄激素受体结合而发挥抗雄激素作用，用于降低游离雄激素和总雄激素水平，纠正 PCOS 患者的严重多毛，调节月经，但不能改善糖代谢和胰岛素抵抗。剂量 5mg/d，疗程 6 个月以上。它可使多毛症状明显减退、血脂水平改善，可能使男婴畸胎，对肝功能也可能有不利影响。

5）其他：酮康唑可降低女性血清中睾酮、脱氢表雄酮、雄烯二醇和 LH 水平，动物实验证明，其可能导致畸形，须慎用。非那雄胺是 5α-还原酶抑制药，能减轻 PCOS 患者的男性化表现。

（3）调整代谢紊乱药物

1）二甲双胍（MET）：伴胰岛素抵抗的 PCOS 患者一经确诊，即可开始使用二甲双胍治疗。可改善外周组织及卵巢组织对胰岛素的敏感性，能抑制肠道葡萄糖的吸收、肝糖原异生和输出，增加组织对葡萄糖的摄取利用，有降低高血糖的作用，但不降低正常血糖。MET 直接抑制卵泡膜细胞产生雄激素，改善 PCOS 的高雄激素症状，从而纠正 PCOS 患者的多毛、痤疮等症状，恢复排卵。适应用于：①PCOS 伴胰岛素抵抗的患者；②PCOS 不孕、枸橼酸氯米芬（CC）抵抗患者促性腺激素促排卵前的预治疗。MET 尚能有效减少 PCOS 患者早孕期自然流产的发生，且无致畸作用。用法一般为 1.5~2.5g/d。本药有胃肠道反应，建议餐中服用，同时从小剂量开始，逐渐增加耐受性，肾功能受损者慎用。

2）噻唑烷二酮类药物（TZDs）：TZDs 通过激活脂肪、骨骼肌和肝脏等胰岛素所作用组织的 PPRA 核受体，从而调节胰岛素应答基因的转录，控制血糖的生成、转运和利用。主要包括罗格列酮和吡格列酮，能升高 SHBG，改善 PCOS 患者的 HI 和 HA，在改善胰岛素抵抗的作用方面优于二甲双胍，主要应用于二甲双胍禁忌或者不敏感的无生育要求患者。用法为罗格列酮 4~8mg/d 口服，吡格列酮 15~30mg/g 口服。此类药物可能引起体重增加、低血糖、肝功能损伤、心血管不良事件及骨密度降低，动物实验证实其能使胎儿发育延迟，应用时需避孕。

3）α-葡糖苷酶抑制剂：可以阻止多糖、低聚糖和双糖水解，减少葡萄糖在小肠内的吸收，不但可以降低血糖，同时具有增加胰岛素敏感性、纠正脂质代谢紊乱、改善胃肠道功能等作用。需要从小剂量开始服用，逐渐增量，以减少胃肠道副反应。应用时需避孕。

4）胰高血糖素样肽-1（GLP-1）受体激动剂：GLP-1 受体激动剂可以通过有效减重，改善胰岛素抵抗，改善血脂异常，改善月经周期频率，改善肝纤维化指标，达到改善 PCOS 患者代谢与生殖紊乱的作用。用法为艾塞那肽注射液起始剂量 5μg/次，在早餐前和晚餐前 60 分钟内皮下注射，治疗 1 个月后计量可增加至 10μg/次，每天 2 次。发生频率最高的不良反应主要为胃肠道反应，如恶心、呕吐和腹泻。应用时需避孕。

5）奥利司他（Orlistat）：作用于胃肠道，通过抑制胃肠道的脂肪酶，阻止甘油三酯水解为游离脂肪酸和单酰基甘油酯，减少肠腔黏膜对膳食中脂肪（甘油三酯）的吸收，促使脂肪排出体外。可有效降低肥胖型 PCOS 患者的体脂量，改善胰岛素抵抗及脂代谢异常，纠正性激素紊乱，增加排卵率，对肥胖型 PCOS 患者的妊娠结局产生积极的影响。推荐剂量为餐时或餐后 1 小时内服 0.12g 胶囊 1 粒，如果有一餐未进或食物中不含脂肪，则可省略 1 次服药。本品主要引起胃肠道不良反应，包括油性斑点、胃肠排气增多、大便紧急感、脂肪（油）性大便、脂肪泻、大便次数增多和大便失禁。应用时需避孕。

（4）促排卵药物

1）来曲唑（letrozole）：是特异的、可逆的、非甾体类芳香化酶抑制药，阻止睾酮及雄烯二酮转化为雌二醇和雌酮,进而抑制雌激素对下丘脑-垂体的负反馈作用,增加促性腺激素分泌,促进卵泡发育。来曲唑现已替代枸橼酸氯米芬成为一线用药,与枸橼酸氯米芬相比,PCOS 患者使用来曲唑可使活产的可能性增加 40%~60%,且多胎妊娠率低于枸橼酸氯米芬,来曲唑的潮热症状也较轻。用法 2.5mg/d 口服。可与 FSH 联合使用,以降低 FSH 的用量。来曲唑对全身各系统及靶器官没有潜在的毒性,具有耐受性好、药理作用强的特点,对子宫内膜无负面影响。

2)枸橼酸氯米芬(CC):是 PCOS 患者促排卵的传统一线药物,其作用于下丘脑-垂体水平,通过竞争雌激素受体拮抗内源性雌激素的负反馈作用,促进促性腺激素释放激素释放,刺激卵泡发育。从自然月经或撤退性出血的第 2~5 天开始,50mg/d,共 5 天;如无排卵,则每周期增加 50mg,直至 150mg/d。单独 CC 用药不建议超过 6 个周期。对 CC 有抵抗的 PCOS 排卵不育患者,可选择与二甲双胍联合治疗。CC 的妊娠率是 30%~50%,CC 亦有抗雌激素作用,可致宫颈黏液稠厚,影响子宫内膜发育,不利于胚胎着床,且使用该药后,未破裂卵泡明显黄素化,这也是致 PCOS 患者排卵率增高而妊娠率不高的原因之一。此外,CC 有导致卵巢过度刺激综合征(ovary hyperstimulation syndrome,OHSS)的可能性,但发生率较使用促性腺激素治疗低。

3)促性腺激素:对 CC 有抵抗的 PCOS 无排卵不育患者可采用促性腺激素治疗,如 hCG,人绝经期促性腺激素(hMG),高纯度卵泡刺激素(hFSH,uFSH)和基因重组卵泡刺激素(rFSH)。其中,rFSH 特别适用于 PCOS 患者。hCG 和 hMG 联合使用,效果更好。但促性腺激素的使用易导致多胎妊娠和 OHSS 的发生,应慎用。联合来曲唑或 CC 使用,可增加卵巢对促性腺激素的敏感性,同时降低促性腺激素用量。

4)促性腺激素释放激素(GnRH)拮抗剂:在卵泡期先添加外源性促性腺激素,促进卵泡的生长发育,当优势卵泡直径>12mm 或者血清雌二醇>1 830pmol/L(灵活方案),或促性腺激素使用后的第 5 或 6 天(固定方案)开始添加 GnRH 拮抗剂直至“触发”日。为避免 PCOS 患者发生早发型和晚发型 OHSS,GnRH 拮抗剂方案联合促性腺激素释放激素激动剂(GnRH-a)触发,同时进行全胚冷冻或卵母细胞冷冻。

(5)其他:最近的研究显示,阿伐他汀和辛伐他汀对改善 PCOS 的高雄激素、炎症、氧化应激、代谢异常等方面均有作用,可降低空腹胰岛素水平,提高胰岛素敏感性。另有报道 α-硫辛酸缓控释制剂对非肥胖无糖尿病的 PCOS 患者临床表型有改善作用,作用机制可能独立于抗氧化应激作用。此外,中医治疗与中西医结合治疗对 PCOS 也有积极意义。中西医结合将我国中医学与西方现代医学有机结合,针对不同病症,中西药同时使用,对 PCOS 的治疗已取得很大发展。

4. 辅助生育治疗

(1)腹腔镜卵巢打孔术(LOD):主要适用于 CC 抵抗、来曲唑治疗无效、顽固性 LH 分泌过多、因其他疾病需进行腹腔镜手术(如输卵管粘连、梗阻、子宫内膜异位症等)可考虑术中同时行卵巢打孔术。部分患者可能对 LOD 反应不良,表现为术后 8 周内无排卵、无月经,建议选择 BMI≤34kg/m²,LH>10U/L,游离睾酮水平高的患者为治疗对象。但需注意可能存在术后盆腔粘连、卵巢功能不全的风险,且 LOD 不能改善 PCOS 患者代谢异常。LOD 术后 6 个月内的排卵率为 54%~76%,自然妊娠率为 28%~56%。

(2)辅助生殖技术:体外受精-胚胎移植(IVF-ET)和未成熟卵母细胞的体外成熟(IVM)技术常作为 PCOS 不孕患者的最后选择方案。IVF-ET 技术可出现 OHSS、多胎妊娠、高危妊娠、盆腔感染和出血等并发症,IVM 技术的多胎妊娠、早产、低出生体重儿发生率较高。因此,这些新辅助生殖技术的安全性及对子代的长远影响有待大量临床实践的验证。

5. 远期并发症的防治　PCOS 的各种远期并发症是不可忽视的,包括 2 型糖尿病、高血压、高脂血症、心血管疾病、妊娠糖尿病、妊娠高血压疾病和一些恶性病变,如子宫内膜癌等。并发症的预防和干预措施的实施是一个长期的过程,包括行为方式的干预、早期药物治疗、长期的随访观察等。尽早诊断,及时进行合适的治疗,配合宣传教育、控制体重、调整生活方式以及定期随访等,对预防远期并发症的发生具有重要意义,是当今治疗 PCOS 的综合策略之一。

【展望】

PCOS 是一种由神经-内分泌-免疫紊乱共同导致的以卵泡发育障碍伴随内分泌紊乱为基本特征的生

殖内分泌代谢疾病。由于其病因尚不明确、临床异质性极强等特点,对于 PCOS 患者的干预时机,治疗手段的选择,干预维持的时间都是目前研究的热点和难点。而对于其代谢风险及其代谢异常对于母体和子代的影响的逐渐重视为未来 PCOS 的指南和共识的制定提出了新的挑战。目前迫切需要级别更高的中国人群的研究证据为我们的 PCOS 女性的健康保驾护航。

　　2018 多囊卵巢综合征评估和治疗的国际循证指南更新了有关 PCOS 的共识:①认可成人的鹿特丹 PCOS 诊断标准,但在存在月经周期不规律和高雄激素血症的情况下,超声在诊断中并不必要。②对处于月经初潮 8 年内的青春期女孩,不建议使用超声诊断。③抗米勒管激素水平尚不足以作为诊断标准。④确诊 PCOS 后,评估和管理患者的生殖,代谢和心理特征。⑤提倡生活方式干预是所有患者的基础治疗,包括饮食控制、运动和行为干预。⑥来曲唑是不育治疗的一线药物。

　　总之,PCOS 作为育龄女性常见的代谢生殖异常疾病,需要多学科的协作,长期合理有效的管理。

（刘　伟）

参 考 文 献

［1］中华医学会妇产科学分会内分泌学组及指南专家组. 多囊卵巢综合征中国诊疗指南. 中华妇产科杂志,2018,53(1):2-6.

［2］中国医师协会内分泌代谢科医师分会. 多囊卵巢综合征诊治内分泌专家共识. 中华内分泌代谢杂志,2018,34(1):1-7.

［3］WALTERS K A,GILCHRIST R B,LEDGER W L,et al. New Perspectives on the Pathogenesis of PCOS:Neuroendocrine Origins. Trends Endocrinol Metab,2018,29(12):841-852.

［4］NAZ M,TEHRANI F R,MAJD H A,et al. The prevalence of polycystic ovary syndrome in adolescents:A systematic review and meta-analysis. Int J Reprod Biomed (Yazd),2019,17(8):533-542.

［5］CALDWELL A,EDWARDS M C,DESAI R,et al. Neuroendocrine androgen action is a key extraovarian mediator in the development of polycystic ovary syndrome. ProcNatlAcadSci U S A,2017,114(16):E3334-E3343.

［6］LIZNEVA D,SUTURINA L,WALKER W,et al. Criteria,prevalence,and phenotypes of polycystic ovary syndrome. Fertil Steril,2016,106(1):6-15.

［7］TEEDE H J,MISSO M L,COSTELLO M F,et al. Recommendations from the international evidence-based guideline for the assessment and management of polycystic ovary syndrome. Hum Reprod,2018,33(9):1602-1618.

［8］ESCOBAR-MORREALE H F. Polycystic ovary syndrome:definition,aetiology,diagnosis and treatment. Nat Rev Endocrinol,2018,14(5):270-284.

第三十四章　男性乳腺发育症

男性乳腺发育症(gynecomastia,GM/GYN)又称男性乳腺增生症、男性乳腺肥大症或男性女性型乳房,是由于生理性或病理性等因素引起男性体内雌激素、雄激素比例失衡,进而导致乳腺组织异常发育、乳腺结缔组织异常增生的疾病。GM 是最常见的男性乳腺疾病,占男性乳腺疾病的 60%~80%。它既可以是生理性的,也可以是一种潜在的严重疾病的体征,不仅可以引起患者身体不适,同时还可使患者出现情绪紧张、难堪、社交恐惧等精神负担。GM 并不增加患者乳腺癌的发病风险,因此 GM 系良性疾病,不应该被认为是癌前病变。

【流行病学】

GM 可发生于任何年龄,但男性一生中存在 3 个发病高峰:新生儿期、青春期、中老年期。近年来随着人民生活水平的提高,生活模式的转变,该病的发病率和就诊率明显提高。目前文献报道,GM 患病率在 30%~70%,不同年龄阶段有所差异,新生儿期患病率在 60%~90%,约 50%青春期男性受到 GM 困扰,成年男性中患病率在 45%~50%,并且随着年龄的增加其患病率可能更高。

【发病机制】

GM 的确切发病机制尚未完全阐明,但目前学术界认为雌激素、雄激素比例失衡在 GM 发生过程中占有重要作用。生理条件下,乳腺组织同时包含多种激素的受体,雌激素主要促进乳腺上皮细胞生长和分化为乳腺导管,孕激素则调控乳腺小叶腺泡细胞的发育;而雄激素抑制乳腺生长和分化。因此,正是由于雄激素的抑制作用的存在,虽然正常成年男性血液循环中雌激素水平与成年女性卵泡早期水平相似,但并未出现乳腺的发育。但当出现如下几种情况时,便可引发 GM:①血液循环中,雌激素增多或雄激素缺乏;②血液循环中,雌激素/雄激素比例增高;③乳腺组织中芳香化酶活性增强,更多的雄激素转化为雌激素,局部出现雌激素过多;④乳腺组织中雌激素受体(ER)敏感性或表达数量增加、雄激素受体(AR)敏感性或表达数量降低。一方面升高的雌激素水平或活性可以促进男性乳腺生长发育,另一方面雌激素/雄激素比值增加还可刺激性激素结合蛋白(SHBG)的合成,SHBG 与雄激素的亲和力远大于雌激素,因此,血液中具有生物活性的游离雌激素/雄激素比值增高,促发乳腺增生。

【病因】

临床上根据病因不同,GM 分为生理性、病理性、药物性、特发性 4 类。

1. **生理性 GM**　包括新生儿期、青春期和老年期 GM。

(1) 新生儿期 GM:患病率为 60%~90%,表现为出生时乳腺结节增大,这是因为母体或胎盘的雌激素进入胎儿循环,作用于乳腺组织引起的。通常在出生后 1~3 周内消退,偶可持续数月,但通常不会超过 1 年,若持续时间过长,需警惕内分泌及遗传疾病。

(2) 青春期 GM:男性青春期阶段可出现一过性乳腺增大,双侧增生的程度可不对称,出现的时间可不一致,可伴有疼痛,无红肿。青春期 GM 患病率为 22%~69%,一般开始于 10~12 岁,在 13~14 岁为高峰,16~17 岁会完全恢复正常,持续时间短则数月,长则 2 年,但 70%青春期男性能在 1 年内自行恢复正常,表现为持续性的乳腺发育不足 5%,通常大于 17 岁或持续时间超过 1 年仍未恢复者自发缓解的可能性极低。青春期 GM 的确切病因还不清楚,目前主要认为可能与青春期性激素分泌旺盛,垂体前叶促性腺激素刺激睾酮和雌激素的产生,睾丸在分泌大量的睾酮之前合成大量的雌激素,从而引起血清中雌激素/雄激素比值升高而发生一过性的男性乳腺发育。此外,最新的研究显示胰岛素样生长因子-1(IGF-1)和瘦素的水平以及编码 ER 和瘦素受体基因的多态性也与青春期 GM 有关。

(3) 老年期 GM:以 50~80 岁最为常见。老年男性伴有不同程度的睾丸功能下降,雌激素、雄激素的代谢发生变化(血浆总睾酮水平降低、SHBG 水平升高、血浆游离睾酮水平降低),身体组织中脂肪含量增高使外周组织中的芳香化酶作用增强,上述这些变化均使血浆和乳腺组织中雌激素/雄激素比例升高,引起老年男性的乳腺发育。但考虑生理性老年期 GM 者需首先排除其他器质性疾病。

2. 病理性 GM

(1) 雄激素分泌减少

1) 原发性睾丸功能减退:导致雄激素分泌减少,同时促性腺激素反馈增高,刺激芳香化酶的活性,导致睾丸产生雌激素增加,最终导致雌激素/雄激素比值增高,导致 GM。原发性睾丸功能减退的病因包括:Klinefelter 综合征、睾丸炎、创伤、睾丸肿瘤、化学疗法/放射疗法,和罕见原因,如睾酮产生的酶缺陷和46,XY 性发育异常。

2) 继发性睾丸功能减退:睾酮分泌的减少主要是因为促性腺激素释放激素(GnRH)、促黄体生成素(LH)或两者都降低,从而导致雄激素对乳腺组织生长和发育的抑制作用减弱。病因包括:孤立性低促性腺激素性性功能减退症(IHH)(如 Kallmann 综合征)、其他遗传缺陷(如 *PROP1* 基因突变)、垂体腺瘤(包括高催乳素血症)和颅骨照射。阿片类药物的治疗或滥用也可能导致中枢性睾酮缺乏症。

3) 高催乳素血症:高泌乳素血症并不认为会直接导致 GM,而是通过抑制下丘脑水平的 GnRH 分泌,导致继发性性腺功能减退。但在男性乳腺组织中也找到了催乳素受体的存在,提示其可能参与了 GM 发展。病因包括:垂体腺瘤、垂体柄受压的下丘脑病变、药源性(抗精神病药物)、肾脏疾病导致催乳素清除率减低。

4) 肾脏疾病:肾脏疾病可以引起性腺和下丘脑垂体功能障碍,导致睾酮缺乏。此外慢性肾衰竭通常合并高催乳素血症,主要是因为肾脏清除率降低、垂体功能障碍、肾脏疾病患者常用的药物(如甲氧氯普胺、甲基多巴)所导致。

(2) 雌激素和雄激素水平均升高

1) 肯尼迪病:这种罕见的疾病主要是因为 AR 基因中第 1 个外显子内三核苷酸 CAG 异常重复扩增,导致 AR 的敏感性降低,也称为 X 连锁隐性遗传性脊髓延髓型肌萎缩。虽然表型各异,但经典表型中存在轻度雄激素缺乏的表型如 GM,且因为雄激素抵抗,会伴有血睾酮和 LH 水平的升高。在雄激素抵抗的40~50 年后,患者会出现神经肌肉功能障碍(肌肉无力、萎缩、肌肉束颤)。

2) 雄激素不敏感综合征:主要病因是 AR 基因发生突变导致 AR 对雄激素的敏感性降低或丧失,导致乳腺局部的雌激素/雄激素作用比率失调,导致 GM,通常在青春期时出现,且无法自行缓解。此类患者还存在一系列其他雄激素抵抗综合征的表现,伴有双侧睾丸不同程度的女性化。

3) 甲状腺功能亢进和甲状腺功能减退:约有 10% 的男性甲亢患者有乳腺发育,患者甲状腺激素升高,导致 SHBG 浓度增高和芳香化酶的活性增加,从而游离的雌激素/雄激素比例升高。甲减患者中也存在 GM,可能与催乳素升高导致的继发性睾酮降低相关。

4) Leydig 和 Sertoli 细胞肿瘤:Leydig 细胞肿瘤为睾丸的良性肿瘤,可分泌过量的睾酮和雌激素,睾酮同时又在脂肪细胞中转化为雌激素,而雌激素与 SHBG 的亲和力远低于睾酮,导致游离的雌激素/雄激素比例升高,诱发 GM。Sertoli 细胞肿瘤通常出现在综合征中,如 Peutz-Jeghers 综合征和 Carney 综合征。

5) 生殖细胞癌:生殖细胞癌(睾丸或睾丸外)特别是包含绒癌成分者,更容易出现 GM。绒癌可分泌绒毛膜促性腺激素(hCG),hCG 能刺激 Leydig 细胞产生睾酮和增加芳香化酶活性,导致雌激素/雄激素比例增加,出现 GM。

6) 肾上腺肿瘤:某些肾上腺癌能产生大量的雌激素或其前体—雄烯二酮等物质,这些前体可在周围组织内被芳香化酶转化为雌二醇,同时垂体促性腺激素分泌被反馈抑制,睾酮分泌减低,导致雌激素/雄激素比例升高。

7) 合成代谢类固醇滥用:合成代谢类固醇激素(AAS)是一类在结构及活性上与人体雄激素睾酮相似的化学合成衍生物,用于治疗男性性腺功能减退、乳腺癌及部分慢性疾病,同时也作为兴奋剂来提高运动能力和促进骨骼肌生长。但目前 AAS 存在滥用的趋势,甚至非法添加在营养补充剂中。GM 是 AAS 滥用后的常见副作用,特别是可被芳香化的 AAS。

（3）雌激素水平升高

1）肥胖:肥胖者体内存在大量的脂肪组织,其可将雄激素芳香化为雌激素,导致雌激素/雄激素比例失调,与此同时肥胖者在胸部局部堆积的脂肪组织会加重乳腺增大的表现。

2）肝脏疾病:肝功能减退时,雌激素的降解减少,同时芳香化酶作用增强,雄激素转化为雌激素增多,而 SHBG 增加,又使活性睾酮降低,从而雌激素/雄激素比例失调,特别是肝硬化患者中。

3）酒精滥用:乙醇具有 Leydig 细胞毒性,慢性酒精滥用会导致原发性的睾酮缺乏和 GM,可独立于肝功的损害,但是酒精性肝脏疾病的出现将恶化 GM。

（4）其他疾病:慢性营养不良:营养不良时促性腺激素分泌减少。当营养不良纠正后,促性腺激素分泌和性腺功能恢复正常,产生一种"第二青春期现象",出现 GM。

3. **药物性 GM**　由药物引起的 GM 应足够重视,约占成人 GM 的 20%左右。除了雌激素及其类似物、hCG、雄激素拮抗药物等导致乳腺增生外,以下药物也有报道可以导致乳腺增生:西咪替丁、螺内酯、雄激素、异烟肼、利舍平、白消安、钙通道阻滞剂、ACE 抑制剂、苯妥英钠、三环类抗抑郁药、地西泮、大麻、海洛因等,这些药物均可导致雌激素/雄激素比例失调,但具体机制尚不明确(见表 34-1)。

表 34-1　可引起男性乳腺发育症的药物

分类	药物	因果关系证据水平
抗雄激素药物	氟他米特、比卡鲁胺	A
	非那雄胺、度他雄胺	A
	螺内酯	A
	依普利农	B
	酮康唑	B
	薰衣草油	C
抗生素	异烟肼	C
	甲硝唑	C
抗溃疡药物	西咪替丁	B
	雷尼替丁	B
	质子泵抑制剂	B
癌症化学疗法	伊马替尼	C
	甲氨蝶呤	C
	烷基化剂	C
精神药物	氟哌啶醇	B
	吩噻嗪类	B
	地西泮	C
心血管药物	钙通道阻滞剂	C
	胺碘酮	C
	血管紧张素转换酶抑制剂	C
	地高辛	C
药物滥用	酒精	B
	安非他命	C
	海洛因	C
	大麻	C
	美沙酮	C
激素	雌激素(克罗米芬)	A
	人绒毛膜促性腺激素	B
	合成代谢类固醇	C
	生长激素	C
其他	甲氧氯普胺	A
	高效联合抗反转录病毒疗法	B
	苯妥英	C
	青霉素	C
	茶碱	C

注:药物导致男性乳腺发育症因果关系的证据水平,A 表示证明存在因果关系,B 表示存在因果关系的可能比较大,C 表示因果关系不能肯定。

4. 特发性 GM　至少超过 50% 的病例仍不能确定明确的病因,各种激素测定均正常,称为特发性 GM,目前认为这可能与多种环境内分泌干扰物有关。环境内分泌干扰物是一类通过介入有机体内激素合成、分泌、结合、代谢等影响其激素稳定性,以及生殖、发育或行为的外来化学物质。目前已证实 70 余类:二噁英、多氯联苯、有机氯农药、双酚 A 等。持续暴露于有弱雌激素受体激动作用的物质理论上能诱导 GM 的产生。

【病理学】

GM 的组织病理学与女性乳腺不同,无分泌乳汁的乳腺小叶,仅有乳管的增生和囊状扩张,同时伴有纤维脂肪组织的增生。不同病因引起的 GM 具有相同的组织学改变。早期的特点是腺管系统增生,腺管变长,出现新的管苞和分枝,基质的成纤维细胞增生。晚期(数年后)上皮增殖退化,渐进性纤维化和透明变性,腺管数目减少,并有单核细胞浸润。当病情发展至广泛的纤维化和透明变性阶段时,乳腺很难完全消退。

依据乳腺组织中乳腺实质与脂肪组织的增生程度不同,Cohan 将其分为以下 3 型:①腺体型:增大的乳腺以乳腺实质增生为主;②脂肪型:增大的乳腺以脂肪组织增生为主;③腺体脂肪型:增大的乳腺中乳腺实质和脂肪组织均有增生。

Bannayan 和 Hajdu 根据乳腺间质和乳腺导管组织的增生程度不同,将 GM 患者的乳腺肥大分为 3 型:①旺炽型男性乳腺增生:病程在 4 个月以内,特点是腺管上皮增生明显,间质为大量的成纤维细胞,内含脂肪组织,伴有毛细血管增生的轻度淋巴细胞浸润。②纤维型或硬化型男性乳腺增生。病程在 1 年以上,特点是病变主要由胶原纤维构成,内有散在的扩张乳腺管,伴有轻度或中度上皮细胞增生。③中间型男性乳腺增生:病程在 5~12 个月,已开始间质纤维化,是介于以上两型之间的中间阶段。大多数学者认为这 3 型再现了乳腺增生持续的时间及其症状相关联的男性乳腺发育疾病的演变过程。

【临床表现】

主要表现为乳腺增大,可以是单侧或双侧,有时可伴有乳头和乳晕增大。局部可感到隐痛不适或触痛,少数患者在挤压乳头时可见少量白色分泌物溢出。乳房查体非常重要,患者取仰卧位,检查者把拇指和食指放在乳房的底部,然后缓慢合拢。可触及圆盘状结节或弥漫性增大,质地较韧,呈橡胶感的组织,围绕在乳头乳晕周围。按 Tanner 分期可分为Ⅲ~Ⅴ期。器质性疾病引起的病理性 GM 还伴有原发疾病的临床表现。

【辅助检查】

1. 性激素测定　需测定 LH、促卵泡生成素(FSH)、雌二醇、睾酮、hCG、催乳素(特别是有溢乳时)、硫酸脱氢表雄酮(DHEAS)。睾丸或非性腺的生殖细胞肿瘤或是分泌异位 hCG 非滋养细胞肿瘤,常伴有 hCG 水平升高;原发性睾丸功能减退时,LH 水平升高并伴睾酮水平降低;下丘脑或垂体异常导致继发性睾丸功能减退时,睾酮水平和 LH 水平均降低;睾丸或肾上腺肿瘤分泌雌激素时,血浆雌二醇水平升高并伴有 LH 水平正常或受抑制。

2. 影像学检查　乳腺超声是首选,其典型表现为以乳头为中心的扇形低回声区,与周围组织分界清楚,内可见细小管腔,腺体组织厚,有时可见条状强回声向乳头方向汇聚,不伴有淋巴结肿大,血流不丰富。乳腺钼靶 X 线检查,其典型表现是乳晕下类圆形、结节状或片块状均匀致密影,肿块直径多在 2~4cm,边缘光滑或有毛刺,极少数有分叶状改变,在增生的乳腺组织内或周围组织分界清楚,一般无乳头内陷及皮肤组织增厚。对于 hCG 升高的患者还需要做脑部、胸部、腹部 MRI 或 CT 及睾丸彩超排除有无分泌 hCG 的肿瘤。若 DHEAS 升高,需要做肾上腺影像学检查,排除有无肾上腺肿瘤。

3. 染色体检查　若阴茎短于 3cm 或是睾丸容积<6ml 需做染色体核型分析,排除 Klinefelter 综合征。同时染色体核型检测亦可以排除核型异常导致的 GM。

4. 其他检测　检测肝功能、肾功能、甲状腺功能。排除是否这些慢性病导致了乳房发育。

【诊断】

临床上通常认定腺体组织>0.5cm 为该病的诊断标准。作出 GM 的临床诊断之后,还应当通过详细地询问病史、体格检查以及相关的激素检查来确定 GM 病因。着重了解年龄、服药史、乳腺增大的时间、有无疼痛、肝肾疾病史。查体时需特别注意乳腺、外生殖器、体型。并进一步完善激素、肾上腺 CT、睾丸超声检查、染色体、蝶鞍部的 MRI 等检查来明确 GM 病因。详细的病因诊断流程(图 34-1)。最后还需要对患者进行评估,并参照分度标准进行分度。目前 GM 有 2 种分度标准(表 34-2)。

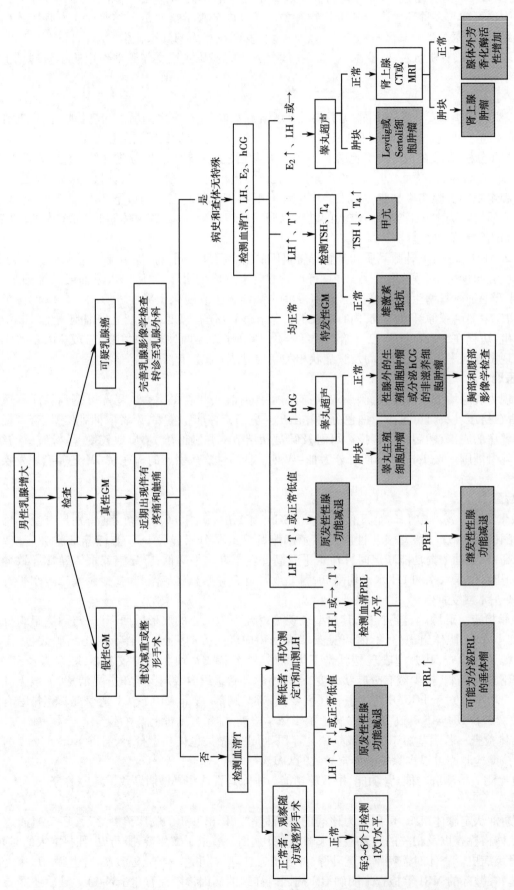

图 34-1 GM 的诊断流程

表 34-2 男性乳腺发育症的 Simon 分类和 Rohrich 分类

Simon 分类		Rohrich 分类	
类别	症状	类别	症状
Ⅰ 类	轻度乳房增生 没有多余皮肤	Ⅰ 类	轻度肥大没有下垂(<250g) A 腺体为主　B 纤维为主
ⅡA 类	类中等程度乳腺增大 没有多余皮肤	Ⅱ 类	中度肥大没有下垂(250~500g) A 腺体为主　B 纤维为主
ⅡB 类	中等程度乳腺增大 伴有多余皮肤	Ⅲ 类	重度肥大伴轻度下垂(>500g) 腺体或纤维
Ⅲ 类	重度乳腺增大 伴明显多余皮肤 类似于下垂的女性乳腺	Ⅳ 类	重度肥大伴重度下垂(Ⅱ类或Ⅲ类) 腺体或纤维

【鉴别诊断】

1. **假性 GM**　假性 GM 是指由于脂肪沉积而非腺体增生造成的乳腺增大,无腺体的增生。这种情况的患者多为全身性肥胖,并且无乳房疼痛或触痛。二者的鉴别可以通过乳房触诊得出,真性 GM 患者可触及有弹性的或坚实的盘状组织,以乳头为中心向四周延伸,并且手指合拢可感觉到阻力,而假性 GM 手指合拢时无阻力感。如果查体无法区别时可进行乳房彩超检查,其可直观地显示乳腺中是否有肿块以及肿块的性质、部位、大小、形态、边界及血流信号等,对真、假性 GM 的鉴别准确可靠,准确率几乎达到 100%。

2. **乳腺癌**　GM 组织质地韧且有弹性,患者多为双侧,少有溢乳,而男性乳腺癌多见于老年男性,常为单侧乳腺内孤立肿块,肿块质地坚实,边界不清,常无触痛,可出现乳晕皮肤粘连及腋窝淋巴结肿大,多有乳头溢乳、凹陷或偏离等皮肤改变。如局部出现溃疡或邻近淋巴结肿大则是晚期乳腺癌表现。如果临床上无法对 GM 和乳腺癌作出鉴别,则需要进一步完善乳腺彩超、乳腺钼靶 X 线检查,乳腺癌彩超提示肿块常偏离乳晕,边界不清,后方多有衰减。而乳腺钼靶 X 线检查,显示肿块位于乳腺外上 1/4 部分,呈偏心性,边缘不清,呈毛刺状伸展。对高度怀疑是乳腺癌的患者,应该尽早做乳腺细针穿刺细胞学检查明确肿块的良恶性。

【治疗】

GM 的治疗应根据其病因、病史长短、有无伴随症状、乳腺大小等做出合理的选择。首先应当针对病因进行治疗。一般情况下,多数患者都有明显的发病因素,对于具有确切发病因素的患者,在去除原发病之后乳腺增生症状会消退。药物引发者,应停服相关药物,多可自行恢复。大多数 GM 可自行消退(最常见的是青春期一过性 GM),所以多数并不需要治疗,在向患者作耐心细致的解释后,单纯临床观察,随访(每 3~6 个月)即可。

但是,对临床上伴有乳腺疼痛或触痛、较大的乳腺发育、持续存在影响患者的形体美容和心理者,则需要给予临床干预,常用的治疗方法包括药物治疗和手术治疗。

1. **药物治疗**　通常是在发现疾病的早期以及腺体增生的开始阶段最有效,药物治疗不仅可以缓解乳腺的疼痛、触痛等症状,而且可有助于促进发育乳腺的消退。腺体增大超过一定时间(一般为 1 年),腺体将发生间质的玻璃样变、组织纤维化,导致对药物的反应性严重降低。在临床上,决定什么时候启用药物治疗是很困难的。现在没有一个药物被批准用于治疗 GM,对药物选择和最佳治疗时间的长短也没有一致看法。

(1) 雄激素制剂:①睾酮,仅推荐用于治疗睾丸功能减退引起的 GM 患者中,对于睾丸功能正常的 GM 患者并不推荐使用。常用的有庚酸睾酮,可提高体内睾酮水平,同时不被芳香化酶转化为雌二醇。一般用 200mg,每 3~4 周肌内注射 1 次。有研究报道,治疗 3 个月后乳腺缩小 67%~78%,治疗期间血浆双氢睾酮升高,而 LH、FSH、睾酮和雌二醇水平受抑制,停药 2 个月后恢复正常,随访观察 6~15 个月,病情无反复。②双氢睾酮庚烷盐,直接作用于靶细胞,不受芳香化酶的影响,疗效较好。用于继发性 GM,75%的患者乳房体积会减少25%。副作用不明显;1~2周内,压痛减少。

(2) 抗雌激素:①雌激素受体拮抗剂,他莫昔芬(三苯氧胺)和雷洛昔芬,能与靶组织的ER结合,阻断雌激素的作用。他莫昔芬是目前临床研究证据最多用于治疗GM的雌激素受体拮抗剂,安全性和有效性都得到了证实,其可以减少发育的乳腺组织的大小,但目前没有研究证据支持其可以使GM得到完全缓解。通常推荐使用的剂量是20mg每天1次或10mg每天2次,连续使用3个月后,评估疗效,其副作用较少,但部分患者会出现上腹不适和创伤后深静脉血栓等。②抗雌激素药物,枸橼酸氯米芬(克罗米酚),作用明显,可减轻中年人的乳房发育,但本身亦可导致乳房发育,副反应较大。

(3) 芳香酶抑制剂:从理论上讲,芳香化酶抑制剂能抑制雌激素的生物合成,可以用于治疗雌/雄激素比例失调导致的GM,但是目前的临床研究并未证实其有效性,具体原因不明。

2. 手术治疗 手术指征包括:①发病超过12~24个月,纤维组织不可逆转;②青春期GM在青春期已过后仍无法自行消退者,药物治疗失败或不耐受;③感到精神负担,影响美观,要求手术者。

手术的目的是恢复乳房正常轮廓,消除乳房下皱襞,矫正乳头乳晕复合体的位置,移除冗余的皮肤,使双乳对称,瘢痕最小化。根据乳房大小的分类(GM的Simon分类和Rohrich分类)、病程、患者对形体美观的要求等来制定手术方式和切口大小。第一个报道采用手术治疗GM的外科医生是PaulusAegineta,1933年Menvill首次从整形外科原则考虑手术治疗GM。现代乳腺整形术分为三种,包括:脂肪抽吸术、开放式切除术以及脂肪抽吸术联合开放式切除术。术后并发症包括:出血、皮下积液或积血、乳头感觉迟钝(很常见,但短暂)。近年来腔镜技术出现提高了手术的安全性,并发症少、美容效果好,正成为新的选择。

综上所述,GM是一种雌/雄激素失衡引起的疾病,青春期GM,绝大多数可自行消退。药物在腺体增生活跃期最有效,腺体纤维化后,对药物的反应性严重降低。生活方式的指导、心理治疗、随访观察、药物治疗和外科矫正都是有效治疗手段,要依据个体化治疗方案而具体分析,合理选择。

(徐 勇)

参 考 文 献

[1] 张梅莹,狄文.雄激素不敏感综合征的诊疗进展.上海交通大学学报(医学版),2015,35(12):1900-1903.

[2] KANAKIS G A,NORDKAP L,BANG A K,et al. EAA clinical practice guidelines-gynecomastia evaluation and management. Andrology,2019,7(6):778-793.

[3] BROWN R H,CHANG D K,SIY R,et al. Trends in the Surgical Correction of Gynecomastia. Semin Plast Surg,2015,29(2):122-130.

第三十五章 性 早 熟

性早熟(precocious puberty)指青春期发育开始年龄比人群标准年龄提前 2~2.5 个标准差。我国标准指女孩 8 岁前、男孩 9 岁前出现第二性征。青春期开始时间存在很大的种族/民族群体差异。女孩青春期启动的平均年龄大约是 10.5 岁,范围在 8~12 岁;男孩青春期启动的平均年龄大约是 11.5 岁,范围在 9~13 岁。

青春期指从儿童状态到生殖系统发育成熟(性成熟)的过渡期。随着下丘脑-腺垂体(垂体前叶)-性腺轴(HPO 轴)启动,下丘脑脉冲式分泌促性腺激素释放激素(gonadotropin-releasing hormone, GnRH)增加,GnRH 刺激垂体前叶促性腺激素细胞卵泡刺激素(FSH)和黄体生成素(LH)脉冲分泌频率和峰值增加,从而刺激性腺分泌性激素增加,性征发育,配子形成。对于女孩,FSH 刺激卵巢卵泡颗粒细胞生长成熟,LH 促进卵巢颗粒细胞和卵泡膜细胞合成雌二醇和孕酮。雌二醇刺激乳房发育、子宫内膜增生和骨骼生长,青春期生长加速。青春晚期,垂体分泌 FSH 和 LH 的相互作用,协同卵泡产生的雌二醇共同引起排卵和月经周期。雌二醇还可诱发骨成熟,最终出现生长板融合,身高生长停止。对于男孩,LH 刺激睾丸 Leydig 细胞(间质细胞)发育产生睾酮,睾酮可促进阴茎、毛发生长、声音低沉和肌肉增加。FSH 作用于 Sertoli 细胞(支持细胞)促进睾丸生长,刺激精曲小管及生精上皮细胞生长促进生精。

由于种族、健康状态,营养、环境、社会经济学、遗传学等因素,青春期发育成熟标志和时间生物个体差异较大。女孩青春期发育顺序:乳房发育,阴毛生长,外生殖器改变,腋毛生长,痤疮,月经来潮。男孩青春期发育顺序:睾丸容积增大、阴囊皮肤变红、薄,阴茎增长、增粗,阴毛、腋毛生长,痤疮、胡须生长及变声、遗精、喉结。大多数女孩最早出现的第二性征为乳房/乳晕发育(乳房萌发),但大约 15% 的女孩初始表现为阴毛。月经初潮通常发生于青春期启动后 2.6 年、身高增速达峰后 0.5 年。男孩青春期性发育的最初表现为睾丸体积增大,接着是阴茎生长和阴毛生长。阴毛发育主要取决于肾上腺和卵巢、睾丸雄激素分泌。一般在睾丸开始增大后 2 年,身高增速达峰后不久,尿液中会出现精子以及夜间遗精。青春期一般持续 1.5~6 年,平均为 4.5 年。儿童和青少年正常青春期发育进程分为 5 期,即性成熟分级或 Tanner 分期作为发育成熟度评估。性发育速度存在明显个体差异,每个 Tanner 分期进展历时约 1 年。

肾上腺功能初现也是青春期发育重要标志之一,它独立于 HPO 轴,由于垂体分泌 ACTH 作用于肾上腺网状带,硫酸脱氢表雄酮(DHEAS)等肾上腺源性雄激素合成增多所致。大概发生在 6 岁左右,表现为阴毛和腋毛生长、体味以及痤疮。DHEAS 是肾上腺特有激素,可视为肾上腺功能早现标志。

生长潜能指先天(遗传)赋予的固有生长能力。骨龄是生长板生长潜能的临床判断指标。软骨细胞的增殖使长骨延长,但是软骨细胞增殖能力是有限的。生长板老化后软骨细胞增殖率下降和生长板骨化,骨龄增长和生长速度逐步变慢。当软骨增殖能力完全耗竭,生长板完全骨化,生长停止,骨骺融合。青春期对成年终身高的贡献,男孩为 18%、女孩为 15%。性早熟患儿因生长板过早的性激素暴露(尤其是雌激素),生长板增殖成熟加速,使骨生长/成熟呈负平衡,骨龄超越年龄,因此生长潜能减损,使成年终身高达不到遗传靶身高。

【解剖基础】

1. **男性生殖器**   男性内生殖器由生殖腺(睾丸)、生殖管道(附睾、输精管、射精管、男性尿道)和附属腺(精囊、前列腺、尿道球腺)组成。男性外生殖器包括阴茎和阴囊。

睾丸位于阴囊内,左右各一,呈略扁的椭圆形,表面光滑,后缘和上端有附睾黏附。睾丸表面一层致密结缔组织膜即白膜,白膜在睾丸后缘增厚并突入睾丸形成睾丸纵隔,睾丸纵隔发出多条睾丸小隔,放射性将睾丸实质分割成100~200个椎体性睾丸小叶。每个睾丸小叶含有2~4条精曲小管,小管内生精上皮能产生精子。间质细胞位于精曲小管之间结缔组织中,可分泌雄激素。精曲小管向睾丸纵隔集中,汇合成精直小管。精直小管进入睾丸纵隔吻合成睾丸网,睾丸网再发出12~15条睾丸输出小管,经睾丸后缘上部入附睾构成附睾头。睾丸具有产生精子、分泌性激素,刺激男性第二性征发育功能。青春期前发育较慢,青春期后发育迅速,老年后逐渐萎缩。

附睾为一长条状结构,紧贴睾丸上缘和后缘,分为头、体、尾。附睾管腔充满分泌物和精子,是精子运行、储存场所及精子成熟器官。输精管是附睾尾直接延续,全程较长,分为睾丸部,精索部,腹股沟部和盆部。下端变细,与精囊排泄管汇合成射精管。精索是一对从腹股沟管深环经腹股沟管至睾丸上端的圆索状结构,由输精管、睾丸血管、神经、淋巴管等构成,外面包以筋膜。

阴囊位于耻骨联合下方,阴茎根部与外阴之间,由皮肤和肉膜构成囊袋状。阴囊隔将其分隔为左右两部分,分别容纳两侧睾丸、附睾、输精管起始部和精索的一部分。

阴茎位于阴囊上方耻骨前方,阴茎体有3个管状结构,包括背侧一对勃起体(阴茎海绵体)和腹侧中央包绕尿道并在远端形成阴茎头的尿道海绵体。尿道在阴茎头内开口形成尿道口。阴茎前端膨大为阴茎头,其尖端有尿道外口,后端埋于阴囊深部,称为阴茎根,附于耻骨下支、坐骨支及尿生殖膈,后端膨大为尿道球。阴茎头、根之间为阴茎体。阴茎体前端双层游离的皮肤皱襞包绕着阴茎头的称为包皮。包皮与阴茎头腹侧中线处连接一条皮肤皱襞,称为包皮系带。

2. **女性生殖器**   女性内生殖器官包括生殖腺(卵巢),输送管道(输卵管、子宫和阴道)及附属腺(前庭大腺)。子宫位于盆腔中央,膀胱与直肠之间,下端接阴道,两侧有输卵管和卵巢,包括宫体和宫颈。青春期后女性的宫体明显大于宫颈,而青春期前女性的宫体和宫颈一样大。宫体呈一个倒置的三角形,最上部称为宫底,最下部宫颈与阴道顶端相连。附件是由卵巢和输卵管构成。卵巢为一对扁椭圆形性腺,悬垂于子宫侧面和/或后面,左右各一。卵巢功能是产生和排出卵细胞,分泌性激素。卵巢表面为卵巢白膜,往内分为皮质和髓质。青春期前卵巢较小,表面光滑,性成熟期卵巢体积增大,多次排卵后表面出现瘢痕,35~40岁后卵巢开始缩小,月经停止后逐渐萎缩变硬。输卵管起始于子宫体后部和圆韧带上方,内侧与宫角相连通,外端游离开口于腹腔。输卵管为卵子与精子相遇场所,也是向宫腔运送受精卵的通道。阴道位于小骨盆下部中央,为上宽下窄中空纤维肌性管道,内有很多皱褶,连接子宫和外生殖器,上端包绕宫颈,下端开口于阴道前庭后部。

女性外生殖器又称为外阴,包括阴阜、大阴唇、小阴唇、阴蒂、阴道前庭、尿道外口和阴道口。两小阴唇之间菱形区域为阴道前庭,前端为阴蒂,尿道和阴道开口也位于该区域中。大阴唇位于小阴唇外侧,在前方融合形成阴阜。

【病因与发病机制】

按发病机理和临床表现分为中枢性(GnRH 依赖性)性早熟、外周性(非 GnRH 依赖性)性早熟和不完全性中枢性性早熟。中枢性性早熟(central precocious puberty,CPP)具有与正常青春发育类同的下丘脑-垂体-性腺轴(HPGA)发动、成熟的程序性过程,直至生殖系统成熟。下丘脑提前分泌和释放 GnRH,激活垂体分泌促性腺激素,使性腺发育并分泌性激素,从而使内、外生殖器发育和第二性征呈现。外周性性早熟(peripheral precocious puberty,PPP)是非下丘脑-垂体-性腺轴激活。缘于各种原因引起的体内性甾体激素升高至青春期水平,包括性腺或肾上腺分泌性激素过多或生殖细胞肿瘤产生促性腺激素或者其他外源性因素。故只有第二性征的早现,不具有完整的性发育程序性过程。

1. **中枢性性早熟** 按照病因分类:特发性 CPP 和继发性 CPP,以下病因(3)、(4)属于继发性 CPP。

(1) 特发性 CPP:未能发现器质性病变的。最常见,女孩有 80%~90% 为特发性,男孩仅为 25%~60%。

(2) 遗传学:CPP 具有遗传倾向性,*Kisspeptin1* 基因(*KISS1*)及其 G 蛋白偶联受体基因 *KISS1R* 功能性突变,位于 Prader-Willi 综合征关键区域(15q11-q13)的一个印记基因 makorin 环是指蛋白 3 的基因 *MKRN3* 缺陷及 *DLK1*(δ 样蛋白 1 同源物)的功能丧失性突变,导致家族性 CPP,以及 *GPR54*、*GN-RH1*、*GNRHR*、*Linux28B*、*MAPK3*、*PXMP3*、*VGLL3*、*ADCY3-POMC* 等与青春期启动时间有关基因可能参与 CPP 发病。

(3) 中枢神经系统器质性病变,如下丘脑、垂体肿瘤或占位性病变:下丘脑错构瘤、星形胶质细胞瘤、室管膜瘤、松果体瘤、囊肿、肉芽肿;中枢神经系统感染性疾病;获得性损伤:脑创伤、手术、中枢神经系统放疗或化疗和先天性发育异常:脑积水、中隔-视中隔发育不全、视神经发育不全等。

(4) 由外周性性早熟转化而来,血清性类固醇激素水平过高的儿童,如 McCune-Albright 综合征、控制较差的先天性肾上腺皮质增生,病程较长的重度原发性甲状腺功能减退症以及家族性男性限性性早熟等可能会并发 CPP。

2. **外周性性早熟** 按儿童性征与性别是否匹配来分类:提前出现的第二性征与患儿原性别相同时称为同性性早熟,与原性别相反时称为异性性早熟。

(1) 女孩

1) 同性性早熟(女性第二性征):遗传性卵巢功能异常,如 McCune-Albright 综合征;分泌雌激素的卵巢良性占位病变,如自律性卵巢囊肿、肾上腺皮质肿瘤或卵巢肿瘤以及外源性雌激素摄入等。

2) 异性性早熟(男性第二性征):先天性肾上腺皮质增生症、分泌雄激素的肾上腺皮质肿瘤或卵巢肿瘤以及外源性雄激素摄入等。

(2) 男孩

1) 同性性早熟(男性第二性征):先天性肾上腺皮质增生症(较常见)、家族性高睾酮血症、肾上腺皮质肿瘤或睾丸间质细胞瘤、异位分泌绒毛膜促性腺激素(hCG)的肿瘤以及外源性雄激素摄入等。

2) 异性性早熟(女性第二性征):产生雌激素的肾上腺皮质肿瘤或睾丸肿瘤、异位分泌 hCG 的肿瘤、家族性芳香化酶活性增高以及外源性雌激素摄入等。

3. **不完全性中枢性性早熟** 是 CPP 的特殊类型,又称为良性青春期变异,包括单纯性乳房早发育、单纯性阴毛早发育、肾上腺功能早现、良性青春期前阴道出血。

【临床表现】

1. **中枢性性早熟**

(1) 第二性征提前出现,即女孩 8 岁前、男孩 9 岁前出现第二性征,并按照正常儿童发育程序进展。

(2) 性腺发育证据:女孩盆腔 B 超:子宫长度 3.4~4.0cm,卵巢容积 1~3ml(卵巢容积=长×宽×厚×0.523 3),并可见多个直径>4mm 的卵泡,提示青春期发育。子宫内膜回声提示雌激素明显升高,但敏感性低。男孩睾丸:睾丸容积≥4ml(睾丸容积=长×宽×厚×0.71)或睾丸长径>2.5cm,提示青春期发育。女童乳房发育评价采用 Tanner 分期法,男童采用 Prader 睾丸体积测量计评价睾丸容积。

(3) 线性生长加速:一般女孩在 9~10 岁,男孩在 11~12 岁出现身高增长突增,年生长速率高于正常儿童,但具有个体及种族差异,且与性发育分期相关。

(4) 促性腺激素(LH 及 FSH):升高至青春期水平。

(5) 骨龄提前:性早熟患儿生长板过早的性激素暴露(尤其是雌激素),使其增殖(成熟)加速,骨龄超越年龄。骨龄超过实际年龄 1 岁或 1 岁以上视为提前,2 岁以上视为明显提前。

(6) 按照性发育进程分类

1) 慢进展型性早熟(slowly progressive precocious puberty):在界定年龄前(7~8 岁)出现性发育征象,但性发育过程及骨龄进展缓慢,GnRH 激发试验 LH/FSH 比值小,青春发育进展慢,骨骼成熟提前,进展缓慢,线性生长速率正常,骨龄身高在参考范围内,对最终成年身高不良影响相对较轻。

2）快进展型性早熟（rapidly progressive precocious puberty）：在界定年龄前（7~8岁）出现性发育征象，但性发育进程迅速，从一个发育分期进展到下一分期的时间较短（<6个月）。GnRH激发试验LH/FSH峰值比值大，提示青春发育进展快；生长速率增加、骨骼成熟迅速，短期内出现骨龄明显超过实际年龄，由于骨骺早期愈合而影响最终成人身高。

3）快进展型青春期（rapidly progressive puberty）：虽然在界定年龄后才开始出现性发育，但性发育进程迅速，从一个发育分期进展到下一分期的时间较短（<6个月）。GnRH激发试验LH/FSH峰值比值大，提示青春发育进展快；生长速率增加、骨骼成熟迅速，短期内出现骨龄明显超过实际年龄，由于骨骺过早愈合而影响最终成人身高。

2. 外周性性早熟

（1）第二性征提前出现，即女孩8岁前、男孩9岁前出现第二性征。

（2）性征发育特点和规律有异于CPP，不按正常发育程序进展。表现为第二性征发育进展迅速；乳房刚发育/未发育就有月经；男孩阴茎增大程度与双侧睾丸大小不平行；单侧睾丸增大（包块），男孩睾丸4ml已经变声、痤疮、胡须。

（3）性别不一定匹配表型。由于外源性性激素种类不同，其性征可能与儿童的性别匹配，也可能不匹配，如果女性雌激素增多或者男性雄激素增多表现为同性性早熟，如果女性雄激素增多即女孩男性化，表现为多毛、嗓音低沉，严重痤疮、阴蒂肥大等雄性化表现（异性性早熟）；如果男性雌激素增多即男孩女性化（异性性早熟），表现为男性乳房发育、着色，阴茎增大等。

（4）性腺大小可能在青春前期水平。卵巢囊肿、卵巢肿瘤或者间质细胞瘤伴有单侧或者双侧卵巢或者睾丸增大。

（5）性腺激素在青春前期水平。PPP儿童的FSH和LH水平受抑制（处于青春期前范围），并且在GnRH刺激下不会大幅增加。分泌雌激素或者雄激素的卵巢、睾丸或者肾上腺增生或肿瘤可检测到雌二醇或者睾酮等性激素增高，生殖细胞瘤可检测到hCG或甲胎蛋白（AFP）水平增高。

3. 不完全性性早熟　患儿有第二性征提前出现，但该病性征发育呈非进行性自限性病程，属于正常青春期变异，无需干预。需密切随访，部分患儿可能会进展为中枢性性早熟。

（1）单纯性乳房早发育：是最常见类型，多见于2岁前出现，单侧或双侧乳房发育，通常不超过Tanner Ⅲ期，乳头发育不明显，乳晕无着色，无其他第二性征表现，年龄、身高增长速度及骨龄正常或接近正常。GnRH激发后FSH明显升高（正常青春前期女童激发后也会升高），但LH升高不明显（多数<5IU/L），且FSH/LH>1。乳房多在数月后自然消退。14%~20%持续存在，无任何临床先兆表现，10%~20%会转化为CPP。需定期随访，尤其是对乳房反复增大持续不退者必要时重复激发试验。原因不明，可能是下丘脑-性腺轴处于生理性短暂激活状态，又称为"小青春期"。

（2）肾上腺功能早现：表现为女孩在8岁前、男孩在9岁前出现阴毛和/或腋毛，同时血清DHEAS略高于该年龄正常水平。常见于女孩以及肥胖和胰岛素抵抗者。

（3）良性青春期前阴道出血表现：为单纯自限性阴道出血，不伴有其他第二性征。可能是子宫内膜对循环中雌激素的敏感性增加，或HPG轴受到短暂刺激。盆腔超声检查正常，促性腺激素处于青春期前水平。需排除生殖器或阴道创伤、感染。对于反复阴道出血的女孩，应警惕复发性功能性卵巢囊肿或MAS。

【辅助检查】

1. 基础性激素测定　性激素基础水平不宜作为CPP诊断标准。雌二醇变异度大，低水平不能排除CPP，睾酮缺乏参考范围。性激素水平升高有辅助诊断意义，雌激素水平升高>100pg/ml（367pmol/L）或睾酮水平升高并伴有促性腺激素抑制，通常提示为外周性性早熟，如卵巢肿瘤或囊肿所致。β-hCG和AFP应当纳入基本筛查，是诊断分泌hCG生殖细胞瘤的重要线索。

2. 基础促性腺激素浓度测定　受检测方法、采样时间、体重等影响而差异较大，且青春早期（50%左右Tanner Ⅱ期的女孩）血清基础LH和FSH水平完全可以在青春前期测值范围内（重叠很大），基础促性腺激素临床意义有限，可作为HPG轴激活的初始筛查，不能作为诊断标准。采用敏感的免疫化学发光分析法,LH<0.1IU/L 提示未有中枢性青春发动,LH>3.0IU/L 肯定已有中枢性发动。首次晨尿促性腺激素水平是筛查进展性 CPP 的新方法,可能是未来替代诊断策略。

3. 促性腺激素释放激素（GnRH）激发试验

（1）方法:以 GnRH 2.5~3.0μg/kg（最大剂量 100μg）皮下或静脉注射,注射的 0、30、60 和 90 分钟测定血清 LH 和 FSH 水平。

（2）适用于怀疑性腺轴功能已启动而 LH 基础值不升高者,需进一步作 GnRH 激发试验;如果第二性征已达青春中期程度时,血清 LH 基础值>3IU/L,即可确定其性腺轴已发动,不必再进行 GnRH 激发试验;已经初潮患儿无需进行 GnRH 激发试验,LH 基值>0.3U/L 时,结合临床其他性征发育及生长情况、骨龄可考虑中枢性性早熟。

（3）判断:检测方法不同,诊断 CPP 切割值不同。有条件的各临床中心及实验室宜建立自己的激发试验方法以及临床诊断临界值。如用化学发光法测定,激发峰值 LH>3.3IU/L 是判断真性发育界点,同时 LH/FSH 比值>0.6 时可诊断为中枢性性早熟。有观点认为激发后 30~60 分钟单次的激发值,达到以上标准也可诊断。

不能单纯依据 GnRH 激发试验结果进行诊断,应充分结合患儿的性发育、生长加速以及骨龄进展情况等进行综合分析,对于部分病程较短患儿,在乳房发育早期、未出现明显的生长加速、骨龄未出现明显超前时,GnRH 激发试验可为假阴性。应密切随访性征发育情况、生长速率、骨龄等,必要时应重复进行 GnRH 激发试验。

4. B 超　女孩单侧卵巢容积≥1ml,并可见多个直径≥4mm 的卵泡,可认为卵巢已进入青春发育状态;子宫长度>3.4cm;睾丸容积≥4ml 或睾丸长径>2.5cm,提示青春期发育。B 超可见子宫内膜影提示雌激素呈有意义的升高。但单凭 B 超检查结果不能作为 CPP 诊断依据。

5. 骨龄　对 CPP 诊断鉴别无特异性,但按骨龄提前程度及增长速度可判断性发育成熟程度的快、缓。通过骨龄评估骨骼的成熟程度进行预测成年身高,有助于判断性早熟是否需要治疗,是提示预后以及判断疗效的重要依据。骨龄明显超前(领先实足年龄>2SD)提示 CPP 或外周性性早熟的可能性大于良性青春期变异,但也不排除后者。例如多达 30%的良性肾上腺功能早现儿童的骨龄比实足年龄大 2 岁以上。

6. MRI　推荐对所有 CPP 男孩、6 岁前 CPP 女孩及性成熟过程迅速或有其他中枢症状者需要行脑 MRI 平扫+增强扫描,重点观察下丘脑区。但对于 6~8 岁 CPP 女孩是否需要常规行该检查,目前仍有争议。

【诊断】

根据病史、体格检查、青春期发育情况、骨骼成熟度及生长速度等综合考虑。

1. 中枢性性早熟诊断标准

（1）男孩在 9 岁前,女孩在 8 岁前出现第二性征。

（2）血清促性腺激素水平升高达青春期水平。

（3）性腺(睾丸、卵巢)增大。

（4）线性(身高)生长加速。

（5）骨龄超越年龄 1 年或 1 年以上。

（6）血清性激素水平升高至青春期水平。

2. 外周性性早熟诊断

（1）男孩在 9 岁前,女孩在 8 岁前出现第二性征。

（2）性别不一定匹配表型,性征发育不按正常发育程序进展。

（3）性腺大小在青春期前水平。

（4）促性腺激素在青春期前水平。

（5）可伴有性激素增高。

3. 不完全性性早熟

（1）男孩在 9 岁前,女孩在 8 岁前出现第二性征。

（2）性征发育呈非进行性自限性病程。

（3）不伴有线性（身高）生长加速及骨龄提前。

（4）性腺大小在青春期前水平。

（5）促性腺激素及性激素在青春期前水平。

【鉴别诊断】

ICPP 应注意与继发性 CPP 相鉴别，CPP 需要与外周性性早熟及不完全性性早熟相鉴别。单纯性乳房早发育需警惕女孩 CPP 早期可能。单纯性阴毛早发育可能是肾上腺功能早现，也可能是遗传性肾上腺类固醇代谢疾病初始特征，包括 21-羟化酶缺乏症、11β-羟化酶缺乏症、3β-羟化类固醇脱氢酶 2 型缺乏症、葡糖-6-磷酸脱氢酶缺乏症和 PAPSS2 缺乏症，应特别注意排除先天性肾上腺皮质增生症以及男性化肿瘤。

【治疗】

治疗目标是最大限度地缩小患儿与正常同龄人间差距。抑制过早或过快的性发育进程，控制和减缓第二性征的成熟度和速度，预防早初潮或暂时中止月经，改善因骨龄过快成熟而减损的最终成年身高，防止或缓释患儿或家长因性早熟所致相关社会或心理问题，恢复其年龄应有的心理行为。

1. **中枢性性早熟**　继发于中枢神经系统病变的 CPP 患者尽可能针对原发基础疾病治疗。错构瘤及蛛网膜下腔囊肿，如无颅内压增高或其他中枢神经系统表现者，不需手术，仍按 ICPP 药物治疗方案治疗，除非患者伴有严重的全身性癫痫活动。需密切监测影像学变化。并非所有的 ICPP 都需要治疗。

促性腺激素释放激素激动剂（GnRH-a）是当前主要的治疗选择，用于特发性 CPP 及外周性性早熟继发 CPP 患者。GnRH-a 是 GnRH 类似物，与天然 GnRH 结构相似，也是 GnRH 受体激动剂。GnRH-a 与天然 GnRH 竞争与受体结合，刺激垂体 LH、FSH 分泌增加，促进性激素一过性合成及分泌增多，称为点火效应。但是 GnRH-a 与受体亲和力很强，GnRH-a 与受体紧密结合形成了配体-受体复合物不易解离，受体回到细胞膜表面进行自循环明显减少；另一方面，GnRH-a 通过负反馈调节抑制受体合成，细胞表面能与 GnRH 结合的受体位点减少，从而有效抑制 HPO 轴，减少促性腺激素及性类固醇激素的分泌和释放。

（1）治疗指征：取决于患儿年龄、性发育进展（性成熟）速度、身高增长速度以及通过骨龄提前程度预计的成年身高。因为青春发育是一个动态的过程，以上指标需动态观察。对于暂不需立即治疗者，需定期复查性征发育、身高和骨龄等变化，及时重新评估调整治疗方案。

1）快进展型 CPP：性早熟患儿骨骼成熟和第二性征发育加速显著（超过线性生长加快程度）。

2）快进展型青春期：在性早熟界定年龄后开始出现性发育，但性发育进程及骨骼成熟迅速，可影响最终成人身高者。

3）预测成年身高明显受损，同时还有剩余生长潜能者：预测成人身高<3 个百分位数或<遗传靶身高，以骨龄判断的身高<身高的 2 个标准差（2SD）（按正常人群参照值或遗传靶身高判断）。骨龄大于年龄 2 岁或以上，女孩骨龄≤11.5 岁，男孩骨龄≤12.5 岁者。

4）出现与性早熟直接相关的心理行为问题。

（2）不需立即治疗的指征

1）性成熟进程缓慢（骨龄进展不超越年龄进展）而对成年身高影响不显著者。

2）骨龄虽提前，但身高生长速度亦快，预测成年身高不受损者。

（3）GnRH-a 剂量：关于 GnRH-a 用药剂量及用药方案，目前国内外缺乏统一标准。国内推荐缓释剂首次剂量为 3.75mg，此后剂量为 80~100μg/（kg·4 周）或采用通常每 4 周注射剂量 3.75mg。可根据性腺轴功能抑制情况进行适当调整。不同药物制剂选择剂量有所不同。目前常用制剂有曲普瑞林和亮丙瑞林的缓释剂。文献报道曲普瑞林给药剂量为 60~160μg/（kg·4 周）；亮丙瑞林治疗剂量为 30~180μg/（kg·4 周），甚至可达 350μg/（kg·4 周），但需强调的是，维持剂量应当个体化，根据性腺轴功能抑制情况而定（包括性征、性激素水平和骨龄进展），男孩剂量可偏大。按照以上处理性腺轴功能抑制仍差者可酌情缩短注射间歇时间或增量。

（4）疗程：具体疗程需个体化，取决于患儿年龄、骨龄和身高对应的年龄、预测身高及与同龄性发育一致的社交需求。一般宜持续两年以上,骨龄12~13岁(女孩12岁,男孩13岁)停药,可望达最大成年身高。开始治疗较早者(<6岁)成年身高改善较为显著。但骨龄并非绝对的最佳判断参数,仍有个体差异。

(5) GnRH-a治疗中部分患者生长减速明显,小样本资料显示联合应用重组人生长激素(r-hGH)可改善生长速率或成年身高,但目前仍缺乏大样本及随机对照研究资料,故不推荐常规联合应用r-hGH。

(6) 评估治疗有效指标:生长速率正常或下降;乳腺组织或者睾丸容积回缩或未继续增大;骨龄进展延缓;HPO轴处于受抑制状态:①基础LH处于青春前期水平(<0.6U/L);②治疗前雌激素水平高的女孩,治疗后雌二醇<36.6pmoL/L;③男孩睾酮<0.694mmoL/L;④治疗后GnRH激发试验LH<2.3U/L;⑤亮丙瑞林3.75mg注射后2h,LH<6.6U/L。

(7) 不良反应包括注射部位疼痛、局部反应、不常见的无菌性脓肿形成以及与QT间期延长有关。美国儿科内分泌学会推荐开始GnRH-a治疗前使用心电图对正在接受可能导致QT间期延长药物的儿童或具有先天性心脏病、心律失常、猝死或长QT综合征家族史的儿童进行监测,并且当用药剂量稳定后再次监测。CPP患者使用GnRH-a治疗的远期结局:当每月1次长效GnRH-a停药后,在平均12~18个月内性发育恢复正常。

2. 外周性性早熟　针对不同病因处理,如各类肿瘤的手术治疗,先天性肾上腺皮质增生症予以皮质醇替代治疗等。PPP一旦转为CPP,性发育及骨骼成熟进程迅速,影响最终成人身高者需应用促性腺激素释放激素类似物(GnRH-a)治疗。

3. 单纯性乳房早发育　不需药物治疗,但需强调定期随访。

【随访】

GnRH-a治疗期间每3~6个月评估性发育和身高增长速度;首剂3~6个月末复查GnRH激发试验,女孩需定期复查基础血清雌二醇(E₂)和子宫、卵巢B超;男孩需复查基础血清睾酮浓度以判断性腺轴功能抑制状况。每半年复查骨龄1次,结合身高增长,预测成年身高改善情况。对疗效不佳者需仔细评估原因,调整治疗方案。如果未抑制性发育进展,则逐步加大GnRH-a剂量或缩短给药间隔。诊断明确而暂不需特殊治疗的CPP患儿仍应定期监测生长速率、骨龄等变化并进行评估,必要时可考虑GnRH-a治疗。

CPP治疗过程中若出现以下几种情况,则应注意认真评估诊断,排除其他疾病:①在GnRH-a治疗过程中出现阴道出血。部分CPP患儿第一次GnRH-a注射后可出现阴道出血,与GnRH-a的"点火效应"有关。如果在治疗过程后期出现阴道出血,则提示垂体-性腺轴未被抑制或提示其他诊断(如周围性性早熟的原因),应当重新评估诊断是否正确,注意排除肿瘤等疾病;②生长速率显著下降(≤2SD);③骨龄进展迅速;④阴毛出现或进展通常代表肾上腺功能初现,并不一定意味治疗失败。GnRH-a治疗对肾上腺雄激素的生成没有影响,所以阴毛发育阶段仍可能由于肾上腺功能早现而进展。

研究表明,对于女孩CPP,如果在6岁之前开始GnRH-a治疗,可使成年身高平均提高9~10cm,如果在6~8岁开始治疗,可使成年身高平均提高4~7cm。对于男孩,现有的数据极少,平均7.6岁时开始GnRH治疗可使身高获得平均(6.2±8.7)cm的增长。GnRH治疗开始时骨龄更提前者身高获益更少。但也有长期随访至终身高的研究发现,终身高或者治疗后身高获益与年龄无明显相关性。

【学科新进展】

目前研究方向为寻找更便捷更可行,敏感度特异性更高的早期诊断CPP方法,替代复杂的GnRH激发试验。晨尿LH,血清IFG-1、血清MKRN3、盆腔超声等预测CPP具有一定敏感性和特异性,可作为初筛工具。近来,利用计算机学习方法技术构建可预测女性CPP模型,将临床记录和实验室结果提取的19个变量作为预测模型的重要指标,通过两个分离器模型XGBoost和random forest预测女性CPP特异性和敏感性更高。但这仅仅处于研究阶段,应用于临床尚需一段时间。

多种GnRH-a的缓释剂型已经被研发并用于临床治疗进展型CPP:1个月、3个月或6个月给药一次的长效剂型,以及12个月一次经手术植入的皮下植入剂型。给药频次减少,依从性更高。GnRH-a剂型的选择取决于患者和医生的偏好以及国家药品监管机构的批准情况。我国只批准了3.75mg,1个月用药1次剂型用于治疗儿童CPP。这些剂型安全性和有效性尚需更大样本、更多研究。

(吴　瑾)

参 考 文 献

［1］中华医学会儿科学分会内分泌遗传代谢学组.《中华儿科杂志》编辑委员会.中枢性性早熟诊断与治疗共识（2015）.中华儿科杂志,2015,53（6）:412-418.

［2］ABREU AP,KAISER UB. Pubertal development and regulation. Lancet Diabetes Endocrinol,2016,4（3）:254-264.

［3］LEE J,KIM J,YANG A,et al. Etiological Trends in Male Central Precocious Puberty. Ann Pediatr Endocrinol Metab,2018,23（2）:75-80.

［4］DAUBER A,CUNHA-SILVA M,MACEDO DB,et al. Paternally Inherited DLK1 Deletion Associated With Familial Central Precocious Puberty. J ClinEndocrinol Metab,2017,102（5）:1557-1567.

［5］ATA YZ,YESILKAY AE,ERDEVE SS,et al. The Etiology and Clinical Features of Non-CAH Gonadotropin-Independent Precocious Puberty:A Multicenter Study. J ClinEndocrinol Metab,2016,101（5）:1980-1088.

［6］FUJITALGA,PALHARESHMDC,DA SILVAAP,et al. Clinical and Laboratory Parameters of Gonadotropin-Releasing Hormone Analog Treatment Effectiveness in Children With Precocious Puberty. Clinics（Sao Paulo）,2019,74:e1205.

［7］BEREKET A. A Critical Appraisal of the Effect of Gonadotropin-Releasing Hormon Analog Treatment on Adult Height of Girls With Central Precocious Puberty. J Clin Res Pediatr Endocrinol,2017,9（Suppl 2）:33-48.

［8］PAN LY,LIU GJ,MAO XJ. Development of Prediction Models Using Machine Learning Algorithms for Girls with Suspected Central Precocious Puberty:Retrospective Study. JMIR Med Inform,2019,7（1）:1-13.

第三十六章 性别分化异常

性别分化异常是一种染色体、性腺和表型性别的发育异常或不匹配的先天性疾病,包含了一系列先天的代谢异常和畸形,主要表现为外生殖器的异常。性别分化异常在人群中的发病率约为1/1 000。

【病因与发病机制】

性别发育分化是一个高度有序的连续过程,包括染色体性别决定、性腺决定、性别分化、内外生殖器的发育和性心理分化等内容,这其中任何一个步骤出现异常都可能会导致性别分化异常。

1. 正常的性别发育

(1) 性腺决定:胚胎期的生殖细胞在多种分子共同作用下,向中胚层迁移并发育出尿生殖嵴,尿生殖嵴具有形成睾丸和卵巢的双向潜能。性腺决定是指胚胎从双潜能、未分化的性腺向睾丸或卵巢转变上所做出的选择。正常的性腺决定依赖于胚胎期性染色体的完整和一系列性别相关基因的正常作用。

第一个被发现的性别决定基因是位于男性 Y 染色体短臂的性别决定区 Y(sex determining region of Y,SRY),SRY 在孕 5 周时即有表达,其可促进双潜能的未分化生殖嵴向睾丸分化。SRY 的下游效应因子包括 SRY 同源家族基因 9(SRY-related HMG box 9,SOX9)、类固醇合成因子 1(steroidogenic factor 1,SF1),效应因子可促进睾丸索形成和睾丸发育。SRY 还可与卵巢发育相关的基因群结合,抑制卵巢的发育通路,促进睾丸支持细胞的早期发育。另一性别决定基因是位于 X 染色体短臂的剂量敏感型性别反转先天性肾上腺发育不良基因 1(dosage-sensitive sex reversal,adrenal hypoplasia critical region,on chromosome X gene 1,DAX-1),DAX-1 与 SRY 的产物相互竞争调节类固醇急性调节蛋白(StAR)的产生,StAR 则是合成睾酮(testosterone,T)的关键酶。此外,DAX-1 还可以抑制 SF1 的转录活性。男性(46,XY)中单拷贝剂量的 DAX-1 表达强度低于 SRY,尿生殖嵴表现向睾丸分化;女性(46,XX)中双拷贝剂量的 DAX-1 表达则可以抑制睾丸分化。DAX-1 一直被认为是抗睾丸因子,但新近动物模型的研究显示单拷贝剂量的 DAX-1 仍是睾丸正常发育及功能正常所必需的。Wilms 肿瘤抑制基因(Wilms tumor gene,WT1)也参与了睾丸分化,其在 SRY 的作用下可进一步激活 SF1;DMRT1(doublesex and mab-3 related transcription factor 1)则在维持睾丸细胞功能上发挥重要作用。

关于卵巢发生相关基因的研究较少,目前已经发现的女性性腺特异基因包括 WNT4(wingless-related MMTV integration site 4)、FOXL2、RSPO-1 和 FST。WNT4 在 XX 核型表达充分,并可上调 DAX-1 表达,从而促进卵巢分化和发育。此外,WNT4 对米勒管的发育也是必需的。FOXL2 则参与了原始性腺分化发育的基因表达和卵巢细胞功能维持。

(2) 性别分化:性别分化是指机体在性腺产生的不同激素作用下最终形成雄性或雌性表型的过程。雌性生殖器的产生是性别分化的预设过程,而睾丸决定了内外部生殖器的类型,所以睾丸主导着性别分化。

1）内生殖器分化：胚胎期的中肾管和副中肾管分别是男性和女性生殖腺的原基，二者进一步衍变为双潜能的沃尔夫管和米勒管，后分别产生男性和女性的内生殖腺。女性胚胎由于缺少睾丸组织以及相关的激素，在孕 12 周时米勒管向女性内生殖器（输卵管、子宫、阴道上 2/3 部）发育，同时沃尔夫管退化。男性胚胎睾丸组织中的 Sertoli 细胞分泌抗米勒管激素（AMH），使米勒管退化，同时 Leydig 细胞分泌 T 和类胰岛素 3，T 促使沃尔夫管向男性内生殖器（附睾、输精管、精囊）发育，类胰岛素 3 则促进睾丸下降到腹股沟内环中。

2）外生殖器分化：女性胚胎由于缺少雄激素作用，未分化的尿生殖窦生殖结节、生殖褶、生殖囊分别衍化为阴蒂、小阴唇和大阴唇。男性胚胎 8 周时，在母体胎盘 hCG 作用下，Leydig 细胞开始分泌 T，T 经 5α-还原酶生成双氢睾酮（DHT）。DHT 与雄激素受体作用后，将尿生殖窦生殖结节、生殖褶、生殖囊分别衍化为阴茎头、阴茎干和阴囊。胚胎 12 周后，胎儿下丘脑-垂体轴发育成熟，GnRH-LH 将联合 hCG，促进 Leydig 细胞产生 T 和 DHT，进一步促进阴茎的增长。

2. 性别分化异常的病因和发病机制　性腺决定和性别分化是一个动态、复杂、有序的过程，依赖于胚胎期性染色体的完整、相关基因功能的正常、性激素正常合成和作用。性染色体异常、相关基因缺陷、性激素合成途径中一些关键酶或激素受体异常都能不同程度上影响性别发育，导致性别分化异常。根据发病机制的不同，性别分化异常的病因可分为 3 大类。

（1）性染色体异常-性别分化异常：是指性染色体的数目和结构异常所致的性别异常，包括染色不分离、缺失、重组、断裂和遗传物质的转位等，临床可见 Turner 综合征（45,X）及其亚型、Klinefelter 综合征（47,XXY）及其亚型、混合性性腺发育不良（45,X/46,XY,46,XX/46,XY）。

（2）46,XX 性别分化异常（男性化或性反转）：包括卵巢发育异常和性别分化时雄激素过多两大类，其中前者包括 *SRY* 基因易位、*SOX9* 基因复制、*RSPO1* 基因突变等；后者包括胚胎来源的雄激素过多、胎盘原因的雄激素过多、母源性雄激素过多，临床可见先天性肾上腺增生症（21-羟化酶缺乏症、11β-羟化酶缺乏症、3β-羟类固醇脱氢酶缺乏症）、P450 芳香化酶缺乏症、P450 氧化还原酶缺乏症、孕妇妊娠期间摄入雄激素和母源性雄性化肿瘤等。

（3）46,XY 性别分化异常（男性化不足或性反转）：包括睾丸发育异常和性别分化时雄激素合成或作用异常两大类，前者包括 *SRY*、*SOX9*、*SF1*、*WT1*、*DMRT1* 基因突变或 *DAX-1*、*WNT4* 基因复制等，后者包括先天性肾上腺增生症、雄激素合成缺陷和作用障碍、睾丸间质细胞发育不良、黄体生成素受体缺陷等。临床可见完全型 XY 性腺紊乱、睾丸退化综合征、先天性类脂性肾上腺增生、P450 氧化还原酶缺乏症、3β-羟类固醇脱氢酶缺乏症、17α-羟化酶/17,20 裂解酶缺乏症、17β-羟类固醇脱氢酶缺乏症、5α-还原酶 2 型缺陷、雄激素不敏感综合征等。

【临床表现】

基因调控贯穿性腺决定和性别分化的整个过程，且呈有序、级联的表达方式。各基因在不同靶组织、分化发育的不同阶段可能重复发挥作用，这一特征在临床症状中表现为，同一种病因的性别分化异常可有完全不同的表型或同一种表型可能是不同的病因。而同一基因不同突变方式对蛋白功能影响的差异，将使同一种病因的性别分化异常的临床表现差异极大。

1. 性染色体异常

（1）Turner 综合征：是指全部或部分体细胞中的一条 X 染色体完全或者部分缺失所致，典型临床表现为第二性征发育不全、原发性闭经、身材矮小、躯体畸形等。

（2）Klinefelter 综合征：是指由于遗传了来自父方或/和母方的额外 X 染色体所致，以睾丸曲细精管进行性玻璃样变为主要特征。典型临床表现包括睾丸硬小、高身材、男性乳房发育、性腺功能减退和不育症等。

2. 46,XX 性别分化异常　女性可有声音低沉、体毛多、肌肉发达、身材矮小、乳房不发育、原发性闭经、阴蒂肥大、阴唇阴囊化、阴道盲端等表型。

3. 46,XY 性别分化异常　男性可出现无胡须、乳房发育、阴毛稀疏、小阴茎、隐睾、会阴阴囊、尿道下裂等表型。

【辅助检查】

1. 染色体核型分析 通过外周血淋巴细胞染色体核型分析首先评估患者的染色体性别,初步判断性别紊乱的属性。对于高度怀疑性别分化异常但外周血核型正常或不一致的,可考虑对机体其他组织进行染色体核型分析。

2. 影像学检查 利用超声和磁共振显像探查性腺的位置和形状,评估患儿泌尿系统情况,还可以探查子宫和阴道情况。睾丸可出现在下降路线上任意的位置,应用超声在腹股沟、阴唇、隐囊皱褶、阴囊部位查找生殖腺很重要。腹部或盆腔的包块需警惕性腺母细胞瘤的可能性。对于尿生殖窦畸形的患儿,推荐内镜检查联合逆行造影。CT成像评估可疑先天性肾上腺增生症患者的肾上腺体积。

3. 激素测定 Turner综合征和Klinefelter综合征分别表现为雌激素和雄激素水平低下,促性腺激素(FSH和LH)水平升高。除常规性激素六项外,测定性激素合成过程中的中间产物如孕烯醇酮、17-羟孕酮、雄烯二酮、脱氢表雄酮等,有助于鉴别T合成过程何种酶缺乏。DHT和T/DHT水平有助于了解靶组织5α-还原酶2型的活性。抗米勒管激素和抑制素B是反映睾丸Sertoli细胞功能的良好指标,如果二者均测不到提示睾丸组织缺失或退化。可疑先天性肾上腺增生症患者,还需要监测ACTH和醛固酮水平。

4. 人绒毛膜促性腺激素(hCG)激发试验 3日注射法,隔日肌内注射hCG(剂量:0.5~3岁500IU/次,3~10岁1 000IU/次,10~13岁1 500IU/次),在第1次注射前和第3次注射后分别测定基础及兴奋后T、DHT值,并计算T/DHT比值。试验意义:①评估睾丸合成雄激素的功能,反映睾丸Leydig细胞分泌T的功能状况和提示功能性睾丸组织是否存在。②根据试验前后T/DHT的变化了解靶组织5α-还原酶2型的活性。结果解读:①hCG激发前、后$\Delta T>1ng/ml$为正常反应,判断为阳性;$\Delta T<1ng/ml$为低弱反应,提示可能存在原发性睾丸功能减退;激发后T完全不升高判定为阴性。②正常成人T/DHT基础值之比为8~16,5α-还原酶2型缺乏症患者可>35。

5. 性腺活检 性腺活检术并非常规推荐操作,当怀疑存在性腺发育不全、条纹性腺、卵巢及可疑性腺恶变时,超声检查不能充分展示性腺的睾丸或卵巢性质,推荐通过组织学信息明确诊断。混合型性腺发育不全进行性腺活检术时,应尽量取深部以及两级组织,以避免遗漏性腺组织成分。

6. 基因检测 临床诊断为性别分化异常的患者,推荐根据病因分类进行相关致病基因的检测。基因检测是大多数性别分化异常明确诊断的"金标准",但只有部分性别分化异常可以用基因缺陷完全解释。

【诊断与鉴别诊断】

性别分化异常的明确诊断和准确分型是咨询和治疗的基础,对于性别分配、药物干预、手术方式、手术时间、肿瘤发生率和性心理健康都至关重要。随着对该疾病认识的不断深化,基因二代测序技术的快速发展,允许对性别发育障碍的重要基因进行更全面和快速的高通量测序,一定程度上降低了性别分化异常的诊断难度。但该疾病发病机制复杂,病因众多,临床表型多种多样,其临床诊断思路仍然是工作的重点和难点。充分询问病史、体格检查、实验室检查、影像学检查以及必要时的手术探查均是诊断过程中需综合考虑的。

体格检查是性别分化异常临床诊断过程中最关键的一环,全面详细的体格检查有助于缩小病因范围。重点检查外生殖器和特殊体征,包括:①阴茎牵拉长度、阴茎体直径;②会阴处开口的数量、各开口的位置、形状和色素沉着;③阴唇融合情况;④肛门位置是否前移;⑤外生殖器男性化程度(Tanner评分或Prader分级评估);⑥外生殖器是否对称;⑦检查阴囊、阴唇和腹股沟,确定是否存在性腺;⑧血压、身高、躯干和四肢发育情况,有无颈蹼、盾状胸、多痣等特殊体征。

1. 性染色体异常-性别分化异常 染色体核型分析可初步判断性染色体异常-性别分化异常的类型。典型Turner综合征和Klinefelter综合征通过外周血淋巴细胞染色体核型分析即可做出诊断,对于外周血淋巴细胞核型分析结果正常者,但临床高度怀疑为Turner综合征和Klinefelter综合征的患者,可进一步行皮肤成纤维细胞或性腺活检组织的核型分析。对于嵌合体型(45,X/46,XY,46,XX/46,XY)患者,建议进一步影像学检查或性腺组织活检明确混合性性腺发育不良的诊断。

2. 46,XX性别分化异常 对于性腺发育异常者,推荐核型分析检测是否有*SRY*基因易位,检测是

存在 *SOX9* 基因复制和 *RSPO1* 基因突变。但目前大多数 46,XX 性腺紊乱者仍无法解释病因。检测 17 羟孕酮水平排除先天性肾上腺增生症。注意询问母亲妊娠期间有无男性化改变、是否服用雄激素类药物、患者出生后有无失盐症状。流程见图 36-1。

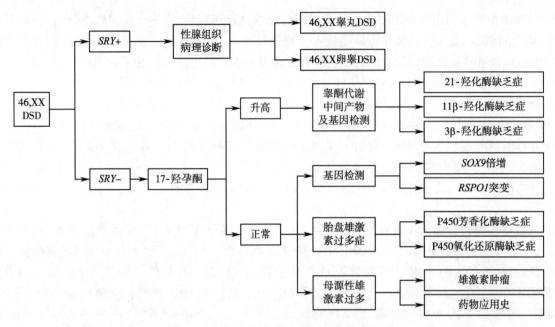

图 36-1　46,XX 性别分化异常患者的诊断流程

3. 46，XY 性别分化异常　对于性腺发育异常者,推荐进行 hCG 激发试验。根据试验前、后 T 的变化,可初步甄别体内有无睾丸或睾丸样组织、有无雄激素合成缺陷。试验前、后 T/DHT 比值的变化,对 5α-还原酶 2 型缺乏症诊断有一定辅助价值。但雄激素合成缺陷、作用障碍、5α-还原酶 2 型缺乏症、米勒管永存综合征最终都需要基因检测才能明确诊断。流程见图 36-2。

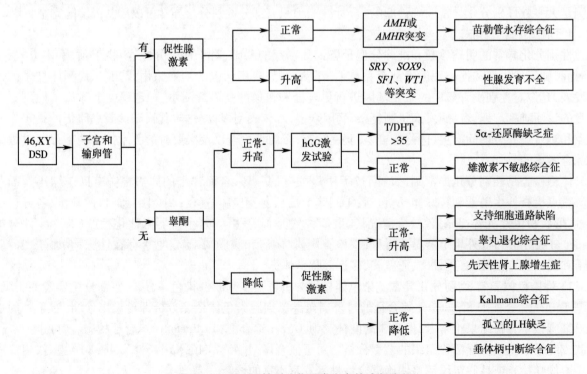

图 36-2　46,XY 性别分化异常患者的诊断流程

【治疗】

性别分化异常之前被认为是一种罕见病。随着分子和内分泌检测方面的快速进步,临床诊断率处于不断上升的趋势,性别分化异常患者的数量明显增加。性别分化异常的治疗理念也发生了巨大的变化,从最早的医生和家属主导到目前的患者积极参与医疗决策,临床问题也从仅限于生殖器手术扩展到生育可能性、肿瘤和性心理障碍的管理。

1. **多学科综合治疗** 性别分化异常更应作为一种亚急症来处理,推荐患者进行多学科综合治疗(multi-disciplinary team,MDT)。多学科小组通常包括内分泌学、儿科学、泌尿外科学、妇科学和心理学方面的专家,护士、社会学家和医学伦理学家也推荐加入小组。MDT 小组的治疗目标包括:①通过分析染色体核型、性腺性别、表型性别、激素水平和分子检测,明确性别分化异常的病因;②与患者和家属充分沟通交流,帮助其树立患者仍可能成为功能健全社会成员的理念;③与患者和家属共同参与制定决策,告知性别分化异常疾病的复杂性,即使是最优治疗方案最初可能并没有明显效果。

2. **性别分配** 性别分配是性别分化异常治疗中最为重要的一环。随着对该疾病认识的深入,性别分配的理念也发生了变化。20 世纪 70 年代起始的标准方案是“最佳性别”方法,强调生殖器外观和分配性别的一致性,达到稳定的性别认同和良好的心理结果。最佳性别方法建议根据最好的性功能和生殖预后来尽早进行性别分配,分配后尽快进行性别相一致的生殖器手术。在最佳性别方法主导的时代,决策者往往是医生和家庭,患者参与方案选择的机会很少,随着疾病认识的加深,该方法受到了越来越多的挑战。一方面,对于 17β-羟类固醇脱氢酶缺乏症、5α-还原酶缺乏症、*SF1* 基因突变的部分性腺发育不全和部分雄激素不敏感的 4 类患儿,家属在其出生后根据外生殖器可能按女性抚养,但患者在青春期年龄时均可能出现自发男性化,性别认同和伴侣选择也可能出现变化。另一方面,越来越多的研究显示不仅染色体核型可影响性别行为,性激素和社会心理因素同样对人类性别行为产生显著影响。性激素尤其是雄激素,在产前、微小青春期和青春期的暴露均可引起明显且持久的性别行为差异。而随着社会的进步和包容性的提高,间性性别也得到了更多人的认可,这将影响临床医生、患者家属对性别的选择。因此,目前推荐的性别分配需根据优势性腺、外生殖器发育情况、性腺恶变可能、患者意愿、心理性别、父母的观点和社会文化环境等多方面因素综合考虑,强调性别决定后仍有再改变的可能,避免过早进行不可逆的性腺切除及外生殖器手术。

3. **手术治疗**

(1)整形手术:与既往尽早进行外生殖器整形手术的观点不同,新的共识强调患者的选择权,外科医生需要和患者及家属充分沟通手术的后果。阴蒂手术应该在严重的情况下才被考虑,阴蒂切除术已被阴蒂成形术取代,阴蒂是一种性兴奋器官,保留阴蒂头可以改善患者以后性生活的质量。青春期前不进行阴道成形术。作为男性抚养的性别分化异常患者,可能需要进行阴茎尿道成形术。

(2)性腺切除手术:腹腔内或发育不全的睾丸有发生生殖细胞肿瘤的风险。因此,对于性腺发育不全、存在 Y 染色体物质的条纹性腺、性腺分泌激素有反向作用、患者依从性差或主动要求切除性腺、出现生殖细胞肿瘤等情况时,需要切除性腺。而对于功能良好的腹腔内性腺建议移出腹腔,最好可以降至阴囊内,便于监测恶变。完全型雄激素受体不敏感的性腺恶变风险极低,可在青春期后延迟切除此类患儿的性腺,以促进患者的乳房发育。

4. **药物治疗**

(1)糖皮质激素:对于先天性肾上腺增生症患者,补充糖皮质激素可以预防肾上腺危象和抑制高雄激素血症,尽可能恢复正常生长发育的轨迹,延缓骨骼过快成熟和改善最终成人身高,改善远期生殖健康。糖皮质激素是基础用药,通常需要终生替代治疗。处于生长发育期的患者,为减轻生长抑制,建议使用氢化可的松;达到成年升高的患者,可以应用半衰期较长的泼尼松或地塞米松,改善患者的依从性。糖皮质激素替代遵照个体化原则,结合年龄和体重设定方案,监测糖皮质激素替代过量和雄激素正常化不足的征象,尽可能使用最低有效替代剂量。

(2)盐皮质激素:对于失盐型先天性肾上腺增生症患儿,建议加用盐皮质激素替代治疗,目前应用的是人工合成的 9α-氟氢可的松。9α-氟氢可的松具有一定糖皮质激素作用,也需要监测激素替代过量的并发症。根据年龄增长和体重变化,需要重新评估盐皮质激素代谢情况,调整药物剂量。

（3）雄激素睾酮:缺乏的患者可以应用外源性睾酮治疗,促进男性化表现。从小剂量开始,逐渐增加至生理替代剂量,模拟正常青春发育过程。

（4）雌激素:对于性腺功能减退的女性,为促进、维持第二性征和预防骨质疏松,建议补充雌激素。从最低剂量开始使用并逐渐增加至生理剂量,有子宫的性别分化异常患者可添加孕激素模拟月经周期。

（5）生长激素:Turner综合征和部分先天性肾上腺增生症患者存在身材矮小和身高低下的问题,可应用生长激素治疗。身高落后的 Turner 综合征患者应尽早启动生长激素治疗,推荐的起始治疗剂量为每天 0.15IU/kg。

5. 生育能力 之前认为不孕不育是性别分化异常的特性之一,但生殖医学技术的进步为性别分化异常患者提供了更多的希望。Klinefelter 综合征患者睾丸内仍存在局部生精灶,可产生成熟精子,显微解剖睾丸取精术的成功率高达 28%~69%。通过供卵和试管婴儿,Turner 综合征患者也有妊娠的可能性。

6. 心理治疗 性别分化异常的治疗小组中应当包括心理学专家,协助患者性别认定和再分配的决定,缓解性别认定和冲突带来的焦虑和痛苦,帮助父母应对孩子的状况,为患者提供长期的帮助。

【学科新进展】

到目前为止,大多数性别分化异常患者仍无法在分子水平找到病因。随着全外显子组和全基因组测序的实验周期和成本的下降,全外显子组和全基因组检测变得更加可行,更多的致病基因和候选基因将会被发现。临床诊断水平的进步将扩充表型和基因型的相关性,增强对性别分化异常疾病认识的深度和完整性。不断增加的患者数量将为建立多中心合作的数据库提供基础,通过分析数据库中基础和随访数据,又将为临床治疗提供更多依据。

（秦贵军）

参 考 文 献

［1］中华医学会内分泌学分会性腺学组. 特纳综合征诊治专家共识. 中华内分泌代谢杂志,2018,34(3):181-186.

［2］中华医学会小儿外科学分会泌尿外科学组. 性别发育异常中国专家诊疗共识. 中华小儿外科杂志,2019,40(4):289-297.

［3］GRAVHOLT C H,VIUFF M H,BRUN S,et al. Turner syndrome:mechanisms and management. Nat Rev Endocrinol,2019,15(10):601-614.

［4］GRAVHOLT C H,CHANG S,WALLENTIN M,et al. Klinefelter Syndrome:Integrating Genetics,Neuropsychology,and Endocrinology. Endocr Rev,2018,39(4):389-423.

［5］BERTELLONI S,RUSSO G,BARONCELLI G I. Human Chorionic Gonadotropin Test:Old Uncertainties,New Perspectives,and Value in 46,XY Disorders of Sex Development. Sex Dev,2018,12(1-3):41-49.

［6］ALANIZ V I,KOBERNIK E K,DILLMAN J,et al. Utility of Ultrasound and Magnetic Resonance Imaging in Patients with Disorders of Sex Development Who Undergo Prophylactic Gonadectomy. J Pediatr Adolesc Gynecol,2016,29(6):577-581.

［7］DONG Y,YI Y,YAO H,et al. Targeted next-generation sequencing identification of mutations in patients with disorders of sex development. BMC Med Genet,2016,17:23.

［8］CALLENS N,VAN KUYK M,VAN KUPPENVELD J H,et al. Recalled and current gender role behavior,gender identity and sexual orientation in adults with Disorders/Differences of Sex Development. Horm Behav,2016,86:8-20.

［9］HEWITT J,ZACHARIN M. Hormone replacement in disorders of sex development:Current thinking. Best Pract Res ClinEndocrinol Metab,2015,29(3):437-447.

第三十七章 Klinefelter综合征

Klinefelter 综合征亦称为先天性精曲小管发育不全综合征、先天性睾丸发育不全综合征,又称克氏综合征,简称为克氏征。是原发性睾丸功能减退症中最常见的疾病,也是引起男性不育最常见的遗传性疾病。克氏征主要表现为性染色体数目异常引起的睾丸精曲小管发育不良及间质细胞功能减退为主的综合征。

由于克氏征临床表现轻重不一以及临床医师对疾病认识不足,目前仍有较高比例的病例未能确诊。早期诊断以及早期开始雄激素替代治疗能够在很大程度上改善克氏征患者的生活质量,并能预防雄激素缺乏可能产生的严重不良后果。虽然替代治疗能够改善患者雄激素缺乏的症状,但对不育无作用。随着近年来睾丸精子抽提术(TESE)、卵胞浆内单精子注射术(ICSI)的开展,即便患者精液中无精子,也可获得生育的机会。值得注意的是,克氏征患者精子的性染色体多倍体和常染色体非整倍体的发生率较健康人群高,染色体异常有可能遗传给后代。针对克氏征患者夫妇的遗传咨询,包括精子植入前和产前的遗传评估,是必不可少的。

【流行病学】

1942 年 Klinefelter H 和 Albright F 首次报道了以乳腺增生、少精症和卵泡刺激素升高为主要表现的 9 名男性患者,并将其命名为 Klinefelter 综合征。克氏征在男性新生儿中的发生率为 1∶660,总体人群患病率为 0.1%~0.2%,在男性不育患者中占近 3.1%。据丹麦国家登记处 2003 年报道,克氏征中约 10% 的病例在产前确诊,26% 的病例在儿童期或成人期因性腺功能减退、男性乳房发育或不育确诊,而其余 64% 的患者未被确诊,提示漏诊率较高。

克氏征患者的期望寿命较健康人缩短,但两者只相差 2.1 年(克氏征的平均期望寿命是 71.4 岁)。虽然雄激素缺乏不会影响寿命,长期雄激素缺乏甚至可降低缺血性心脏病、前列腺癌的死亡率,但其他类型的心血管(如脑血管、外周血管)疾病、深静脉血栓、肺栓塞、髋关节骨折和其他肿瘤(如肺癌、乳腺癌、非霍奇金淋巴瘤)的死亡率增高。

【病因】

克氏征的病因是性染色体异常,即患者具有两条或两条以上 X 染色体,包括标准核型、变异型等。

克氏征染色体数目异常主要是由于生殖细胞发育时,减数分裂性染色体不分离或合子有丝分裂性染色体不分离导致,减数分裂不分离为 47,XXY 形成的主要原因。另外,常染色体的非整倍体在克氏征中也较常见。目前认为,导致染色体异常的主要致病原因与父母生育时高龄有关,遗传因素对性染色体不分离可能也发挥重要作用,而放射照射和病毒感染等是否有致病作用,目前尚不确定。

【发病机制】

1. 正常减数分裂的特点 减数分裂是有性生殖过程中生殖细胞的特殊分裂形式,由 2 次分裂组成,分别称为第一次减数分裂(MⅠ)和第 2 次减数分裂(MⅡ),染色体数目减半以及遗传物质的交换均发生于 M I 。生殖细胞,即精子和卵子,分别在男性的睾丸和女性的卵巢经过减数分裂逐渐发育成熟,成为单倍体细胞,为精卵结合、染色体恢复二倍体核型做好了准备。

精子发生在生精上皮经历精原细胞的增殖、精母细胞的减数分裂和精子生成 3 个阶段。精原细胞经过数次分裂后,分化为初级精母细胞。初级精母细胞的核型为 46,XY,经过 DNA 复制后(4nDNA),经历 M I ,形成 2 个次级精母细胞。次级精母细胞核型为 23,X 或 23,Y(2nDNA),次级精母细胞不进行 DNA 复制,迅速经历 M II ,产生两个精子细胞,核型为 23,X 或 23,Y(1nDNA)。经过 2 次减数分裂,生殖细胞染色体数目减少一半。精子细胞不再分裂,经过复杂的变形逐渐转变为蝌蚪状的精子,称为精子形成。

卵原细胞在胚胎时期分裂分化成初级卵母细胞,在排卵前 36~48 小时,初级卵母细胞经历 M I ,形成次级卵母细胞和第一极体,紧接着次级卵母细胞迅速进入 M II 并停留在分裂中期,成熟卵泡破裂后次级卵母细胞从卵巢排出,受精后经历 M II ,形成一个单倍体(23,X)的成熟卵细胞和一个第二极体。

2. 克氏征细胞分裂的特点　在常染色体三体综合征中,父源的染色体不分离仅占总病例数的约 10%;但在性染色体非整倍体疾病中,父源的性染色体不分离所占比例更大。经对 47,XXY 核型深入研究发现,约一半 47,XXY 核型克氏征的发生是由于父源的性染色体不分离所导致。

母源或父源的 XXY 核型克氏征的发生机制有很大不同。母源的 XXY 核型可由 M I 或 M II 不分离导致,也可由受精卵发育过程中早期有丝分裂不分离导致。M I 不分离是母源染色体不分离最常见的原因。正相反,父源的 XXY 核型只可由 M I 不分离导致,因为 M II 或受精卵有丝分裂早期的错误会导致 47,XXX 或 47,XYY 产生,而非 47,XXY 。

父亲的年龄与这些 47,XXY 细胞的发生之间具有复杂的关系。有报道发现,若一位父亲生育了一名染色体三体的儿童,则他的精子为非整倍体的发生率随年龄的增长而上升。对于母源不分离产生的病例,也有报道称其发生率与母亲的年龄有关,母亲的年龄会导致卵子双线期的延长。但这种影响仅局限于第 1 次减数分裂不分离,而第 2 次减数分裂不分离与母亲的年龄无关。但也有研究得出截然相反的结论,即患儿父母年龄的增长与染色体不分离的发生无关。

【分子病因学】

据报道,克氏征中 X 染色体的数量愈多,睾丸精曲小管玻璃样变性、间质增生纤维化愈严重,智力发育亦愈受累。亦有推论,X 染色体可能通过控制细胞雄激素受体的数量而影响男性生殖器官。雄激素受体具有 CAG 重复序列[(CAG)n]多态性,(CAG)n 长度是影响克氏征临床表现多样性的唯一遗传性因素。(CAG)n 等位基因存在明显的失活偏移效应:较短的等位基因优先失活;短(CAG)n 的患者较长(CAG)n 患者的人际关系更为稳定;(CAG)n 的长度与身高、男性乳房发育呈正相关,与阴茎长度、早期雄激素活性呈负相关。雄激素受体(CAG)n 长度对早期睾丸功能衰竭的启动,低血睾酮水平起重要作用。

【病理表现】

睾丸的组织学改变随年龄增长而进行性加重,并且具有促性腺激素依赖性。

婴儿期睾丸无异常或仅表现为精原细胞数目减少,随后精原细胞开始丧失并进行性加重。成人期睾丸的精曲小管逐渐表现为广泛的透明变性和纤维化,管周的弹性纤维阙如或明显减少,睾丸间质 Leydig 细胞呈假瘤样增生,缺少或严重缺乏精子生成。随后,睾丸发育逐渐停滞,触之小而坚实。到老年期,精曲小管的纤维化更加明显,最终难以辨认形态。

【临床表现】

1. 概述　克氏征最重要的临床特点为小而质韧的睾丸和雄激素缺乏症的不同表现。患者因就诊年龄不一,伴有不同的其他临床表现。

(1)不育(无精症或少精症)。

(2)小而坚实的睾丸。

(3)高促性腺激素性性腺功能减退。

(4)男性乳房发育。

(5)身材瘦长,上部量小于下部量。

(6)骨质疏松(青年或中年患者)。

（7）肌肉运动迟缓或功能不全。

（8）言语、语言困难。

（9）注意力不集中。

（10）学习能力低。

（11）诵读困难或阅读不能。

（12）心理社会问题或行为异常。

青春期前，患者可能只表现为个别孤立的体征。例如，睾丸容积较正常略小、隐睾或不成比例的下肢长度增加。性发育在青春期早期可以正常，即存在正常青春期的启动和正常的垂体-性腺轴功能，此时患者性腺功能减退的体征较难与正常青春期前的儿童区分。

患者在青春期中后期的临床特点为小而质韧的睾丸和不同程度的雄激素缺乏的表现。据一项国外回顾性研究报道，克氏征患者 B 超检测双侧睾丸的平均容积为 5.5ml，其中 63% 的患者有性腺功能减退的表现（定义为睾酮浓度低于 12nmol/L）。

克氏征患者精液精子的平均密度为 0.1 百万个/ml，无精症患病率高达 92%，导致不育。青春期生殖细胞移行到原始非整倍体睾丸组织后开始逐渐死亡，而正常情况下生殖细胞应在此增殖，生殖细胞的大量死亡导致严重的精子发生缺陷。

青春期，克氏征患者开始特征性的骨骼发育，一般能达到人群平均身高或更高，高身材与下肢长度增加有关，在青春期前出现下肢长度增加说明它并非继发于雄激素缺乏，很有可能与染色体异常有关。克氏征与经典无睾症高大的身材相比，前者的指距很少超过身高。患者双侧肩峰的距离变窄，可能与血清睾酮偏低有关。近一半患者此时有不同程度的无痛性双侧乳房发育。据报道，Klinefelter 综合征患者乳腺癌的患病率为正常男性的 20 倍。

25 岁以后，约 70% 的患者出现性欲和性能力的进行性下降，仅有约 15% 的患者存在正常的胡须生长。雄激素缺乏可导致骨质疏松、肌力下降。近 1/3 的患者常伴有静脉曲张、静脉回流障碍导致的溃疡、血栓栓塞疾病的表现。性腺功能减退患者血栓栓塞风险的增高与雄激素缺乏导致的血浆纤维蛋白原减少有关，因此，睾酮替代治疗有利于纤溶酶原的作用。患者还可有肥胖、糖耐量减退、糖尿病的表现，且糖尿病导致的死亡风险明显增高。

克氏征患者易发生生殖腺外的恶性生殖细胞肿瘤（如纵隔恶性非精原细胞瘤和中枢神经系统生殖细胞瘤），患者发病年龄早，常<30 岁，肿瘤分泌的 hCG 可导致性早熟。另外，白血病、淋巴瘤等血液系统恶性疾病的发病率也增高。

患者认知方面的异常并非智力水平的整体下降，而是特殊领域的缺陷，尤其是语言和执行能力（包括概念形成、解决问题、任务切换、反应速度和计划能力）。患者精神错乱、犯罪行为、智力发育迟缓的风险增高。根据 1999 年报道的一项克氏征的前瞻性追踪研究（该研究在出生时即确诊并随访至成人期），几乎所有的患儿都存在大量身心健康问题或社会问题。

2. **核型分类及临床特点**　克氏征染色体核型种类较多，根据不同的核型，有不同的临床特点。

（1）标准核型：克氏征的标准核型为 47,XXY，男性表型，约占克氏征的 80%。患者身材一般高于同龄人（平均终身高约为 175cm），上部量小于下部量，指距小于身高。肌肉发育欠佳，体毛、胡须、阴毛稀少，常伴男性乳房发育。睾丸小，容积<4ml 或长径<2cm。智力轻度低下，主要为语言和学习能力缺陷。患者可伴有多种精神症状，甚至癫痫样发作。

（2）变异型：克氏征染色体的变异型包括 46,XY/47,XXY 嵌合型以及具有多条 X 和 Y 染色体的核型（如 48,XXYY、48,XXXY 等）。此型的发病率仅次于标准核型，约占克氏征的 20%。

嵌合型患者的临床表现与累及的细胞数目及其所在组织有关，由于正常的细胞系可在一定程度上影响 47,XXY 的细胞系，故患者临床表现较轻，其睾丸容积可以正常，雄激素缺乏的症状也较轻，乳房发育与无精症的发病率也较低。

多 X 或 Y 染色体的克氏征患者，随着染色体数目的增多，患者的临床表现随之增多，患者体细胞异常的频率也增高，更易发生智力发育落后和其他发育异常，如桡骨骨性结合、腭裂等畸形。

（3）46,XX 男性：男性表型，具有男性心理倾向。临床表现，内分泌改变与 47,XXY 相似，故有人将 46,XX 男性归为克氏征的一种，但其发病机制与克氏征的性染色体不分离不完全相同，故也有主张将其归类于克氏征之外。约 10% 的 46,XX 男性患者有尿道下裂，身高较标准核型矮，但比正常女性高（平均终身高约为 168cm），上下部量、臂展与身高的比例正常，智力发育正常，约 1/3 的患者出现乳房发育。

【辅助检查】

1. 激素测定　患者青春期前的 LH（黄体生成素）、FSH（卵泡刺激素）、T（睾酮）的基础水平以及 LH 对 GnRH 兴奋试验的反应与同龄儿童相比无差异。青春期开始后，患者 T 开始升高。15 岁左右，由于 Leydig 细胞出现功能障碍，T 开始逐渐下降，约 80% 标准核型患者成人期 T 低于正常水平。患者血清性激素结合球蛋白（SHBG）水平较高，并导致具有生物学活性的游离睾酮进一步降低。随着 Leydig 细胞功能障碍和 T 水平的下降，患者 LH 和 FSH 水平升高，此时 GnRH 兴奋试验可将促激素反应增强。FSH 能更好地反映精曲小管病损的程度，特异性较高。由于 LH 水平增高，患者雄激素敏感度指数（LH 浓度×睾酮浓度）也增高。患者雌激素的水平正常或升高。患者 B 抑质素的水平在青春期前常处于正常水平，但青春期后期由于所有的生殖细胞和大多数 Sertoli 细胞的丧失，B 抑质素水平显著下降。

患者可伴有甲状腺功能异常，TRH 兴奋试验的反应减低，但一般无甲状腺功能减退的临床表现。约 20% 的患者伴有糖耐量减低，8% 的患者有糖尿病。

2. 巴尔小体筛查　颊黏膜拭子分析性染色质巴尔小体可成为快速、可靠的筛查手段，该分析手段具有较高的敏感性（82%）和特异性（95%），但不能代替染色体核型分析。

3. 染色体核型分析　血淋巴细胞的染色体核型分析可明确诊断。罕见外周血淋巴细胞结果为正常或为标准核型，但睾丸组织为嵌合型，进一步皮肤成纤维细胞或睾丸活检组织的核型分析可明确。

4. 睾丸 B 超　睾丸容积可通过触诊与睾丸测量计（Prader 睾丸测量计）比较获得，准确的容积可通过睾丸 B 超确定。

5. 精液分析　几乎所有 47,XXY 核型患者的精液分析结果都为无精症，但也有罕见的病例报道克氏征患者可自行生育。部分患者睾丸组织内残余的精子生成区可有正常的精子产生，据报道仍有 8.4% 的患者在精液中可观察到精子。

6. 睾丸活检　显示典型的精曲小管玻璃样变性、精原细胞丧失、睾丸间质 Leydig 细胞假瘤样增生。睾丸活检可行睾丸组织染色体核型分析，并可寻找睾丸组织中残余的精子生成区，行睾丸精子抽提术（TESE）。

7. 产前诊断　辅助生殖术后患者子代染色体数目异常，特别是 21、18、13 三体综合征、克氏征的发生率较高，产前诊断可明确胎儿的染色体核型。传统产前的诊断方法是对经羊膜腔穿刺获得的羊水细胞或绒毛抽吸获得的绒毛细胞进行培养，费时费力。随着分子诊断学技术的进步，染色体特异性 DNA 探针的荧光原位杂交技术（FISH）和使用染色体特异性短重复序列标记物的实时荧光定量聚合酶链反应技术（FQ-PCR），这两种技术统称为快速检测染色体异常技术（rapid aneuploidy detection，RAD），可在 1~2 天内予以诊断，并已为许多大规模的临床研究所应用。但与核型分析不同的是，这些技术只用于特异的染色体数目异常（21、18、13 号常染色体和 X、Y 性染色体异常）的检出。

8. INSL3　胰岛素样因子 3（insulin-like factor3，INSL3）是 Leydig 细胞分泌的特异性激素以及男性青春期发育的新标志物，它的合成和分泌受 LH 调节。据报道，血 INSL3 在青春期发育不同阶段的参考值分别是青春期发育启动时从（0.06±0.01）ng/ml 增至 Tanner Ⅱ 期的（0.32±0.16）ng/ml，成年期（13~14 岁）为 ≥0.55ng/ml。克氏征患者的血 INSL 水平青春期启动时升高，但青春期中期开始下降。

【诊断】

1. 患者由于青春期前缺乏特异的临床表现，且青春期早期有正常青春期启动，故往往未能及早诊断。多数患者由于青春期后期性腺发育减退或婚后不育就诊。一旦经有经验的医生诊治，其诊断率较高。据国外报道，约 28% 的患者是通过染色体核型分析确诊。根据大体特点和临床表现，睾丸容积是评估患者是否为克氏征患者最敏感的指标，任何检测手段发现睾丸容积<4ml 都应考虑此疾病的诊断，但因男性性腺不像女性性腺的常规体检项目，大多数男性一生未行性腺检查，导致低诊断率。

2. **诊断依据**　①睾丸小,少精症或无精症,血清睾酮降低或正常;②促性腺激素升高;③GnRH兴奋试验提示促性腺激素过度反应,hCG兴奋试验睾酮无反应;④染色体核型为47,XXY或其他变异型。

【鉴别诊断】

本病应与低促性腺激素性性腺功能减退症鉴别,后者也具有睾丸小、血清睾酮明显减低的特点,但低LH、FSH及染色体核型分析可予以鉴别。本病患者的体征与类无睾症患者相似,但后者臂展大于身高,促性腺激素水平正常,进一步检查可能找到异位的性腺组织。

【治疗】

1. **雄激素替代治疗**　当患者血清睾酮水平低于正常时,即可开始雄激素替代治疗,2006年雄激素替代治疗指南推荐,根据多次检测晨起血清总睾酮或SHBG、游离睾酮的结果来明确低血清睾酮水平。治疗目标为血睾酮达到正常中等水平。替代治疗应该尽早开始并持续终身,以避免出现雄激素缺乏的症状和后遗症。

克氏征的早诊断、早治疗可以明显地改善患者的生活质量,并避免严重的并发症。促进、维持男性化特征,改善性功能,增加肌肉的体积和力量、骨密度、体毛,并对情绪和行为的控制具有积极作用。替代治疗还可以提高意识性思考能力和自我尊重程度,减轻疲劳感和易激惹。性腺功能减退导致的轻度贫血也可通过替代治疗得到改善。合并慢性稳定型心绞痛和慢性心功能不全的类无睾症和性腺功能减退患者,替代治疗对其心血管系统具有有益的作用。

雄激素替代治疗的禁忌证:①伴乳腺癌或前列腺癌;②前列腺可触及结节或质地坚硬,或前列腺特异性抗原PSA>3ng/ml而未行进一步泌尿外科检查;③红细胞增多症(血细胞比容>50%);④高黏滞综合征;⑤未经治疗的睡眠呼吸阻塞综合征;⑥严重下尿路症状,国际前列腺症状评分(IPSS)>19;⑦NYHA心功能分级Ⅲ~Ⅳ级。

目前国外睾酮制剂包括肌内注射剂(庚酸睾酮和环戊烷丙酸睾酮)、口服十一酸睾酮、睾酮含剂、皮下睾酮埋置剂和经皮吸收剂。2004年美国获得批准的长效十一酸睾酮可间隔3个月注射1次,尤其适用于年轻患者。

国内制剂包括肌内注射制剂和口服制剂。庚酸睾酮、十一酸睾酮肌内注射每次200~250mg,每2~4周注射1次。注射期间血睾酮水平升至正常较快,但血LH下降需要较长时间,FSH则不能降至正常。十一酸睾酮疗程为4个月,停药后应再观察4个月。频繁地肌内注射药物可导致药物吸收不良,不宜长期使用。十一酸睾酮、安特儿等口服制剂,口服后经淋巴系统吸收,不通过肝脏代谢,适用于长期服用。起始剂量120~160mg/d,连续使用2~3周,之后改为维持剂量40~120mg/d,可分早、晚2次,餐时或餐后服用。治疗过程中,如出现痛性阴茎勃起、水钠潴留、高血压等不良反应,应减少剂量。其他口服的甲睾酮通过肝脏代谢,疗效不稳定,长期服用易导致肝损伤、肝脏肿瘤。

2. **生育**　克氏征患者精子发生的比率很低,报道的自然生育病例非常罕见,而雄激素替代治疗对患者的生育能力无任何改变。随着现代辅助生殖技术的开展,克氏征的不育已被攻克。据报道,睾丸容积、基础睾酮浓度、睾酮对hCG兴奋试验的反应都是预测患者生育可能性的指标。

(1) 卵胞浆内单精子注射术(ICSI):在开展ICSI前,克氏征患者的生育前景基本无望,ICSI让患者获得了生育的机会。即使患者精液中无精子,只要睾丸中存在残余的精子生成区,即有机会生育。睾丸活检来源的精子、精液,行ICSI技术都可成功生育。

某些患者接受人绒毛膜促性腺激素(hCG)注射后血清睾酮水平有一定提高,意味着这些患者尚存在部分睾丸组织功能。因此,有人建议这些患者应在TESE前行hCG治疗促进部分睾丸功能的恢复,但该方法尚未经对照研究确认。

(2) TESE技术:通过TESE技术寻找潜在精子发生的较厚的精曲小管,获得具有生育能力的精子,进而进行ICSI以实现生育的可能性。目前常用的TESE技术包括普通外科TESE和显微外科TESE,Giovanni Corona进行的Meta分析结果显示两种TESE技术精子提取率无显著差异(43% vs 45%),且不受年龄、睾丸容积、睾酮水平、促性腺激素水平等影响。

（3）冷冻技术：克氏征患者精子有以下3个特点。①约50%患者从睾丸组织中可获得精子；②少数患者精液中可存在精子；③患者出生时存在精子发生，但青春期早期生精上皮开始丧失。因此，有学者提出可在青春期早期进行冷冻技术保存精液样本或保留少量的精子细胞，为这些年轻患者保留未来生育的机会。然而，S. Franik对开展TESE技术的76项临床研究进行分析，发现16岁以下克氏征患者接受TESE术的精子提取率显著低于16~30岁的克氏征患者（0~20% vs 40%~70%），因此，不推荐青少年时期的克氏征患者进行TESE技术。学者Robert Oates建议克氏征患者接受TESE技术应该在患者及配偶接受遗传学咨询并充分做好生育心理准备后完成。

（4）生育技术对子代的影响：大多数患者精子染色体正常的比例较高，故他们通过TESE/ICSI技术生育的婴儿染色体核型正常。但其异常性染色体发生的概率远高于正常人群，嵌合型性染色体超倍体的发生率为0.9%~2.5%，标准核型的发生率为2.5%~21.6%。另外，对于标准核型克氏征患者，精子常染色体非整倍体的发生率显著高于正常男性。迄今为止，克氏征患者精子的染色体遗传不平衡的高发生率有2种可能的解释：①47，XXY的精子在减数分裂过程中产生了超倍体的精子；②因为存在正常的XY生殖细胞，47，XXY患者精子很少发生突破点修复，但由于复杂的睾丸环境，这些细胞可发生异常的减数分裂。

3. **男性乳腺发育**　男性乳腺发育不会因为雄激素替代治疗而消退。口服他莫昔芬（tamoxifen）10mg，每天3次，可使乳腺明显缩小。他莫昔芬是雌激素受体拮抗药，其作用机制被认为主要是与雌激素竞争下丘脑细胞浆内的雌激素受体。若患者心理负担较重，可由有经验的外科医师行乳腺整形术。此外，由于本病乳腺组织恶变的概率较正常人高，故有人主张尽早手术。

4. **病友互助组织**　国外建议鼓励患者参加克氏征病友互助组织，例如英国克氏征协会（UK Klinefelter Association）、美国克氏征组织（US Klinefelter Organization）、德国克氏征协会（Deutsche Klinefelter Syndrom Vereinigung）。中国目前尚无类似的官方组织。

5. **遗传咨询**　所有严重不育症的男性患者都需借助ICSI技术来满足生育要求，因此，应向每对患者夫妇解释该技术可能带来的遗传风险。对孕胚活检行植入前遗传学诊断术可作为选择孕胚的有效手段。植入前遗传学诊断术发现，克氏征患者夫妇正常孕胚的比率较对照组低，子代性染色体、常染色体异常的比例升高。通过植入前遗传学诊断，可以预防植入异常的孕胚、预防自发性流产。因此，建议所有克氏征患者都进行遗传学咨询，遗传学部门与生育中心保持紧密联系对患者具有很重要的意义，可给患者提供疾病的遗传学信息和后代患病风险的信息。

【总结】

过去由于克氏征临床表现轻重不一，临床医师认识不足，患者就诊率低，故该疾病的确诊率较低。随着辅助生殖技术的进步，更多的患者因不育得到确诊，同时也由于该技术的广泛应用，克氏征存在向后代遗传的可能。因此，临床医师，特别是内分泌科的高级医师，应在临床实践过程中提高对克氏征的诊断意识，缩短患者确诊的时间，避免由于性激素替代治疗不及时导致的并发症、后遗症，避免因精子丧失殆尽而错失生育机会。并应积极推动克氏征的早期诊断和筛查技术，规范替代疗法，选择适当的辅助生殖手段，同时提供遗传学咨询，使我国克氏征患者能够得到早期诊断和正确治疗。

最后需指出，克氏征往往牵涉到内分泌科、泌尿外科、生殖中心、精神心理科、儿科等多个医学学科。因此，要提高诊断治疗水平，根据患者的年龄治疗期面临的重点问题，就必须多学科合作，成立以内分泌科为主的综合性诊治中心，建立综合诊疗模式。

（王桂侠）

参 考 文 献

［1］SHLOMO MELMED，KENNETH S. POLONSKY，P. REED LARSEN，et al. Williams Textbook of Endocrinology. 13th ed. Amsterdem：ELSEVIER. 2015.

［2］M. BONOMI，V. ROCHIRA，D. PASQUALI，et al. Klinefelter syndrome（KS）：genetics，clinical phenotype and hypogonadism. J Endocrinol Invest，2017，40：123-134.

［3］ KOJI SHIRAISHI,HIDEYASU MATSUYAMA. Klinefelter syndrome:From pediatrics to geriatrics. Reprod Med Biol,2019,18: 140-150.

［4］ CLAUS H. GRAVHOLT,SIMON CHANG,MIKKEL WALLENTIN,et al. Klinefelter Syndrome:Integrating Genetics,Neuropsychology,and Endocrinology. Endocrine Reviews,2018,39:389-423.

［5］ SHANLEE DAVIS, SUSAN HOWELL, REBECCA WILSON, et al. Advaces in the interdisciplinary care of children with Klinefelter syndrome. Adv Pediatr,2016,63(1):15-46.

［6］ Oates R. Adolescent Klinefelter syndrome:is there an advantage to testis tissue harvesting or not? F1000 Research,2018, 5:1595.

［7］ BEARELLY P,OATES R. Recent advances in managing and understanding Klinefelter syndrome F1000 Research 2019, 8:112.

［8］ S. FRANIK,Y. HOEIJMAKERS,K. D'HAUWERS,et al. Klinefelter syndrome and fertility:sperm preservation should not be offered to children with Klinfelter syndrome. Human Reproduction,2016,31:1952-1959.

［9］ GIOVANNI CORONA, ALESSANDRO PIZZOCARO, FABIO LANFRANCO, et al. Sperm recovery and ICSI outcomes in Klinefelter syndrome:a systematic review and meta-analysis. Human Reproduction Update,2017,23:265-275.

第三十八章 Turner综合征

Turner综合征(Turner syndrome,TS),即特纳综合征,又称为先天性卵巢发育不全综合征,是由于X染色体部分或完全缺失以及结构异常所致的一种疾病。TS是女性最为常见的染色体异常性疾病,国外资料显示其在活产女婴中发病率约为1/4 000~1/2 000,国内尚缺乏相关数据。经典TS的染色体核型为45,X,临床表现包括身材矮小、原发性闭经、第二性征发育不全以及小下颌、高腭弓、颈蹼、盾状胸、肘外翻等躯体畸形和先天性内脏发育畸形等。

早在1768年,西方医学家就已经关注到一些具有身材矮小并伴有性腺发育不全、肘外翻及颈蹼等躯体畸形的女性。直到1930年,由Ullrich首次报道。1938年,美国内分泌学家Henty Turner详细描述并总结了7例具有女性表型,伴有原发性闭经、性发育不良、颈蹼、肘外翻和身材矮小等特殊表现的病例,并提出可采用雌激素治疗,故该病又称为Ullrich-Turner综合征。1959年,Frod对罹患该综合征的患者进行染色体检查,首次证实其核型为45,X。TS是第一个被描述的性染色体异常所致的综合征,随着研究不断深入,更多异常染色体核型(包括数目和结构的异常)被发现,更多基因组、表观基因组及转录机制被探索。迄今研究显示TS的遗传学特征非常复杂,因此其诊断和治疗仍面临诸多挑战。

TS是女性最为常见的染色体异常性疾病,也是人类出生后唯一能够存活的完全单体疾病。所有女性胎儿中TS约占3%,约99%核型为45,X的胎儿在母亲孕早期或中期自然流产,仅有1%能够存活。研究还发现自发性流产的死胎中,约10%染色体核型为45,X。活产TS患者在生长发育过程中将面临诸多问题,如身材矮小、第二性征不发育、原发性闭经以及躯体畸形等均严重影响其社会适应能力;而一些重度心脏畸形如主动脉根部扩张、主动脉瘤及夹层等,还可能严重威胁患者生命。

因此,对于Turner综合征,应当尽可能早期诊断,如产前检查时应对存在发育畸形的胎儿通过绒毛膜活检和羊水穿刺进行染色体检查。从新生儿期到成年后,都需要在多学科协作下进行严密观察和合理治疗,以改善患者生活质量和远期预后。

【发病机制】

TS的遗传学机制研究从X染色体逐步深入至表观遗传学、RNA、蛋白质水平,目前研究主要围绕核型异常、广泛低甲基化、RNA差异化表达、差异蛋白质之间的相互作用等方面,并取得了一定进展。

女性卵巢的正常发育及其功能依赖于两条正常X染色体的存在。当X染色体出现数目或结构异常时,患者身高和性腺发育受到影响,出现相应的临床症状和体征。TS的发生是由于在细胞减数分裂或有丝分裂时完全或部分丢失一条X染色体,X染色体的短臂和长臂上均有与性腺发育和身高发育相关的基因,其表型与X染色体缺失的数目和结构异常程度相关,即临床表现主要取决于遗传物质的丢失量。Turner综合征中10%~20%为嵌合体核型,包括46,XX/45,X、47,XXX/45,X、47,XXX/46,XX/45,X,以及存在染色体结构异常的嵌合体45,X/46,X,i(Xq)、45,X/46,X,r(x)等。嵌合体核型的临床表现与45,X型可相似也可不同。因此,临床高度怀疑是TS时,即使外周血染色体核型分析正常,仍需进行第二种组织如皮肤成纤维细胞或颊黏膜细胞的染色体核型分析。

研究业已证实与 TS 表型密切相关的基因是编码矮小同源盒蛋白（short-stature homeobox-containing，*SHOX*）基因，其位于 X 和 Y 染色体的假常染色体区域 1，有 7 个外显子。*SHOX* 表达减少与 TS 的部分生长缺陷有关，*SHOX* 单倍体功能不全则通常与脊柱侧弯、小下颌、高腭弓、腕部马德隆畸形（Madelung 畸形）和短腿（坐高正常）有关。X 染色体数目或结构异常可导致 *SHOX* 基因、致淋巴发育不良基因和致卵巢发育不良基因的单倍体缺失，从而产生矮小、特殊骨骼畸形、淋巴性水肿、颈蹼及卵巢发育不良等临床表现。

表观遗传学方面，TS 患者表现为广泛的低甲基化。逃逸基因是能够逃避 X 染色体失活的基因，由于 45,X 女性只有一个 X 染色体，逃逸基因被视为解释 TS 部分表型的可能候选基因。其中 *RPS4X* 和 *JPX*，以及其他 X 染色体基因（*CD40LG* 和 *KDM5C*）在 TS 患者中存在差异化表达。*KDM5C* 可能与 TS 的不同神经认知特征有关。*RPS4X*（编码核糖体蛋白 S4）已在 TS 被发现基因产物参与多蛋白复合物且具有剂量敏感性。*JPX*（编码非蛋白质编码 RNA）可通过激活 *XIST*（X 失活的特异性转录本）参与 X 染色体失活，故被认为是 X 染色体失活的 RNA 开关。*KDM6A*（编码组蛋白去甲基化酶）具有已知的旁系同源 Y，这对于重建多能性和生殖细胞的发育非常重要。*KDM6A* 还被发现与先天性心血管畸形（如主动脉缩窄、室间隔缺损、房间隔缺损）有关，还可能与 TS 的性腺发育不全有关。*IL3RA* 被推测可能与 TS 中自身免疫病的风险增加有关。*CSF2RA* 可能与 45,X 核型胎儿的自然流产风险显著增加有关。

随着表观遗传学研究的深入，基因组学时代的思维方式已经从专注于缺失 X 染色体上的单个基因转移到关注基因组、表观基因组和转录组上更细微、普遍的变化，以解释 TS 的表型变化。已确认和可能有关的遗传学机制见表 38-1。

表 38-1　Turmer 综合征的遗传学机制

分类	机制
X 染色体	X 染色体失活偏移
	SHOX 基因表达不足
	亲本来源
	TIMP1
	TIMP2
	KDM6A
	KDM5C
	RPS4X
	CSF2RA
	其他基因
蛋白质	差异蛋白质相互作用
	其他不明机制
RNA	广泛差异化表达
	差异非编码 RNA 表达
	其他不明机制
表观遗传学	广泛低甲基化
	其他不明机制

【临床表现】

TS 临床表现存在明显的异质性，典型者表现为身材矮小、性腺发育不全、淋巴水肿和躯体内脏畸形等，不典型者仅有终身高略矮及卵巢功能早衰等，见图 38-1。

1. **身材矮小**　所有 45,X、绝大多数（96%）嵌合体核型及 X 染色体结构异常的患者均存在身材矮小，部分（4%）嵌合体核型如 45,X/46,XX，身高受影响相对较轻，尤其是部分遗传靶身高较高者，终身高亦可能位于参考范围。TS 患者生长迟缓始于宫内，出生时身长和体重可位于参考范围低限，新生儿期生长缓慢，3 岁后更加明显，青春期无身高骤长。未经治疗者终身高较靶身高落后约 20cm，通常不超过 150cm。然而，不恰当治疗如过早应用蛋白同化激素等，将导致终身高更加落后。

2. **性腺和第二性征发育不良**　几乎所有 TS 患者都伴有高促性腺激素性性腺功能减退、原发性或继发性闭经，最终导致不孕。有研究观察到 TS 胎儿发育过程中，卵巢中卵母细胞的加速丢失已经存在。只有极少数患者能保留自发生育能力，这种表型背后的确切机制尚不清楚。

由于卵巢不发育或发育不良，多数患者不能出现正常的青春期发育，即到达青春期发育年龄后仍无乳房和其他第二性征发育，外生殖器仍处于幼稚状态，18 岁时仍无月经初潮。然而，部分（21%~50%）患者在青春期启动后可出现乳房发育，但其中大多数将自发停滞；自发性月经发生率仅有 15%~30%，只有 6% 可有规律的月经周期；2%~5% 可出现自发性妊娠（流产率高达 30%~45%），但最终 90% 以上 TS 将会出现卵巢功能早衰。青春期发育程度高度依赖于染色体核型，45,X 女性中仅有 2%~3% 出现规律的月经周期，部分患者在数年后即发生继发性闭经。TS 患者自然妊娠的概率与下列因素密切相关：①自发青春期启动；②确诊年龄更小；③嵌合体核型；④血清 FSH 和抗米勒管激素水平正常；⑤卵巢中存在有活力卵

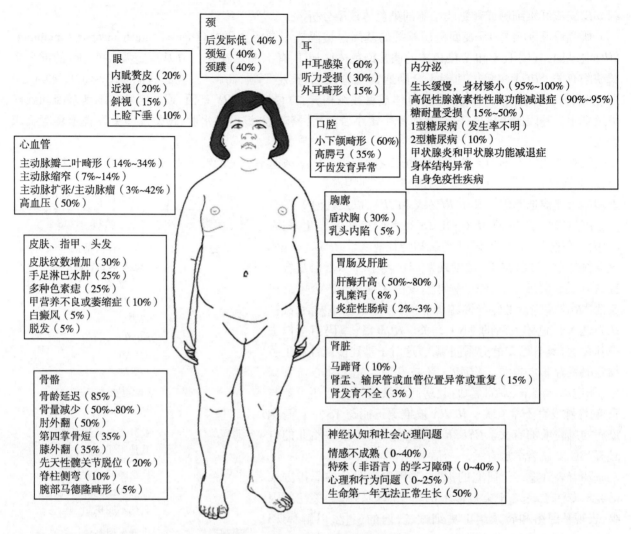

眼
内眦赘皮（20%）
近视（20%）
斜视（15%）
上睑下垂（10%）

颈
后发际低（40%）
颈短（40%）
颈蹼（40%）

耳
中耳感染（60%）
听力受损（30%）
外耳畸形（15%）

内分泌
生长缓慢，身材矮小（95%~100%）
高促性腺激素性性腺功能减退症（90%~95%）
糖耐量受损（15%~50%）
1型糖尿病（发生率不明）
2型糖尿病（10%）
甲状腺炎和甲状腺功能减退症
身体结构异常
自身免疫性疾病

心血管
主动脉瓣二叶畸形（14%~34%）
主动脉缩窄（7%~14%）
主动脉扩张/主动脉瘤（3%~42%）
高血压（50%）

口腔
小下颌畸形（60%）
高腭弓（35%）
牙齿发育异常

胸廓
盾状胸（30%）
乳头内陷（5%）

皮肤、指甲、头发
皮肤纹数增加（30%）
手足淋巴水肿（25%）
多种色素痣（25%）
甲营养不良或萎缩症（10%）
白癜风（5%）
脱发（5%）

胃肠及肝脏
肝酶升高（50%~80%）
乳糜泻（8%）
炎症性肠病（2%~3%）

肾脏
马蹄肾（10%）
肾盂、输尿管或血管位置异常或重复（15%）
肾发育不全（3%）

骨骼
骨龄延迟（85%）
骨量减少（50%~80%）
肘外翻（50%）
第四掌骨短（35%）
膝外翻（35%）
先天性髋关节脱位（20%）
脊柱侧弯（10%）
腕部马德隆畸形（5%）

神经认知和社会心理问题
情感不成熟（0~40%）
特殊（非语言）的学习障碍（0~40%）
心理和行为问题（0~25%）
生命第一年无法正常生长（50%）

图 38-1　Turner 综合征中的躯体畸形

泡。所有 TS 患者中,仅有 5%~7%可能自然受孕,其中以嵌合体核型最为常见;但是,45,X 核型女性也可能发生自然受孕。

由于主动脉夹层和高血压风险增加,TS 患者妊娠风险高。然而,一项来自瑞典的注册研究显示,尽管 124 名 TS 孕妇与健康孕妇相比,心血管疾病发病率有所增加,但没有死亡病例,其原因可能与孕前进行了详细的心脏评估有关。其他与妊娠相关的并发症包括先兆子痫（12%）和剖宫产（68%）,其中剖宫产主要是由于胎儿与母体盆腔比例失调、分娩失败或胎心异常所致。

3. 躯体畸形和骨质疏松　多数 TS 患者存在明显的躯体畸形及相关疾病。①颅面部:小下颌、腭弓高、颅底角增大、后发际低。②眼部:内眦赘皮、上睑下垂、眼距宽、睑裂上斜、红绿色盲、斜视、远视或弱视等。③耳部:内、外耳畸形（如低位耳）和听力丧失较常见,中耳炎发生率高。60%的成人 TS 可出现进行性感应神经性听力丧失,35 岁后进展更快,可导致过早出现老年性耳聋。④牙齿:可有牙冠、牙根形态的改变。牙根吸收风险增加,随后出现牙齿脱落。⑤皮肤:15%~60%有皮肤色素痣增多,但黑色素瘤风险未见增加,也可有白癜风。⑥骨骼系统:非匀称性生长障碍,通常表现为矮胖体形、盾状胸、乳间距增宽、手和脚相对大。其他骨骼异常包括:颈短、肘外翻、膝外翻、第 4 掌骨短、腕部 Madelung 畸形和腿短（下肢较短,坐高正常,上部量与下部量比值不正常）以及脊柱异常（10%~20%,如脊柱侧凸、脊柱后凸、椎体楔形变等）。尽管存在骨骼发育畸形,一般不会致残,日常生活受影响程度较轻。⑦外周淋巴水肿和颈蹼:外周淋巴水肿和颈蹼是新生儿期诊断 TS 的主要依据,但淋巴水肿可在任何年龄出现或复现。出生时的淋巴水肿通常在生后 2 年左右消失。

TS 患者的骨折风险增加约 25%。因为骨皮质矿物质含量较正常人低且骨小梁微结构损害,骨折主要发生在骨皮质和骨小梁,通常位于掌骨、股骨颈、下脊柱和前臂。与骨质疏松症相比,儿童时期(以腕部骨折常见)和 45 岁以后骨折发生风险似乎更高。2016 年的一项研究表明,TS 患者不同核型亚组间骨盐代谢没有差异。TS 患者雌二醇水平较常人更低,原发性闭经者骨质疏松更严重。适当时机的激素替代治疗可以维持 TS 患者的骨密度及预防骨质疏松症。

4. 先天性内脏畸形 TS 患者中先天性心脏病发病率高,最常见的是主动脉瓣二叶化畸形(发病率约为 25%)。主动脉瓣二叶化畸形患病率与染色体核型有关,以 45,X 最为常见。其他先天性心脏病包括主动脉缩窄、异常肺静脉引流、主动脉下梗阻、二尖瓣发育不良和冠状动脉异常等,这些疾病可以孤立存在,亦可以几种畸形并存。TS 患者中先天性心脏病的真正患病率难以统计,因为某些畸形或疾病直到成年后仍可保持无症状状态(如异常肺静脉引流和冠状动脉异常)。针对这一特殊现象,需要强调初诊时全面筛查及成年后定期随访,并选择适当的影像学检查。一项研究发现 MRI 可以发现包括主动脉弓延长(42%)、缩窄(10%)以及血管弓异常和异常静脉连接等畸形。另外一项研究则显示了心脏超声的诊断价值:在 569 例 TS 患者中检出了罹患某种形式先天性心脏病达 321 例。

先天性肾脏畸形的发生率约为 30%,是正常人群的 9 倍。常见肾脏畸形包括马蹄肾、单侧盆腔游离肾、肾脏旋转畸形、集合管畸形等,存在肾脏畸形者高血压、尿路感染和肾积水等发生风险增加。

5. 成人心脑血管疾病 成年 TS 患者高血压、冠状动脉疾病、心力衰竭及主动脉夹层的发生风险显著增加(较正常人群增加约 100 倍)。无主动脉扩张的正常人群自发性主动脉剥离极为罕见,而 TS 患者即使主动脉直径正常且年龄更小,也可能发生主动脉夹层。因此,早期筛查尤为重要。成年 TS 心脑血管发病率和死亡率明显高于普通人群,尤其是合并高血压、雌激素替代不足、肥胖及 2 型糖尿病时脑卒中及心肌梗死的风险更高。

高血压是卒中和主动脉夹层的重要危险因素。TS 患者在儿童和青春期时血压就可能升高,成年后高血压发生率高达 50%。研究发现雌二醇缺乏与血压升高有关,雌二醇补充治疗可带来部分获益。然而,即使是血压正常的 TS 患者,其左心室质量亦较正常女性明显增加。已发现舒张压和主动脉扩张明显相关,提示可通过控制高血压预防主动脉扩张。因此,国内外指南均建议对所有 TS 患者进行全面的心血管风险评估,并给予规范化管理。

6. 内分泌代谢异常和 2 型糖尿病 与正常女性相比,TS 患者身体结构存在明显差异,即平均身高比靶身高矮约 20 厘米,腰臀比、BMI、总脂肪和内脏脂肪均明显增加。GH 治疗对 TS 女孩的最终身高、身体构成和脂肪分布有益。此外,性腺激素补充或替代可增加去脂体重、肌力与体能,但对脂代谢是否产生积极影响尚不明确。

糖耐量异常(IGT)在成年 TS 患者中占 25%~78%,较健康对照和原发性卵巢功能衰竭妇女更为常见。葡萄糖代谢受损的风险与染色体核型有关,45,X 风险最高。一项研究表明,2 型糖尿病的患病率 Xq 缺失者为 9%,45,X 缺失者为 18%,Xp 缺失者为 23%,而在具有等臂染色体 Xq 的个体中高达 43%。这些数据表明,Xp 基因单倍缺乏的女性更易患 T2DM,过多 Xq 拷贝显著增加了患 T2DM 的风险。

7. 自身免疫病 TS 患者发生自身免疫病的风险增加,包括自身免疫性甲状腺疾病、1 型糖尿病、炎症性肠病(IBD)、类风湿关节炎、银屑病(牛皮癣)、白癜风和斑秃等。此外,有研究显示 58% 的 TS 患者存在不同的自身抗体(包括抗麦醇溶蛋白,抗谷氨酰胺转移酶,抗肾上腺皮质,抗内因子,抗甲状腺过氧化物酶和抗谷氨酸脱羧酶-65 抗体),自身抗体阳性者年龄显著高于阴性者。一项发表于 2018 年的 Meta 分析显示 TS 患者自身免疫性甲状腺疾病患病率为 38.6%(95%CI 29.7%~47.6%),甲状腺功能减退症(甲减)的患病率为 30%~50%,并随着年龄增长而增加,但甲亢的风险没有增加。甲减可发生于所有核型的 TS 患者,包括嵌合体核型,具有等臂染色体的女性更容易发生自身免疫病和甲减。

8. 精神、神经系统发育 TS 患者智力可以正常,也可以明显低下。核型为 45,X 及部分嵌合体核型(比如环形 X 染色体)患者存在不同程度的智力障碍,如理解力、记忆力、运动协调能力和计算能力低下等。本病患者在青春期时身材矮小和第二性征不发育将影响心理健康,以致形成特殊的心理个性特征,表现为自卑感更明显、社会适应能力更差、精神性疾病患病率亦较高。

【辅助检查】

1. 外周血染色体核型分析　外周血染色体核型分析是确诊 TS 的重要指标。美国医学遗传学会建议,外周血染色体核型分析至少需分析 30 个细胞。如果嵌合体比例<10%时,则容易漏诊。若高度怀疑存在嵌合体,则需计数至少 50 个间期和更多分裂中期的细胞或进行荧光原位杂交(FISH)分析以排除嵌合体的可能性。如临床高度疑诊 TS,而外周血染色体核型分析正常,则需进行第二种组织如皮肤成纤维细胞或颊黏膜细胞的核型分析。约 50% 的 TS 核型为 45,X,20%~30% 为嵌合体,其余为 X 染色体结构异常,还有部分患者含有 Y 染色体物质等。

常见 X 染色体结构异常包括:①X 染色体短臂或长臂缺失 46,X,del(Xp)或 46,X,del(Xq)等;②X 染色体长臂或短臂等臂 46,X,i(Xq)或 46,X,i(Xp);③环状 X 染色体 46,X,r(x);④标记染色体 46,X,mar。有标记染色体和环状染色体者,需明确标记染色体或环状染色体的来源。可采用 DNA 分析、含有 X 或 Y 染色体着丝粒探针的 FISH 分析、基因芯片等进行是否含有 Y 染色体物质或其他染色体异常的检测。有男性化表现的 TS 患者,除了解有无 Y 染色体物质外,还应筛查有无性腺、肾上腺肿瘤。不推荐在 45,X 患者中常规应用 FISH 或 PCR 分析筛查 Y 染色体物质。

新近报道的大规模平行测序和单核苷酸多态性靶向测序分析母体外周血 DNA 方法,在诊断包括 TS 在内的所有常见非整倍性染色体异常疾病方面显示出更高的敏感性和特异性。如果非侵入性检查手段多次或高度提示胎儿存在 TS 的可能性,则建议母亲进行羊水穿刺术检查染色体核型以明确诊断。

2. 内分泌功能评价

(1) 性腺功能:由于卵巢发育不全,雌激素、孕激素分泌明显不足,卵泡刺激素(FSH)和黄体生成素(LH)水平显著升高。

(2) 生长激素:均存在不同程度的生长激素缺乏,可以通过生长激素刺激试验评价生长激素的分泌功能。常用 GH 刺激试验包括胰岛素低血糖试验、精氨酸兴奋试验、左旋多巴激发试验和可乐定试验等。

3. 其他实验室检查　包括肝功能、肾功能、胰岛功能、自身抗体。4%~6% 的 TS 患者可出现乳糜泻。乳糜泻可在儿童早期出现。国外指南推荐患儿自 4 岁开始筛查组织转谷氨酰胺酶 IgA 抗体,每 2~5 年筛查 1 次。

4. 影像学检查　妊娠中期超声检查发现胎儿存在颈部囊性淋巴瘤、全身水肿、浆膜腔积液、颈项透明带或颈后部皮肤皱褶增厚等异常表现时提示 TS 的可能性,颈蹼和先天性左心异常显著相关。确诊为 TS 的患者,必须进行系统的影像学检查,如心血管超声以及其他内脏超声检查,明确是否存在先天性畸形;CT 或磁共振检查各具有优势,应根据筛查项目合理选择。对于明确存在先天性畸形者,应及时制定合理的治疗和监测方案。

【诊断】

TS 患者首次就诊常常延迟,多数确诊时已经错失了的最佳治疗时机。该病诊断的中位年龄在 15 岁左右。2018 年一项来自英国生物样本库(UK Biobank)的研究显示,许多 TS 患者直到成年后才被诊断,部分甚至从未被确诊。因此,提高对本病的认识至关重要。凡是女孩在儿童期生长缓慢,青春期无月经来潮,尤其是存在多种先天性躯体和内脏畸形者,应考虑到本病的可能性,需及时进行性腺激素水平测定和染色体核型分析以协助诊断。由于部分嵌合体核型患者尽管有自发性青春期启动和月经来潮,婚后仍可能不孕或闭经时间提前。针对这部分患者,也应当及时进行染色体核型分析。

以下几种情况不考虑诊断为 Turner 综合征:①含 45,X 细胞的个体,但无临床特征,需进一步检查或追踪观察。②核型为 45,X/46,XY 的男性表型患者。③Xp 末端缺失包含了 *SHOX* 基因时,通常会有矮身材和其他 Turner 综合征相关的骨骼异常。但若无 Xp22.3 缺失者,发生卵巢功能不全的风险较低,通常不能被诊断为 Turner 综合征。④Xqter-q24 的缺失可出现原发性或继发性闭经,但没有矮身材或其他 Turner 综合征特征,通常诊断为卵巢功能早衰。⑤性染色体结构异常的个体是否诊断 Turner 综合征,需结合临床评估。

产前诊断时常常会偶然发现罹患 TS 的胎儿。超声检查如发现颈后囊性淋巴瘤、全身水肿、浆膜腔积液、主动脉缩窄和左心发育畸形等,常提示 TS 的可能性。此时应进行绒毛膜活检或羊水穿刺细胞学染色体核型分析。产前检查发现的部分嵌合体核型胎儿[如45,X/46,XX、45,X/46,X、i(Xq)],即使在宫内发育未见明显异常,仍须向孕母说明胎儿出生后存在身材矮小和卵巢发育不全的风险。

【鉴别诊断】

1. **垂体性矮小症**　是指因下丘脑-垂体-胰岛素样生长因子生长轴功能障碍所导致的生长缓慢及身材矮小,可为单一性生长激素缺乏,也可伴其他腺垂体激素的缺乏。与Turner综合征的区别在于该病患者通常体形匀称无畸形,无先天性内脏畸形,垂体性腺轴功能评价和染色体核型分析有助于鉴别。

2. **呆小病**　是母体妊娠期间甲状腺功能减退或者胎儿甲状腺发育和激素合成障碍,导致胎儿神经系统发育障碍而引起的疾病。除身材矮小外,常有甲状腺功能减退及智力低下。患儿体格、智力发育迟缓、表情呆钝、发音低哑、颜面苍白、眶周水肿、眼距增宽、鼻梁扁塌、唇厚流涎、四肢粗短、出牙、换牙延迟、行走晚且呈鸭步及性器官发育延迟等。甲状腺、性腺功能检查和染色体分析有助于鉴别诊断。

3. **低促性腺激素性性腺功能减退症**　任何原因(肿瘤、炎症、组织增生症或先天性等)导致下丘脑促性腺激素释放激素和/或垂体促性腺激素合成、分泌功能受损引起性腺功能不全的一类疾病。临床上也可表现为女性第二性征发育不全、生长障碍及青春期加速生长阙如。特发性低促性腺激素性性腺功能减退症患者可合并嗅觉障碍,但无TS特殊容貌。性激素检查提示促性腺激素(FSH和LH)水平低下或正常,雌二醇水平低。

4. **体质性青春期延迟**　是指达到正常青春期发育年龄仍然无性发育。该病常有家族遗传倾向,其母亲和姐姐初潮年龄亦常常落后。患者生长发育较同龄儿童延迟,智力正常,无内分泌系统或慢性疾病依据;一旦出现青春期启动,骨骼生长迅速,性成熟良好,终身高可达正常人标准。该病青春期时生长激素分泌功能正常、性腺功能评价(促性腺激素和性腺激素水平)仍呈青春期前水平。

5. **Noonan综合征**　又称先天性矮小痴呆综合征或翼状颈综合征,以特殊面容、身材矮小、智力障碍伴先天性心脏病、骨骼发育异常、出血倾向、淋巴管发育不良等为特征,在新生儿中发病率为1/2 000～1/1 500。发病机制与大鼠肉瘤蛋白/丝裂原活化的蛋白激酶(RAS/MAPK)信号通路相关基因突变,进而导致该通路异常激活有关。其与TS有诸多相似之处,如特殊面容、骨骼异常、身材矮小及低骨量等。但TS多为散发病例,无家族史,绝大多数智力正常和性腺发育不全。而Noonan综合征大多为常染色体显性遗传,有家族史,部分有正常性发育。染色体核型检查对鉴别诊断有重要意义,Noonan综合征染色体核型正常(46,XX)。

【治疗】

Turner综合征的治疗目标是提高患者最终成人身高;诱导性发育,维持第二性征,使子宫正常发育;提高骨密度,促其达到峰值骨量;防治各种并发症。一方面,TS可累及多器官系统,部分并发症随年龄增长发生风险亦增加;另一方面,在不同年龄段面临不同的神经心理问题。因此,为改善TS的预后及生存质量,需多学科合作、协同诊治。

1. **身材矮小治疗**　促生长治疗用药包括生长激素、蛋白同化激素和雌激素联合生长激素治疗。

(1) 生长激素治疗:1985年生长激素(通常为r-hGH)开始试用于TS的治疗,1989年正式批准。近年来,大量临床研究和临床实践证实了其在改善终身高方面的价值。生长激素治疗能够使大多数患者终身高提高5~10cm,在西方国家中甚至可达到15cm。治疗目标:尽早获得与年龄匹配的正常身高;重塑青春期加速生长;最终达到正常成年身高。治疗时机:最佳起始治疗时机尚不明确。既往广为接受的观点是患者身高落后生长曲线第5百分位数时,通常在9岁左右,即建议启动生长激素治疗。但越来越多的临床试验证实了生长激素应用于更年幼患者的有效性和安全性,如一项针对身高落后TS女童(9个月~4岁)的多中心随机对照研究显示治疗组在2年后达到正常身高,受试者未出现生长激素治疗相关并发症。2011年来自法国的一项研究表明对于4岁以下的患者应用生长激素治疗,4年后80%可以达到正常身高。因此,目前认为一旦出现生长落后(即在正常生长曲线身高百分位图上呈下降趋势)就需要尽快启动生长激素治疗,同时需与家长充分沟通潜在风险和受益,治疗期间应在儿科内分泌医生的指导下进行。总之,在青春期前起始治疗,预期治疗效果优于青春期后起始治疗。由于确诊时间的延误,我国TS患者多数在青春期或青春期后才开始生长激素治疗。剂量选择:目前生长激素的常用方法是每晚睡前皮下注射。为追赶落后的身高,TS患者常应用较生长激素缺乏症更大剂量的生长激素,目前推荐的起始治疗剂量为0.15IU/(kg·d),并需要根生长速度、胰岛素样生长因子1(insulin-like growth factor-1,IGF-1)水平和生长预测模型进行调整。更大剂量的生长激素治疗虽然可获得额外的小增益,却常常导致高于年龄相匹配的IGF-1水平,长期增高的IGF-1水平与肿瘤风险的关系尚未明确,因此不推荐超过0.20IU/(kg·d)。监测:应用生长激素治疗期间,应当每4~6个月测定1次身高增长速度,以评价治疗依从性和疗效。治疗终止时机:达到满意身高或生长潜能已较小时(骨龄≥14岁,年生长速率<2cm/年)应考虑停止治疗。治疗相关的不良反应包括关节疼痛、水肿、腕管综合征、甲状腺功能减退、糖脂代谢异常、脊柱侧弯和后凸等。

(2) 蛋白同化激素治疗:有研究比较生长激素联合蛋白同化激素与单纯使用生长激素的疗效,发现联合治疗组生长速度更佳,终身高进一步增加3.4cm,不良反应没有明显增加。如果开始治疗时年龄较大(9~12岁)且身高落后明显(<5%分位数),可同时考虑联合应用蛋白同化激素(氧甲氢龙、司坦唑醇等),推荐起始治疗时间是8~10岁。氧甲氢龙是一种源自双氢睾酮的人工合成类固醇激素,可通过直接作用于骨骺和增加IGF-1水平两种机制改善身高,剂量一般为0.03~0.05mg/(kg·d)。值得注意的是,这类药物不能单独用于促生长。蛋白同化激素剂量过大、应用时间过长将导致男性化表现(如阴蒂肥大)和骨骺提前闭合,应用过程中需严密观察不良反应(如男性化症状、肝功能异常、乳腺发育滞后和血脂异常等)。因此,在8岁以下儿童中不推荐使用。联合治疗同样是在身高增长速度<2cm/年时或者达终身高时停止。

(3) 雌激素联合生长激素治疗:雌激素联合r-hGH的治疗方案存在争议。雌激素对身高的影响呈双向作用,大剂量可抑制身高生长,小剂量则可促进。目前部分研究表明生长激素和小剂量雌激素联合应用可通过模拟正常女孩青春期的雌激素水平,明显改善终身高。一项针对平均年龄为9.3岁(≥5岁)的TS患者研究显示,生长激素+小剂量炔雌醇联合治疗组较单纯生长激素组额外增加2.1cm。因此,目前仍建议从正常青春期,即从12~15岁开始雌激素替代治疗,初始剂量为成人替代剂量的1/10~1/8。

2. **诱导性发育** 只有极少数TS患者有自发性青春期发育,其余都需要采用雌激素治疗诱导青春期启动。青春期结束,患者达到终身高后,可以停止应用生长激素(或联合应用的蛋白同化激素)治疗,但还需要继续应用雌激素、孕激素模拟人工周期。治疗目标:诱导并维持第二性征发育;促进子宫发育,获得生育潜能;促进骨骼生长及骨密度增加;降低心血管疾病发生风险;促进大脑发育,提高认知功能;促进其他雌激素依赖的器官发育和生理功能(如肝功能)。

(1) 青春期治疗:TS患者中90%以上存在性腺发育不全,20%~30%有自发性青春期启动,2%~5%可出现自发性月经来潮,并在没有药物治疗的情况下自然受孕。然而,TS患者即使出现青春期发育,多数启动时间滞后,卵巢功能呈进行性衰退。

目前国际上TS患者起始雌激素替代治疗的公认年龄为12~13岁。部分研究认为血清LH及FSH水平高于参考范围时即可启动雌激素替代治疗,从而尽可能使TS患者青春期发育过程与正常同龄人保持一致。雌二醇有促进骨骺闭合的作用,既往临床工作中通常在TS患者接受生长激素替代治疗满足身高需求后,再启动雌激素诱导青春期发育治疗。然而近些年大量临床研究发现,小剂量雌激素联合生长激素治疗并不影响TS患者终身高。然而,过早应用雌激素治疗可能影响患者终身高的增长,太晚则容易使患者因为第二性征不发育、无月经来潮而产生自卑感,不能很好地融入社会活动。对于骨龄较小且身高增长潜力较大,或以身高增长为主要诉求患者,可将雌激素起始治疗延迟至14~15岁。

开始雌激素治疗前(11岁或更早),需每年监测LH、FSH水平,了解有无自发性性发育的可能性(有研究显示,12岁时FSH<10U/L提示可能出现自发性月经和规律周期)。文献报道雌激素替代剂量与TS患者子宫终体积成正比,并可增加子宫体积发育至正常的概率及改善利用供卵进行辅助生殖的结局。雌激素剂型主要为经皮雌激素和口服雌激素。其中经皮雌激素因不经过肝脏代谢,是较理想的激素替代药物。炔雌醇是合成雌激素,目前已较少应用。结合雌激素因含有多种雌激素、黄体酮、雄激素,可干扰乳腺和子宫发育,不建议应用于儿童患者。尽量避免应用口服避孕药来达到青春期发育的目的。虽然经皮途径更理想,但目前国内应用较少,更广泛的是采用口服戊酸雌二醇(商品名:补佳乐,单片剂量为1mg)

或 17β-雌二醇。雌激素替代开始剂量为小剂量(成人替代剂量的 1/10~1/8),戊酸雌二醇起始剂量可为 0.25~0.5mg,之后每 6 个月可增加 1 次剂量即 0.25~0.5mg,剂量根据血清雌二醇水平、LH/FSH 水平或子宫发育情况进行调整,最大剂量通常不超过 2mg/d,2~3 年后逐步达到成人剂量。大多数治疗 6 个月内出现乳腺硬结,2 年左右可至 Tanner Ⅳ 期。子宫容积与所用雌激素的类型无关,与剂量和疗程有关。

通常在雌激素应用 2~4 年后或子宫内膜有突破性出血后,可添加孕激素建立月经周期。药物最好选用天然或接近天然的孕激素,如地屈孕酮或微粒化黄体酮。治疗方案:每天口服戊酸雌二醇 1~2mg,共服用 21 天,在最后 5~7 天内每天加用 10mg 甲羟孕酮。雌孕激素合剂的使用:①戊酸雌二醇片/雌二醇环丙孕酮片复合包装(商品名:克龄蒙),包含有 11 片白色片(含戊酸雌二醇 2mg)及 10 片红色片(含戊酸雌二醇 2mg 及醋酸环丙孕酮 1mg),服用 21 天后停药 7 天,即可发生撤退性出血。28 天为一个疗程,不管是否出现撤退性出血,第 29 天开始下一个周期。②雌二醇片/雌二醇地屈孕酮片复合包装(商品名:芬吗通),包含 14 片白色片(内含雌二醇 1mg)及 14 片灰色片(内含雌二醇 1mg 和地屈孕酮 10mg)。一个疗程 28 天结束后,第 29 天开始下一个疗程。不推荐应用避孕药替代治疗。

雌孕激素替代治疗需持续至正常绝经年龄,以维持女性特征和防止骨质疏松。雌激素替代治疗中的监测:治疗过程中需注意随访及监测生长发育和乳腺、外阴、子宫发育情况及子宫内膜厚度外,还应注意监测血压、肝功能、血脂及凝血功能等。在雌激素替代治疗期间,不建议常规监测 LH、FSH 水平,除非给予高剂量雌激素治疗,否则血清 LH、FSH 水平仍是升高状态。

(2) 生殖与受孕:绝大多数 Turner 综合征患者无生育能力,自发性受孕的概率<5%,主要原因是死胎率高。在部分嵌合体染色体核型的个体中(比如 45,X/46,XX),46,XX 细胞系所占比例较大者,常常有生育能力,不过仍明显低于正常人。此外,45,X/47,XXX 嵌合体患者卵巢功能较好,有自发性月经周期并能自然受孕。总的来说,TS 患者自然受孕或者采用人工辅助生育技术怀孕后,发生流产、死胎和畸胎的比率较高。

卵巢功能尚可,有自发性月经周期的患者仍有卵巢功能早衰的风险,因此,应当把握受孕时机,婚后应当及早受孕。妊娠期间,应当进行绒毛膜活检和羊水穿刺细胞学染色体分析以及超声检查,及早发现胎儿有无染色体畸形和发育畸形。对于存在心血管畸形(比如主动脉根部扩张)的患者,妊娠期间必须定期到心脏科随诊,以避免妊娠期间发生主动脉夹层破裂的情况。对于无卵巢功能者,在人工周期治疗子宫发育理想时(子宫内膜厚度达 7mm),可以考虑采用人工辅助生育技术妊娠。对于 TS 患者来讲,无论有无卵巢功能,从优生优育的角度来讲,目前提倡采用正常供者卵母细胞进行人工辅助生育(即将 46,XX 女性的卵母细胞捐献以使 TS 女性妊娠)。此外,在失去所有卵母细胞之前,冷冻保存卵巢组织可能是保持 TS 年轻女性(≤12 岁)的生育能力的一种新方法。

3. 先天性心脏病 TS 患者中主动脉扩张很常见,并与先天性心脏缺陷相关,例如主动脉弓畸形、主动脉瓣二叶化畸形、主动脉缩窄以及舒张期高血压。其中在新生儿期,主动脉缩窄的症状就会出现,此种情况需要及早手术治疗。患者存在先天性主动脉根部扩张时,主动脉壁夹层形成和破裂的风险增加,此种情况会严重威胁患者生命,因此,必须重视定期超声心动图检查对先天性心血管畸形进行动态观察。如果血压超过一定范围时就应该及早治疗。超声心动图或 MRI 常规检查主动脉大小取决于危险因素的多少。TS 患者主动脉表型正常的妇女可能仅需要每 5 年进行一次检查,而主动脉扩张、缩窄和高血压患者可能至少需要每年都进行检查。动态观察升主动脉直径 1 年,若 Turner 综合征特异性 Z 分数增加>1 或主动脉直径增加>0.5cm(对 15 岁以上的 TS 患者有意义),则需积极药物治疗和外科咨询。16 岁以上建议在升主动脉直径>4cm 或升主动脉的动脉大小指数≥2.5cm/m^2 的情况下进行预防性手术,仅通过升主动脉直径可能低估风险,因此最好结合上诉两个参数进行评估;16 岁以下患者,Turner 综合征特异性 Z 分数≥4.0,建议外科择期手术治疗。未来对主动脉壁完整性的更精确测量将为何时进行手术干预提供更好的预测。

4. 骨质疏松 有自发性青春期启动者,骨量的减少相对较轻。对于其他患者,如前所述,都存在不同程度的骨量减少、骨质疏松。生长激素和雌激素治疗能够明显提高骨密度、增加骨量和降低骨折发生风险。此外还有常规钙剂(1.2g/d)补充治疗。关于磷酸盐治疗是否能够改善患者的骨质疏松,目前尚无太多报道。

5. 内分泌代谢异常　对于自身甲状腺抗体阳性者,需要密切监测甲状腺功能。对于确诊甲状腺功能减退者,需要给予适量的甲状腺激素补充治疗,以改善相关症状;计划妊娠者要求促甲状腺激素水平控制在 2~3mIU/L,避免因为甲状腺功能减退而导致呆小病患儿的出生。生长激素治疗期间患者可能会出现胰岛素抵抗和糖耐量减低,因此需要定期测定血糖。

6. 针对眼、耳、口腔等畸形或视力、听力等问题,建议至相应专科就诊、随访监测。

7. 智能发育　研究证实 Turner 综合征患者采用雌激素治疗后,部分神经生理学方面的异常能够得到一定程度的恢复。恰当适时的心理治疗尤为重要。应当指导患者使之正确认识自身生理异常,增加和提高其心理防御能力。心理治疗应当从儿童期就开始,合理的治疗可以减少精神障碍的发生,使患者更好地适应社会角色。

8. 含 Y 染色体物质的 TS 患者　对于有男性化体征或确定存在性染色体标志物的 TS 患者推荐筛查Y 染色体物质,因为含 Y 染色体物质的 TS 患者发展为性母细胞瘤的风险为 5%~30%,此类患者建议行性腺切除术。

9. TS 具有临床表现多样,症状出现时间多变,涉及学科较多的特点,因此 TS 患者诊断后需要长期随访,结合患者的年龄和发育阶段行相关项目检查,建议随访项目见表 38-2。

表 38-2　Turner 综合征筛查建议

项目	出诊时评估	诊断后评估(儿童)	诊断后评估(成人)
体重和 BMI	是	每次就诊	每次就诊
血压	是	每次就诊	每次就诊
甲状腺功能	是	每年	每年
血脂	否	否	每年(≥1 个心血管危险因素)
肝功能	否	每年(≥10 岁)	每年
HbA1c 和空腹血糖	否	每年(≥10 岁)	每年
25-羟维生素 D	否	每 2 年(≥10 岁)	每 3~5 年
腹腔疾病筛查	否	每 2 年(≥10 岁)	有症状时
肾脏超声	是	否	有症状时
听力测定	是	每 3 年	每 5 年
眼科检查	是	有症状时	有症状时
口腔检查	是	有症状时	有症状时
先天性髋关节发育不良	是(建议新生儿期)	是(建议新生儿期)	否
皮肤检查	是	每年	每年
骨密度检查	否	否	每 5 年
骨骼评估	否	5~6 岁,12~14 岁	有症状时

总之,Turner 综合征这种在女性中最为常见的染色体异常所导致的疾病,以身材矮小、第二性征发育不全、躯体和内脏畸形为主要特点,其临床表现复杂多样。在儿童期、青春期和成年期的不同阶段,需要儿科、内分泌科、妇产科、颌面、口腔、整形以及医学心理科医生共同协作,对患者采取针对性治疗措施。该病的治疗目标是:①使患者终身高尽可能达到较为理想水平。②及早发现可能存在的内脏畸形,对于危及生命的先天性心脏病需及早进行手术治疗。③使患者能够出现青春期发育和第二性征发育成熟,以更好适应社会。④对经过综合评价,具备妊娠条件者可以指导进行自然受孕或者采用正常供者卵母细胞进行人工辅助生育。妊娠后对胎儿进行严密监测和产前染色体检查,尽量保证胎儿健康出生。⑤成年患

者,应当继续进行人工周期治疗,以维持第二性征和减轻骨质疏松、降低心血管疾病的发生风险等,改善患者远期预后和提高生活质量。

（吕朝晖）

参 考 文 献

[1] 中华医学会内分泌学分会性腺学组.特纳综合征诊治专家共识.中华内分泌代谢杂志,2018(3):181-186.

[2] 中华医学会儿科学分会内分泌遗传代谢学组.Turner综合征儿科诊疗共识.中华儿科杂志,2018,56(6):406-413.

[3] GRAVHOLT C H,VIUFF M H,BRUN S,et al. Turner syndrome:mechanisms and management. Nat Rev Endocrinol,2019,15(10):601-614.

[4] GRAVHOLT C H,ANDERSEN N H,CONWAY G S,et al. Clinical practice guidelines for the care of girls and women with Turner syndrome:proceedings from the 2016 Cincinnati International Turner Syndrome Meeting. Eur J Endocrinol,2017,177(3):G1-G70.

[5] YETMAN A T,STARR L,SANMANN J,et al. Clinical and Echocardiographic Prevalence and Detection of Congenital and Acquired Cardiac Abnormalities in Girls and Women with the Turner Syndrome. Am J Cardiol,2018,122(2):327-330.

[6] VIUFF M H,TROLLE C,WEN J,et al. Coronary artery anomalies in Turner Syndrome. J Cardiovasc Comput Tomogr,2016,10(6):480-484.

[7] TROLLE C,NIELSEN M M,SKAKKEBAEK A,et al. Widespread DNA hypomethylation and differential gene expression in Turner syndrome. Sci Rep,2016,6:34220.

[8] SUN L,WANG Y,ZHOU T,et al. Glucose Metabolism in Turner Syndrome. Front Endocrinol (Lausanne),2019,10:49.

[9] SHI K,LIU L,HE Y J,et al. Body composition and bone mineral status in patients with Turner syndrome. Sci Rep,2016,6:38026.

[10] SCHOEPP M,HANNAH-SHMOUNI F,MATTA J,et al. Coronary calcification in adults with Turner syndrome. Genet Med,2018,20(6):664-668.

第三十九章 多发性内分泌腺瘤病

多发性内分泌腺瘤病(multiple endocrine neoplasia，MEN)是一类少见的常染色体显性遗传性疾病，临床表现为同一患者先后或同时出现 2 个或以上内分泌腺体的肿瘤或增生。根据病变组合的不同，MEN 分为 MEN1、MEN2、MEN 混合型等类型，MEN2 进一步分为 MEN2A、MEN2A 变异型及 MEN2B3 个亚型。本章重点介绍较常见的 MEN1 和 MEN2 这 2 种类型。

有关 MEN 的描述，最早见于 20 世纪初，因这类疾病可累及多个内分泌器官，并产生多种激素分泌过多的综合征，故被称为 MEN 综合征。1950 年以前，虽然 MEN 个案报道在文献中随处可见，但对 MEN 本身及其家族遗传特征的本质却并不清楚。1950~1980 年期间，随着激素测定方法的推广、影像学和组织病理学技术的进步、遗传性疾病认识水平的提高，使人们能够对 MEN 进行更精确的描述，从而推动了 MEN 发病机制和诊治策略的研究进展。业已证实，MEN 是在某些家系中规律发生的一系列特定的内分泌肿瘤，其中某些特定激素分泌过多及其相应的临床综合征与特定肿瘤细胞类型相关。放射免疫分析等激素测定技术的发展使 MEN 能够进行早期精准诊断，故在部分病例中可使受累内分泌器官有机会进行根治性手术切除。

MEN 的主要临床类型包括 MEN1 和 MEN2 两种，但 MEN 综合征至少包括 MEN1、MEN2、von Hippel-Lindau(VHL)病、神经纤维瘤病 1 型、Carney 复合体、McCune-Albright 综合征等 6 种类型。遗传连锁分析确定上述疾病类型均为单一基因突变所致，其中前 5 种类型为种系突变，呈常染色体显性遗传，而 McCune-Albright 综合征则是由于胚胎极早期的体细胞突变所致，从而使多种内分泌和非内分泌细胞类型受累。这些疾病类型的致病基因于 1987~1993 年先后被定位克隆。分子遗传学研究证实，每种 MEN 综合征的临床表型通常由单一基因突变所致，但 MEN1 和 Carney 复合体可出现例外，这两者在不同染色体位点上可能存在其他基因突变。在 MEN2 和 VHL 病中，致病基因的特定突变决定了相应的独特临床表型。因此，随着基因诊断技术的提高和普及，特定基因的突变位点在一定程度上可预测疾病表型的遗传外显率，确定特定表型的发病风险，并根据基因型确定优化的治疗策略。对于 MEN2 而言，遗传学缺陷的发现已驱动了针对突变信号通路异常激活的靶向治疗药物的研发，进而开展药物逆转恶性肿瘤生长的临床试验。另一方面，对于大多数这类病变而言，同一基因的突变也可见于相同类型的散发性肿瘤，提示这些基因在内分泌肿瘤和非内分泌肿瘤中具有更广泛的意义。例如，散发性胰腺癌中可见 *MEN1* 基因突变，甲状腺髓样癌(MTC)中发现 *RET* 基因突变，肾癌中可见 *VHL* 基因突变。

国内目前尚缺乏 MEN 相关流行病学数据。国外尸检资料显示，MEN1 在人群中的患病率约为 22/10 000，而经生化检测证实的患病率则相对较低，是(1~1.75)/100 000。在原发性甲状旁腺功能亢进症(甲旁亢)患者中，MEN1 约占 1%~5%。因此，按照原发性甲旁亢的患病率进行估算，MEN1 的患病率为(1.5~3)/10 000。据估计，MEN2 在人群中的患病率约为 1/30 000，其中 80% 以上是 MEN2A。VHL 病的患病率大约是 1.3~5.8 万分之一，平均发病年龄为 26.2~30.9 岁，至 60 岁时外显率可达 97%。神经纤维瘤病 1 型在人群中的患病率约为 1/3 000~1/2 000，其中母系遗传占 68.6%，父系遗传占 31.4%。McCune-Albright 综合征的患病率为(1~10)/1 000 000 之间，女性高于男性。

随着分子生物学技术的快速发展，MEN 在诊断和治疗领域不断有新进展，但目前尚有许多问题未得到回答。譬如，基因突变导致相关肿瘤的发生为何仅出现于某些特定的组织，组织选择性的发生机制是什么；能否利用上述基因的信号通路确定更好的治疗靶点、提供治疗的新选择等。

【发病机制】

1. MEN1　发病机制与抑癌基因 *MEN1* 基因突变或杂合性缺失有关。该基因定位于第 11 对染色体长臂(11q13)上，全长 9.8kb，包含 10 个外显子，编码一个由 610 个氨基酸组成的蛋白质 Menin。该蛋白在几乎所有组织中均可见表达，具有抑制肿瘤作用。业已证实，Menin 是一个与 Jun D 等转录因子相互作用的核蛋白，但其抑制肿瘤的分子机制及其在 MEN1 发生和发展中的意义尚未完全阐明。Menin 可能通过与 Jun D 结合，从而阻断激活子蛋白-1(AP-1)促进细胞增殖的作用；Menin 也可通过与 Smad1、Smad3、Smad5 等转录因子的相互作用，进而阻断转化生长因子(TGF)的信号通路；此外，Menin 还可参与端粒酶的调节。动物模型研究显示，与野生型小鼠相比，*Men1* 基因敲除的杂合子小鼠出生时未见显著差异，但 8 周龄时出现内分泌组织增生，12 周龄时出现内分泌肿瘤，可累及甲状旁腺、胰腺、垂体等。

迄今为止，在 MEN1 患者中已发现 400 余种 *MEN1* 基因突变，其中 21% 为无义突变，53% 为插入或缺失突变，7% 是剪切位点突变，19% 是错义突变，其中大部分突变均可导致 Menin 的缺乏或失活。*MEN1* 基因突变位点分布广泛，尚未发现相对集中的突变类型，也未发现 MEN1 中基因型与表现型或肿瘤侵袭性之间存在明确的相关性。此外，有较高比例的散发性甲状旁腺肿瘤、胰腺内分泌肿瘤及类癌亦可见到 *MEN1* 基因突变。

在大约 85% 的 MEN1 患者中，可检出 *MEN1* 基因突变。2006 年的一项研究显示，在一例 30 岁没有 *MEN1* 基因突变但存在 MEN1 表型(垂体生长激素瘤、甲旁亢)的患者中，检测到位于 12p13.1 的细胞周期素依赖性激酶抑制因子 1B(Cyclin-dependent kinase inhibitor 1B，CDKN1B)编码基因的种系杂合突变，在其一级亲属中也发现携带者并有神经内分泌肿瘤。此后，有文献报道了几个家系存在 *CDKN1B* 基因的杂合突变，患者多数先后出现垂体腺瘤、甲旁亢、嗜铬细胞瘤、胃肠道神经内分泌肿瘤、类癌等，有人将其命名为 MEN4。尽管目前报道的病例数目有限，但是多数病例的临床表现与 MEN1 难以区分，不同基因的突变导致相似的临床表型提示两者存在共同的信号通路。例如，Menin 蛋白可激活 *CDKN1B* 基因启动子，进而发挥其抑制细胞生长的作用。

2. MEN2　发病机制与 *RET* 基因的激活突变有关。该基因定位于第 10 对染色体长臂靠近着丝点处(10q11.2)，全长 60kb，包含 21 个外显子，编码产物为 1 100 个氨基酸残基组成的酪氨酸激酶受体蛋白 RET。RET 在神经嵴起源的许多组织中均可见表达，其中包括甲状腺滤泡旁细胞(C 细胞)、肾上腺髓质、交感神经和副交感神经、肠道神经节等。RET 通常与胶质细胞源性神经营养因子(GDNF)受体 α(GDNFR-α)耦联形成一个多亚基受体。在正常情况下，当 GDNF 与 GDNFR-α 结合后，可导致 RET 受体二聚体形成并发生自身磷酸化，进一步激活下游信号通路，参与调控细胞生长和分化。

大约 98% 的 MEN2 患者存在 *RET* 基因的种系突变，位于第 10、11、13、14、15 及 16 外显子。*RET* 基因突变主要是错义突变，可分成 2 大类：一类影响富含半胱氨酸残基的细胞外结构域，另一类则影响细胞内酪氨酸激酶结构域。与 MEN1 不同，MEN2 特定突变与临床表型之间存在高度相关性。RET 富含半胱氨酸的细胞外结构域中的错义突变(例如，第 10 外显子第 609、611、618、620、630 密码子和第 11 外显子第 634 密码子的突变)是 93%~98% MEN2A 和 80%~96% 家族性 MTC 的病因，其中第 634 密码子发生任何错义突变的家系总会出现 MEN2A 或 MEN2A 变异型。这些突变使高度保守的半胱氨酸变成其他氨基酸，从而导致 RET 受体自发形成二聚体，引起受体中酪氨酸残基的自身磷酸化，并激活下游信号通路。另一方面，多数 MEN2B 与 RET 细胞内酪氨酸激酶结构域的突变有关。在超过 95% 的 MEN2B 患者中，存在第 16 外显子第 918 密码子的错义突变，该突变使蛋氨酸变成苏氨酸，导致在没有 RET 受体二聚体形成的情况下发生酪氨酸残基的自身磷酸化，从而激活下游信号通路。此外，3%~5% 的家族性 MTC 家系中没有发现上述结构域的任何点突变。在少数家族性 MTC 家系中，已发现密码子 768、790、791、804 及 891 的突变。

RET 基因突变激活 RET 受体的固有活性,促使 RET 酪氨酸激酶的活化,细胞内下游信号通路的激活启动了一系列级联反应,使细胞过度增殖,进而形成肿瘤。因此,RET 受体的激活是 MEN2 发病的关键环节。

3. von Hippel-Lindau 病　抑癌基因 *VHL* 的缺失或突变所致。该基因位于染色体 3p25.3,所编码的 VHL 蛋白是泛素连接酶蛋白复合体的重要组成部分,该复合体可与缺氧诱导因子 1(hypoxia inducible factor-1,HIF-1)和 HIF-2 的 α 亚单位结合,使 HIF-1 和 HIF-2 的 α 亚单位泛素化和分离,进而被蛋白酶降解。当机体 VHL 蛋白缺失或功能不全或在缺氧环境时,HIF-1 和 HIF-2 的 α 和β亚单位结合稳定,不被降解,进而上调血管内皮生长因子(VEGF)、血小板衍生生长因子(PDGF)、TGF 等缺氧反应基因的表达,从而促进肿瘤形成。业已证实,在患有嗜铬细胞瘤的 VHL 病家系中,超过 40% 存在第 238 密码子的突变,提示具有该突变的家系应该常规进行嗜铬细胞瘤的筛查。此外,除 *VHL* 基因突变外,VHL 病患者还常常伴有位于 11q13.3 的细胞周期蛋白 D1(cyclin D1,CCND1)基因突变,该突变仅见于合并嗜铬细胞瘤的患者。

4. **神经纤维瘤病 1 型**　致病基因 *NF1* 位于染色体 17q11.2,全长约 350kb,编码由 2 818 个氨基酸残基组成的神经纤维瘤蛋白(neurofibromin),它是一种 *ras* 鸟苷三磷酸酶(GTP 酶)激活蛋白,其作用是加速对 *p21ras* 的 GTP 水解。*NF1* 基因突变或等位基因缺失可导致神经纤维瘤蛋白的 GTP 酶激活功能的丧失,从而导致 *p21ras* 激活、细胞增生及肿瘤形成。

5. Carney 复合体　连锁分析显示,半数家系在染色体 2p16 发现一个易感位点,而剩余的大部分家系在 17q22-24 发现另一个易感位点。业已证实,编码蛋白激酶 A 调节亚基 1α(PRKA1A)的基因定位于 17q22-24 区域内,该基因失活突变和等位基因缺失可通过升高 cAMP 而引发特定组织的肿瘤发生。

6. McCune-Albright 综合征　呈散发性,与胚胎极早期的体细胞出现 *GNAS* 基因的错义突变有关。该基因定位于 20q13.2,编码 Gs 蛋白 α 亚基。该基因的点突变使其编码蛋白第 201 位的精氨酸被组氨酸或半胱氨酸所替代,使 Gs 蛋白 α 亚基固有的 GTP 酶活性显著降低,引起腺苷酸环化酶的持续激活,导致 cAMP 水平增高,从而引发细胞异常增殖和自主性功能亢进。

【临床表现】

1. MEN1　MEN1 又称 Wermer 综合征(Wermer syndrome),以甲状旁腺、胰十二指肠及垂体的内分泌肿瘤为特征(表 39-1)。尽管如此,某些患者在一生中也不会出现所有上述 3 种肿瘤的表现。因此,MEN1 被定义为符合上述 3 种肿瘤中的至少 2 种。由于 MEN1 自然进程通常历经 30~40 年的时间,故其临床表现部分取决于本病何时被发现。除内分泌肿瘤外,MEN1 患者常常还可伴发其他部位肿瘤,包括脂肪瘤、面部血管色素瘤、胶原瘤、子宫平滑肌瘤、脑膜瘤等。

表 39-1　成年人 MEN1 的病变组合及其特征

肿瘤类型	外显率	肿瘤类型	外显率
内分泌器官		前肠类癌	
甲状旁腺		胸腺类癌(多为无功能性)	2%
腺瘤(或增生)	95%	支气管类癌(多为无功能性)	4%
胰十二指肠		胃肠道嗜铬样细胞肿瘤(多为无功能性)	10%
胃泌素瘤	40%		
胰岛素瘤	10%	肾上腺	
无功能性腺瘤(包括胰多肽)	20%	无功能性肾上腺皮质腺瘤	30%
其他(胰高血糖素胰高血糖素瘤、VIP 瘤等)	每种肿瘤均<1%	功能性肾上腺皮质腺瘤或腺癌	2%
		嗜铬细胞瘤	<1%
垂体		非内分泌器官	
催乳素细胞腺瘤	25%	面部血管纤维瘤	85%
无功能性腺瘤	10%	胶原瘤	70%
生长激素+催乳素混合瘤	10%	脂肪瘤	30%
生长激素瘤	5%	平滑肌瘤(包括子宫平滑肌瘤)	25%
ACTH 瘤	2%	脑膜瘤	5%

注:VIP,血管活性肠肽;ACTH,促肾上腺皮质激素。

通过对 130 例 MEN1 患者随访 15 年发现,外显率最高的内分泌肿瘤为甲状旁腺腺瘤,15 岁前就可发病,自 15 岁起快速增加,20 岁左右为发病高峰年龄;胃泌素瘤和胰岛素细胞瘤发病年龄略晚于甲状旁腺腺瘤,20 岁左右开始增加,30~40 岁为发病高峰年龄;垂体催乳素细胞腺瘤发病年龄存在两个峰,分别为 20~30 岁和 50~60 岁。

（1）甲状旁腺功能亢进（简称为甲旁亢）:甲旁亢是 MEN1 最常见的临床表现。高钙血症虽可出现于青少年时期,但大多数患者在成年后才被发现。MEN1 中甲旁亢的表现与散发性甲旁亢者相似,早期患者可能仅有高钙血症和甲状旁腺激素（PTH）升高的生化变化。由于 PTH 升高,可存在骨痛、病理性骨折等表现。由于血钙增高,可出现肌无力、疲乏、便秘、恶心、呕吐、神经精神症状等。由于尿钙排泄增多,可引起泌尿系结石和肾性尿崩症。

MEN1 甲旁亢与散发性甲旁亢存在一些不同。首先,两者的流行病学特征不同。前者较后者发病年龄早（平均年龄分别为 25、55 岁）,且没有性别差异（男女比例分别为 1∶1、3∶1）。第二,两者的甲状旁腺病理学不同。MEN1 患者进行甲状旁腺探查时,可发现多个甲状旁腺增大,且增大程度非常不均匀;而散发性病例通常为单个的甲状旁腺瘤。第三,两者在甲状旁腺手术后的结局不同。MEN1 患者首次手术中要探查每一个甲状旁腺,这会导致术后甲状旁腺功能减退症发生率增加。接受甲状旁腺次全切手术的 MEN1 患者,术后随访 10 年,约一半的患者甲旁亢会复发。散发性甲旁亢患者术后复发很罕见。第四,MEN1 的甲旁亢几乎不会进展为甲状旁腺癌。

（2）胰十二指肠内分泌肿瘤:这是 MEN1 中第二位的常见表现,60%~70% 的 MEN1 患者存在胰十二指肠内分泌肿瘤。胃泌素瘤最常见,胰岛素瘤次之,其他类型肿瘤罕见。肿瘤通常为多发性,可过度分泌各种激素,且可进展为恶性。与 MEN1 其他肿瘤不同,胰腺内分泌肿瘤约有 1/3 表现为恶性特征,其中包括肝转移。在 MEN1 患者中,大约 1/3 死于相关类型的癌症,尤其是胃泌素瘤。

1）胃泌素瘤:在 MEN1 中,胃泌素瘤患者通常同时伴有甲旁亢,该肿瘤是 MEN1 的主要死亡原因。胃泌素瘤的临床表现为 Zollinger-Ellison 综合征,该综合征是由于胃泌素产生过多造成的胃酸过度分泌所致,可反复出现严重的消化性溃疡,还可伴有腹泻和反流性食管炎。确诊依据是血清胃泌素升高,伴有基础胃酸分泌增加。值得注意的是,MEN1 的胃泌素瘤通常伴有其他胰十二指肠内分泌肿瘤,并且具有 2 个相对特异性的临床特征:第一,发病年龄较散发性胃泌素瘤更小,平均提早 10 年。第二,肿瘤呈多发性,常位于十二指肠黏膜下层的小结节（<1cm）,而在胰腺中则较少见。

2）胰岛素瘤:在 MEN1 中,仅 10%~30% 的患者存在胰岛素瘤,故该肿瘤很少作为 MEN1 的首发表现。其临床特征与散发性胰岛素瘤相似。主要表现为反复发作的低血糖症。确诊依据为低血糖发作时血清胰岛素、C-肽及胰岛素原浓度不适当升高。

3）胰高血糖素瘤:罕见。表现为高血糖、厌食、舌炎、贫血、腹泻、静脉血栓形成、特征性的移行性坏死性皮肤红斑等。在出现临床症状时,肿瘤体积通常较大,且已发生转移。

4）血管活性肠肽瘤:又称为 Verner-Morrison 综合征。罕见。主要表现为水泻、低血钾、低胃酸及代谢性酸中毒。因大量钾盐和 HCO_3^- 从粪便中丢失,故通常存在严重低血钾和酸中毒。若腹泻引起低血镁,此时虽有高血钙,但仍可出现手足搐搦。血管活性肠肽（VIP）有扩张血管的作用,可导致低血压和面部潮红。此外,约 50% 患者有高血钙,可能与肿瘤组织分泌 PTH 相关肽（PTHrP）有关。血清 VIP 浓度显著升高是诊断的最直接证据。在出现临床症状时,VIP 瘤体积通常较大,且已发生转移。

5）胰多肽瘤:极罕见。虽有血清胰多肽升高,但常无特殊临床表现。甲旁亢患者可见胰多肽浓度升高,其他胰腺内分泌肿瘤也可分泌胰多肽。因此,血清胰多肽升高虽不能代表胰多肽瘤的存在,却可能作为早期发现 MEN1 中存在胰腺内分泌肿瘤的标志物。

6）其他:某些肿瘤可分泌促肾上腺皮质激素（ACTH）、促肾上腺皮质激素释放激素（CRH）、生长激素释放激素（GHRH）、生长抑素、降钙素等其他激素。

（3）垂体瘤:见于约 1/3 的 MEN1 患者。大多数是单个腺瘤,仅少数为垂体增生。常见的垂体瘤为催乳素腺瘤（60%）或无功能瘤（25%）,较少见的垂体瘤为生长激素瘤（15%）或 ACTH 瘤（5%）。其临床表现与散发性垂体瘤相似,取决于垂体瘤的大小及其分泌功能。功能性垂体瘤可引起闭经、溢乳及高催乳素血症,还可导致肢端肥大症、Cushing 综合征等。此外,大腺瘤还可出现头痛、视力障碍、视野缺损、垂体功能减退症等局部压迫相关性临床表现。

（4）其他相关肿瘤

1）类癌:见于约 14% 的 MEN1 患者。与散发性者不同,MEN1 相关的类癌主要起源于前肠器官,如胸腺、支气管、胃、十二指肠、胰腺等。其中胸腺类癌多见于男性,而支气管类癌多见于女性。MEN1 类癌被发现的平均年龄是 45 岁,晚于 MEN1 的其他肿瘤。70% 胸腺类癌和 20% 支气管类癌可有局部浸润或转移。在 MEN1 中,胸腺类癌和支气管类癌很少出现 ACTH、降钙素或 GHRH 分泌过多,也很少出现 5-羟色胺或组织胺分泌过多,故表现为潮红、腹泻、腹痛、支气管痉挛等典型类癌综合征者罕见。胃肠道类癌常在发生肝转移后才出现潮红等上述症状。

2）肾上腺皮质肿瘤:"意外瘤"在 MEN1 中可高达 40%。大多数为无功能性腺瘤,极少数为功能性腺瘤,可引起皮质醇增多症、原发性醛固酮增多症或嗜铬细胞瘤的临床表现。此外,尚可见弥漫性或结节性增生,腺癌少见。

3）面部血管纤维瘤:85% 的 MEN1 患者可出现多发性的面部血管纤维瘤。半数 MEN1 患者有 5 个或5 个以上。

4）胶原瘤:见于 70% 的 MEN1 患者,在躯干部分呈现发白的斑点样病变,不累及面部和颈部。

5）脂肪瘤:见于 30% 的 MEN1 患者,通常是位于皮下的小脂肪瘤,有时呈多发性。

在 MEN1 的脂肪瘤、胶原瘤及面部血管纤维瘤中,存在 11q13 拷贝的缺失,提示可能是由于第二个 *MEN1* 基因的拷贝被失活所致。

2. MEN2　　MEN2 的特征是一个患者同时或先后出现 MTC、嗜铬细胞瘤及其他内分泌组织的增生和/或肿瘤。根据临床表现、病理特点及分子遗传学的不同,MEN2 又可分为 3 种亚型:MEN2A、MEN2A 变异型及 MEN2B。在 MEN2 中,MEN2A 最多见（占 80% 以上）,而 MEN2B 很少见（约占 5%）。MEN2A 又称Sipple 综合征,以 MTC、嗜铬细胞瘤及甲旁亢为特征。MEN2A 变异型包括家族性 MTC、MEN2A 伴有皮肤淀粉样苔藓、MEN2A 或家族性 MTC 伴有 Hirschsprung 病。MEN2B,旧称 MEN3 型或黏膜神经瘤综合征,以黏膜神经瘤、MTC、嗜铬细胞瘤及类马方体型为特征（表 39-2）。

MEN 混合型包括重叠综合征、家族性多发性（2 个或 2 个以上）内分泌腺瘤病的其他类型（如 VHL病、神经纤维瘤病 1 型及 Carney 复合体）。重叠综合征包括 MEN2 合并胃泌素瘤、MEN2A 合并催乳素腺瘤、MEN1 合并垂体后叶肿瘤、MEN1 合并嗜铬细胞瘤、MEN1 或 MEN2B 伴有结肠腺瘤样息肉等。此外,也有学者建议将 McCune-Albright 综合征归入 MEN 中。

表 39-2　MEN2 的病变组合及其特征

MEN2A	MEN2A 变异型	MEN2B
MTC（100%）	家族性 MTC	MTC（100%）
嗜铬细胞瘤（50%）	MEN2A 伴有皮肤淀粉样苔藓	嗜铬细胞瘤（50%）
甲状旁腺肿瘤或增生（10%~35%）	MEN2A 或家族性 MTC 伴有 Hirschsprung 病	没有甲状旁腺疾病 类马方体型（>95%） 肠道神经节瘤病和黏膜神经瘤（98%）

注:MTC,甲状腺髓样癌。

（1）MTC:MTC 是大多数 MEN2 患者最早出现的临床表现,并且可见于所有 MEN2 患者。常于儿童期发生,其肿瘤的主要特征为双侧性、多中心性。当肿瘤直径>1cm 时,发生局部淋巴结转移的机会高达80% 以上,而仅有 C 细胞增生者则罕见淋巴结转移。此外,肿瘤可经血行转移至远处部位,以肝、肺及骨骼最常见,为 MEN2 患者的主要死亡原因。

MTC 常可见血清降钙素浓度升高,降钙素增高幅度与肿瘤大小存在相关性,肿瘤较小者,基础降钙素浓度正常或稍高,但激发试验后显著增高,血清降钙素浓度在 30pg/ml 以下者较少发生转移。因此,降钙素可作为 MTC 的特异性标记物,激发试验有助于早期发现 MTC。

在 MEN2A 患者中,MTC 的生化异常通常出现于 5~25 岁。若未接受治疗,到 15~20 岁时,MTC 可表现为颈部包块或出现颈部疼痛。腹泻可见于广泛转移的患者,此时血清降钙素可达到很高的浓度。在 MEN2B 患者中,MTC 发生比 MEN2A 早 10 年,可见于 1 岁以下的儿童,且进展更快。对于 1 岁时未进行甲状腺切除术的 MEN2B 患者,早年间即可能进展为转移性 MTC。

MTC 的临床表现与癌细胞的分泌功能、肿瘤有无转移灶或产生压迫等有关。部分患者可能以甲状腺结节或颈部淋巴结肿大为首发症状。MTC 除分泌降钙素外,尚可产生下列物质:①多肽类激素,如 ACTH、β内啡肽、生长抑素、VIP 等;②生物胺和酶类,如 5-羟色胺、多巴胺、多巴脱羧酶、组织胺酶等;③混杂类,如癌胚抗原(CEA)、黑色素、神经生长因子、前列腺素等。因此,临床上偶可见到皮质醇增多症、面部潮红、腹泻等临床症状和/或相应的生化改变。

(2)嗜铬细胞瘤:50%以上的 MEN2 患者存在嗜铬细胞瘤。其主要特征包括:①肿瘤多位于肾上腺,肾上腺外极为罕见;②肿瘤常为双侧、多发性,且瘤外肾上腺髓质可见增生;③大多为良性,恶性嗜铬细胞瘤罕见。

许多患者的症状和体征常常不典型,这可能是在高危个体中进行筛查从而得以早期诊断的缘故。早期的肾上腺髓质功能异常可引起发作性头痛、心悸及神经质,但高血压少见。

(3)甲旁亢:在 MEN2A 患者中,10%~35%有甲旁亢,但甲状旁腺组织学异常约占 50%,其中 85% 为增生,15%为腺瘤。其临床表现与散发性甲旁亢相似,但病情大多比较轻,肾脏损害和骨病较 MEN1 少见。在早期 C 细胞病变行甲状腺切除术的患者中,虽可见到甲状旁腺增生的组织学表现,但临床上均未表现为甲旁亢。在 MEN2B 患者中,甲旁亢相对罕见。

(4)MEN2A 变异型:MEN2A 变异型罕见。可伴有皮肤淀粉样苔藓,皮肤病变通常位于后背的上部,可在 MTC 发病前出现。另一些 MEN2A 患者可伴有 Hirschsprung 病,后者的临床特征是远端的直肠副交感神经丛缺乏自主神经节细胞,从而导致慢性肠梗阻和巨结肠。家族性 MTC 是指在同一家系中至少出现 4 个 MTC 患者,MTC 是唯一的临床表现,与 MEN2A 和 MEN2B 相比,其临床经过和预后相对较好。

(5)多发性黏膜神经瘤:多发性是 MEN2B 的主要特征,且常为首发临床表现。在婴儿期即可出现,好发部位主要为舌尖和口唇,也多见于眼结膜下和全胃肠道黏膜。角膜神经受累可由裂隙灯检查发现。颈部或腹部手术时也常可见到神经肥大增粗。胃肠道神经节神经瘤可引起梗阻、结肠扩张或伴有腹泻的儿童期急腹痛样综合征。婴儿期可因咽部神经肌肉发育不良而引起呛乳和吞咽困难。部分可疑的黏膜神经瘤者,需行黏膜活检加以证实。与神经瘤同时出现的临床表现还有身材发育异常,其中包括类马方体型、上部量/下部量比值降低、指(趾)骨细长、漏斗胸、脊柱后侧凸或脊柱前凸、髋内翻、关节松弛等。

3. 其他家族性多发性内分泌腺瘤病

(1)VHL 病:本病可导致多种肿瘤的发生,其特征性表现包括中枢神经系统的血管母细胞瘤、内脏囊肿、肾脏细胞癌、胰腺内分泌肿瘤、嗜铬细胞瘤等。VHL 病根据基因突变类型可分为两型,Ⅰ型的突变类型主要为缺失和截断,临床上不伴有嗜铬细胞瘤;Ⅱ型的突变类型主要为错义突变,临床上常合并嗜铬细胞瘤。到 60 岁时,超过 90% 的基因携带者可出现一种或多种相关的临床表现。超过 70% 的基因携带者有一个或更多的中枢神经系统肿瘤。值得关注的是,25%~35%的患者有单侧或双侧嗜铬细胞瘤,15%~20%有胰腺内分泌肿瘤。

(2)神经纤维瘤病 1 型:以神经纤维瘤和特征性的皮肤牛奶咖啡斑为主要特征。可伴有多种神经内分泌肿瘤,其中包括嗜铬细胞瘤、甲旁亢、MTC、下丘脑或视神经肿瘤等。通常儿童期起病,先证者往往症状最重。

(3)Carney 复合体:主要临床表现为心脏、皮肤及乳腺黏液瘤,点状色素沉着,睾丸肿瘤,肾上腺皮质肿瘤,分泌生长激素的垂体瘤、周围神经鞘瘤等。

(4)McCune-Albright 综合征:以多发性骨纤维发育不良、皮肤牛奶咖啡斑及内分泌功能异常为特征。可同时存在多种内分泌功能异常,如外周性性早熟、甲状腺功能亢进症、皮质醇增多症、催乳素细胞腺瘤、生长激素分泌过多等,其中以外周性性早熟最常见。

【辅助检查】

1. MEN1

(1) 甲旁亢:可测定游离(或白蛋白校正的)血清钙和 PTH 浓度,血清钙和 PTH 浓度可见升高。对于散发性甲旁亢,通常仅需进行单侧或较局限的颈部探查术,为了提高检出率,甲状旁腺手术前需要进行无创性影像学检查,包括超声波、^{99m}Tc-sestamibi 显像或计算机断层扫描(CT)。对于 MEN1 的甲旁亢则不然,初次手术前无需进行这些检查,因为术中必须探查全部腺体。对于需要再次手术的 MEN1 患者,则需行上述无创性检查,必要时还可选择有创性检查,如超声波引导下细针穿刺抽吸活检用于 PTH 分析、选择性动脉造影、选择性静脉取血测定 PTH 等。

(2) 胰十二指肠内分泌肿瘤:在 MEN1 的各种胰十二指肠内分泌肿瘤中,血清嗜铬粒蛋白 A 检测的真阳性率最高。在影像学方法检出的这类肿瘤中,血清嗜铬粒蛋白 A 浓度均明显升高。

胃泌素瘤通常存在空腹血清胃泌素浓度升高,伴有基础胃酸分泌增加。血清胃泌素轻度升高时,应行静脉滴钙或静脉注射促胰液素激发试验,如胃泌素升高幅度大于 114pmol/L,可除外其他原因所致的高胃泌素血症。内镜和内镜超声检查可发现消化性溃疡和十二指肠胃泌素瘤。

胰岛素瘤可表现为低血糖。在出现低血糖症状时,血清胰岛素、C-肽及胰岛素原浓度存在不适当升高。若诊断有困难时,可行饥饿试验或胰高血糖素激发试验。较大的胰岛素瘤可被 CT 扫描所发现。虽然内镜超声或生长抑素受体放射显像技术对胰岛素瘤进行术前定位可能比较困难,但术中超声检查通常可取得满意的定位效果。对于术前影像学检查未能发现肿瘤者,选择性胰腺动脉插管输注钙剂并收集肝静脉血标本检测胰岛素可进行有效的定位。

(3) 垂体瘤:催乳素细胞腺瘤患者空腹血清催乳素明显升高,催乳素浓度>200g/L 可诊断催乳素细胞腺瘤,但需除外可能导致假阳性结果的情况,如妊娠、哺乳、服用多巴胺受体拮抗剂等。只有在出现更加明确的指征时,才需要评估其他垂体-靶腺轴的功能。对于垂体病变而言,最敏感的影像学检测方法是磁共振成像(MRI)。

(4) 类癌:尚缺乏敏感性足够好的生化指标。CT 可用于筛查纵隔或支气管类癌,胃或十二指肠类癌可通过内镜或内镜超声检查发现。此外,必要时还可通过生长抑素受体放射显像技术来发现类癌。

2. MEN2

(1) MTC:基础和激发试验(注射钙和五肽胃泌素)后的血清降钙素浓度增高,但血钙浓度一般正常。注射钙或五肽胃泌素后测定血清降钙素浓度可更早发现 MTC。降钙素测定不仅是诊断 MTC 的最佳方法,而且是观察术后残存肿瘤灶或转移灶的敏感指标。术前确诊可采用超声波引导下穿刺活检,核素扫描(尤其是亲肿瘤显像)对术前诊断也有一定意义。超声波、CT 或 MRI 扫描可用于确定肿瘤范围和远处转移。MTC 肿瘤组织易发生钙化,颈部 X 线检查可见甲状腺部位和转移淋巴结内有致密的团块状钙化灶,边缘为毛刺状。

(2) 嗜铬细胞瘤:24 小时尿肾上腺素(E)定量和血中甲氧基肾上腺素浓度升高是最敏感的诊断指标。该肿瘤以分泌 E 为主,而去甲肾上腺素(NE)较少,故首先见到的生化异常是尿 E 定量增加和 E/NE 比值升高。在晚期或较大的嗜铬细胞瘤中,尿 E、NE 及其甲氧基代谢产物通常增加。尿香草扁桃酸(VMA)在病程早期一般正常,故不能作为肿瘤筛查的指标。肾上腺 CT 或 MRI 扫描是肿瘤术前定位的最佳方法,CT 检查在大多数情况下即足以确诊,但 MRI 的特异性更强,有助于区分小的嗜铬细胞瘤和肾上腺皮质腺瘤。对于怀疑为多发性或肾上腺外的嗜铬细胞瘤,可行间^{131}碘苄胍(MIBG)核素扫描。

(3) 甲旁亢:血清钙和 PTH 浓度可见升高。在 MEN2A 的甲状旁腺增生患者中,早期血清钙和 PTH 浓度均可正常,但在滴注钙剂时,血清 PTH 浓度不受抑制,这是诊断甲旁亢的最早期证据。

【诊断与鉴别诊断】

1. MEN1

(1) 诊断要点:①甲旁亢,早发,且多为 4 个甲状旁腺同时受累;②胰十二指肠内分泌肿瘤;③垂体瘤;④伴有或不伴有其他肿瘤;⑤常染色体显性遗传家族史。值得注意的是,不同患者的临床自然病程可以完全不同,并且多个内分泌腺体可见同时或先后受累,甚至前后间隔很长时间。

（2）鉴别诊断：MEN1 需与非 MEN1 的同类病变（如散发性的甲旁亢、胰腺内分泌肿瘤、垂体瘤等）相鉴别，两者间的临床表现、定性和定位检查相似，但从多个内分泌腺体病变的存在和家族史不难进行鉴别。MEN1 的甲旁亢尚需与家族性低尿钙性高钙血症（FHH）相鉴别。FHH 是由于钙感受器（又称为钙受体）编码基因的失活性突变所致，钙感受器是一种在甲状旁腺和肾脏中表达的跨膜 G 蛋白偶联受体，FHH 也是常染色体显性遗传，同样也可存在甲状旁腺增生和血清 PTH 升高。两者的鉴别点在于尿钙排泄在 MEN1 的甲旁亢患者中通常增高，而在 FHH 则降低。此外，MEN1 患者出生时罕见血钙升高，而 FHH 新生儿中则常见高血钙，且甲状旁腺切除术不能纠正血钙升高。

2. MEN2

（1）诊断要点

1）MEN2A 的诊断要点：①MTC；②嗜铬细胞瘤；③甲旁亢，多为 4 个甲状旁腺增生；④常染色体显性遗传家族史。

2）MEN2B 的诊断要点：①多发性黏膜神经瘤；②MTC；③嗜铬细胞瘤；④常染色体显性遗传家族史。

（2）鉴别诊断：①散发性 MTC：一般是单侧和单个肿瘤，没有 C 细胞增生，不伴有其他内分泌腺肿瘤，无家族史。②散发性嗜铬细胞瘤：大约 90% 为单侧和单个腺瘤，10% 为肾上腺外。NE 分泌同时可见增多。90% 的患者有阵发性或持续性高血压，仅 10% 的患者血压正常。也无其他内分泌腺肿瘤和家族史。③散发性甲旁亢：从 MEN2A 的家族史、甲状旁腺可见增生、多个甲状旁腺受累、伴有其他内分泌腺肿瘤等特征，同样即可鉴别。④马方综合征：可有眼部晶状体异位或主动脉异常，MEN2B 则无此类表现。

【病理表现】

在 MEN1 中，甲状旁腺是最常见的病变部位，通常 4 个甲状旁腺均受累，早期多为增生，诊断较晚者可为腺瘤或腺瘤样增生，几乎不会进展为甲状旁腺癌。胰十二指肠内分泌肿瘤是第二常见的病变部位，常为多发性腺瘤或腺癌，极少数为增生。垂体瘤也是常见的病变组分，大多数是单个腺瘤，仅少数为增生。

在 MEN2 中，MTC 是最常见和最早出现的病变，起源于甲状腺 C 细胞。病理学上最早为 C 细胞局灶性增生，继之发展为结节性增生，随后转变为显微镜下可见的 C 细胞癌，最后形成肉眼可见的 C 细胞癌。C 细胞生长穿透滤泡基底膜是界定增生向癌转化的组织学变化。其主要特征为双侧性和多中心肿瘤。嗜铬细胞瘤也是 MEN2 的重要组分，其组织学演变过程类似 MTC，首先为局灶性增生，继之发展为弥漫性增生和嗜铬细胞瘤。甲状旁腺的病变相对较轻，其组织学演变过程类似 MTC 和嗜铬细胞瘤，即在甲状旁腺细胞增生的基础上形成腺瘤。

【治疗】

1. MEN1　肿瘤的多样性是 MEN1 的主要特征，表现为一个组织中出现多个肿瘤和多个组织发生多种肿瘤。即使在次全切除术后，通常还会出现复发。尽管如此，MEN1 相关的肿瘤通常还是需要手术治疗。对大多数这类患者而言，最初的手术不是根治性治疗，患者一生中常需要多次的手术操作及两个或以上内分泌腺体的手术。因此，处理这类患者需要确立明确的目标，而非每次发现一个肿瘤就草率地建议手术治疗。

（1）甲旁亢：有严重高血钙（>3.0mmol/L）、骨病或肾结石者肯定是手术的适应证。轻症甲旁亢伴有胃泌素瘤者也有手术指征，因为血钙恢复正常可能带来血清胃泌素和胃酸分泌的降低，但也有学者持反对意见，理由是针对胃酸分泌过多的药物治疗具有良好的疗效，且甲状旁腺切除术并不能阻止或延缓胃泌素瘤的进展。在没有上述适应证的患者中，有关甲状旁腺手术探查的必要性仍有争议。对于无症状性的 MEN1 甲旁亢患者，随访观察可能是恰当的。优选的手术方式为甲状旁腺全切除术，并将自体甲状旁腺移植于前臂肌肉中。若出现复发而需再次手术时，可在局麻下切除移植组织，并摸索组织切除量，以期使血钙浓度恢复正常。次选的手术方式为切除 3 个到 3 个半甲状旁腺，并且仔细标记残留组织的位置，以便在未来需要再次手术时容易进行定位。

在 MEN1 患者中，恶性甲状旁腺肿瘤非常罕见。因此，应用药物进行长期治疗具有一定的可行性。

近期,钙受体激动剂的临床应用为治疗甲旁亢提供了一种有效的新选择。已有研究显示,这类药物不仅可降低患者的血清钙和 PTH 浓度,还可抑制甲状旁腺增生,可能有望延缓 MEN1 甲状旁腺腺瘤的进展。

(2) 胰十二指肠内分泌肿瘤:MEN1 胰腺内分泌肿瘤的治疗比较复杂,因其具有下列两个方面的特征。一方面,胰腺内分泌肿瘤为多中心性,恶性机会约占 1/3,且可导致 10%~20% 患者死亡。另一方面,为防止癌变,可选择胰腺全切除术,但其可导致糖尿病及其慢性并发症,严重影响患者的生存质量。鉴于上述特征,制定明确的治疗指南变得非常困难。尽管如此,下列处理建议似乎是有充分根据的:①产生胰岛素、胰高血糖素、VIP、GHRH 或 CRH 的胰腺内分泌肿瘤应予切除,因为药物治疗通常无效。②产生胃泌素的胰十二指肠内分泌肿瘤常为多中心性。在 MEN1 患者中,Zollinger-Ellison 综合征多数由十二指肠壁肿瘤所致,切除这些肿瘤可提高治愈率。然而,对于多中心性肿瘤或伴有肝转移的患者,组织胺 H_2 受体拮抗剂和质子泵抑制剂为治疗消化性溃疡提供了手术之外的另一种选择。③在恶性胰腺内分泌肿瘤高危的家系中,早年施行全胰腺切除术对防止恶变可能是合理的。

胰腺内分泌肿瘤的体积小,且为多发性,故手术能否提高生存率仍存在争议。一项回顾性分析显示,在 MEN1 相关的胰腺内分泌肿瘤(<2cm)患者中,手术治疗的效果并不优于保守治疗。然而,其他队列研究则显示,早期发现并及时手术治疗可使 MEN1 相关的胰腺内分泌肿瘤患者获益。此外,手术前应该对胃泌素瘤、类癌和其他肿瘤的共存情况以及是否出现转移进行评估。

1) 胃泌素瘤:药物治疗可使用大剂量的组织胺 H_2 受体拮抗剂(如法莫替丁等)或质子泵抑制剂(如奥美拉唑、兰索拉唑等)。对于有严重并发症或长期药物治疗不能耐受的患者,可行全胃切除术。由于 MEN1 的胃泌素瘤一般为多发性的小肿瘤,且经常出现局部转移,故肿瘤切除术后有较高的失败、复发及肝转移的比例。因此,有学者建议施行极端的手术方法,如胰腺全切除术,但其长期获益尚未得到证实,且手术相关死亡风险较高。小样本、短期随访的临床研究显示,部分性胰十二指肠切除术和保留胰腺的十二指肠全切除术可使约 70% 患者的血清胃泌素浓度恢复正常。任何胃泌素瘤的治疗方案都需要对肝转移是否存在进行评估。如手术不能完全切除或已有肝转移者,可用链脲佐菌素和 5-氟尿嘧啶进行化疗,还可给予奥曲肽、干扰素等药物治疗或肝动脉栓塞。尽管药物治疗 MEN1 的 Zollinger-Ellison 综合征有效,但需要终生服药。此外,小的十二指肠胃泌素瘤较为常见,肝转移患者的 5 年生存率仅为 50%。这些都会使人们不断重新审视治疗的抉择。

2) 胰岛素瘤:大多数为多发性小肿瘤,故手术难度较大。如能进行术前或术中定位时,可行肿瘤摘除术或胰腺部分切除术,否则可行胰腺次全切除术。恶性肿瘤不能完全切除或已有转移者,可用二氮嗪控制低血糖症,也可用链脲佐菌素进行化疗,尚可试用奥曲肽。

3) 其他胰腺内分泌肿瘤:应做肿瘤摘除术、胰腺部分切除术或胰腺全切除术,已有肝转移者可行肝动脉栓塞,不能切除或已有转移的患者可用链脲佐菌素、奥曲肽等药物治疗。

(3) 垂体瘤:治疗原则与散发性患者相同。催乳素细胞腺瘤首选多巴胺能激动剂溴隐亭治疗,药物治疗无效或不能耐受者可行经蝶窦垂体瘤切除术,术后可加放疗。生长激素瘤和 ACTH 瘤首选经蝶窦垂体瘤切除术,术后结合放疗,药物治疗仅用于术前准备、术后复发或不能接受手术治疗者。

(4) 其他肿瘤:随着胰腺内分泌肿瘤和垂体瘤治疗水平的提高,已使 MEN1 患者的预后得到明显改善。因此,现在能够见到其他肿瘤(如类癌综合征)的机会明显增加。类癌需手术切除,而脂肪瘤通常不必治疗。

2. MEN2

(1) MTC:无论 MEN2A 还是 MEN2B 患者,均建议手术治疗。由于病变为双侧性和多发性,且常有局部淋巴结转移,故应行甲状腺全切除术,术中需仔细探查并切除颈部肿大淋巴结。术后给予左甲状腺素替代治疗。理想的状况是在可能进展为恶性的年龄之前进行手术。目前将遗传性 MTC 分为 3 种不同的危险类别,即极高危组、高危组及中危组。极高危组包括 MEN2B 和 *RET* 基因第 883、918 或 922 密码子突变的患者。这些患儿在 1 岁以前即可出现 MTC 转移,故推荐在出生后 6 个月内进行甲状腺全切除术和中央区域淋巴结清扫。高危组包括 *RET* 基因第 609、611、618、620 或 634 密码子突变的患者。在 5 岁前,应进行甲状腺全切除术,至于是否需要进行中央区域淋巴结清扫术,目前意见尚不一致,但多数医生在首次手术时同时进行了此项处理。中危组包括 *RET* 基因第 768、790、791、804 或 891 密码子突变的患者。其 MTC 侵袭性较小,淋巴结转移和 MTC 相关死亡的风险相对较低。关于这些患者进行甲状腺全切除术的年龄,目前尚未达成共识,但普遍的观点是,若这些患者未施行早期甲状腺切除术,应该密切随访血清降钙素浓度,2 岁以上的人群中血清降钙素参考上限<10pg/ml。放疗和化疗对 MTC 的疗效较差。对于有颈部广泛局部转移病变的患者,外放射虽可防止局部复发或缩小肿瘤体积,但并非根治性方法。应用阿霉素、长春新碱、环磷酰胺及达卡巴嗪联合的化疗可作为姑息性治疗方法。此外,对于所有遗传性 MTC 患者,术前均应常规检查嗜铬细胞瘤是否存在,若同时存在,则在甲状腺手术前应该先行嗜铬细胞瘤切除术。

(2) 嗜铬细胞瘤:在所有 MEN2 患者中,嗜铬细胞瘤切除均必须在其他手术之前完成。术前准备同散发性患者,术前和术中应使用 α 和 β 肾上腺素受体拮抗剂。由于肿瘤多为双侧性,故既往多主张行双侧肾上腺全切除术,术中必须补充糖皮质激素和盐皮质激素,术后需终生补充糖皮质激素和盐皮质激素。随着影像学和微创外科技术的发展,更多医生选择腹腔镜下切除有病变的肾上腺,对单侧肿瘤者尤为合适。术后要终生随访。此外,另一种可供选择的方法是切除嗜铬细胞瘤和肾上腺髓质,而保留肾上腺皮质。虽然有嗜铬细胞瘤复发的风险,但这种方法可避免终身需要类固醇激素替代治疗。

(3) 甲旁亢:早期患者常无临床症状和生化异常,故在甲状腺手术时应常规探查甲状旁腺。如外观异常或可疑者,应做冰冻切片。当证实有增生或腺瘤时,可行手术切除。通常的手术方式是切除 3 个半的腺体,并将剩余的半个腺体保留在颈部。对于甲旁亢临床表现突出(通常与 *RET* 密码子 634 突变相关)或常有复发的家系,倾向于行甲状旁腺全切除术,并将自体甲状旁腺移植于前臂肌肉中。虽然复发不常见,但术后也需要常规进行随访。

(4) 黏膜神经瘤:神经瘤一般不会癌变。对于面部神经瘤,主要的处理方式是整形和美容手术。神经瘤引起的肠憩室和巨结肠可行手术切除,其他胃肠道病变则仅需对症治疗。

(5) 以逆转 RET 激活为基础的靶向治疗:酪氨酸激酶抑制剂(TKI),特别是针对 VEGF 受体家族者,可抑制 *RET* 原癌基因的磷酸化激活。这些靶向治疗药物可抑制肿瘤生长、缓解临床症状。TKI 包括凡德他尼(vandetanib)、索拉非尼(sorafenib)、莫特塞尼(motesanib)、卡博替尼(cabozantinib)、阿昔替尼(axitinib)等。临床试验显示,在 MEN2 相关的 MTC 患者中,这类药物可使部分患者的肿瘤和转移病灶出现缩小,并且使血清降钙素浓度降低。有关这类靶向治疗药物对 MTC 患者长期预后的影响,目前尚不完全清楚。

3. 其他家族性多发性内分泌腺瘤病 对于存在嗜铬细胞瘤、胰腺内分泌肿瘤、MTC、甲状旁腺肿瘤、垂体瘤等内分泌肿瘤的患者,通常也需要手术切除。治疗原则如上所述,但这类患者的处理还应该关注其他的伴随情况。例如,在 VHL 病的患者中,由于同时存在肾脏或中枢神经系统的肿瘤,使其治疗常常变得更加复杂。

【筛查、随访与监测】

1. MEN1 早期诊断和治疗可减少并发症和死亡率,故 MEN1 患者的亲属和已有某个内分泌腺肿瘤表型的可疑 MEN1 患者均应进行筛查。MEN1 筛查通常应满足 3 个主要目标:①发现 *MEN1* 基因突变携带者;②发现 MEN1 肿瘤,尤其是在可治愈阶段;③经济有效。通过种系突变基因检测、致病基因附近的 DNA 单倍型检测及肿瘤性状监测,可发现 *MEN1* 基因突变携带者。*MEN1* 基因种系突变分析可发现或排除大多数 *MEN1* 基因突变携带者。当 MEN1 先证者未能检测到 *MEN1* 基因的种系突变时,其亲属中携带者的确定就变得比较困难,但仍可通过定期的肿瘤性状监测或单倍型分析来确定携带者。当采用 DNA 方法(突变或单倍型分析)无法确定携带者时,推荐直接进行定期、简化的肿瘤监测(表 39-3)。与 MEN2 不同,DNA 分析虽然可发现 *MEN1* 基因突变携带者,但对指导药物或外科治疗的价值比较有限,且基因筛查也不能确定携带者的患病状态。因此,对于已证实的 *MEN1* 基因突变携带者,推荐给予持续的密切监测,但没有针对 MEN1 的预防性手术,只有发病后才能够采取相应的治疗措施(表 39-3)。

表 39-3   高度可疑的 MEN1 易感个体的肿瘤监测方案

肿瘤	开始检查的年龄/岁	每年的生化检查	每 3~5 年的影像学检查
甲状旁腺腺瘤	8	血钙、PTH	不建议
胃泌素瘤	20	胃泌素	不建议
胰岛素瘤	5	空腹血糖	不建议
其他胰十二指肠肿瘤	15	–	同位素标记的奥曲肽显像,CT 或 MRI
垂体前叶肿瘤	5	催乳素、IGF-1	MRI
前肠类癌	20	–	CT

注:PTH,甲状旁腺激素;IGF-1,胰岛素样生长因子 1。

2. MEN2   MTC 是 MEN2 最早的临床表现,也是导致合并症和死亡的主要原因。早期识别 MTC(特别是 MEN2B 的 MTC)具有十分重要的意义,这是因为 MEN2B 的 MTC 在早年即有转移倾向。因此,早期发现 *RET* 原癌基因的种系突变,可降低 MEN2 患者发生合并症和死亡的风险。事实上,早期发现突变基因的携带者,可使这类个体有望在肿瘤出现之前即进行预防性甲状腺切除术,从而达到预防或治愈 MTC 的目的。

RET 原癌基因筛查适用于:MEN2 患者及其亲属;MEN2 可疑患者;MTC 患者,尤其是年轻起病和/或伴有甲状腺 C 细胞增生者。对突变位点已明确的 MEN2 家系尚可进行产前基因筛查甚或胚胎植入前基因筛查。常规生化筛查适用于:不能进行基因筛查时的 MEN2 患者的所有亲属;MEN2 家系中经基因筛查确定的突变基因携带者,而非携带者则不必进一步筛查;突变位点尚无法确定的 MEN2 家系中的所有未发病成员。生化筛查项目包括:①基础和刺激后的血清降钙素;②血甲氧基肾上腺素测定和尿 E 定量;③血清钙。基因筛查结果通常应进行 2 次确认,而生化筛查应每年 1 次,MEN2A 和 MEN2B 分别从 5 岁和出生后开始进行筛查。影像学检查(如 MRI 或 CT 扫描)通常仅用于生化筛查异常或具有嗜铬细胞瘤疑似症状的个体。

(洪天配)

参 考 文 献

[1] HYDE SM,COTE GJ,GRUBBS EG. Genetics of multiple endocrine neoplasia type 1/multiple endocrine neoplasia type 2 syndromes. Endocrinol Metab Clin North Am,2017,46(2):491-502.

[2] MARX SJ. Recent topics around multiple endocrine neoplasia type 1. J Clin Endocrinol Metab,2018,103(4):1296-1301.

[3] CRISTINA EV,ALBERTO F. Management of familial hyperparathyroidism syndromes:MEN1,MEN2,MEN4,HPT-Jaw tumour,familial isolated hyperparathyroidism,FHH,and neonatal severe hyperparathyroidism. Best Pract Res Clin Endocrinol Metab,2018,32(6):861-875.

[4] REDAELLI S,PLAZA-MENACHO I,MOLOGNI L. Novel targeted therapeutics for MEN2. Endocr Relat Cancer,2018,25(2):T53-T68.

第四十章　异源性激素分泌综合征

异源性激素分泌综合征又称异位激素分泌综合征或伴瘤内分泌综合征,通常指起源于非内分泌组织的肿瘤(多为恶性)分泌某种激素或生物活性物质所引起的一系列临床内分泌综合征。此外,某些起源于内分泌组织的肿瘤,除正常分泌的激素以外,还合成分泌其他激素引起相应临床表现,也称为异源性激素分泌综合征。但文献报道的异源性激素分泌综合征多以前者(非内分泌肿瘤)为主。

【病因】

异源性激素分泌综合征病因很多,概括起来主要分为 2 类:①某些异源性激素原本就存在于非内分泌组织相关细胞中,当肿瘤新生、增长时,激素生成相应大增,这些激素又通过自分泌、旁分泌方式刺激肿瘤细胞增殖;②非内分泌组织肿瘤可通过某种癌基因直接激活某一激素基因转录或异常高表达某种激素转录因子,从而促进异源性激素合成及分泌。

【发病机制】

目前,关于非内分泌组织肿瘤分泌异源性激素的具体机制尚未完全阐明,但有多种假说,主要有以下 4 种。

1. **APUD 细胞假说**　APUD 细胞属于神经内分泌细胞,大多起源于外胚层神经脊细胞,广泛分布于甲状腺、支气管、肺、乳腺、胃肠道、胰腺、肾上腺髓质、膀胱、前列腺等处,因其具有摄取胺或其前体能脱羧(amine or amine precursor uptake and decarboxylation)的生化特性,顾名为 APUD 细胞。它的形态特征是细胞内可见由高尔基体包装的肽类激素或神经递质所形成的高电子密度神经分泌颗粒小体,这些颗粒小体即是细胞存储激素的浓缩形式,在接受某种刺激后可快速分泌释放这些激素;因此,APUD 细胞具有分化为分泌肽类激素细胞的潜能。一般正常情况下,APUD 细胞并不分泌释放这些激素,一旦转化为肿瘤细胞,则可分泌释放异源性激素,包括生长激素释放激素(GHRH)、促肾上腺释放激素(CRH)、促肾上腺激素(ACTH)、降钙素、血管活性肠肽等,当这些激素分泌量达到一定程度时,可引起相应激素过量的临床表现,出现异源性激素分泌综合征,这种现象又称为返祖现象,其原因及机制有待进一步研究。该假说可以用来解释异源性 ACTH 分泌综合征的发病机制,因为引起该征的小细胞肺癌、胸腺类癌、支气管类癌等肿瘤均来源神经内分泌细胞。

异源性抗利尿激素分泌综合征,根据发病机制实质属于抗利尿激素分泌不适当综合征(syndrome of inappropriate anti-diuretic hormone secretion,SIADH)中一种,其发病率在异源性激素分泌综合征中仅次于异源性 ACTH 分泌综合征,也常见于小细胞肺癌,其他肿瘤如肺腺癌、前列腺癌、霍奇金淋巴瘤也可见。以小细胞肺癌为例,肺组织内散在分布着 APUD 细胞,一旦衍变为肿瘤细胞,便可大量分泌抗利尿激素(ADH),从而引起异源性抗利尿激素分泌综合征。目前关于肿瘤细胞不适当分泌 ADH 的具体分子机制知之甚少,有研究认为 ADH 启动子的 E 盒区、bHLH 转录因子的结合序列是小细胞肺癌细胞株的 ADH 基因大量表达的必要条件。因此,在某些支气管细胞中如若发现免疫反应性 ADH,则有可能是小细胞肺癌发生的前兆。

2. 抑制解除假说　人类基因组由 $3×10^9$ 个碱基对组成,编码大约 10 万个基因,其中 85% 的基因处于受抑制状态或者非活化状态,仅有约 15% 的基因具有转录活性。正常情况下,非内分泌组织相关细胞的激素编码基因并不表达,处于抑制状态,一旦转化为肿瘤细胞,在某些因素影响下,这些激素编码基因抑制被解除,从而导致其异常表达,并开始转录、翻译及合成激素或具有生物学活性的激素相关物质。因此,有人提出所有肿瘤细胞应该都具有生成激素或激素相关物质的潜能,当其基因抑制解除后,生成的激素或激素相关物质只不过量多量少,有无生物学活性而已。例如,有研究采取原位杂交技术证实在 1/3 小细胞肺癌中可以检测到 ACTH 前体阿片-促黑素-促皮质素原(proopiomelanocortin,POMC)的 mRNA。当小细胞肺癌肿瘤抑制基因 Rb 缺失时,其抑制的转录因子 E2F 被激活,导致沉默的 POMC 基因启动子去甲基化,启动 POMC 转录,从而促进异源性 ACTH 的生成及分泌。然而,小细胞肺癌对 POMC 加工并不完整,常不能有效生成 ACTH,释放入血的 POMC 量虽多(POMC/ACTH 比值高达 58∶1,库欣综合征仅为 5∶1),但片段大(曾被描述为大 ACTH)、生物活性也较低,因此临床中往往仅有 1%~3% 小细胞肺癌出现异源性 ACTH 分泌综合征的临床症状。

3. 细胞分化障碍假说　一些非内分泌组织细胞在正常发育分化过程中可以产生某些肽类激素或蛋白,分化成熟后就少量产生或不再产生,但衍变为肿瘤组织细胞发生分化成熟障碍时,却能继续产生甚至大量分泌这些肽类激素或蛋白。借此观点,细胞分化障碍便是肿瘤组织细胞产生和不适当分泌激素或蛋白的理论基础。例如,与甲状旁腺激素(PTH)结构上相似,可共同作用于同一受体的甲状旁腺激素相关蛋白(PTHrP)存在于正常组织细胞中,在生理情况下,主要调节皮肤、毛囊、乳腺等组织细胞的增殖分化,仅少量与 PTH 同一受体相结合发挥生物学效应,参与骨骼和肾脏的钙磷代谢;因此一旦衍变为肿瘤组织细胞时,Hedgehog 信号通路被激活,GLi 转录因子刺激 PTHrP 的表达及生成,便可加强破骨细胞活动,促进骨吸收,同时释放转化生长因子-β(TGF-β),后者又可进一步刺激 PTHrP 的产生,从而引起肿瘤相关性高钙血症。

4. 癌基因假说　有些肿瘤细胞癌基因与内分泌功能密切相关,其编码产物类似生长因子、生长因子受体或其功能亚单位,从而使某些激素选择性激活分泌或编码合成分泌一些激素相关物质来模拟其生物学功能。例如非胰岛素瘤相关性低血糖症中引起低血糖的物质并不是胰岛素,而是胰岛素样生长因子-2(IGF-2)。有研究表明 *IGF-2* 基因属于癌基因范畴,位于第 11 号染色体短臂,与胰岛素基因相比邻,其编码的 IGF-2 是一种单链多肽,结构与前胰岛素、IGF-1 同源。它通过与胰岛素受体相结合并将其激活,使外周组织葡萄糖摄取增加,肝糖原输出减少,引发低血糖。此外,IGF-2 还可抑制生长激素,导致 IGF 结合蛋白 3(IGFBP-3)和酸性不稳定亚基(ALS)同 IGF-2 形成的 IGF-2 循环复合物变小,使其与胰岛素靶组织结合力增强,这时低血糖的发生并不需要高水平 IGF-2。

【临床表现】

由于不同组织来源的肿瘤可以分泌不同异源性激素,激素相关临床表现也不尽相同,但都具有一个重要特点:大多数异源性激素分泌不受内分泌细胞经典反馈调节机制影响,呈自主性分泌。

1. 异源性 ACTH 分泌综合征　该征占库欣综合征病因的 10%~20%,是目前临床最常见的一种异源性激素分泌综合征。其临床表现主要有 2 种类型,第一种多见于男性,主要为恶性程度高的小细胞肺癌(又名燕麦细胞癌),病情重,进展快。由于进展快、病程短,此类型通常无典型库欣综合征临床表现,但其水肿、肌无力、肌萎缩等症状常常较重。第二种主要见于恶性程度较低的肺、胰、肠类癌,偶有嗜铬细胞瘤,病情轻,病程长,常常有足够时间出现中心型肥胖、满月脸等典型库欣综合征临床表现,有的甚至可以出现骨坏死表现。以上两种类型临床表现虽然相差悬殊,但都具有共同临床特点:常伴有明显低钾血症(可见于 80%~100% 的患者),这可能与 11β-羟类固醇脱氢酶作用缺失导致皮质醇无法转化为可的松,从而引起高水平皮质醇的盐皮质激素样作用有关。

2. 异源性抗利尿激素分泌综合征　以小细胞肺癌为例,除了原发肿瘤引起的咳嗽、咯血等各种症状和体征以外,其最突出的临床表现就是正常血容量稀释性低钠血症,并伴有低血浆渗透压及不正常的高尿渗透压(ADH 分泌增多抑制尿液稀释),需注意的是低血浆渗透压和高尿渗透压虽是 SIADH 的重要特征,但不是必须特征。异源性抗利尿激素分泌综合征中发展缓慢的轻度低钠血症多无明显症状,但由于水潴留,患者可能会有体重增加表现,不过潴留水分多在细胞间隙,因此患者常无水肿表现。当血钠<120mmol/L时,可出现头痛、嗜睡、肌力减退、腱反射消失等临床表现;当血钠<110mmol/L时,可出现剧烈头痛、喷射性呕吐、惊厥、意识障碍甚至昏迷,严重的低钠血症还可发生脑疝,导致呼吸心脏停搏。

3. 肿瘤相关性高钙血症　其发病占肿瘤患者10%左右,是高钙血症的第二大常见原因。目前,临床中引起高钙血症的肿瘤以多发性骨髓瘤最为常见,其次为肺癌(鳞状细胞癌、大细胞肺癌为主)、乳腺癌,三者约占肿瘤相关性高钙血症的50%。肿瘤相关性高钙血症临床表现的出现与否及轻重程度,与血钙升高程度及患者对高血钙的耐受力有关。轻者可无症状或仅有头痛、乏力、疲倦、全身不适等一般症状;重者可出现烦渴、多饮、多尿(由大量钙离子从肾脏排泄所致)等症状,有的还可出现恶心、厌食、呕吐、腹胀、便秘等消化系统症状。当血钙>3.5mmol/L时,可出现视力障碍、嗜睡、意识模糊甚至昏迷等神经系统症状,但不伴神经系统定位体征。然而,上述高钙血症的临床表现即使是首发症状,也往往已有明显的原发肿瘤临床证据,如恶病质、贫血以及局部肿块压迫等肿瘤晚期表现。此外,肿瘤相关性高钙血症常见并发症有肾结石、肾衰竭以及病理性骨折。

4. 非胰岛素瘤相关性低血糖症　常见于良性或低度恶性的结缔组织肿瘤(包括间皮瘤、纤维肉瘤、神经纤维瘤)以及原发性肝癌。临床表现与胰岛素瘤所致低血糖相似,包括2大类症状,一是交感神经兴奋症状,如饥饿、心悸、手抖、出汗等,一般由于血糖快速下降引起,但长期低血糖的患者其交感神经兴奋症状的低血糖阈值下降,可出现对低血糖的耐受;二是中枢神经系统症状,如思维缓慢、反应迟钝、大小便失禁、嗜睡甚至昏迷,多在清晨和长时间空腹时发作,系血糖缓慢下降、神经细胞缺乏能量所致。有时来源于间叶组织的原发肿瘤临床表现并不特异,因为其常位于胸腹腔和腹膜后,只有体积大时才会出现压迫症状,如疼痛、咳嗽、呼吸困难和腹部不适等。

5. 异源性TSH分泌综合征　临床少见,主要为肿瘤异源性分泌TSH类似物(TSHβ亚基和α-糖蛋白样亚基)所致,其特点为:①发病年龄多在50岁以上,男性较女性多见;②多见于葡萄胎、睾丸畸胎瘤等滋养层肿瘤患者,少数可见于胃癌、肠癌、前列腺癌、间皮瘤等非滋养层肿瘤患者;③乏力为常见表现,可伴有消瘦或神经质,但大多数患者无甲亢的高代谢症候群;④甲状腺一般无肿大,且无甲亢突眼及眼征。

6. 异源性GHRH/GH分泌综合征　异源性GH分泌综合征在1968年由Steiner等首次报道。自1980年以来,有40多例垂体外肿瘤伴肢端肥大症的病例报道,但仅1例被证实为胰腺肿瘤分泌GH所致,其余皆为垂体外肿瘤异源分泌GHRH所致。异源性GHRH分泌综合征多见于类癌(如支气管类癌),其次为胰岛细胞瘤,少见于甲状腺髓样癌、副神经节瘤等;而异源性GH分泌综合征可见于肺癌、原发性或转移性卵巢癌、乳腺癌转移等。异源性GHRH/GH分泌综合征一般确诊时年龄常超过40岁,病程一般已有7~8年,其临床表现与垂体GH瘤所致的典型肢端肥大症相似,并可伴有肿瘤压迫症状、糖耐量异常、甲状旁腺功能亢进症和类癌综合征等表现。

7. 异源性促性腺激素分泌综合征　临床少见,由于肿瘤分泌的异源性促性腺激素在免疫学和生物学特性上与绒毛膜促性腺激素(hCG)极为相似,故又称为异源性绒毛膜促性腺激素分泌综合征。

一般见于垂体和绒毛膜组织以外的各种组织(如肺、肝、胃肠道等)衍变为肿瘤时,其中以肺癌居多,肝癌次之,还可少见于胃癌、膀胱癌、恶性黑色素瘤等。需要特别注意的是,某些畸胎瘤、睾丸癌、卵巢癌、绒毛膜上皮癌常混有绒毛膜组织成分,这一类肿瘤分泌促性腺激素时,严格来说不能称为异源性促性腺激素分泌综合征。

本征多见于男性,女性少见。患有肝母细胞瘤和肝癌的男性患者可出现性早熟,表现为第二性征发育提前,包括杵状指、骨骺早闭合、前列腺增生等;中年以上的男性肺癌患者可出现单侧乳房或双侧乳房轻度发育,并伴有疼痛,有的患者甚至可以出现溢乳现象。相反,女性临床表现较轻,一般很少出现性早熟表现,因为单纯的LH和hCG分泌增加并不会导致雌激素分泌增加;而成年女性则主要表现为闭经或月经过多。

8. 其他罕见的异源性激素分泌综合征

(1) 异源性催乳素分泌综合征:第1例异源性催乳素分泌综合征在1969年由Tushington报道,主要见于小细胞肺癌,其他肿瘤(如肾癌、肾上腺癌、结直肠癌)也可见。肿瘤患者可以出现催乳素升高及溢乳,其中男性肺癌患者催乳素升高的同时可无溢乳现象。

(2)异源性促红细胞生成素分泌综合征:早在 1929 年就已经发现肿瘤患者有红细胞增多的现象,但 1943 年才由 Carpenter 提出异源性促红细胞生成素分泌综合征的概念。该征常见于肾癌患者,在发生该征的肿瘤患者中占 50%以上,其次为脑血管细胞瘤患者,此外肝癌、卵巢癌、子宫纤维瘤等多种肿瘤也可见。患者一般表现为多血质面容,还伴有口唇暗红、肢端发绀等。

(3)异源性肾素分泌综合征:常见于来源于中胚层的肿瘤,如眼眶血管外皮瘤、肺未分化癌、肝癌、性腺肿瘤等。临床主要表现为高血压、低血钾、继发性醛固酮增多症等。

(4)异源性降钙素分泌综合征:Mihaud 在 1970 首次报道 1 例类癌患者伴有血清降钙素升高。后续在其他肿瘤中也有此发现,最常见的为小细胞肺癌,其他肿瘤(如乳腺癌、胰腺癌、结肠癌)也可见。但这些肿瘤患者常无血清降钙素升高的临床表现,血钙大多正常。

(5)异源性胰高血糖素分泌综合征:临床十分罕见,常见于支气管肺癌、胃癌等来源 APUD 系统的肿瘤。一般无明显临床表现,有时仅伴有轻度高血糖。

(6)异源性血管活性肠肽分泌综合征:该征见于非来源于胰腺的肿瘤,如神经节瘤、神经母细胞瘤、嗜铬细胞瘤、甲状腺髓样癌等,临床表现主要为水样泻、低血钾、胃酸缺乏等,是肿瘤分泌血管活性肠肽所致。

(7)骨软化-低血磷-高尿磷综合征:血管瘤、肉瘤、间叶肿瘤、骨巨细胞瘤等良性间质细胞来源的肿瘤可分泌一种抑制肾小管对磷的重吸收及抑制肾脏 1α-羟化酶活性,导致 1,25-$(OH)_2$-D_3 合成不足的物质,该物质后被确定为成纤维细胞生长因子 23(FGF23)。临床表现特征主要为低血磷、高尿磷、肌无力、骨痛以及明显骨软化。

(8)异源性多内分泌激素分泌综合征:见于一种肿瘤组织可同时产生多种内分泌激素,如胰岛细胞瘤的肿瘤组织可同时产生 ADH、PTH、胃泌素、胰高血糖素等,患者可出现低血钠、高血钙、低血磷、尿渗透压高于血浆渗透压、胰源性消化性溃疡、皮肤色素沉着等临床表现。

【辅助检查】

1. **异源性 ACTH 分泌综合征** 80%~100%的异源性 ACTH 分泌综合征患者有明显的低钾血症、代谢性碱中毒、血钠偏高。血皮质醇和 ACTH 水平明显增高,且失去昼夜节律,血皮质醇水平范围可在 550~5 500nmol/L,血 ACTH 水平通常超过 44pmol/L,甚至可达 175pmol/L,较库欣综合征更高;但生长缓慢的肿瘤如支气管类癌的 ACTH 水平仅为轻度升高。超过 50%的非垂体肿瘤除了分泌 ACTH 还分泌其他物质,包括癌胚抗原、降钙素、生长抑素和促肾上腺皮质激素释放激素(CRH)等,这些物质的存在有助于异源性 ACTH 分泌综合征的诊断。

大、小剂量地塞米松抑制试验显示,异源性 ACTH 分泌综合征患者皮质醇和 ACTH 水平不被大、小剂量地塞米松抑制试验抑制,但需注意 2 个问题:一是部分引起异源性 ACTH 分泌综合征的类癌患者可以被大剂量地塞米松抑制试验抑制;二是除非患者的基础皮质醇显著升高,否则需要先行小剂量地塞米松抑制试验,待 Cushing 综合征诊断确立后,再做大剂量地塞米松抑制试验以鉴别异源性 ACTH 分泌综合征和 Cushing 综合征。

分段采血测定岩下窦和外周静脉不同部位 ACTH 水平,根据血 ACTH 水平差异可寻找或定位异源性 ACTH 分泌之处;但肿瘤若位于肺部,由于其静脉血直接回流入左心房,临床中很难经各级肺血管采血定位。同时,经过岩下窦采血测定注射 CRH 前后 ACTH 水平也有助于区别 ACTH 分泌来源。

此外,血清中可以检测到 POMC 是诊断异源性 ACTH 分泌综合征的决定性因素。其他源自 POMC 的多肽片段也可以检测到,例如肺癌患者中约 1/3 有促脂解素(LPH)水平的升高,其血液中还可以检测出无 ACTH 生物活性的物质,如 POMC 氨基末端的 22kD 中间产物、ACTH 样中叶多肽、γ-促脂解素等。

异源性 ACTH 分泌综合征的垂体 MRI 和 CT 检查通常无明显异常,但高水平 ACTH 持续刺激肾上腺增生,肾上腺 CT 检查可发现双侧肾上腺呈弥漫性增大,而大结节性增生不常见。大部分异源性 ACTH 分泌综合征的原发肿瘤位于胸腔和腹腔之内,通过常规胸部 X 线片或 CT 扫描就可发现肿瘤,但支气管类癌体积通常较小,一般检查很难发现,甚至高分辨率薄层 CT 扫描也难以发现,而 MRI 对诊断肺部类癌肿瘤较 CT 更敏感。

2. 异源性抗利尿激素分泌综合征　尿钠升高(>20mmol/L),尿渗透浓度升高(>100mmol/L)、尿比重升高(≥1.015);血钠下降(<130mmol/L),血浆渗透浓度下降(<270mmol/L)和血 ADH 升高。影像学检查,如胸部 X 片和 CT 等可发现肿瘤原发病灶。

3. 肿瘤相关性高钙血症　约80%的患者可以检测出血清 PTHrP 水平升高,但是其 PTH 水平很低,常常被抑制到 2pg/ml 以下。由于 PTHrP 参与肾脏磷代谢,低磷血症常见。但淋巴瘤患者的血磷大多正常,$1,25-(OH)_2-D$ 升高,其他恶性肿瘤相关性高钙血症患者的 $1,25-(OH)_2-D$ 均降低。肿瘤相关性高钙血症的血氯通常较原发性甲状旁腺功能亢进症降低更明显,一般<100mmol/L。

影像学检查主要是行胸部 X 线片、腹部超声、CT 和 MRI 等检查明确肿瘤定位。必要时行骨扫描,该检查是确认骨吸收最敏感的方法。

4. 非胰岛素瘤相关性低血糖症　低血糖时空腹血清胰岛素<6mU/ml,C 肽<0.6ng/ml;IGF-2 水平正常或升高,而 GH、IGF-1 和 IGFBP-3 水平降低。

5. 异源性 TSH 分泌综合征　肿瘤患者血 TSH 可增高或正常,且 T_3、T_4 也可增高或正常,往往对 TRH 试验无反应;可以检测到 TSH 类似物,如 TSHβ 亚基升高;有的患者血 hCG 可升高。

甲状腺^{131}I 吸收率增加。甲状腺超声或核素扫描甲状腺组织一般无异常,无增生;胸部 X 线片、腹部超声、CT、MRI 可发现原发性肿瘤。

6. 异源性 GHRH/GH 分泌综合征　实验室检查可发现血 IGF-1、GHRH、GH 升高,其中 GH 正常昼夜节律消失,有些患者还伴有 PRL 升高。影像学检查垂体 CT 或 MRI 通常无异常;胸部 CT、腹部超声等可发现肿瘤原发病灶,必要时还可行^{111}In-奥曲肽闪烁扫描定位。

7. 异源性促性腺激素分泌综合征　实验室检查中可发现血 LH、hCG 升高,FSH 降低;血雌激素、尿雌激素升高,血睾酮水平也升高(男童可达成人水平,成年男性一般在参考范围)。尿 17-羟、尿 17-酮水平一般在参考范围。胸部 X 片、腹部超声、CT、MRI 影像学检查可发现肿瘤原发病灶。

8. 其他罕见异源性激素分泌综合征

(1) 异源性催乳素分泌综合征:实验室检查肿瘤患者血催乳素升高,肿瘤中可测到催乳素,体外培养肿瘤组织也可检测出分泌催乳素。鞍区影像学检查垂体多无异常。

(2) 异源性促红细胞生成素分泌综合征:实验室检查可发现肿瘤患者血常规示红细胞、血红蛋白增多,不伴白细胞、血小板增多。

(3) 异源性肾素分泌综合征:实验室检查可发现电解质血钾低,醛固酮以及肾素活性升高。

(4) 异源性降钙素分泌综合征:实验室检查可发现血清降钙素升高,但血钙大多正常。

(5) 异源性胰高血糖素分泌综合征:实验室检查可发现血液及肿瘤组织中胰高血糖素水平升高。

(6) 骨软化-低血磷-高尿磷综合征:低血磷,高尿磷,而血 PTH 和血钙水平正常,且 $1,25-(OH)_2-D_3$ 水平下降。

【诊断】

目前,异源性激素分泌综合征临床诊断所必需的依据如下:①肿瘤和内分泌综合征同时存在,而肿瘤又非发生于正常分泌该激素的内分泌腺;②肿瘤伴有血和尿中激素水平的异常升高;③激素分泌呈自主性,不能被正常的反馈机制所抑制;④排除其他可能引起有关综合征的原因,如医源性使用某类激素等;⑤肿瘤经手术、放疗和化疗等特异性治疗完全缓解后,血尿激素水平下降,内分泌综合征临床症状缓解。

还有一些研究性质的诊断依据如下:①肿瘤组织静脉血中激素水平明显高于动脉血,或引流肿瘤的静脉血激素水平明显高于其他部位静脉血。②通过免疫组织化学、原位杂交或肿瘤提取物放射免疫检测等方法证实肿瘤组织中存在有相应激素及其 mRNA,并且含量高于其他组织。③取肿瘤组织的肿瘤细胞做体外培养显示能合成和/或分泌激素。④将肿瘤组织接种到动物体内可证明有该激素的分泌。⑤血中嗜铬粒蛋白 A 测定。此蛋白可由整个产生肽类激素细胞系统产生,如结果为阳性提示有此系统肿瘤存在。⑥放射性核素标记的奥曲肽闪烁显像术。大多可产生肽类激素的神经内分泌细胞上有生长抑素受体,利用标记的生长抑素八肽类似物行闪烁显像术有助于肿瘤的定位。

1. **异源性 ACTH 分泌综合征**　其诊断应包括病史、症状、体征、实验室及影像学检查结果,并排除库欣综合征,具体诊断依据如下:①基础皮质醇水平升高,节律消失;②皮质醇分泌依赖于 ACTH 刺激;③对糖皮质激素的负反馈调节机制消失;④降低皮质醇水平后,ACTH 升高不明显;⑤血浆 ACTH 对 CRH 无反应;⑥ACTH 刺激后皮质醇升高。

2. **异源性抗利尿激素分泌综合征**　稀释性低钠血症和 ADH 升高是诊断异源性抗利尿激素分泌综合征的基本依据,但通常没有必要直接测定 ADH,因为通过可靠临床表现和生化指标就可考虑诊断,诊断依据如下:①顽固性低钠血症,临床上水潴留不伴脱水和水肿表现;②在低血浆渗透压的情况下存在不正常的尿液浓缩;③低血钠症患者的尿渗透压升高,且尿渗透压高于血浆渗透压;④影像学检查可发现肿瘤原发病灶;⑤排除其他原因导致的低钠血症,如低血容量、全身性水肿、甲状腺功能减退症、肾上腺皮质功能减退症等。

3. **肿瘤相关性高钙血症**　该症往往不难诊断,因为恶性肿瘤本身临床症状比较明显,结合其临床表现,无明显骨转移,辅助检查中有高钙血症、PTH 低或正常时可诊断肿瘤相关性高钙血症。

4. **非胰岛素瘤相关性低血糖症**　诊断依据如下:①低血糖反应:心悸、出汗、饥饿、反应迟钝、昏睡等;②低血糖时胰岛素测定不高,胰岛素($\mu U/ml$)/血糖(mg/dl)一般<0.3,但需排除爆发性肝坏死、慢性肾衰竭、严重营养不良、肾上腺皮质功能减退症;③行胸部、腹部影像学检查可发现原发性肿瘤。

5. **异源性 TSH 分泌综合征**　临床中以乏力、无明显高代谢症候群为主要临床表现的 50 岁以上男性甲亢患者,应警惕是否存在异源性 TSH 分泌综合征。同时测定甲状腺功能、TSH 类似物以及完善甲状腺超声等检查,如若胸腹部等影像学检查可发现相关肿瘤病灶,便可考虑诊断。

6. **异源性 GHRH/GH 分泌综合征**　早期诊断困难,一经诊断年龄常大于 40 岁,因此当 40 岁以上患者出现肢端肥大症数年,伴 GHRH/GH 升高,且垂体 CT 或 MRI 检查无异常发现时,应警惕异源性 GHRH/GH 分泌综合征;如若胸腹部等影像学检查发现原发性肿瘤病灶可考虑诊断。

7. **异源性促性腺激素分泌综合征**　对于出现性早熟的男童或成年男性乳腺发育应考虑本综合征的可能性。诊断依据如下:①血尿雌激素升高对诊断有一定价值;②FSH 降低,LH、hCG 升高;③胸部 X 线片、腹部超声、CT 或 MRI 等影像学检查发现肿瘤原发灶;④确诊有赖于放免法、免疫组织化学法测定肿瘤中含有 hCG。

8. **其他罕见异源性激素分泌综合征**

(1) 异源性催乳素分泌综合征:非垂体肿瘤患者出现催乳素升高及溢乳,应根据实验室检查考虑诊断本综合征。

(2) 异源性促红细胞生成素分泌综合征:肿瘤患者有多血质面容,且红细胞、血红蛋白升高,不伴白细胞、血小板增多,应考虑该综合征。

(3) 异源性肾素分泌综合征:除了相关临床表现以外,诊断依据如下:①血和肿瘤提取物中肾素升高;②切除肿瘤时肾素可恢复正常,肿瘤复发转移时再次肾素升高;③免疫组化测定肿瘤细胞存在肾素或肾素 mRNA;④排除其他原因引起的肾素升高。

(4) 异源性降钙素分泌综合征:非甲状旁腺肿瘤患者出现降钙素升高应怀疑本综合征。

(5) 异源性胰高血糖素分泌综合征:肿瘤患者血和肿瘤组织中出现胰高血糖素水平升高时应怀疑本综合征。

(6) 骨软化-低血磷-高尿磷综合征:肿瘤患者有明显的骨软化症,伴有低血磷、高尿磷,且血 PTH 和血钙水平正常,$1,25\text{-}(OH)_2\text{-}D_3$ 水平下降,应怀疑本综合征。

【鉴别诊断】

1. **异源性 ACTH 分泌综合征**　主要通过临床表现及辅助检查与 Cushing 综合征相鉴别,要点是:①显著的皮肤色素沉着较库欣综合征更常见;②血皮质醇水平下降后,ACTH 水平升高不明显;③异源性 ACTH 分泌综合征对 CRH 或/和 AVP 刺激无反应;④分段采血显示外周 ACTH 水平高于岩下窦。

2. **异源性抗利尿激素分泌综合征**　需和下列一些原因引起的低钠血症相鉴别:①恶性肿瘤脑转移造

成脑损害后,可导致 ADH 渗透压调节机制紊乱,即使在渗透压很低的情况下也可释放 ADH 引起稀释性低钠血症,但发生脑转移前常无稀释性低钠血症;②噻嗪类利尿剂引起的低钠血症也可表现为正常容量性低钠血症,多在服用利尿剂 2 周以后出现,为药物抑制远曲小管对电解质的转运所致;③慢性心力衰竭或肝硬化腹水也有稀释性低钠血症,但多有明显水肿、腹水、尿钠降低,且血浆肾素活性和醛固酮升高;④原发性甲状腺功能减退症由于 ADH 释放过多或肾脏尿浓缩稀释障碍引起低钠血症,但该病常伴有怕冷、嗜睡、腹胀、便秘、体重增加等低代谢症候群,且 FT$_3$、FT$_4$ 下降,TSH 升高;⑤精神性多饮由于饮水过多引起的低钠血症,血浆渗透压可降低,尿渗透压明显降低,与异源性抗利尿激素分泌综合征相对容易鉴别。

　　3. 肿瘤相关性高钙血症　主要与原发性甲状旁腺功能亢进症相鉴别,要点如下:①肿瘤相关性高钙血症有一定性别差异,男性居多,原发性甲状旁腺功能亢进症性别差异不明显;②肿瘤相关性高钙血症有低氯血症,原发性甲状旁腺功能亢进症一般无低氯血症;③肿瘤相关性高钙血症多伴有碱中毒,原发性甲状旁腺功能亢进症多为酸中毒;④肿瘤相关性高钙血症肾石病少见,而原发性甲状旁腺功能亢进症多见。

　　4. 非胰岛素瘤相关性低血糖症　需与其他原因导致的低血糖症相鉴别:①胰岛素瘤:空腹低血糖症是其突出临床表现,且胰岛素水平高,胰岛素(μU/ml)/血糖(mg/dl)一般>0.3;影像学检查可发现胰腺肿瘤。②功能性低血糖症:主要见于一些处于焦虑状态或自主神经功能紊乱的患者,往往在高糖饮食诱发低血糖发作,一般症状轻,很少发生意识丧失,可自行恢复。此症特点是血糖值与低血糖症状不相匹配,例如血糖低时(一般不会低于 2.2mmol/L)可无症状,而血糖正常时,症状反而很重。③升糖激素分泌不足引起的低血糖症:主要见于甲状腺功能减退症、肾上腺皮质功能减退症、腺垂体功能减退症等,这一类原因引起的低血糖症通过其相应临床表现及辅助检查一般不难鉴别。④应用磺脲类药物或外源性胰岛素过量引起的低血糖症由于用药史也不难鉴别。

　　5. 异源性 TSH 分泌综合征　临床中主要与淡漠型甲亢相鉴别,淡漠型甲亢不仅甲亢高代谢症候群不明显,且眼征和甲状腺肿也不明显,主要表现为神志淡漠、嗜睡、反应迟钝等,有时仅表现为不明原因的心律失常,如阵发性或持续性心房颤动;但实验室检查可发现 FT$_3$、FT$_4$ 升高,TSH 降低,而异源性 TSH 分泌综合征 TSH 正常或增高。

　　6. 异源性 GHRH/GH 分泌综合征　主要与垂体 GH 瘤鉴别,两者临床表现相似,鉴别要点:①异源性 GHRH/GH 分泌综合征的 GH 和 IGF-1 升高,80%的患者可伴有 PRL 升高,垂体 GH 瘤 PRL 升高少见;②异源性 GHRH/GH 分泌综合征的 GHRH 可高达 0.3~5μg/L,而垂体 GH 瘤的 GHRH 可低于 200ng/L,正常人空腹时 GHRH 常低于 60ng/L;③异源性 GHRH/GH 分泌综合征的垂体 CT 或 MRI 无异常,胸腹部影像学检查可发现肿瘤病灶,而垂体 GH 瘤的垂体 CT 或 MRI 可发现有占位性病变。

　　【临床处理】

　　早期诊断、早期治疗对异源性激素分泌综合征临床治疗效果尤为重要,治疗方式主要包括:①手术治疗,根治性手术切除肿瘤是最有效的治疗方式,若肿瘤恶性程度低,术后异源性激素分泌综合征甚至可以痊愈。②放疗和化疗,可作为手术治疗的辅助治疗方式,对病变局限或无法手术且对放化疗敏感的肿瘤可获一定效果。③药物治疗,无法切除肿瘤,可使用某些药物阻滞激素的合成及分泌,或使用激素拮抗剂阻抑相关激素作用。④对症治疗,对于异源性内分泌综合征伴有的低血钾、低血糖、高血糖、低血钙、高血钙、腹泻等症状做相应对症处理。上述 4 种治疗方式中,手术切除相关肿瘤组织是治疗异源性激素分泌综合征的最有效方式。

　　1. 异源性 ACTH 分泌综合征　首选手术治疗,但大多数恶性肿瘤在确诊时已失去手术机会,仅有少数良性肿瘤或生长缓慢的支气管类癌、胸腺类癌、嗜铬细胞瘤手术切术后可获得痊愈。失去肿瘤切除手术机会的采取放化疗抑制肿瘤生长及扩散,从而抑制异源性 ACTH 分泌。无法找到肿瘤病灶的,可以选择抑制皮质醇合成和分泌的药物,例如米托坦(每天 6~15mg/kg,分 3~4 次口服)、甲吡酮(起始剂量 500mg,口服,每天 3 次,最大剂量不超过 6g)、安鲁米特(250mg,口服,每天 2~3 次)、美替拉酮(250~500mg,口服,每 6 小时 1 次)、酮康唑(300~600mg,口服,每天 2 次)等;需要注意的是由于上述药物抑制肾上腺皮质激素合成,可能导致肾上腺皮质功能减退,甚至发生肾上腺危象,治疗的同时往往需要加用小剂量糖皮质激素替代治疗。近年来,也有使用糖皮质激素拮抗剂米非司酮和生长抑素类似物奥曲肽治疗有效的报道。另外,还可选择手术切除双侧肾上腺。

2. 异源性抗利尿激素分泌综合征　目前尚无抑制肿瘤分泌 ADH 的药物,其治疗首选手术切除原发性肿瘤,不能手术者可采取放化疗。无论上述哪种治疗方式,均需纠正低钠血症,具体治疗措施有:

(1)一般治疗:限制水分摄入,有效的限水应使体重减轻 1~1.5kg,每天摄水量不应超过 800ml,一般轻度低钠血症患者 7~10 天左右血钠可逐步恢复正常。

(2)药物治疗:限水同时,可予以药物辅助治疗,代表药物有地美环素(demeclocycline)和托伐普坦(tolvaptan)。

1)地美环素:是一种拮抗 ADH 受体作用,抑制肾小管对水重吸收,产生肾性尿崩症的抗生素,剂量为 600~1 200mg/d,每天 3 次;由于地美环素对尿液浓缩机制有重塑效应,一般 2 周时间低钠血症就可得到纠正;但不良反应包括氮质血症、光敏性皮质和肝毒性。

2)托伐普坦:是一种选择性抗利尿激素受体拮抗剂,能有效降低血容量,通常起始剂量为 15mg,每天 1 次,餐前餐后服药均可,服药至少 24 小时以后,可将服用剂量增加到 30mg,每天 1 次,最大剂量可增至 60mg,每天 1 次。服药期间需经常检测电解质和血容量的变化情况,当血钠得到改善以后,需选用其他治疗方案代替托伐普坦;不良反应主要有口渴、多饮、多尿、高血糖、肝损害等。

(3)严重低钠血症治疗:出现抽搐、意识模糊、昏迷等严重水中毒症状或血钠<110mmol/L 时,可予以 3%~5%高渗氯化钠注射液 200~300ml 静脉滴注,需注意静脉输注速度,避免过快纠正低钠血症引起脑桥脱髓鞘综合征。一般最合适的纠正速度为血钠每小时上升 0.5mmol/L,直到血钠达到 120mmol/L 时暂时停用高渗氯化钠注射液。必要时加用袢利尿剂呋塞米 40mg 静脉推注,阻滞肾髓质高渗状态形成,使肾小管对水重吸收受阻,从而加速利尿排水,减轻水中毒症状,若用药后 8 小时内尿量<24 小时尿量的 60%,呋塞米剂量可以加倍。

3. 肿瘤相关性高钙血症　治疗首选手术切除原发肿瘤,不能手术者采取放化疗;同时也需针对高钙血症进行对症治疗。

(1)药物治疗

1)一线药物:①双膦酸盐,唑来膦酸钠和氨羟双膦酸二钠。其中唑来膦酸钠属于新一代氮潴留型双膦酸盐抑制剂,但需注意临床中有 4mg 和 5mg 规格区别,其中 4mg 规格唑来膦酸钠被美国食品药品监督管理局(FDA)和中国药品监督管理局(CFDA)批准用于治疗恶性肿瘤所致的高钙血症,而 5mg 规格唑来膦酸钠主要用于治疗绝经后骨质疏松等,两者虽有共同活性成分,但实质上并非同一种药物。4mg 规格唑来膦酸钠通过强力抑制肿瘤的溶骨作用,抑制骨吸收,是目前最强的降低高钙血症药物。一般静脉滴注,每 3~4 周给药 1 次,因为其含 5ml 甘露醇浓溶液,滴注时需要水化;同时要注意药物不良反应,包括急性期反应(主要表现为发热、寒战、乏力、萎靡不振、关节痛和骨痛等)、肾毒性以及下颌骨坏死等。氨羟双膦酸二钠属于第二代双膦酸盐,选择性抑制骨吸收,可静脉滴注,每次 30~90mg,临床少用。②糖皮质激素:大剂量糖皮质激素对淋巴瘤等血液系统肿瘤引起的高钙血症有治疗作用。临床中一般选用氢化可的松(200~300mg,静脉滴注,每天 1 次)或泼尼松(40~60mg,口服,每天 1 次),疗程为 3~7 天。③前列腺素合成抑制剂,吲哚美辛或阿司匹林,主要针对前列腺素 E 介导的高钙血症有治疗效果。

2)二线药物:主要用于对双膦酸盐有抵抗的患者,临床少用。

代表药物有:①光辉霉素,25μg/kg,静脉滴注,每天 1 次,连续 1~4 天;通过抑制骨吸收降低高血钙。②硝酸镓,200mg/m²,静脉滴注,连续 5 天;具体机制尚不明确,但可能为抑制肾小管钙的重吸收及羟磷灰石的溶解,除对破骨细胞有抑制作用外,还能促进骨形成。

3)其他药物:人类单克隆 OPG 抗体和 PTHrP 抗体,二者对肿瘤相关性高钙血症的治疗有一定作用,前者通过干扰 RANKL-RANK 通路抑制骨吸收,主要用于多发性骨髓瘤和乳腺癌的骨转移,后者主要通过拮抗 PTHrP 起到治疗作用。

(2)高钙危象治疗:肿瘤相关性高钙血症易发生高钙危象,治疗的关键是大量补充生理盐水,同时选用呋塞米、依他尼酸(利尿酸)盐促进尿钙排除,避免选用噻嗪类利尿剂,注意利尿剂使用以后补钾。

4. 非胰岛素瘤相关性低血糖症　根本治疗是手术切除定位明确的肿瘤,不能手术者,采取放化疗。不能耐受上述治疗的低血糖患者可采取一些暂时性治疗措施,但是疗效有限,如:①持续静脉滴注葡萄糖,血糖仍不能维持者,可加用糖皮质激素;②必要时可予以胰高血糖素升血糖,但原发性肝癌引起的低血糖症无效;③有报道发现苯妥英钠、生长激素、生长抑素等药物可能有效。

5. 异源性 TSH 分泌综合征　手术切除定位明确的肿瘤是治疗关键。不能手术者,可予以抗甲状腺药物对症治疗,一般不主张行^{131}I 治疗或手术切除甲状腺。

6. 异源性 GHRH/GH 分泌综合征　一旦确诊,应行手术治疗切除肿瘤,并辅之放化疗;无法进行上述治疗时,选用奥曲肽治疗。此外,还有研究报道可用竞争性 GHRH 拮抗剂(400μg/kg 静脉注射)治疗异源性 GHRH/GH 分泌综合征,它可使 GH 基础值下降 30%~40%,并持续 3~4 小时。

7. 异源性促性腺激素分泌综合征　治疗关键是手术切除肿瘤组织,必要时予以放化疗。

8. 其他罕见异源性激素分泌综合征　首选治疗均为切除肿瘤,不能切除者可选放化疗及对症治疗。例如,骨软化-低血磷-高尿磷综合征除了尽可能手术切除肿瘤以外,对症治疗还包括补充磷酸盐及维生素 D。此外,某些肿瘤因表达生长因子受体 2 导致磷丢失的患者可采取奥曲肽治疗。

【随访】

异源性激素分泌综合征的预后与原发肿瘤部位、恶性程度、是否转移及治疗方式等密切相关。通过手术切除引起异源性激素分泌综合征的肿瘤,其相关激素水平往往可恢复正常,但需要定期随访激素水平,一旦激素水平再次升高,需考虑肿瘤复发。不能手术的异源性激素分泌综合征也应定期随访相关激素水平用于评估其他方式治疗效果。

【展望】

异源性激素分泌综合征由于其多样性、复杂性,病因及发病机制仍有许多未能完全阐明,随着分子生物学技术不断发展,可通过进一步研究对已有发病机制及各种假说进行验证补充,并可能在肿瘤分泌的异源性激素中发现新激素。此外,某些异源性激素还可考虑作为一些恶性肿瘤的标志物,用于临床早期诊断、治疗效果评估、肿瘤复发或进展的监控,为肿瘤疾病的诊疗提供新思路。

(张瑞　郑宏庭)

参 考 文 献

[1] DELDYCKE A,HAENEBALCKE C,TAES Y. Paraneoplastic Cushing syndrome,case-series and review of the literature. ActaClinBelg,2018,73(4):298-304.

[2] TURNER JJO. Hypercalcaemia-presentation and management. Clin Med (Lond),2017,17(3):270-273.

[3] SAVVA C,ADHIKAREE J,MADHUSUDAN S,et al. Oncogenic osteomalacia and metastatic breast cancer:a case report and review of the literature. J Diabetes Metab Disord,2019,18(1):267-272.

[4] LA ROSA S,VOLANTE M,UCCELLA S,et al. ACTH-producing tumorlets and carcinoids of the lung:clinico-pathologic study of 63 cases and review of the literature. Virchows Arch,2019,475(5):587-597.

[5] GASTANAGAVM,SCHWARTZBERG LS,JAIN RK,et al. Prevalence of hypercalcemia among cancer patients in the United States. Cancer Med,2016,5(8):2091-2100.

[6] ZAGZAG J,HU MI,FISHER SB,et al. Hypercalcemia and cancer:Differential diagnosis and treatment. CA Cancer J Clin,2018,68(5):377-386.

[7] ANGELOUSI A,KOFFAS A,GROZINSKY-GLASBERG S,et al. Diagnostic and Management Challenges in Vasoactive Intestinal Peptide Secreting Tumors:A Series of 15 Patients. Pancreas,2019,48(7):934-942.

[8] WANNACHALEE T,TURCU AF,AUCHUS RJ. Mifepristone in the treatment of the ectopic adrenocorticotropic hormone syndrome. ClinEndocrinol (Oxf),2018,89(5):570-576.

第四十一章　Gitelman综合征

　　Gitelman 综合征(Gitelman syndrome,GS),又名家族性低钾低镁血症,是一种少见的遗传性低钾失盐性肾小管疾病,以低钾性碱中毒、低镁血症和低尿钙为特征。

　　【病因】

　　1. **遗传性**　Gitelman 综合征是由于位于染色体 16q13 的 *SLC12A3* 基因突变导致的常染色体隐性遗传病,该基因负责编码噻嗪类敏感的钠-氯协同转运蛋白(thiazide-sensitive sodium-chloride cotransporters,NCC),该蛋白定位于肾脏远曲小管的顶端膜,介导 Na^+ 和 Cl^- 从原尿到细胞内的重吸收。其次,Gitelman 综合征可能存在其他的致病基因突变,如肾小管基底膜氯离子通道基因(*CLCNKB*)突变导致的 Gitelman 综合征和 Bartter 综合征的重叠,*HNF1β* 基因突变可引起引起低镁血症和低尿钙,在临床症状上和 Gitelman 综合征重叠。

　　2. **获得性**　除遗传因素外,还有一些 Gitelman 综合征患者是获得性的,报道有继发于系统性硬化、干燥综合征的 Gitelman 综合征,还有由于使用药物诱发的,如质子泵抑制剂、苯达莫司汀的使用。

　　【发病机制】

　　噻嗪类敏感的钠-氯共转运体(thiazide-sensitive sodium-chloride cotransporters,NCC)由 *SLC12A3* 基因编码,由 1 021 个氨基酸组成,具有 12 个跨膜结构域,在现在已经发现 *SLC12A3* 基因 529 种致病突变中,以错义突变和无义突变居多,小缺失和剪切突变也较常见,小插入所占比例较少,另外还有插入缺失和复杂的基因重排等。*SLC12A3* 基因突变可以导致 NCC 功能减弱,其潜在机制较为复杂。在已经发现的所有突变中,运用爪蟾卵母细胞表达系统对其中大约 50 个突变进行了功能分析。目前将突变分为 5 类:第 1 类突基因转录的编码 mRNA 不稳定或 NCC 部分糖基化,导致蛋白没有功能,常见于启动子改变、剪接位点突变、终止密码子的提前出现或缺失;第 2 类突变不影响蛋白的翻译,但是影响蛋白的加工,引起 NCC 在内质网的滞留和降解;第 3 类突变导致有功能的 NCC 插入细胞膜表面的过程受阻;第 4 类突变会影响蛋白的内在活性,可能突变影响了 NCC 与离子的亲和性;第 5 类突变导致 NCC 蛋白的降解加速。

　　NCC 的失活导致了 NaCl 在远端肾小管的重吸收障碍．一方面,Na^+-K^+、Na^+-H^+ 交换代偿性增加使 K^+、H^+ 在小管液中浓度增加;另一方面,远端小管液流量增加,小管液内的 K^+ 被快速带走,使得 K^+ 浓度降低,化学驱动力增大,促进了 K^+ 分泌,尿量增加导致的血容量的轻微减少激活肾素-血管紧张素醛固酮系统(RAAS),醛固酮水平的升高促进上皮性钠通道 Na^+ 的重吸收增加,进而促进了 H^+ 和 K^+ 的分泌,引起低钾血症和低钾造成的代谢性碱中毒。NaCl 在远端肾小管的重吸收障碍导致 Cl^- 的大量流失使得 DCT 细胞极性增加,Ca^{2+} 重吸收增加导致低尿钙;另外已有研究表明,噻嗪类利尿剂可以诱导近端小管被动 Ca^{2+} 转运增强,使尿液中的 Ca^{2+} 浓度降低,可能是 Gitelman 综合征患者低尿钙的机制。位于远端肾小管顶端膜侧的上皮的 Mg^{2+} 瞬时感受器电位通道(TRPM6)的表达下调可能是 Gitelman 综合征患者患低镁血症的原因。

　　【临床表现】

　　1. **发病率**　Gitelman 综合征的发病率为(1~10):40 000。其中,在白种人中的患病率约为 1:40 000,

而在日本人群的研究统计中,GS在人群中的发病率高达1∶1000,因此推测Gitelman综合征在亚洲人群中的发病率高于白种人。

2. 临床症状　Gitelman综合征的临床症状一般较轻,通常在6岁以后才会出现,大多数患者在成年后才被确诊。临床症状多为非特异性,常与电解质紊乱及RAAS激活等有关,主要由低钾血症和/或低镁血症引起。主要包括以下临床症状。

（1）全身症状:肢体乏力、疲劳、运动耐量下降、口渴、多饮、嗜盐。

（2）心血管系统:血压正常或偏低、心悸、Q-T间期延长、室性心律失常。

（3）消化系统:发作性腹痛、便秘、呕吐。

（4）泌尿系统:多尿、夜尿、遗尿、蛋白尿、低钾性肾病。

（5）神经-肌肉系统:头晕、眩晕、共济失调、假性脑瘤、肢体麻木、感觉异常、肌肉痉挛、抽搐、横纹肌溶解。

（6）骨关节系统:关节痛、软骨钙质沉着症。

（7）生长发育:发育停滞、生长迟缓、青春期延迟。

其不同症状在临床上出现的频率总结见表41-1。

表41-1　不同症状在临床上出现的频率

最常见 (>50%的患者)	常见 (20%~50%的患者)	少见 (<20%的患者)	偶见 (病例报道)
嗜盐	晕厥	起病早(6岁前)	癫痫
肌肉痉挛,肌无力	多尿	发育停滞	室性心动过速
乏力	关节痛	生长发育迟缓	横纹肌溶解
头晕	软骨钙质沉积	青春期延迟	视物模糊
夜尿	Q-T间期延长	眩晕,共济失调	假性脑瘤
口渴,多饮		手足抽搐	巩膜脉络膜钙化
感觉异常,肢体麻木		呕吐	
心悸		便秘	
低血压		遗尿	
		瘫痪	

【实验室检查】

1. 生化及影像学检查　如上所述,Gitelman综合征的临床症状缺乏特异性,因此其临床诊断更多地依赖于实验室检查。典型的Gitelman综合征患者实验室检查表现为"五低一高":低血钾、低血镁、低尿钙、低血氯、偏低血压和RAAS活性增高,同时伴有代谢性碱中毒,其中低血镁和低尿钙对诊断Gitelman综合征有重要价值。实验室检查结果如下。

（1）低钾血症及肾性失钾:血清钾<3.5mmol/L(严重者<2.0mmol/L,排除使用降钾类药物),常持续存在或反复出现,伴肾性失钾(尿钾/尿肌酐>2.0或血钾低于3.5mmol/L时24h尿钾>25mmol)。

（2）低镁血症及肾脏排泄镁增多:血镁<0.70mmol/L,镁排泄分数(FEMg)>4%。

（3）低尿钙:成人随机尿中尿钙/尿肌酐<0.2。

（4）氯离子排泄分数(FECl)>0.5%。

（5）RAAS激活:血浆肾素、血管紧张素及醛固酮水平增高或活性增强。

（6）肾脏超声检查正常(一般无钙质沉着或发育异常)。

2. 基因检测　Gitelman综合征诊断的金标准是基因检测。检测到*SLC12A3*等位基因突变对于Gitelman综合征诊断的敏感性和特异性分别为90%~100%和100%;如果检测到*SLC12A3*的单个突变,则敏感性为65%~80%。另外,为了进行鉴别诊断,*CLCNKB* 和 *HNF1β* 基因也被推荐做基因检测。

3. 氯离子清除试验（氢氯噻嗪试验） 氯离子清除试验应用直接抑制 NCC 和 NKCC2 蛋白功能的药物——氢氯噻嗪和呋塞米,可以直接评价蛋白的生理功能,呋塞米能使 GS 患者的氯离子排泄明显增加,而氢氯噻嗪对患者氯离子清除影响不大,临床鉴别 Gitelman 综合征和 Bartter 综合征(病变部位在髓袢升支粗段,为呋塞米作用部位),但是该试验有加重低血钾的风险,而且步骤比较复杂,且基因检测技术日益成熟,限制了该试验在临床上的应用。但是仍有临床试验证明了氢氯噻嗪试验的实用性,并提出该试验可在社区医院作为筛选试验推广使用。

【诊断】

典型 GS 患者可通过临床表现和实验室检查获得临床诊断,最终确诊有赖于基因检测,基因检测中检测到 *SLC12A3* 双等位基因的失活突变是 GS 诊断的金标准。

【鉴别诊断】

1. Bartter 综合征（Bartter syndrome,BS） GS 与经典型 BS 在临床表现上存在交叉,两者均有低血钾、肾性失钾、低氯性代谢性碱中毒、RAAS 激活但血压不高。鉴别要点主要是发病年龄、是否存在低尿钙、低血镁及是否合并生长发育迟缓,基因检测可以明确,具体见表 41-2。

表 41-2 GS 和 BS 的比较

	Gitelman 综合征	Bartter 综合征
病变部位	远曲小管(噻嗪类药物的模仿效果)	髓袢升支粗段 (袢利尿剂的模仿效果)
突变基因	*SLC12A3*	*CLCNKB*
发病年龄	青少年或成年	儿童期
低血镁	有	无
尿钙	低	正常或增高(通常伴有肾钙质沉着症)
前列腺素 E2 水平	正常	增高
生长发育迟缓	少见	有

2. 其他可能引起低钾血症的疾病 应在仔细询问病史的基础上通过实验室检查进行排除。单纯低钾应注意和摄入不足、胃肠道丢失或钾离子异常分布、慢性呕吐或腹泻相鉴别;使用利尿剂的患者可存在低钾、肾性失钾和失氯,需仔细询问用药史,必要时可通过质谱分析等方法检测尿中利尿剂成分进行鉴别;低钾合并高血压,应通过对 RAAS、皮质醇等的检测结合影像学检查排除肾素瘤、肾动脉狭窄、原发性醛固酮增多症、Liddle 综合征、库欣综合征。此外,一些自身免疫病如干燥综合征、虹膜炎及某些药物如顺铂引起的肾小管损伤也可出现类似 GS 的表现,需要通过病史、临床表现、自身抗体检查、血气分析检查等加以鉴别。

【临床处理】

1. 处理原则 根据 2017 年 Gitelman 综合征诊治专家共识协作组制定的《Gitelman 综合征诊治专家共识》,由于 Gitelman 综合征是基因突变引起的,目前为止没有治愈的办法,临床上在自由摄入盐的基础上,以补充钾和镁作为其主要的治疗手段。但是血清水平正常并不能完全缓解症状。

2. 治疗方法

(1) 钠盐摄入:鼓励患者自由摄入盐,根据个人饮食习惯多摄入含氯化钠的食物。

(2) 补充钾和镁:口服或静脉补钾和/或补镁是 GS 最主要的治疗手段,多进食富含钾和镁的食物,食补和药补同时进行。镁的补充会促进钾的补充,当存在低镁血症时,应该优先补镁。药物补充建议 KCl 的起始剂量每天≥40mmol,分两次服用,镁盐的起始剂量为 300mg/d(以镁元素计),分 2~4 次服用。当出现口服不耐受或者严重的低钾或低镁血症时,可使用静脉补充。目前推荐患者血钾、血镁分别维持在大于 3.0mmol/L、0.6mmol/L。

（3）其他药物：当补充的剂量不足以缓解持续的低血钾时，可以使用保钾利尿剂、RAAS阻断剂或非甾体抗炎药，或者这些药物联用，应用保钾利尿剂时应注意补充钠盐并警惕低血压的发生，RAAS阻断剂容易引起低血压，非甾体抗炎药的短期和长期副作用包括胃肠道反应和肾毒性。另外，有研究发现中药治疗Gitelman综合征可能可以作为以后干预GS的一种方法。

（4）软骨钙质沉着症的治疗：可以通过补镁预防，口服NSAID类药物或低剂量的秋水仙碱对急性软骨钙质沉着症有效。但需注意其副作用。

【随访】

对于GS的随访检测应做到个体化，推荐每年1~2次在肾脏科进行随访，主要对其病情的进展及可能出现的并发症进行评估。对于一些特殊人群的GS，如妊娠期患者应注意药物对妊娠的影响，围手术期患者应注意低血钾和低血镁对麻醉效果的影响，儿童的GS应注意电解质紊乱对生长发育的影响。GS的一些患者的乏力等症状会影响患者的日常生活质量，但极少报道有肾衰竭的情况，其远期预后较好。

（赵家军　徐潮）

参 考 文 献

［1］VERHAVE J C,BECH A P,WETZELS J F,et al. Hepatocyte Nuclear Factor 1beta-Associated Kidney Disease：More than Renal Cysts and Diabetes. Journal of the American Society of Nephrology,2016,27(2):345-353.

［2］MASAB M,GOYAL A,ABROL S,et al. Acquired Gitelman Syndrome Associated with Systemic Sclerosis. Cureus,2019,11(1):e3923.

［3］ROGERS A,GANDHI P,BAUTISTA J,et al. Acquired Gitelman Syndrome Secondary to Bendamustine Use. Rhode Island medical journal,2018,101(9):36-38.

［4］URWIN S,WILLOWS J,SAYER J A. The challenges of diagnosis and management of Gitelman syndrome. Clinical endocrinology,2020,92:3-10

［5］MUSTAFA Q U,HAROON Z H,IJAZ A,et al. Gitelman Syndrome. Journal of the College of Physicians and Surgeons Pakistan,2017,27(3):S30-S32.

［6］LUO J W,MENG X R,YANG X,et al. Analysis of mutations of two Gitelman syndrome family SLC12A3 genes and proposed treatments using Chinese medicine. Chinese journal of integrative medicine,2017,23(6):461-468.

第四十二章　低钾性周期性麻痹

低钾性周期性麻痹(hypokalemic periodic paralysis,HypoPP)是一组以反复发作的骨骼肌弛缓性瘫痪伴低血钾为特征的疾病,补钾后肌无力能迅速缓解,严重者可以引发呼吸肌麻痹、恶性心律失常,甚至死亡。低钾性周期性麻痹是周期性麻痹中最常见的类型。

【病因与发病机制】

低钾性周期性麻痹根据病因可分为原发性及继发性两种。原发性又分为家族性和散发性两型,欧洲国家以家族性多见,亚洲各国以散发性为主。目前认为原发性低钾性周期性麻痹是由于骨骼肌上 Na^+、Ca^{2+} 离子通道基因突变引起的常染色体显性遗传病,已明确的基因有 2 个:*CACNA1S* 和 *SCN4A*。*CACNA1S* 基因编码二氢吡啶受体 Cav1.1,*SCN4A* 编码骨骼肌电压门控钠通道 Nav1.4 的 α 亚基,这两个通道具有相似的结构。原发性低钾性周期性麻痹发病率约为十万分之一,男性约占 62%,女性约占 38%。继发性低钾性周期性麻痹主要见于:

1. 钾摄入不足　单纯由钾摄入不足所致的低钾血症很少,仅见于长期饥饿、神经性厌食以及合并腹泻、吸收障碍等情况。

2. 钾丢失过多

(1) 非肾性丢失:过度出汗、腹膜透析、经胃肠道丢失。

(2) 肾性丢失:诊断标准为尿钾排泄大于 20mmol/d 且无腹泻病史。

1) 醛固酮和醛固酮样物质分泌增多:原发性醛固酮增多症;继发性醛固酮增多症,主要见于血容量不足、恶性高血压、肾动脉狭窄、分泌肾素的肿瘤;库欣综合征;先天性肾上腺增生症;肾上腺酶缺陷等。

2) 远端肾单位钠转运过多:主要见于利尿剂的使用、远端肾小管液中不可吸收阴离子过多、Bartter综合征、Gitelman 综合征、酸中毒等。

(3) 细胞外钾过多地转移到细胞内:甲状腺功能亢进、代谢性碱中毒、胰岛素增多、β 肾上腺素活性增加、大量输注低温储存红细胞、大量细胞生成、钡中毒、氯喹中毒。

低钾性周期性麻痹的发病机制普遍认为与钾离子浓度在骨骼肌细胞膜内、外的波动有关。正常情况下,钾离子浓度在肌膜内高,肌膜外低。当两侧保持正常比例时,肌膜才能维持正常的静息电位,才能为Ach 的去极化产生正常的反应。而在患病情况下,肌细胞内膜经常处于轻度去极化状态,且不稳定,电位稍有变化即产生钠离子在膜上的通路受阻,从而不能传递电活动。在疾病发作期间,病肌对一切电刺激均不起反应,处于瘫痪状态。

【临床表现】

1. 任何年龄均可发病,以 20~40 岁的男性多见,随年龄增长而发作次数减少。进食大量碳水化合物、过度利尿、过度疲劳、饱餐、寒冷、酗酒和精神刺激等是常见的发作诱因。发病前可有肢体疼痛、感觉异常、口渴、多汗、少尿、潮红、嗜睡、恶心等。

2. 常于夜间睡眠或清晨起床时,出现对称性肢体无力或完全瘫痪,瘫痪常从下肢开始,且下肢重于上肢、近端重于远端;少数可从下肢逐渐累及上肢,数小时至1~2天内达高峰。少数可伴有肢体酸胀、针刺感。

3. 发病期的主要体征为肢体不同程度的瘫痪,肌张力低下,腱反射减弱或消失,但无病理反射。一般没有意识、呼吸、眼球、吞咽、咀嚼和发音障碍,也无大小便障碍。

4. 个别出现呼吸肌麻痹、心动过速或过缓、室性心律失常,甚至室颤致死。

5. 发作一般经数小时至数日逐渐恢复,最先受累的肌肉最先恢复。发作频率不等,频繁者每天均有发作,少者数年甚至终生仅发作1次,一般1年发作数次。发作间期一切正常。继发于甲状腺功能亢进、肾小管酸中毒、肾衰竭或代谢性疾病的周期性麻痹,其发作频率较多,持续时间较短,且常在原发病治疗后,发作频率明显减少或消失。

【辅助检查】

1. 发作期血清钾常低于3.5mmol/L,间歇期正常。

2. 心电图呈典型的低钾性改变,U波出现,T波低平或倒置,P-R间期和Q-T间期延长,ST段下降,QRS波增宽。

3. 肌电图主要是为了排除与之相关的疾病,如吉兰-巴雷综合征、重症肌无力等。低钾性周期性麻痹时肌电图可出现运动电位时限短、波幅低;如完全麻痹时,则运动单位电位消失,电刺激无反应。膜静息电位低于正常。

4. 对于长期反复发作,且逐渐出现持续性肌无力肌萎缩患者,可行肌活检,通过HE、Gomori染色或电镜了解肌纤维内是否有管聚集现象,以资鉴别诊断。

5. 基因诊断是确诊的标准。

【诊断】

根据周期性发作性肢体近端弛缓性瘫痪,血钾低于3.5mmol/L,心电图低钾性改变,补钾后明显好转等结合基因检查方可诊断。Ⅰ型为*CACNA1S*基因突变,Ⅱ型为*SCN4A*基因突变。

【鉴别诊断】

1. **高钾性周期性麻痹**　一般在10岁以前发病,尤其以白天运动后发作频率较高。肌无力症状持续时间短并有肌强直,每次发作持续时间多在1小时。补钾后症状加重,补钙后肌力恢复。

2. **正常钾性周期性麻痹**　常在夜间发病,肌无力持续的时间特长,可持续10天以上,补钾后症状加重,服钠后症状减轻。

3. **重症肌无力**　症状晨轻暮重,病态疲劳。疲劳试验及新斯的明试验阳性。血清钾正常,肌电图重复神经电刺激检查异常可资鉴别。

4. **吉兰-巴雷综合征**　四肢弛缓性麻痹,可伴有轻度的周围性感觉障碍和脑神经损坏,脑脊液呈蛋白细胞分离现象,肌电图呈神经源性受损。

5. **癔症**　多在精神因素下激发,白天发作较多,上下肢、远近端均可首先发病,腱反射无大改变,症状常因暗示而加重或减轻,钾盐治疗无效。

【治疗】

血钾浓度在3.0~3.5mmol/L的患者首选口服补钾,通常口服40~60mmol钾盐后,血钾浓度可升1.5mmol/L。血钾<3.0mmol/L或有以下危险因素时,应立即静脉补钾使血钾维持在4.0mmol/L或以上:①伴心脏疾病,如应用洋地黄类药物、急性心肌梗死和室性心律失常等;②呼吸肌麻痹;③糖尿病酮症酸中毒;④肝性脑病;⑤使用胰岛素和β₂受体激动剂等;⑥严重低镁血症。静脉补钾最好选用不含或低葡萄糖溶液稀释。一般静脉补钾浓度20~40mmol/L,相当于1.5~3.0g/L。严重低钾血症尤其受补液量限制时,钾浓度可以提高到40~60mmol/L。补钾速度为10mmol/L左右,不>20mmol/h,可以使血钾升高0.1~0.2mmol/h。每天补钾量不超过200mmol。

正在发病时,如果症状不严重,可给予10%氯化钾或10%枸橼酸钾40~50ml顿服,24小时内再分次口服,1天总量为10g。症状较重时,直接静脉滴注氯化钾溶液以纠正低血钾状态,外周静脉补钾的浓度不超过60mmol/L,浓度过高会导致静脉的疼痛或坏死。

如出现呼吸肌麻痹者,应予辅助呼吸。

发作频繁的患者在发作期间,可给予长期口服钾盐 1g,每天 3 次。如预防无效,可口服乙酰唑胺 250mg,每天 4 次;或口服螺内酯 200mg,每天 2 次。低钠高钾饮食也有助于减少发作。乙酰唑胺对肾小管中碳酸酐酶的抑制作用导致尿中碳酸氢盐、钠和一些钾的流失增加,从而导致代谢性酸中毒,pH 的这种改变可能与减少麻痹性发作或预防肌病的发展有关。乙酰唑胺还可能会改善某些患者的发作间肌肉强度,它也被认为在某些脑部通道病如发作性共济失调中有效。因此,乙酰唑胺对肌肉通道病有益的分子基础也可能与脑通道病有关。

应避免各种诱因,平时少食多餐,忌浓缩高碳水化合物饮食,并限制钠盐。避免受冻及精神刺激。目前美国 FDA 已批准碳酸苷酶抑制剂为此病的特异治疗药物

(赵家军 徐潮)

参 考 文 献

[1] CANNON SC. Channelopathies of skeletal muscle excitability. Compr Physiol,2015,5(2):761-790.

[2] STATLAND JM,FONTAINE B,HANNA MG,et al. Review of the diagnosis and treatment of periodic paralysis. Muscle Nerve, 2018,57(4):522-530.

[3] ZHONG F,YING H,JIA W,et al. Characteristics and Follow-Up of 13 pedigrees with Gitelman syndrome. J Endocrinol Invest, 2019,42(6):653-665.

第四十三章 胰高血糖素瘤

胰高血糖素瘤(glucagonoma)是一种罕见的胰腺神经内分泌肿瘤(neuroendocrine tumor,NET),起源于胰岛α细胞,能自主分泌过量的胰高血糖素,引起胰高血糖素瘤综合征(glucagonoma syndrome),出现皮肤坏死松解游走性红斑(necrolytic migratory erythema,NME)、糖尿病或糖耐量减低、正细胞色素性贫血、体重下降、口角炎、舌炎、血管栓塞、低氨基酸血症等临床表现。1942 年,Becker 首次报道本病。1966 年,Mc-Gavran 应用电子显微镜技术发现肿瘤细胞有 α 细胞颗粒的特征,并用放射免疫方法(radioimmunoassay,RIA)测定出切除的肿瘤组织中含有大量胰高血糖素,为本病的首次确定性诊断。1973 年,Wilkinson 将本病特征性的红斑命名为"皮肤坏死松解游走性红斑"。1974 年 Mallinson 等分析了本病 9 例的临床特点,提出"胰高血糖素瘤综合征"的命名。该肿瘤也可以隐袭起病或是因肿瘤的局部压迫效应而被发现。

胰高血糖素瘤的发病率为 1/20 000 000,大部分为散发病例,发病年龄是 20~73 岁,以 50~60 岁发病最多,确诊时的平均年龄为 53.5 岁,男性与女性比例呈现均匀分布。75%~80% 的病例一开始就以恶性形式出现,50% 的病例在确诊时已发生转移。胰高血糖素瘤在 NET 患者中占 2%~7%,有的患者可伴有多发性内分泌肿瘤综合征 I 型(multiple endocrine neoplasia type I syndrome,MEN1)或 von Hippel-Lindau 综合征。因此,对患者及其家庭成员都应仔细检查,了解是否存在其他内分泌肿瘤。

【病因】

病因不明。一些基因因素可能起重要作用,尤其是有多发性内分泌肿瘤综合征 I 型(MEN1)的患者。约 44.1% 的散发型 NET 患者可出现 *Men1* 基因突变,导致 Menin 蛋白异常表达。Menin 蛋白是一种肿瘤抑制因子,可参与调节胰岛 β 细胞增殖和 α 细胞的可塑性。胰高血糖素受体失活突变可能导致 α 细胞增生。另外 *Rb*、*p53* 基因突变及 α、β 细胞转移分化调控异常也可能参与了胰高血糖素瘤的发生。

【病理生理】

胰高血糖素大部分由胰岛 α 细胞产生,少部分由分布于胃和十二指肠黏膜的摄取氨基前体和去羧基(amine precursor uptake and decarboxylation,APUD)的细胞分泌。已知存在 3 种形式的胰高血糖素,分别是胰型(29 的氨基酸残基,3 485Da)、胃型(29 的氨基酸残基,3 500Da)、肠型(也称胰高血糖素),后者是一种多肽链,分子量、生物活性和化学性质有别于其他两种形式。胰高血糖素的分泌受血糖、胰岛素和生长抑素的调节,其中最重要的是血糖浓度。此外,乙酰胆碱和儿茶酚胺也能引起血浆中的胰高血糖素升高,而 5-羟色胺减少其水平。胰高血糖素瘤细胞膜上含有生长抑素受体(somatostatin receptor,SSTR),奥曲肽可降低胰高血糖素的分泌量;胰岛素可抑制胰高血糖素分泌,而在低糖或缺糖环境下胰岛素分泌减少,对 α 细胞的抑制减弱和/或神经性兴奋引起胰高血糖素分泌增强。

正常人血浆胰高血糖素的基础水平为 50~100pg/ml。低血糖、禁食、创伤、脓毒症、急性胰腺炎、腹部手术、库欣综合征及肾衰竭和肝衰竭等情况也可以导致胰高血糖素的基础水平明显升高,多数 <500pg/ml,浓度 >1 000pg/ml 时几乎可以诊断胰高血糖素瘤。升高的胰高血糖素以活性组分为主,引起血糖、血胰岛素升高和血氨基酸降低。肿瘤分泌胰高血糖素不再受机体正常反馈机制的调节,引起胰高血糖素血症,产生相应的临床综合征。另外,其他类型的NET(如胰岛素瘤、胃泌素瘤等)也可能分泌胰高血糖素,但其水平通常不会引起典型的临床综合征。

胰高血糖素瘤几乎为恶性(占4/5),个别为腺瘤(占1/5),几乎原发于胰腺,发生在胰尾者约占1/2以上,胰体次之,胰头最少。胰高血糖素瘤的瘤体较其他功能性内分泌肿瘤都大,肿瘤直径2~25cm,且大多数为单发肿瘤,多发者仅为2%~4%,恶性占60%~82%,50%以上患者在诊断时已向远处转移,最常见转移的部位是肝脏和淋巴结,但也有转移至骨和肾上腺者。

组织学检查,光镜下,高血糖素瘤为分化较好的内分泌肿瘤形态,没有显著的特征性改变。肿瘤细胞体积较大,呈多角形或柱形,大小不一,尽管大多数为癌瘤,有丝分裂象或核异形却少见。瘤细胞呈巢状或网状结构排列,有时呈菊形团状或腺泡状,细胞间有纤维组织,瘤组织的血管丰富。偶尔肿瘤来源于血管内。电镜下,瘤细胞含有致密的圆形分泌颗粒,免疫组织化学染色显示含有胰高血糖素颗粒阳性,提示肿瘤来源于胰岛α细胞。用间接荧光法肿瘤内或肿瘤周围可见胰多肽(PP)细胞。

本病30%~80%的患者会出现坏死松解游走性红斑(necrolytic migratory erythema,NME),其病理表现为表皮棘细胞层呈坏死松解,并导致大疱性破裂,在表皮层的血管周围有少量的淋巴细胞浸润。在病程较久的病变组织中,表现为非特异性皮炎样改变,有不规则的棘皮症伴海绵层水肿,梭状角质细胞伴核固缩,免疫荧光检查阴性。出现NME的原因可能与胰高血糖素血症,锌、氨基酸及必需脂肪酸等营养元素失衡、肝功能异常有关。NME可能与高胰高血糖素血症引起的皮肤组织的色氨酸丢失有关。色氨酸是维持烟酸(维生素PP,预防癞皮病的维生素)功能所必需的,后者参与调节细胞代谢、毛细血管、表皮和黏膜上皮的成熟等重要的生理功能。另一理论认为NME与高胰高血糖素血症引起的低清蛋白血症有关。清蛋白是锌和必需氨基酸的转运体,而锌是维持皮肤营养所必需的微量元素。皮肤病变也可能与高胰高血糖素血症促进分解代谢和糖异生,造成低氨基酸血症,使皮肤营养不良有关,有报道补充氨基酸后皮疹好转。还有一种假说认为高胰高血糖素血症直接引起皮肤角质细胞中花生四烯酸代谢产物的增加,导致皮损。

高血糖是胰高血糖素引起糖原分解和糖异生的结果。胰高血糖素过量或相对过量引起胰岛素和胰高血糖素产量的平衡失调,是胰高血糖素瘤患者发生糖尿病的原因之一。

体重减少与胰高血糖素对脂肪和蛋白质代谢的作用有关,胰高血糖素过多增加了热量的消耗,由此增加了糖异生和尿素生成,此机制也很可能是造成贫血和低氨基酸血症的原因。肿瘤分泌的因子与凝血因子X相似,容易发生血栓栓塞症。

【临床表现】

1. 症状与体征

(1)皮肤损害及综合征:坏死松解游走性红斑是胰高血糖素瘤的特异性皮肤病变,发生率为64%~90%。皮肤病变常发生在胰高血糖素瘤诊断前数年,报道的最长时间为18年。患者常因皮肤损害而先就诊于皮肤科。正确识别皮肤坏死松解游走性红斑非常重要,有助于胰高血糖素瘤或胰外来源的胰高血糖素肿瘤(extrapancreatic glucagon-secreting tumors)的早期发现。皮肤损害开始表现为高出皮面的局域性红斑,也可为脱屑型红色丘疹及斑疹,常为环形或弓形,接着这些红斑呈环形或匐行向周围扩展,并相互融合,红斑向表面隆起,其中央出现大疱,继而这些大疱糜烂、破溃、结痂后发展为坏死松解性大疱状斑丘疹。这些皮损一般在2~3周愈合,愈合处有色素沉着。整个过程呈慢性、复发性和迁徙性发展。当大批皮疹出现时,可伴有舌体肥大、舌炎、口角炎。皮肤病变可见于身体各部位,以下腹、臀部、腹股沟、大腿、会阴和下肢等皮肤皱褶、多摩擦处较为多见,偶见于面部,易并发细菌感染;微小创伤累及足部或耳廓即可诱发,且不易愈合;取其病变周围组织做活检,在表皮角质层和生发层之间的棘细胞层可见海绵层水肿和坏死,是诊断本病的特征性标志。免疫组化中,特征性地有CD34、突触素和嗜铬素A阳性。

其他可能出现的皮肤病变包括间断性脓皮病、天疱疮、银屑病、念珠菌病和糙皮病。

(2)糖尿病和糖耐量减低:胰高血糖素瘤最常见的临床表现是一定程度的糖尿病,其发生率约为75%~95%。糖尿病与肿瘤分泌过多胰高血糖素,肝糖原分解和糖异生增加有关,但一般症状较轻,无并发症及酮症发生。糖尿病的严重程度可与血清胰高血糖素水平不一致。糖耐量减低的发生率为 80%～90%。由胰高血糖素瘤引起的糖尿病程度通常呈轻度至中度,通过单纯给予饮食控制或加服口服降血糖药可控制,需用胰岛素治疗者并不多。其原因可能是胰岛 β 细胞功能未受损且胰岛素分泌正常。也有学者认为胰高血糖素的异生性及肝内感受器的适应性调节等也与糖尿病的症状较轻有一定的关系。

（3）贫血:约 85%的患者有贫血,偶有红细胞系统增生不良。贫血的原因可能为:①胰高血糖素的促分解作用造成氨基酸缺乏、营养不良;②恶性肿瘤晚期的慢性消耗;③胰高血糖素可能抑制红细胞生成。患者的血清铁、维生素 B_{12} 和叶酸盐的水平均为正常,但有实验表明胰高血糖素能抑制红细胞生成素的活性,口服及胃肠外补铁难以改善贫血。

（4）静脉血栓及血栓栓塞症:静脉血栓栓塞的发生率约为 30%左右,而且常常有致命性危险。深部静脉血栓可引起肺梗死、脑梗死和肾梗死,发生血栓栓塞的原因尚不清楚,也未发现患者有凝血功能缺陷。其他内分泌肿瘤很少发生这种并发症。死于胰高血糖素瘤的患者 50%是血栓所致。肺梗死常致猝死,临床应注意识别。

（5）体重减轻、腹泻:体重减轻见于绝大多数患者,发生率为 56%～90%,在皮损好转时可改善。体重减轻与胰高血糖素促进代谢分解,包括肌肉和内脏蛋白质储存在内的氨基酸池减少等,造成营养不良有关;另外恶性肿瘤的慢性消耗有一定的关系。约 50%的患者有腹泻,也是体重减轻的原因之一。腹泻可能与肿瘤,还伴有胃泌素、血管活性肠肽(vasoactive intestinal peptide,VIP)、5-羟色胺或降钙素的过量分泌有关。

（6）口炎、舌炎和外阴阴道炎:有 34%的患者会发生口炎和舌炎,有的患者还有疼痛性口周炎,或者出现真菌性双重感染。约 12%的患者有慢性外阴阴道炎。

（7）其他:少数患者出现精神抑郁、共济失调、痴呆、视神经萎缩、眼球震颤、视觉障碍、反射异常等,可能与大剂量胰高血糖素作用于中枢神经系统有关。其他少见的症状还有腹痛、肾性糖尿、低胆固醇血症等。

2. 遗传倾向　胰高血糖素瘤与 MEN1 综合征可能有一定相关性,此类患者通常可能有垂体肿瘤、胰腺胰岛细胞肿瘤或甲状旁腺肿瘤家族史,故对患者及其家庭成员都应检查是否存在其他内分泌疾病。

3. 并发症　胰高血糖素瘤生长缓慢,大部分以非特异性临床症状出现。主要并发症是肿瘤的肝脏转移和局部淋巴结转移并引起的相应临床症状。50%的病例在确诊时已发生转移。一旦转移,预后不良。由于总体的病例数太少,5 年生存率无法确定。有研究报道了一组患者($n=21$)其平均生存时间是 4.9 年($n=9$)。

【辅助检查】

1. 实验室检查　多数胰高血糖素瘤患者呈正细胞正色素性贫血,伴糖耐量异常或血糖明显升高,血沉增快及血清锌水平显著降低,血氨基酸谱分析示氨基酸浓度普遍降低。血浆胰高血糖素明显升高。

胰高血糖素瘤患者的血清胰高血糖素常在 1 000pg/ml 以上。因血循环中胰高血糖素各组分的生理意义不甚清楚,故临床上与血浆胰高血糖素增高有关的临床症状及代谢异常并不一定与激素浓度相平行。如血清胰高血糖素显著增高,而临床无胰高血糖素瘤依据,还要想到干扰胰高血糖素测定结果的因素的可能,如急性胰腺炎、慢性肝病、肾衰竭(一般<500pg/ml,但门腔分流术后可>1 000pg/ml)。另外,如胰高血糖素瘤为 MEN1 型的一种表现,可出现其他相应激素的增高。

多数神经内分泌肿瘤可合成和分泌多种肽类及胺类活性物质,引起临床症状,但亦有约 1/3 的肿瘤无内分泌代谢失常的临床表现(无功能性神经内分泌肿瘤),这些肿瘤往往表达铬粒素 A(CgA)、胰多肽(PP)、血清神经元特异性烯醇化酶(NSE)及糖蛋白激素亚基等标志物,其中以 CgA 的灵敏度和特异性较高,如无神经内分泌表现,可作为血浆 CgA 测定协助诊断(阳性率为 50%～100%)。

2. 影像学检查　有助于肿瘤的定位诊断。检查首选螺旋 CT、MRI 横断面成像。大部分病例诊断时原发肿瘤通常较大,可以通过 CT 定位,而结合静脉造影可增强对较小病变的检测;CT 也有助于识别转移灶;但 MRI 对于肝转移灶的敏感性更高。超声内镜(endoscopic ultrasound,EUS)可检测出 2～3mm 的胰腺肿瘤,还可以对胰腺病变经黏膜穿刺活检。一项研究报道,EUS 对发现因太小而不能被 CT 识别的胰腺神经内分泌肿瘤的敏感性为82%,特异性为95%。同时EUS可以辅助对CT检测出的胰腺肿瘤进行的病变范围探查及获取活检材料。当患者存在胰高血糖素瘤的临床证据而CT未见肿瘤时,EUS是发现病灶并活检取材的首选方法。

目前腹腔动脉造影、经皮肝穿刺插管选择性门静脉造影、放射性同位素标记的奥曲肽的生长抑素受体闪烁成像(somatostatin receptor scinigraphy,SRS)、经腹超声等其他成像方法对于胰高血糖素瘤的诊断和/或定位作用较小。血管造影目前几乎仅用于经肝动脉行栓塞术或灌注化疗药物。SRS由于能够识别腹外转移瘤,故对于胰高血糖素瘤患者的评估仍有一定作用。选择性钙动脉刺激静脉采血,可用于胰岛素瘤和胃泌素的诊断,但其操作技术难度大且有创伤性,且对于诊断影像学不能发现的胰高血糖素瘤的作用仍不确定。

【诊断】

1. **诊断标准**　主要结合临床表现及实验室检查,需要满足的主要诊断标准包括:影像学证实的胰腺肿瘤、胰高血糖素水平升高(>1 000pg/ml)、NME及MEN1病史;次要标准包括新发糖尿病、锌水平降低、低氨基酸血症、非特异性体重减轻、腹泻、口角炎或唇炎、不明原因肺栓塞、正细胞正色素性贫血、神经精神障碍及CgA或神经元特异性烯醇化酶升高。

2. **动态试验**

(1) 促胰液素激发试验:促胰液素对正常人和糖尿病患者的胰高血糖素分泌起兴奋作用或抑制作用。胰高血糖素瘤患者在静脉注射促胰液素2U/kg后,血浆胰高血糖素迅速上升到正常高限的2倍以上,1小时后恢复正常。血浆中增加的主要为分子量3.5kD的胰高血糖素。

(2) 精氨酸激发试验:在30分钟内静脉注射精氨酸30g,胰高血糖素瘤患者血浆胰高血糖素明显上升,常较注射前升高30%以上,其中主要为分子量3.5kD的胰高血糖素,分子量为9~12kD的胰高血糖素也增加,因此特异性较差。

(3) 生长抑素敏感试验:静脉注射生长抑素可是正常人和胰高血糖素瘤患者外周血胰高血糖素和胰岛素水平降低。正常人血糖改变不明显,但胰高血糖素瘤患者血糖升高,这是因为此种患者尽管外周血胰高血糖素降低,但其体内总量仍增多。

(4) 外源性胰高血糖素敏感试验:静脉注射0.5mg胰高血糖素后,正常人血浆胰岛素迅速上升,继而血浆葡萄糖增高。胰高血糖素瘤患者由于体内长期内源性胰高血糖素升高,对外源性胰高血糖素不敏感,血浆葡萄糖上升不明显。如本试验的结果呈迟钝反应,强烈提示胰高血糖素瘤,但如呈敏感反应仍不能完全排除本病。

但由于这些试验特异性较差,判定标准不统一及影像学的发展等原因,目前几乎不用于临床诊断。

3. **皮肤活检**　NME典型皮损活检表现为表皮上层角化不全、角化过度、海绵水肿伴坏死,颗粒层消失,角质形成细胞空泡化,有角化不良细胞和中性粒细胞。表皮中层有裂隙和大疱。真皮血管周围淋巴细胞和组织细胞浸润。亦可见散在坏死性角质形成细胞、中性粒细胞浸润和微脓肿。免疫组化中,特征性地有CD34、突触素和嗜铬素A阳性。

4. **定位诊断**　可选择包括腹部超声、超声内镜、CT/MRI、PET-CT、选择性腹部和肠系膜上段动脉造影、胰腺动脉血管造影、生长抑素受体闪烁显像及奥曲肽闪烁显像等方法评估是否存在胰腺肿瘤及其病变范围、是否转移等。

【鉴别诊断】

1. **高胰高血糖素血症**　主要是假性胰高血糖素瘤综合征,此病更加少见,表现为NME伴胰高血糖素水平正常或升高,但胰体和胰尾无胰腺性α细胞肿瘤。其病因包括吸收不良、肺肉芽肿病、肾肉芽肿病、胰腺炎、非热带口炎性腹泻、其他恶性肿瘤、肝脏疾病和感染。

2. **其他可能出现NME皮肤表现的疾病**　包括肠病性肢端皮炎、锌缺乏、必需脂肪酸缺乏、烟酸缺乏、川崎病、银屑病、湿疹、脂溢性皮炎、念珠菌病、天疱疮和化疗药物不良反应等。

【治疗】

1. **手术治疗**　是治疗胰高血糖素瘤的最佳方案,可通过传统方式或腹腔镜切除肿瘤。有怀疑者也应手术探查。手术的原则：如果瘤体小而孤立，可采用肿瘤除术；对于瘤体较大，癌瘤及少数多个瘤灶者，则需行胰腺切除术。由于多数胰高血糖素瘤位于胰体、尾部，故通常采用远侧半胰切除即能满足手术要求，必要时行胰腺次全切除也优于全胰切除。术式取决于肿瘤位置及累及范围。绝大多数患者切除肿瘤后，症状于 2 周内可逐渐消失。即便是胰外转移的患者，除尽量切除转移灶外，也可做原发病灶的切除或部分切除，对降低血中胰高血糖素水平，提高氨基酸浓度，改善症状均有效。术后血糖迅速恢复正常，但糖耐量恢复正常需 2~3 个月。对于有转移性肝脏病变但无弥漫性肝脏双叶受累、无肝功能受损或无肝外广泛转移灶（例如肺、腹膜）的患者，需行肝切除术。对于瘤体很大，或恶性有转移者，也不应放弃根治性手术或减容手术，因为胰高血糖素瘤增长很慢，有报道癌瘤已经转移的患者，也可以行肝动脉栓塞，因为恶性胰高血糖素瘤的肝脏转移灶主要由肝脏供血。据报道栓塞后瘤体缩小可达 50%。也有学者在栓塞同时经动脉注射化疗药物或链脲佐菌素，以增强栓塞的效果。术前应当控制血糖、行胃肠外营养支持及肝素处理以预防静脉栓塞。胰腺切除术后最常见的不良反应是胃排空延迟和胰瘘。

2. 非手术治疗

（1）化疗：对不能切除或姑息性手术切除的胰高血糖素瘤的病例可用全身化疗，但全身化疗经验有限。可选的化疗药物包括：阿霉素、链唑霉素、氟尿嘧啶、氯脲霉素、达卡巴嗪、替莫唑胺、依立替康、铂类化合物、依托泊苷和紫杉烷类。传统首选化疗方案为链佐星和多柔比星，但该方案疗效不确定且存在不良反应（包括恶心、长期骨髓抑制和肾衰竭），其作为转移性胰腺神经内分泌肿瘤患者的标准一线治疗的接受度有限。近来也有使用含口服活性烷化剂替莫唑胺的治疗方案的报道，但尚缺乏链佐星/多柔比星及替莫唑胺为基础治疗方案的头对头试验，因此化疗方案的选择需要个体化考虑。2011 年，美国批准了 2 种分子靶向药物治疗晚期胰腺神经内分泌肿瘤，即舒尼替尼和依维莫司，前者是一种小分子酪氨酸激酶抑制剂，后者是哺乳动物雷帕霉素靶蛋白抑制剂。有研究提示在发生转移的非功能性胰腺 NET 患者中，与单纯支持治疗相比，生长抑素类似物及分子靶向药物依维莫司（10mg/d，口服）和舒尼替尼（37.5mg/d，必要时可按 12.5mg 为梯度单位增加或减少剂量。临床试验中使用的最大剂量为 50mg/d，连用 4 周、随后停药 2 周为一周期，口服）可改善无进展生存期（progression-free survival，PFS）。

（2）生长抑素类似物：可抑制体内多种激素的分泌。生长抑素及其类似物（如奥曲肽、兰瑞肽、帕瑞肽）通过与生长抑素受体，结合而发挥作用。奥曲肽 LAR 和兰瑞肽是第一代药物，主要以 SSTR-2 和 SSTR-5 为靶点；帕瑞肽是第二代生长抑素类似物，以多个 SSTR 亚型为靶点，对 SSTR-1、SSTR-3 和 SSTR-5 的亲和力较高。采用放射性核素标记的生长抑素类似物［铟-111（^{111}In）喷曲肽或镓-68（^{68}Ga）DOTATATE（^{68}Ga DOTATATE）］进行诊断性影像学检查，可确定是否存在 SSTR。生长抑素类似物可使 60% 以上 NET 患者的症状得到控制，症状的改善与 NET 类型及药物剂量相关。生长抑素类似物奥曲肽能降低血清胰高血糖素，改善 NME、减少降血糖药物的用量，改善腹泻和神经系统症状。通常初始剂量为短效奥曲肽 0.05mg，皮下注射，每天 3 次，必要时可逐渐增加剂量控制症状，后过渡为长效制剂（20mg，1 次/月，肌内注射），缓解持续时间为 2 个月至 3.5 年不等，停药后皮疹可再现。兰瑞肽与奥曲肽的临床疗效似乎类似。生长抑素类似物对能否抑制肿瘤体积、延长总生存期尚不明确。长期应用的不良反应为胃肠道反应和胆道结石。

（3）放疗：包括外照射治疗和放射性核素标记的生长抑素类似物。传统的外照射放疗治疗 NET 的经验有限，有小型的病例研究数据表明：对于不适合手术切除的患者，外照射放疗可能带来症状缓解和无局部进展。近年来有一些利用放射性核素标记的生长抑素类似物进行靶向放疗治疗 NET 的研究。对于肿瘤表达 SSTR，且在至少接受过生长抑素类似物治疗后发生进展的患者，可考虑采用放射性标记的生长抑素类似物进行靶。靶向放疗最常用的放射性核素包括钇-90（^{90}Y）和镥-177（^{177}Lu）。2018 年 1 月美国 FDA 批准将 ^{177}Lu-dotatate 用于治疗 SSTR 阳性的胃肠胰 NET，包括源自胰腺的 NET，推荐剂量 7.4GBq（200mCi），静脉输注持续 30 分钟，每 8 周 1 次，共 4 次。但其尚未普及且给药复杂、存在迟发性肾功能障碍和持续性血液系统功能障碍的毒性。

（4）栓塞及化疗栓塞：肝脏是胰高血糖素瘤最常见的转移部位，肝转移瘤的血供大多来源于肝动脉，而健康肝细胞的血供大多来源于门静脉。肝动脉栓塞方法可用于肝转移、化疗无效或化疗联合应用，治疗目标是在正常肝实质损伤最小的前提下诱导转移灶坏死。对于不适合手术切除的症状性肝转移瘤患者,常用肝动脉栓塞术联合或不联合选择性肝动脉化疗药物灌注作为姑息治疗,目前也有结合 ^{90}Y 放射性标记的玻璃微球或淀粉微球进行放射性栓塞治疗晚期 NET 的报道。根据激素分泌减少或影像学上肿瘤体积减小情况判断,栓塞术或化疗栓塞的缓解率通常大于 50%。

（5）射频消融和冷冻消融:主要用于伴肝转移为主的病变,方法包括射频消融(radiofrequency ablation,RFA)和冷冻消融,可单独使用或联合手术减瘤,其并发症似乎少于肝脏切除术或肝动脉栓塞。

【分期与预后】

胰高血糖素瘤患者的 NME、糖尿病、贫血、舌炎和静脉血栓等表现反复发作,一般药物治疗效果差,但在切除胰高血糖素瘤后可自然痊愈。胰高血糖素瘤属于功能性 NET,一般生长缓慢,但诊断时通常为晚期,其分期系统基于与 NET 类似的 TNM 系统(参考 AJCC/UICC 第 8 版,2017 年胰腺神经内分泌肿瘤 TNM 分期),分级则基于增殖活性的检测,通常使用 ki-67 增殖指数或有丝分裂指数以及细胞分化状态评估(参考 WHO 2019 版胃肠道及肝胆神经内分泌肿瘤分类及分级标准)。肿瘤分期和分级均对预后有重要影响。肝转移与不良预后相关,而单独淋巴结转移则与预后关联较小。所以早期诊断,特别是早于肝脏转移前的诊断及早期治疗对预后越好。诊断后平均存活时间为 3~7 年,通常因血栓栓塞、感染或胃肠道出血而死亡。

胰高血糖素瘤的恶性程度高,手术切除后易复发。美国国家癌症数据库一项关于胰腺神经内分泌肿瘤的研究($n=3\,851$,其中 75 例胰高血糖素瘤),提出了切除术后预后评分系统(表 43-1)。

表 43-1　胰腺 NET 切除术后预后评分系统

指标	分值
年龄	<55 岁为 0 分 55~75 岁为 1 分 >75 岁为 2 分
肿瘤分级	良好/中等分化为 0 分 低分化为 1 分
是否远处转移	无远处转移为 0 分 肝转移为 1 分 其他部位远处转移为 2 分

注:预后分级为:原始评分为 0 分——5 年生存率约 77%;原始评分为 1~2 分——5 年生存率约 51%;原始评分 ≥3 分——5 年生存率约 36%。

对于已经接受手术治疗的胰高血糖素瘤患者,美国国家综合癌症网络(National Comprehensive Cancer Network,NCCN)给出了以下随访建议:肿瘤切除术后 3~6 个月应完成病史采集和体格检查,血清胰高血糖素检测,腹部 CT/MRI,必要时做胸部 CT;术后 1 年以上,每 6~12 个月重复上述检查。对于无法手术的患者,按临床情况酌情给予相应的治疗。

【展望】

胰高血糖素瘤诊断时多已晚期,如何早期识别并诊断是提高治疗效果的关键。而各种以分子靶向药物及生长抑素类似物为基础的方案是治疗无法手术患者的研究方向,但何种组合方案最优,什么时候开始治疗,治疗后如何随访,仍需要临床研究数据的支持。而免疫检查点抑制剂是否适合胰高血糖素瘤的治疗尚无定论。

（刘礼斌）

参 考 文 献

[1] AMES PD,TSOLAKIS AV,ZHANG M,et al. Incremental beneffit of preoperative EUS for the detection of pancreatic neuroendocrine tumors:a meta-analysis. Gastrointest Endosc,2015,81(4):848-856.

[2] YAO JC,PAVEL M,LOMBARD-BOHAS C,et al. Everolimus for the Treatment of Advanced Pancreatic Neuroendocrine Tumors:Overall Survival and Circulating Biomarkers From the Randomized,Phase Ⅲ RADIANT-3 Study. J ClinOncol,2016,34(32):3906-3913.

[3] KULKE MH,RUSZNIEWSKI P,VAN CUTSEM E,et al. A randomized,open-label,phase 2 study of everolimus in combination with pasireotide LAR or everolimus alone in advanced,well-differentiated,progressive pancreatic neuroendocrine tumors:COOPERATE-2 trial. Ann Oncol,2017,28(6):1309-1315.

[4] HöRSCH D,EZZIDDIN S,HAUG A,et al. Effectiveness and side-effects of peptide receptor radionuclide therapy for neuroendocrine neoplasms in Germany:A multi-institutional registry study with prospective follow-up. Eur J Cancer,2016,58:41-51.

［5］ BERGSMA H,VAN LOM K,RAAIJMAKERS MHGP,et al. Persistent Hematologic Dysfunction after Peptide Receptor Radio-nuclide Therapy with 177Lu-DOTATATE:Incidence,Course,and Predicting Factors in Patients with Gastroenteropancreatic Neuroendocrine Tumors. J Nucl Med,2018,59(3):452-458.

［6］ AM JOHN,R A SCHWARTZ. Glucagonoma Syndrome:A Review and Update on Treatment. J EurAcad Dermatol Venereol,2016,30 (12):2016-2022.

［7］ PAVEL M,VALLE JW,ERIKSSON B,et al. ENETS Consensus Guidelines for the Standards of Care in Neuroendocrine Neoplasms:Systemic Therapy-Biotherapy and Novel Targeted Agents. Neuroendocrinology,2017,105(3):266-280.

［8］ RINDI G,KLIMSTRA DS,ABEDI-ARDEKANI B,et al. A common classification framework for neuroendocrine neoplasms:an International Agency for Research on Cancer (IARC) and World Health Organization (WHO) expert consensus proposal. Mod Pathol,2018,31(12):1770-1786.

第四十四章 营养性疾病

第一节 概　　述

　　人类必须从食物中取得赖以生存的物质才能生存和繁衍,这些物质统称为营养素,主要包括6大类:水、蛋白质、脂肪、糖类、矿物质和维生素。人体自身不能合成或者合成的量和速度远远不能满足机体的需要的营养类物质至少有40种以上,其中包括必需氨基酸、必需脂肪酸、矿物质(包括常量元素和微量元素)和维生素等。这40多种必需营养素中,每一种都是非常重要的。缺少任何一种营养性物质或者元素都有可能导致机体某些功能或器质性变化和疾病的发生。由于缺乏人体必需的营养物质而导致的疾病或者过多摄入所导致的疾病均属于营养性疾病。虽然有必需物质的缺乏或者过多,但未引发临床疾病,或者仅仅有生物化学和生理的变化,即人们所说的亚临床疾病也属于营养性疾病范畴。营养性疾病研究的范围包括临床和亚临床疾病的病因、发病机制、临床表现、诊断和鉴别诊断以及预防措施和治疗方法等。

一、营养性疾病的病因

　　一般来说,营养性疾病的病因主要包括以下3个方面。

　　1. **必需营养物质缺乏**　构成机体的主要成分包括有机成分如糖类、脂肪和蛋白质,无机成分矿物质如常量元素(钙、磷、镁)、微量元素(铁、镍、铬、锌、锰等)等成分,还有维生素、激素和酶等也都是机体不可或缺的成分。任何一种成分或元素的缺乏都会导致不同程度的亚健康状态(亚临床疾病)和有明显症状或体征的临床疾病。营养物质缺乏的程度不同,种类不同,其临床表现各异。我国居民生活水平虽然大大提高,但营养不良和/或不均衡仍然占有很大的比例,必需营养物质缺乏所导致的疾病并不少见。内分泌代谢科医师在临床工作中应该有足够的重视,才可避免漏诊和误诊。

　　2. **营养物质过多**　随着人们生活水平的提高和生活方式的改变,营养物质过多或者摄入不均衡已经成为常见的营养性疾病。食品工业化生产,含糖和蛋白质的食品急剧增加,蛋白质的氨基与还原糖的醛基发生非酶性缩合反应,即蛋白质的糖基化反应,生成糖基化终末产物(AGEs),也会对人体产生巨大的影响。摄入高热量、高脂肪、高蛋白质、高糖饮食等不健康的生活方式所导致的肥胖、糖尿病和代谢综合征等疾病对人类健康已经构成极大威胁。

　　3. **随营养物质摄入的非机体构成成分**　营养性疾病也包括随饮食摄入的非人体构成成分所导致的疾病。这些看起来微不足道的物质却有可能影响人体的健康,甚至导致疾病的发生,比如食品污染和食品添加剂等所导致的疾病等。随着人们对食品口味的要求提高,食品添加剂的应用逐年增加。仅冰激凌1个产品就有15种食品添加剂。有些食品添加剂,对人体不但无益,反而有害。另外,农药的滥用,特别是持久性有机污染物(POPs)的滥用,使食用的面粉和大米可能含有不同浓度的POPs,这些物质在机体内的残存,可能会导致内分泌代谢功能的紊乱和疾病的发生。

二、营养性疾病的分类

1. 按照相关营养物质缺乏或过多分类

（1）糖类、脂肪和蛋白质过多或缺乏所致的营养代谢性疾病。

（2）无机盐(常量无机盐和微量无机盐)过多或缺乏所致的疾病:微量元素缺乏或者过多导致的疾病是最常见的营养性疾病。

（3）维生素缺乏或者过多所导致的疾病:脂溶性维生素缺乏或过多,如维生素 A、维生素 D、维生素 E,维生素 K;水溶性维生素缺乏或过多,如 B 族维生素、维生素 C 等。

（4）非机体营养物质所致的疾病:食品添加剂、农药污染等。

2. 按照病因分类

（1）原发性营养性疾病:多由于饮食缺乏或者过多所致。

（2）继发性营养性疾病:继发于某些疾病所导致的营养代谢障碍或需求增加。

三、营养性疾病的生理特点

营养性疾病与其他内分泌代谢疾病不同,其特点如下。

1. 地区特征　在不同的地区,营养性疾病有很大的不同。在日照较少的地区,维生素 D 缺乏较常见,除佝偻病、骨软骨病多见之外,1 型糖尿病的发病率、患病率也较高。我国 2019 年发表的最新研究,分析了中国 2010~2013 年 1 型糖尿病的发病率。数据显示,1 型糖尿病在 15 岁以下的发病率与纬度呈正相关。2017 年发表的一项研究,综合 72 个国家的 87 项研究,分析气候对儿童 1 型糖尿病发病率的影响,发现包括纬度和日照时间在内的气候因素可能在诱导 1 型糖尿病中起关键作用,儿童补充充足的维生素 D 可能通过抑制自身免疫反应,减少对 β 细胞免疫攻击和 1 型糖尿病的发生;反之,缺乏维生素 D 增加儿童 1 型糖尿病的发病率。在缺碘的地区,食盐尚未加碘以前,例如,我国的贵州、云南和广西等地碘缺乏所致的地方甲状腺肿,克汀病很常见。在我国东北黑龙江省的克山县,20 世纪 70年代流行的克山病,又称地方性心肌病,病因可能与营养不良、缺乏微量元素硒有关,此病多发生在低硒地区,但并不是所有的低硒的人都患病,因此,还有营养因素之外的因素与克山病有关,20 世纪 80年代后,此病在克山县基本消失。

2. 时代特征　在经济极不发达,生活困苦的年代,营养不良、发育迟缓和消瘦等疾病很常见,且伴有不同程度的维生素和微量元素缺乏。在 20 世纪 60~70 年代,人们使用深井水导致的氟摄入过多引发的氟骨症具有明显时代特征。在经济发达的时代,肥胖、糖尿病和代谢综合征等营养过剩更常见,常伴有营养不均衡等营养性疾病。1519 年,世界著名航海家葡萄牙人麦哲伦率船队从南美洲东岸向太平洋进发,200 多船员活下来只有 35 人,多死于坏血病(维生素 C 缺乏症),是由维生素 C 缺乏所致。1740 年,英国海军上将 Anson 率领船队远征,961 名水手,1 年后只剩下 335 名,50%以上死于坏血病。

3. 流行特征　有些营养性疾病,如缺碘导致的地方甲状腺肿,与缺硒有关的大骨节病。近些年来,与营养过剩相关的肥胖、糖尿病等代谢性疾病已成流行趋势,尽管遗传因素起重要的作用,但是人类史数千年了,为什么在近 30 年才流行,显然与营养摄入过多,不合理、不均衡以及较少的体力活动等密切相关。

4. 隐匿特征　很多与营养有关的疾病常常没有特征性的临床表现,很难被早期诊断,治疗往往更为滞后,这一特点在相关疾病的非流行地区更为明显。正因为此,内分泌医师要了解内分泌代谢疾病中所掺杂的营养性因素,对于营养性疾病的治疗制定更合理的方案,采取更经济有效的措施。合理的食盐加碘预防缺碘地方性甲状腺肿就是最典型的例子。

四、营养性疾病的治疗

营养性疾病一旦明确诊断,治疗方法简便。对于营养缺乏所致的疾病,适当补充缺乏的物质,常常获得很好的疗效,对于营养素缺乏所致的不可逆的器质性损害,相关营养物质的补充也往往可以阻止疾病的进展;对于营养过剩所致的疾病,可以适当控制该物质的摄入,平衡膳食和健康的生活方式是预防营养性疾病的最有效、最经济的方法。关于各种营养性疾病的治疗,详见各节。

第二节 脂肪、蛋白质、糖与营养性疾病

一、人体的构成

要想了解营养性疾病以及营养因素和内分泌代谢性疾病的关系,就必须了解机体的构成。构成生物体的最多见的化学元素包括碳(C)、氢(H)、氧(O)、氮(N)、钙(Ca)、磷(P)、硫(S)、氯(Cl)、钠(Na)、镁(Mg)、钾(K)11 种,约占人体总重量的 99.95%。其中 C、H、O、N、P、S 主要构成机体的有机成分,约占人体总重量的 94%,其中水约占 65%,由 H 和 O 元素构成。因此,又把这些元素称基本结构元素。C、H、O、N、P、S 构成的主要成分包括糖类、脂肪和蛋白质。这 3 种机体的主要成分在机体的含量和构成对于机体的内分泌代谢过程有决定性影响。过去多年来被认为只是能量储存组织的脂肪,其实具备非常活跃的内分泌功能,目前已经被认为是人体的最大内分泌器官之一,其分泌的脂肪细胞因子在机体代谢调节过程中起重要作用,已经成为肥胖和糖尿病预防和治疗的重要靶点。

二、人体脂肪和食物脂肪

（一）人体的脂肪

人体所含有的脂肪主要包括,组织脂肪和血脂。组织脂肪包括棕色脂肪和白色脂肪,成年人体内的组织脂肪主要是白色脂肪,也包括少量的棕色脂肪和米色脂肪,这些脂肪分布在皮下、内脏和各个器官和组织内;血脂包括中性脂肪和类脂。中性脂肪包括甘油三酯和胆固醇,前者参与能量代谢,后者参与类固醇激素的合成。类脂包括磷脂、糖脂、固醇和类固醇。

（二）人体脂肪的功能

存在于人体内的脂质包括胆固醇、中性脂肪、磷脂、游离脂肪酸,其主要功能如下。

1. **胆固醇** 是肝脏代谢脂肪时合成的物质,是构成细胞膜,合成各种固醇类激素和胆汁酸的原料。固醇类激素包括肾上腺皮质激素、性腺激素、维生素 D 等;胆汁酸在食物进入人体后,能够乳化脂肪,促进食物的分解。

2. **中性脂肪** 由食物摄取而来的中性脂肪,先被分解成脂肪酸和甘油,再由小肠吸收,之后被合成为中性脂肪,然后经由淋巴管,储存在脂肪细胞中。中性脂肪是一种甘油物质,中性脂肪分解成脂肪酸(游离脂肪酸),就可以成为热量的来源。中性脂肪常囤积在皮下、肌肉组织间及脏器的周围,可以让身体保持一定的温度,也可以保护内脏,减少外来压力的伤害。多年来人们一直认为脂肪是储存能量的组织,当机体需要时,就会分解产热。但是近些年的研究结果表明,脂肪不仅仅是储存能量的组织,也是体内最大的内分泌器官,能够分泌多种细胞因子,调节机体的内分泌代谢。

3. **磷脂** 是构成细胞膜的原料,是磷与脂肪酸的化合物。磷脂和胆固醇、蛋白质都是构成细胞膜的主要原料,在脑和神经细胞含量特别多。磷脂可以将难溶于水的物质变成易溶于水的物质,帮助这些物质进出细胞。

4. **游离脂肪酸** 是中性脂肪分解而成。当肌肉活动所需能源耗尽时,脂肪组织会分解中性脂肪成为游离脂肪酸来充当能源使用,游离脂肪酸是机体进行持久活动所需的物质,但也是导致氧化应激的重要物质之一。游离脂肪酸在肥胖、代谢综合征和糖尿病发病机制中的作用越来越受到人们的重视。游离脂肪酸增加可以导致活性氧簇(ROS)和活性氮簇(RNS)生成增多,从而启动了氧化应激机制。这些活性分子可直接氧化和损伤 DNA、蛋白质、脂类,还可作为功能性分子信号,激活细胞内多种应激敏感信号通路,这些信号通路与胰岛素抵抗和 β 细胞功能受损密切相关。

（三）食物脂肪

食物中的脂类主要是脂肪,同时还有少量的磷脂(主要是卵磷脂和脑磷脂)和胆固醇。食物中的脂肪

在人体内经过胆汁乳化,形成脂肪微粒,再经脂肪酶进一步消化,形成甘油和脂肪酸被吸收。大部分再度合成为脂肪,随血液运输到全身各组织器官中。脂肪是由甘油和脂肪酸构成的甘油三酯,甘油的分子比较简单,而脂肪酸的种类和长短却各不相同,主要包括饱和脂肪酸和不饱和脂肪酸,后者又包括单不饱和脂肪酸和多不饱和脂肪酸。

1. **饱和脂肪酸**　是指不含双键的脂肪酸,其碳链长度主要为 8~18 个碳原子,分别为中碳链脂肪酸、月桂酸、豆蔻酸、棕榈酸和硬脂酸。动物性食物所含的脂肪中,饱和脂肪酸占 40%~60%,主要为棕榈酸和硬脂酸。饱和脂肪酸与其他脂肪酸一样,除了构成人体组织外,重要的生理功能是提供能量。膳食饱和脂肪酸摄入量明显影响血脂水平。有证据表明,血脂水平升高,特别是血清胆固醇水平的升高是动脉粥样硬化的重要因素,而膳食中饱和脂肪酸则是增加血清胆固醇升高的主要脂肪酸,故世界卫生组织建议膳食中饱和脂肪酸提供的能量应低于膳食总能量的 10%。不同类型的饱和脂肪酸对血脂的影响不尽相同。棕榈酸增加血清 LDL 胆固醇和总胆固醇水平的作用最为明显,其次为月桂酸和豆蔻酸,目前已将月桂酸、豆蔻酸和棕榈酸 3 种脂肪酸列入升高胆固醇水平的名单,硬脂酸对升高血清胆固醇或 LDL 胆固醇的作用不明显,其原因可能与硬脂酸在体内迅速转变为油酸有关。有研究证实,摄入过多的饱和脂肪酸会增加蛋白尿的排泄量。

2. **不饱和脂肪酸**　分子内含有一个或者多个双键的脂肪酸称为不饱和脂肪酸,包括单不饱和脂肪酸(一个双键,如油酸)和多不饱和脂肪酸(多个双键,如亚油酸、亚麻酸和花生四烯酸)。根据多不饱和脂肪酸双键的位置和功能,又将其分为 ω-6 和 ω-3 两类。亚油酸和花生四烯酸属 ω-6 系列,亚麻酸、二十二碳六烯酸(docosahexaenoic acid,DHA)是大脑营养必不可少的高度不饱和脂肪酸,除了能阻止胆固醇在血管壁上的沉积、预防或减轻动脉粥样硬化和冠心病的发生外,更重要的是,DHA 对大脑细胞有着极其重要的作用。占了人脑脂肪的 10%,对脑神经传导和突触的生长发育极为有利),二十碳五烯酸(eicosapntemac-nioc acid,EPA)有助降低胆固醇和甘油三酯的含量,促进体内饱和脂肪酸代谢,从而起到降低血液黏稠度,增进血液循环,提高组织供氧,阻止脂肪在血管壁的沉积,预防动脉粥样硬化的形成和发展)。必需脂肪酸(EFA)包括属于 ω-6(n6)脂肪酸的亚油酸和花生四烯酸及属于 ω-3(n3)脂肪酸的亚麻酸,二十碳四烯酸和二十二碳五烯酸。人体不能合成亚油酸和亚麻酸,需要有食物提供。机体可以从亚油酸合成花生四烯酸,从亚麻酸合成二十碳四烯酸和二十二碳五烯酸。植物油如玉米油,棉籽油和大豆油是亚油酸和亚麻酸的来源;鱼油是二十碳四烯酸和二十二碳五烯酸的来源,EFA 的需要量成年人为膳食能量的 1%~2%,婴儿为 3%,并建议 ω-6:ω-3 脂肪酸比值为 10:1。许多生理过程需要 EFA,包括维持皮肤的完整性和细胞膜的结构以及合成前列腺素和白三烯。二十碳四烯酸和二十二碳五烯酸是脑组织和视网膜的重要组成部分。

3. **顺式和反式脂肪酸**　顺式脂肪酸(cis fatty acid)和反式脂肪酸(trans fatty acid)均属不饱和脂肪酸。其结构上的区别是脂肪酸十八碳直链中第九个碳双键的氢在同侧还是反侧,同侧为顺式,反侧为反式。植物油加氢可将顺式不饱和脂肪酸转变成室温下更稳定的固态反式脂肪酸。反式脂肪酸在自然食品中含量很少,食用含有反式脂肪酸的食品,基本上来自含有人造奶油的食品。含有氢化植物油的食品都可能含有反式脂肪酸,最常见的是烘烤食品(饼干、面包等)、沙拉酱以及炸薯条、炸鸡块、洋葱圈等快餐食品,还有西式糕点、巧克力派、咖啡伴侣、热巧克力等。反式脂肪酸名称不一,多在商品包装上标注为氢化植物油、起酥油、人造黄油、人造奶油、植物奶油或植脂末等,都可能含有反式脂肪酸。长期以来人们一直认为人造脂肪来自植物油,不会像动物脂肪会导致肥胖和动脉粥样硬化,多吃无害。但近年的研究结果使人们逐渐认识,安全脂肪并不安全,其作用可能与饱和脂肪酸一样,对人体健康有害,甚至比饱和脂肪酸更有害。含多不饱和脂肪的红花油、玉米油、棉籽油可以减低胆固醇水平,但是当氢化为反式脂肪酸时,作用却恰恰相反,可升高血胆固醇和低密度脂蛋白胆固醇,增加冠心病(CHD)的危险。反式脂肪酸能升高低密度脂蛋白胆固醇(LDL-C),降低高密度脂蛋白胆固醇(HDL-C)。因此,增加冠心病的危险性。此外,反式脂肪酸还与乳腺癌发病相关。对于心血管疾病的发生发展,人造脂肪负有极大的责任,它导致心血管疾病的概率是饱和脂肪酸的 3~5 倍,甚至还会损害人们的认知功能。近些年来,随着人们生活水平的提高,反式脂肪酸及其制品充斥市场,加剧了肥胖、糖尿病和代谢综合征的流行,德国和丹麦等国已经规定严格限制反式脂肪酸在食品中的应用,美国规定生产厂商必须标明在所生产的食品中反式脂肪酸的含量。随着现代饲养方式的转变,自然界也存在反式脂肪酸,当不饱和脂肪酸被反刍动物(如牛)消化时,脂肪酸在动物瘤胃中被细菌部分氢化。牛奶、乳制品、牛肉和羊肉的脂肪中都能发现反式脂肪酸,占2%~9%。鸡和猪也通过饲料吸收反式脂肪酸,反式脂肪酸因此进入猪肉和家禽产品中。

4. 动物肉类脂肪

(1) 畜肉类:包括猪、牛、羊等的肌肉、内脏及其制品。因为畜肉的颜色较深,呈暗红色,故有红肉之称。畜肉类蛋白质含量为10%~20%,其氨基酸组成在种类和比例上接近人体需要,利于消化吸收,属优质蛋白质。猪肉的脂肪含量要高于牛羊肉,牛羊肉的蛋白质含量要高于猪肉,牛肉的脂肪含量最低。肉的脂肪含量取决于动物种类。如以100g重量为标准,猪瘦肉却含脂肪高达28.8g,羊的瘦肉含脂肪不足猪肉的1/2,仅为13.6g,牛的瘦肉含脂肪约为猪肉的1/4,仅仅为6.2g,脂肪含量最少的兔肉仅含0.4g。因此,食用猪瘦肉不等于低脂肪,多吃猪瘦肉,脂肪的摄入量也会提高。

(2) 禽肉类:禽肉脂肪含量差别较大,火鸡脂肪含量较少,在3%左右,鸡和鸽子居中,在9%~14%,脂肪含量较高的是鸭和鹅,高达20%左右。不饱和脂肪酸中以单不饱和脂肪酸为主,多不饱和脂肪酸比例较低。胆固醇含量在肝中较高,每100g肝脏含胆固醇约为350mg。

(3) 鱼类:脂肪含量为1%~10%,平均为5%左右。不同鱼种含脂肪量有较大差异,但是鱼类脂肪多由不饱和脂肪酸组成。单不饱和脂肪酸主要是棕榈油酸和油酸,多不饱和脂肪酸主要由亚油酸、亚麻酸、二十碳五烯酸(EPA)和二十二碳六烯酸(DHA)组成。糖类的含量较低,约1.5%主要以糖原形式存在。

三、肥胖与营养性疾病

随着人们生活方式的改变和生活水平的提高,肥胖和代谢紊乱,以及由此而产生的疾病及其并发症已成流行趋势。发达国家工业化食品的加工和生产,发展中国家生活水平和生活方式的巨变,肉类食品、动物脂肪摄入量剧增,肥胖已经成为最常见的营养性疾病。世界卫生组织(WHO)的比较风险评估研究估计,在30岁以上的成年人中,有58%的2型糖尿病、21%的缺血性心脏病、39%的高血压病、23%的缺血性中风、12%的结肠癌、8%的绝经后乳腺癌、32%的子宫内膜癌和13%的骨性关节炎与超重肥胖有关。2014年11月,在罗马召开的第二届世界营养大会通过了《营养问题罗马宣言》和《行动框架》,其中《营养问题罗马宣言》明确指出营养不良的形式,分别是发育迟缓、消瘦、微量元素缺乏、超重肥胖,其中儿童所受影响严重。

(一)中国肥胖现状

随着我国近年来经济腾飞,人民生活方式改变,肥胖患病率剧增。中国居民营养与健康状况监测报告(2010~2013)显示,我国超重肥胖率持续上升。与2002年比,城市青少年体重呈增长趋势,其中男生平均增长3.6千克,女生平均增长2.1千克。与1992~2002年10年间的变化相比,儿童青少年体重增长幅度增加,超重率由2002年的8.5%增加到11.1%,肥胖率由4.4%增加到7.7%,增幅分别为29%和75%。成年居民超重率由2002年的28.1%增加到32.4%,肥胖率由9.8%增加到13.2%,增幅分别为15%和33%,成年居民男性腰围为86.9厘米,女性为80.7厘米,比2002年分别增长了3.3厘米和2.1厘米;成年居民中心型肥胖率由2002年的33.4%上升为45.2%。中国儿童的超重和肥胖率也同样正在增高攀升,2013年中国0~5岁儿童超重率为8.4%,肥胖率为3.1%,(5岁以下儿童采用2006年WHO儿童生长标准,5岁儿童:采用2007年5~9岁儿童青少年生长参考值,$1 < BMIZ \leqslant 2$ 为超重,$BMIZ > 2$ 为肥胖),虽然2002年和2013年使用了不同的儿童超重肥胖判定标准,但是依然可以看到逐渐增高的趋势,2013年儿童超重率是2002年的2.47倍,肥胖率是2002年的1.55倍。2019年发表的一项研究使用了2013年8月至2014年4月全国和各省肥胖率数据:根据中国的标准,中国成年人总体肥胖患病率为14.0%,男性及女性的患病率分别为14.0%和14.1%。腹部肥胖总体患病率为31.5%,男性及女性的患病率分别为30.7%和32.4%。31个省之间比较,男性肥胖的患病率从海南的4.4%到北京的26.6%不等,女性肥胖的患病率从广西的6.4%到北京的24.9%不等;男性腹部肥胖的患病率从海南的16.5%到天津的54.4%不等,女性腹部肥胖的患病率从广西的17.7%到天津的49.4%不等。

（二）世界超重和肥胖现状

来自 WHO 的信息显示,1975 年至 2016 年间,全球肥胖率几乎翻了两番。2016 年,超过 19 亿 18 岁及以上的成年人超重,其中超过 6.5 亿人肥胖。2016 年,18 岁及以上的成年人中 39% 超重(39% 的男性和 40% 的女性),13%(11% 的男性和 15% 的女性)肥胖。世界大多数人口生活在超重和肥胖导致的死亡人数多于体重不足的国家。2016 年,有 4 100 万 5 岁以下儿童超重或肥胖。2016 年,超过 3.4 亿 5~19 岁的儿童和青少年超重或肥胖。1975 年,只有不到 1% 的 5~19 岁儿童和青少年肥胖,而 2016 年,超过 1.24 亿儿童和青少年(6% 的女孩和 8% 的男孩)肥胖。5~19 岁儿童和青少年的超重和肥胖率从 1975 年的 4% 急剧上升到 2016 年的 18% 多一点。曾经被认为是高收入国家的问题,现在在中低收入国家,特别是在城市环境中,超重和肥胖正在迅速增加。在非洲,5 岁以下超重儿童的人数自 2000 年以来增加了近 50%。2016 年,5 岁以下超重或肥胖儿童中,近一半生活在亚洲。与体重不足相比,超重和肥胖与全世界更多的死亡有关。在全球范围内,肥胖的人比体重不足的人多。

根据联合国儿童基金会、WHO 和世界银行的报告,2000~2013 年全世界各个国家和地区儿童的超重率均在攀升,预计到 2025 年,5 岁以下儿童超重率将达 11%。2016 年 WHO 终止儿童肥胖委员会提出了预防儿童肥胖的建议,提出从 6 个方面来预防儿童肥胖:促进摄入健康食物;促进身体活动;母亲孕前和孕期保健;儿童早期膳食和身体活动;学龄儿童健康、营养和身体活动;体重管理。

肥胖已经成为威胁人类健康,威胁人类生存的巨大社会问题。与肥胖相关的疾病如脂代谢紊乱、高血压、心血管疾病和糖尿病也呈不同程度的增加。谁因谁果虽难判断,但是这些疾病相互助长的关系是明确无疑的。肥胖与高血压、脂代谢紊乱、动脉粥样硬化和心血管疾病有很密切的关系,但与糖尿病的关系更为密切。超重和肥胖患病率的急剧增加与现代的生活方式有极为密切的关系,是驱动高血压、动脉粥样硬化和心血管疾病的重要原因,更是驱动糖尿病的主要原因之一。超重与肥胖和糖尿病的关系远远超过与心血管疾病和高血压的关系,肥胖是驱动糖尿病的最重要的危险因素。

（三）肥胖、脂肪肝和代谢综合征

脂肪是儿童青少年生长发育所必需的营养素,但是摄入过多,就会以脂肪的形式储存在体内,包括皮下和内脏,引发肥胖。脂肪食品释放的热量(9kcal/g)是糖类(4kcal/g)和蛋白质(4kcal/g)的 2 倍多,摄入同等量的食品,脂肪更容易促进肥胖的发生。肥胖者在全身脂肪堆积的同时,肝脏内脂肪含量也随之增多。重庆地区有关部门 2017 年统计 11 家体检机构具有完整体检资料的 105 243 例体检人群,脂肪肝、超重、肥胖、高血压、血脂异常、空腹血糖调节受损、糖尿病、高尿酸血症的患病率分别为 27.52%、27.72%、2.96%、20.05%、44.70%、6.43%、5.54%、19.82%。上海市有关部门曾调查 4 009 名机关职员,发现脂肪肝患病率高达 12.9%,30~50 岁的中青年脂肪肝发病率达 11.2%。其中腹型肥胖可以说与脂肪肝关系尤为密切。广州的一项 6 272 例健康查体的结果分析表明,脂肪肝患病率达 21.83%,其中男性为 24.47%,女性为 18.12%。随着年龄的增长,患病率有逐渐增加的趋势。对生活日益富裕的中青年人来说,警惕和控制腹围与臀围比值的升高,避免出现腹型肥胖,对预防脂肪肝的意义重大。统计数据显示,糖尿病与脂肪肝的关系较为密切。糖尿病患者脂肪肝的发病机制随其年龄、体型、疾病类型而异。依赖胰岛素的青少年型或消瘦型患者很少伴有脂肪肝,而肥胖型成人型糖尿病患者则常伴有脂肪肝。代谢综合征是人体的蛋白质、脂肪、碳水化合物等物质发生代谢紊乱的病理状态,是一组复杂的代谢紊乱症候群,是导致糖尿病、心脑血管疾病的危险因素。临床症状包括腹部肥胖或超重、脂代谢异常、高血压、高血糖等。

1. 肥胖、脂肪肝和代谢综合征的诊断

（1）肥胖的诊断:目前最常用的指标是体重指数计算公式为体重/身高^2(kg/m^2)。腰围(WC)是衡量腹型肥胖的最常用指标,通过腹部 CT 测量脐水平断面上内脏脂肪面积则是评估内脏脂肪型肥胖的金标准。

目前我国成人 BMI 的切点为:18.5kg/m^2≤BMI<24kg/m^2 为正常体重范围,24kg/m^2≤BMI<28kg/m^2 为超重,BMI≥28kg/m^2 为肥胖。综合 BMI 及腰围的切点可见表 44-1。

表 44-1 中国肥胖问题工作组数据汇总分析协作组建议的我国成人超重和肥胖界限

项目	BMI/(kg·m⁻²)	相关疾病危险度*	
		WC/cm	
		男性<85,女性<80	男性≥85,女性≥80
体重过低	<18.5	–	–
体重正常	18.5~23.9	–	增加
超重	24.0~27.9	增加	高
肥胖	≥28	高	极高

注:* 相关疾病危险度是指高血压、糖尿病、血脂异常和危险因素聚集。

（2）代谢综合征的诊断:我国关于代谢综合征的诊断标准:①腹型肥胖(即中心型肥胖):腰围,男性≥90cm,女性≥85cm。②高血糖:空腹血糖≥6.1mmoL 或糖负荷后 2h 血糖≥7.8mmo/L 和/或已确诊为糖尿病并治疗者。③高血压:血压 ≥ 130/85mmHg 及/或已确认为高血压并治疗者。④空腹 TG ≥ 1.70mmol/L。⑤空腹 HDLC<1.04mmol/L。以上具备 3 项或更多项即可诊断。

（3）脂肪肝的诊断:包括临床特征,实验室检查,影像检查,肝活检病理诊断等。鉴于肝组织学诊断难以获得,非酒精性脂肪肝定义为:肝脏影像学表现符合弥漫性脂肪肝的诊断标准且无其他原因可以解释;和/或有代谢综合征相关组分的患者,出现不明原因的血清丙氨酸转氨酶(ALT)和/或天冬氨酸转氨酶(AST)、谷氨酰转移酶(GGT)持续增高半年以上,减重和改善胰岛素抵抗后,异常转氨酶谱和脂肪肝影像学改善或恢复正常者可以明确其诊断。

2. **肥胖、脂肪肝和代谢综合征的预防与治疗** 与其他生活方式相关的慢性非传染性疾病相同,肥胖、脂肪肝、代谢综合征均是可控、可防的,因此,有效的干预方案是问题的关键。使临床指标达标,但更应该强调远期目标,如科学的生活方式及社会功能,降低因其所致并发症和死亡率。治疗包括饮食干预、运动及行为干预、认知与心理干预、药物治疗、手术治疗。

四、低体重及营养不良

虽然说我国青少年超重和肥胖的患病率有逐年增加的趋势,但是低体重和营养不良仍然占有很大的比例。中国居民营养与慢性病状况报告(2015)显示,我国成人营养不良率为 6.0%,比 2002 年降低 2.5 个百分点。18~44 岁女性体重过低比例为 8.4%。儿童青少年生长迟缓率和消瘦率分别为 3.2% 和 9.0%,比 2002 年降低 3.1 和 4.4 个百分点。患病率之高是非常值得关注的事。低体重和营养不良,主要与摄入不足有关。城乡女性虽然有相近的低体重和营养不良的患病率,但是原因却可能不同。城市女性刻意减肥导致营养不良和低体重的倾向不容忽视,乡村女性可能与生活条件尚未改善,摄入蛋白质过少有关。

五、蛋白质和氨基酸

（一）蛋白质

蛋白质是一类含氮有机物。人们对蛋白质重要性的认识经历了一个漫长的历程。18 世纪中叶,人们从面粉团不断用水洗去淀粉,分离出麦麸,即谷蛋白。19 世纪,人们分析蛋白质,建立了准确测定氮进而测定蛋白质含量的分析方法。20 世纪初,发现了氨基酸并测定了氨基酸的化学结构,并证明了酶是一种蛋白质。20 世纪中叶,发现胰岛素的氨基酸顺序并明确了 DNA、RNA 和蛋白质之间的相互关系。1953 年,F. Crick 和 J. Watson 描述了 DNA 的双螺旋分子结构,使蛋白质的研究有了极大的发展,科学家们逐渐阐明了细胞如何建造具有特定氨基酸序列的特定蛋白质。

1. **蛋白质的功能** 构建和修复组织,调解生理功能和供给能量。蛋白质是构成机体组织、器官的重要成分,人体各组织、器官无一不含蛋白质。同时,人体内各种组织细胞的蛋白质始终在不断地更新,此更新过程按照一定的遗传规则进行。只有摄入足够的蛋白质方能维持组织的更新。蛋白质在体内是构成多种重要生理活性物质的成分,包括各种酶和肽类激素,参与机体生理功能的调节,病理状态的修复。供给人体能量是蛋白质的次要功能。

2. 蛋白质缺乏 在成年人和儿童中都有发生,但处于生长阶段的儿童更为敏感。2005 年全国学生体质与健康调研结果显示,虽然肥胖和超重的患病率急剧增加,但是我国仍然有 1/3 的城市和乡村女孩处于低体重和营养不良状态,蛋白质缺乏是其主要原因之一。蛋白质缺乏的常见症状是代谢率下降,对疾病抵抗力减退,易患病,远期效果是器官的损害,常见的是儿童的生长发育迟缓、体质量下降,淡漠、易激怒、贫血以及干瘦病或水肿,并因为易感染而继发疾病。蛋白质的缺乏往往又与能量的缺乏共同存在。

3. 蛋白质过多 动物性蛋白摄入过多,对人体同样有害。过多的动物蛋白质的摄入,就必然摄入较多的动物脂肪和胆固醇。正常情况下,人体不储存蛋白质,所以必须将过多的蛋白质脱氨分解成氮,则由尿排出体外,蛋白质过多加重代谢负担和肾脏的负荷,若肾功能本来不好,则危害就更大。过多的动物蛋白摄入,也造成含硫氨基酸摄入过多,这样可加速骨骼中钙质的丢失,易产生骨质疏松。

含氮的有机物称为蛋白质,由氨基酸构成,含氮量约 16%,测定该食品氮的含量常用于食品,如奶制品蛋白含量的多少,正因为此,某些不法商人在食品中添加高氮含量化学制品如三聚氰胺(melamine,C3H6N6,又称密胺或蛋白精,含氮量 66%,是鲜牛奶含氮量的 150 倍,是奶粉的 23 倍)以便获得高蛋白质,含量奶品的证据,而三聚氰胺对人体是有害的。这些添加剂虽非人体的构成成分,却构成了另类的营养性疾病。

(二)氨基酸

氨基酸是构成人体蛋白质的基本成分,构成天然蛋白质的氨基酸有 20 种,对于人体来说,可以分为 3类:必需氨基酸、半必需氨基酸和非必需氨基酸。

1. 必需氨基酸 人体必不可少的营养需要,而又不能自身合成,必须由食物供应的氨基酸。共 8 种:缬氨酸(valine,简写为 Val)、异亮氨酸(isoleucine,Ile)、亮氨酸(leucine,Leu)、苯丙氨酸(phenylalanine,Phe)、蛋氨酸(又称甲硫氨酸,methionine,Met)、色氨酸(tryptophan,Trp)、苏氨酸(threonine,Thr)、赖氨酸(lysine,Lys)。

2. 半必需氨基酸 半胱氨酸和酪氨酸在体内能分别由蛋氨酸和苯丙氨酸合成,如果膳食中能够直接提供两种氨基酸,则人体对蛋氨酸和苯丙氨酸的需要减少 30% 和 50%,所以半胱氨酸和酪氨酸称为条件必需氨基酸或半必需氨基酸。

3. 非必需氨基酸 另外的 10 种氨基酸,人体可以自己合成,不必靠食物补充,我们称为非必需氨基酸。这 10 种非必需氨基酸分别是甘氨酸、酪氨酸、组氨酸、苏氨酸、胱氨酸、天冬氨酸、脯氨酸、丝氨酸、谷氨酸、精氨酸。但组氨酸和精氨酸是儿童发育时期的必需氨基酸。当摄入蛋白质水平超过需要量时,过量的蛋白质被机体降解,释放出的氮转化为尿酸。蛋白质大幅度过量时会引起尿酸过多和关节痛。

六、蛋白质缺乏病和氨基酸缺乏病

(一)蛋白质缺乏病的病因

在临床上并不少见,可分为原发和继发两类,其主要原因包括摄入不足,丢失过多和需要增加。在生活贫困地区和低收入家庭,因为蛋白质摄入不足而引发的营养不良性疾病仍然不少见,此类属于原发性蛋白质和氨基酸缺乏;由于肾脏损害如糖尿病肾病,过度肥胖如肥胖性肾病等,大量尿蛋白从尿中流失而导致低蛋白血症,在糖尿病患者中占有相当大的比例(25%~40%),在极度肥胖患者也时有发生;各种消耗性疾病如肿瘤等对蛋白质的需求增加,也常常是蛋白质和氨基酸缺乏的原因。婴幼儿、妊娠及哺乳期妇女,疾病状态如甲状腺功能亢进症、肿瘤、结核等消耗性疾病均增加体内各种营养物质消耗,若补充不足也可发生蛋白质-能量营养不良。

(二)蛋白质缺乏病的分类

1. 营养不良的临床分型

(1)消瘦型:由于严重能量不足所致,其特点为消瘦,皮下脂肪消失,皮肤干燥松弛及失去弹性和光泽,消瘦严重者呈皮包骨样。

（2）水肿型：由于严重蛋白质缺乏所致，以全身水肿为其特点，初始见于下肢、足背，后渐及全身。

（3）混合型：兼有上述两种类型临床特征。

2. 营养不良的分度　Ⅰ度营养不良的体重是标准体重的75%~90%，Ⅱ度营养不良为标准体重的60%~75%，Ⅲ度营养不良小于标准体重的60%。

3. 营养不良的分型　根据发病的轻重缓急分为急性、亚急性和慢性3种。

（三）蛋白质缺乏病的临床表现

早期无明显症状，仅表现为食欲不佳，体重低于正常。病情继续发展可出现消化功能减退，易患呼吸道感染。重度营养不良者外形消瘦、拒食、表情淡漠、反应迟钝，常伴有多种维生素缺乏及各种并发症，如口角炎、角膜软化、紫癜等，最后进入到全身水肿及抑制状态。由于长期的负氮平衡，致血浆蛋白减少，胶体渗透压降低，出现全身水肿为其特征的营养不良性疾病。营养不良性水肿（malnutritional edema），又称为低蛋白血症（hypoproteinemia）是一种营养缺乏的特殊表现。由于摄入不足而引发的蛋白质缺乏综合征又名恶性营养不良综合征或夸希奥科（kwashiorkor）。头发枯黄稀疏、容易脱落，双颊凹陷呈猴腮状。患者体弱无力，萎靡不振，脉搏细缓，血压、体温偏低，内脏器官萎缩，淋巴结易触及。重者伴有腹泻、呕吐，并可导致脱水、酸中毒及电解质紊乱，常是死亡的原因。

（四）蛋白质缺乏病的发病机制

蛋白质-能量营养不良的发生是一个复杂的病理生理过程。当食物中蛋白质和能量供应不足时，机体开始通过生理调节降低组织器官对营养素的需要，可使机体在低营养水平的内环境中生存，但当蛋白质和能量继续缺乏时，生理功能失调，适应机制衰竭，便可导致死亡。

1. 蛋白质代谢　当蛋白质和能量供应不足时，血浆中蛋白质含量下降，蛋白质的合成和分解速率减慢。当血清白蛋白下降到30g/L时，体内其他物质如脂蛋白、丙氨酸、缬氨酸等都出现明显改变，血浆中的浓度及在体内分布的改变并不明显，但血浆铁蛋白显著下降。体内蛋白转换率下降30%，动物实验时供给高蛋白饲料，近1/4的氨基酸转变为尿素排出体外，但蛋白质不足时，仅有3.4%的氨基酸转变成尿素。

2. 氨基酸代谢　严重的蛋白质能量营养不良时，血浆中氨基酸浓度可下降至正常的1/2，尤其是支链氨基酸和苏氨酸更为明显。水肿型者缬氨酸可降到正常的30%以下，丙氨酸在水肿前期血浆中的浓度升高，可能是由于糖原异生作用加强或尿素生成减少所致。

3. 糖类代谢　蛋白质能量营养不良时，血糖一般降低，消瘦型比水肿型更为明显，糖原异生作用加强。研究证明，营养不良的儿童，8%的葡萄糖来自蛋白质分解产物，恢复期可增至16%。

4. 脂类代谢　蛋白质营养不良者常并发脂肪肝，消瘦型血中甘油三酯、胆固醇、脂蛋白的含量正常或略增高。水肿型血中甘油三酯、胆固醇、β-脂蛋白的含量正常或略偏低。

5. 体液和无机盐　蛋白质能量营养不良不论是消瘦型还是水肿型，均有体液潴留，发生水肿，血管外体液间隙的扩大是体液增加的主要原因，水肿的程度与低白蛋白血症有关，蛋白质营养不良者总体钾含量和镁的含量降低，钠的含量增加。

（五）蛋白质缺乏病的治疗

治疗分急救期和恢复期2个阶段。

1. 蛋白质补充　蛋白质和能量供给应高于正常需要量，开始供给蛋白质1g/（kg·d），能量为336~420kJ/（kg·d），以后逐渐增加，直到3~4g/（kg·d），能量为504~672kJ/（kg·d）。

2. 补充液体　特别在脱水和高热时，应补充液体以维持尿的正常排出。

3. 无机盐的补充　应以低钠、足量的钾［6~8mmol/（kg·d）］和镁（12~24小时肌内注射1ml，50%硫酸镁即可），调整电解质及酸碱平衡。

4. 补充足够的多种维生素　注意维生素A和维生素C的补充。

5. 饮食　应从少量开始，待适应后逐步增加，以少量多餐为宜。

6. 控制感染　蛋白质营养不良时，易并发各种感染，应根据不同的感染选用抗菌药。

7. 抗心力衰竭治疗　水肿型营养不良常伴有心力衰竭，可利尿、吸氧、抗心力衰竭治疗。

七、糖类

糖类是自然界存在最多、分布最广的一类重要的有机化合物。葡萄糖、蔗糖、淀粉和纤维素等都属于糖类或称糖类化合物。糖类是一切生物体维持生命活动所需能量的主要来源。它不仅是营养物质，而且有些还具有特殊的生理活性。例如，肝脏中的肝素有抗凝血作用；血型中的糖与免疫活性有关。此外，核酸的组成成分中也含有糖类化合物—核糖和脱氧核糖。因此，糖类化合物对医学来说，具有更重要的意义。

（一）分类

根据其分子的大小，可将糖类分为3类。

1. **单糖**　本身为多羟基醛酮，不能水解为更简单的糖。如葡萄糖、果糖等。单糖一般是结晶固体，能溶于水，绝大多数单糖有甜味。

2. **低聚糖**　能水解为2~10个单糖的糖类，如麦芽糖、蔗糖等都是二糖。低聚糖仍有甜味，能形成晶体，可溶于水。

3. **多糖**　能水解生成10个以上单糖的糖类，一般天然多糖能水解生成100~300个单糖。如淀粉、纤维素等都是多糖。多糖没有甜味，不能形成晶体（为无定形固体），难溶于水。淀粉和纤维素都是由D-吡喃葡萄糖分子间失水而成的高聚物。多糖是存在于自然界中的高聚物，是由几百个至几千个单糖通过糖苷键相连而成的。淀粉中的糖苷键是 α 型的，纤维素中的糖苷键是 β 型的。

（二）特性和作用

单糖具有还原性，多种氧化剂都能将单糖氧化。单糖可被还原成糖醇。

1. 正常糖水平是神经营养和发挥正常生理功能所必需。

2. 机体的构成成分（如结缔组织中的黏蛋白，神经组织中的糖脂）。

3. 节约蛋白质作用和抗生酮作用。

（三）糖类的摄入与肥胖和糖尿病

有学者研究蔗糖消费和糖尿病流行的关系，显示有密切关系。Jonson 统计了近300年来英国和近40年来美国蔗糖的消费量、糖尿病死亡和糖尿病患病率之间的关系，发现其关系极为密切。美国护士研究也证实了糖尿病患病率和摄入含糖饮料的关系，摄入同样的米，粗米与精米相比，引起糖尿病的风险要小。

果糖常被认为是较少引起糖代谢紊乱的糖类，但是近年人们更多关注的是果糖与糖尿病、高血压、肥胖和心血管疾病的风险之间的关系（图44-1）。

八、膳食纤维

膳食纤维是指在人体小肠中不能消化吸收而在大肠中完全或部分发酵的植物性可食用部分或类似糖类的总称，或称为非淀粉多糖。Hipsley 于1953年首先提出了膳食纤维（dietary fiber）的概念。Cleave 于1956年提出了一个设想，认为现代文明病，如糖尿病等与摄入过量糖和过低的膳食纤维有关；确信膳食纤维在预防如糖尿病、高脂血症、冠心病、憩室病、肠道癌症等西方生活方式疾病方面的作用。膳食纤维包括纤维素、半纤维素，果胶，树胶和黏胶（海藻、植物渗出液）。

（一）膳食纤维的分类

膳食纤维分为可溶性和不可溶性膳食纤维。可溶性膳食纤维包括亲水胶体物质和部分半纤维素；如薯类、水果、魔芋、燕麦中的半纤维素成分。不可溶性膳食纤维包括纤维素、木质素和部分半纤维素。自然界中约占75%的膳食纤维是不可溶的，如谷物和蔬菜中的纤维素成分。

（二）膳食纤维的作用及其在普通食物中的含量

膳食纤维增加肠道蠕动，具有通便和防止肠道癌瘤的作用；降低血清胆固醇、降低餐后血糖及防止热能摄入过多并且吸附某些化学物质的功能。6kg黄瓜、西红柿，5kg白菜、丝瓜、莴笋，3.75kg南瓜、绿豆芽、萝卜，500g玉米面相当于30g膳食纤维。

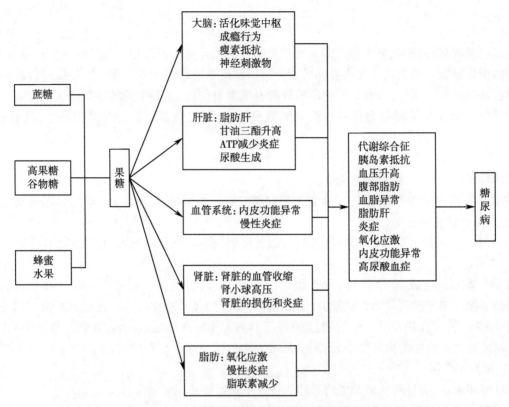

图 44-1 果糖在糖尿病中的作用及其机制

（三）膳食纤维不足与过量

1. 膳食纤维不足　中国营养学会推荐量（DRI）正常成人 1 天需要 25～35g，而目前我国居民膳食纤维平均摄入量远远不能满足人体的需要。据 2010～2012 年全国居民膳食营养普查结果，我国居民每标准人日膳食纤维摄入量为 10.8g，大城市、中小城市、普通农村、贫困农村分别为 12.4g、10.4g、10.8g、10.7g，与 DRI 的推荐量相差较大。我国膳食纤维不足的现象普遍存在。1977 年美国参议院在美国的膳食目标中，建议增加复杂糖类的消费。受多项研究成果支持，各国的政府部门和学术团体纷纷推出了引导和教育消费者增加膳食纤维摄入量的膳食指南。从 1994 年开始，美国的 FDA 强制要求在食品的营养标签上标示膳食纤维。适当补充膳食纤维，有利于减少肥胖、糖尿病和肠道肿瘤。

2. 膳食纤维的有害作用　膳食纤维摄入要适量，过多也会产生有害作用。常见的有害作用是过多的膳食纤维会引起腹胀、排便次数增多；影响多种矿物质的吸收利用；影响脂溶性维生素的吸收。对于腹泻患者或消化吸收不良的患者，不宜过量补充膳食纤维。

第三节　矿物质和营养性疾病

一、常量矿物质与营养性疾病

常量矿物质主要包括钙、磷和镁等矿物质。常量矿物质元素也称宏量矿物质元素，是指在人体内含量占人体总重量万分之一以上（每天需要量>100mg）的元素，或称为必需宏量元素。必需宏量元素主要包括 7 种，占人体总矿物质的 60%～80%，即钾、钠、钙、磷、镁、氯、硫。前 5 种为矿物质，后 2 种为非矿物质。常量元素矿物质 Ca、Mg 是构成骨骼的主要元素，其含量虽少，但是对机体的代谢和多种生物活动有重要影响。这些矿物质的主要作用是形成骨骼等硬组织，支撑保护机体，维持有力的运动形式；维持组织细胞的渗透压与细胞膜的通透性；调节体液的 pH，维持体液的酸碱平衡；维持神经、肌肉细胞膜的生物兴奋性，传递信息，使肌肉收缩；构成一些酶系统的激活剂或组成成分；参与血液凝固过程。

（一）钙和磷

钙是体内含量最多的无机盐,占体重的 1.5%～2%,总量 700～1 400g。磷占体重 0.8%～1.2%,总量 400～800g。99%以上的钙和 86%以上的磷是以羟磷灰石形式沉积于骨和牙齿,构成骨架,支撑身体,保护重要脏器。除此之外,钙还参与血液凝固、肌肉收缩、维持神经肌肉应激性并且作为第二信使发挥诸多激素的作用。磷和钙构成羟磷灰石,此外,磷还是构成核酸、磷脂、磷蛋白的原料,参与高能磷酸化合物的合成,构成核苷酸辅酶,构成磷酸盐缓冲对。

（二）镁

镁约占体重的 0.03%,体内总量 20～28g,其中 50%～60%存在于骨骼,40%～60%存在于软组织,而细胞外液中的镁离子仅占 1%。镁是体内约 300 种酶的辅助因子,对于发挥这些酶的生理作用至关重要。

常量元素缺乏或者过多所导致的疾病并不少见。钙入量不足和缺钙所引发的佝偻病和骨软骨病常被人们忽视。详见钙磷代谢章。

二、微量元素和营养性疾病

（一）微量元素的概念

微量元素是指在人体中含量低于人体质 0.01%以下,且为生物体所必需的元素,包括铁、锌、硒、氟、碘、铜、钴、镉、汞、铅、铝、钨、钡、钛、铌、锆、铷、锗和稀土元素等。微量元素在生命科学中有极其重要的作用,和人体健康有着千丝万缕的联系。微量元素与地方病、职业病、衰老、肿瘤等方面的研究近十余年来极为活跃,是临床内分泌医师重要的知识领域。

同体内其他矿物质一样,微量元素在体内不能合成,必须从食物和饮水中摄取微量元素在体内分布极不均匀,需要量很少,其生理剂量和中毒剂量范围很窄。

体内检出的微量元素已达 70 多种,不同的微量元素在体内的含量差别很大,其生物学作用也千差万别,多种多样。微量元素的主要作用取决于本身的理化特性、结构状态及其机体作用部位的浓度,即使是必需的和有益的微量元素,由于其存在状态和浓度不同,也可能产生完全不同甚至有害的作用,而所谓的非必需和有害元素在一定状态和浓度范围内也可能变成无害和必需的。

（二）微量元素的分类

1. 必需微量元素　多数国际微量元素学术会议和世界卫生组织(WHO)公认,在人体或高等动物体内构成细胞或体液的特定生理成分,具有明显营养作用,人体生理生化过程中必不可少,缺乏该元素后产生特征性生化紊乱、病理变化及疾病,补充该元素能纠正特征性病理变化或治愈,称为必需微量元素。微量元素氟(F)、硅(S)、(V)、铬(Cr)、锰(Mn)、铁(Fe)、钴(Co)、镍(Ni)、铜(Cu)、锌(Zn)、硒(Se)、钼(Mo)、锡(Sn)和碘(I)为 14 种必需微量元素。必需微量元素对机体的生长发育,神经系统结构和功能,对内分泌系统和免疫系统,对心血管等系统都有极其重要的影响。微量元素碘对甲状腺功能;铁对血红蛋白的正常功能;锌、铬对胰岛素的合成和作用;锰、硒等元素对心血管的结构和功能;食物中的锌/镉比与高血压的发生和预后等都密切相关。多种微量元素还能影响核酸和蛋白质的生物合成,故有利于创伤的愈合和疾病的恢复。

2. 可能必需的微量元素　既具有一定有益生物学作用及医疗、预防、保健效能,又具有某些必需微量元素的生物及生化特征(如高度的生物学活性及催化性能等)的元素。这些元素目前尚未被 WHO 和多数国际学术组织认可,如砷(As)、锂(Li)、锶(Si)、硼(B)等。

3. 无毒微量元素　未发现参与人体生理生化过程,又对人体无明显毒害作用的元素,称为无毒微量元素,如钡、钛、铌、锆等。

4. 有害微量元素　未发现参与人体生理生化过程,而人体又对其缺乏精密调节机制,超越参考范围,在体内具有蓄积倾向和明显毒害作用的微量元素,如铅、汞、镉、铊、铝、锑等。

（三）微量元素的功能

1. 与生物酶的关系密不可分　酶是机体重要生物化学反应的调节剂,而人体内发现的近 1 000 种酶中有 50%～70%的酶含有微量元素或以微量元素的离子作为激活剂。已知锌与上百种酶有关,铁与数十种酶有关;锰为一些金属酶和代谢酶的组成部分,如超氧化物歧化酶,丙酮酸羧化酶等,铜亦与数十种酶有关,钼与黄嘌呤氧化酶等有关;硒与谷胱甘肽过氧化物酶等有关。因此,微量元素是酶的关键组成成分或者说是酶激活的必要组分。

2. 微量元素构成体内重要的生物载体及电子传递系统　铁参与血红蛋白和肌红蛋白的构成,是氧的运输和储存所必需。铁构成的细胞色素系统(细胞色素 C、P450),是 NADH 脱氢酶、琥珀酸脱氢酶等重要的电子传递物质,铁硫蛋白作为呼吸链中的电子传递体发挥重要生物作用。含有铜、铁、硒和锰等微量元素的酶对自由基的清除和产生有重要的影响。

3. 参与激素和维生素的合成　锌、铜、锰、铬等微量元素参与下丘脑垂体及其靶器官的调节。钴是维生素 B_{12} 的必要组分,而碘是甲状腺激素,T_3、T_4 的合成所必需,因此,微量元素与内分泌代谢功能的调控有密切关系。夜视依赖于维生素 A 和视黄醛的供应,锌参与肝脏及体内的维生素 A 还原酶的组成,缺锌会通过维生素 A 影响视力。锌、铜作为人体必需的微量元素,它的作用是以辅酶、辅基或激活剂的形式参与物质的合成、分解、转化。在糖尿病(DM)患者血中,多数研究认为其血清锌浓度下降,血清铜浓度增高,铜/锌比值增高,且随着 DM 微血管病变的进展,低锌、高铜越来越明显。铜、锌在生化代谢许多方面具有相互拮抗作用,机体缺锌则会使锌酶类合成不足,影响红细胞代谢,红细胞脆性增加,变形能力降低则易于聚集,有利于形成微血管病变。

4. 微量元素与免疫系统的功能　微量元素锌对免疫系统的发育、维持和调节起着十分重要的作用。缺锌可抑制 T 细胞的增殖和分化从而引起 T 细胞功能损害。锌缺乏患儿淋巴细胞转化率低于正常儿童。人缺锌时,脾、胸腺、淋巴结的重量可减少 20%~40%,且可使淋巴细胞有丝分裂原的应答反应减弱,T 细胞减少且活性下降,有功能活性的白细胞生成和释放减少,还能短暂地损伤 B 淋巴细胞,影响体液免疫应答。临床上缺锌的患者胸腺素活性下降,同时伴随 T 细胞亚群和淋巴因子活性的改变,而在补锌后胸腺素可恢复正常水平,胸腺素变化是人体缺锌的灵敏指标。因胸腺素是促进 T 细胞成熟的因子之一,它在体内是以含锌复合物的形式存在的,可促进合成具有胸腺素依赖的 IL-2 受体,调节 IL-2 在免疫系统中的作用;同时胸腺素还可作用于细胞膜从而改变 IL-2 受体的位置,调节其与早期定型的淋巴细胞的亲和力。所以,锌不足引起的胸腺素活性减低,目前被认为是免疫功能减低的首要原因。微量元素对机体免疫具有显著的促进作用,随着医学免疫学和分子生物学的进展,许多疾病的发生和发展与免疫紊乱有关,微量元素与免疫功能紊乱关系密切。

5. 微量元素的缺乏或过多与疾病的关系　由于微量元素在机体有举足轻重的作用,微量元素特别是必需微量元素的缺乏和过多都会导致机体正常功能的紊乱和疾病甚至死亡。由于微量元素是多种酶的必要成分,基于酶的作用,微量元素的缺乏或过多会有不同的临床表现。锌的缺乏可以引起淋巴组织的萎缩,导致细胞核体液免疫的异常,T 细胞的成熟和更新也需要锌,此外锌影响生长发育。铁的缺乏会出现延迟的超敏反应,中性粒细胞和巨噬细胞的功能下降。铁可减少淋巴细胞的活性和反应能力,减少血循环中的 T 细胞,减少体内抗体并影响体液的免疫能力,锰可以刺激巨噬细胞的扩散,铜与网状内皮系统的功能有关,其缺乏可致机体对外侵病菌的易感性,镁的缺乏可使胸腺萎缩,血浆 IgG 减少。硒能刺激抗体的生成,增强机体的抵抗力。硒是含硒蛋白酶、谷胱甘肽过氧化物酶的重要组分,硒的缺乏会使机体对抗氧化应激的能力下降。

第四节　常见微量元素缺乏和过多

一、微量元素铁

铁在体内总量为 4.5g 左右,女性比男性略少,它是人体含量最多的微量元素,铁在人体内的分布遍及所有组织,肝、脾含量较高,其次是肺。铁在人体内的存在分血红素和非血红素两类。血红素类主要有血红蛋白、肌红蛋白、细胞色素及酶类。非血红素类主要有运铁蛋白、乳铁蛋白、铁蛋白、含铁血黄素及一些酶类,人体内 60%~70% 的铁存在于血红蛋白内,15% 左右的铁构成各种细胞色素,20% 的铁以铁蛋白的形式储存于肝、脾、骨髓及肠黏膜中,5%左右构成肌红蛋白。

（一）铁的来源与吸收

人体内的铁主要来自食物。铁在食物中多以有机形式存在,有机铁随食物一同进入胃中,在胃酸及胃蛋白酶的作用下,释放出无机铁,然后进入肠道被各种还原剂,如抗坏血酸,即维生素 C、谷胱甘肽等还原成二价铁(Fe^{2+}),被肠吸收。无机铁比有机铁容易吸收,二价铁比三价铁(Fe^{3+})容易吸收。铁是血红蛋白的重要成分之一,每天造血需 20~25mg 铁。主要来自衰老破坏红细胞。食物中每天可摄取 1~1.5mg 铁,孕妇、乳妇需 2~4mg 铁。动物食品铁吸收率高,植物食品则吸收率低。

（二）铁的生理作用

铁在人体的功能表现在诸多方面:构成血红蛋白,参与氧的运输和储存;铁参与细胞色素、细胞色素氧化酶、过氧化物酶和过氧化氢酶的合成;铁与体内的能量释放密切相关,铁对免疫系统有重要影响;铁缺乏可降低嗜中性粒细胞对细菌的杀伤能力;铁与其他微量元素有密切关系。

（三）铁缺乏

是一个全球性的问题,据联合国儿童基金会统计,全球约有 37 亿人缺铁,其中大多数是妇女,发展中国家 40%~50% 的 5 岁以下儿童,和 50% 以上的孕妇患缺铁病。膳食缺铁引起机体铁耗损分为 3 个阶段:第一阶段为机体铁储存减少,表现为血清铁蛋白下降;第二阶段为缺铁性红细胞生成,血清铁蛋白继续下降,铁结合力上升,即运铁蛋白饱和度下降),游离原卟啉增高;第三阶段为缺铁性贫血,表现血红蛋白及血细胞比容下降,即缺铁性贫血。

1. **病因** 铁缺乏的病因有铁摄入不足或吸收不良、机体对铁的需要量增加、铁丢失过多。

2. **临床表现** 缺铁性贫血是铁缺乏最常见的疾病,但是缺铁性贫血不单单表现为贫血,而且是属于全身性的营养缺乏病。有 15%~30% 的病例表现有神经痛、感觉异常;儿童可出现偏食、异食癖(喜食土块、煤渣等)、反应迟钝、智力下降、学习成绩下降、易怒不安、易发生感染等。缺铁性贫血的婴儿可有肠道出血症。近年医学研究发现,老年性耳聋与缺铁有关。铁缺乏的儿童易烦躁,对周围不感兴趣,成年人则冷漠呆板。当血红蛋白继续降低,则出现面色苍白,口唇黏膜和眼结膜苍白,有疲劳乏力、头晕、心悸、指甲脆薄、反甲等。儿童少年身体发育受阻,体力下降、注意力与记忆力调节过程障碍,学习能力降低现象。

3. **治疗** 进食含铁量较高的食品,铁的食物来源主要为动物食品。一般植物性食品内铁的含量低,吸收率也较低。奶为贫铁食品,蛋黄含铁较高,但吸收率较低。中国营养学会推荐量(DRI)正常成人每天需要 12mg(男)~20mg(女),孕妇早期 20mg,孕妇中期 24mg,孕妇晚期 29mg;哺乳期女性为 24mg。

（四）铁过量

铁过多见于误服大量药物铁剂和反复多次输血等所致。铁的致死量和治疗剂量差别极大,前者为 200~250mg/kg,而治疗剂量仅为 2~5mg/(kg·d),当身体铁的储存量蓄积到 20~40g(超过参考范围的 10 倍),可以出现多种临床表现,受影响最大的是肝脏、胰腺、心脏、脑垂体和关节。细胞内铁的蓄积可以导致肝硬化、糖尿病、心力衰竭、关节炎、性功能障碍和肿瘤。铁催化 Fenton 反应,将超氧阴离子(superoxide)和过氧化氢(H_2O_2)转化为极度活跃的自由基反应,继而促进脂蛋白的脂质和蛋白质部分的过氧化反应、形成氧化 LDL 等作用,从而导致动脉粥样硬化的形成。肝脏是铁储存的主要部位,铁过量也常累及肝脏,成为铁过多诱导的损伤的主要靶器官。

二、微量元素锌

人体内的微量元素中,锌含量仅次于铁,居第 2 位,机体内含锌量为 2~2.5g。微量元素锌是人体最重要的生命元素,作为人类机体必需的微量元素之一,锌具有重要生理功能。锌是人体内 200 多种酶和蛋白质的重要组成成分,也是许多酶的催化剂,广泛参与人体的重要生命活动。锌与生物膜正常结构及功能、核酸及蛋白质代谢、酶的构成与激活、激素的合成与分泌等方面具有重要的作用。

（一）锌的生理作用

1. **促进生长发育** 锌是 DNA 聚合酶、RNA 聚合酶、锌指蛋白转录因子这些重要生命大分子的活性结构的必要成分。DNA 聚合酶是 DNA 复制的关键物质,含锌酶促进体内各组织细胞的繁殖分化,并调节其代谢与功能,使机体各器官组织不断增长和成熟。

2. 促进组织修复再生,加速创伤愈合。

3. **促进生殖器官和性腺发育**　增进性功能,缺锌时男性生殖系统发育不全,精子生成障碍,性功能减退。

4. 维持正常食欲和味觉。

5. **增强免疫功能**　促进免疫器官的生长发育,增强 T 细胞、B 细胞和免疫因子的免疫功能。

6. **促进维生素 A 代谢**　锌参与维生素 A 还原酶的活化,影响维生素 A 转运。

7. **增进生物膜,抗击氧自由基**　延缓衰老。

（二）锌缺乏

1. **病因**　微量元素锌缺乏的主要原因是摄入不足、丢失和机体需要量增加等。我国营养学会推荐锌的生理需要量 0~6 个月为每天 2mg,4~6 岁为每天 8mg,成年人每天 12.5mg（男）/7.5mg（女）,孕妇每天 9.5mg,哺乳期女性每天 12.0mg。

（1）摄入不足:锌摄入不足是锌缺乏的主要原因。我国是一个以谷类食物为主的国家,米面类食物其含植酸、草酸等使锌的吸收利用率低,易引起锌缺乏。大多数食物含锌量很低,营养不良特别是长期缺少动物性食物者易致锌缺乏。

（2）丢失过多:常见于慢性失血、溶血（红细胞内有大量的锌,随红细胞破坏而丢失）;长期多汗,组织损伤（创伤、烧伤的渗出液含锌）;肝肾疾病、糖尿病以及使用利尿药噻嗪类等（尿中锌排泄量增加）;长期使用螯合药如乙二胺四乙酸（EDTA）、青霉胺等药物（与锌形成不溶性复合物）;单纯牛奶喂养者（牛奶内有干扰锌吸收的络合物）。

（3）需要量增加:小儿生长发育迅速,尤其是婴儿对锌的需要量相对较多,易出现锌缺乏;营养不良恢复期、外科术后与创伤后恢复期等锌的需要量亦增加,若未及时补充易致锌缺乏。新陈代谢旺盛使锌消耗增加。

（4）吸收利用障碍或代谢障碍:吸收利用障碍、慢性消化性疾病影响锌的吸收利用,如脂肪泻,锌与脂肪碳酸结合成不溶解的复合物影响锌的吸收,肠炎、腹泻时使含锌渗出液大量排出。肠道吸收不良可见于脂肪泻、肠炎等疾病,糖尿病患者进食大量纤维素食物,也可影响锌的吸收利用。膳食结构存在锌含量不足,也存在锌的利用率差,所以我国儿童缺锌发生率较高。

2. **临床表现**　锌缺乏时的临床表现,常常是非特异性的,主要有以下几个方面。

（1）生长缓慢、骨钙化不良、发育迟缓、食欲缺乏和智力发育障碍,身材矮小。

（2）成年人缺锌影响精子的代谢和精子的活动力,并能影响性腺的发育。

（3）记忆力减退,四肢活动障碍,思维功能异常,甚至发生老年性痴呆。

（4）锌与许多皮肤黏膜性疾病有密切关系,缺锌时常发生口炎、舌炎、口腔溃疡、面部痤疮、秃发、脱发都与锌缺乏有关。

（5）缺锌者容易发生各种感染性疾病,慢性病如糖尿病足破溃,锌缺乏可致组织再生障碍,伤口组织中胶原减少,肉芽生长缓慢,不易愈合。

（6）孕妇饮食中长期缺锌可影响胎儿生长发育。

（7）缺锌时引起维生素 A 代谢障碍,导致视力和暗适应异常。

3. **诊断**　锌缺乏症目前尚无特异性诊断指标,主要根据锌缺乏病史、临床表现、低血锌以及结合治疗效应等综合判断。血锌能反映近期锌的动态平衡状况,血锌低于 $75\mu g/dl$（$11.48\mu mol/L$）有诊断价值。正常小儿发锌和尿锌也能反映锌的代谢水平。缺锌时,尿锌测定降低。若同时测定血锌、发锌、尿锌 3 项指标,则诊断价值更大。对临床上有缺锌表现,血锌或发锌不低者,补锌治疗后的营养及临床改善可作为确定锌营养状态的重要手段。

4. **预防和治疗**　动、植物食物中几乎都含锌,动物性食物中锌的含量丰富,且利用率高。合理膳食,膳食中动物性食物占一定比例。建立良好饮食习惯,不挑食、偏食。提倡母乳喂养,母乳含锌丰富,且能促进锌的吸收,并及时添加辅食。

一般补锌剂量按元素锌每天 0.5~1.5mg/kg。元素锌 1mg 等于硫酸锌 4.4mg,葡萄糖酸锌 7mg。疗程可视病情及病种而定,一般疗程以 2~3 个月为宜。锌治疗同时,应摄入足量动物蛋白质,使症状更快改善。药物锌不宜过量,否则可致锌中毒,表现为腹泻、呕吐和嗜睡等。长期过量还可引起铜缺乏,需予以注意。我国营养学会提出锌的最大耐受量 1~3 岁为每天 8mg,4~6 岁每天 12mg,7~10 岁每天 19mg,11~13 岁每天 28mg,14~17 岁每天 35mg,成年人、孕妇及哺乳期女性每天 40mg。充分了解微量元素锌在人体生命中的作用,合理地补充锌,平衡膳食,促进儿童的健康生长发育,提高机体的免疫力,有效预防老年性痴呆等均有益。

三、微量元素碘

碘是人体的必需微量元素之一,健康成年人体内的碘的总量为 30mg(20~50mg),其中 70%~80%存在于甲状腺(甲状腺碘池),其余存在于甲状腺外(外周碘池,主要是细胞外液)。碘是构成甲状腺激素的重要原料。生理水平的甲状腺素是维持生命的激素,维持正常的能量代谢,调节蛋白质合成和分解,促进糖原和脂肪分解氧化,加速糖的吸收利用,调节血清胆固醇和磷脂浓度等,维护中枢神经系统的正常结构和功能,协调生物氧化和磷酸化的偶联、调节能量转换。甲状腺素可促进组织中水盐进入血液并从肾脏排出,缺乏时可引起组织内水盐潴留,在组织间隙出现含有大量黏蛋白的组织液,发生黏液性水肿。甲状腺素可促进烟酸的吸收利用,胡萝卜素转化为维生素 A 过程及维生素 B 合成维生素 B_2 腺嘌呤二核苷酸等,甲状腺素能活化体内 100 多种酶,如细胞色素酶系、琥珀酸氧化酶系、碱性磷酸酶等,在物质代谢中起作用。

(一)碘的生理作用

碘是影响智力发育的重要微量元素,其生理作用如下。

1. 维持基础代谢率、氧消耗和产热 增加细胞线粒体能量代谢,提高 Na^+-K^+-ATP 酶的作用,促进新蛋白质合成。碘缺乏使甲状腺功能减退,生长发育停滞,智力发育落后。

2. 促进营养的吸收和利用 增加脂肪组织对肾上腺素及胰高血糖素的敏感性,促进脂肪水解,释出脂肪酸,增加胆固醇、甘油三酯和磷脂的降解,影响其代谢,调节儿茶酚胺、胰岛素等激素对糖原的作用,促其合成或分解,促进单糖在肠内吸收等,也影响水溶性及脂溶性维生素的代谢和利用。

3. 影响大脑生长发育及功能 胎儿期、婴儿期,碘缺乏影响脑发育可发生耳聋、痴呆等。甲状腺激素过多则神经肌肉应激性增强,减少时则肌肉收缩缓慢。

(二)碘的吸收和转运

食物中的碘在肠道中以碘离子形式直接被吸收,进入血液循环,血液中碘与球蛋白结合后甲状腺摄取最多,占总吸收碘的 30%~50%。碘在甲状腺腺细胞中经过氧化酶催化变成活性碘,立即与胶质腔中甲状腺球蛋白分子上的酪氨酰基结合,形成单碘酪氨酸和双碘酪氨酸,两者再以不同方式耦联,合成甲状腺素和三碘甲腺原氨酸储存于胶质腔中,T_3 与 T_4 之比约为 1:20,血液中的 T_4 全部来源于甲状腺,而 T_3 只有 20%来源于甲状腺,80%在其他组织由 T_4 经脱碘酶作用转化为 T_3。

(三)碘缺乏与碘过多

平均尿碘浓度是评估人群碘营养的指标。中国居民补碘指南(2018)给出了基于尿碘中位数的人群碘营养状况评价标准,儿童、普通人群尿碘中位数在 100~199μg/L 为适宜碘营养状态。

1. 碘缺乏 简称 IDD,是一种世界性地方病,我国是世界上碘缺乏危害最严重的国家之一。我国有智力残疾人近 1 000 万,其中 80%以上是因缺碘造成,由于自然环境中的水、土壤缺乏碘造成植物、粮食中碘含量偏低,使机体碘的摄入不足而导致的一系列损害。碘缺乏是世界上分布最广泛,侵犯人群最多的一种地方病。目前,至少有 130 个国家的 10 亿人生活在碘缺乏的环境中。女性在怀孕期间缺碘会导致流产、早产和胎儿先天畸形;儿童在生长过程中一旦缺碘,则严重影响智力发育,即使轻微的缺碘也会成为学习上的低能儿。碘缺乏是目前已知的导致人类智力损害的最主要原因,同时碘缺乏直接引发地方性甲状腺肿、克汀病(聋、哑、呆、小)等,严重危害人们身心健康。

2. 碘缺乏的预防和治疗 碘缺乏的预防和治疗主要依靠食盐加碘和食物碘的补充。食物来源和需要的碘主要来源于海盐和海产品,如海带、紫菜、发菜等。沿海地区水和土壤中含碘量较高,居民少见碘缺乏。而内陆缺碘地区,边缘山区,则食物含碘量少,碘缺乏和缺碘性甲状腺肿发病率高。人体对碘的需要量受发育、性别、年龄、体重、营养状况的影响。WHO 推荐>12 岁每天碘摄入量为 150μg,我国营养学会根据中国人群特点制定了不同的碘摄入量:1~10 岁为 90μg/d,11~13 岁为 110μg/d,14 岁至成年为 120μg/d,孕妇为 230μg/d,哺乳期女性为 240μg/d。可耐受最高摄入量 4~6 岁为 200μg/d,7~10 岁为 300μg/d,11~13 岁为 400μg/d,14~17 岁为 500μg/d,>18 岁和孕妇、哺乳期女性为 600μg。1979 年起,国家立法在碘缺乏地区推行食盐加碘,使 IDD 得到控制。1996 年起,我国采用全民食盐碘化(universal salt iodization,USI)的方法(40mg/kg)防治碘缺乏,食盐加碘是目前常用的、安全的、效价比高、被世界卫生组织(WHO)所推荐的补碘方法。目前实施的是 2011 年新的《食用盐碘含量》国家标准,新标准具有 3 个特点,第一,下调了食盐加碘浓度,食用碘盐中碘含量的平均水平(以碘元素计)为 20mg/kg~30mg/kg;第二,允许各省的盐碘浓度上下浮动 30%;第三,各省市自治区可以根据当地基础碘资源状况,选择不同的食盐加碘浓度。中国居民补碘指南(2018)给出了不同食物碘含量表,可供食物选择时使用。同时给出了各省市自治区自主选择的食盐加碘浓度,可供不同地区的居民选择加碘盐。

3. 含碘制剂 如碘酊、复方碘溶液、碘喉片、碘甘油等为医疗中应用较广的药物,碘酊是家庭中常备的消毒药品,碘中毒多因误服或用量过大所致,曾有人将碘酊误作为止咳糖浆而给小儿服用。少数病儿对碘过敏,治疗剂量也发生严重反应。小儿误服碘酊 3~4ml 即可致死亡。

4. 碘过多 沿海地区居民长期摄入大量高碘食物及饮用水或者服大剂量碘剂和采用含碘造影剂等均可引起碘过多。大量碘摄入可抑制甲状腺利用碘,引起甲状腺激素合成与释放障碍,T_3、T_4 减少可刺激脑下垂体分泌 TSH,使甲状腺增生肿大。患者常无自觉症状,仅有甲状腺肿大,血清甲状腺激素水平大多正常,测尿碘以明确体内碘是否过多,碘过多者应停吃高碘食物、水或药物,改进饮食习惯,改善饮食质量。

5. 甲状腺肿和甲状腺结节患者的补碘问题 碘摄入量和甲状腺肿患病率呈 U 型曲线,即碘缺乏和碘过量都会导致甲状腺肿的患病率增加,甲状腺肿的患者要明确碘缺乏还是碘过量的原因,要保持碘营养适量才能减少甲状腺肿的发生。多数甲状腺结节病因不清。碘缺乏导致甲状腺结节患病率增加。对良性的实性(或大部分实性)结节患者应该保证适当的碘摄入量。如果甲状腺结节有自主功能,发生了毒性结节性甲状腺肿,则需要限制碘的摄入或需手术治疗。

四、微量元素硒

（一）硒的生理作用

1. 构成谷胱甘肽过氧化物酶,协助清除自由基。

2. 构成硒蛋白,主要在肌肉细胞的生物氧化过程中发挥电子传递作用。

3. 硒蛋白 P 含 7 个以上硒半胱氨酸,具有氧化物还原作用。似有抗氧剂作用。

4. Ⅰ型碘甲腺原氨酸脱碘酶,含有硒半胱氨酸,具有活性的硒蛋白,参与甲状腺激素代谢。

5. 参与精子的形成,缺硒地区的人口出生率低于高硒地区。

6. 参与细胞线粒体和辅酶 Q 的合成,在人体的有氧代谢中发挥重要作用。

7. 可促进血红蛋白的合成。

8. 硒可与某些重金属如汞、砷、镉、铊结合,阻止其吸收,系重金属的解毒剂。

（二）硒的代谢

食物中的硒主要为含硒氨基酸,植物性食物含硒蛋氨酸,动物性食物含硒半胱氨酸,硒主要从十二指肠吸收,吸收率为 44%~70%,硒蛋氨酸可完全吸收,其他吸收也好。硒进入血液后,与血浆清蛋白结合,运转至各器官组织,在组织中硒可进入含硒氨基酸后,再结合到蛋白质中,形成谷胱甘肽过氧化物酶。

（三）硒的来源

硒的主要来源为食物和饮水,以补充人体内硒储存,食物中硒含量差异大,视当地土壤和水中硒含量高低而定,动物内脏和海产品含硒量高,水果和蔬菜、一般饮水中含量甚微。食物中不仅含硒量多少不同,其生物利用率也相差很大,蘑菇的生物利用率仅为5%,而小麦、坚果的生物利用率高。植物性食物生物利用率大于动物性食物。硒一般不受烹饪方法的影响。

（四）硒的需要量

参考中国营养学会2013年出版的《中国居民膳食营养素参考摄入量》,关于硒的推荐量为:0~6个月婴儿的适宜摄入量(AI)为15μg/d,14岁至成年人的推荐摄入量(RNI)为60μg/d,孕妇RNI为65g,哺乳期女性RNI为78μg/d;关于硒的可耐受最高摄入量(UL)为:成人400μg/d,0~6个月婴儿为5μg/d,1~3岁为100μg/d,4~6岁为150μg/d,7~10岁为200μg/d,11~13岁为300μg/d,14~17岁为350μg/d。

（五）硒缺乏

1. 硒缺乏引起的疾病及原因　克山病和大骨节病与缺硒关系密切。我国东北到西南包括15省、自治区属于带状贫硒地区,居民硒缺乏发病率高。克山病多因饮食缺硒引起,以多灶性心肌坏死为主要病理变化,临床表现主要为心律失常、心动过缓或过速、心脏扩大、心力衰竭、心源性休克;X线片可见心脏呈球形扩大,心搏减弱;心电图异常等(详见有关章节),地方性大骨节病主要病变在骨端软骨细胞变性坏死,肌肉萎缩,发育障碍,以青少年发病为多,大骨节病与缺硒关系尚未十分肯定。贫硒地区还发现肌肉综合征,出现肌肉疼痛、行走乏力等。

2. 诊断　硒缺乏的诊断主要依据血硒和发硒降低,全血谷胱甘肽过氧化物酶活力下降以及补硒后症状好转。血硒能反映膳食中摄入量,血硒平均参考值为2.03~3.29μmol/,1μg=0.012 7μmol)。我国最低值为0.10μmol/L,贫硒地区),最高值95.0μmol/L(硒中毒地区)。血浆硒水平可反映短时期硒状态,红细胞硒反映较长期硒营养,血小板硒(血中含硒最高)反映现有硒水平。发硒容易污染不很准确,谷胱甘肽过氧化物酶活力测定适合大规模人群调查。

3. 治疗　治疗硒缺乏可采用亚硒酸钠或硒甲硫氨酸或富硒酵母口服100μg/d,但不宜过量,避免发生中毒,因硒的需要量与中毒量之间范围很窄。

（六）硒中毒

硒摄入过量可发生硒中毒,我国恩施县硒中毒地区于20世纪60年代曾发生硒中毒暴发流行。发病率高达83%。当时居民中硒摄入量>30mg/d。主要临床表现为脱头发,脱指(趾)甲,伴皮肤苍白、神经系统症状及牙损伤。国外报道因食高硒含量保健品中毒,除发、指、皮肤症状外,可出现胃肠道症状,恶心、呕吐等,以及疲劳、乏力、易怒和周围神经炎症状。也可出现心肌病、心肌炎症状。防治硒中毒的措施:停止硒接触,加速硒排泄,可增加蛋白质和维生素E的摄入。

第五节　常见维生素缺乏与营养性疾病

一、维生素A

（一）维生素A的生理作用

1. 构成视觉细胞内的感光物质,即视网膜杆细胞中的视紫红质。

2. 维持上皮细胞的完整性。

3. 促进生长发育,维生素A促进硫酸软骨素,等黏多糖的合成。

4. 维持正常的免疫功能。

5. 维生素A对维持生殖系统正常功能有一定作用。

（二）维生素A缺乏

1. 病因

（1）摄入不足:4岁以下儿童中的发生率远高于成年人。维生素A和胡萝卜素都很难通过胎盘进入胎儿体内,新生儿血清和肝脏中的维生素A水平明显低于母体,如在出生后不能得到充足的维生素A补充则极易出现维生素A缺乏病。维生素A主要储存在肝脏,当组织细胞需要时,被释放入血,并同血浆中的视黄醇结合蛋白(retinol binging,protein,RBP)结合以复合体形式被转运至靶细胞,血浆中视黄醇结合蛋白的水平低下会导致血浆维生素A的下降,引起维生素A缺乏,新生儿的血浆视黄醇结合蛋白只有成年人的 1/2 左右,要到青春期才逐步达到成年人水平,是儿童容易患维生素 A 缺乏的原因之一。

（2）吸收减少:维生素 A 为脂溶性维生素,它和胡萝卜素在小肠的消化吸收都依靠胆盐的帮助,膳食中脂肪含量与它们的吸收有密切的联系。膳食中脂肪含量过低,胰腺炎或胆石症引起胆汁和胰腺酶分泌减少,一些消化道疾病如急性肠炎、腹泻等,造成胃肠功能紊乱都可以影响维生素 A 和胡萝卜素的消化吸收。

（3）储存利用障碍:任何影响肝功能的疾病都影响维生素 A 在体内的储存量,造成维生素 A 缺乏。一些消耗性疾病都会使体内的维生素 A 储存消耗殆尽,摄入量则往往因食欲缺乏或消化功能紊乱而明显减少,导致维生素 A 缺乏。

2. 临床表现

（1）暗适应力减退或夜盲:眼部的症状和体征是维生素 A 缺乏病的早期表现。夜盲或暗光中视物不清最早出现。上述暗适应力减退数周后,出现眼干燥症的表现,结膜、角膜干燥,失去光泽,自觉痒感,泪减少,角化上皮堆积形成泡沫状白斑,称结膜干燥斑或毕脱斑（Bitots spots）。继而角膜发生混浊、畏光、眼痛,常用手揉搓眼部导致感染。严重时可发生角膜溃疡坏死和穿孔,虹膜、晶状体脱出,甚至失明。

（2）皮肤表现:皮肤干燥、易脱屑,上皮角化增生,汗液减少,角化物充塞毛囊形成毛囊丘疹。检查触摸皮肤时有粗沙样感觉,以四肢伸面、肩部为多,可发展至颈背部甚至面部。毛囊角化引起毛发干燥,失去光泽,易脱落,指（趾）甲变脆易折、多纹。

（3）生长发育障碍:维生素 A 缺乏,儿童生长发育障碍,骨骼系统表现为长骨生长缓慢,牙龈发生增生和角化,釉细胞发育不良。临床表现为身高矮于同龄人,牙齿釉质易剥落,失去光泽,易发生龋齿。由于颅骨、脊椎骨发育受阻而神经系统发育照常,使两者不相称,引起脑和脊髓组织受压,导致颅内压增高和脊神经萎缩。

（4）易感性增高:维生素 A 缺乏早期或亚临床状态缺乏时,免疫功能低下就已经可能存在,表现为消化道和呼吸道感染性疾病发生率增高,且易迁延不愈。

（5）其他:维生素 A 有促进肝脏中储存铁释放入血后的转运,使铁能正常地被红细胞摄入利用。因此维生素 A 缺乏时会出现贫血,其表现类似缺铁性贫血,血红蛋白、血细胞比容和血清铁水平降低,血清铁蛋白正常,肝脏和骨髓储存铁反而增加。维生素 A 缺乏能使泌尿器官的上皮发生角化脱屑,并形成一个中心病灶,钙化物以此为中心不断沉淀而形成尿道结石。

3. 诊断

（1）病史和临床症状:临床检查长期动物性食物摄入不足,各种消化道疾病或慢性消耗性疾病史,急性传染病史等情况下应高度警惕维生素 A 缺乏病。如出现夜盲或眼干燥症等眼部特异性表现,以及皮肤的症状和体征,诊断本病困难不大。为了进一步早期确诊,应根据当地条件进行实验室检查。

（2）实验室诊断:血浆维生素 A 测定婴幼儿正常水平为 300～500μg/L,年长儿和成人为 300～2 250μg/L。低于 200μg/L 可诊断为维生素 A 缺乏,200～300μg/L 为亚临床状态缺乏可疑。剂量反应试验（relative dosagereaction,RDR）:血浆维生素 A 水平并不能完全反映全身组织的维生素 A 营养状态,在高度怀疑时可以使用 RDR 进一步确定。其方法是空腹时采取静脉血（AO）,然后口服视黄醇制剂 450μg,5 小时后再次采取静脉血（A5）,测定两次血浆中维生素 A 的水平并按公式计算 RDR 值,如 RDR 值大于 20% 为阳性,表示存在亚临床状态维生素 A 缺乏。

（3）尿液脱落细胞检查:加 1% 龙胆紫于新鲜中段尿中,摇匀计数尿中上皮细胞,如无泌尿道感染,超过 3 个/mm³ 为异常,有助于维生素 A 缺乏诊断,找到角化上皮细胞具有诊断意义。

（4）眼结膜上皮细胞检查:用小棉拭浸少量生理盐水,轻刮眼结膜,涂于载玻片上,显微镜下找到角质上皮细胞有诊断意义。

（5）暗适应检查:用暗适应计和视网膜电流变化检查,如发现暗光视觉异常,有助诊断。

4. 预防和治疗

注意膳食的营养平衡,常食用富含维生素 A 的动物性食物和深色蔬菜,一般不会发生维生素 A 缺乏。在维生素 A 缺乏的高发地区,可以采取每隔半年给予 1 次口服 20 万 IU 维生素 A 的预防措施。有慢性腹泻等维生素 A 吸收不良者可短期内肌内注射维生素 A,数日后再改为口服,或采用水溶性维生素 A 制剂。大剂量维生素 A 作预防时应注意避免过量造成中毒。因为多数病理改变经治疗后都可能逆转而恢复,无论临床症状严重与否,或无明显症状的亚临床状态,维生素 A 缺乏时应该尽早启动维生素 A 的补充治疗。

（1）调整饮食，去除病因：提供富含维生素 A 的动物性食物或含胡萝卜素较多的深色蔬菜，有条件的地方也可以采用维生素 A 强化的食品。同时重视原发病的治疗。

（2）维生素 A 制剂治疗：每天口服维生素 A 制剂 2.5 万~5 万 IU，浓鱼肝油丸含 2.5 万 IU/丸，分 2~3 次服用。有慢性腹泻或肠道吸收障碍者或重症患者，可先采用深部肌内注射维生素 AD 注射剂（每支含维生素 A 7 500μg 和维生素 D6 2.5μg）0.5~1ml，每天 1 次。3~5 天后，病情好转即改口服。经维生素 A 治疗后临床症状好转迅速，夜盲常于 2~3 天后明显改善，干眼症状 3~5 天消失，结膜干燥、毕脱斑 1~2 周后消失，角膜病变也渐好转，皮肤过度角化需 1~2 个月方可痊愈。

（3）眼局部治疗：抗生素眼药水或眼膏，每日 3~4 次，可减轻结膜和角膜干燥不适。

（三）维生素 A 中毒症

维生素 A 摄入过多可引起急性或慢性中毒。含维生素 A 的大剂量维生素片剂若长期服用，也可引起中毒。儿童和成人的慢性中毒通常发生在连续数月每天服用的剂量超过 33 000μg（10 万 IU）以后就出现中毒征象。虽然胡萝卜素在体内代谢为维生素 A，过量摄入胡萝卜素一般不会引起维生素 A 中毒，但可伴有胡萝卜素血症和胡萝卜素色素沉着，表现为皮肤深黄，特别是在手掌和足底部。胡萝卜素色素沉着还可见于糖尿病、黏液性水肿和神经性厌食，可能是因胡萝卜素转化为维生素 A 的速率进一步降低之故。

正常空腹时血浆维生素 A 浓度的范围为 20~80μg/dl（0.7~2.8μmol/L）。维生素 A 中毒时的空腹血浆浓度超过 100μg/dl（3.49μmol/L），可高达 2 000μg/dl（69.8μmol/L）。成人和儿童预后极佳。停止服用维生素 A 后，一般在 1~4 周内症状和体征即可消失。然而，对母亲服用大剂量维生素 A 的胎儿来说，其预后仍有保留。

二、维生素 B₁

维生素 B₁ 即硫胺素焦磷酸辅酶（简称硫胺素）的活性形式是通过 α-酮酸的脱羧作用参与碳水化合物代谢的。硫胺素还对形成葡萄糖的单磷酸戊糖代谢途径的脱辅基酶蛋白转酮醇酶起辅酶作用。硫胺素缺乏能引起脚气病，并伴有外周神经、大脑、心血管和胃肠道的表现。

（一）病因

1. 原发性缺乏 由于硫胺素摄入量不足引起，特别是以精白大米维生者。碾磨大米会将硫胺素含量最多的外皮除去，但在碾米前煮沸却能使这种维生素分散到整个谷粒中去，以防损失。

2. 继发性缺乏 需要量增多，如在甲状腺功能亢进、妊娠、哺乳和发热时；吸收受到损害，如长期腹泻；利用不佳，如严重肝脏疾病。酒精中毒者可同时出现摄入量减少，吸收和利用不良，需要增加，还可能发生脱辅基酶蛋白缺陷。经常地、长期地或高浓度输注葡萄糖，硫胺素摄入量低，会加速硫胺素缺乏的发生。

（二）临床表现

1. 早期表现 乏力，头痛，肌肉酸痛，食欲减退、恶心、呕吐，时有腹痛、腹泻或便秘、体重减轻等非特异性症状，随病情加重可出现典型的症状和体征。

2. 神经改变 见于外周神经，尤其是腿部的外周神经，表现为上升性对称性的感觉、运动和反射功能障碍，起病常从肢体远端始，下肢多于上肢，有灼痛或异样感，呈袜套样分布，逐渐向肢体远端进展，肌肉有明显压痛。

3. 肌肉症状 感觉过敏处渐趋迟钝，痛、温觉渐次消失，伴肌力下降，肌痛（以腓肠肌为著），上下楼梯困难，出现足、趾下垂，膝腱反射减退或消失。

4. 心血管异常 心脏扩张增大；肌纤维肿胀，破碎，有空泡形成，间质腔隙因积液而扩大，血管舒张出现在症状明显的高排出量心力衰竭发生以前，会导致水肿。

（三）诊断

1. 实验室检查 血中丙酮酸盐和乳酸盐升高，而尿中硫胺素的排出减少（<50g/d）符合脚气病的诊断。红细胞转酮醇酶活性在加入焦磷酸硫胺素之前降低，而在加入之后则升高（TPP 效应），这是组织储存的敏感指标。某些疾病的脱辅基酶蛋白水平差异可使试验的解释变得复杂。

2. 治疗性诊断 一种用硫胺素治疗无效的多神经病可发生于未受控制的为时甚久的糖尿病，它在临床上与硫胺素缺乏引起的多神经病相似。其他开始发生于腿部的双侧对称性多神经病则不多见。单个神经的神经炎(单神经病),如坐骨神经痛以及起始于身体其他部位的多神经病不可能由硫胺素缺乏引起。当硫胺素缺乏并发高血压性或退化性心脏病、病毒性心肌病或风湿热时,心血管型脚气病的诊断是困难的。硫胺素治疗试验有助于作出诊断。

（四）治疗

患轻度多神经病时,每天可分次给硫胺素 10~20mg,2 周,随后供给营养性饮食,中度或晚期神经疾病的治疗剂量为每天 20~30mg,应在症状消失以后持续几周。Shoshin 脚气病(急性暴发性心脏血管型脚气病)的水肿和充血在每天给予 100mg 硫胺素静脉注射几小时内见效,应持续几周并卧床休息。由脚气病引起的心力衰竭对洋地黄和利尿药效果很差。

硫胺素缺乏往往伴发其他复合维生素 B 缺乏,用 5~10 倍 RDA 量的多种水溶性维生素治疗几周通常可取,这一疗程应无限期地接着供给 1~2 倍 RDA 量的营养饮食。

三、其他维生素

（一）维生素 E 缺乏症

维生素 E 缺乏至今未能作为一个有明确定义的综合征来认识。成年人由于体内有维生素 E 储存,即使膳食缺乏或吸收不良,也需要数年才使血浆维生素 E 水平降至缺乏范围,且成年人已成熟的神经系统对维生素 E 缺乏的耐受力较强,常在 5~10 年后才出现神经方面异常。而在儿童则相反,如在婴儿期即有维生素 E 吸收不良者,很易发生重度维生素 E 缺乏,如不及时治疗,则可迅速发生神经症状,主要影响脊髓后束和脊髓小脑束。表现为深层肌反射消失,本体感觉,震动感觉异常、共济失调、眼肌麻痹(眼移动障碍)、视野障碍、肌肉疲软。尤其在早产儿体内维生素 E 储存更少,肠道吸收能力低,生长速率快,更易发生缺乏。常出现溶血性贫血、血小板增多、脑室内出血、水肿、晶状体后纤维组织形成和肺支气管发育不良的危险增加。

偏低的维生素 E 营养状态,对动脉粥样硬化、癌、白内障生成以及涉及老龄化的其他退行性过程产生影响,研究提示补充维生素 E 和抗氧剂可以降低上述疾病的发生率。

（二）维生素 K 缺乏症

健康成年人原发性维生素 K 缺乏并不常见,因为维生素 K 广泛分布于植物和动物的组织中,人肠道中的某些细菌可以合成维生素 K 供给人体。而新生儿的维生素 K 缺乏较危险。

1. **临床表现**　表现为轻重不一的出血症状,常见表浅的皮肤紫癜和瘀斑、鼻出血、齿龈渗血、黑便、月经过多、痔疮出血和创面术后渗血等,深部组织血肿、关节腔出血等罕见,偶有颅内出血,危及生命。

2. **新生儿及婴儿晚发维生素 K 缺乏症**　母孕期使用双香豆素等口服抗凝药、阿司匹林、磺胺、苯妥英钠、利福平、异烟肼,长期纯母乳喂养(人乳含维生素 K 15μg/L、牛乳为 60~80μg/L)等均为病因,足月新生儿体内凝血酶原含量约为正常成年人的 50%,早产或母亲孕期服抗凝药者可引起新生儿早期出血性疾病,于出生后 24 小时内即有严重出血。典型新生儿维生素 K 缺乏症,多于出生后 2~5 天起病,以胃肠道出血为主,可伴皮肤出血、脐带出血等。婴儿迟发维生素 K 缺乏性出血多见于出生后 2 周至 3 个月母乳喂养婴儿,临床特点为起病急,出血症状重,常有颅内出血而致颅内压增高及神经系统症状,病情危重。林良明等对我国 7 个省 19 751 名婴儿中维生素 K 缺乏进行调查,其中维生素 K 缺乏伴出血的发病率是 2.4/1 000,未用维生素 K 预防者,发病率为 3.73/1 000,说明我国婴儿亚临床维生素 K 缺乏较普遍。

（三）维生素 B_2 缺乏症

维生素 B_2 缺乏引起的临床表现是多种多样的,其具有特征的症状和体征,主要为口腔和阴囊的皮肤黏膜病变。

1. **阴囊炎**　阴囊痒为始发症状,尤以夜间为甚,重者影响睡眠,皮肤损害分为 3 种类型,有红斑型、丘疹型和白色丘疹银屑型。

2. **舌炎**　自觉舌疼痛,尤以进食酸、辣、热食物时为甚。舌体肿胀,呈红紫相间或紫红色。舌菌状、乳头充血肥大,先在舌尖部,后波及其他部位。病程长者舌乳头消失,以舌中、前部明显,伴以舌面裂隙。

3. **唇炎**　唇红肿,纵裂纹加深,继而出现唇黏膜干燥、皲裂和色素沉着。

4. **口角炎**　口角有糜烂、裂隙和湿白斑,多为双侧对称,常有小脓疱和结痂,有痛感。

5. 脂溢性皮炎　多见于皮脂分泌旺盛处,如鼻唇沟、下颌、眉间及耳后等,有脂性堆积物覆于暗红色基底皮损处。

（四）维生素 B$_6$ 缺乏症

维生素 B$_6$ 的拮抗物脱氧吡哆醇可引起脂溢性皮炎、舌炎、唇干裂,外周神经病和淋巴细胞减少。维生素 B$_6$ 缺乏能引起婴儿惊厥和成年人贫血(一般为正成红细胞性贫血,但偶尔也有小成红细胞性贫血)。

维生素 B$_6$ 依赖:几种伴性隐性遗传疾病影响各种维生素 B$_6$ 脱辅基酶蛋白,并能引起惊厥、智力缺陷、胱硫醚尿;铁胚细胞(铁过载)性贫血、荨麻疹、哮喘以及黄尿酸尿。

（五）维生素 C 缺乏症

在成年人中,坏血病可发生于膳食中维生素 C 降低到每天<10mg,有 3~6 个月的潜伏期。在坏血病的明显症状出现之前,可先出现倦怠、衰弱、烦躁、体重下降以及隐约肌痛和关节痛。多发性裂片形出血可在指甲末端附近形成一个半月形,其范围比细菌性心内膜炎的出血要大些。牙龈变得肿胀、发紫,呈海绵状,且易破碎,极度缺乏时容易出血。最后可出现继发感染,坏疽及牙齿松动。这些变化只累及围绕天生的牙齿和隐藏的牙根的牙龈。旧的瘢痕破裂,新伤口不愈合,身体任何部分均可自发出血,特别是下肢皮肤易出现毛囊周瘀点和瘀斑(老年人的这些改变未必是坏血病的表现)。除骨膜下出血外成年人一般不发生骨损害。

坏血病的其他症状和体征还包括球结膜出血,股筋膜内出血引起的股神经疾病,少尿,下肢水肿,血管反应性受损,以及与类风湿关节炎相似的关节炎。牙龈出血并非是坏血病最典型的特征。毛囊角化过度且伴有周围充血或出血足以确诊。

（六）烟酸缺乏症

患者在早期表现可不明显,往往有食欲减退、倦怠乏力、体重下降、腹痛不适、消化不良、容易兴奋、注意力不集中、失眠等非特异性病症。当病情进展时,可以出现较典型症状,表现为夏秋季日光照射时发作,有时也可因辐射及皮肤物理性损伤而诱发。本病常与脚气病、维生素 B$_2$ 缺乏症及其他营养缺乏症同时存在,烟酸缺乏的临床表现可用 4 个英文字母 D 来描述:即皮炎(dermatitis)、腹泻(diarrhea)、痴呆(dementia)和死亡(death)。

1. 皮肤　皮炎为本病最典型症状,常在肢体暴露部位对称出现,以手背、足背、腕、前臂、手指、踝部等最多,其次则为肢体受摩擦处。

慢性病例水肿较轻或不显著,但色素沉着更深,在易受磨损处如肘、指节、膝等部位的皮肤往往增厚,呈角化过度,肤色棕黑,与其周围不同,并有干燥、脱屑现象。另一表现为小腿前部及外侧有鱼鳞样皮肤变化,病变部位常有色素沉着。

2. 消化系统　以舌炎及腹泻最为显著。舌炎早期舌尖及边缘充血发红,并有覃状乳头增大。其后全舌、口腔黏膜、咽部及食管均可呈红肿,上皮脱落,并有表浅溃疡,引起舌痛及进食下咽困难,唾液分泌增多。患病较久时舌乳头萎缩、全舌光滑干燥,常伴核黄素缺乏的口角炎。腹泻早期多患便秘,其后因肠壁,消化腺体肠壁及黏膜、绒毛的萎缩和肠炎的发生常有腹泻,大便呈水样或糊状,量多而有恶臭,也可带血,如病变接近肛门可出现里急后重。腹泻往往严重和难治,可合并吸收障碍。

3. 神经精神系统　早期症状较轻,可有头晕、眼花、烦躁、焦虑、抑郁、健忘、失眠及感觉异常等表现,之后可进展到神经错乱、定向障碍、癫痫发作、紧张性精神分裂症、幻觉、意识模糊、谵妄,甚至导致死亡。周围神经炎的症状如四肢麻木、烧灼感,腓肠肌压痛及反射异常等均可出现。有时有亚急性脊髓后侧柱联合变性症状,可能与其他 B 族维生素缺乏有关。但本病与脚气病有所不同,本病多影响中枢神经系统,而后者以周围神经为主。

4. 其他症状　女性可有阴道炎及月经失调、闭经;男性排尿时有烧灼感,有时性欲减退。

第六节　其他与营养有关的因素

一、食品添加剂和保健品

食品工业化的生产,食品添加剂的不合理使用,甚至滥用,造成食品严重污染;大量保健药品涌入市场,没有制作标准,良莠不齐,有的添加西药成分甚至是激素,有的是粗制滥造,胡乱添加中草药,甚至成为人们生活中必不可少的一部分,进一步加剧了营养性疾病的发展和流行。食品添加剂甲基乙二醛(MGO)可以和葡萄糖的代谢产物 DHAP 合成 AGE(糖基化终末产物)。

二、持续性有机污染物

在 2001 年 5 月 22~23 日,在斯德哥尔摩有 92 个国家的代表参加会议,为了消除持久性污染物(persistent organic pollutants,POPs)对全球野生动物、人体健康和人类生存环境可能造成的危害,签订了一个国际性的公约——斯德哥尔摩公约。持续性有机污染物(POPs)是列于斯德哥尔摩公约的管控清单的污染物。是对人类生存有巨大威胁的食品污染,是一类具有长期残留性、生物蓄积性、半挥发性和高毒性,可长距离迁移,能够在大气持续存在的有机污染物。长距离迁移,大致就是说从赤道地区开始,POPs 蒸腾上升,向低纬度迁移,随后冷凝下降,然后继续蒸腾,再向更高纬度迁移,随后冷凝下降……以此反复,最后导致两极地区的 POPs 浓度出人意料地高。在青藏高原的大气、土壤和生物体内都存在 POPs,奥地利的阿尔卑斯山等都已检测到高浓度的有机氯农药类 POPs,甚至在南极的企鹅体内都发现有持续性有机污染物。对于常规的持久性有机污染物,如有机氯农药和多氯联苯,中国的渤海湾和海河、韩国的京畿湾和四华湖被发现是污染最严重的地区。而对于新的持久性有机污染物,如多溴二苯醚、六溴二苯醚和全氟辛烷磺酸,由于当地的生产和应用,一些地区受到严重污染。渤海河口和沿海地区受持久性有机污染物污染的程度比黄海沿海地区严重。研究证实,POPs 与肥胖、2 型糖尿病、心脑血管疾病等多种疾病相关。最初有 12 种持久性有机污染物,列入首批消除清单,即艾氏剂、狄氏剂、异狄剂、滴滴涕、七氯、氯丹、灭蚁灵、毒杀芬、六氯苯、多氯联苯、二噁英和呋喃,这些持久性有机污染物多作为有机氯杀虫剂。后来公约分批增加了近 20 种污染物列入清单,公约的官网根据 POPs 的危害将其分为 A(消除 Elimination)、B(限制 Restriction)、C(非故意生产 Unintentional production)3 类,具体可查公约官网,链接如下:Listing of POPs in the Stockholm Convention。

血清 GGT 活性随外源性 GSH 结合物(包括持久性有机污染物)的增加而增加。作为内分泌干扰物,持久性有机污染物可通过影响线粒体功能干扰糖脂代谢,从而增加 2 型糖尿病的发生风险。肥胖还会增加持久性有机污染物在脂肪组织中的储存时间,增加持久性有机污染物的毒性,从而导致 2 型糖尿病。有些持久性有机污染物可能直接导致肥胖。几代人暴露于持久性有机污染物引起的表观遗传变化也可能参与 2 型糖尿病的发病机制。由于遗传因素,暴露于持久性有机污染物及其与肥胖的相互作用有助于解释最近 2 型糖尿病的流行。

(刘 铭)

参 考 文 献

[1] 中国营养学会. 中国居民膳食指南(2016 版). 北京:人民卫生出版社,2016.

[2] 单忠艳. 中国居民补碘指南解读. 中国实用内科杂志,2019,39(4):347-350.

[3] 余纪会,唐兰,赵文苹,等. 重庆地区体检人群脂肪肝与其他常见代谢性疾病患病情况及相关性分析. 公共卫生与预防医学,2019,30(3):87-90.

[4] 中国超重/肥胖医学营养治疗专家共识编写委员会,中国超重/肥胖医学营养治疗专家共识(2016 年版). 中华糖尿病杂志,2016,8(9):525-527.

[5] 中华医学会糖尿病学分会. 中国 2 型糖尿病防治指南(2017 年版). 中华糖尿病杂志,2018,10(1):4-67.

[6] 郭齐雅,赵丽云,何宇纳,等. 2010—2012 年中国居民营养素摄入状况. 中华预防医学杂志,2017,51(6):519-522.

[7] HENRÍQUEZ-HERNÁNDEZ LA,LUZARDO OP,ZUMBADO M,et al. Determinants of increasing serum POPs in a population at high risk for cardiovascular disease. Results from the PREDIMED-CANARIAS study. Environ Res,2017,(7)156:477-484.

[8] CHEN YL,HUANG YC,QIAOYC,et al. Climates on incidence of childhood type 1 diabetes mellitus in 72 countries. Sci Rep,2017,7(1):12810.

第四十五章　激素检测及应用

内分泌是指机体某些腺体或特化细胞合成并释放某些物质,这些物质随血液循环到达靶器官和靶细胞,进行信息传递并调节靶器官或细胞的代谢及功能。内分泌系统(endocrine system)由内分泌腺(如垂体、性腺、甲状腺、肾上腺、胰岛、甲状旁腺等)和一些器官组织(如肾、心脏、血管、肺、胃肠道等)中的内分泌细胞组成。内分泌系统对机体各种功能活动发挥调节作用,主要通过下丘脑-垂体-内分泌腺-激素轴进行正向和负反馈调节,当轴调节任一环节出现障碍,都会导致激素水平发生紊乱,表现为相应的内分泌疾病。当机体存在内分泌疾病时,激素水平会发生相应的变化,同时机体出现相应的生理生化改变。内分泌系统疾病的诊断主要依靠激素水平及其代谢产物和激素调节的代谢过程的标志物分析。

体内的激素多达 150 多种,根据其化学性质主要分为:①含氮类激素。包括蛋白质类、肽类及氨基酸类衍生物素。②类固醇激素。

内分泌疾病的实验室诊断方法主要有 3 种:①直接测定体液中某激素或其代谢物的浓度。②检测内分泌腺特有的或其分泌的激素调节的生理生化过程,如甲状腺功能的基础代谢测定或碘摄取试验;甲状旁腺功能紊乱时血钙测定。③动态功能试验。内分泌疾病诊断最重要的是确定病变发生的部位。

一、激素及相关物质测定

体液中激素水平是反映内分泌系统功能状态的直接标志物,是诊断内分泌系统疾病的重要依据之一。

(一)激素测定

1. 激素检测的方法　体液中绝大多数的激素水平很低,传统的检测方法由于灵敏度的限制无法满足要求,因此,激素检测需要灵敏度更高的检测方法,为了追求更高灵敏度,至今检测方法都在不断地更新。20 世纪 50 年代,激素检测主要依赖敏感性和特异性较低的生物法和比色法,随着放射免疫分析(radioimmunoassay,RIA)的出现,之前的比色法和生物法相继被取代。20 世纪 70 年代,出现了免疫放射分析法(immunoradiometric assay,IRMA)、放射受体分析法(radii receptor assay,RRA)。由于 IRMA 和 RRA 存在对环境的污染,20 世纪 80 年代出现了酶联免疫吸附法(enzyme linked immunosorbent assay,ELISA)、杂交的生物素-亲和素系统(biotin-Avidin—System,BAS)、酶供体免疫分析法(CEDIA)、BAS-ELISA 及酶联免疫荧光分析法(ELIFA)等多种新技术。到了 20 世纪 90 年代,出现了时间分辨荧光免疫分析法(time-resolved fluoroimmunoassay,TRFIA)、荧光免疫分析法(fluoroimmunoassay,FIA)、电化学发光免疫分析法(electro chemiluminescence immunoassay,ECLIA)、化学发光免疫分析法(chemoluminescence immunoassay,CLIA)。化学发光分析方法是目前国内激素检测的主要方法,其采用免疫和化学发光技术相结合的检测技术,检测快速简便,灵敏度高。目前逐渐发展利用质谱检测技术用于激素水平的分析,其最大的优势在于可对同一种激素的不同亚类进行分析,如一次可检测维生素 D 的各个组分。

2. 激素检测的样本采集时间　要求激素检测常采用血清样本,患者多集空腹血样本,根据患者检测的目的不同,样本采样的时间而不同。特别需要注意多数激素的分泌具有时间节律性,根据目的不同选择不同的采样时间,对于激素检测用于疗效评估时,应该保证患者的采样时间在同一时间段进行,排除时间不同对结果的影响。如促甲状腺激素(TSH)、皮质醇(PTC)、生长激素(GH)等均受到时间节律的变化,患者应固定每次检测的采样时间。

3. **激素检测的样本采集容器**　要求激素检测多采用无添加剂的红头管,用血清进行样本分析。特别是甲状腺功能检测时,不能采用肝素锂的绿头抗凝管,由于抗凝剂的存在,会对实验检测结果产生影响,特别对抗甲状腺激素受体抗体(anti-TR Ab)的检测产生显著的影响,导致结果出现假性增高。同时需要注意多数激素属于小分子的物质,体外受血液中酶的降解作用或分解作用,浓度发生显著的降低,对于这些物质的检测,需要采集后立即送检,并建议采集后将样本放置于冰水中送检,而实验室收到样本后,应马上进行离心分析,以保证结果的准确性。需要采集后立即用冰水送检常见项目包括甲状旁腺激素(PTH)、降钙素(CT)、促肾上腺皮质激素(ACTH)等。

4. **激素检测结果解读的注意事项**　激素检测结果分析时需要注意检测方法、药物及体内存在的干扰对结果的影响。如甲状腺球蛋白(TG)的检测受患者体内存在的抗甲状腺球蛋白抗体(anti-TG Ab)的影响,由于目前多采用免疫化学的方法进行检测,即利用抗原抗体反应的方式进行分析,体内存在高浓度的抗 TG Ab 直接和 TG 结合,使标记的抗 TG Ab 无法结合,从而使测定的 TG 结果假性降低。因此,需要进行 TG 检测,如甲状腺癌术后的患者需定期检测 TG 水平作为是否复发的重要指标,此时需要同时检测抗 TG Ab,若患者存在高浓度的抗 TG Ab,此时检测的 TG 结果是不准确的,表现为假性降低。同时需注意患者使用的药物对结果的影响,如抗心律失常药物胺碘酮,一方面该药物会促进甲状腺激素的合成,同时胺碘酮又是甲状腺素脱碘酶的抑制剂,使 T_4 向 T_3 转化减少,从而表现为 T_4 升高,T_3 降低这种异常的结果模式。体内的有些激素属于应激激素,如皮质醇激素,当患者处于应激状态,如严重的感染、创伤或手术,其水平会表现为应激性升高,此时需要和原发性及继发性肾上腺皮质功能亢进进行鉴别。

（二）激素相关物质的测定

一般情况下,直接测定激素水平更能直接反映机体的内分泌状态。有时也可通过对激素调控的生理生化过程进行分析反映机体的内分泌功能状态,如糖耐量试验可评价胰腺的内分泌功能。在实际临床工作中,由于激素本身不稳定,无法准确检测,或者由于外用激素的影响不能直接测定相关的激素,而需要通过检测一些和该激素水平有直接相关的物质来评价其内分泌功能状态。例如:精氨酸升压素(AVP)也称为抗利尿激素(ADH),其水平测定是诊断尿崩症最直接的证据,由于 ADH 半衰期短且体外不稳定,其水平检测一直是一个难题。羧基端糖肽(copeptin)是一种和 ADH 同源且与其等摩尔分泌的稳定糖肽,该物质在室温下稳定性好,放置 7 天测试结果不受影响,临床上常测定 copeptin 水平来反映 ADH 的水平,用于尿崩症的诊断和鉴别诊断。另外 1 个典型的例子:胰岛素水平是评价胰岛 β 细胞功能最直接的指标。由于体内胰岛素的半衰期短(4 分钟),胰岛素抵抗的患者体内存在抗胰岛素抗体:以及患者常外用胰岛素等因素,此时检测胰岛素水平无法准确评价胰岛 β 细胞功能。C 肽是和胰岛素等摩尔分泌的多肽,其半衰期可达 30 分钟左右,同时 C 肽不受外用胰岛素的影响,因此 C 肽检测更能准确反映胰岛 β 细胞功能状态。对糖尿病的诊断、分型、疗效及预后估计有重要的临床意义。

二、激素测定和结果分析原则

现代技术检测的飞速发展让许多激素水平的检测成为可能,如现在不仅能对全段的甲状旁腺激素(PTH)进行检测,同时对不同的甲状旁腺激素相关肽(PTHrP)的检测也成为现实,而抗米勒管激素(AMH)检测的推出,为多囊卵巢综合征(PCOS)、子宫内膜异位、无排卵卵巢功能早衰、下丘脑性无排卵及下丘脑性闭经的准确诊断提供了极大的帮助,AMH 还可作为女性无排卵和生殖功能的标志物。尽管激素测定发展到今天,仍然存在很多问题有待解决,诊断内分泌代谢疾病应避免过分依赖激素测定,同时对激素测定结果的分析是一种综合思维的过程,应该遵循以下基本原则。

（一）质量控制原则

激素测定应特别注意方法的特异性、灵敏性和可重复性。实验室对激素浓度测定的质量是内分泌系统疾病诊断的重要环节,为保证检测结果的准确,临床实验室应做到以下几点:①所有激素检测项目均应开展室内质量控制并定期参加室间质量评价且达到相应的要求和水平;②当检验结果与临床诊断不符时,或结果间出现不一致时应进行重复测定排除偶然误差的出现;③注意标本采集的时间、测定前储存条件、样本采集后是否需要立即送检、是否需要使用抗凝管及何种抗凝管、是否需要加入蛋白酶抑制剂等。④由于血中激素浓度分析受时间节律的影响,有时通过尿液中物质成份的分析更能准确反映体内的激素水平。如尿液 24 小时皮质醇水平分析比血液皮质醇水平更能准确地反映肾上腺皮质的功能状态。由于尿液物质浓度分析受患者饮水的影响,此时需要留取患者 24 小时尿标本,准确的尿液收集方法、合理的保存及尿液体积的准确测定是保证结果准确的重要前提。

（二）动态分析原则

激素是体内实现内分泌调节的中心物质,激素的分泌随机体的内外环境变化及调控轴的变化而变化。动态分析激素测定结果应注意以下几点:①检验报告中的参考区间是根据表观健康人群且只包含 95% 的人群建立的一个范围。在进行结果分析时,不能简单根据结果是否在参考区间内或外认定激素水平正常、升高或降低,最好有患者正常时的基础数据作为判断依据,动态的趋势性变化比单次的检测结果更有意义。②结果分析时应充分考虑激素分泌的昼夜节律性。大多数激素分泌有时间节律性,固定采血时间是克服时间节律对测定结果影响的最有效方法。③考虑激素分泌的脉冲性。有些激素由于脉冲分泌其峰值和谷值可相差数倍;理想情况下应在规定时间段内,根据激素脉冲分泌的频率特点多点采集标本并在检测后报告平均值。④育龄期女性性激素分泌存在周期性。性腺激素(如孕酮、雌二醇)及其代谢产物的参考区间与年龄和性别有关,并且还随月经周期变化;绝大多数激素水平与年龄有关,在进行结果分析时应充分考虑这些因素的影响。

（三）综合分析原则

诊断内分泌系统疾病只应用负反馈原理是不够的,一般还需找到其他证据支持。例如,儿童原发性甲减患者的诊断除甲状腺功能检测外,特别需要骨龄检查及相关影像学、心电图检查等。如临床遇到 X 线检查或症状疑似本病但又不能确诊的,应进一步行 B 超、CT、MRI、SPECT 等影像检查评估患者甲状腺的大小、形态与功能。甲状腺核素扫描是发现和诊断异位甲状腺(纵隔内甲状腺胸骨后、舌骨后及卵巢甲状腺等)的最佳手段。有时,还应根据患者临床症状,对候选基因(T_3R 基因、TSH 受体基因、TG 基因、NIS 基因或 TPO 基因等)及其类型进行突变检测。

临床上只通过激素测定明确诊断的情况非常少见。在疾病明确诊断之前,为确保诊断的准确性,一般需要搜集多个支持或不支持该诊断的证据。当激素水平(尤其是敏感性不高)稍低或稍高时,不具有太大的诊断意义。此时应该采取不同的方法进行下一步处理。例如,当患者激素测定结果 T_3/T_4 与 TSH 发生矛盾时,此时临床主要依据 TSH 结果进行判断,因为 T_3/T_4 的敏感性远低于 TSH。促性腺激素释放激素(GnRH)会促进垂体促性腺激素的合成和释放,当受试者注射外源性 GnRH 后,在不同时间点采血检测 LH 和 FSH,若患者垂体功能良好,则会出现 LH 和 FSH 升高,反之则较差。男性在鉴别睾丸功能减退症病变发生在下丘脑还是垂体时,临床上使用 GnRH 兴奋试验可用于检测垂体促性腺激素细胞的储备能力。但在女性,该试验主要用于体质性青春期发育延迟、性早熟、闭经及垂体功能减退症的诊断和鉴别诊断。除性激素检测外,性早熟更需要根据精子生成状况、睾丸体积、LH/FSH 水平等确立诊断,而病因诊断可能更为复杂,因为血 FSH 和 LH 降低仅仅为周围性早熟的共同特点。

（李贵星）

参 考 文 献

[1] 尹一兵,倪培华.临床生物化学检验技术.北京:人民卫生出版社,2017.

[2] 中华医学会骨质疏松和骨矿盐疾病分会.原发性骨质疏松症诊疗指南(2017)[J].中华骨质疏松和骨矿盐疾病杂志,2017,10(5):413-443.

[3] VAN TROTSENBURG PAUL, STOUPA ATHANASIA, LEGER JULIANE, et al. Congenital Hypothyroidism: A 2020-2021 Consensus Guidelines Update-An ENDO-European Reference Network Initiative Endorsed by the European Society for Pediatric Endocrinology and the European Society for Endocrinology. Thyroid: official journal of the American Thyroid Association, 2021,31(3):387-419.

附录一 高级卫生专业技术资格考试大纲

（内分泌学专业 副高级）

一、专业知识

（一）本专业知识

1. 熟练掌握内分泌专业的基础理论与基本知识，掌握内分泌系统解剖学、内分泌分子生物学、生物化学、生理及病理学、病理生理学、免疫学、临床药理学等基本理论。

2. 掌握激素分类及功能、激素作用机制，内分泌系统调节特别是反馈调节，掌握并正确应用各种内分泌功能试验，掌握激素测定原理及内分泌专业有关的实验室检查的基础理论、基本知识。

（二）相关专业知识

1. 掌握内科其他专业（包括心血管、呼吸、消化、肾脏、风湿免疫、血液、感染及肿瘤等）的相关知识。

2. 掌握神经外科、神经内科、泌尿外科、血管外科、眼科、妇科生殖内分泌、儿内科等有关部分的临床知识。

3. 熟悉与本专业密切相关学科的理论，如分子生物学、生物化学、分子遗传学、放射影像学等。

二、学科新进展

1. 了解本专业国内外现状及发展趋势，不断吸取新理论、新知识、新技术，如糖尿病的遗传病因学、诊断分型及治疗理念和模式的新进展；甲状腺功能亢进症诊断治疗新进展；内分泌性高血压诊治新进展；垂体瘤（肢端肥大症、催乳素瘤）的诊断治疗新进展；内分泌代谢性疾病相关循证医学大型临床试验研究等。

2. 对相关学科近年来的进展有一定的了解。

三、专业实践能力

1. 熟练掌握内分泌代谢病专业各种常见病多发病的病因、发病机制、诊断（包括功能、定位及病因诊断）、鉴别诊断与治疗。了解本专业的一些少见病和涉及其他学科的一些相关疾病，能对其进行诊断、鉴别诊断和治疗。

2. 熟练掌握本专业常见的危、急、重疾病的诊断和处理，如糖尿病酮症酸中毒、高渗性非酮症性糖尿病昏迷、垂体卒中、垂体危象、甲状腺危象、黏液性水肿昏迷、肾上腺危象、嗜铬细胞瘤危象、高钙血症危象、低钙抽搐等的诊断和治疗。

3. 掌握少见病的诊断、鉴别诊断与处理包括垂体性矮小症、空泡蝶鞍综合征、产后甲状腺炎、甲状旁腺功能亢进症、甲状旁腺功能减退症、性早熟、多发性内分泌腺瘤病。

4. 熟练掌握糖尿病的诊断、分型；糖尿病微血管、大血管并发症的诊断；急性并发症的抢救措施。深入了解糖尿病病因及发病机制、自然病程及延缓 β 细胞功能衰竭及并发症的发生及进展的治疗措施。

5. 熟练掌握内分泌科常用药物的作用、副作用，并了解药理及药代动力学，在临床实践中做到合理用药。

6. 熟练掌握各种内分泌功能试验，能将其正确、熟练应用于内分泌疾病的诊断。

7. 掌握内分泌疾病的实验技术，如血糖、血酮监测技术，胰岛素泵及动态血糖仪的使用；肾上腺、垂体等腺体影像学特点；糖尿病视网膜病变的镜像特点；核素在甲状腺及肾上腺等疾病诊断中的应用；评价胰岛素抵抗及胰岛 β 细胞功能的各种指标等等。

四、附本专业病种

（常见病）

1. 尿崩症
2. 腺垂体功能减退症
3. 巨人症和肢端肥大症
4. 垂体瘤
5. 单纯性甲状腺肿
6. 甲状腺功能亢进症
7. 甲状腺功能减退症
8. 亚急性甲状腺炎
9. 慢性淋巴细胞性甲状腺炎
10. 甲状腺结节及肿瘤
11. 库欣综合征
12. 原发性醛固酮增多症
13. 肾上腺皮质功能减退症
14. 嗜铬细胞瘤
15. 胰岛素瘤
16. 糖尿病
17. 低血糖症
18. 肥胖症
19. 血脂异常症
20. 高尿酸血症及痛风
21. 骨质疏松症
22. 水、电解质代谢和酸碱平衡失常

（少见病）

23. 垂体性矮小症
24. 空泡蝶鞍综合征
25. 产后甲状腺炎
26. 甲状旁腺功能亢进症
27. 甲状旁腺功能减退症
28. 性早熟
29. 多发性内分泌腺瘤病
30. Bartter 综合征

（罕见病）

31. 下丘脑综合征
32. 抗利尿激素分泌失调综合征
33. 先天性肾上腺皮质增生症
34. 性别分化异常
35. 营养缺乏病
36. 其他

附录二 高级卫生专业技术资格考试大纲

（内分泌学专业 正高级）

一、专业知识

（一）本专业知识

1. 熟练掌握内分泌专业的基础理论与基本知识，掌握内分泌系统解剖学、内分泌分子生物学、生物化学、生理及病理学、病理生理学、免疫学、临床药理学等基本理论。

2. 掌握激素分类及功能、激素作用机制，内分泌系统调节特别是反馈调节，掌握并正确应用各种内分泌功能试验，掌握激素测定原理及内分泌专业有关的实验室检查的基础理论、基本知识。

（二）相关专业知识

1. 掌握内科其他专业（包括心血管、呼吸、消化、肾脏、风湿免疫、血液、感染及肿瘤等）的相关知识。

2. 掌握神经外科、神经内科、泌尿外科、血管外科、眼科、妇科生殖内分泌、儿内科等有关部分的临床知识。

3. 熟悉与本专业密切相关学科的理论，如分子生物学、生物化学、分子遗传学、放射影像学等。

二、学科新进展

1. 熟悉本专业国内外现状及发展趋势，不断吸取新理论、新知识、新技术，如糖尿病的遗传病因学、诊断分型及治疗理念和模式的新进展；甲状腺功能亢进症诊断治疗新进展；内分泌性高血压诊治新进展；垂体瘤（肢端肥大症、催乳素瘤）的诊断治疗新进展；内分泌代谢性疾病相关循证医学大型临床试验研究等。

2. 对相关学科近年来的进展有一定的了解。

三、专业实践能力

1. 熟练掌握内分泌代谢病专业各种常见病多发病的病因、发病机制、诊断（包括功能、定位及病因诊断）、鉴别诊断与治疗。掌握本专业的一些少见病和涉及其他学科的一些相关疾病，能对其进行诊断、鉴别诊断和治疗。

2. 熟练掌握本专业常见的危、急、重疾病的诊断和处理，如糖尿病酮症酸中毒、高渗性非酮症性糖尿病昏迷、垂体卒中、垂体危象、甲状腺危象、黏液性水肿昏迷、肾上腺危象、嗜铬细胞瘤危象、高钙血症危象、低钙抽搐等的诊断和治疗。

3. 熟练掌握内分泌少见病的诊断、鉴别诊断与处理包括垂体性矮小症、空泡蝶鞍综合征、产后甲状腺炎、甲状旁腺功能亢进症、甲状旁腺功能减退症、性早熟、多发性内分泌腺瘤病和 Bartter 综合征等；对内分泌罕见病种亦有一定的了解包括下丘脑综合征、抗利尿激素分泌失调综合征、先天性肾上腺皮质增生症、性别分化异常及营养缺乏病等。

4. 熟练掌握糖尿病的诊断、分型；糖尿病微血管、大血管并发症的诊断；急性并发症的抢救措施。深入了解糖尿病病因及发病机制、自然病程及延缓 β 细胞功能衰竭及并发症的发生及进展的治疗措施。

5. 熟练掌握内分泌科常用药物的作用、副作用，并了解药理及药代动力学，在临床实践中做到合理用药。

6. 熟练掌握各种内分泌功能试验，能将其正确、熟练应用于内分泌疾病的诊断。

7. 掌握内分泌疾病的实验技术，如血糖、血酮监测技术,胰岛素泵及动态血糖仪的使用;肾上腺、垂体等腺体影像学特点;糖尿病视网膜病变的镜像特点;核素在甲状腺及肾上腺等疾病诊断中的应用;评价胰岛素抵抗及胰岛 β 细胞功能的各种指标等等。

四、附本专业病种

（常见病）

1. 尿崩症
2. 腺垂体功能减退症
3. 巨人症和肢端肥大症
4. 垂体瘤
5. 单纯性甲状腺肿
6. 甲状腺功能亢进症
7. 甲状腺功能减退症
8. 亚急性甲状腺炎
9. 慢性淋巴细胞性甲状腺炎
10. 甲状腺结节及肿瘤
11. 库欣综合征
12. 原发性醛固酮增多症
13. 肾上腺皮质功能减退症
14. 嗜铬细胞瘤
15. 胰岛素瘤
16. 糖尿病
17. 低血糖症
18. 肥胖症
19. 血脂异常症
20. 高尿酸血症及痛风
21. 骨质疏松症
22. 水、电解质代谢和酸碱平衡失常

（少见病）

23. 垂体性矮小症
24. 空泡蝶鞍综合征
25. 产后甲状腺炎
26. 甲状旁腺功能亢进症
27. 甲状旁腺功能减退症
28. 性早熟
29. 多发性内分泌腺瘤病
30. Bartter 综合征

（罕见病）

31. 下丘脑综合征
32. 抗利尿激素分泌失调综合征
33. 先天性肾上腺皮质增生症
34. 性别分化异常
35. 营养缺乏病
36. 其他

中英文名词对照索引

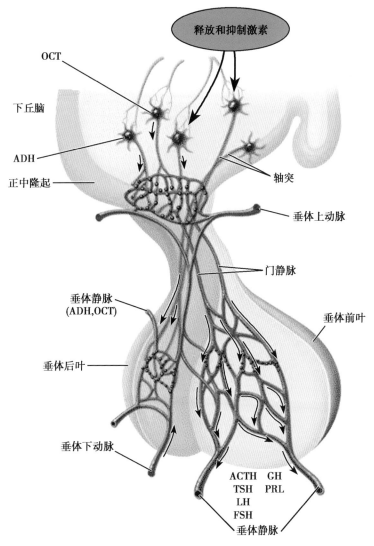

图 4-1　成人垂体结构

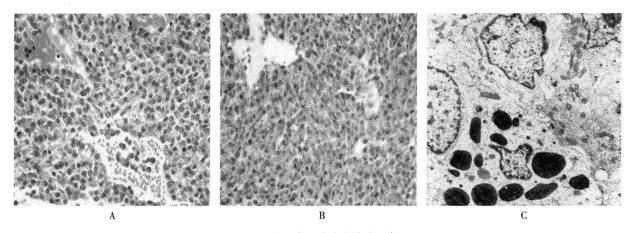

图 8-1　催乳素细胞腺瘤的病理表现

A. HE 染色(×200)；B. 免疫组化染色(×200)；C. 电子显微镜(×8 000)。

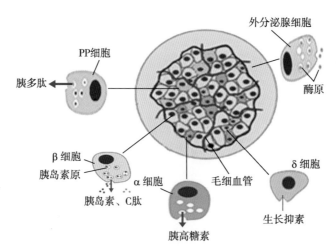

图 27-1　胰岛细胞的生理功能

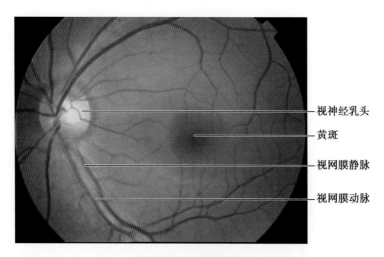

图 27-6　正常眼底图

眼(视神经乳头在黄斑的左侧)视网膜呈橘红色,反光较强,视神经乳头中央有一小的生理凹陷;(杯/盘约 0.3),黄斑区较周围视网膜色暗,中央凹陷处可见亮反光点,黄斑反光晕轮清晰可见,视网膜动静脉管径比例为 2∶3。

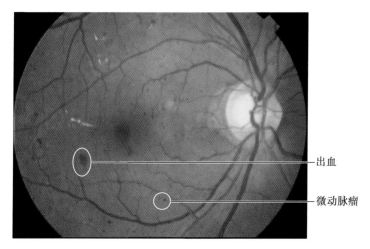

出血

微动脉瘤

图 27-7　糖尿病视网膜病变(轻度非增殖期)眼底图
右眼底(视神经乳头在黄斑的右侧)可见很多小的红点(微血管瘤)及小的出血片和少量的黄色渗出。

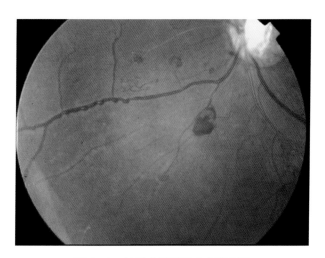

图 27-8　糖尿病视网膜病变眼底图
眼底静脉呈"串珠状"。

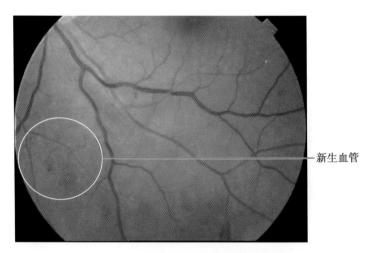

　　　　　　　　　　　　　　　　　　　　　　　　　　—新生血管

图 27-9　增殖期糖尿病视网膜病变眼底图
眼底新生血管形成。

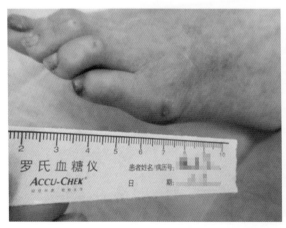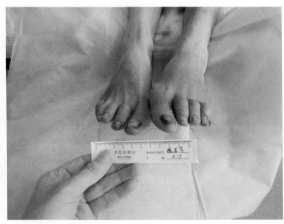

图 27-10　锤状趾、左足拇外翻

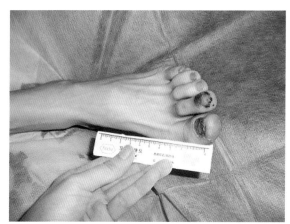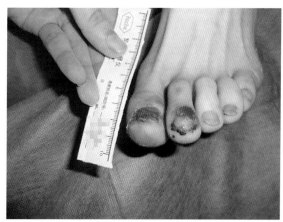

图 27-11　爪形趾、趾间肌萎缩

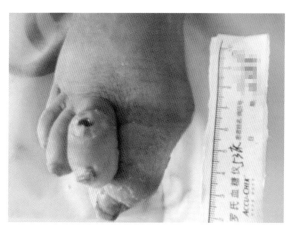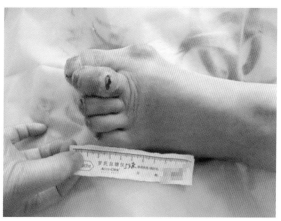

图 27-12　重叠趾、第一跖骨头突出

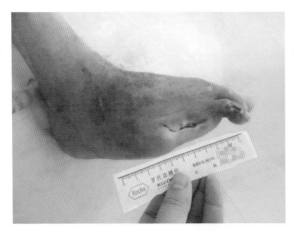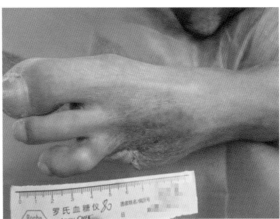

图 27-13　足外科手术所致畸形

患者左右足第四、五截趾术后足畸形。

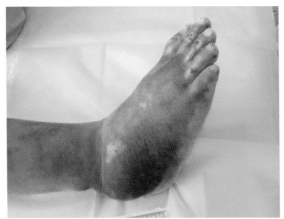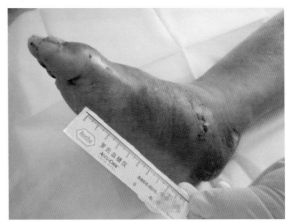

图 27-14　沙尔科关节

特征性的足弓损坏,摇椅底状足。

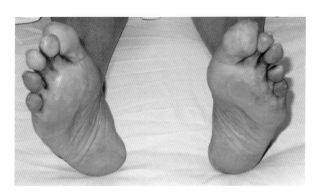

图 27-15　缺血足

平卧时足趾皮肤青紫,上抬时皮肤苍白,疼痛加剧。

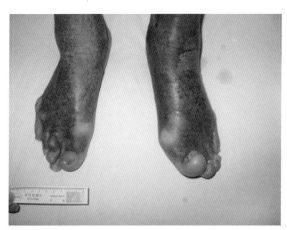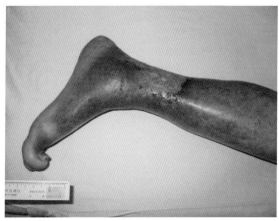

图 27-16　双下肢静脉功能不全

膝以下皮肤色素沉着,以内踝部位为明显,双小腿轻度凹陷性水肿,皮温升高,肢体下垂时皮肤颜色变红,随时间延长变为紫红色,平卧时肢体皮肤颜色有所消退,但不能恢复正常,抬高肢体 15 度时约 30 秒皮肤颜色恢复正常;双足趾畸形,足趾上翻,趾间皮肤相互挤压,右足第三趾压迫第二趾;左侧内踝部皮肤溃疡,拇趾外翻。

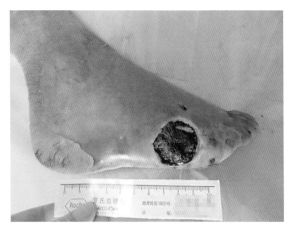

图 27-17　神经性足溃疡

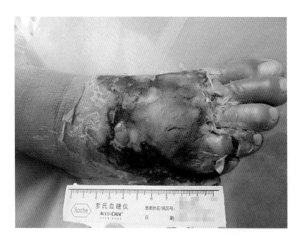

图 27-18　神经性足溃疡伴严重感染

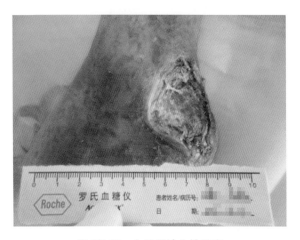

图 27-19　左足跟缺血性溃疡

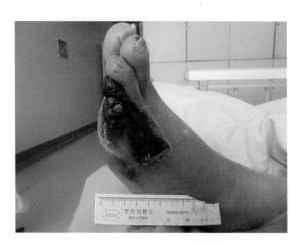

图 27-20　左足缺血性坏疽